Inhalt

Notfall-Wegweiser

R. Schäfer, P. Söding (Hrsg.)

Klinikleitfaden Anästhesie

Klinikleitfaden
Anästhesie

8. Auflage

Herausgeber:
Dr. med. Reiner Schäfer, Lübeck
Dr. med. Peter Söding, Lübeck

Weitere Autoren:
Dr. med. Sebastian Brandt, Lübeck
Dr. med. Matthias Eberhardt, Kassel
PD Dr. med. Klaus Gerlach, Timmendorfer Strand
Dr. med. Frank Hackmann, Lübeck
Dr. med. Ulrich Handke, Eutin
PD Dr. med. Hermann Heinze, Hamburg
Prof. Dr. med. Matthias Heringlake, Lübeck
Dr. med. Bernt Klinger, Lübeck
Dr. med. Teresa Linares, Lübeck
Dr. med. Martin Lindig, Lübeck
Dr. med. Markus Mielke, Lübeck
Dr. med. Evelyn Ocklitz, Lübeck
Dipl.-Jur. Dr. med. Corona von Poehl, Hamburg
Dr. med. Christian Rempf, Lübeck
Dr. med. Andrea Ros, Lübeck
Dr. med. Frank Schröder, Lübeck
Dr. med. Ralf Strecker, Lübeck

ELSEVIER

ELSEVIER
Hackerbrücke 6, 80335 München, Deutschland

Wir freuen uns über Ihr Feedback und Ihre Anregungen an books.cs.muc@elsevier.com

ISBN: 978-3-437-23893-2
eISBN: 978-3-437-17261-8

8. Auflage 2017

Wichtiger Hinweis für den Benutzer
Die Erkenntnisse in der Medizin unterliegen laufendem Wandel durch Forschung und klinische Erfahrungen. Herausgeber und Autoren dieses Werks haben große Sorgfalt darauf verwendet, dass die in diesem Werk gemachten therapeutischen Angaben (insbesondere hinsichtlich Indikation, Dosierung und unerwünschten Wirkungen) dem derzeitigen Wissensstand entsprechen. Das entbindet den Nutzer dieses Werks aber nicht von der Verpflichtung, anhand weiterer schriftlicher Informationsquellen zu überprüfen, ob die dort gemachten Angaben von denen in diesem Buch abweichen, und seine Verordnung in eigener Verantwortung zu treffen.

Für die Vollständigkeit und Auswahl der aufgeführten Medikamente übernimmt der Verlag keine Gewähr.
Geschützte Warennamen (Warenzeichen) werden in der Regel besonders kenntlich gemacht (®). Aus dem Fehlen eines solchen Hinweises kann jedoch nicht automatisch geschlossen werden, dass es sich um einen freien Warennamen handelt.

Bibliografische Information der Deutschen Nationalbibliothek
Die Deutsche Nationalbibliothek verzeichnet diese Publikation in der Deutschen Nationalbibliografie; detaillierte bibliografische Daten sind im Internet über http://www.d-nb.de/ abrufbar.

19 20 21 4 3 2

Um den Textfluss nicht zu stören, wurde bei Patienten und Berufsbezeichnungen die grammatikalisch maskuline Form gewählt. Selbstverständlich sind in diesen Fällen immer Frauen und Männer gemeint.

Begründer der Reihe: Dr. Arne Schäffler, Ulrich Renz
Planung: Petra Schwarz, München
Projektmanagement und Herstellung: Anke Drescher, München
Redaktion: Michael Kraft, Michaela Mohr, mimo-booxx|textwerk., Augsburg
Satz: abavo GmbH, Buchloe/Deutschland; TnQ, Chennai/Indien
Druck und Bindung: CPI, Ulm
Umschlaggestaltung: SpieszDesign, Neu-Ulm
Titelfotografie: Dr. med. Reiner Schäfer

Aktuelle Informationen finden Sie im Internet unter **www.elsevier.de und www.elsevier.com**

Vorwort

Das Wissen der Menschheit verdoppelt sich, wie auch immer man dies berechnet haben mag, laut der Online-Enzyklopädie Wikipedia seit einigen Jahrzehnten alle fünf bis zwölf Jahre. Innovationen kommen in immer kürzeren Abständen und verleihen unserem – bis dato aktuellen – „Altwissen" den Hautgout des „Ehemaligen" oder machen es beinahe gar wert- und nutzlos. Auch wenn wir am Arbeitsplatz nicht ständig jeden Tag mit Neuerungen konfrontiert werden, so ist es doch unvermeidlich, ja unabdingbar, dass wir dem Wunsch nach ständiger Aktualisierung und Erneuerung nachkommen.

Dies gilt in gleichem Maße sogar für ein Buch, dessen letzte Auflage erst vor rund zwei Jahren erschienen ist. Um allen Kolleginnen und Kollegen ein aktuelles und innovatives Praxishandbuch für den Klinikalltag an die Hand zu geben, haben wir den Klinikleitfaden Anästhesie noch einmal überarbeitet und aktualisiert. Wir haben Neuerungen ergänzt und Veränderungen eingefügt.

Wir hoffen, für die 8. Auflage alles Wesentliche „eingefangen" und berücksichtigt zu haben. Doch auch für das Update des Klinikleitfadens Anästhesie gilt natürlich wie in den Vorauflagen: Wenn Ihnen, liebe Leser, etwas fehlt, etwas nicht plausibel oder gar falsch erscheint, sagen Sie es uns, am einfachsten via E-Mail an den Verlag.

Das wünschen wir uns von unseren Lesern. Bücher wie der Klinikleitfaden leben von der Kritik ihrer Leser, denn wir können unmöglich die ganze Spannbreite der Anästhesiepraxis abbilden. Leserreaktionen sind ausdrücklich erwünscht, denn durch sie lernen wir für die nächste Auflage.

Lübeck, Januar 2017
Dr. med. Reiner Schäfer
Dr. med. Peter Söding

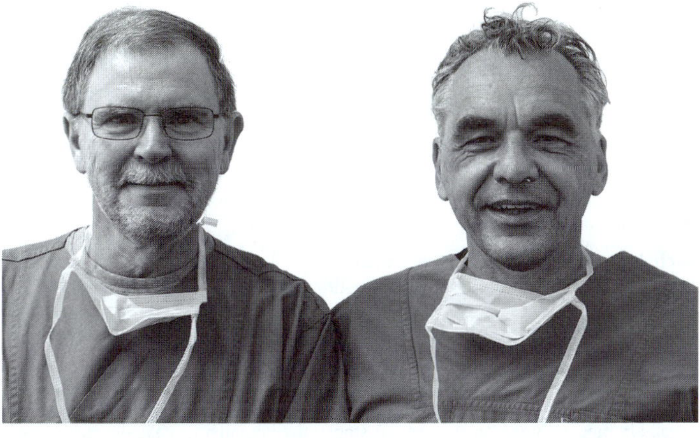

Dr. med. Reiner Schäfer und Dr. med. Peter Söding, Oberärzte an der Klinik für Anästhesiologie und Intensivmedizin am Universitätsklinikum Schleswig-Holstein in Lübeck

Adressen

Herausgeber:
Dr. med. Reiner Schäfer, Universitätsklinikum Schleswig-Holstein, Campus Lübeck, Klinik für Anästhesiologie, Ratzeburger Allee 160, 23562 Lübeck
Dr. med. Peter Söding, Universitätsklinikum Schleswig-Holstein, Campus Lübeck, Klinik für Anästhesiologie, Ratzeburger Allee 160, 23562 Lübeck

Weitere Autoren:
Dr. med. Sebastian Brandt, Universitätsklinikum Schleswig-Holstein, Campus Lübeck, Klinik für Anästhesiologie, Ratzeburger Allee 160, 23562 Lübeck
Dr. med. Matthias Eberhardt, TMD, Ges. f. transfusionsmedizinische Dienste mbH, Blutspendezentrum Kassel, Untere Königsstr. 86, 34117 Kassel
PD Dr. med. Klaus Gerlach, Steenbeek 20/3, 23669 Timmendorfer Strand
Dr. med. Frank Hackmann, Universitätsklinikum Schleswig-Holstein, Campus Lübeck, Klinik für Anästhesiologie, Ratzeburger Allee 160, 23562 Lübeck
Dr. med. Ulrich Handke, Sankt Elisabeth Krankenhaus Eutin, Plöner Str. 42, 23701 Eutin
PD Dr. med. Hermann Heinze, MHBA, Klinik für Anästhesiologie, Agaplesion Diakonieklinikum Hamburg gGmbH, Hohe Weide 17, 20259 Hamburg
Prof. Dr. med. Matthias Heringlake, Universitätsklinikum Schleswig-Holstein, Campus Lübeck, Klinik für Anästhesiologie, Ratzeburger Allee 160, 23562 Lübeck
Dr. med. Bernt Klinger, Kirschenallee 24, 23566 Lübeck
Dr. med. Teresa Linares, Jupiterstraße 4, 23562 Lübeck
Dr. med. Martin Lindig, Universitätsklinikum Schleswig-Holstein, Campus Lübeck, Klinik für Anästhesiologie, Ratzeburger Allee 160, 23562 Lübeck
Dr. med. Markus Mielke, Universitätsklinikum Schleswig-Holstein, Campus Lübeck, Klinik für Anästhesiologie, Ratzeburger Allee 160, 23562 Lübeck
Dr. med. Evelyn Ocklitz, Universitätsklinikum Schleswig-Holstein, Campus Lübeck, Klinik für Anästhesiologie, Ratzeburger Allee 160, 23562 Lübeck
Dipl.-Jur. Dr. med. Corona von Poehl, HELIOS ENDO-Klinik Hamburg GmbH, Holstenstr. 2, 22767 Hamburg
Dr. med. Christian Rempf, Universitätsklinikum Schleswig-Holstein, Campus Lübeck, Klinik für Anästhesiologie, Ratzeburger Allee 160, 23562 Lübeck
Dr. med. Andrea Ros, Universitätsklinikum Schleswig-Holstein, Campus Lübeck, Klinik für Anästhesiologie, Ratzeburger Allee 160, 23562 Lübeck
Dr. med. Frank Schröder, Universitätsklinikum Schleswig-Holstein, Campus Lübeck, Klinik für Anästhesiologie, Ratzeburger Allee 160, 23562 Lübeck
Dr. med. Ralf Strecker, Universitätsklinikum Schleswig-Holstein, Campus Lübeck, Klinik für Anästhesiologie, Ratzeburger Allee 160, 23562 Lübeck

Nach der 7. Auflage ausgeschiedene Autoren:
Dr. med. Klaus Berger, Lübeck (Kapitel: Anästhesie in der Viszeral-, Gefäß- und Thoraxchirurgie)
Dr. med. Söhnke H. Boye, Bad Schwartau (Kapitel: Hygiene; Lungenembolie; Der Anästhesist in der Notaufnahme; Fehler- und Risikomanagement)
PD Dr. med. Thorsten Meier, Paderborn (Kapitel: Inhalationsanästhetika; Anästhesie in der Hals-Nasen-Ohren- und Mund-Kiefer-Gesichtschirurgie: Präoperative Vorbereitungen; Intraoperative Besonderheiten; Postoperative Besonderheiten in der HNO- und MKG-Chirurgie; Spezielle Anästhesien in der HNO- und MKG-Chirurgie)
Dr. med. Beate Sedemund-Adib, Lübeck (Kapitel: Anästhesie außerhalb des Operationssaals [„Weiße Zone"])

Abbildungsnachweis

Der Verweis auf die jeweilige Abbildungsquelle befindet sich bei allen Abbildungen im Werk am Ende des Legendentextes in eckigen Klammern.

A300	Reihe Klinik und Praxisleitfaden, Elsevier GmbH, Urban & Fischer Verlag, München
F840-006	nach [Eur Heart J. 2014;35:2383-431]
F935-002	Meißner, S/Schmitt HJ/Münster, T: Anästhesiologische Aspekte bei Patienten mit Erkrankungen der neuromuskulären Einheit – ein problemorientierter Ansatz. In: Anästh Intensivmed 2009.
L106	Henriette Rintelen, Velbert
L138	Martha Kosthorst, Borken
L157	Susanne Adler, Lübeck
M926	Dr. Reiner Schäfer, Universitätsklinikum Schleswig-Holstein, Klinik für Anästhesie und Intensivmedizin, Lübeck
M927	Dr. med. Evelyn Ocklitz, Universitätsklinikum Schleswig-Holstein, Klinik für Anästhesie und Intensivmedizin, Lübeck

Benutzerhinweise

Der Klinikleitfaden ist ein Kitteltaschenbuch. Das Motto lautet: kurz, präzise und praxisnah. Medizinisches Wissen wird komprimiert dargestellt. Im Zentrum stehen die Probleme des klinischen Alltags. Auf theoretische Grundlagen wie Pathophysiologie oder allgemeine Pharmakologie wird daher weitgehend verzichtet.
Vorangestellt: Tipps für die tägliche Arbeit und Arbeitstechniken.
Im Zentrum: Fachwissen nach Krankheitsbildern bzw. Organsystemen geordnet – wie es dem klinischen Alltag entspricht.
Zum Schluss: Praktische Zusatzinformationen.
Wie in einem medizinischen Lexikon werden gebräuchliche Abkürzungen verwendet, die im Abkürzungsverzeichnis erklärt werden.
Um Wiederholungen zu vermeiden, wurden viele Querverweise eingefügt. Sie sind mit einem Pfeil gekennzeichnet.

KLF-Punkt: Wichtige Zusatzinformationen sowie Tipps

Blitz: Notfälle und Notfallmaßnahmen

Ausrufezeichen: Warnhinweise

Internetadressen: Alle Websites wurden vor Redaktionsschluss im August 2016 geprüft. Das Internet unterliegt einem stetigen Wandel – sollte eine Adresse nicht mehr aktuell sein, empfiehlt sich der Versuch über eine übergeordnete Adresse (Anhänge nach dem „/" weglassen) oder eine Suchmaschine. Der Verlag übernimmt für Aktualität und Inhalt der angegebenen Websites keine Gewähr.
Die angegebenen Arbeitsanweisungen ersetzen weder Anleitung noch Supervision durch erfahrene Kollegen. Insbesondere sollten Arzneimitteldosierungen und andere Therapierichtlinien überprüft werden – klinische Erfahrung kann durch keine noch so sorgfältig verfasste Publikation ersetzt werden.

Abkürzungen

Symbole

®	Handelsname und Pharmakologie
↔	normal (im Normbereich)
↑	hoch, erhöht
↓	tief, erniedrigt
▶	vgl. mit, daraus folgt, siehe (Verweis)

A

A(a.)	Arterie(n)
ABSI	abbreviated burn severity index
ACE	angiotensin converting enzyme
ACRI	ACI-Inhibitor
Ach	Acetylcholin
ACLS	advanced cardiac life support
ACS	akutes Koronarsyndrom (acute coronary syndrome)
ACT	activated clotting time
ACTH	adrenokortikotropes Hormon
ACVB	aortokoronarer Venenbypass
AD	Außendurchmesser
ADH	antidiuretisches Hormon
AF	Atemfrequenz
AGS	adrenogenitales Syndrom
AI	Aortenklappeninsuffizienz
AICD	automatic implantable cardioverter-defibrillator
AIDS	acquired immunodeficiency syndrome
Ak	Antikörper
ALI	postoperatives Lungenversagen
Amp.	Ampulle
AMV	Atemminutenvolumen
ant.	anterior
ANV	akutes Nierenversagen
A.p.	Angina pectoris
a.p.	anterior-posterior
AP	alkalische Phosphatase
APRV	airway pressure release ventilation
APSAC	Anisoyl-Plasminogen-Streptokinase-Aktivatorkomplex
ARA	Angiotensin-Rezeptor-Antagonist
ARDS	adult respiratory distress syndrome
art.	arteriell
AS	Aminosäure
ASA	American Society of Anesthesiologists
ASB	assistant spontaneous breathing
ASL	Antistreptolysintiter
ASK	Arthroskopie
ASS	Acetylsalicylsäure
AT	Adenotomie
AT III	Antithrombin III
Ätiol.	Ätiologie
atm	(physikalische) Atmosphäre
a.v.	arteriovenös
AVB	Anästhesie-Verlaufsbeobachtung
AV-Block	atrioventrikulärer Block
AWR	Aufwachraum
ÄZQ	Ärztliches Zentrum für Qualität in der Medizin
AZ	Allgemeinzustand
AZV	Atemzugvolumen

B

BAA	Bauchaortenaneurysma
bakt.	bakteriell
BB	Blutbild, Bronchusblocker
BBA	Becken-Bein-Angiografie
BCG	Bacillus Calmette Guérin
BCLS	basic cardiac life support
BDA	Berufsverband Deutscher Anästhesisten
BE	Broteinheit; base excess
BERA	brainstem-evoked response audiometry
Bili	Bilirubin
BIPAP	biphasic positive airway pressure
BGA	Blutgasanalyse
BLS	innerklinische Reanimation

BMI Body-Mass-Index
BMS bare metal stent
BPS behavioral pain scale
BSA Körperoberfläche (body surface area)
BSG Blutsenkungsgeschwindigkeit
Btl. Beutel
BtM Betäubungsmittel
BtMG Betäubungsmittelgesetz
BtMVV Betäubungsmittel-Verschreibungsverordnung
BURP backwards upwards right pressure
BWK Brustwirbelkörper
BWS Brustwirbelsäule
BZ Blutzucker

C

C Celsius, Zervikalsegment
Ca^{2+} Kalzium
Ca Karzinom
CAVH kontinuierliche arteriovenöse Hämofiltration
CBF cerebral blood flow (Hirndurchblutung)
CCD central core disease
CCT kraniales Computertomogramm
Ch Charrière
CHE Cholinesterase
chron. chronisch
CI cardiac index
CIRS critical incident reporting system
CK Kreatinkinase
Cl Chlorid
CMV Zytomegalievirus
CMV continuous mandatory ventilation
CO cardiac output
CO_2 Kohlendioxid
COPD chronisch-obstruktive Lungenerkrankung (chronic obstructive pulmonary disease)
cP chronische Polyarthritis
CPAP continuous positive airway pressure
CPP zerebraler Perfusionsdruck
CPPV continuous positive pressure ventilation
CPR kardiopulmonale Reanimation
CRP C-reaktives Protein
CRPS complex regional pain syndrome (komplexes regionales Schmerzsyndrom)
CSE kombinierte Spinal-Epidural-Anästhesie
CSV continuous spontaneous ventilation
CT Computertomogramm
CTG Kardiotokogramm
Cu^{2+} Kupfer
CVVH kontinuierliche venovenöse Hämofiltration

D

d Tag
DD Differenzialdiagnose
Def. Definition
DES drug eluting stent
d. F. der Fälle
DGAI Deutsche Gesellschaft für Anästhesie und Intensivmedizin
DHBP Dehydrobenzperidol
DHCA deep hypothermic circulatory arrest
DHS dynamische Hüftschraube
Diab. mell. Diabetes mellitus
Diagn. Diagnose
DIC disseminierte intravaskuläre Gerinnung
Diff.-BB Differenzialblutbild
DLCO CO-Diffusionskapazität
DLT Doppellumentubus
DMAP Dimethylaminophenol
DNA Desoxyribonukleinsäure
DNAR do not attempt resuscitation
DSA digitale Subtraktions-Angiografie
DSo Deutsche Stiftung Organtransplantation

E

ECLS extracorporal life support
EDA Epiduralanästhesie

EDTA Ethylendiamintetraessigsäure
EEG Elektroenzephalogramm
EF Ejektionsfraktion
EK Erythrozytenkonzentrat
EKZ extrakorporale Zirkulation
EL Esslöffel
ELISA enzyme-linked immunosorbent assay
ELV Einlungenventilation
E'lyte Elektrolyte
EMG Elektromyogramm
EMHG European Malignant Hyperthermia Group
EMLA eutetic mixture of local anesthetics
EMO Esterasen-metabolisiertes Opioid
EPH Edema, Proteinurie, Hypertonus
Epid. Epidemiologie
ERBS Erregungsrückbildungsstörungen
ERCP endoskopisch retrograde Cholangiopankreatikografie
Erkr. Erkrankung
ESWL extrakorporale Stoßwellenlithotripsie
$etCO_2$ endtidaler pCO_2
EUG extrauterine Gravidität
EVLW extravasales Lungenwasser
EZ Ernährungszustand
EZR Extrazellularraum

F

FAEP frühe akustisch evozierte Potenziale
FAST focused assessment with sonography for trauma
FCKW fluorierte Chlorkohlenwasserstoffe
$Fe^{2+/3+}$ Eisen
FFP fresh frozen plasma; Filtering-Face-Piece (Klassifizierung Atemmasken)
FG Frühgeborene(s)
FiO_2 inspiratorischer Sauerstoffanteil
FOB fiberoptische Bronchoskopie
Fr French
FRC funktionelle Residualkapazität
FQ Frequenz
FSH follikelstimulierendes Hormon

G

G Gauge
GABA Gammaaminobuttersäure
GCS Glasgow Coma Scale/Score
GFR glomeruläre Filtrationsrate
GH Growth Hormon
GI gastrointestinal
GIT Gastrointestinaltrakt
GLDH Glutamat-Dehydrogenase
GN Glomerulonephritis
GOT Glutamat-Oxalacetat-Transaminase
G6PD Glukose-6-Phosphat-Dehydrogenase
GPT Glutamat-Pyruvat-Transaminase
γ-GT γ-Glutamyl-Transferase

H

h Stunde(n)
HA Humanalbumin
HB Hauptbronchus
Hb Hämoglobin
HBsAg Hep.-B-Antigen
HCO_3 Bikarbonat
HCV Hepatitis-C-Virus
HD Hämodilution
HDL high density lipoprotein
HDM Herzdruckmassage
HES Hydroxyethylstärke
HF Herzfrequenz; Hämofiltration
Hg Quecksilber
HI Herzindex
HIT Heparin-induzierte Thrombozytopenie
HIV human immunodeficiency virus
Hkt. Hämatokrit
HLM Herz-Lungen-Maschine
HME heat moisture exchanger
HMV Herz-Minuten-Volumen
HNO Hals, Nasen, Ohren
HOCM hypertrophe obstruktive Kardiomyopathie

HRS	hepatorenales Syndrom
HRST	Herzrhythmusstörungen
HSV	Herpes-simplex-Virus
HT	Herzton
HTX	Herztransplantation
HWI	Harnwegsinfektion
HWS	Halswirbelsäule
HWK	Halswirbelkörper
HWZ	Halbwertszeit
HZV	Herzzeitvolumen

I

IA	inspiratory assist
IABP	intraaortale Ballonpumpe
IAP	intraabdomineller Druck
IASP	International Association for the Study of Pain
IBP	invasive blood pressure
i.c.	intrakutan
ICB	intrazerebrale Blutung
ICD	implantierter kardialer Defibrillator
ICP	intrakranieller Druck
ICR	Interkostalraum
ICU	intensive care unit
ID	Inspirationsdauer, Innendurchmesser
i.d.R.	in der Regel
IE	Internationale Einheit
Ig	Immunglobulin
IHSS	idiopathische hypertrophe Subaortenstenose
i.m.	intramuskulär
IMF	intermaxilläre Fixierung
IMC	intermediate care
IMV	intermittent mandatory ventilation
Ind.	Indikation
inf.	inferior
inkl.	Inklusive
INR	international normalized ratio
IOD	intraokulärer Druck
IPPV	intermittent positive pressure ventilation
IQ	Intelligenzquotient
i.S.	im Serum
ISB	Interskalenusblock
ISI	internationaler Sensitivitätsindex
Insuff.	Insuffizienz
intraop.	Intraoperativ
IRS	incident reporting system
ITN	Intubationsnarkose
ITP	idiopathische thrombozytopenische Purpura
ITS	Intensivmedizin
i.U	im Urin
i.v.	intravenös
IVP	intravenöses Pyelogramm

J

J.	Jahre
J	Joule

K

K^+	Kalium
kap.	kapillär
K-ASK	Knie-Arthroskopie
KBR	Komplementbindungsreaktion
kcal	Kilokalorien
kg	Kilogramm
KG	Körpergewicht; Krankengymnastik
KH	Kohlenhydrate
KHK	koronare Herzkrankheit
KI	Kontraindikation
KJ	Kilojoule
klin.	klinisch
KM	Knochenmark; Kontrastmittel
KO	Komplikation
KOF	Körperoberfläche
Kps.	Kapsel
KS	Klopfschall
K-TEP	Knie-Totalendoprothese

L

l	Liter
L	Lumbalsegment
LA	Lokalanästhesie, linker Vorhof
LAP	Leucinaminopeptidase, linksatrialer Druck
LAUPP	laserassistierte Uvulopalatopharyngoplastik
LavH	laparoskopisch assistierte vaginale Hysterektomie
LDH	Laktatdehydrogenase
LDL	low density lipoprotein
li	links

Lj.	Lebensjahr
LK	Lymphknoten
LM	Lebensmonat
LMA	Larynxmaske
LP	Lumbalpunktion
LT	Larynxtubus
LTX	Lebertransplantation
Lufu	Lungenfunktionsprüfung
LV	linker Ventrikel
LVAD	linksventrikuläre Assistenzsysteme
LVEDP	linksventrikulärer enddiastolischer Druck
LVEDV	linksventrikuläres enddiastolisches Volumen
LWK	Lendenwirbelkörper
LWS	Lendenwirbelsäule

M

M.	Morbus
MAC	mittlere anästhetische Konzentration, minimale alveoläre Konzentration
MAD	mittlerer arterieller Druck
MAK	maximale Arbeitsplatzkonzentration
MAP	mean arterial pressure = MAD (mittlerer arterieller Druck)
max.	maximal
MCL	Medioklavikularlinie
MCV	mittleres korpuskuläres Volumen
medik.	medikamentös
MER	Muskeleigenreflexe
MET	metabolische Äquivalente
mg	Milligramm
µg	Mikrogramm
Mg^{2+}	Magnesium
MH	maligne Hyperthermie
MHE	MH equivocal
MHN	MH non-susceptible
MHS	MH susceptible
MIC	minimalinvasive Chirurgie
MKG	Mund, Kiefer, Gesicht
Min.	Minute
min.	minimal
mind.	mindestens
ml	Milliliter
MMD	multi-minicore disease
mmol	Millimol
MMV	mandatory minute ventilation
MMS	mediastinal mass syndrome
MNS	Mund- und Nasenschutz
Mon.	Monat(e)
MP	Medizinprodukt
MRT	Magnet-Resonanz-Tomogramm
ms	Millisekunde
mval	Millival

N

N.	Nervus
Na^+	Natrium
NAW	Notarztwagen
NDMR	nichtdepolarisierende Muskelrelaxanzien
NEC	nekrotisierende Enterokolitis
neg.	negativ
NG	Neugeborenes
NH_3	Ammoniak
NIBP	non-invasive blood pressure
NIDDP	non insulin dependent diabetes mellitus
NIRS	Nahinfrarotspektroskopie
NIV	nichtinvasive Ventilation
NME	neuromuskuläre Erkrankungen
NMR	Kernspintomografie
NRS	Numerische Rating-Skala
NSAID	nichtsteroidale antiinflammatorische Substanzen
NSTEMI	Non-ST-Elevations-Myokardinfarkt
NV	Nierenversagen
NW	Nebenwirkung
NYHA	New York Heart Association

O

O_2	Sauerstoff
o.B.	ohne Besonderheit
obstr.	obstruktiv
o.g.	oben genannt
OP, Op.	Operation
OPCAB	off-pump coronary artery bypass

OSAS	obstruktives Schlafapnoe-Syndrom
OSG	oberes Sprunggelenk

P

p.a.	posterior-anterior
$PaCO_2$	arterieller Kohlendioxid-partialdruck
PAK	Pulmonalarterienkatheter
PAP	pulmonalarterieller Druck
PaO_2	arterieller Sauerstoffpartialdruck
Pat.	Patient
path.	pathologisch
pAVK	periphere arterielle Verschlusskrankheit
PBW	predicted body weight, ideales Körpergewicht
PCA	patient-controlled analgesie (patientenkontrollierte Analgesie)
PC-CMV	pressure controlled – continous mandatory ventilation
PCEA	patientenkontrollierte Epiduralanalgesie (patient controlled epidural analgesia)
PCI	perkutane Koronarintervention
PCP	primär chronische Polyarthritis
PCV	pressure controlled ventilation
PCWP	pulmonary capillary wedge pressure
PDA	Periduralanästhesie
PDK	Periduralkatheter
PE	Probeexzision
PEA	pulmonale Endarteriektomie
PEG	perkutane endoskopische Gastrostomie
PEEP	positiv endexspiratorischer Druck
periop.	perioperativ
PFO	persistierendes Foramen ovale
PK	Pulmonaliskatheter
P.m.	Punctum maximum
P_{max}	maximaler Beatmungsdruck
PMR	progressive Muskelrelaxation
PNL	perkutane Nephrolitholapaxie
PNS	peripheries Nervensystem
p.o.	per os
pO_2	Sauerstoffpartialdruck
PO_4^{3-}	Phosphat
POCD	postoperative kognitive Dysfunktion
PONV	postoperative Übelkeit und Erbrechen
pos.	positiv
postop.	postoperativ
pp	post partum; postpartal
PPE	postpneumectomy pulmonary edema
PPSB	Prothrombin, Prokonvertin, Stuart-Prower-Faktor
PPV	Pulse Pressure Variation
präop.	präoperativ
PS	pressure support
PSR	Patellarsehnenreflex
PSV	pressure support ventilation
PTH	Parathormon
PTSD	posttraumatische Belastungsstörungen
PTT	partielle Thrombinzeit
PTZ	Plasmathrombinzeit
PVB	thorakale Paravertebralblockade

R

RA	Regionalanästhesie, rechter Vorhof
RAST	Radioallergosorbent-Test
re	rechts
RES	retikuloendotheliales System
RF	Regurgitationsfraktion
RG	Rasselgeräusch
RM	Rückenmark
Rö	Röntgen
ROSC	return of spontaneous circulation
ROTEM	Rotationsthrombelastografie
RR	Blutdruck (nach Riva-Rocci)
RSI	rapid sequence induction
RV	rechter Ventrikel

S

S	Sakralsegment
SAB	Subarachnoidalblutung
SA-Block	sinuatrialer Block
SaO_2	arterielle Sauerstoffsättigung
S-ASK	Schulter-Arthroskopie
s.c.	subkutan
SCC	Succinylcholin
SCS	spinal cord stimulation
Sek.	Sekunde
SEP	somatosensorisch evozierte Potenziale
Sgl.	Säugling
SHT	Schädel-Hirn-Trauma
SIMV	synchronized intermittend mandatory ventilation
SIRS	systemic inflammatory response syndrome
SLE	systemischer Lupus erythematodes
SM	Schrittmacher
SPA	Spinalanästhesie
SpO_2	partielle Sauerstoffsättigung
SRD	sympathische Reflexdystrophie
SSEP	somatosensibel evozierte Potenziale
SSL	stabile Seitenlage
SSW	Schwangerschaftswoche
STEMI	ST-Elevations-Myokardinfarkt
S-TEP	Schulter-Totalendoprothese
sup.	superior
Supp.	Suppositorium
SV	Schlagvolumen
SVES	supraventrikuläre Extrasystolen
SvO2	venöse Sauerstoffsättigung
SVR	systemischer Gefäßwiderstand
SVV	stroke volume variation (Schlagvolumenvarianz)
Sy.	Syndrom

T

T	Temperatur
T_3, T_4	Trijodthyronin, Thyroxin
Tab.	Tabelle
Tbc	Tuberkulose
Tbl.	Tablette
TBV	totales Blutvolumen
TCI	target controlled infusion
TD	Thermodilution
TE	Tonsillektomie
TEA	thorakale Epiduralanästhesie (Karotisendarteriektomie)
TEE	transösophageale Echokardiografie
TENS	transkutane elektrische Nervenstimulation
TEP	Totalendoprothese
TFA	Trifluoressigsäure
Th.	thorakales Segment
Ther.	Therapie
TIK	traumainduzierte Koagulopathie
TIVA	totale intravenöse Anästhesie
TK	Thrombozytenkonzentrat
TLH	total laparoskopische Hysterektomie
TOF	train of four
TPG	Transplantationsgesetz
TPH	Treponema-pallidum-Hämagglutinationstest
TPZ	Thromboplastinzeit, Prothrombinzeit
TRH	thyreotropin releasing hormon
Trpf.	Tropfen
TSH	Thyroidea-stimulierendes Hormon
TT	Tracheotomie
Tu	Tumor
TUR	transurethrale Resektion
TUR-B	TUR-Blase
TURIS	transurethrale Resektion in Saline
TUR-P	TUT-Prostata
TVT	tension free vaginal tape
TWK	Tubuswechselkatheter
TZ	Thrombinzeit

V

Vv.	Vena(e)
V.a.	Verdacht auf
v.a.	vor allem
val	Val (auch Äquivalent oder Grammäquivalent = Einheit der Stoffmenge)
VAS	visuelle Analogskala

VC-CMV	(volume controlled-continuous mandatory ventilation)
VEP	visuell evozierte Potenziale
VES	ventrikuläre Extrasystolen
VF	Algorithmus Kammerflimmern
VIP	vertikale infraklavikuläre Plexusanästhesie
VKOF	verbranntee Körperoberfläche
VN	Vollnarkose
Vol.	Volumen
VR	venöser Rückstrom
VT	pulslose ventrikuläre Tachykardie
Vt	Tidalvolumen
VWF	Von-Willebrand-Faktor

W

W	Watt
WHO	World Health Organization
WK	Wirbelkörper
WM	Wirkungsmechanismus
WPW	Wolff-Parkinson-White (-Syndrom)
WS	Wirbelsäule
WW	Wechselwirkung

Z

ZAS	zentral anticholinerges Syndrom
Z.n.	Zustand nach
Zn^{2+}	Zink
ZNS	zentrales Nervensystem
z.T.	zum Teil
ZVD	zentraler Venendruck
ZVK	zentraler Venenkatheter

Inhaltsverzeichnis

1 Tipps für den anästhesiologischen Arbeitsplatz

Klaus Gerlach, Bernt Klinger, Frank Schröder und Peter Söding

1

1.1 Die präoperative Visite

Frank Schröder

1.1.1 Einführung

Die präoperative Visite dient der Aufklärung des Patienten, Wahl des Anästhesieverfahrens und Minimierung des perioperativen Risikos. Bei Wahleingriffen wird sie häufig schon Tage vor der Operation in Prämedikationsambulanzen durchgeführt. Dieses Vorgehen lässt mehr Zeit für die Durchführung von Voruntersuchungen und der Verbesserung des präoperativen Zustands des Patienten. Dazu im Widerspruch steht der Wunsch von Patienten und Anästhesisten, dass die präoperative Visite und die nachfolgende Narkose vom selben Anästhesisten durchgeführt werden. Die präoperative Visite kann einen entscheidenden Einfluss auf die sichere Durchführung einer Anästhesie ohne unliebsame Überraschungen nehmen. Sie ist eine ärztliche Aufgabe.

Leitlinie: Präoperative Evaluation erwachsener Patienten vor elektiven, nicht kardiochirurgischen Eingriffen Anaesthesist 2010 59:1041–1050
http://bda.de/docman/alle-dokumente-fuer-suchindex/oeffentlich/empfehlungen/526-praeoperative-evaluation-erwachsener-patienten-vor-elektiven-nicht-kardiochirurgischen-eingriffen/file.html

1.1.2 Bestandteile der präoperativen Visite

- Auswertung vom Pat. mitgebrachter oder im Krankenhaus erhobener Vorbefunde
- Anamneseerhebung und Dokumentation auf Aufklärungs- und Anamnesebogen
- Körperliche Untersuchung
- Beurteilung des physischen und psychischen Zustands, der Belastbarkeit des Pat. und des Narkoserisikos
- Festlegung weiterer erforderlicher Diagn. und Ther. zur Verbesserung des präop. Zustands
- Auswahl des Anästhesieverfahrens und Monitorings
- Aufklärung und Einwilligung des Pat. für die anästhesiologischen Maßnahmen. Gesprächsziel ist Informationsvermittlung und Reduktion von Angst und Aufregung
- Anordnung der Prämedikation
- Zusammenfassung der Visite auf einem Prämedikationsprotokoll

1.1.3 Präoperative Visite vor Wahleingriffen

Planung

- Beim zuständigen operativen Kollegen klären, welcher Pat. zur OP vorgesehen ist, für welchen Eingriff, ob Pat. bereits vom Operateur aufgeklärt und mit OP einverstanden ist
- Geplante Besonderheiten beim operativen Vorgehen, spezielle Aspekte des Pat. aus Sicht des Kollegen erfragen

! Die präop. Visite erst **nach** dem Aufklärungsgespräch des Operateurs durchführen

Praktisches Vorgehen

- **Anamnese- und Aufklärungsbogen:** Sollte Pat. möglichst vor der präop. Visite ausfüllen. Häufig verwendetes Formblatt (proCompliance Verlag GmbH, Erlangen, www.procompliance.de) mit Fragen nach Vorerkr., momentanem Zustand des Pat. und Information über die Durchführung und Risiken verschiedener Anästhesieverfahren.
- **Schriftliche Einwilligung:** Am Vorabend der OP nach Gespräch mit dem Anästhesisten auf Grundlage des vorgenannten Fragebogens. Wenn der Pat. nicht unterschreiben kann, Anwesende bei der mündlichen Einwilligung als Zeugen unterschreiben lassen.
- **Wiedervorstellung von Patienten:** Akte durchschauen, ob die angeforderten Untersuchungen vollständig sind und ob sich dadurch neue Aspekte ergeben. Entscheiden, ob ggf. ein aktuelles Labor erforderlich ist (z. B. Kalium bei Darmspülung). Überprüfen, ob die ursprünglich bestellten EK und FFP noch oder wieder in Bereitschaft sind. Pat. erneut, möglichst vom Kollegen, der die Anästhesie durchführt, besuchen und überprüfen, ob Pat. sich ausreichend aufgeklärt fühlt. Zwischenzeitliche Änderungen des Status erfragen. Nur bei Änderung des Narkoseverfahrens, Monitorings oder Anästhesierisikos erneute schriftliche Aufklärung einschließlich Einwilligung notwendig!

Besondere Situationen

- **Notfalleingriffe:** Präop. Visite in Abhängigkeit von der präop. zur Verfügung stehenden Zeit und dem Zustand des Pat. auf Wesentliches verkürzen. Wichtig ist eine schriftliche Dokumentation!
- **Bewusstlose und nicht einwilligungsfähige Patienten:** Fremdanamnese von Begleitern, Angehörigen, vorbehandelnden Ärzten einholen, Studium der Patientenakte und körperliche Untersuchung. Die Angehörigen über vorgesehenen Eingriff informieren. Sind die Angehörigen nicht als Betreuer bestellt, ist deren Einwilligung nicht ausreichend! Ist ein Betreuer bestellt, muss dieser einwilligen, ggf. auch telefonisch. Schriftliche Einwilligung dann faxen lassen!
- Ist kein Betreuer bestellt, Eilbetreuung einrichten lassen (innerhalb von 24 h möglich).
- Bei Notfalleingriffen vom Operateur bestätigen lassen, dass die Eilbetreuung nicht abgewartet werden kann.
- Grundsatz: Gibt es eine schriftliche Einwilligung zur Operation, muss es auch eine schriftliche Einwilligung für die Anästhesie geben!

1.1.4 Patientenakte und Anamnese

Patientenakte

- **Vorinformationen:** Durch den einweisenden Arzt über Vorerkr., Medikation, Ergebnisse von Voruntersuchungen (z. B. Labor, EKG, Röntgen). Möglichst Vermeidung von Doppelanforderungen bereits erfolgter Untersuchungen. Bei früheren Aufenthalten des Pat. in der jetzigen oder auswärtigen Klinik alte Akten oder Verlegungs- bzw. Abschlussberichte anfordern.
- **Vorbefunde:** Werden akzeptiert, wenn Patientenstatus seit Befunderhebung unverändert ist. Es gibt kein absolutes Verfallsdatum von Voruntersuchungen. Bei zwischenzeitlich eingetretenen Aspekten kann eine aktuelle Wiederholung der entsprechenden Voruntersuchung erforderlich sein.

- **Patientenstatus:** Jetziger Aufnahmebefund, Krankheitsverlauf, Zeitpunkt und Ergebnisse von präop. Diagn. und Ther., Konsile, Beobachtungen des Pflegepersonals

Anamnese

Vor der präop. Visite sollte der Pat. Anamnese- und Aufklärungsbogen ausfüllen. Dieses mit Pflegepersonal auf Station absprechen. Der Anästhesist geht unklare oder auffällige Punkte dieses Bogens und der Patientenakte gemeinsam mit Pat. durch. Eine Anamnese ohne Anamnesebogen ist zeitraubend und nicht sinnvoll. Teile der Anamnese können oft der Stationsakte entnommen werden! Bei anästhesierelevanten Vorerkrankungen ist eine genauere Anamnese in diesem Bereich sinnvoller als eine komplette aber oberflächliche Anamnese! Auch bei unauffälligem Anamnesebogen sollte immer gefragt werden nach:

- **Allergieneigung:** Heuschnupfen, Überempfindlichkeit gegen Penicillin oder andere Medikamente, Pflaster, Latex, Nahrungsmittel und insbes. Soja, Nüsse, Kiwi
- **Vornarkosen:** Besonderheiten, Intubationsschwierigkeiten, Transfusionen, Übelkeit. Anästhesieausweis vorhanden?
- **Belastbarkeit:** wird in MET (metabolische Äquivalente) angegeben, 1 MET entspricht dem Ruheumsatz (▶ Tab. 1.1)

Tab. 1.1 Belastbarkeit in MET (metabolische Aquivalente)

Tätigkeit	MET
Ruhiges Sitzen	1
Spazierengehen	3
Leichte Hausarbeit	3,5
Walking 5 km/h	4
Treppensteigen	4
Gartenarbeit	4,5
Laufen 11 km/h	11
Unter 4 MET unzureichende Belastbarkeit, ab 4 MET ausreichende oder gute Belastbarkeit	

1.1.5 Körperliche Untersuchung

Umfang und Art der Untersuchung in Abhängigkeit vom geplanten Eingriff, der Art des Anästhesieverfahrens und der Anamnese des Pat. Die Untersuchung umfasst aber mind.:

- **Allgemein- und Ernährungszustand:** Körpergröße und -gewicht, Körpertemperatur (vorher delegierbar ans Pflegepersonal)
- **Bewusstseinslage:** Orientiert, kontaktfähig, verwirrt
- **Vorgesehene Punktionsstellen** für Regionalanästhesie und Gefäßzugänge: Anatomische Verhältnisse, lokale Entzündungsherde, bereits vorhandene Zugänge, Port
- **Bewegungs- oder Lagerungseinschränkungen** an Armen und Beinen, z. B. bei frozen shoulder, Koxarthrose

Haut und Schleimhaut

- **Exsikkosezeichen:** „Stehende" Hautfalten, trockene Haut oder Schleimhaut, borkige Zunge
- **Ikterus:** Gelbfärbung der Skleren ab Serum-Bili > 1,5 mg/dl (> 26 μmol/l)
- **Anämie:** Konjunktiven erscheinen blass bei Hb < 90 g/l
- **Ödeme:** Prätibial, periorbital, sakral, ein- oder beidseitig
- **Narben:** z. B. frühere OP, Ekzeme (Allergieneigung)
- **Zyanose:** zentral (z. B. Lungenerkrankungen, Herzvitien) oder peripher (z. B. Herzinsuffizienz)

Herz und Kreislauf

Herztöne: Laut, gedämpft, gespalten, fehlend?

Geräusche: Systolikum oder Diastolikum? Lautstärke? Fortleitung? Geräuschart?

- Funktionelle Herzgeräusche: ohne organische Herzveränderung, selten holosystolisch: z. B. bei Fieber mit hohem HZV, Anämie, Schwangerschaft, Hyperthyreose
- Akzidentelles Herzgeräusch: bei Gesunden, meist Jugendl.; ohne Herzveränderungen. Geräusch meist leise, evtl. nach Lagewechsel verschwindend; nie diastolisch

Puls: Seitenvergleich, Rhythmus, peripheres Pulsdefizit (bei Vorhofflimmern); Tachykardie > 100/Min., Bradykardie < 60/Min.

Gefäße: Inspektion und Palpation peripherer Venen und Arterien. Liegender Shunt oder Port. Auskultation der Karotiden.

Blutdruck: Hypertonie > 140/90 mmHg, Hypotonie < 105/60 mmHg. Seitendifferenz > 20 mmHg ist pathologisch.

Atmungsorgane

- Intubierbarkeit: Mundöffnung, Zahnstatus, HWS-Beweglichkeit, Struma, Tracheostoma?
- **Auskultation der Lunge:** Atemgeräusch, Nebengeräusche?

> Ist bei max. Mundöffnung die Uvula nicht vollständig sichtbar, muss man mit Intubationsschwierigkeiten rechnen (▸ 2.3.4).

1.1.6 Apparative Diagnostik

Präoperative apparative Diagnostik (inkl. Labor) ist nur erforderlich, wenn deren Ergebnis das anästhesiologische Vorgehen beeinflussen können.
Ergeben sich in der Anamnese (inkl. Blutungsanamnese) und Untersuchung keine das perioperative Vorgehen beeinflussende Vorerkrankungen, sind – unabhängig vom Alter – weiterführende Untersuchungen in der Regel nicht erforderlich.

> Werden Patienten erst am Vorabend vom Anästhesisten visitiert, kann es sinnvoll sein, Routineuntersuchungen zu implementieren, um abendliche Nachforderungen zu vermeiden. Kliniken haben unterschiedliche Vorgehensweisen, z. B.:
> - Alle Patienten: Labor (BB, E'lyte, Krea, BZ, kleine Gerinnung)
> - Patienten > 50 J.: 12-Kanal-EKG

1

Labor

Eine routinemäßige Bestimmung von Laborergebnissen ist nicht erforderlich, da eine zunehmende Anzahl an Befunden zu mehr falsch positiven Ergebnissen führt. Dies gilt auch für die konventionelle Gerinnungsdiagnostik (Thrombose, INR, aPTT), da dadurch die häufigsten Störungen (Störungen der Thrombozytenfunktion und des Von-Willebrand-Faktors) nicht erfasst werden. In folgenden Fällen sollte eine Blutuntersuchung erfolgen:

- **Bei Herz-, Lungen- oder Nierenerkrankungen:** Hb, Krea, Na, K
- **Lebererkrankungen:** Zusätzlich Thrombozyten, ASAT, Bili, aPTT, INR (Quick)
- **Bluterkrankungen:** Zusätzlich Leuko- und Thrombozyten
- **Zu erwartende Blutungen:** Kleine Gerinnung, Hb, Thrombozyten
- **Thromboseprophylaxe mit Herarin:** Thrombozyten (zur Erkennung HIT II), Krea
- **Weitere Parameter** in Abhängigkeit von der Erkr. des Pat., z. B. CRP-Verlauf, Herzenzyme, Pankreasenzyme, Schilddrüsenwerte

> - Engl. Merkspruch: „No pot [assium], no tea [T-wave], but U-wave."
> - Das EKG gibt Auskunft über die intrazelluläre K^+-Konzentration, das Serum-K^+ über die intravasale Kaliumkonzentration.
> - Bei Alkalose Hypokaliäme, bei Azidose Hyperkaliämie
> - Bei Überwässerung Hyponatriämie, bei Exsikkose Hypernatriämie

Elektrokardiografie

- Die Entscheidung, ob ein EKG präoperativ angefordert wird, hängt nicht vom Alter des Patienten, sondern von seinen kardialen Risikofaktoren und vom kardialen Risiko des Eingriffs ab:
- **Kardiale Risikofaktoren** aus Anamnese oder Befunden (▶ Tab. 1.2):
  - Herzinsuffizienz
  - KHK
  - pAVK
  - Zerebrovaskuläre Insuffizienz
  - Diabetes mellitus
  - Niereninsuffizienz

Bei anamnestisch unauffälligen und kardial asymptomatischen Patienten sind anästhesierelevante Befunde selten. Ein präoperatives EKG ist hier – unabhängig vom Alter – nicht erforderlich. Bei kardial asymptomatischen Patienten ist ein EKG nur empfohlen vor Eingriffen mit

- hohem kardialen Risiko;
- mittlerem Risiko mit mehr als einem kardialen Risikofaktor.

1. Bei Patienten mit klinischen Symptomen einer ischämischen Herzerkrankung, bei Herzrhythmusstörungen, Klappenerkrankungen, Herzvitien oder einer (Links- bzw. Rechts-)Herzinsuffizienz oder bei Trägern eines implantierten Defibrillators (ICD) ist ein präoperatives EKG indiziert.
2. Bei Trägern eines Herzschrittmachers ist ein präoperatives EKG nicht erforderlich, sofern die regelmäßig vorgesehenen Schrittmacherkontrolltermine eingehalten wurden und der Patient keine klinischen Symptome aufweist.

Tab. 1.2 Kardiales Risiko verschiedener Operationen

Hohes Risiko	Aortenchirurgie große periphere arterielle Gefäßeingriffe
Mittleres Risiko	intrathorakale und -abdominale Eingriffe (auch laparo-/thorakoskopisch) Karotischirurgie Prostatachirurgie orthopädische Operationen Operationen im Kopf-/Halsbereich
Niedriges Risiko	oberflächliche Eingriffe Mammachirurgie endoskopische Eingriffe Augenoperationen

Röntgen-Thorax

- Selten erforderlich! Nie routinemäßig, auch nicht bei alten Patienten.
- Indiziert, wenn eine klinische Verdachtsdiagnose mit Konsequenzen für das perioperative Vorgehen (z. B. Pleuraerguss, Atelektase, Pneumonie u. a.) erhärtet oder ausgeschlossen werden soll.
- In speziellen Fällen unabhängig von kardiopulmonalen Symptomen sinnvoll, z. B.
  - vor Thoraxeingriffen,
  - Abschätzung einer Trachealverlagerung bei Struma.

Lungenfunktionsprüfung und Blutgasanalyse

Eine präoperative Lungenfunktionsdiagnostik ist nur bei Patienten mit neu aufgetretenen pulmonalen Erkrankungen bzw. bei V. a. akut symptomatische pulmonale Erkrankungen zur Schweregradeinschätzung und Therapiekontrolle und vor Thoraxeingriffen indiziert.

Pulsoxymetrie

Nichtinvasive, schnell durchzuführende Untersuchung der O_2-Sättigung, die direkt bei der präop. Visite durchgeführt werden kann (▶ 4.5.9). Gerät sollte in der Prämedikationsambulanz vorhanden sein. Kleine tragbare Apparate lassen sich auch auf Station mitnehmen.

- **Bedeutung:** Gibt ersten Anhalt für Lungenfunktionsstörung
- **Normwerte:** 95–99 % O_2-Sättigung, im Alter niedriger

1.1.7 Anforderungen von Zusatzuntersuchungen

Bei anamnestischen Hinweisen auf Vor- und Begleiterkr. sowie bei auffälligen Untersuchungsbefunden, z. B.:

- **Kardiopulmonale Erkr.:** Langzeit-EKG, Belastungs-EKG, Herzecho; selten erforderlich, nur bei konkreten Fragestellungen nach internistischem Konsil
- **Leberschädigungen:** GOT, GPT, γ-GT, CHE, Albumin
- **Aszites, Ödeme, Nierenerkr.:** Gesamteiweiß, Elektrophorese
- **Schilddrüsenerkr.:** T_4, T_3, TSH
- **Schilddrüsenvergrößerungen:** Trachea-Zielaufnahmen mit Saug-Press-Versuch wegen V. a. Tracheomalazie
- **Vor Gefäß-OP** (z. B. Karotis-Thrombendarteriektomie): Rö, CT oder Doppler-Sonografie der hirnversorgenden Gefäße; Stenosegrad der übrigen hirn-

versorgenden Arterien zur Abschätzung der Kompensationsmöglichkeiten bestimmen lassen

1.1.8 Konsile

Zur Klärung des präop. Status des Pat. und dessen weiterer Verbesserbarkeit Kollegen entsprechender Fachgebiete heranziehen, z. B.:

- Internistisches Konsil mit der Fragestellung der Therapieoptimierung z. B. von Herzinsuff., Herzrhythmusstörungen, pulmonalen Einschränkungen, Diab. mell.
- HNO-Konsil bei zu erwartenden Intubationsproblemen (Laryngoskopie)
- Neurologisches Konsil zur Statuserhebung bei neurol. auffälligen Pat.

1.1.9 Risikoabschätzung

Die Analyse und Einstufung des Anästhesierisikos beeinflusst den Umfang der erforderlichen präop. Diagn. und erleichtert die Auswahl des angemessenen Anästhesieverfahrens, Monitorings und der Art der postop. Versorgung. Kardiale Risikoeinschätzung nach Einteilung der New York Heart Association (NYHA I–IV ▶ Tab. 8.3).

Klassifikation der American Society of Anesthesiologists (ASA)

- Risikogruppe 1 = normal gesunder Pat.
- Risikogruppe 2 = Pat. mit leichter Allgemeinerkr.
- Risikogruppe 3 = Pat. mit schwerer Allgemeinerkr. und Leistungsminderung
- Risikogruppe 4 = Pat. mit inaktivierender Allgemeinerkr., die eine ständige Lebensbedrohung darstellt
- Risikogruppe 5 = moribunder Pat., von dem erwartet wird, dass er die nächsten 24 h nicht überlebt; geplante OP ist Ultima Ratio

Weitere Risikofaktoren

- Typ des operativen Eingriffs: Zweihöhlen-OP, abdominale, thorakale, intrakranielle OP, Notfall-OP
- Zeitdauer der OP
- Erfahrung des OP-Teams

> Häufigste **Ursachen** anästhesiebedingter Mortalität sind eine Überdosierung oder Nebenwirkung von Anästhetika (Anaphylaxie; Herz-Kreislauf-Instabilität) und Intubationsprobleme (Hypoxämie, pulmonale Aspiration).

1.1.10 Ergänzende präoperative Maßnahmen

> **Festlegung des OP-Zeitpunkts**
> In Abhängigkeit von der Dringlichkeit der OP lässt sich der Zustand des Pat. oft durch Vorbehandlungen verbessern. Entscheidung hierüber gemeinsam mit Operateur, konsiliarisch zugezogenen Ärzten und anderen Therapeuten treffen. Man wird dem Pat. eher gerecht, wenn seine OP bis zum optimalen Zeitpunkt verschoben wird (Abschluss der Vorbehandlung) und ihm die Gründe hierfür erklärt werden, als wenn man ihn einfach per Anruf auf Station „absetzt".

Häufige und wichtige Maßnahmen

- **Atemtraining:**
  - Ind.: Eingeschränkte Lungenfunktion
  - Durchführung: Pneumonieprophylaxe durch Atmen gegen Widerstand (Aufblasen von Ballons oder Magensekretbeuteln mit langem Schlauch) oder mit erhöhtem Totraum (Giebelrohr: Bei verschlossener Nase steigt das CO_2, Folge ist Atemstimulation)
  - NW: pO_2-Abfall, intrathorakale Druckerhöhung
- **Ausgleich des Wasser-, E'lyt- und Säure-Basen-Haushalts** (▶ 5):
  - Ind.: Volumendefizit ist besonders häufig bei Pat. mit konsumierenden Erkr. (z. B. GIT-Tumoren), Pat. unter Diuretika-Ther. oder älteren Pat. mit zu geringer Trinkmenge.
  - Präop. Dialyse bei terminaler Niereninsuff., anschließend nochmals E'lyte bestimmen lassen.
  - Je nach Ausmaß der Elektrolytstörung und Dringlichkeit der OP orale oder parenterale Therapie
- Eigenblutspende (▶ 5.2.5)
- **Herzschrittmacher** (▶ 8.1.8): Häufigste Indikation für einen passageren SM: bifaszikulärer Block mit AV-Block 1. Entweder Aufkleben von perkutanen Schrittmacherelektroden oder über eine Schleuse in der V. cava sup.

Maßnahmen bei präop. Hypokaliämie

Eine am Vorabend der OP festgestellte **Hypokaliämie** lässt sich nicht mehr wirksam durch Kalium 40–80 mmol p. o. (z. B. Kalinor® Brausetbl.) ausgleichen! Stattdessen i. v. Substitution präop. auf Station oder intraop. im OP. Vorgehen richtet sich nach Zustand des Pat., Dringlichkeit der OP und Ausmaß der Hypokaliämie:

- Je nach Kaliumwert z. B. 20–40 ml KCl 7,45 % pro 500 ml laufende Infusionslösung
- Bei ausgeprägter Hypokaliämie Perfusor mit 50 ml KCl 7,45 % (1 ml = 1 mmol) mit Infusionsgeschwindigkeit 10–20 mmol/h einsetzen. K^+ schädigt die Venenwand. Zu hohe Infusionsgeschwindigkeit kann zu Schmerzen, Übelkeit und Herzrhythmusstörungen führen. Deshalb Pat. überwachen und max. 20 mmol/h in periphere Vene perfundieren, ZVK bevorzugen.
- Vor Einleitung der Narkose im OP erneut Kaliumwert bestimmen lassen.
- **Hilfen zur Einschätzung:**
  - Um ein Serum-K^+ von 3,5 auf 4,5 mmol/l zu heben, ist die Zufuhr von ca. 200 mmol K^+ erforderlich. Hierbei engmaschige Serumkaliumkontrollen, da erhebliche Umverteilung von extra- nach intrazellulär.
  - Eine Erhöhung des Serum-pH-Werts um 0,1 bewirkt eine Senkung des Serum-K^+ um ca. 0,4 mmol/l, daher BGA kontrollieren.

Hinweise an die Station zur präop. Bearbeitung der Patientenunterlagen:

- Prüfen auf Vorhandensein, Aktualität und Vollständigkeit:
  - Aufklärungs- und Einverständniserklärung zum Eingriff und zur Anästhesie
  - Neueste Labor- und Beatmungsbefunde
  - Neueste diagnostische Befunde, z. B. EKG, Röntgen, Endoskopie

1

- Blutgruppenoriginalschein, Anforderungsscheine
- Aktuelle Kurve und Verordnungsbögen
- Zusammenfassende Verlegungsbriefe
- Alte Patientenakte
- Weitere Befunde, Konsile, Maßnahmen, je nach Anforderung durch Operateur oder Anästhesisten. Siehe Anordnungen auf Prämedikations- oder Konsilformular
- Beschriften und Beifügen von Formularen für den Eingriff, z. B. Narkoseprotokoll, OP-Bericht, Histologieschein
- Beifügen eines Datenträgers mit Patientendaten, z. B. Magnetkarte, Chip, Abrollkarte, Adressetiketten

1.1.11 Wahl des Anästhesieverfahrens

Stets individuelle Auswahl unter Berücksichtigung von Patientenstatus, Art der OP und nach Möglichkeit Wünschen des Pat. Ziel ist größtmögliche Sicherheit für den Pat. und gute Arbeitsvoraussetzungen für den Operateur.

Allgemeinanästhesie

- **Intubation und kontrollierte Ventilation:** Bei abdominal- und thoraxchirurgischen OP, OP an Kopf oder Hals, langer OP, Bauchlage, unkooperativem Pat., Notfall-OP bei nicht nüchternen Pat., wenn Lokal- oder Regionalanästhesie nicht indiziert, Pat. mit schwierigen anatomischen Voraussetzungen für Maskennarkose (Vollbart, kurzer dicker Hals)
- **Masken- oder Larynxmasken-Narkose:** Bei kurzen OP, nüchternem Pat., Rückenlage

Regionalanästhesie

- **Ind.:** OP an den Extremitäten und des Unterbauchs, Pat. mit schweren respiratorischen Störungen wie z. B. Asthma bronchiale, wenn von der Art der OP gleichwertig Allgemein- und Regionalanästhesie möglich wären
- **KI:** ▶ Tab. 3.1 und ▶ Tab. 3.2
- **Voraussetzung für rückenmarknahe RA:** Intakte Gerinnung (unauffällige Anamnese, Klinik und Laborwerte)

1.1.12 Aufklärung und Einwilligung zum Eingriff und zur Narkose, juristische Aspekte

Aufklärung

Der Operateur stellt die OP-Ind., der Anästhesist beurteilt die Narkosefähigkeit, konsiliarisch herangezogene Ärzte die Frage präop. Verbesserungsmöglichkeiten. Die Aufklärung erfolgt unter Berücksichtigung der Wünsche, Ängste und Fragen des Pat.

- Je weniger dringlich und je risikoreicher der geplante Eingriff, desto ausführlicher ist über die Risiken zu sprechen, je dringlicher die Indikation, desto geringer die Aufklärungsanforderungen.
- Den Umfang der Aufklärung bestimmt der Pat. Er darf auch auf eine Aufklärung verzichten (schriftlich fixieren: „Pat. wünscht keine Aufklärung").

- **Durch den Operateur** über Art und Umfang des Eingriffs, Vorgehensweise, typische Risiken und Komplikationen, OP-Zeitpunkt, prä- und postop. Maßnahmen
- **Durch den Anästhesisten:**
  - Pat. besonders sorgfältig über Bluttransfusionen und ihre Risiken aufklären, wenn die OP weder als lebensrettend noch als dringlich einzustufen ist und mit der Möglichkeit einer Transfusion ernsthaft gerechnet werden muss. (Zwar ist die Aufklärung über Transfusionen Aufgabe des Operateurs, der Anästhesist sollte jedoch auch darüber sprechen, weil er die Transfusion intraop. veranlasst und durchführt.)
  - Pat. über sämtliche infrage kommende Narkoseverfahren mit den typischen Risiken aufklären, auch wenn sie extrem selten auftreten, einschließlich des am schwersten in Betracht kommenden typischen Risikos.
  - Auf präop. Flüssigkeits- und Nikotinkarenz hinweisen.
  - Über Prämedikation und postop. Ther. aufklären.

> - **Eigenblutspende:** Bestehen die organisatorischen und medizinischen Voraussetzungen zur Spende von Eigenblut, ist sie mit dem Pat. rechtzeitig zu besprechen und ggf. durchzuführen (▶ 5.2.5).
> - **Postop. Schmerzbekämpfung mit PCA-Gerät:** Ist diese Möglichkeit vor OP absehbar, Pat. schon jetzt mit dem Apparat vertraut machen (▶ 20.5).

Einwilligung

Jeder invasive Eingriff ohne rechtswirksame Einwilligung des Pat. gilt als rechtswidrige Körperverletzung (§§ 222 ff. StGB). Grundlage ist das Persönlichkeits- und Selbstbestimmungsrecht (Art. 2 GG).

- **Zeitpunkt:** Zeitgerecht und nach erfolgter Aufklärung. Dabei ist der Vorabend der OP noch rechtzeitig genug.
- **Inhalte** von Aufklärungsgespräch und die Einwilligung stets auf einem Prämedikationsbogen vermerken.

! Eine einmal gegebene Einwilligung kann vom Pat. jederzeit widerrufen werden.

> Aufklärung und Einwilligung bei Pat. unter Medikamenteneinfluss: Vielfach sollen Pat. nach Aufklärung ihre Einwilligung zu Eingriff und Narkose geben, obwohl sie Medikamente erhalten haben, die ihre ZNS-Funktionen beeinträchtigen. Eine in dieser Situation eingeholte Einwilligungserklärung ist nicht rechtswirksam und muss daher nach Abklingen der Medikamentenwirkung eingeholt werden.

Elektiveingriff

- **Stufenaufklärung und folgende Einwilligung:** Übliches Vorgehen:
  - 1. Stufe: Pat. erhält vor der präop. Visite ein Formblatt, das über den bevorstehenden Eingriff informiert. Auf dieser Grundlage erfolgt das Gespräch mit Operateur und Anästhesisten.
  - 2. Stufe: Mündliche und schriftliche Einwilligung. Wenn der Pat. nicht unterschreiben kann, Anwesende bei der mündlichen Einwilligung als Zeugen unterschreiben lassen.

- **Sonderfälle:**
  - Bei nicht einwilligungsfähigen Pat. ist der gesetzliche Vertreter zuständig, d. h. Eltern oder vom Gericht bestimmter Betreuer. Der Betreuer muss auch für Entscheidungen zu medizinischen Maßnahmen ermächtigt sein. Ist noch kein Betreuer bestellt, beim Amtsgericht des Wohnorts des Pat. beantragen (lassen).
  - Sprachschwierigkeiten: Dolmetscher hinzuziehen, der seine Mitwirkung auf dem Aufklärungs- und Einwilligungsformular dokumentiert.
  - Kinder < 14 J. sind nicht gesetzlich einwilligungsfähig, sollten aber ihrem Entwicklungsstand entsprechend über den Eingriff aufgeklärt werden.
  - Jugendliche von 14–18 J. können selbst einwilligen, wenn sie in der Lage sind, die Bedeutung und die Folgen des Eingriffs und der Anästhesie für sich selbst zu erkennen. Ansonsten müssen die Erziehungsberechtigten einwilligen.

Ambulanter Eingriff

▶ 1.4

Aufklärung und Einwilligung müssen auch bei ambulanten OP rechtzeitig genug erfolgen, dass Pat. in Ruhe abwägen und entscheiden kann. Aufklärung vor der OP-Tür direkt vor dem Eingriff wird vom BGH abgelehnt. Frühzeitige Aufklärung und Einwilligung daher am besten in Prämedikationsambulanz durchführen.

Notfalleingriff

- Aufklärung und Einwilligung in Abhängigkeit von der präop. zur Verfügung stehenden Zeit und dem Zustand des Pat. auf Wesentliches verkürzen. Wichtig ist auch hier eine schriftliche Dokumentation!
- **Sonderfälle:** Bei Bewusstlosen und nicht einwilligungsfähigen Pat. ist vom mutmaßlichen Patientenwillen auszugehen (Geschäftsführung ohne Auftrag, rechtfertigender Notstand gemäß § 34 StGB). Es ist meist günstig, die Angehörigen über den vorgesehenen Eingriff zu informieren.

Transfusionen bei Zeugen Jehovas

▶ 5.2.3

- Zeugen Jehovas lehnen die Transfusion der vier Hauptkomponenten des Bluts (Erythrozyten, Leukozyten, Thrombozyten, Blutplasma) ebenso wie die präoperative Eigenblutspende strikt ab. Eine Zwangsbehandlung darf hier nicht erfolgen.
- Zulässig sind jedoch die medizinische Behandlung mit Derivaten, wie Plasmafraktionen, sowie Eigenblutverfahren, wie die maschinelle Autotransfusion oder die Hämodilution. Über diese Behandlungsmethoden entscheidet jeder Zeuge Jehovas nach eigenem Ermessen.
- Auch bei Zeugen Jehovas existiert kein Verbot der Organentnahme nach dem Tod.

Haftung für Behandlungsfehler

▶ 7.6

Arzt und Pat. stehen in einem Dienstvertragsverhältnis: Nicht das Ziel (wiederhergestellte Gesundheit) ist garantiert, sondern die Art der ärztlichen Dienstleistung wird vereinbart. Ein Regelverstoß gegen die allgemein anerkannten Regeln der Wissenschaft wird als „Kunstfehler“ oder Behandlungsfehler bezeichnet. Der entstandene Schaden muss in adäquatem Zusammenhang mit dem „Kunstfehler“

stehen. Vorgerichtlich können Schlichtungsstellen der Ärztekammern vermitteln und evtl. einen Prozess vermeiden helfen.

- Sind Komplikationen aufgetreten, dem Pat. ein Gespräch anbieten; dieses aber erst später und nach sorgfältiger Vorbereitung führen. **Cave:** Wertung als Schuldeingeständnis/-anerkenntnis!
- Anfertigen eines Gedächtnisprotokolls mit Namen aller Beteiligten, Kopieren der schriftlichen Unterlagen (Akte), umgehende Information der Vorgesetzten, der Haftpflicht- und Strafrechtsschutzversicherung über den Tatbestand

> Im Zivilprozess liegt die Beweislast beim klagenden Pat. Bei groben Behandlungsfehlern/Dokumentationsmängeln, die die Rekonstruktion des Behandlungsablaufs erschweren, kehrt die Rechtsprechung die Beweislast u. U. zulasten des Arztes um.

1.1.13 Anordnung von Medikamenten

Vorbestehende Dauermedikation des Patienten

> Übersicht über präop. Umgang mit vorbestehender Dauermedikation des Pat.: http://bda.de/docman/alle-dokumente-fuer-suchindex/oeffentlich/empfehlungen/526-praeoperative-evaluation-erwachsener-patienten-vor-elektiven-nicht-kardiochirurgischen-eingriffen/file.html

Weitergeben

- Antiarrhythmika
- Antihypertensiva bis auf ACE- und Angiotensin-Rezeptor-Antagonisten. **ACE-Hemmer** und AT_1-Antagonisten sollten bei größeren Eingriffen (Volumenverschiebung, Sympathikusblockade durch PDA) 12–24 h vorher abgesetzt werden.
- Betablocker
- Kalziumantagonisten
- Nitroverbindungen
- Digitalis
- Antikonvulsiva
- Thyreostatika und Schilddrüsenhormone
- Immunsuppressiva
- Selektive **MAO-Hemmer** (bei Verzicht auf Pethidin, Tramadol und indirekte Sympathomimetika nur geringes Risiko)
- Anti-Parkinson-Mittel
- Kontrazeptiva (auf erhöhtes Thromboserisiko und verminderte Zuverlässigkeit der Wirkung hinweisen)

> Notfall-OP bei hyperthyreotem Pat.: Präop. Gabe von hoch dosierten Kortikoiden, Propranolol (z. B. Dociton®), Propylthiouracil (z. B. Thyreostat II®) zur Blockade der peripheren Umwandlung von T_4 zu T_3.

Umstellen

Irreversible **MAO-Hemmer** wenn möglich 2 Wo. präoperativ in Zusammenarbeit mit einem Psychiater durch selektive, reversible ersetzen.
Orale Antikoagulanzien (z. B. Marcumar) durch Heparin ersetzen: Anheben des Quicks durch Vit. K (dauert Tage) oder PPSB. Heparin-Perfusor sobald Quick > 30 %. Ziel PTT abhängig von Operation und Indikation zur Antikoagulanzientherapie 60–80 Sek. (Umgang mit Antikoagulanzien ▶ 8.8.2, ▶ Tab. 3.1).

Beispiel für PPSB-Dosisberechnung:
- Gemessener Quick 10 %, gewünschter Quick 60 %, Pat. 60 kg
- Gewünschte Quickanhebung (60–10) × 60 (KG) = 3.000 IE PPSB

Dosiserhöhung

Eine perioperative Kortisonsubstitution ist indiziert bei einer Kortisoneinnahme oberhalb der Cushing-Schwellendosis über 5 d innerhalb der letzten 3 Mon. Die Höhe der Substitution ist abhängig vom Operationstrauma (▶ Tab. 1.3).

Tab. 1.3 Glukokortikoide und Cushing-Schwellendosis

Glukokortikoid	Handelsname	Cushing-Schwellendosis (mg/d)
Prednison	Decortin, Rectodelt	7,5–10
Prednisolon	Decortin H, Predni H, Deltacortril, Dermosolon, Solu-Decortin H	7,5–10
Methylprednisolon	Urbason, Methypred, Methysolon, Predni M	6–8
Dexamethason	Fortecortin, afpred-Dexa, Dexabene, Dexaflam, Lipotalon	1,5–2
Hydrokortison	Ficotril, Hydrocutan	30–40
Betamethason	Betnesol, Celestamine	0,75–1,5
Kortison	Cortison Ciba	40–50

Absetzen

- **Thrombozytenaggregationshemmer:** müssen zwingend vor intrakraniellen Eingriffen abgesetzt werden. Bei anderen Eingriffen ist es eine Einzelfallentscheidung, da deren Absetzen bei bestimmten Patienten das kardiale Risiko stark erhöhen kann. Gegebenenfalls auch vor größeren Eingriffen nicht absetzen. Das verlangt noch Überzeugungsarbeit gegenüber Chirurgen.
- **Andere NSAID:** je nach HWZ und OP 1–2 Tage vorher absetzen
- **Antikoagulanzien:** ▶ 8.8.2
- **Diuretika**
- **Orale Antidiabetika:** Am OP-Tag absetzen
- **Metformin:** Obwohl in den Fachinformationen ein Absetzen mindestens 48 h vor dem Eingriff empfohlen wird, ist eine Weitergabe bis zum Vorabend bei

dringlichen Eingriffen zu vertreten, da das Risiko einer Laktatazidose insbes. bei fehlenden präoperativen Organfunktionseinschränkungen sehr gering ist.
- Eventuell Antidepressiva (nur nach Rücksprache mit dem Psychiater)

Prämedikation

Pat. soll bei Ankunft im OP ohne Atemdepression wach und freundlich distanziert sein. Individuelle Dosisanpassung (AZ, Begleiterkrankungen, Angst, vorbestehende Dauermedikation, stationäre oder ambulante Behandlung; ▶ Tab. 1.4) Patienten mit OSAS ▶ 8.7 erhalten keine Prämedikation!

- Am Abend vor der Operation: Nitrazepam 5–10 mg (z. B. Dormalon)
- Am Morgen des OP-Tages: Dikaliumclorazepat 10–40 mg (Tranxilium). Die Prämedikation erhalten die Pat. morgens unabhängig von der geplanten Eingriffszeit. Oder 3,75–7,5 mg Midazolam (Dormicum) „auf Abruf" ½ h vor dem Einschleusen in den OP.
- Kinder: ▶ 9.2.4 und ▶ Tab. 9.1

Tab. 1.4 Perioperatives Steroidbehandlungsregime (modifiziert nach Nicholson und Salem)

Größe der Operation	Steroidsubstitution
Kleiner chirurgischer Eingriff: z. B. Arthroskopie, Herniotomie	Normale Steroidmedikation am Morgen der OP plus 25 mg Hydrocortison zur Anästhesieeinleitung
Mittlerer chirurgischer Eingriff: z. B. TEP, Hysterektomie, Kolonresektion	Normale Steroidmedikation am Morgen der OP plus 25 mg Hydrocortison zur Anästhesieeinleitung plus 100 mg Hydrocortison über 24 h
Großer chirurgischer Eingriff: z. B. TEP-Wechsel, Thoraxchirurgie, Whipple-OP, Ösophagusresektion	Normale Steroidmedikation am Morgen der OP plus 25 mg Hydrocortison zur Anästhesieeinleitung plus 100 mg Hydrocortison/d über 2–3 d

Endokarditisprophylaxe

Deutsche Gesellschaft für Kardiologie (Kardiologe 2007, 1: 243–250): leitlinien.dgk.org/2007/prophylaxe-der-infektiosen-endokarditis

Indikationen (▶ Tab. 1.5): Nur bei Pat. nach Ersatz mit Kunst- und Bioklappen, Klappenrekonstruktionen, mit Z. n. Endokarditis, mit angeborenen Herzfehlern, in den ersten 6 Mon. nach operativ oder interventionell therapierten Herzfehlern oder nach Herztransplantation mit Valvulopathie, **die folgenden Operationen** unterzogen werden sollen:

- Zahnärztlich/kieferchirurgisch: Zahnextraktionen, Biopsien, Manipulationen an Gingiva oder Perforation der oralen Mukosa, kieferorthopädische Bänderther. **Nicht** bei kieferorthop. Klammern, Nahtentfernung, Anästhesie, Röntgen;
- am Respirationstrakt: Tonsillektomie, Adenotomie, Biopsien, bei OPs mit manifesten Infektionen (Drainagen bei Abszessen, Pleuraempyemen). **Nicht** bei rein diagnost. Bronchoskopien;
- am Gastrointestinal-/Urogenitaltrakt nur bei OPs einschließlich Zystoskopien, Urinkatheteranlagen/-wechsel mit manifesten Infektionen. **Keine generelle Ind.** bei Gastroskopie, Koloskopie, Zystoskopie, Geburt;

1

- an Haut, Hautanhangsgebilden, dem muskuloskelettalen Gewebe nur bei OPs mit manifesten Infektionen in diesen Bereichen;
- oder herzchirurgische OPs.

Präoperative Anforderung von Blutprodukten

▶ 5.2

- Blutgruppenbestimmung mit Kreuzblut in Bereitschaft, wenn mit relevanter intraop. Blutung gerechnet werden kann.
- Darüber hinaus Anforderung von EK, FFP, TK, Gerinnungsfaktoren in Abhängigkeit von geplanter OP und Besonderheiten des Pat.

Tab. 1.5 Antibiotika-Auswahl zur Endokarditisprophylaxe

Art der OP	Penicillin verträglich	Penicillin unverträglich
Zahnärztlich/kieferchirurgisch	Amoxicillin 2 g p. o. oder Ampicillin 2 g i. v.	Clindamycin 600 mg p. o. oder i. v. oder Clarithromycin 500 mg p. o.
Respirationstrakt	Cefazolin 2 g i. v.	Clindamycin 600 mg p. o. oder i. v. oder Vancomycin 1 g i. v.
Gastrointestinal- oder Urogenitaltrakt	Ampicillin 2 g i. v. oder Piperacillin 2 g i. v.	Vancomycin 1 g i. v.
Haut, Hautanhangsgebilden, muskuloskelettales Gewebe	Ampicillin 2 g i. v. oder Cefazolin 2 g i. v.	Clindamycin 600 mg p. o. oder i. v. oder Vancomycin 1 g i. v.
Herzchirurgische OPs	Cefazolin 2 g i. v.	Vancomycin 1 g i. v.
30 bis 60 Min. vor dem Eingriff verabreichen, kann bis zu 2 h nach der OP noch gegeben werden.		

Flüssigkeits-, Nahrungs- und Nikotinkarenz

- **Generelle Richtlinie:** Für mind. 6 h vor einer OP ist eine Nahrungskarenz erforderlich, damit sich der Magen ausreichend entleeren kann. So wird die Gefahr der Aspiration während der Narkoseeinleitung verringert. Der Pat. sollte am Vorabend der OP nach dem Abendessen keine feste Nahrung mehr zu sich nehmen. Das Trinken klarer Flüssigkeiten (auch mit Kohlensäure) ist bis 2 h vor der OP erlaubt.
- **Rauchen:** Rauchen sollte 6–10 h vor Narkosebeginn eingestellt werden. Auch direkt präoperatives Rauchen erhöht das Aspirationsrisiko nicht; das Karenzgebot dient der Reduktion von COHb und damit des kardialen Risikos.

! Verlängerung der Entleerungszeit bei Stress (Schmerz, Trauma, OP), erhöhtem intraabdominellen Druck (Aszites, Schwangerschaft, Tumor), Ileus, diab. Polyneuropathie, Hypothyreose. Narkoseführung wie bei nicht nüchternen Pat. (Ileuseinleitung ▶ 10.1.4).

- Neugeborene und Säuglinge können bis 4 h vor Narkosebeginn gestillt werden oder Flaschennahrung erhalten (▶ 9).

Tipps

- Bei Magenausgangsstenose präop. Nahrungskarenz evtl. auf 24–48 h verlängern, nasogastrale Entlastungssonde legen. Sonst auch Ileuseinleitung (▶ 10.1.4). Unmittelbar vor Narkosebeginn erneute E'lytkontrolle.

- Die orale Zufuhr der präop. verordneten Medikamente mit einem Schluck Wasser widerspricht nicht dem Gebot der Nahrungskarenz.

1.1.14 Prämedikationsbogen

Schriftl. Zusammenfassung der präop. Visite auf Rückseite des Anamnese- und Aufklärungsformulars oder auf gesondertem Prämedikationsprotokoll.

- Besonderheiten der Patientendaten aus Akte, Anamnese und Untersuchung
- Risikoabschätzung
- Geplante OP und Anästhesieform einschließlich Monitoring
- Aufklärung und Einwilligung des Pat. für die anästhesiolog. Maßnahmen
- Anordnungen für Station (ergänzende präop. Maßnahmen, präop. Medikation)

1.2 Der Operationssaal

Bernt Klinger und Peter Söding

1.2.1 Helsinki-Deklaration

Peter Söding

Vereinbarung der nationalen anästhesiologischen Fachgesellschaften in Europa vom 13. Juni 2010 zur Sicherheit in der perioperativen Versorgung von Patienten. Gefordert werden für alle anästhesiologischen Abteilungen u.a.:

- Einhaltung eines Minimalstandards für die Sicherheit und Qualität in der Anästhesie laut Empfehlungen des European Board of Anaesthesiology
- Standards für sichere Sedierungsmaßnahmen
- Anwendung der WHO-Checkliste
- Anwendung eines anerkannten Patientensicherheits- und Fehlermeldesystems
- Handlungsanweisungen und Voraussetzungen zur Beherrschung von:
  - Überprüfung von Geräten und Medikamenten,
  - präoperative Untersuchung und Vorbereitung,
  - Aufkleber zur Kennzeichnung von Spritzen,
  - schwierige bzw. misslungene/unmögliche Intubation,
  - maligne Hyperthermie,
  - Anaphylaxie,
  - Intoxikation durch Lokalanästhetika,
  - massive Blutungen,
  - Infektionskontrolle/Hygiene sowie
  - postoperative Überwachung inkl. Schmerztherapie.

1.2.2 Mindestanforderungen an den Narkosearbeitsplatz

Peter Söding

Empfehlungen der DGAI und des BDA aus 2013 für alle innerklinischen Orte, an denen Allgemeinanästhesien oder rückenmarknahe Anästhesien durchgeführt werden:

1

- **Personell**
  - Facharztstandard: bei Beeinträchtigung oder Gefährdung von Vitalfunktionen
  - Assistenzpersonal: anwesend während Ein- und Ausleitung; verfügbar während übriger Phasen
- **Apparativ**
  - Essenziell: Anästhesie-Atemsystem einschließlich dazugehöriger Überwachungsgeräte, Alarmsysteme und Schutzvorrichtungen; patientennahe Atemgasmessung; Pulsoxymeter; EKG-Monitor; Blutdruckmessung; Temperaturmessung; Relaxometer; Defibrillator; BZ-Gerät
  - Empfohlen: Anästhesiebeatmungsgerät; oszillometrische Bludruckmessung

1.2.3 Checklisten für den Arbeitsplatz

Peter Söding

Narkosegerät

- Sichtprüfung auf ordnungsgemäßen Zustand (u. a. auch Prüfsiegel für technische Kontrolle)
- Separater, funktionstüchtiger Handbeatmungsbeutel vorhanden?
- Anschluss an Strom- und Gasversorgung
- Anschluss der Anästhesiegasfortleitung
- Anschluss der Probengasleitung
- Einschalten des Narkosegeräts
- Überprüfung des O_2-Flushs
- Überprüfung des CO_2-Absorbers (Befülldatum, Farbveränderungen)
- Überprüfung des Vapors (Füllzustand, Sitz, Nullstellung, elektr. Anschluss bei Desfluran)
- Überprüfung der Absaugung
- (Automatischer) Gerätetest

Nicht delegierbare Aufgabe des Anästhesisten vor Anschluss jedes Pat. ist die Überprüfung

- der Gasdosiereinrichtung,
- der Dichtigkeit des Atemsystems,
- der Funktion des Ein- und Ausatemventils und der Handbeatmung,
- der Funktion des Druckbegrenzungsventils (APL) und
- der Funktion und Einstellung des Ventilatormoduls.

Patientenübernahme

Von der WHO wird die Verwendung einer standardisierten Checkliste zur Überprüfung sicherheitsrelevanter Punkte bei Operationen dringend empfohlen (Motto: „Safe surgery saves lives"). Die Überprüfung findet vor Narkoseeinleitung, vor Hautschnitt im Rahmen eines sog. „Team-Time Outs" und am OP-Ende statt. Erfasst werden insbesondere

- die Identität des Pat. (**Befragung** bzw. Identifikationsarmbänder) und
- die Art und die Seite der OP (Befragung und Kennzeichnung des Eingriffsorts),

um Verwechselungen zu vermeiden.

Vor Narkoseeinleitung werden darüber hinaus die Nüchternheit, Allergien, Hinweise auf Intubationsschwierigkeiten und der korrekte Anschluss eines Pulsoxymeters überprüft.

Die Verwendung einer standardisierten Checkliste vor operativen Eingriffen führt zu einer signifikanten Reduktion der operationsbedingten Morbidität und Letalität.

Um eine Auskühlung zu vermeiden sollte immer schon in der Einleitung mit dem Temperaturerhalt, z. B. durch aktive Wärmedecken begonnen werden.

1.2.4 Dokumentation

Peter Söding

Von der präop. Visite bis zur Entlassung aus dem Aufwachraum müssen alle anfallenden anästhesiologischen Tätigkeiten einschließlich ihrer Kontrollen und ihrer Komplikationen auf einem Protokoll dokumentiert werden. Für die Richtigkeit der Dokumentation bürgt der Anästhesist mit seiner Unterschrift.
Die Protokollierung dient neben der patientenbezogenen Darstellung des klinischen und therapeutischen periop. Verlaufs auch der Qualitäts- und Kostenkontrolle. Es ist darüber hinaus bei juristischen Fragestellungen im Zusammenhang mit anästhesiologischen Zwischenfällen von entscheidender Bedeutung.

Ein exakt geführtes und gut leserliches Narkoseprotokoll ist vor Gericht als Beleg für die eigene hohe Sorgfalt bei der Narkoseführung ausgesprochen hilfreich.

1.2.5 Notfallindikation und Zuständigkeiten

Peter Söding

Indikation, Art und Zeitpunkt des operativen Eingriffs werden vom Operateur festgelegt und damit auch die Notfallindikation (nur durch Facharzt). Die Dringlichkeit kann z. B. über folgende Einteilung klassifiziert werden:
- N0: Höchste Dringlichkeit; sofortige OP-Indikation; u. U. auch am gegenwärtigen Aufenthaltsort (z. B. Schockraum, Intensivstation)
- N1: OP innerhalb von 2 h im nächsten frei werdenden Saal
- N2: OP innerhalb von 6 h
- N3: OP innerhalb von 24 h

1.2.6 Arbeitsplatzschutz und Umweltschutz

Peter Söding

- Die maximale Arbeitsplatzkonzentration (MAK) ist die maximal zulässige Konzentration eines Arbeitsstoffs in der Luft, bei der auch bei langfristiger Exposition (40-h-Wo.) kein Gesundheitsschaden zu erwarten ist.
- Sehr wahrscheinlich besteht kein erhöhtes kanzerogenes oder teratogenes Risiko durch volatile Anästhetika.
- Im Vergleich mit teilhalogenierten Fluorchlorkohlenwasserstoffen (FCKW) haben Inhalationsanästhetika nur einen sehr geringen Anteil am Abbau der Ozonschicht und am Treibhauseffekt.

1

1.2.7 Hygiene

Peter Söding

Alle Maßnahmen zur Vermeidung übertragbarer Erkrankungen dienen dem Schutz anderer Patienten, der Besucher und der Mitarbeiter. Aktuelle Bedeutung erlangen die folgenden hygienischen Vorsichtsmaßnahmen bei zunehmender Resistenzbildung und Verbreitung grampositiver und vermehrt auch gramnegativer Keime. Nicht zuletzt kann eine nachgewiesene Nachlässigkeit im Zusammenhang mit einschlägig bekannten Hygienevorschriften haftungsrechtliche Konsequenzen nach sich ziehen, sollte es zu einem relevanten iatrogenen Infektionsproblem kommen.

Allgemeine Hygieneregeln

- **Beschäftigungsbeschränkung** bei infekt. Krankheitsprozessen der Haut (für Tätigkeiten, die mit einem Infektionsrisiko behaftet sind), chron. oder akuten bakteriellen Infekten sowie nicht viral bedingten banalen Erkältungskrankheiten.
- Grundsätzlich sollten alle Mitarbeiter im Gesundheitswesen über eine Hep.-B-Impfung mit regelmäßiger Kontrolle des Titers verfügen.
- Konsequente Händehygiene ist neben dem Tragen von medizinischen Schutzhandschuhen eine der wirkungsvollsten Maßnahmen zur Vermeidung nosokomialer Infektionen (z. T. Reduktion um 25–30 %).

Durchführung der hygienischen Händedesinfektion

- Dauer ca. 30–60 Sek. mit vollständig benetzten und feuchten Händen
- Verteilen des Desinfektionsmittels (unverdünntes Alkoholpräparat) gründlich über beide Hände bis zu den Handgelenken
- Weiteres Verteilen des Desinfektionsmittels mit gespreizten und verschränken Fingern bis zu den Außenseiten der Finger
- Besonderes Augenmerk auf die Daumen, Nagelfalze und Fingerkuppen

! Insbes. Ringe beeinträchtigen das Resultat der Händedesinfektion erheblich und sind unzulässig!

Das Tragen steriler Handschuhe ersetzt nicht die hygienische Händedesinfektion.

Einschleusen in den OP-Bereich

- In allen Bereichen, in denen besondere farblich gekennzeichnete Schutzkleidung getragen wird (OP, ICU, Transplantationseinheit) muss ein Kleidungswechsel der gesamten Oberbekleidung und Schuhe erfolgen.
- Kein Schmuck, Ringe oder Uhren an Unterarmen oder Händen: Keime in hoher Anzahl sind darunter verborgen, die jeder hygienischen Händedesinfektion entgehen; Unfallgefahr.
- Haarschutz: Alle Kopf- (Haare ggf. hochstecken und zweiter Haarschutz) und Barthaare sowie Stirn müssen bedeckt sein (hohe Keimlast).
- Mund- und Nasenschutz (MNS): Muss diese Partien vollständig bedecken; MNS-Wechsel nach Durchfeuchtung/Verschmutzung oder mehr als 2-stündigem Tragen; heruntergeklappter MNS ist nicht zulässig.
- Wechsel der Bereichskleidung sofort bei jeder sichtbaren Verunreinigung, nach septischen Eingriffen, beim Ausschleusen, nach Toilettengang
- Hygienische Händedesinfektion beim Ein- und Ausschleusen (s. o.)

Während Ein- und Ausleitung der Narkose

! Kanülen nach Gebrauch niemals wieder in die Schutzkappe zurückstecken (Recapping), da häufigste Ursache von Stichverletzungen mit möglicher Inokulation infektiösen Materials

- Spitze Gegenstände grundsätzlich sofort in entsprechende Abwurfbehältnisse entsorgen bzw. Verwendung von Sicherheitskanülen (Blunt-Needles)
- Einmalhandschuhe tragen bei sicher kontagiösen Maßnahmen:
  - Kontakt zu Blut, Ausscheidungen oder anderen Körperflüssigkeiten (Absaugen, Schleimhautkontakt bei Intubation oder Platzieren der Larynxmaske)
  - Kontakt zu blutenden oder nässenden Hautveränderungen
  - Unmittelbar nach Kontamination ausziehen und immer zusätzliche Händedesinfektion, bevor weitere Gegenstände kontaminiert werden
- Benutzung einer ggf. auch seitlich geschlossenen Schutzbrille bei Gefahr von Spritzern infektiösen Materials ins Auge (z. B. bei Bronchoskopie, Intubation, BGA)
- Endotracheales Absaugen mit sterilem Absaugkatheter und keimarmen Handschuhen, Absaugvorrichtung nach jedem Gebrauch mit Wasser spülen, Wechsel des Schlauchsystems nach jedem Pat. und des Sekretauffangbehälters am Ende des OP-Tages
- Infektionsprävention durch routinemäßigen Einsatz von patientennahem Bakterienfilter derzeit nicht durch wissenschaftliche Daten belegbar, jedoch Wechsel der Beatmungsschläuche einmal täglich ausreichend (außer bei äußerer Verschmutzung oder septischer OP)
- Unmittelbar nach Extubation Tubus auf möglichst kurzem Wege in einen vorsorglich bereitgestellten Abwurf entsorgen und Pat. möglichst in die aufgesetzte Atemmaske husten lassen (Extubation im OP-Saal aus hygienischer Sicht unbedenklich)

Bei Medikamenten

- Zu Boden gefallene Materialien sofort entsorgen (einschließlich aufgezogener Medikamentenspritzen)
- Narkosemedikamente nur unmittelbar vor Applikation aufziehen
- Lipid- oder Sojalösungen wie Propofol oder Etomidat® Lipuro dürfen nicht auf Vorrat aufgezogen werden, sondern müssen unmittelbar verwendet werden.
- Restmedikamente bleiben bei dem Pat. oder müssen verworfen werden.
- Niemals Spritzen für verschiedene Pat. verwenden, da auch bei Rückschlagventilen oder zwischengeschalteten Überleitungsstücken mögliche Kontamination durch Siphoneffekt
- Beim Aufziehen von Medikamenten grundsätzlich Aufziehkanülen verwenden, die zudem über einen Filter Glassplitter zurückhalten!
- Bei Verwendung von Mehrdosisbehältern (Datum und Uhrzeit der Erstverwendung) Gummistopfen oder Konus vor Entnahme alkoholisch desinfizieren
- Mehrfachentnahmekanüle mit Filter („Spike“) nur eine Schichtlänge verwenden, wenn nicht kontaminiert durch mehrfach verwendete Spritzen
- Nach jeder i. v. Applikation neuer steriler Verschlussstopfen

Im OP-Saal

- Größtmöglichen Abstand zu sterilen Bereichen und Personen einhalten
- Türen während der OP geschlossen halten
- Wechsel der OP-Säle auf das Notwendigste beschränken (hygienische Händedesinfektion)

1

Maßnahmen bei Infektionskrankheiten

Allgemeine Maßnahmen

- Der erste Mitarbeiter, der von einem infektiösem Pat. erfährt, ist in der Pflicht, alle anderen zu informieren.
- Kennzeichnung des OP-Saals
- Erweiterte Schutzmaßnahmen wie zusätzlicher Schutzkittel, Einmalhandschuhe, andersfarbige OP-Schuhe und ggf. Mundschutz während des gesamten Patientenkontakts
- Intraoperativ:
  - Personal verbleibt im Saal.
  - Nicht benötigtes Material und nicht benötigte Geräte aus dem OP entfernen
  - Kein Material verlässt ohne Wischdesinfektion den OP-Saal.
  - Immer Mundschutzwechsel nach der OP
- Nie mit kontaminierten Handschuhen Material aus Vorratsschubladen entnehmen.
- Vor Verlassen des Saales Schutzkittel, Mundschutz, Schuhe und Handschuhe im OP-Saal ablegen und Händedesinfektion. Wechsel der Bereichskleidung.
- Pat. möglichst am Ende des OP-Programms einplanen
- Auf Empfehlung der KRINKO (Kommission für Krankenhaushygiene und Infektionsprävention) werden multiresistente gramnegative Stäbchen seit 2012 in zwei Gruppen unterteilt, je nachdem ob sie gegen drei oder vier Leitantibiotikagruppen (→ Acylureidopenicilline; Cephalosporine der 3. und 4. Generation; Carbapeneme; Fluorchinolone) resistent sind:
  - 3MRGN: Multiresistente gramneg. Stäbchen mit Resistenz gegen 3 der 4 Antibiotikagruppen
  - 4MRGN: Multiresistente gramneg. Stäbchen mit Resistenz gegen 4 der 4 Antibiotikagruppen

Erregerbezogene Maßnahmen

Entsprechende Maßnahmen sind in ▶ Tab. 1.6 dargestellt.

Tab. 1.6 Erregerbezogene Maßnahmen

Erreger	OP-Saalvorbereitung	Besonderheiten
3MRGN z.B. E. coli, Pseudomonas aeroginosa Klebsiella sp.	Keine besonderen Maßnahmen	Nicht in den AWR* Isolierung in Risikobereichen** Keine Isolierung auf Normalstation
4MRGN z.B. E.coli, Pseudomonas aeroginosa Klebsiella sp.	Unnötige Materialien aus OP entfernen Saalkennzeichnung	Nicht in den AWR* Isolierung in Risikobereichen** und auf Normalstation
Acinetobacter baumannii: 3MRGN und 4MRGN	Unnötige Materialien aus OP entfernen Saalkennzeichnung	Nicht in den AWR* Isolierung in Risikobereichen** und auf Normalstation
MRSA: Methicyllin-resistenter Staph. aureus	Unnötige Materialien aus OP entfernen Saalkennzeichnung	Nicht in den AWR* Isolierung in Risikobereichen** und auf Normalstation
VRE: Vancomycin-resistente Enterokokken	Unnötige Materialien aus OP entfernen Saalkennzeichnung	Nicht in den AWR* Isolierung in Risikobereichen** und auf Normalstation

Tab. 1.6 Erregerbezogene Maßnahmen *(Forts.)*

Erreger	OP-Saalvorbereitung	Besonderheiten
Tbc: offene Lungen-Tbc	Unnötige Materialien aus OP entfernen Saalkennzeichnung	FFP-2-Maske mit Ausatemventil Nicht in den AWR Isolierung auf Intensiv- und auf Normalstation
Tbc: operativ eröffnete Organ-/Knochen-Tbc	Unnötige Materialien aus OP entfernen Saalkennzeichnung	Nicht in den AWR* Isolierung in Risikobereichen** und auf Normalstation
Hepatitis B, C HIV	Keine besonderen Maßnahmen Saalkennzeichnung	Keine Isolierung
Clostridium-difficile-Diarrhö (CDAD)	Unnötige Materialien aus OP entfernen Saalkennzeichnung	Nicht in den AWR* Isolierung in Risikobereichen** und auf Normalstation
Adenoviren Herpesviren Influenzaviren Noroviren	Unnötige Materialien aus OP entfernen Saalkennzeichnung	Nicht in den AWR* Isolierung in Risikobereichen** und auf Normalstation

* Ausnahme nur bei besonderen baulichen Gegebenheiten
** z.B. Intensivstationen, Neonatologie, hämatologisch-onkologische Stationen

Nadelstichverletzungen

Prophylaxe:

- Tragen von Handschuhen (→ Infektionsrisiko ist nach Stichverletzung durch Handschuh geringer)
- Eventuell auch Augen-, Nasen- und Mundschutz tragen
- Kanülen nach Gebrauch niemals wieder in die Schutzkappe zurückstecken (Recapping), da häufigste Ursache von Stichverletzungen mit möglicher Inokulation infektiösen Materials
- Spitze Gegenstände grundsätzlich sofort in entsprechende Abwurfbehältnisse entsorgen
- Verwendung von Sicherheitskanülen.

Maßnahmen bei Unfall mit Infektionsgefährdung durch Hepatitis B, C und/oder HIV

(s. a. unter www.aidshilfe.de: Deutsch-österreichische Leitlinien zur postexpositionellen Prophylaxe der HIV-Infektion)

- Bei Stichverletzungen **sofort** durch Drücken Blutung anregen (1–2 Min.) und dadurch möglichst viel Fremdmaterial aus der Wunde entfernen
- Desinfektion (mind. 3 Min.) bzw. Mundhöhle ausspülen mit ethanolbasierter (≥ 80 %) Komb. mit PVP-Jod (z. B. Betaseptic®)
- Bei Kontamination des Auges sofort gründlich mit reichlich Wasser (besser: wässerige isotone 2,5-prozentige PVP-Jod-Lsg.) spülen
- Anamnese, Untersuchung und Blutabnahme beim Pat. veranlassen (Einverständnis erforderlich!) sowie Testung Anti-HIV, Anti-HCV und HbsAg
- Unverzüglich Vorstellung in der Notaufnahme mit Erstellung eines D-Arztberichts und Blutabnahme:
  - Anti-HCV- und Anti-HIV-Testung (sofort, nach 6 Wo., nach 3 und 6 Mon.)

1

  - Hepatitis-B-Immunstatus (Anti-HBs/Anti-HBc) feststellen, ggf. passive und/oder aktive Schutzimpfung **(innerhalb 48 h)**
  - Transaminasen (GOT/GPT), AP, kl. Blutbild, Kreatinin, Harnstoff, BZ
- Indikation zur HIV-Postexpositionsprophylaxe **(innerhalb 24 h):**
  - Empfohlen bei massiver Inokulation (> 1 ml) unabhängig von der Viruslast und bei blutender perkutaner Stichverletzung/Schnittverletzung bei hoher Viruslast der Indexperson
  - Angezeigt bei blutender perkutaner Stichverletzung/Schnittverletzung bei niedriger Viruslast und oberflächlicher, nicht blutender Verletzung (z. B. mit chir. Nadel) und Schleimhautkontakt bei hoher Viruslast der Indexperson
  - Nicht indiziert bei perkutanem Kontakt mit z.B. Urin und Speichel oder Kontakt von intakter Haut mit Blut (auch bei hoher Viruskonzentration)
- Schwangerschaftstest bei Frauen im gebärfähigen Alter
- Bis zum Ausschluss einer Infektion: Schutzmaßnahmen bei sexuellen Kontakten, Antikonzeption

1.2.8 Medizinprodukte: Gesetze und Richtlinien

Bernt Klinger

Medizinproduktegesetz (MPG), Medizinprodukte-Betreiberverordnung (MPBetreibV), Medizinprodukte-Sicherheitsplanverordnung (MPSV) und Richtlinie der Bundesärztekammer zur Qualitätssicherung quantitativer Laboratoriumsmedizinischer Untersuchungen vom 23.11.2007 (RiLiBÄK).

Inkrafttreten des MPG am 1.1.1995. Seit dem 14.6.1998 gilt es ausschließlich. Mit Inkrafttreten des 2. Medizinprodukteänderungsgesetzes am 1.1.2002 ist die Medizinproduktegesetzgebung in eine neue Phase getreten, u. a. wurden In-vitro-Diagnostika in den Regelungsbereich des Gesetzes mit einbezogen. Aktuell müssen berücksichtigt werden (Minimum in der Klinik):
- MPG – zuletzt geändert 21.07.2014
- MPBetreibV – zuletzt geändert 11.12.2014
- MPSV – zuletzt geändert 25.07.2014
- Über § 4a der MPBetreibV die **RiLiBÄK** vom 23.11.2007

Das MPG mit seinen Verordnungen ist die Umsetzung von EG-Richtlinien in nationales Recht. Zweck dieses Gesetzes ist es, den Verkehr mit Medizinprodukten (MP) zu regeln und dadurch für die Sicherheit, Eignung und Leistung der MP sowie die Gesundheit und den erforderlichen Schutz der Patienten, Anwender und Dritter zu sorgen.
- Das **MPG** gilt für Medizinprodukte und deren Zubehör.
- Die **MPBetreibV** gilt für das Errichten, Betreiben, Anwenden und Instandhalten von Medizinprodukten.
- Die **MPSV** regelt die Verfahren zur Erfassung, Bewertung und Abwehr von Risiken im Verkehr oder in Betrieb befindlicher Medizinprodukte.
- Die **RiLiBÄK** regelt die Kontrolluntersuchungen zu Messgrößen/Messergebnissen (interne/externe Qualitätskontrolle).

Medizinprodukt

Sehr weit gefasster Begriff. Er umfasst vom Holzspatel, Brillengläser, Einmalhandschuhe, Beatmungsschläuche, Beatmungsgeräte bis zum MRT europaweit geschätzt ca. 400.000 Produkte. Die genaue Definition befindet sich im § 3 Begriffsbestimmungen des MPG. Es handelt sich um Produkte, die vom Hersteller zur Anwendung für Menschen mittels ihrer Funktion zum Zweck

- der Erkennung, Verhütung, Überwachung, Behandlung, Linderung von Krankheiten,
- der Erkennung, Überwachung, Behandlung, Linderung oder Kompensierung von Verletzungen oder Behinderungen,
- der Untersuchung, der Ersetzung oder der Veränderung des anatomischen Aufbaus oder eines physiologischen Vorgangs oder
- der Empfängnisregelung

zu dienen bestimmt sind, die Hauptwirkung aber nicht durch pharmakologisch oder immunologisch wirkende Mittel erreicht wird, deren Wirkungsweise aber durch solche Mittel unterstützt werden kann.

In-vitro-Diagnostika fallen auch unter das Medizinprodukterecht.

Weiter Unterteilung in:

- Nicht aktive Medizinprodukte: Manuell oder durch Schwerkraft betriebene medizintechnische Geräte
- Aktive Medizinprodukte: Benötigen eine elektrische Energiequelle oder eine andere Energiequelle (mit Ausnahme direkt vom menschlichen Körper oder Schwerkraft)

Wichtige, den Anwender betreffende Vorschriften

- Anwenderrelevante Bestimmungen finden sich in MPG, MPBetreibV und MPSV.
- **Grundsatz:** Der Anwender ist für die Einhaltung der entsprechenden Paragrafen von MPG, MPBetreibV und MPSV verantwortlich und kann bei Verstößen ebenso in Haftung genommen werden wie z. B. der Betreiber.
- **Grundsatz:** Anwenderhaftung. Derjenige, der es tut, haftet (BGH Urteil 1954).
- Straf- und Bußgeldvorschriften sowie Ordnungswidrigkeiten regeln die §§ 40, 41, 42 des MPG und § 13 der MPBetreibV. Freiheitsstrafen bis zu 5 J. und Geldbußen bis zu 25.000 Euro sind möglich.
- **Zweckbestimmung** als ein Zentralbegriff im MPG. Die Zweckbestimmung ist die vom **Hersteller festgelegte** Verwendungsmöglichkeit für ein Medizinprodukt und ergibt sich für den Betreiber und Anwender aus der Kennzeichnung des Produkts, der Gebrauchsanweisung und/oder der Werbung.

! Bei Zweifeln bzgl. Zweckbestimmung ausdrücklich schriftliche und verbindliche Bestätigung des Herstellers oder Lieferanten zur Zweckbestimmung anfordern.

- **Anwendung:** Medizinprodukte dürfen nur von Personen angewendet werden, die dafür die erforderliche Ausbildung oder Kenntnis und Erfahrung besitzen.
- Die **Aufbereitung** eines MP gehört zur Instandhaltung!
- Der **Anwender** hat sich **vor der Anwendung** eines MP von der Funktionsfähigkeit und dem ordnungsgemäßen Zustand des MP zu überzeugen, unter Beachtung von Gebrauchsanweisung, sicherheitsbezogener Informationen und Instandhaltungshinweisen (dazu gehören auch Einhaltung der Wartungsintervalle, sicherheitstechnische und messtechnische Kontrollen).

1

- MP der **Anlage 1 MPBetreibV** (s. u.) dürfen nur von Anwendern nach entsprechender Einweisung unter Berücksichtigung der Gebrauchsanweisung in die sachgerechte Handhabung benutzt werden.
- Die **Anwendereinweisung** darf nur durch die vom Betreiber beauftragte Person (mit entsprechender Einweisung nach § 5 MPBetreibV) oder durch den Hersteller oder durch eine vom Hersteller befugte Person erfolgen.
- **Sachgerechte Handhabung:** Voraussetzung für die sachgerechte Handhabung ist die Kenntnis der theoretischen Grundlagen, der Bedienungselemente und der dazugehörenden Funktion, des ordnungsgemäßen Zustands, der vorgeschriebenen Funktionsprüfung vor der Anwendung, der Anwendungsregeln, der Bedienung und der patientengerechten Einstellung sowie die kritische Überprüfung des eigenen Kenntnisstands.
- **In-vitro-Diagnostika:** Wer quantitative labormedizinische Untersuchungen durchführt, muss, über § 4a MPBetreibV, die Richtlinie der Bundesärztekammer zur Qualitätssicherung in medizinischen Laboratorien vom 23.11.2007 berücksichtigen. Hierzu gehören auch Geräte wie z. B. Blutzuckermessgeräte, BGA-Messgeräte.

Typische Mängel von Medizingeräten/Medizinprodukten
Defekte Netzstecker und Netzkabel, nicht funktionierende Alarm- und Sicherheitseinrichtungen, sichtbare und unsichtbare Sturzschäden, fehlende Zubehörteile, nicht zugelassene Zubehörteile, fehlende Zusatzgeräte, Fehlfunktionen, defekte Wandanschlüsse.

Wichtige, das Medizinprodukt betreffende Vorschriften

CE-Kennzeichnung: Im Geltungsbereich des MPG dürfen Medizinprodukte nur in den Verkehr gebracht werden und in Betrieb genommen werden, wenn sie mit einer CE-Kennzeichnung nach MPG versehen sind. Die CE-Kennzeichnung nach MPG (evtl. mit 4-stelliger Nummer der „benannten Stelle") besagt, dass alle betroffenen Rechtsvorschriften erfüllt sind (Ausnahmen: MP aus Eigenherstellung und MP zur klinischen Prüfung, aber Sondervorschriften beachten).

Einweisung in Medizinprodukte

Nur der Hersteller oder die von ihm befugte Person darf die vom Betreiber beauftragte Person einweisen. Hersteller, befugte Person und beauftragte Person dürfen Anwender einweisen. **Cave:** Die Einweisung von einem Anwender zum anderen Anwender („Schneeballsystem") ist nicht möglich.
Die Entscheidung, in welches Medizinprodukt eingewiesen werden muss, findet sich in Anlage 1 der MPBetreibV. Danach muss eingewiesen werden in:

- Nicht implantierbare aktive Medizinprodukte zur:
  - Erzeugung und Anwendung elektrischer Energie zur unmittelbaren Beeinflussung der Funktion von Nerven und/oder Muskeln bzw. der Herztätigkeit einschließlich Defibrillatoren
  - Intrakardialen Messung elektrischer Größen oder Messung anderer Größen unter Verwendung elektrisch betriebener Messsonden in Blutgefäßen bzw. an freigelegten Blutgefäßen
  - Erzeugung und Anwendung jegl. Energie zur unmittelbaren Koagulation, Gewebezerstörung oder Zertrümmerung von Ablagerungen in Organen
  - Unmittelbare Einbringung von Substanzen/Flüssigkeiten in den Blutkreislauf unter potenziellem Druckaufbau, wobei die Substanzen und Flüssig-

keiten auch aufbereitete oder speziell behandelte körpereigene sein können, deren Einbringen direkt mit einer Entnahmefunktion gekoppelt ist
- Maschinelle Beatmung mit oder ohne Anästhesie
- Diagnose mit bildgebenden Verfahren nach dem Prinzip der Kernspinresonanz
- Ther. mit Druckkammern, Ther. mittels Hypothermie

- Säuglingsinkubatoren
- Externe aktive Komponenten aktiver Implantate

Cave

Trotz aller Regeln und Regelungen gelten auch noch andere Gesetze und Verordnungen wie z. B. Unfallverhütungsvorschriften, Strahlenschutzverordnung, Röntgenverordnung, Gefahrstoffverordnung, Anwenderregeln etc.

In der MPBetreibV gibt es noch zwei weitere Anlagen:
- Anlage 2 bezieht sich auf messtechnische Kontrollen sowie auf das Führen des Medizinproduktebuchs.
- Anlage 3 bezieht sich auf die Pflichten bei implantierbaren MP über Dokumentation und schriftliche Hinweise.

Vorkommnisse

Ein Vorkommnis ist eine Funktionsstörung, ein Ausfall oder eine Änderung der Merkmale oder der Leistung oder eine Unsachgemäßheit der Kennzeichnung oder der Gebrauchsanweisung eines Medizinprodukts, die unmittelbar oder mittelbar zum Tod oder zu einer Verschlechterung des Gesundheitszustands eines Pat., eines Anwenders oder einer anderen Person **geführt hat, geführt haben könnte** oder **führen könnte.**

Es besteht eine Meldepflicht.

Wer Medizinprodukte beruflich oder gewerblich betreibt oder anwendet, hat dabei aufgetretene Vorkommnisse der zuständigen Bundesoberbehörde zu melden. Zuständige Bundesoberbehörde: BfArM (Bundesinstitut für Arzneimittel und Medizinprodukte), Kurt-Georg-Kiesinger-Allee 3, 35175 Bonn, www.bfarm.de, Tel.: 0228/99-307-3202 (nicht aktive MP); 0228/99-307-5384 (aktive MP + In-vitro-Diagnostika); Fax: 0228 99-307-5300, außerhalb der Dienstzeit 0173/9132686. E-Mail: medizinprodukte@bfarm.de
Bei Reagenzien und Reagenzprodukten bzgl. In-vitro-Diagnostika : Paul-Ehrlich-Institut, Paul-Ehrlich-Str. 51–59, 63225 Langen, Referat Pharmakovigilanz II. Tel.: 06103/77-3115 oder -3114, Fax: 06103/77-1268, E-Mail: s-ivd@pei.de, www.pei.de

- Es gibt ein Verweigerungsrecht des Auskunftpflichtigen, falls er oder Angehörige sich der strafrechtlichen Verfolgung oder des Verfahrens einer Ordnungswidrigkeit aussetzen würden.
- Der Betroffene ist darauf hinzuweisen.

Aktuelle Informationen zum MPG und Verordnungen finden sich auf den Internetseiten des BfArM.

1

1.3 Aufwachraum und postoperative Versorgung

Frank Schröder

1.3.1 Verlegungskriterien auf Normalstation, Aufwachraum, Intensivstation

Stationäre Patienten

- **Intensivstation:** Sofern Pat. postop. ständig beobachtet und therapiert werden muss, z. B. bei maschineller Beatmung, Polytraumata und schweren Verbrennungen; nach Eingriffen an art. Gefäßen, ZNS, intrathor. Organen, nach Transplantationen und größeren intraabd. OP
- **Normalstation:** Nur ausnahmsweise z. B. bei Pat. nach peripherer RA; nach sehr kurzen Eingriffen, falls Pat. ohne Risikofaktoren und vollständig wach
- **Aufwachraum:** Bis zur sicheren Stabilisierung ihrer Vitalfunktionen sollten alle anderen Pat. dort überwacht und ggf. therapiert werden.

Ambulante Patienten

Ambulant operierte Pat. können postop. bis zur Entlassung für 3–4 h auf einer Normalstation oder im AWR überwacht werden. Sie sind am OP-Tag in ihrer Fahrtüchtigkeit beeinträchtigt.

Bei der Verlegung aus dem OP stets Übergabe an das weiterbetreuende Personal: Zusammenfassung von Art, Umfang, Besonderheiten von OP und Narkose; periop. Volumenzufuhr und -verluste, jetziger Status, postop. Verordnungen und Empfehlungen.

1.3.2 Versorgung im Aufwachraum

Grundlegende Maßnahmen

- Sich selbst dem Pat. vorstellen und ihn mit seinem Namen ansprechen. Je nach Wachheit des Pat. wiederholt zeitlich und räumlich orientierende Informationen geben
- Vitalfunktionen überprüfen, Anschluss an EKG-Monitor, Blutdruckmessung, Pulsoxymeter. Spontanatmung, Ansprechbarkeit, Orientierung untersuchen
- Drainagen und Sonden, Urinsammelbehälter sichtbar über den Bettrand hängen. Sekretansammlungen beobachten
- Lagerung des Pat. je nach Eingriff und Anästhesieverfahren. Oberkörper kann dabei auf 30° erhöht werden (wichtig bei älteren Pat. zur Verbesserung ihrer kardiopulmonalen Situation!).
- Per Gesichtsmaske oder Nasensonde Gabe von sauerstoffangereicherter, angefeuchteter Luft, wenn $p_aO_2 < 95$ % (Pulsoxymeter)
- Überprüfung der Papiere auf Vollständigkeit, insbes. OP-Kurzbericht, Narkoseprotokoll mit postop. Verordnungen und Empfehlungen

- Überprüfen etwaiger mitgegebener Blutkonserven auf Übereinstimmung mit Konservennummern auf dem Begleitschein der Blutbank, Vergleich von Namen und Geburtsdatum
- Bis zur sicheren Stabilisierung der Vitalfunktionen (zumeist innerhalb von 2 h postop.) alle 15 Min. Kontrolle von Puls, RR, Atemfrequenz und Orientierung
- Einfuhr und Ausfuhr bilanzieren, Körpertemperatur mind. einmal messen
- Bei entsprechendem Verdacht Hb, Hkt., E'lyte, BZ, Gerinnung, BGA kontrollieren.
- Bei Pat. mit Regionalanästhesie Verlaufskontrolle der Ausbreitung des Anästhetikums durch Kältetest prüfen (Temperaturempfindung z. B. mit Eispack oder Infusionsflasche aus Eisfach). Verlegung, wenn Anästhesieniveau kaudal Th 10 und rückläufig
- Schmerzen regelmäßig erfragen. Schmerzen > NRS 3 in Ruhe oder > NRS 5 bei Bewegung (z.B. Husten) sind behandlungsbedürftig!

NRS (numerische Rating Scala): „Wenn 0 kein Schmerz bedeutet, und 10 der stärkste vorstellbare Schmerz: wie stark ist Ihr Schmerz in Ruhe/ bei Bewegungen?"
VAS (visuelle Analog Scala): Der Patient zeigt auf sein Schmerzniveau/stellt es auf einem Schieber ein (20.5.2)

Nahrungsaufbau

- **Postop. Flüssigkeitskarenz:** Nach einer Allgemeinanästhesie meist 4–6 h, kann jedoch in Abhängigkeit vom operativen Eingriff (z. B. am GIT) länger sein
- **Beginn:** Vielfach wird dem Pat. bereits, wenn er völlig wach ist, keine operationsseitige KI vorliegt und er danach verlangt, Flüssigkeit schluckweise zu trinken angeboten, auch wenn noch keine 4–6 h nach Narkose vergangen sind. Risiko: Induktion von Übelkeit und Erbrechen. Alternative: Anfeuchten von Lippen und Mundschleimhaut.

Auf mögliche stattgehabte periop. Läsionen achten, ggf. dokumentieren: Akzidentelle Verbrennungen bei Elektrokoagulation, Schäden etwa im Lippen-, Zahn-, Zungenbereich.

Röntgendiagnostik

Wenn nicht schon intraop. geschehen, muss je nach Art der OP das OP-Resultat röntgenologisch kontrolliert werden. Außerdem ZVK-Lage überprüfen, ggf. Komplikationen wie einen Pneumothorax, z. B. nach hohen Niereneingriffen, ausschließen.

Entlassungskriterien

Die Entlassung eines Patienten aus dem AWR ist eine ärztliche Aufgabe. Ein Score ist nicht ausreichend, weitere Kriterien (Rückläufige Regionalanästhesie? Versorgungsqualität auf der peripheren Station? Nachblutungsgefahr?) sind zu berücksichtigen (▶ Tab. 1.7).

1

Tab. 1.7 Verlegekriterien: Modifizierter Aldrete-Score (nach White PF, Song D, 1999)

	0 Punkte	1 Punkt	2 Punkte
Vigilanz	Nur durch Rütteln erweckbar	Durch leichte Stimulation erweckbar	Wach und orientiert
Körperliche Aktivität	Kann Extremitäten nicht bewegen	Kann Extremitäten mit Einschränkungen bewegen	Kann Extremitäten ohne Einschränkungen bewegen
Hämodynamische Stabilität	RR > 30% unter Normal- bzw. Ausgangswert	RR 15–30% unter Normal- bzw. Ausgangswert	RR < 15% unter Normal- bzw. Ausgangswert
Respiratorische Stabilität	Dyspnoe mit schwachem Hustenstoß	Tachypnoe mit ausreichendem Hustenstoß	Kann problemlos tief durchatmen
Arterielle O_2-Sättigung	SaO_2 < 90% mit O_2	Benötigt O_2	SaO_2 >90% bei Raumluft
Postoperative Schmerzen	Anhaltend starke Schmerzen	Schmerzen, die mit i.v.- Analgetika kontrollierbar sind	Keine/leichte Schmerzen*
Übelkeit/Erbrechen	Anhaltende Übelkeit/Erbrechen	Vorübergehende Übelkeit/Erbrechen	Keine/leichte Übelkeit, kein Erbrechen

Definiert die Verlegefähigkeit, wenn 12 oder mehr Punkte erreicht werden, wobei keine Einzelbeurteilung mit 0 Punkten erfolgt sein darf
* leichte Schmerzen: NRS (numerische Rating Scala) bis 3 in Ruhe, NRS bis 5 bei Bewegung (z.B. Husten)

1.3.3 Postoperative Probleme A–Z

▶ 7, Schmerzen ▶ 20

Apnoephasen, verlängert durch

- **Atemdepression** infolge noch bestehender Opioid- und/oder Inhalationsanästhetikawirkung. Zentrale Atemdepression. Subjektiv keine Atemnot. Ther.: Pat. wiederholt zum Atmen ermuntern, Opioid fraktioniert mit je Naloxon 0,04 mg i. v. antagonisieren (z. B. Narcanti®). **Cave:** Naloxon kann eine kürzere HWZ als das Opioid haben → erneute Atemdepression nach Abklingen des Naloxons. Deshalb ausreichend lange Überwachung im AWR.
- **Vorangegangene Hyperventilation** während der Narkose oder schmerzbedingter Hechelatmung (Hypokapnie). Diagn.: BGA-Kontrolle. Darauf achten, ob Pat. präop. an höheres $paCO_2$ gewöhnt. Ther.: Gegebenenfalls Schmerzther.

Atemwegsverlegung durch

Aspiration von Mageninhalt peri- oder postop. Begleitend häufig paradoxe Atmung, Husten, Bronchospasmus. BGA: Hypoxämie. Ther.: ▶ 10.1.5. O_2-Gabe, Absaugen, (Re-)Intubation, endobronchiale Absaugung, PEEP-Beatmung. Nach Akutther. im AWR Verlegung auf Intensivstation.

- **Laryngospasmus** durch Absaugen, Schleim (▶ 7.2.5). Begleitend interkostale Einziehungen. Ther.: Fremdkörperbeseitigung, vorsichtige Überdruckbeatmung mit Maske und Beutel, FIO_2 = 1. Falls nicht erfolgreich, kurzfristige

Muskelrelaxation mit Succinylcholin 10–20 mg i. v. (z. B. Lysthenon®) unter fortgesetzter Maskenbeatmung mit 100 % O_2

- **Recurrens-Schädigung:** Einseitig lediglich gestörte Phonation, beidseitig Verschluss der Stimmritze. Ther.: Reintubation
- **Tracheomalazie,** etwa nach Resektion einer großen Struma
- **Übersehene Rachentamponade**
- **Zurücksinken des Zungengrunds,** Schnarchen. Ther.: Esmarch-Handgriff, nasopharyngealer Tubus (Wendl-Tubus), O_2-Gabe

Elektrolytstörungen

Postop. meist Hypokaliämie. Diagn.: Zusammen mit BGA, um pH-bedingte E'lyt-Verschiebungen abschätzen zu können. Ther.: ▶ 1.1.10.

Herzrhythmusstörungen

Zum Vergleich stets präop. EKG heranziehen. Postop. ätiol.: E'lytstörungen (v. a. K^+, ggf. Substitution), Hypoxämie und Hyperkapnie (Atemstörungen), pH-Verschiebung (BGA-Kontrolle), Unterkühlung, vorbestehende Herzerkr. Diagn. und Ther. ▶ 8.1.7.

Hypertension

▶ 8.1.2

Ätiologie Meist bei Schmerzen, Hypoxämie, Hyperkapnie, Hypervolämie durch Überinfusion.

Diagnostik Vergleich mit präop. gemessenem Blutdruck. Volle Harnblase.

Therapie

- Bei Schmerzen Analgetika (▶ 20.3)
- Bei Hypervolämie Reduktion der Infusionen, ggf. Diuretika (▶ 6.7.5)
- Bei voller Harnblase Beklopfen der Blase von außen, Wasserhahn rauschen lassen, ggf. katheterisieren
- Nitroglyzerin 1–2 Hübe (z. B. Nitrolingual®, ▶ 6.7.4)
- Urapidil (z. B. Ebrantil®, ▶ 6.7.4); schnell einsetzende, gut steuerbare Substanz, fraktioniert i. v. nach Wirkung
- Nitroperfusor 50 mg/50 ml, mit 2 ml/h beginnen
- Engmaschige Blutdruckkontrollen

Hyperthermie

Ätiologie Infektionen etwa nach urologischen oder Darm-OP, zu effektiver periop. Wärmether., Pyrogenen aus Blutkonserven. Selten, aber daran denken: Maligne Hyperthermie (▶ 7.3.8).

Therapie Kalte Wadenwickel, ab 39 °C Antipyretika (z. B. Paracetamol 1 g), ausreichende Flüssigkeitstherapie, ggf. Antibiose.

Hypotension

▶ 7.5.3

Ätiologie Meist durch Volumenmangel (Einfuhr-Ausfuhr-Bilanz) prä- und periop. aus Kurve und Narkoseprotokoll ermitteln, Verlust durch Drainagen und Sonden, Schwitzen.

Diagnostik RR mit präop. Werten vergleichen. Oft bei Lagerungswechseln auftretend. Bei plötzlichem RR-Abfall Myokardischämie! Niedriger ZVD, Tachykardie, wenig und konzentrierter Urin. Gegebenenfalls Infarktdiagnostik.

Therapie RR ↑ durch Trendelenburg-Kopftieflage. Volumenzufuhr, Schocklagerung.

Muskelzittern

▶ 7.2.2

Ätiologie V. a. nach Inhalationsnarkosen. Mechanismus nicht genau geklärt, wahrscheinlich Hyperaktivität spinaler Reflexmechanismen infolge noch unzureichender kortikaler Kontrolle.

Therapie O_2-Verbrauch ↑ → O_2-Gabe. Clonidin 75–150 µg (z. B. Catapresan®, ▶ 6.7.4) oder als 2. Wahl Pethidin 25–50 mg i. v. (z. B. Dolantin®, ▶ 6.3.6). Wärmezufuhr mit Gebläsen reduziert häufig die Symptomatik.

Nachblutung

Klinik Zunächst Durchbluten von Verbänden, hohe Förderung von Drainagen, Hypotonie, Tachykardie, Absinken von Hb und Hkt.

Diagnostik Drainagen der Katheter kontrollieren. Überprüfung der Gerinnungsparameter (Quick, PTT, TZ, AT III, Fibrin und Thrombozyten).

! **DD:** Nahtinsuff., hämorrhagische Diathese

! **Therapie:** Operateur benachrichtigen, weitere Veranlassung durch ihn. Gegebenenfalls (weitere) Blutkonserven in Bereitschaft nehmen oder anfordern. Volumenzufuhr, Transfusionen, ggf. Revision

Oligurie

Ätiologie Prärenal durch Hypovolämie oder Herzinsuff., postrenal durch Verlegung der ableitenden Harnwege. An beginnendes akutes Nierenversagen bei entsprechend kranken Pat. denken.

Diagnostik Zunächst bei liegendem Urinkatheter Durchgängigkeit prüfen! ZVD-Kontrolle.

Therapie Volumenzufuhr bei Hypovolämie, erst dann ggf. Diuretika, z. B. Furosemid 5–10 mg als Bolus i. v. (z. B. Lasix®). Low-output-Sy. bei Herzinsuff. (▶ 8.1.6), Beseitigung von Abflusshindernissen durch Operateur.

Polyurie

Ätiologie Ausscheidung intraop. infundierter Flüssigkeit, Wirkung intraop. applizierter Diuretika, osmotische Diurese bei Hyperglykämie, Diabetes insipidus, auch nach intrakraniellen OP.

! **DD:** An polyurische Phase des Nierenversagens denken.

Schmerzen

Siehe dazu auch ▶ 20.5.4.

- Schmerzen > NRS 3 in Ruhe und > NRS 5 bei Bewegung sind behandlungspflichtig.
- Opiate immer in Kombination mit peripheren Analgetika
- Bei viszeralen Schmerzen (Baucheingriffen) ist Novalgin gut wirksam (1[–2] g als KI).
- Bei Knocheneingriffen sind NSAR und COX-2 Hemmer gut wirksam. Die orale Gabe ist bei diesen Eingriffen oft frühzeitig möglich (z.B. Ibuprofen 600 mg).
- Paracetamol hat nur eine geringe eigene analgetische Potenz, kann aber die Wirkung von NSAR verstärken.

- Mittelstarke Opioide (Codein, Tramadol) spielen im AWR kaum eine Rolle.
- Opiate i.v. geben: kleine Dosen, kurze Intervalle bis Patient schmerzfrei, z.B.: Dipidolor 1,5–4,5 mg alle 5–10 Min. bis Patient schmerzfrei

Tachypnoe

- **Beeinträchtigte Atemmechanik** infolge OP (Oberbauch, Thorax), Pneumo- oder Hämatothorax, zu straffer Verbände, schmerzbedingter Schonatmung, Adipositas. Ther.: Je nach Ursache Lagerung verbessern, ggf. pulmonale Problematik, Verbände mit Operateur zusammen optimieren, Schmerzther. (▶ 20.3).
- **Muskelrelaxation** durch Muskelrelaxansüberhang. Weitere Symptome sind Muskelschwäche, Abhusten gelingt nur mühsam, Kopf kann nur schwer gehoben werden. Kraft in Armen und Beinen reduziert.
  - Ther.: Esmarch-Handgriff, O_2-Gabe, Antagonisierung der nicht depolarisierenden Relaxanzien durch reversible Cholinesterase-Hemmer, z. B. Neostigmin 0,5–5 mg fraktioniert i. v. Immer kombinieren mit Atropin 0,25–0,5 mg i. v. Bei Rocuronium- oder Vecuroniumüberhang Sugammadex (Bridion®) möglich (teuer!)
  - Monitoring: Nervenstimulator (Relaxometrie)

Übelkeit und Erbrechen

Syn.: PONV = Postoperative Nausea and Vomiting.

Risikofaktoren ▶ Tab. 1.8.

- Frauen
- Nichtraucher
- PONV oder Reisekrankheit in der Anamnese
- Postoperative Opiatgabe

Art (z. B. Laparoskopien, Strabismus-Operationen) und Dauer der Operation spielen eine geringere Rolle.

Risikoeinschätzung: Apfel-Score.

Bei Hochrisikopatienten Regionalanästhesie (evtl. auch für die postoperative Schmerztherapie) bevorzugen.

TIVA senkt das PONV-Risiko um relative 30 %, z. B. bei zwei Risikofaktoren von 40 % auf 28 %. Jedes weitere Antiemetikum aus unterschiedlichen Substanzklassen als Prophylaxe um relative 25 %.

Therapie: Zunächst kausale Maßnahmen (z. B. RR-Abfall und Schmerzen therapieren). Antiemetika anderer Substanzklassen, als der Patient schon als Prophylaxe bekommen hat. Fortecortin nicht als Monotherapie (wirkt erst nach Stunden, ▶ Tab. 1.9).

Tab. 1.8 PONV-Risikofaktoren

Risikofaktoren	PONV-Häufigkeit	Prophylaxe
0	10 %	Keine Maßname
1	20 %	Keine Maßname
2	40 %	TIVA + 1 Antiemetikum
3	60 %	TIVA + 2 Antiemetika
4	80 %	TIVA + 2 Antiemetika

Tab. 1.9 Medikamente bei postop. Übelkeit und Erbrechen

Medikament	Substanzklasse	Dosierung	Dosierung Kinder	Bemerkung
Dexamethason (Fortecortin)	Kortikosteroide	4 mg	0,15 mg/kg	Zur Narkoseeinleitung, wirkt nach 2 h; erste Wahl zur Prophylaxe!
Granisetron (Kevatril)	5-HT3-Antagonist	1 mg	0,02–0,04 mg/kg	Vor Narkoseausleitung
Ondansetron (Zofran)	5-HT3-Antagonist	4 mg	0,1 mg/kg	Vor Narkoseausleitung
Droperidol (Xomolix)	Dopamin-Antagonist	0,625–1,25 mg	0,01 mg/kg	Vor Narkoseausleitung
Haloperidol (Haldol)	Dopamin-Antagonist	1–2 mg		Nicht bei Kindern
Metoclopramid	Dopamin-Antagonist	25–50 mg	0,15 mg/kg	30 Min. vor OP-Ende
Dimenhydrinat (Vomex A)	Histamin-Antagonist	50–100 mg	1 mg/kg	Gibt es auch als Zäpfchen

Unruhe, Verwirrtheit

Ätiologie

- Hypoxämie, Hyperkapnie, Hypovolämie, Harnverhalt, luftgeblähter GIT, Schmerzen, Entzugssymptome (Alkohol, Medikamente, Opioide), Angst, Desorientiertheit. Nachwirkung einer Narkose mit Ketamin
- Zentral anticholinerges Syndrom (▶ 7.2.4): Gehäuft bei alten Pat., da im Alter relatives Defizit an cholinergen Synapsen und somit ausgeprägtere Reaktion auf anticholinerge Einflüsse wie Atropin, Inhalationsanästhetika, H_1/H_2-Rezeptorenblocker

Therapie Möglichst kausal, außerdem wiederholt Orientierung geben, erst nachgeordnet medikamentöse Sedierung.

Unterkühlung

▶ 7.3.1

Ätiologie Nach langen Eingriffen, Eingriffen in Thorax und Abdomen.

Klinik Allgemeine Verlangsamung, Bradykardie, RR ↓, Atemfrequenz ↓, Rektaltemperatur ↓, Kältezittern.

Therapie Aufwärmen mit Wärmestrahlern, Warmluftgebläsen, Decken, warmen Infusionslösungen, bei Kältezittern erhöhter O_2-Verbrauch → Sauerstoffgabe (4 l/Min. via Sonde). Verlegung des Pat. erst ab Rektaltemperatur > 36 °C.

Prophylaxe Intraop. Abdecken des Pat., Wärmematten und Warmluftgebläse, Verwendung von vorgewärmten Infusionslösungen (Wasserbad), bei Intubationsnarkose Low-flow-Anästhesie, Interposition eines wärme- und feuchtigkeitskonservierenden Filters zwischen Tubus und Geräteschlauch.

Zyanose

$paO_2 \leq 75$ mmHg.

Definition Peripher: Lokal begrenzte oder generell erhöhte O_2-Ausschöpfung bei normaler O_2-Sättigung des Blutes in der Lunge. Haut und Akren blau, Zunge jedoch nicht. Zentral: O_2-Sättigung im arteriellen Blut sinkt unter 85 %. Haut und Zunge blau.

> **! Cave**
> Wenn < 50 g/l desoxygeniertes Hämoglobin vorhanden, ist eine Zyanose nicht zu sehen! Folge:
> - Ist der Pat. anämisch (z. B. Hb = 80 g/l), zeigt sich eine Zyanose erst ab ca. 60 % Anteil von desoxygeniertem Hämoglobin am Gesamt-Hb.
> - Bei Polyglobulie (z. B. Hb > 180 g/l) wird eine Zyanose bereits ab 30 % Anteil von desoxygeniertem Hämoglobin am Gesamt-Hb sichtbar.

Ätiologie

- **Hypoventilation** bei Schonatmung, zu fest gewickelten Verbänden, Übergewicht, zentraler Atemdepression (seltene Atemzüge, meist normales bis vergrößertes Atemzugvolumen), peripherer Atemdepression (schnelle, flache Atmung, geringes Atemzugvolumen durch nachwirk. Muskelrelaxanzien)
  - Ther.: O_2-Gabe. Verbände lockern, Oberkörper 30° hoch lagern oder Antagonisten bei Opioid- oder Relaxansüberhang, dann aber noch längere Zeit unter ständiger Überwachung belassen. Pat. zum tiefen Durchatmen und Abhusten auffordern, aufsetzen.
  - Pneumonieprophylaxe: Giebelrohr, KG, Verlaufskontrolle durch BGA, Vergleich mit präop. BGA.
- **Perfusions- und/oder Ventilationsstörungen** z. B. bei Atelektasen, Lungenödem, Pneumo- oder Hämatothorax, Aspiration, Lungenembolie, niedrigem HZV. Ther.: O_2-Gabe, CPAP-Maske, kausale Behandlung
- **Sauerstoffbedarf erhöht,** z. B. durch Fieber, Muskelzittern, erhöhten Sympathikotonus (Schmerzen, Unruhe). Ther.: O_2-Gabe, kausale Behandlung

1.4 Ambulante Anästhesie

Klaus Gerlach

1.4.1 Voraussetzungen und Vorbereitung

Die Beschränkung auf einfach durchzuführende und nicht herausfordernde Anästhesien gilt in zunehmendem Maße nicht mehr. Die Möglichkeiten der Tageschirurgie werden eher anhand der Invasivität der chirurgischen Maßnahmen, eines möglichen Blutverlusts und der Ausprägung des Postaggressionsstoffwechsels festgemacht.

Anästhesie

- Voll ausgerüsteter anästhesiologischer Arbeitsplatz (▶ 1.2.2)
- Sollen Pat. mit schwierigem Atemweg behandelt werden, zusätzlich endoskopische Geräte (flexible Fiberoptik, evtl. starres Endoskop) vorhalten (▶ 2.3).
- Gut ausgebildetes Assistenzpersonal

1

Ein erschwertes anästhesiologisches Management während und unmittelbar nach der Operation schließt die Entlassung des Pat. am gleichen Tag nicht aus.

Operation

- Endoskopische Techniken (Verringerung des Gewebetraumas, Blutverlusts und postoperativer Schmerzen)
- Keine Eingriffe mit umfangreicher Eröffnung der großen Körperhöhlen
- Keine Operationen mit großen Blutverlusten oder langer Immobilisierung
- Keine Operationen mit hohem Nachblutungsrisiko

Patienten

- Pat. mit ungünstigem sozialem Umfeld (häusliche Nachsorge nicht gewährleistet) sollten nicht ambulant operiert werden.
- Ehemalige Frühgeborene bis zum 2. Lj. sollten nicht ambulant anästhesiert werden (→ postop. Apnoephasen).
- Hohes Alter (≥ 65 J.) ist ein Prädiktor für erschwertes periop. Management, spielt aber für das postop. Outcome eine untergeordnete Rolle.
- Chron. Erkr. (z. B. KHK, Herzinsuffizienz, COPD, Diab. mell.) müssen optimal kontrolliert sein (→ Rücksprache mit dem Hausarzt).
- Für spezielle Erkrankungen (z. B. Thrombophilie) fachärztl. Rat einholen
- Pat., die mit einem Drug-eluting-Stent versorgt wurden, werden im ersten Jahr nicht elektiv operiert (nach Bare-metal-Stent ein halbes Jahr Karenz); danach unter fortgesetzter Acetylsalicylsäuregabe (ASS) OP möglich → ggf. nach Rücksprache mit dem Operateur keine ambulante Operation bei erhöhtem Blutungsrisiko.
- Dauermedikation: Vorgehensweise wie unter klin. Bedingungen (▶ 1.1.13).

Nur 1 % der ambulanten Pat. stellen sich nach einer ambulanten Operation im OP-Zentrum unvorhergesehen wieder vor oder werden stationär aufgenommen. Bei ⅕ dieser Pat. liegt der Grund in einer Komorbidität. Die meisten der Pat. kommen wegen Nachblutungen.

1.4.2 Narkosevorbereitung und Prämedikation

- Anamneseerhebung, körperliche Untersuchung und Aufklärung möglichst einige Tage vor der geplanten OP.
- Die Risikostratifizierung erfolgt gemäß innerklinischen Kriterien (▶ 1.1.9):
  - Pat. mit einer ASA-Klassifizierung von mehr als 3 werden i. d. R. stationär operiert (Ausnahme: z. B. Augenoperationen).
  - Komplexere anästhesiologische Herausforderungen (z. B. schwieriger Atemweg, erhebliche Adipositas) sind auch von der Leistungsfähigkeit (Personal- und Geräteausstattung) des OP-Zentrums abhängig.
- Auf die notwendige Planung für die Nachsorge in häuslicher Umgebung sollte schon bei der Indikationsstellung für die geplante OP durch den Operateur hingewiesen werden.
- Die Pat. müssen sich am OP-Tag von Angehörigen abholen und nach Hause begleiten lassen.
- Die Pat. sollten ein Informationsblatt mit allen wichtigen Angaben zur OP und Narkose erhalten (z. B. Thromboseprophylaxe, Nahrungskarenz, wäh-

rend der ersten 24 h postop. keine aktive Teilnahme am Straßenverkehr, keine Maschinen bedienen, keine Verträge zeichnen → Kenntnisnahme per Unterschrift bestätigen lassen).

- Die Pat. müssen telefonisch erreichbar sein (postop. Telefonvisite!), Sprachprobleme müssen ausgeschlossen sein (→ Dolmetscher).
- Die Prämedikation (z. B. mit Midazolam p. o.) kann 20–30 Min. vor Beginn der Anästhesieeinleitung im OP-Zentrum erfolgen.

1.4.3 Durchführung

Thromboseprophylaxe

- Beginn am OP-Tag (vor Anlage der Blutsperre, sonst 6 h postoperativ)
- Dauer: 7–10 d postop.
- Bei Pat. mit hohem Risiko auch längerfristig

PONV-Prophylaxe

▶ 1.3.3

- Nahrungskarenz nicht länger als 6 h; Trinken bis 2 h präop. Wasser
- Propofol zur Einleitung und Aufrechterhaltung der Anästhesie benutzen
- Lachgas vermeiden
- Intra- und postop. Opioide niedrig dosieren
- Acetylcholinesterasehemmer vermeiden (z. B. Neostigmin)
- Adäquate Volumentherapie (1–3 l in Abhängigkeit vom Eingriff)
- Antiemetika einsetzen (z. B. Dexamethason, Ondansetron, Dimenhydrinat)

Anästhesieverfahren

Allgemeinanästhesie

- TIVA mit Propofol und Remifentanil oder Sufentanil (▶ 2.4.2)
- „Balancierte Anästhesie" mit Sevofluran, Isofluran oder Desfluran und Sufentanil oder Remifentanil
- Geeignete Luftwege: Gesichtsmaske, Larynxmaske, endotrachealer Tubus (▶ 2.2, ▶ 2.3)
- Kurznarkosen: Propofol und Remifentanil oder Alfentanil
- Bei Muskelrelaxation (Mivacurium, Cis-Atracurium, Rocuronium) Atemwege mit Endotrachealtubus sichern

Regionalanästhesie

▶ 3

- Kurz wirksame Medikamente einsetzen (Prilocain, Mepivacain, Chloroprocain [Spinalanästhesie])
- Zur Entlassung des Pat. müssen Sensibilität und Motorik vollständig zurückgekehrt sein.

1.4.4 Postoperatives Vorgehen

- Überwachung im Aufwachraum (▶ 1.3) bis zur Erfüllung der Entlassungskriterien
- Schmerzen effektiv behandeln → multimodale Schmerzbehandlung (intraartikuläre und infiltrative Lokalanästhesie, Opioide, NSAID, Metamizol, Paracetamol, Clonidin) um Sedierung zu vermeiden (▶ 20)

- PONV frühzeitig und effektiv behandeln (▶ 1.3.3)
- Ein Wartebereich zwischen Aufwachraum und endgültiger Entlassung aus dem OP-Zentrum entlastet den Aufwachraum; dort können auch Getränke und ein kleiner Imbiss gereicht werden.
- Die Entlassung wird durch den Operateur und den Anästhesisten ausgesprochen.

Entlassungskriterien
- Intakte Vitalfunktionen
- Intakte Schutzreflexe
- Weitgehende Schmerzfreiheit
- Keine Übelkeit und/oder Erbrechen
- Intakte Miktion
- Unauffällige Wundverhältnisse
- Vollständiges Abklingen der regionalen Nervenblockade

> Die häufigsten Gründe für Entlassungsverzögerungen nach ambulanter Anästhesie sind Schmerzen, PONV und Sedation.

Entlassung
- Weitere Betreuung sicherstellen
- Analgetika und ggf. Antiemetika rezeptieren
- Verhaltensregeln für den weiteren Verlauf (postop. Komplikationen) mündlich und schriftlich mitteilen
- 24 h Erreichbarkeit der behandelnden Ärzte (Operateur und Anästhesist) sicherstellen

Follow-up
- Telefonische Visite am Abend des OP-Tages durch den betreuenden Anästhesisten
- Anästhesiologischer Nachbefragungsbogen
- Nachbefragungsbogen zur operativen Versorgung
- Allg. Fragebogen zur Versorgungsqualität in der ambulanten Einrichtung

2 Arbeitstechniken

Hermann Heinze und Reiner Schäfer

2.1 Katheter und Sonden

Hermann Heinze

2.1.1 Vorbemerkung

Arbeitssicherheit bei Punktionen

1. Punktionen mit Stichinstrumenten durch die Haut unterliegen den „Technischen Regeln für Biologische Arbeitsstoffe – TRBA 250" vom Stand 2012.
2. Pro Jahr werden ca. 500.000 Nadelstichverletzungen registriert. Die Dunkelziffer ist sicherlich deutlich höher.
3. Risiken: Infektion u.a. mit dem Hepatitis-B-Virus, dem Hepatitis-C-Virus oder HIV.
4. Grundsätzlich sind sichere Instrumente bei allen Tätigkeiten einzusetzen, bei denen „Körperflüssigkeiten in infektionsrelevanter Menge übertragen werden können". Explizit nennt die TRBA 250 in diesem Kontext Blutentnahmen und sonstige Punktionen.
5. Die im Folgenden dargestellten Abläufe sind unter den geltenden Bestimmungen für Hygiene und Arbeitsschutz sowie entsprechend den Richtlinien der Fachgesellschaften durchzuführen. Aktualisierungen sowie Vorschriften innerhalb der Institutionen beachten.
6. Grundlagen des sterilen Arbeitens – dies gilt insbes. für die Punktion nach Seldinger mit Einführungsdraht – sind:
   - Anwesenheit einer Hilfsperson
   - Vorbereitung des benötigten Materials zum Anreichen
   - Lagerung des Pat. oder der Extremität
   - Unterlage zum Auffangen des Desinfektionsmittels
   - Händedesinfektion
   - Sterile Handschuhe, Mundschutz, Kopfschutz, steriler Kittel
   - Mehrmalige Desinfektion des Hautareals mit Hautdesinfektionsmittel unter Berücksichtigung der Einwirkdauer
   - Großflächige Abdeckung
   - Sichere Fixierung und steriler Verband

2.1.2 Venöse Zugänge

Punktion mit Verweilkanülen (z. B. Braunüle®, Venflon®)

- Der venöse Zugang durch Verweilkanüle (▶ Tab. 2.1, ▶ Tab. 2.2) ermöglicht die schnelle und sichere Zufuhr von Medikamenten und Infusionslösungen und ist Voraussetzung für jede Form der Narkose (Ausnahme: Maskeneinleitung bei unkooperativen Kindern, hier wird der Zugang in Narkose gelegt).
- Der venöse Zugang muss für den Anästhesisten einfach und schnell zugänglich sein, d. h. weit entfernt vom Operationsfeld (z. B. gegenüberliegender Arm, Fuß in der Neurochirurgie oder HNO); ggf. Verlängerung einbauen.
- Die sichere Lage und Funktion vor Gabe von Medikamenten prüfen (z. B. problemloses Einlaufen einer Infusionslösung oder Bolusgabe NaCl 0,9 %). Punktion primär dort durchführen, wo sie am sichersten ist (Handrücken, Unterarm). Die Punktion im Gelenkbereich ist zu vermeiden.

Tab. 2.1 Durchmesser und Durchflussraten von Verweilkanülen						
Gauge (G)	**22**	**20**	**18**	**17**	**16**	**14**
Farbe	Blau	Rosa	Grün	Weiß	Grau	Braun
Außendurchmesser (mm)	0,8	1,0	1,2	1,4	1,7	2,0
Innendurchmesser (mm)	0,6	0,8	1,0	1,2	1,4	1,7
Durchfluss (ml/Min.)						
Wässrige Infusion	31	54	80	125	180	270
Blut	18	31	45	76	118	172

Tab. 2.2 Kathetergrößen														
French (F) = Charrière (Char) = ⅓ mm														
	Einführbestecke (Schleuse)							Magensonden						
F/ Char	3	4	5	6	7	8	8,5	9	10	12	14	16	18	20
mm	1	1,33	1,67	2	2,33	2,5	2,67	2,84	3,33	4	4,67	5,33	6	6,67

- Der Eintritt von Luftblasen in das Gefäßsystem sollte absolut vermieden werden. 30 % der Bevölkerung haben ein nicht diagnostiziertes offenes Foramen ovale. **Cave:** Eine gekreuzte Embolie in die arterielle Strombahn ist möglich.

Bei häufigen Punktionen mit distalen Venen beginnen, um kaliberstärkere Venen zu schonen. Sinnvolle Reihenfolge: Handrücken, Unterarm.

Material

2–3 Braunülen verschiedener Größe (Standard beim Erw. für wässrige Infusionen: 17 G/weiß oder 18 G/grün), Pflasterverband, u. U. Lokalanästhetikum (z. B. Lidocain 1 %, Mepivacain 1 %) mit 25-G-Kanüle und 2-ml-Spritze, bei gleichzeitiger Blutabnahme 20-ml-Spritze und Blutröhrchen, Infusion mit System und 3-Wege-Hahn.

Durchführung

- Punktionsstelle desinfizieren, ggf. Haare entfernen (▶ Abb. 2.1)
- Bei Bedarf Lokalanästhesie durch Hautquaddel mit Lidocain 1 % (z. B. Xylocain®) oder Mepivacain 1 % (z. B. Scandicain®)
- Stauung am Oberarm mit Blutdruckmanschette oder Stauschlauch
- Punktionsrichtung: Die Hautdurchtrittsstelle liegt 1 cm distal der Vene, möglichst in einer Y-Vereinigung; Haut fixieren.
- Nach raschem Durchstechen der Haut die Nadel evtl. etwas zurückziehen und subkutan in die Vene vorschieben, bis Blut am transparenten Kanülenansatz erscheint.
- Die Kanüle 5 mm in die Vene vorschieben, Verweilkanüle festhalten und Metallkanüle zurückziehen.
- Verweilkanüle langsam bis zum Ansatz in der Vene vorschieben (▶ Abb. 2.2)!

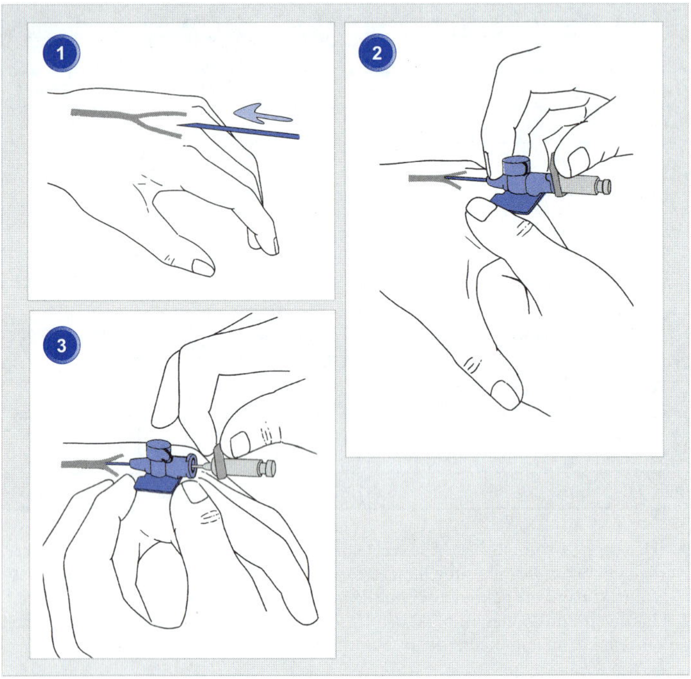

Abb. 2.1 Handrückenpunktion [L157]

- Keine i. v. Injektion ohne problemloses Einlaufen einer Infusion oder Injektion eines Bolus NaCl 0,9 % (Merkmale Paravasat: Schwellung, Schmerz, Widerstand)
- Die Punktionsstelle sollte sicher und sichtbar gelagert sein.
- Keine Punktion in einen Shunt-Arm
- Bei Pat. mit Niereninsuff. die Unterarmvenen wegen späterer Shunt-Anlage meiden (Punktion nur auf dem Handrücken)
- Ein Zugang in der V. jugularis externa wird häufig als „zentraler Zugang" verkannt und hyperosmolare Lösungen oder K^+-Lösung substituiert, die bei einem Paravasat zu Nekrosen führen.

Komplikationen

- **Versehentliche art. Punktion:** Erkennbar am pulsartigen Ausströmen des Blutes, schmerzhaft
- **Versehentliche intraart. Injektion** ▶ 2.1.3
- **Vene „platzt":** Evtl. Vene zu steil punktiert und Hinterwand durchstochen oder „bindegewebsschwache" Gefäße (z. B. bei Glukokortikoidther.) → Hämatom; Hilfe: sofort nach Punktion Stauschlauch lösen und Kompression
- **Schmerzhafte Punktion:** Hautpunktion zu flach oder zu langsam, keine Lokalanästhesie

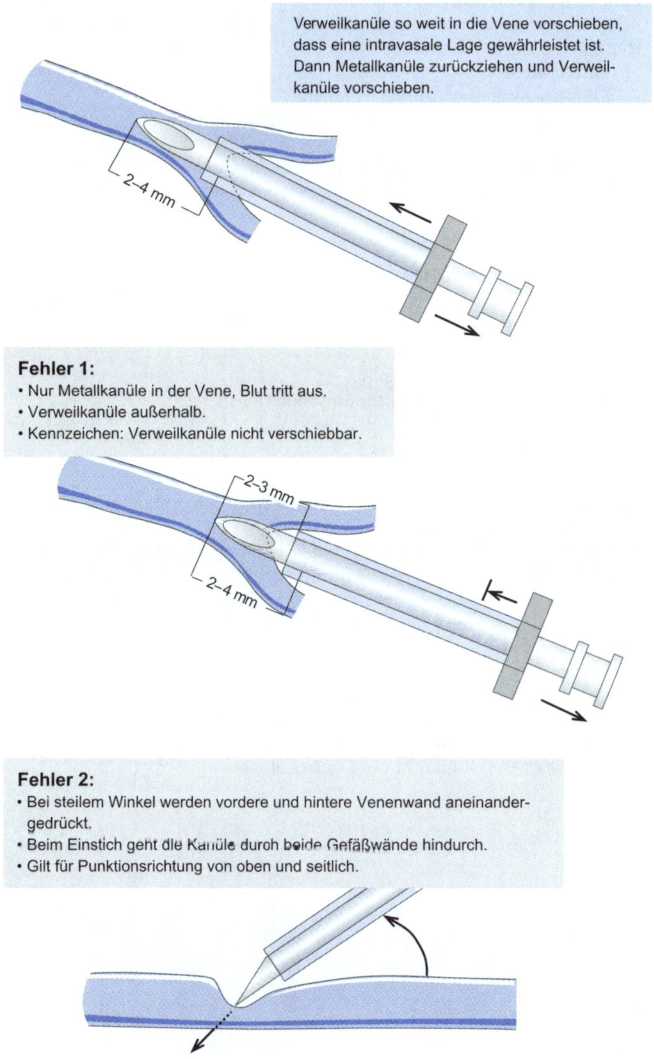

Abb. 2.2 Fehler bei der Anlage einer Venenverweilkanüle [L157]

2

- **Paravasat:** Verweilkanüle entfernen! Arm hochlagern und ruhig stellen, Alkoholumschläge, lokal oder systemisch Antiphlogistika; evtl. Low-dose-Heparin
- **Thrombophlebitis:**
  - Klinik: Schwellung, Rötung, Schmerz
  - Ther.: Arm hochlagern und ruhig stellen, Alkoholumschläge, lokal oder systemisch Antiphlogistika; evtl. Low-dose-Heparin
- **Kunststoffkanüle lässt sich nicht vorschieben,** obwohl sie im Lumen liegt: Evtl. störende Venenklappen; mit einem Bolus NaCl 0,9 % durchspülen und gleichzeitig vorschieben

2.1.3 Arterielle Kanülierung

Indikationen BGA, intraart. Druckmessung, AV-Hämofiltration.

Kontraindikationen

- **Relativ:** Erhöhte Blutungsneigung
- **Absolut:** Entzündung oder Tumor im Punktionsbereich, Ischämie des nachgeschalteten Abstrombereichs (z. B. bei pAVK), Z.n. peripherer Bypass-OP mit Interponat

Durchführung

- **Punktionsstellen:** Bevorzugt A. radialis der nicht führenden Hand oder A. brachialis. Reserve sind A. femoralis, A. dorsalis pedis (▶ Abb. 2.3)
- **Material:** Druckspülsystem mit 500 ml E'lytlösung, Druckaufnehmer und -modul mit Halterung, starre Zuleitung mit 3-Wege-Hahn. Lokalanästhetika (Lidocain 1 % oder Mepivacain 1 %), Spritze, feine Kanüle, NaCl 0,9 %, sterile Kompresse und Handschuhe, Desinfektionsmittel, Lochtuch, steriles Arbeitsfeld, Hilfsperson
- **Techniken:**
  - Einmalige Punktion zur diagn. Blutgasanalyse (BGA)
  - Kanülieren mit Verweilkanüle durch direkte Punktion
  - Einführen eines Katheters durch Seldinger-Technik
  - Bei erschwerter Punktion US-Kontrolle!

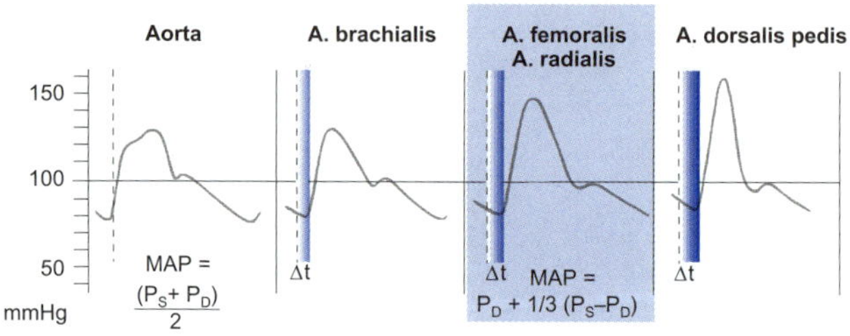

Abb. 2.3 Druckkurven in den einzelnen Gefäßabschnitten: P_S = systolischer RR, P_D = diastolischer RR, MAP = art. Mitteldruck [L157]

> **!** Bei Pat. mit Shunt-Anlage am Punktionsarm oder bei drohender Dialysepflichtigkeit Punktion der A. radialis vermeiden (▶ Abb. 2.4).

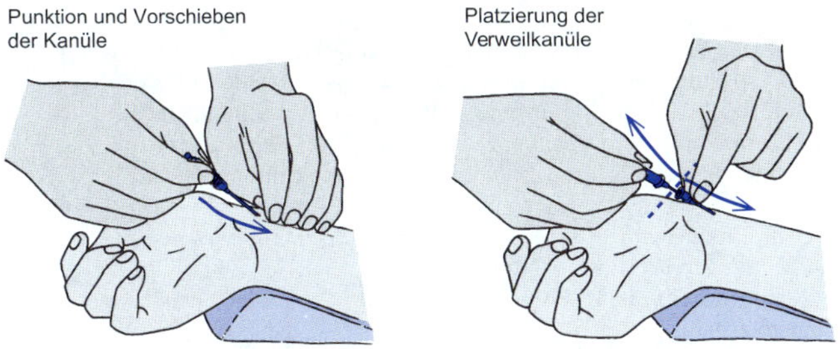

Abb. 2.4 Direkte Punktion der A. radialis [L157]

Arterienpunktion

- Pat. bei Bewusstsein mit klaren und einfachen Hinweisen über die geplanten Maßnahmen informieren
- Überprüfung der Durchblutung, Kontrolle der Gerinnung und Inspektion der Punktionsstelle (Ausschluss einer Pilzinfektion)
- Desinfektion, steriles Lochtuch, steriles Arbeitsfeld und Materialvorbereitung, lokale Betäubung der Punktionsstelle
- Lagerung und Fixierung Punktionsstelle, ggf. durch Unterpolsterung und Fixierung strecken, aber nicht überstrecken
- Verlauf der Arterie mit den drei mittleren Fingern der nicht führenden Hand palpieren, Punktion im flachen Winkel zur Haut; Palpation der A. femoralis unterhalb des Leistenbands (**Merke:** IVAN – Innen – Vene – Arterie – Nerv) und Punktion (30–45°) zwischen II. und III. Finger; Kanüle so im Gefäßlumen platzieren, ggf. etwas rotieren, dass Blut pulsförmig ausströmt. Draht mit weicher Spitze und ohne wesentlichen Widerstand in das Gefäßlumen einführen. Nadel über den Draht entfernen und die Verweilkanüle überfädeln. Hierbei beachten, dass der Draht 1–2 cm aus der Verweilkanüle herausragt, um ein akzidentelles Verschwinden des Drahts im Gefäßlumen zu vermeiden. Vorschieben nur unter geringem Widerstand. Gefahren: Perforation, Abriss von atherosklerotischen Plaques mit nachfolgender Embolie oder Fehllage.
- Bei direkter Punktion nach Eintritt von Blut 4 mm in das Gefäßlumen vorschieben und Verweilkanüle platzieren
- Nach Entfernung des Seldinger-Drahts Drucksystem ohne Luftblasen anschließen, Druckaufnehmer auf Vorhofniveau platzieren und gegen den Atmosphärendruck abgleichen. Steriler Verband der Punktionsstelle und sichere Fixierung der Kanüle mit Pflaster (A. femoralis-Katheter mit Naht!)

Tests der arteriellen Durchblutung

Der Allen-Test zur Überprüfung des Kollateralkreislaufs der Hand (Arcus palmaris, fehlt bei 5 %) wird nicht mehr empfohlen, da er keine gute Vorhersagekraft besitzt.

- Widerstand ist ein Warnzeichen.
- Es besteht die Gefahr eines retroperitonealen Hämatoms bei Punktion oberhalb des Leistenbands

Allgemeine Grundsätze zur korrekten invasiven arteriellen Druckmessung

- Adjustierung des Nullpunkts auf Vorhofniveau (ca. ⅗ Höhe des Thorax; Kennzeichnung des Nullpunkts z.B. mittels Thoraxschublehre)
- Überwachung der Druckkurve auf inadäquate Dämpfung (zu gering: „Schleuderzacke"; zu hoch: falsch niedrige Amplitude); Vermeidung von Luftblasen (Embolie, Kurvendämpfung, ▸ Abb. 2.5)
- Nullpunktverschiebung (Baseline Shift, z. B. bei Hochfrequenzkoagulation), daher regelmäßiger Nullabgleich
- Gefäßspasmen/Stenosen prox. des Messorts verschlechtern die Druckwertaufnahme.
- Wahl einer für den jeweiligen Druckbereich angemessenen Skalierung auf dem Überwachungsmonitor
- Messortabhängige systolische und diastolische Blutdruckwerte (▸ Abb. 2.4)

Komplikationen

- Ischämie des nachgeschalteten Versorgungsbereichs
- Blutung nach Fehlpunktion, Perforation oder Diskonnektion
- Thrombose, Infektion. Vorbeugung: Verweildauer max. 10 d unter täglicher Kontrolle der lokalen und systemischen Infektionsparameter
- Embolie durch atherosklerotische Plaques, Luftblasen, Kathetermaterial

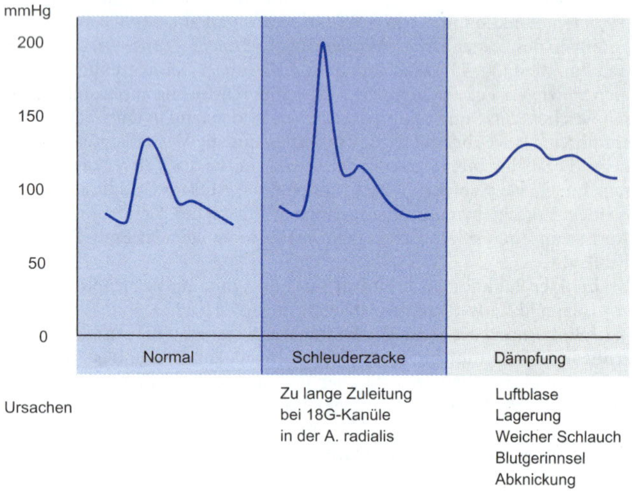

Abb. 2.5 Störungen der arteriellen Druckmessung [L157]

- Sensibilitätsstörungen bis 3 Mon., reversibel
- Intraart. Injektion v. a. A. radialis und A. brachialis
- Arteriovenöser Shunt

Maßnahmen zur Vermeidung von Komplikationen

- **Vor der Punktion:** Anamnese (Durchblutungs- und Gerinnungsstörungen), Inspektion der Punktionsstelle, rote 3-Wege-Hähne und rot markierte Druckschläuche. Jede Injektionsmöglichkeit ist mit einem roten Aufkleber „Arterie" zu kennzeichnen, Pulsoxymeter als Kontrolle im Versorgungsbereich der Arterie.
- **Nach der Punktion:** Zeichen für mangelnde Durchblutung, Inspektion (blass, weiß), kein Puls tastbar, im Pulsoxymeter ist kein Signal aufnehmbar.

Maßnahmen bei Fehlpunktion und nach Entfernen des Katheters

Ausreichende Kompression der Punktionsstelle mit vier Fingern bei erhaltener Zirkulation des Blutes (A. radialis mind. 3 Min., A. femoralis mind. 10 Min.), Druckverband (kein zirkuläres Pflaster), Kontrolle in regelmäßigen Zeitabständen auf Blutung, Hämatom und Ischämie des Versorgungsbereichs.

Versehentliche intraarterielle Injektion

- **Klinik:** Brennender Schmerz an der Einstichstelle bzw. distal, gelegentlich erst verzögert, blasse, teilweise fleckige Haut, an den Akren zyanotisch; Nekrosen möglich, peripherer Puls nicht mehr tastbar
- **Therapie:**
  - Kanüle liegen lassen!
  - Nachspülen mit 20 ml NaCl 0,9 %, danach 10 ml Lidocain 1 % langsam intraart.
  - Methylprednisolon 50 mg intraart. (z. B. Urbason®) oder Dexamethason 200 mg (z. B. Fortecortin®) + Lidocain 100 mg (z. B. Xylocain®) auf 50 ml NaCl 0,9 %, 10 ml/h intraart. über Perfusor
  - Je nach Schweregrad evtl. Versuch mit Urokinase oder Streptokinase, um frische Thromben zu lösen
  - Bei Ischämien und starken Schmerzzuständen Plexusblockade (Sympathikusblockade und Analgesie ▶ 3.6)
  - Systemische Antikoagulation mit Heparin 5.000 IE i. v., 20.000 IE/d möglichst über Perfusor
  - In Einzelfällen OP notwendig (Thrombektomie, Fasziensp altung)
- **Prophylaxe:** Möglichst keine periphervenösen Zugänge in der Ellenbeuge, sorgfältige Palpation der Vene, an jeden i. v. Zugang eine Infusion anlegen, in Zweifelsfällen BGA (**Cave:** Bei stark erniedrigtem RR nicht immer pulsierender Rückfluss), art. Kanüle deutlich kennzeichnen (roter Aufkleber: Arterie)

2.1.4 Intraossärer Zugang

Einfache Handhabung und hohe Erfolgsrate von > 90%, allerdings schmerzhafte Anlage. Der Eintritt der Medikamentenwirkung erfolgt ähnlich schnell wie bei periphervenöser Injektion.

Indikationen

- Notfallsituationen, in denen rasch kein i. v.-Zugang gefunden werden kann (Schock, Kälte, Reanimation)
- Elektive Situationen bei Pat. mit schwierigen Venenverhältnissen, bei denen eine ZVK-Anlage inadäquat bzw. mit hohen Risiken behaftet wäre

Kontraindikationen

- Frakturierte Knochen
- Z.n. Fehlpunktion des Knochens
- Infektionsherd oder Hautverbrennung
- Sepsis
- Osteogenesis imperfecta und Osteoporose

Material u. Durchführung: Verschiedene Anbieter auf dem Markt, größte Verbreitung

- EZ-IO: Drei Größen, Batteriegetriebene „Bohrmaschine"
- BIG: Zwei Größen mit einstellbarer Eindringtiefe (Federmechanismus)
- Manuelle Systeme nach COOK oder Near Manufacturing
- Vorgehensweise sollte vor Anwendung unbedingt mehrmals geübt werden (entspr. Kurse der verkaufenden Firmen)!

Punktionsorte

- Prox. Tibia medial (1–3 cm distal der Tuberositas tibiae)
- Alternativen: Sternum, prox. Humerus, dist. Tibia über Malleolus, prox. Femur oberhalb des Knies

Komplikationen

Insgesamt sehr niedrige Komplikationsrate (0–1,6%).

- Fehlpunktion mit Extravasation
- Nadelbruch
- Kompartment-Syndrom (Risiko steigt mit Infusionsmenge und -rate, Frakturen)
- Infektion (0,6% in älteren Arbeiten, 0% in aktuellen Übersichten)
- Embolie
- Knochenverletzungen

2.1.5 Zentralvenöse Zugänge und ZVD-Messung

Zentrale Venenkatheter sind für mehr als 90 % aller durch Gefäßzugänge verursachten Infektionen verantwortlich → Steriles Arbeiten (▶ Abb. 2.6).

Vermeiden von Problemen

- Gute Venenfüllung ermöglicht eine bessere anatomische Orientierung und eine einfachere Punktion (Trendelenburg-Lagerung [Neigung des Oberkörpers/Tischs bis Kopf ca. 30° tief])
- Punktion möglichst ganz unter Ultraschallkontrolle oder zumindest nach vorheriger Darstellung der Sonoanatomie: Beachtung der Lage und Größe der Zielvene und umgebender Strukturen (z. B. Arterien, Nervengeflechte, Pleura, Mediastinum, Trachea). Bei Blutungen und Verletzungen evtl. sofortige intensive Intervention (z. B. bei Pneumothorax, Perikardtamponade)

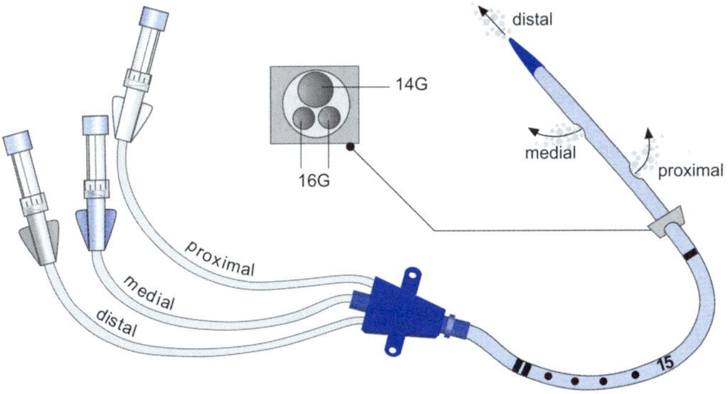

Abb. 2.6 Trilumen-ZVK (längs und quer) [L157]

- Bei der Entscheidung zur Anlage eines zentralvenösen Zugangs ist zu berücksichtigen, welche Anforderungen auch im weiteren Behandlungsverlauf bestehen: Katheter mit einem oder mehreren Lumina (ZVD-Messung, Katecholamine, parenterale Ernährung), evtl. in Kombination mit einer Schleuse (Pulmonaliskatheter, Volumenther.).
- Bei Anlage von ZVK und Schleuse im gleichen Gefäß sollten auf jeden Fall beide Seldinger-Drähte nacheinander platziert werden. Eine Punktion bei bereits eingeführtem oder liegendem Katheter ist wegen der Gefahr der Abscherung durch den scharfen Kanülenschliff kontraindiziert.

Indikationen

- Venöser Zugang, wenn peripher nicht möglich (z. B. Schock, Polytrauma)
- Zufuhr venenunverträglicher Substanzen in Abhängigkeit von Konzentration und Osmolarität (z. B. Zytostatika, parenterale Ernährung)
- Kontinuierliche Applikation von hochwirksamen Medikamenten (Katecholamine)
- Einführung diagn. und ther. Katheter über eine Schleuse (Pulmonaliskatheter, passagere Schrittmacher)
- Zufuhr großer Volumenmengen (z. B. bei rupturiertem BAA) nur über F5- oder F8-Schleuse
- Größere operative Eingriffe, z. B. an Herz und Thorax
- Eingriffe in sitzender Position (um bei einer Luftembolie die Möglichkeit zur Luftabsaugung zu haben)

Spezielle Indikationen

- Postop. Intensivther.: Katecholamine, parenterale Ernährung, Transfusionen, ggf. regelmäßige Blutentnahmen
- Nierenersatzverfahren über Shaldon-Katheter
- Schrittmacher (F5-Schleuse)
- Hämodynamisches Monitoring (Pulmonaliskatheter ▶ 4.4.3, ZVD-Messung ▶ 4.4.1)

Indikationseinschränkungen

- Fehlende Einwilligung des Patienten; Ausnahme: Dringliche Ind. bei nicht ansprechbarem Pat.
- Entzündungen und Tumoren im Punktionsbereich
- Anatomische Veränderungen an Lunge, Thorax und Mediastinalorganen
- Stenose der A. carotis auf der kontralateralen Seite
- Erhöhte Blutungsneigung (Gerinnungskontrolle), KI für Punktion der V. subclavia
- Z. n. Punktion der kontralateralen Seite ohne Rö-Kontrolle
- Pneumothorax der kontralateralen Seite

Komplikationen

Eine Übersicht über mögliche Komplikationen zentralvenöser Zugänge gibt ▶ Tab. 2.3.

Tab. 2.3 Komplikationen zentralvenöser Zugänge

Maßnahme	Lokal	Zeitfaktor →		
		Früh (Sek. bis Min.) →	Spät (Min. bis Tage) →	Verlauf (Wo.)
Punktion	Gefäße	Hämatom, Ischämie, Blutung	Hämatothorax, Hämatomediastinum	Arteriovenöse Fistel, Pseudoaneurysma
	Begleitstrukturen	Pneumothorax, Perforation von Ösophagus, Trachea, Ductus thoracicus, Tubuscuff	Hautemphysem, Perikarderguss, Serothorax	Mediastinitis
		Nervenläsion: Ganglion stellatum, N. vagus, N. recurrens, Plexus brachialis, N. femoralis, N. phrenicus, N. medianus, N. radialis		
Implantation (Schleuse, Draht, Katheter)		Embolie von Luft, Material, Thrombus; Herzrhythmusstörungen, Blutung, Infektionen, Kathetersepsis		Endokarditis, Myokardperforation

- **Sofort:** Art. Punktion (Hämatom, Ischämie), Pneumothorax, Perikarderguss, Hämatom, Embolie (Luft, Kathetermaterial), Herzrhythmusstörungen
- **Spät:** Art. Punktion (arteriovenöse Fistel, Pseudoaneurysma), Pneumothorax (bis mehrere Tage), Perikarderguss, Hydro- und Hämatothorax, Nervenläsionen (Sensibilitätsstörungen, bis zu 3 Mon. reversibel, Horner-Sy. bei Irritierung des Ganglion stellatum), Thrombose, Infektion
- **Platzierung:** Fehllagen, Herzrhythmusstörungen, Perforation

Spezielle Komplikationen

- **Ellenbeuge:** Art. Fehlpunktion (A. brachialis), Nervenläsion (N. medianus)
- **V. femoralis:** Art. Fehlpunktion (A. femoralis), retroperitoneales Hämatom, Nervenläsion (N. femoralis)
- **V. jug. interna:** Art. Fehlpunktion (A. carotis, A. vertebralis), arteriovenöse Fistel, Pneumothorax, Nervenläsion (Plexus brachialis), Horner-Sy.

- **V. anonyma, V. subclavia:** Art. Fehlpunktion (Hämatothorax, Hämatomediastinum, arteriovenöse Fistel), Pneumothorax, Serothorax (bei linksseitiger Punktion mit Verletzung des Ductus thoracicus), Tracheallläsion (Tubuscuff)

Maßnahmen bei Komplikationen

- **Art. Blutung:** Entfernung der Punktionsnadel und sorgfältige Kompression bei Erhalt der Perfusion. Verlaufskontrolle und Dokumentation. **Cave:** Bei A. subclavia keine Kompression möglich!
- **Nervenläsion:** Bei Verletzung in Narkose oder bei großzügiger Lokalanästhesie nicht erkennbar. Sichere Zeichen sind sofortige starke Schmerzen bei Eindringen der Nadel in den Nerv, fortgeleitet im Nervenverlauf, Zuckung der zugehörigen Muskelgruppe → Nadel entfernen, Funktionskontrolle, entspannte Lagerung, frühzeitiges Hinzuziehen eines Neurologen und Chirurgen, Dokumentation
- **Horner-Syndrom:** Nach Injektion von Lokalanästhetikum Abklingen der Wirkung abwarten, bei Irritation des Ganglion stellatum den Katheter entfernen
- **Pneumo-, Hämato-, Serothorax:** Nach Ausmaß und Bedingungen (Beatmung) sofortige Entlastung durch Pleuradrainage (▸ 7.3.4) notwendig. Diagn.: Auskultation und Perkussion, Beatmungsdruck, Rö-Kontrolle, Dokumentation. **Cave:** Pneumothorax häufig erst Stunden später, d. h. nicht im ersten Rö-Bild kurz nach Punktion erkennbar → Visite und Auskultation nach 4 h!
- **Perikarderguss:** Schnelle Entlastung durch den Chirurgen. Diagn.: Stauung der Halsvenen, Tachykardie, RR ↓, Schock
- **Hämatom:** Verlaufskontrolle, Dokumentation, evtl. chirurgische Ausräumung
- **Ischämie:** Ursache (Hämatom) sofort beseitigen, sofortiges Hinzuziehen eines Chirurgen, Dokumentation, Erhöhung des Perfusionsdrucks
- **Embolie:**
  - Luft → über den liegenden Katheter mit einer großvolumigen Spritze absaugen
  - Kathetermaterial → chirurgische Intervention
- **Arteriovenöse Fistel mit Shunt:** Oft hämodynamisch wirksam, Minderperfusion des zugehörigen Abstromgebiets, chirurgische Sanierung notwendig
- **Infektion, Kathetersepsis:** Blutkulturen, Entfernung des Katheters, evtl. Neuanlage, Katheterspitzen zur mikrobiologischen Untersuchung, ggf. Antibiose

Durchführung

Material

- **Polyurethan:** Einlumige oder mehrlumige Katheter (Liegedauer nach Infektionslage), Schleuse (wegen Infektionsgefahr Liegedauer < 5 d).
- **Silikon:**
  - Zentraler Zugang: Ein- oder zweilumige Katheter
  - Subkutan getunnelte Katheter: Hickman-, Broviac-Katheter
  - Subkutaner Port: Subkutanes Reservoir zur Injektion (lange Liegedauer z. B. für Chemother.)
  - Vorteile: Weiches gewebefreundliches Material mit geringer Gefahr der Gefäßperforation bei der Platzierung, Anwendung zur Langzeitther. bei Frühgeborenen und Kindern, Liegedauer bis 40 d möglich
  - Nachteile: Platzierung oft schwierig, bei kleinem Lumen Gefahr der Katheterruptur durch hohen Perfusionsdruck, keine ZVD-Messung, Blutaspiration schwierig

Basistechniken

- **Katheter durch Kanüle** (Cavafix®): Anwendung im Notfall oder bei peripherzentralen Zugängen (V. basilica)
- **Katheter über Führungsdraht:** Mehrlumige Katheter, Schleuse zur Platzierung diagnostischer und ther. Katheter
- **Sonografisch gesteuerte Punktion:** Leichte und einfach unter sterilen Bedingungen zu handhabende Sonografiegeräte ermöglichen eine sichere Identifizierung der Gefäße und Kontrolle über die intravasale Lage der Kanüle und des Katheters. Anwendung bei unübersichtlicher Anatomie (Adipositas, Struma), hohem Risiko (Lungenemphysem) und bei Kindern → sichere Punktion bei routinierter Anwendung
- **EKG-gesteuerte Platzierung:** Der flüssigkeitsgefüllte Katheter (oder der zurückgezogene Führungsdraht) wird als Elektrode zur intravasalen bzw. intrakardialen Ableitung des EKGs verwendet. Während des Übergangs von der V. cava superior in den rechten Vorhof verändert sich die P-Welle signifikant (Überhöhung).

Lagekontrolle und Fehllagen

Ist die intravasale Lage durch Blutaspiration aus allen Lumina des Katheters gesichert, kann auf eine Rö-Kontrolle zur Frage der Katheterlage verzichtet werden (bei Anlage vor OP in Narkose), jedoch nicht bei anderen Fragestellungen (z. B. Pneumothorax).

- **Rö-Kontrolle:**
  - Ausschluss punktionsbedingter KO (Hämatom, Pneumothorax). Bei Unsicherheit ist eine Kontrolle nach 4 h im Intervall zu empfehlen.
  - Verlauf und Position der Katheterspitze: Die Katheterspitze sollte auf der Thorax-Übersicht nicht mehr als 3 cm unterhalb des Unterrands des Sternoklavikulargelenks in Projektion auf die V. cava sup. lokalisiert sein.

! Fehllagen können bei Rö-Kontrollen in nur einer Projektionsebene lediglich durch Abfluss von KM in das Herz sicher ausgeschlossen werden.

- **EKG-Lagekontrolle:** Durch kontinuierliche EKG-Ableitung an der Katheterspitze (▶ Abb. 2.7) und Überprüfung der intravasalen Lage durch Blutaspira-

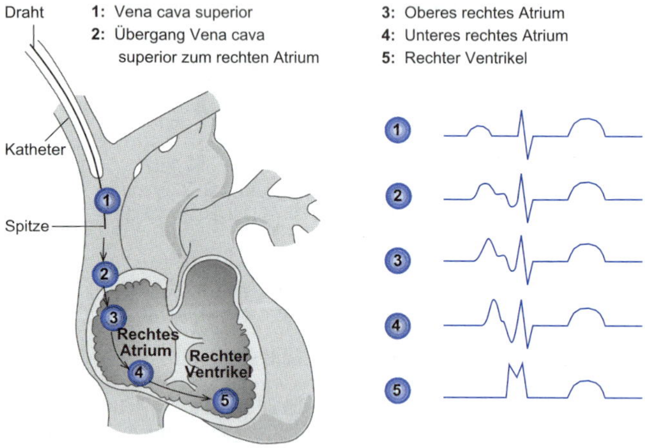

Abb. 2.7 EKG-gesteuerte Platzierung eines ZVK [L157]

tion. Hierbei werden verschiedene technische Varianten zur einfachen Handhabung angeboten. Voraussetzungen sind Sinusrhythmus und ein zur intrakardialen Ableitung zugelassenes EKG-Gerät.

- Zum Ausschluss einer versehentlichen art. Punktion Druckaufnehmer anschließen oder BGA; ggf. parallele Abnahme aus der Arterie: Sättigung im zentralvenösen Blut (SvO_2) → 70–85 %; im arteriellen Blut (SaO_2) → 90–97 %
- Regelmäßige Überwachung der lokalen und systemischen Entzündungszeichen und Lagekontrolle während der Verweildauer

ZVD-Messung

- **Voraussetzung:** ZVD nur in flacher Rückenlage des Pat. und bei korrekter zentraler Lage des Katheters messbar → Rö-Bild prüfen (richtige Lage: Katheterspitze 3 cm unter Sternoklavikulargelenk)
- **Durchführung:** Messvorrichtung ausrichten (z. B. mit Thoraxlineal). Rechter Vorhof = 0 cm, entspricht ⅗ des Abstands von Wirbelsäule zu Sternum beim liegenden Pat. Manometer wird mit Infusionslösung (NaCl 0,9 %) gefüllt (1), dann 3-Wege-Hahn zum Pat. öffnen: Messung des (atemabhängigen) Venendrucks in cmH_2O
- **Normwert:** Ca. 2–12 cmH_2O ≅ 1–9 mmHg (1 cmH_2O = 0,74 mmHg). ZVD wird von Blutvolumen, Gefäßtonus und Funktion des rechten Herzens beeinflusst. Ursachen für ZVD-Veränderungen entsprechen den Veränderungen des rechten Vorhofdrucks. Keine Steuerung der Volumentherapie anhand von einzelnen ZVD-Werten, allenfalls Veränderungen im Verlauf können Hinweise geben.

Tipp

Messpunkt obere Axillarfalte.

Punktion thoraxnaher Venen

- **Allgemeine Vorbereitungen:** Rö-Thorax ansehen (wenn vorhanden), Gerinnung, E'lyte, Anamnese (Durchblutungsstörungen, Herzrhythmusstörungen, Medikamente), Inspektion (Entzündung, Veränderungen), Auskultation (Lunge, Arterie), Aufklärung und Einwilligung des Pat.
- **Monitoring:** Visuelle und akustische EKG-Überwachung, Blutdruckmessung, venöser Zugang, Notfallmedikamente
- **Lagerung:** Trendelenburg-Lagerung, evtl. Rasur der Punktionsstelle und Drehen von Kopf oder Extremität entsprechend der Wahl des Zugangs
  - Bei Punktion am Hals, Kopf in Neutralstellung, da sich bei Drehung des Kopfs die V. jugularis int. über die A. carotis schieben kann. Damit der Kopf nicht überstreckt wird, empfiehlt sich eine leichte Unterlage (gerader Verlauf des medialen Anteils des M. sternocleidomastoideus).
  - Bei Punktion der V. subclavia wird beim Vorschieben des Katheters der Kopf auf die ipsilaterale Seite gedreht und am Arm durch eine Hilfsperson leicht gezogen (verhindert Fehlposition).
- **Arbeitsfeld:** Vorbereitung eines sterilen Arbeitsplatzes, mehrmalige Wischdesinfektion der Haut, steriles Abdecken

- Ultraschallgerät mit Schallkopf (steril umhüllt); Linearscanner: Erw. 30–40 mm, Pädiatrie 25 mm; 6–13 MHz. Schallkopf ca. 2–3 cm proximal, 90°-Winkel zur Punktionsrichtung

Durchführung

- Bei ansprechbarem Pat. Mitteilung aller manuellen Maßnahmen, großzügige Lokalanästhesie (Lidocain 1 %, Meaverin 1 %) mit dünner Nadel, ggf. Probepunktion des Gefäßes (▶ Abb. 2.8, ▶ Abb. 2.9)
- Anatomische Orientierung (z. B. Kinnspitze, Kieferwinkel, Jugulum, Krikoid, M. sternocleidomastoideus) und Palpation der benachbarten Arterie, evtl. Vorpunktion mit einer mit NaCl 0,9 % gefüllten Spritze mit kleiner Kanüle
- Ultraschall: Darstellung der Vene und begleitender Strukturen. US-Doppler: Vene blau, Arterie rot; Druck mit Finger: Vene kollabiert; Nadel + Spitze identifizieren
- **Seldinger-Technik:**
  - Punktion mit Systemnadel und gefüllter Spritze
  - Nach müheloser Aspiration des venösen Blutes Diskonnektion der Spritze, Lufteintritt vermeiden, Einführen des Seldinger-Drahts mit gebogenem weichem Ende, bei Widerstand (Warnzeichen) leichtes Drehen des

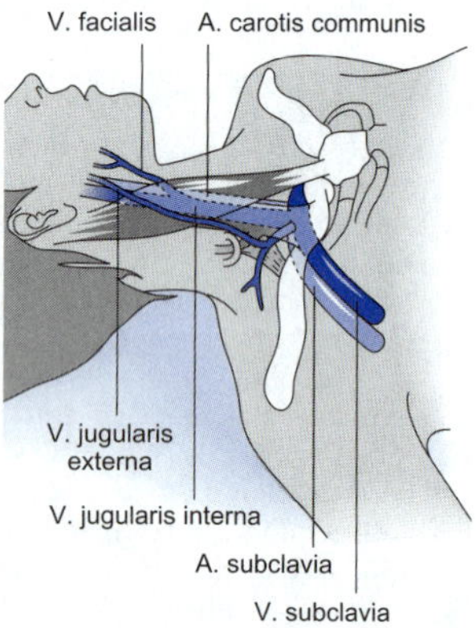

Abb. 2.8 Anatomie von V. jugularis und V. subclavia [L106]

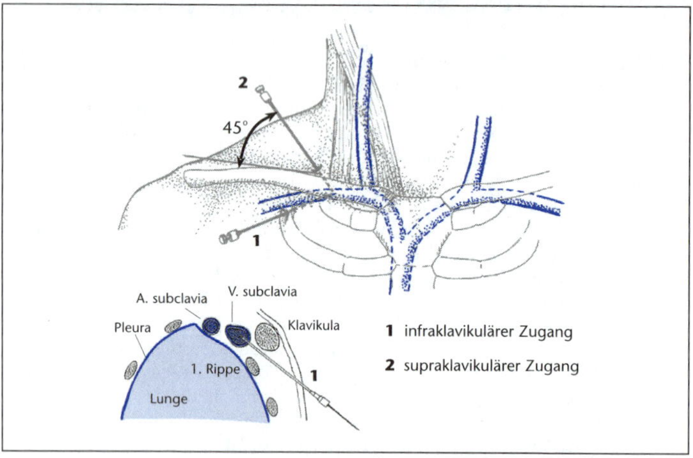

Abb. 2.9 Stichrichtung bei Subklaviapunktion [L157]

Drahts und vorsichtiges Vorschieben; dabei Perforation und Herzrhythmusstörungen vermeiden
- Nach sicherer intravasaler Lage des Drahts wird die Nadel entfernt, die Haut bougiert und über den Draht der vorbereitete Katheter/Schleuse eingeführt. Bei der Schleuse ist der Dilatator bereits integriert und wird gemeinsam mit der Schleuse vorgeschoben. Entfernung des Drahts und Konnektion mit dem Applikationssystem. Sichere Fixierung mit Pflasterzügel oder Naht

Punktionsorte

- **Peripher:** V. basilica und V. cephalica Zugänge der Wahl bei OP im Kopf-Hals-Bereich, komplikationsarm, häufig Fehllagen, Platzierung mit EKG möglich, Thrombosegefahr (▶ Abb. 2.10)
- **Zentral:** V. jugularis interna, V. subclavia und V. anonyma bei Erfahrenen sichere Zugänge zum Herzen
  - Subklaviapunktion: Erhöhtes Komplikationsrisiko
  - Jugularispunktion: Ermöglicht rechts durch gerade Strecke zum Herz sichere Positionierung
  - Mediale (zentrale) Anonymapunktion: Höchstes Komplikationsrisiko
- **Sonstige:**
  - V. femoralis: Relativ sicherer Zugang bei wenig geübtem Arzt im Notfall, hohes Thromboserisiko
  - V. brachialis: Alternative bei sicherer Beherrschung der Punktionstechnik

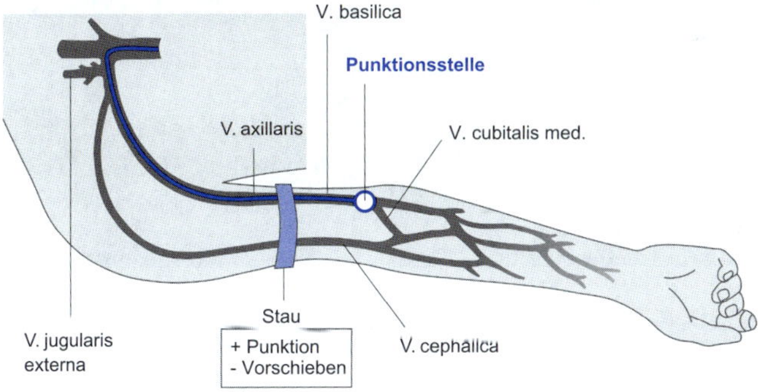

Abb. 2.10 Periphere Punktionstechnik. Bevorzugt V. basilica (innen), medial [L157]

V. jugularis interna

- **Kranialer Zugang** (transmuskulär): 1–2 Querfinger kaudal des Kieferwinkels lateral der A. carotis. Kanüle 45° nach dorsal und 30° nach lateral in Richtung Mamille vorschieben. Die Vene verläuft (meistens!) schräg versetzt oberhalb der A. carotis unterhalb des M. sternocleidomastoideus und hat ein stark variierendes Kaliber je nach Volumenstatus und Alter des Pat. Die Punktion findet Verwendung bei Veränderungen im kaudalen Halsabschnitt (Struma).
- **Mittlerer Zugang** (zentral-perkutaner Zugang, ▶ Abb. 2.11, ▶ Abb. 2.12): Im oberen Winkel des durch die beiden Anteile des M. sternocleidomastoideus

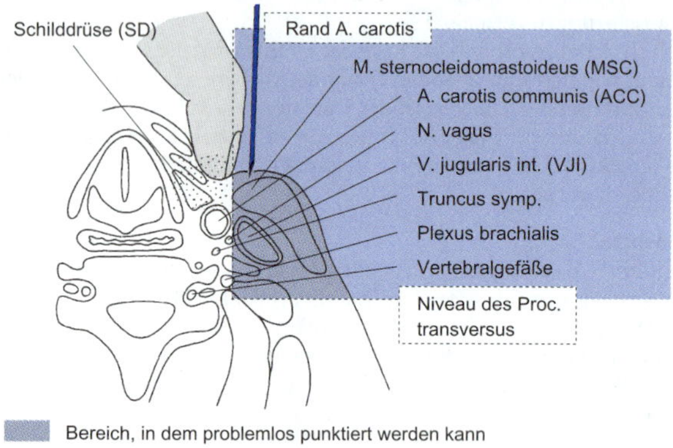

Abb. 2.11 Zentraler Zugang [L157]

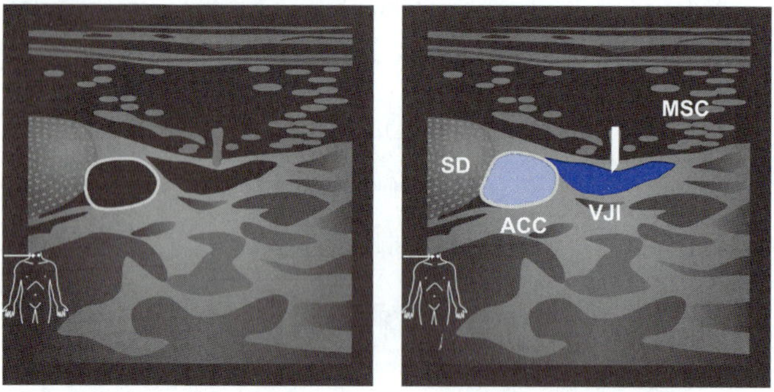

Abb. 2.12 Gefäßstruktur im Ultraschall. Komprimierung der V. jugularis interna (VJI, dunkelblau) durch Druck der Nadelspitze; Pulsatiler Fluss der A. carotis interna (ACC, hellblau) [L157]

begrenzten Halsdreiecks verläuft die V. jugularis interna parallel zur A. carotis dicht unter der Oberfläche. Kanüle neben der A. carotis parallel im Winkel von 45° nach dorsal einführen und die Vene nach 1–2 cm punktieren. Sicherste Punktionstechnik, jedoch Gefahr eines Pneumothorax, da Punktion in Richtung Pleurakuppel

V. anonyma

- **Lateraler Zugang (posterior):** Bietet sich bei schlechter Venenfüllung an, da V. anonyma immer offen
  - Durchführung: 3 cm oberhalb der Klavikula und lateral der V. jugularis externa wird der Muskelbauch des lateralen Anteils des M. sternocleidomastoideus durchdrungen und die Nadel direkt unterhalb der Muskelfaszie Richtung Jugulum vorgeschoben.; nach 3–5 cm Punktion der Vene

- Bewertung: Durch flache Stichrichtung sicherer Punktionsweg, aber wegen Platzenge im Hals-Schulter-Bereich technisch schwierig (kleine Spritze, 2 ml)
- **Zentraler Zugang (Notch-Technik):** Notfallzugang (supraklavikulärer Zugang, für erfahrene Ärzte). Kanüle wird 1 cm oberhalb des Sternoklavikulargelenks, als Inzisur (engl. notch) tastbar, ca. 45° nach medial und kaudal vorgeschoben und die V. anonyma in 3–4 cm Tiefe punktiert.

2

V. subclavia

Infraklavikulär Nadel nach Punktion durch die Haut (1–2 cm kaudal der Klavikula in der Medioklavikularlinie) nach kranial und medial Richtung Oberrand des Sternoklavikulargelenks subkutan vorschieben, bis Kontakt zur Klavikula fühlbar. Unter Knochenkontakt passieren der Klavikula dorsal in angegebener Stichrichtung und punktieren der Vene in 5–7 cm Tiefe.

V. femoralis

Notfallzugang oder für großlumige Zugänge zur Hämofiltration (Shaldon-Katheter). Punktion unterhalb des Leistenbands bei leicht abduziertem und außenrotiertem Bein. Die Vene befindet sich ca. 1 cm medial der gut palpablen A. femoralis.

Zentrale Zugänge

- Immer wenn möglich ist die Punktion unter US-Kontrolle anzustreben.
- Bei Pat. mit Struma kranialen Zugang zur A. jugularis interna wählen.
- Nach Einführen des Drahts Haut mit Skalpell (Klingengröße II) einschneiden und Dilatator benutzen.
- Schleusen und Dreilumenkatheter immer mit Naht fixieren.
- Vor Hautkontakt und Desinfektion die Katheterlumina und 3-Wege-Hähne mit NaCl 0,9 % füllen.
- EKG-Pulslautstärke einstellen, Monitor sichtbar, auf VES achten!
- Bei Zugang durch die V. basilica Einführungslänge mithilfe des Führungsdrahts abschätzen.
- Lage V. femoralis: **IVAN** – von **I**nnen: **V**ene, **A**rterie, **N**erv

2.1.6 Pulmonaliskatheter (PK)

Vorbereitung

- **Monitoring:** EKG und zwei Druckmodule mit entsprechendem Monitor, funktionsbereiter Defibrillator, Zubehör für steriles Abdecken und sterile Kleidung, erfahrene Hilfsperson
- **Aufklärung:** Bewusstseinsklaren Pat. über alle Maßnahmen informieren und schriftliche Einwilligung einholen
- Pat. an EKG anschließen, venöser Zugang, Lokalanästhesie
- **Material:** Steriles Arbeitsfeld aufbauen, Pulmonaliskatheter und Schleuse sowie sonstiges Zubehör auflegen. Lumina des Pulmonaliskatheters mit NaCl 0,9 % füllen und mit 3-Wege-Hahn abschließen. Ballon prüfen. Distales Lumen mit Druckaufnehmer für Pulmonalarteriendruck verbinden. Sterile Schutzhülle überführen
- **Punktionsstelle** desinfizieren und großflächig steril abdecken
- **Beatmung:** Nicht intubierten Pat. evtl. Sauerstoff anbieten
- **Lagerung:** Trendelenburg-Lagerung (Vorsicht bei Herzinsuff.)

Einführen des Pulmonaliskatheters

- Zugangswege wie bei ZVK in Seldinger-Technik (▶ 2.1.5)
- PK ca. 20 cm in die Schleuse einführen, Ballon mit 1 ml Luft insufflieren und unter Beobachtung der Druckkurve vorschieben. Die Wedge-Position ist aus dem Kurvenverlauf ersichtlich, durch Desufflation des Ballons wird die pulmonalarterielle Druckkurve sichtbar.
- Eine leichte Drehung des Katheters gegen den Uhrzeigersinn erleichtert den Eintritt in den rechten Vorhof. Nach Durchtritt durch die Trikuspidalklappe Drehung mit dem Uhrzeigersinn; zusätzlich evtl. leichte Oberkörperhochlagerung.

! Bei Einführung in den rechten Ventrikel können salvenartige ventrikuläre Extrasystolen oder eine ventrikuläre Tachykardie auftreten → Katheter zurückziehen, evtl. Lidocain (1 mg/kg), ggf. Defibrillation; Zurückziehen des Katheters nur bei entblocktem Ballon. Ist nach 60–70 cm via V. jugularis interna noch keine Wedge-Position erreicht, sollte der Katheter wegen Gefahr der Knotenbildung in einem neuen Versuch positioniert werden (▶ Abb. 2.13).

- Bei richtiger Lage Fixierung des PK, sodass die Lage unter sterilen Bedingungen korrigiert werden kann (sterile Hülle). Spontaner Lagewechsel durch Veränderung der Hämodynamik und Lage des Pat. möglich. Rö-Kontrolle. Gegebenenfalls Anschluss ZVD-Messung an das proximale Lumen.

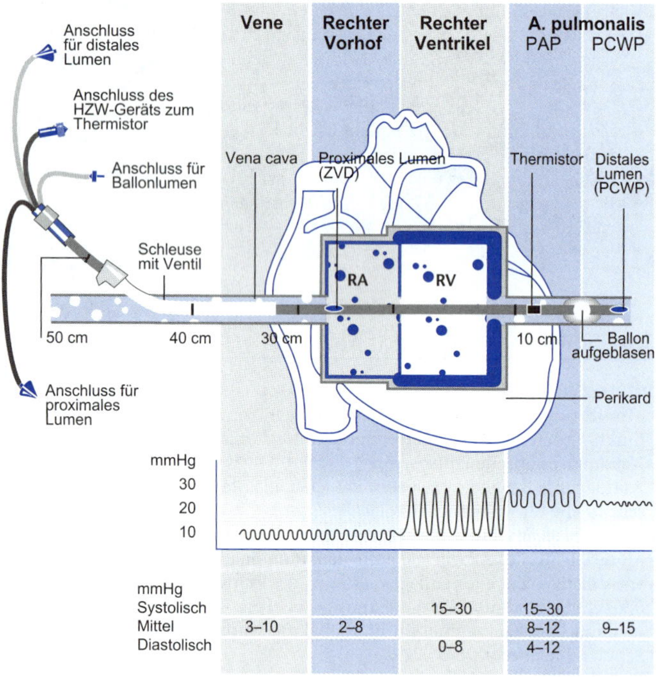

Abb. 2.13 Swan-Ganz-Katheter, Wedge-Kurve [L157]

Monitoring

- Kontinuierliche Überwachung der pulmonalarteriellen Druckkurve zur Vermeidung eines Lungeninfarkts bei iatrogener Wedge-Position
- EKG-Überwachung zur Erfassung von Rhythmusstörungen (oft atemabhängig)
- Systemische und lokale Kontrolle der Infektionszeichen; PK nach 5 d entfernen

Komplikationen

- Supraventrikuläre und ventrikuläre Arrhythmien (▶ Abb. 2.14)
- Ballonruptur: Bei geringer Luftmenge harmlos, wenn kein Rechts-links-Shunt besteht
- Lungeninfarkt im nachfolgenden Stromgebiet der Pulmonalarterie
- Gefäßruptur bei Füllung des Ballons mit mehr als 1–1,5 ml Volumen (klinisches Zeichen ist Hämoptyse)
- Schädigungen des Herzklappenendokards sind in kurzer Zeit möglich, daher Liegedauer des Katheters so kurz wie möglich halten.
- Knotenbildung des Katheters
- Versehentliche Fixierung mit Vorhofnaht nach herzchirurgischen Eingriffen
- Infektion
- Thrombose

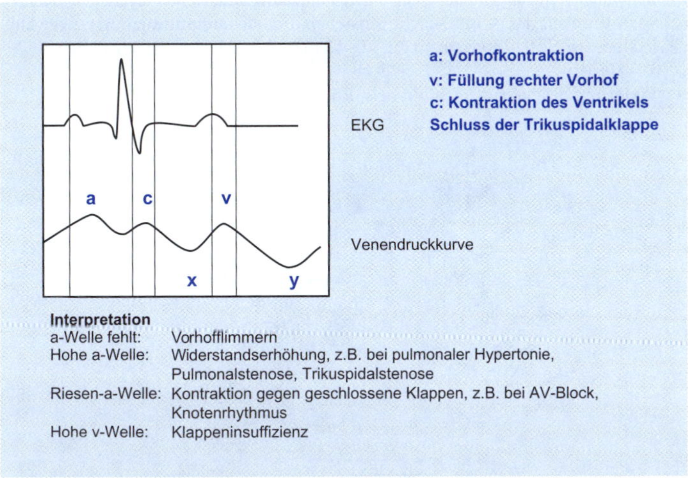

Abb. 2.14 Venendruckkurve [L157]

2.1.7 Schrittmacher (temporär, perioperativ)

Schrittmacher-Indikationen

- Bradykardien < 40/Min., die medikamentös nicht behebbar sind. Vorher Atropin 0,5–1,5 mg i. v., danach Orciprenalin 100–200 µg i. v. (Alupent®)
- AV-Block III°

- Bifaszikulärer Block + AV-Block I°, v. a. bei geplantem Einsatz von Lokalanästhetika (PDA, Plexusblockaden, mittlere und hohe Spinalanästhesien)

! Ind. eher großzügig stellen, wenn die Einführungsorte für SM-Kabel durch die OP-Abdeckung schwer zugänglich gemacht werden

Intrakardiale Stimulation

Durchführung

- Transvenöses Vorschieben der Schrittmachersonde über eine F5-Schleuse (V. basilica, V. jugularis, V. subclavia, V. anonyma; ▶ 2.1.5) unter EKG-Monitoring und ggf. Durchleuchtung. Für ventrikuläre Stimulation Platzierung der Spitze am Boden der rechten Kammer in leicht gestauchter Position (▶ Abb. 2.15), für supraventrikuläre Stimulation im rechten Herzohr. Anschluss der Elektroden an Pulsgenerator (distal am „Minus", proximal am „Plus")
- Einstellung der gewünschten HF bei prophylaktischer Implantation Eigenfrequenz um ca. 20/Min. unterschreiten. Bei noch vorhandenen Eigenaktionen zunächst „Sensing-Schwelle" feststellen. Dazu langsam die Sensitivität vermindern (optimale Lage, wenn die Erkennung der Eigenaktionen bei < 2 mV). Dann Einstellung des Schrittmachers auf „demand" (d. h. Eigenaktionen inhibieren den Schrittmacherimpuls); die Reizstärke langsam von 0 ausgehend erhöhen, bis Schrittmacherimpulse auf dem Oberflächen-EKG („spikes" mit Linksschenkelblockbild) erkennbar sind (optimale „Pacing-Schwelle" < 1,5 mA). Falls Werte nicht befriedigend, neue Platzierung. Reizspannung auf das 3- bis 5-fache einstellen, um sichere Stimulation zu gewährleisten. Im Notfall Reizstrom auf 10–15 mA. Gewünschte HF einstellen, z. B. 70–80/Min.
- Fixierung des Schrittmacherkabels; Rö-Thorax

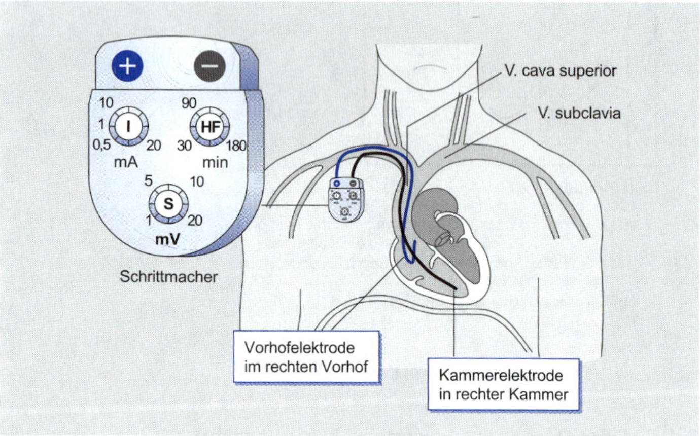

Abb. 2.15 Schrittmacher [L157]

Transthorakale Stimulation

Indikationen

- Überbrückung bei Bradykardie und Asystolie, bis eine transvenöse Stimulation möglich ist (▶ Abb. 2.16)
- Schnelle Bereitschaft, wenn plötzlich mit Reizleitungsstörungen zu rechnen ist

2

Durchführung

- Anlage der Elektroden:
  - Rot (+) auf der linken hinteren Thoraxseite zwischen Skapula und BWS
  - Schwarz zwischen Sternum und linker Mamille
  - Wenn dies nicht möglich ist, anterior-anteriore Elektrodenlage wählen
- EKG-Elektroden aufkleben und EKG für Synchronisationsbetrieb einstellen
- Frequenz am Simulator einstellen
- Bei Bradykardie Synchronisationszeichen sichtbar, nicht jedoch bei Asystolie. Stromstärke schrittweise stärken, bis elektronische Reizantwort im EKG erscheint (normalerweise bei 120–200 mA)

> - Pat. immer visuell überwachen
> - Elektroden nicht länger als 24 h anwenden
> - Bei Asystolie **alle** Maßnahmen zur kardiopulmonalen Reanimation durchführen
> - Bei mangelhaft angeklebten Schrittmacherelektroden Gefahr von Hautverbrennungen

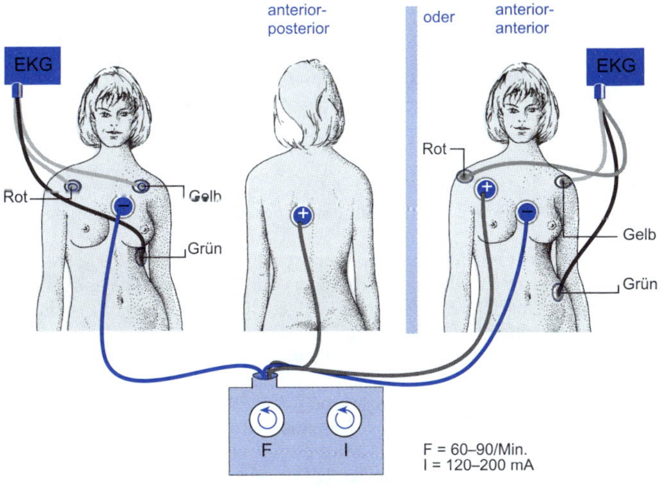

Abb. 2.16 Externer transthorakaler Notfallschrittmacher [L157]

2

Cave

- Bei allen Schrittmacherarten Vorhofflimmern und Kammerflimmern möglich
- Bei externer Stimulation zusätzlich Hautreizung
- Bei intrakardialer Stimulation Thrombophlebitis, Myokardperforation, Verknotung, Elektrodendislokation, Zwerchfellstimulation

Schrittmachercode

Der Code setzt sich aus fünf Buchstaben zusammen (▶ Tab. 2.4). Beispiel DDDR0:

- 1–3: Antibradykarde Funktion (z. B. DDD)
- 4: Programmierbarkeit (R)
- 5: Antitachykarde Funktion (0)

Häufig werden nur die ersten drei Buchstaben (z. B. VVI) angegeben.

Tab. 2.4 Schrittmachercode

1. Stelle	2. Stelle	3. Stelle	4. Stelle	5. Stelle
Stimulationsort	Detektionsort	Antwort auf Detektion	Programmierbarkeit	Antitachykarde Funktion
A → Atrium	A → Atrium	T → Triggerung	P → 2 Funktionen	P → Pacing
V → Ventrikel	V → Ventrikel	I → Inhibition	M → multiple Funktionen	S → Schock (Kardioversion, Defibrillation)
D → dual (A + V)	D → dual (A + V)	D → dual (T + I)	R → Frequenzmodulation	D → dual (P + S)
	0 → keine	R → reverse Funktion	C → Kommunikation über Telemetrie möglich	0 → keine
			0 → keine	

Funktionen

Wegen der großen Zahl der Programme sind hier nur die klinisch wichtigen Modi aufgeführt.

- **Fixierter, nicht synchronisierter oder asynchroner Modus** (V00): SM liefert feste Frequenz, Notfallmodus wird durch Auflegen eines Magnets auf den permanent eingebauten internen SM eingestellt, bei externen SM → Einstellung der Sensitivität auf „Minimum" (Anschlag entgegen dem Uhrzeigersinn). **Cave:** Sollte wegen R- auf T-Phänomen und Kammerflimmern vermieden werden!
- **Demand oder synchronisierter Modus** (VVI): Ventrikelstimulation, die durch eine Kontraktion (R-Zacke) inhibiert wird, fest eingestellte Frequenz (60 oder 70/Min.), ist bei Problemen eine einfache und sichere Funktion, bei fehlender Vorhofstimulation sinken HZV und RR um 20 %.
- **Atrioventrikuläre (AV) – sequenzielle Stimulation (DDD):**
  - VAT-Modus: Sofern reguläre Vorhofaktionen vorhanden, aber keine adäquate Ventrikelkontraktion (z. B. AV-Block III) Impulsabgabe an den Ventrikel nach einer fest eingestellten Überleitungszeit (ca. 120 ms)

- VAI-Modus: Bei Vorhofflimmern wird die Ventrikelstimulation durch die Vorhofaktion inhibiert und erfolgt nach einer festen Frequenz.
- Zur Vermeidung von Reentry-Tachykardie durch einen plötzlich auftretenden Anstieg der Vorhoffrequenz (z. B. supraventrikuläre Tachykardie) kann die Refraktärzeit eingestellt werden (400 ms ≅ 150/Min., 500 ms ≅ 120/Min.).
- DVI-Modus: Bei kompletter Asystolie (z. B. nach komplexen Eingriffen an den Herzklappen oder im Bereich des rechten Vorhofs) erfolgt die festgelegte Stimulation (z. B. 90/Min.) erst an die Vorhöfe und nach der Überleitungszeit (120–150 ms) an die Ventrikel.

- **Frequenzadaptierte Schrittmacher:** Erlauben die Modulation der Herzfrequenz an die Belastung. Hierbei werden die Muskelaktivität und die Beschleunigung bei Bewegungen durch piezoelektrische Sensoren oder das Atemminutenvolumen über die thorakale Impedanz registriert. Die Gefahr einer artefaktinduzierten Tachykardie kann durch Anwendung von zwei Verfahren limitiert werden.

Anästhesiologische Besonderheiten frequenzadaptierter Schrittmacher

- **Problematik:** Die Sensorik zur Steuerung der Frequenzadaptation kann durch intraop. Reize wie chirurgische Maßnahmen oder Beatmung getriggert werden und eine Tachykardie auslösen.
- **Ther.:** Unterbrechung des störenden Reizes (z. B. Umstellung auf manuelle Beatmung). Umstellung auf den asynchronen Modus sollte nur im Notfall erfolgen, da hier auch ein R- auf T-Phänomen produziert werden kann.
- **Anästhesiologische Maßnahmen:**
  - Frequenzabhängigen SM als solchen erkennen (5. Buchstabe „R“)
  - Gegebenenfalls Umstellung auf synchronen Modus mit gleichbleibender Frequenz (z. B. VVI)

Perioperatives Management bei Patienten mit Schrittmacher

Folgende Fragen klären:

- SM-Lokalisation: Extern (epikardial oder i. v.); intern (permanent)
- SM-Aktivität: EKG-Monitor oder aufgezeichnet, Aktivität erkenntlich an Spikes + P-Welle oder Spikes + Blockbild
- Kreislaufstabilität: Diathermie-unabhängiges Monitoring durch Pulsoxymeter, Stethoskop, Ertasten peripherer Pulse

Präoperativ

Checkliste interner permanenter SM, auch AICD

- Schrittmacherausweis: Kontrolle innerhalb des letzten Jahres (Ergebnis, ggf. bei elektiven Eingriffen kontrollieren)
- Ursache für die SM-Pflichtigkeit abklären
- Globale kardiale Leistungsfähigkeit einschätzen
- Letzte Schock-Aktion bei AICD abfragen
- Stimulations-Modus:
  - Bei Frequenzmodulation auf VVI-Modus umprogrammieren
  - Bei AICD die Schockfunktion deaktivieren

- Einschätzen von Störmöglichkeiten
- EKG mit Rhythmusstreifen
- Ggf. Rücksprache mit behandelndem Kardiologen

Checkliste externer intravenöser oder epikardialer SM

Geräteeinstellung testen (lassen): Nur an einem hämodynamischen Monitor und in einer entsprechend ausgerüsteten Überwachungseinheit (AWR, Intensivstation, HK-Labor).

- Hat der Pat. einen Eigenrhythmus? Sichere Information nur durch kurzes Ausschalten des Geräts, alternativ die SM-Frequenz auf 30/Min. reduzieren. Tritt dann kein Eigenrhythmus auf, besteht absolute Pacer-Abhängigkeit.
- Sensing- und Pacing-Schwelle in Ordnung?
- Störungen der SM-Funktion (z. B. bei Bewegungen des Pat., Kontaktstörungen des Kabels) bei behandelndem Personal erfragen, Reserve-SM in Bereitschaft

Intraoperativ

- Überwachung der elektrischen Aktivität (EKG-Monitor und periphere Durchblutung via Pulsoxymeter)
- Herzfrequenz beobachten → SM-Modus bzw. Spike-Erkennung im Monitorprogramm aktivieren
- Beim Transport und Umlagern von Pat. mit externem SM auf Sicherung der Elektroden und des Aggregats achten
- Defibrillator (ggf. + transthorakaler SM) in unmittelbarer Nähe. Zugangsmöglichkeit zu Elektroden und Aggregat sichern, ggf. transthorakale Elektroden als Reserve aufkleben
- Gabe von Lokalanästhetika (ggf. mit Adrenalinzusatz z. B. in der HNO) vorher absprechen

Postoperativ

Bei Diathermie und programmierbarem SM sind die Funktion zu kontrollieren und der Stimulationsmodus ggf. neu zu programmieren.

- Die Umstellung eines SM in den asynchronen Modus (nach Auflegen eines Magneten liefert der SM eine fixierte Frequenz) ist eine reine Notfallmaßnahme.
- MRT-Untersuchungen sind je nach Untersuchungsort unter kontinuierlicher Herz-Kreislauf-Überwachung prinzipiell möglich. Enge Absprache mit Kardiologen und Radiologen!
- Programmierbare SM müssen nach Eingriffen mit Diathermie (Elektrokoagulation, Elektroschneiden) überprüft werden.
- Bei allen Problemen mit SM → Defibrillator und (wenn möglich) transthorakalen SM bereithalten

Störungen der Schrittmacherfunktion

- **Diathermie:** Anwendung kann zur Änderung von SM-Funktion und -Einstellung führen.
  - Bei bipolarer Anwendung beschränkt sich der Stromfluss auf das Operationsfeld. Eine Störung ist unwahrscheinlich.
  - Bei monopolarer Anwendung ist die neutrale Elektrode möglichst weit vom SM zu platzieren. Die Anordnung der Elektrode direkt über dem Aggregat ist zu vermeiden, da über die applizierten Ströme Kammerflim-

mern, Myokardschäden oder SM-Funktionsstörungen ausgelöst werden können.

- **Extrakorporale Stoßwellenlithotripsie** (ESWL): Verursacht Druckwellen durch Schall und kann Herzrhythmusstörungen provozieren. Hier sind die EKG-getriggerte Auslösung der Schockwellen und die Beachtung von Interferenzen notwendig.
- **Nervenstimulator, Relaxometrie:** Arbeiten im bipolaren System und liefern geringe Ströme (< 1 mA). Hier ist eine Funktionsstörung unwahrscheinlich.
- **Muskelpotenziale:** Ausgelöst durch Kältezittern (shivering) oder nach Applikation von Succinylcholin; können SM entweder inhibieren (Resultat: Bradykardie oder Asystolie) oder stimulieren (Resultat: Reentry-Tachykardie).
- **Variation der Reizschwelle:** Durch intraop. Änderungen im Metabolismus, bei Verschiebungen im E'lythaushalt und bei Gabe von Medikamenten
  - Anheben der Reizschwelle: Hypoxie, Hyperkapnie, Azidose, Alkalose (überdosiertes $NaHCO_3$, Hyperventilation), Hypokaliämie, Hyperkaliämie, Hypernatriämie, Medikamente wie Betablocker, Infarktareal im akuten Stadium
  - Absenken der Reizschwelle: Orciprenalin
- **Defibrillation bei SM-Funktion:**
  - Problematik: Über die Kabel (extern auf dem Epikard) oder die implantierten Sonden werden starke Ströme geleitet, die zur Verbrennung von Gewebe an der Spitze führen können → Variation von Sensing- und Reizschwelle, ggf. Funktionsverlust.
  - Maßnahme: Stromfluss des Defibrillators sollte nicht durch SM-Kabel und Aggregat laufen, sondern möglichst weit davon entfernt und im 90°-Winkel appliziert werden. Kontrolle des SM nach Defibrillation oder Kardioversion ist erforderlich.

Systeme zur elektrischen Therapie maligner Herzrhythmusstörungen (AICD oder PCD)

Synonyme: AICD = automatic implantable cardioverter defibrillator; PCD = implantierbarer Schrittmacher, Kardioverter und Defibrillator (▶ Tab. 2.5).

Tab. 2.5 Schrittmachercode der Systeme zur elektrischen Therapie maligner Herzrhythmusstörungen

1. Stelle	2. Stelle	3. Stelle	4. Stelle
Schockort	Ort des antitachykarden Pacings	Tachykardiedetektion	Ort des antibradykarden Pacings
A → Atrium	A → Atrium	E → EKG	A → Atrium
V → Ventrikel	V → Ventrikel	H → Hämodynamik	V → Ventrikel
D → dual (A + V)	D → dual (A + V)		D → dual (A + V)
0 → keine			

Anästhesiologische Besonderheiten bei AICD-Schrittmachern

- Hier ist die exakte kardiale Anamnese des Pat. für die Einschätzung des periop. Risikos von Bedeutung. Art der Herzrhythmusstörungen, Ursache und ggf. zusätzliche medikamentöse Ther. sind ebenso zu erfragen wie die Situation, in der der Schock ausgelöst wurde.
- Das System darf nur in einer Phase ausgeschaltet werden, in der der Pat. am Monitor überwacht wird und ein Defibrillator sowie ein transthorakaler SM bereitstehen. Die generelle Notfallausrüstung ist obligat.
- Die Deaktivierung durch den Kardiologen hat unmittelbar präop. zu erfolgen.
- Kontrolle und Aktivierung erfolgen ebenfalls wieder sofort postop., ansonsten müssen eine kontinuierliche KG-Überwachung und ein externer DEFI bereitgehalten werden.

2.1.8 Magensonde

Indikationen und Ziele

- **Entlastung:** Nicht nüchterner Pat., Vorbeugung von Aspiration, Laparotomie, Eingriffe im Retroperitonealraum, Bauchlagerung
- **Postop.:** Zur Ther. (Ernährung, Spülung), zur Diagn., bei Langzeitbeatmung; bei bestehender Gastroparese evtl. endoskopische Anlage einer Jejunalsonde

Indikationseinschränkungen

- Eingeschränkte Gerinnung → strenge Ind. und Einführung unter Sicht
- Schädel-Hirn-Trauma → Durchführung erst nach Diagn. in tiefer Narkose, evtl. oral
- Kiefer- und Mittelgesichtsverletzung → Einführung und Fixierung durch den Kieferchirurgen
- Fehlbildung Ösophagus → Einführung und Fixierung durch Kinderchirurgen
- Tumoren und Fehlbildungen in Pharynx oder Larynx → Einführung und Fixierung intraop. durch den Operateur
- Operative Eingriffe an Ösophagus und Magen; enge Absprache mit dem Operateur

Materialien

- **PVC-Sonden:** Einlumig oder doppellumig, Liegedauer 5–7 d, da Ulzerationen möglich; Weichmacher löst sich heraus
- **Polyurethan:** Weiche Sonden zur Langzeitther., regelmäßige Lagekontrolle und Inspektion der Haut notwendig
- **Silikon:** Weiche Ernährungssonden für die Anwendung bei Kindern oder als Dünndarmsonde; Liegedauer 3–4 Wo., regelmäßige Lagekontrolle und Hautinspektion; bei hohem Applikationsdruck Perforationsgefahr

- Widerstand beim Legen ist ein Warnhinweis, im Ösophagus besteht Perforationsgefahr, evtl. durch Drehung der Sonde Krümmung korrigieren oder Kopf anteflektieren.
- Bei langzeitintubierten oder tracheotomierten Pat. Silikonsonden mit Wechsel des Nasenloches alle 10 d
- Diagn. Magensekretgewinnung in linksseitiger Lage besser
- Bei ausgeprägten Magensekretverlusten E'lyte ausgleichen: Pro Liter Magensekret K^+ 10 mval, Na^+ 40–100 mval, Cl^- 70–120 mval

- Bei dünnen Ernährungssonden ist die Lage der Sondenspitze radiologisch zu kontrollieren.
- Bei langer Liegedauer besteht die Gefahr der Refluxösophagitis → Prophylaxe mit H_2-Blockern.

Vorbereitung ▶ Tab. 2.6.

- **Material:** Magensonde, Lidocaingel und -spray, 20-ml-Spritze, Sekretbeutel, Stethoskop, Magill-Zange, Laryngoskop, Vagolytikum (1 Amp. Atropin 0,5 mg aufgezogen), Antiemetikum wie Metoclopramid 10 mg (z. B. Paspertin®), i. v. Zugang
- **Sonde:**
  - Die Markierung beginnt bei 45 cm (I) und erfolgt im Abstand von jeweils 10 cm (55 cm = II, etc.).
  - Normale Einführlänge beim Erw. 60 cm (zwischen Markierung II und III)

  ! Bei Kindern und Säuglingen Magensonde vorher abmessen: Vom Xiphoid hinter dem Ohr vorbei zur Nasenspitze

Tab. 2.6 Größenempfehlung für Magensonden

Generell		Ch	mm
Erwachsene		14–16	4,7–6
Kinder		10–14	3,3–4,7
Kleinkinder und Säuglinge		8–10	2,7–3,3
Frühgeborene		5	1,7
Zur Vermeidung von	Aspiration und Regurgitation	14–18	4,7–6
	Überdehnung und postop. Anastomoseninsuff.	14–18	4,7–6
	Postop. Erbrechen durch Magenentleerung nach Kopf-OP	14	4,7

Durchführung ▶ Abb. 2.17.

- **Bei intubierten und beatmeten Pat.:** Magensonde wird senkrecht in die unterste Choane eingeführt. Da man senkrecht auf die Pharynx-Hinterwand stößt, empfiehlt es sich, den Führungsdraht etwas zurückzuziehen. Beim weiteren Vorschieben bleibt man häufig im Kehlkopfbereich hängen oder gelangt in die Trachea (atemabhängige Luftströmung hörbar). Durch Drehung der Magensonde um 180° wird die vorformierte Krümmung aufgehoben, und die Magensonde gleitet entlang der Pharynxhinterwand in den Ösophagus.

! Hilfen: Kopf flektieren, Einführung mit Laryngoskop und McGill-Zange (Sauger und Atropin griffbereit)

- **Bewusstseinsklarer Pat.:** Über Vorgehen informieren. Bei sitzendem Pat. die mit Lidocaingel gleitfähig gemachte Magensonde in ein Nasenloch vorschieben und unter aktivem Schlucken des Pat. den Ösophagus sondieren; evtl. schluckweise Tee oder Wasser trinken lassen
- **Lagekontrolle:** Aspiration von galligem Magensaft, Luftinsufflation und Auskultation, radiologische und endoskopische Kontrolle, intraop. Kontrolle durch den Operateur

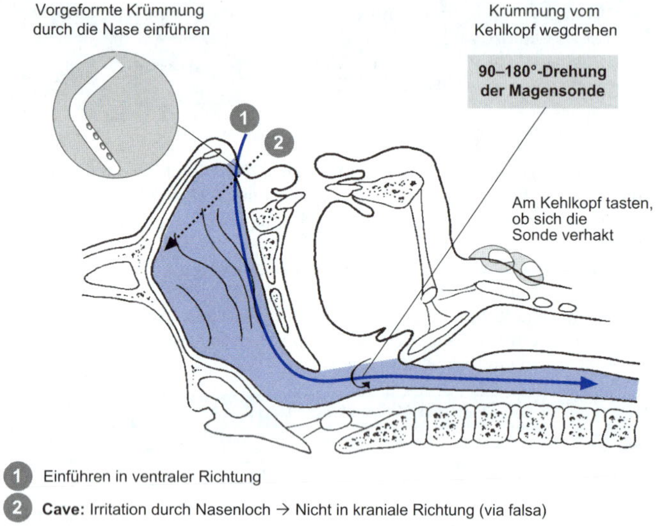

Abb. 2.17 Einlegen einer Magensonde [L157]

Komplikationen und Management

- **Blutungen durch Schleimhautverletzung:** Fehleinschätzung der Blutungen durch Abfließen in den Magen → Gegenmaßnahme: Blutungen durch Kompression (Tamponade) zum Stillstand bringen; bei nicht stillbarer Blutung HNO-Konsil, Gerinnungskontrolle
- **Tracheale Einführung:** Erkennbar bei wachem Pat. an Hustenreiz, bei intubiertem Pat. an beatmungsabhängigem Strömungsgeräusch, Veränderung des Beatmungsdrucks und Abfall des Atemminutenvolumens, Luftfüllung des Sekretbeutels, Geruch nach Inhalationsanästhetika → Gegenmaßnahme: Fehlplatzierte Magensonde zurückziehen und neu platzieren
- Aufrollen im Nasopharynx → Gegenmaßnahme: Fehlplatzierte Magensonde zurückziehen und neu platzieren
- **Untertunnelung der Schleimhaut:** Via falsa in viele Richtungen möglich (Ösophagus, Pharynx, Schädelbasis). Reperforation ins richtige Lumen möglich. Ausgeprägte Blutung möglich, v. a. bei Schwangeren → Gegenmaßnahme: Via falsa unter der Schleimhaut durch Zurückziehen korrigieren und Blutung stillen, Verlaufsbeobachtung

2.1.9 Blasenkatheter

Transurethrale Katheterisierung

Indikationen

- **Einmalkatheterisierung:**
  - Harnretention bei Entleerungsstörung durch erhöhten Sympathikotonus postop., bei Neuroleptikather., nach Katheterisierung, nach Spinalanästhesie

- Wirkmodus: Parasympathomimetikum → Erregung der glatten Muskulatur von Darm und Blase. NW: Bradykardie, Blutdruckabfall, Schweißausbruch, Erbrechen und Übelkeit. KI: Myokardinfarkt, AV-Block, kardiale Dekompensation, Ulcus ventriculi, Asthma bronchiale
- **Dauerkatheter:** OP-Dauer > 4 h, notwendige Bilanzierung, Überwachung der Nierenfunktion, postop. Intensivther., Notfälle mit entsprechender Ind. (dekompensierte Herzinsuff., Polytrauma)

Kontraindikationen

- **Absolut:** Urethritis, Prostatitis, Epididymitis, Via falsa, Harnröhreneinriss
- **Relativ:** Harnröhrenengen

! Stets Vorhaut reponieren, sonst Gefahr der Paraphimose!

> Bei traumatisiertem Pat. Einführen des Dauerkatheters durch den Chirurgen oder Urologen.

Material Katheter (14, 16 oder 18 Ch), steriles Katheterset mit 1–2 Nierenschalen, Urinbeutel, sechs Tupfer, Handschuhe, Unterlage und Lochtuch, steriles Röhrchen, Desinfektionsmittel, Spritze mit Lidocain-Oberflächenanästhesie und Gleitmittel.

Durchführung

> **Vorgehen bei transurethraler Katheterisierung von Männern**
> - Rückenlage
> - Lochtuch so platzieren, dass die Harnröhrenöffnung sichtbar ist; äußeres Genitale desinfizieren (ohne sterilen Handschuh)
> - Mit sterilem Handschuh Penis halten, Vorhaut zurückstreifen und Harnröhrenöffnung spreizen; Glans penis und Meatus urethrae dreimal mit einem Tupfer desinfizieren (z. B. mit Betaisodona®)
> - Urethrale Oberflächenanästhesie mit Lidocain-Gel (Instillagel®), langsam injizieren
> - Mit der linken Hand den Katheter am hinteren Ende greifen und ihn mit der rechten Hand mit einer sterilen Pinzette 5 cm von der Spitze entfernt fassen
> - Katheterende zwischen kleinem und Ringfinger der rechten Hand einklemmen
> - Penis mit der linken Hand nach oben strecken und Blasenkatheter mit Pinzette ca. 15 cm in die Harnröhre vorschieben. Wird Widerstand spürbar, Penis unter Strecken absenken und Katheter weiterschieben, bis Urin fließt; ggf. erneut Gel applizieren und/oder kleineren Katheter verwenden.
> - Fließt Urin, Katheter weiter vorschieben, bis vollständig eingeführt, dann Ballon mit 5 oder 10 ml Aqua dest. (möglichst kein NaCl, Ventil-Verkrustung!) blocken; vorsichtig zurückziehen, bis man einen federnden Widerstand spürt.
>
> ! Präputium reponieren wegen Gefahr der Paraphimose!
>
> ! **Pflege:** Tägl. Glans und Katheter reinigen und z. B. mit Braunovidon® desinfizieren; Wechsel mind. alle 2–3 Wo. (Silastik-Katheter alle 3 Mon.)

Vorgehen bei transurethraler Katheterisierung von Frauen

- Rückenlage, Fersen zusammenstellen, Knie nach außen
- Lochtuch so platzieren, dass die Harnröhrenöffnung sichtbar ist
- Zuerst Vulva von ventral nach dorsal desinfizieren. Dann mit linker Hand (sterile Handschuhe) Labien spreizen und kleine Schamlippen dreimal desinfizieren. Zuletzt Harnröhrenöffnung desinfizieren. Der letzte Tupfer wird in den Vaginaleingang gebracht; Desinfektionstupfer mit Pinzette halten, nur einmal verwenden.
- Katheter in die Harnröhre einführen und in die Blase vorschieben. Bei Dauerkathetern Blockballon mit 5 oder 10 ml Aqua dest. füllen; vorsichtig zurückziehen, bis man einen federnden Widerstand spürt.
- Tupfer aus dem Vaginaleingang entfernen

Suprapubischer Blasenkatheter

- **Indikationsstellung und Durchführung** durch den Urologen
- **KI:** V. a. oder gesicherter Blasentumor, Gerinnungsstörungen, abdominale Vor-OP
- **KO:** Blutung, Entzündung, Verletzung von Darm und Geweben, Peritonitis

- Transurethralen Dauerkatheter dem suprapubischen Katheter vorziehen bei Adipositas permagna mit abdominaler Fettschürze, großer Leistenhernie, Gerinnungsstörungen, Anus praeter, ambulanter Durchführung
- Nachteil des transurethralen Dauerkatheters gegenüber dem suprapubischen Katheter ist die Traumatisierung (Mikroabszedierung) der Urethra mit nachfolgender Strikturbildung. Die Infektionsrate ist bei beiden Verfahren gleich.

2.2 Supraglottische Atemwegshilfen

Hermann Heinze

2.2.1 Einführung

Die Narkosebeatmung bzw. Spontanatmung ist über supraglottische Atemwegshilfen möglich. Es besteht allerdings im Unterschied zum Endotrachealtubus kein bzw. kein sicherer Aspirationsschutz!

Cave
Kontraindikation bei Aspirationsgefahr!

2.2.2 Maske

- In versch. Formen u. Größen erhältlich, z. B. aus Kunststoffteil mit aufblasbarem Randwulst, der sich dem Gesicht anpasst o. aus einem durchgehendem Silikonkörper
- Bes. Formen für die Kinderanästhesie (▶ 9.3.3), z. B. Rendell-Baker-Masken mit kleinstem Totraumvolumen oder Laerdal-Masken (völlig rund) mit bester Anpassung an das kindliche Gesicht

Indikationen Narkosen für kurze Eingriffe, Maskeneinleitung vor ITN

Kontraindikationen Nicht nüchterne Pat., aspirationsgefährdete Pat., Adipositas per magna, best. Lagerungen (z. B. Bauchlage), laparoskopische Eingriffe.

Komplikationen Pat. nicht zu ventilieren, Hypoventilation, Hypoxie; Mageninsufflation (Würgen, Erbrechen, Regurgitation möglich!).

Vorgehen
- Kopf leicht erhöht (verbesserte Jackson-Position, ▸ Abb. 2.18)
- Maske zuerst der Nase anpassen und dann völlig auf das Gesicht legen
- Wenn Pat eingeschlafen, Esmarch-Handgriff (▸ Abb. 2.19); Daumen und Zeigefinger halten die Maske auf das Gesicht, die anderen drei Finger ziehen den Unterkiefer hoch.
- Mit der anderen Hand beatmen
- Gegebenenfalls Guedel-Tubus zur Freihaltung der Atemwege benutzen (▸ Abb. 2.20)

! Cave
- Spitzendruck nicht über 20 mmHg!
- Magen nicht blähen!
- Auf Oxygenierung und CO_2-Rückatmung achten!

Hilfsmittel
- Guedel-Tubus: Versch. Größen; wird zunächst mit seiner Spitze zum Gaumen eingeführt und dann um 180° gedreht
- Wendl-Tubus: Versch. Größen; gleiche Funktion wie Guedel-Tubus, nur nasales Einführen mit Gleitgel; wird eher in der Aufwachphase genutzt

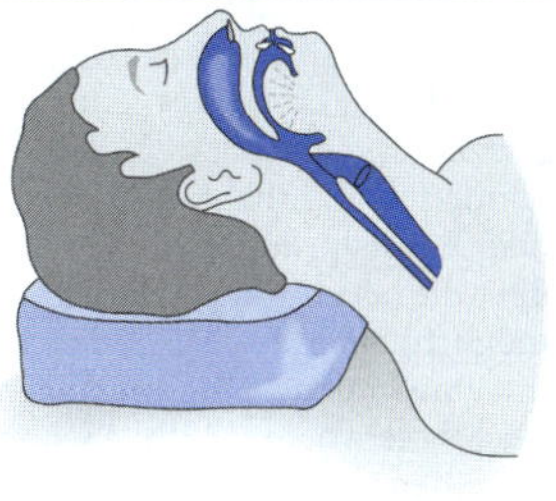

Abb. 2.18 Verbesserte Jackson-Position [L157]

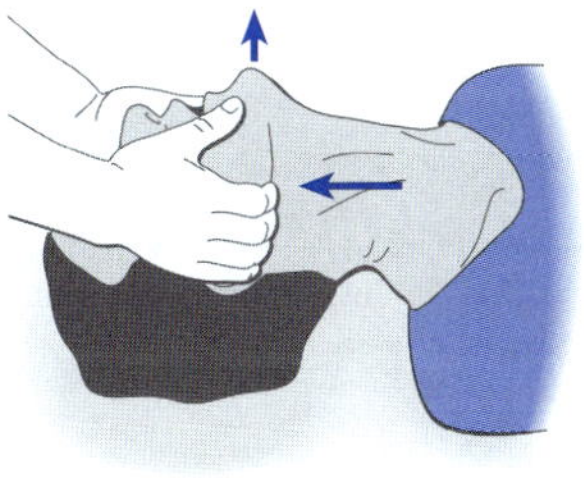

Abb. 2.19 Esmarch-Handgriff [L106]

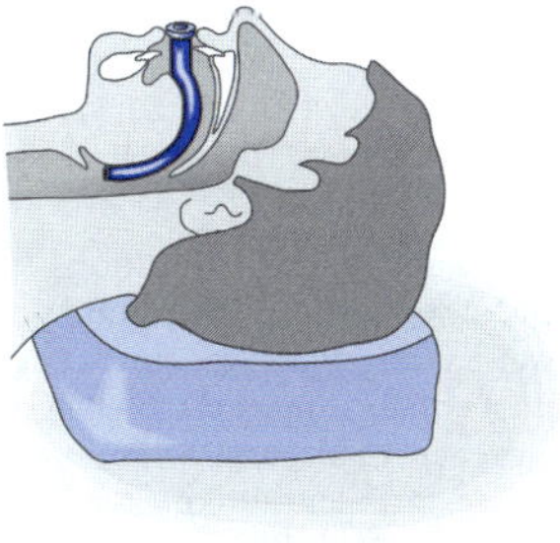

Abb. 2.20 Korrekte Lage des Guedel-Tubus [L157]

2

2

2.2.3 Larynxmaske (LMA)

® In den Größen 1, 1,5, 2, 2,5, 3, 4, 5 und 6 erhältlich, von versch. Herstellern (▶ Tab. 2.7):

Tab. 2.7 Größenempfehlung für Larynxmasken

LMA-Größe	Patienten
1	Neugeborene/Säuglinge bis zu 5 kg KG
1,5	Säuglinge von 5–10 kg KG
2	Kleinkinder von 10–20 kg KG
2,5	Kinder von 20–30 kg KG
3	Kinder von 30–50 kg KG
4	Erwachsene von 50–70 kg KG
5	Erwachsene von 70–100 kg KG
6	Erwachsene über 100 kg KG

- Heutzutage so gut wie immer Einmalprodukte
- Flexible mit Spiralverstärkung des Tubusteils
- Mit 2. Lumen für Magenentlüftung bzw. -sonde, außerdem mit verstärkter Spitze sowie integriertem Beißschutz, z. B. ProSeal® bzw. Supreme® von LMA
- Sonderform: Intubationslarynxmaske (ILMA) Fastrach®, wiederverwendbar oder Einmalprodukt von LMA. LMA mit Handgriff aus Metall bzw. Plastik, über die bei einwandfreier Lage und Beatmung blind (ggf. fiberopt. Kontrolle möglich) ein spezieller Endotrachealtubus (flexibel mit Spiralverstärkung) mit abnehmbarem Konnektor in die Trachea geschoben wird und mittels eines Stopfers beim anschließenden Herausziehen der LMA dort verbleibt; ideal für den unerwartet schwierigen Atemweg!

Indikationen Narkosen von kurzer bis mittellanger Dauer.

Kontraindikationen ▶ 2.2.2.

Komplikationen
- LMA nicht zu platzieren
- Pat. nicht zu ventilieren, Hypoxie
- Dislokation, wenn Pat. zu wach
- Halsschmerzen, Heiserkeit

Vorgehen ▶ Abb. 2.21.
- Verbesserte Jackson-Position
- In Narkose Mund öffnen und geblockte oder entblockte (versch. Vorgehensweisen) angefeuchtete (mit künstlichem Speichel o. Wasser) LMA den Gaumen entlang hinunterschieben bis Widerstand
- Gegebenenfalls Zunge mit Finger weghalten
- Spitze darf nicht umknicken!
- Gegebenenfalls Blockung
- Beatmen

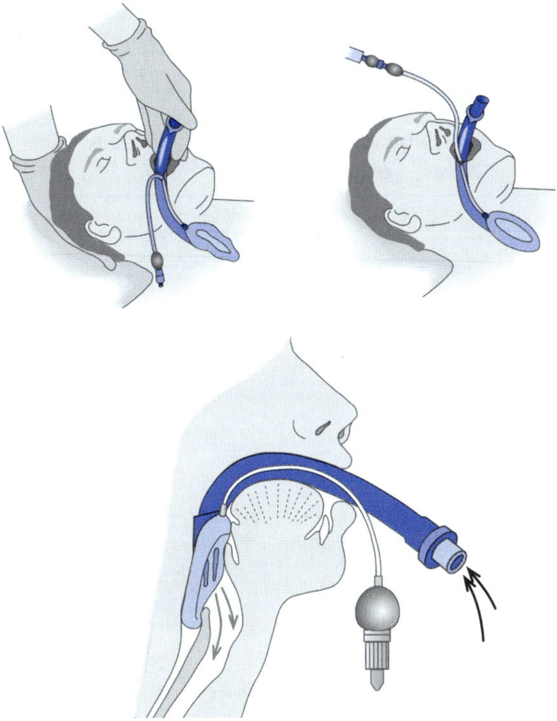

Abb. 2.21 Einlegen der Larynxmaske [L157]

Cave

- Spitzendruck nicht über 20 mmHg!
- Auf Oxygenierung und CO_2-Signal achten!

2.2.4 Larynxtubus (LT)

® In den Größen 0 bis 5 (versch. farbig markiert) erhältlich (▶ Tab. 2.8, ▶ Abb. 2.22).

- Wiederverwendbare oder Einmalprodukte, auch mit 2. Lumen zur gastralen Druckentlastung erhältlich
- Kurzer S-förmig gebogener Tubus mit zwei großvolumigen Cuffs, die sich den anatom. Gegebenheiten anpassen und über eine gemeinsame Zuleitung be- und entlüftet werden:
  - Prox. Cuff stabilisiert den LT und blockt Naso- u. Oropharynx
  - Dist. Cuff blockt den Ösophaguseingang und reduziert Möglichkeit der Mageninsufflation

2

Tab. 2.8 Größenempfehlung für Larynxtuben

LT-Größe	Patienten	Farbkodierung
0	Neugeborene bis 5 kg KG	Transparent
1	NG/Säuglinge 5–12 kg KG	Weiß
2	Kleinkinder 12–25 kg KG	Grün
2,5	Kinder/Jugendliche 125–150 cm	Orange
3	Kinder/kleine Erwachsene bis 155 cm	Gelb
4	Erwachsene 155–180 cm	Rot
5	Große Erwachsene über 180 cm	Violett

- Zwei Tubusöffnungen gegenüber dem Kehlkopfeingang ermöglichen die Absaugung und ggf. Fiber-Bronchoskopie.
- Blindes atraumatisches Einführen
- Zahnmarkierungen zur Orientierung

Indikationen
- Präklinisch in der Notfallmedizin
- Im Notfall bei schwieriger ITN
- Für Narkosen alternativ zu Maske oder LMA einsetzbar

Kontraindikationen ▶ 2.2.2.

Komplikationen LT nicht zu platzieren; Pat. nicht zu ventilieren, Hypoxie; Halsschmerzen, Heiserkeit

Vorgehen ▶ Abb. 2.23.
- Beim narkotisierten oder bewusstlosen Pat. Mund öffnen und entblocken angefeuchteten LT den Gaumen entlang hinunterschieben
- Blockung mit 10–90 ml je nach Größe, dadurch LT festsitzend
- Beißschutz einsetzen
- Beatmen

! Cave
- Spitzendruck nicht über 20 mmHg!
- Auf Oxygenierung und CO_2-Signal achten!

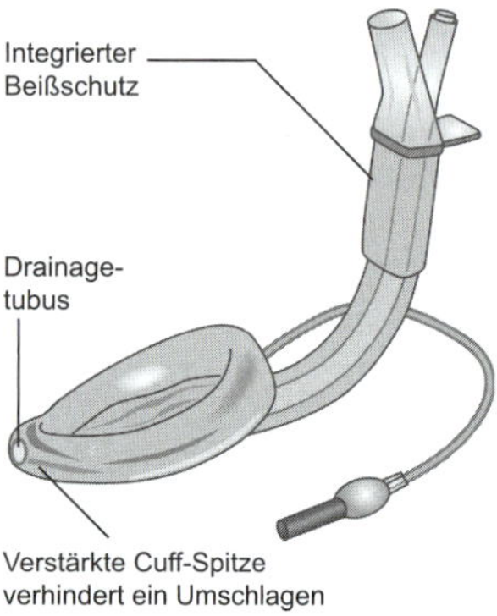

Abb. 2.22 Larynxmaske Supreme® [L157]

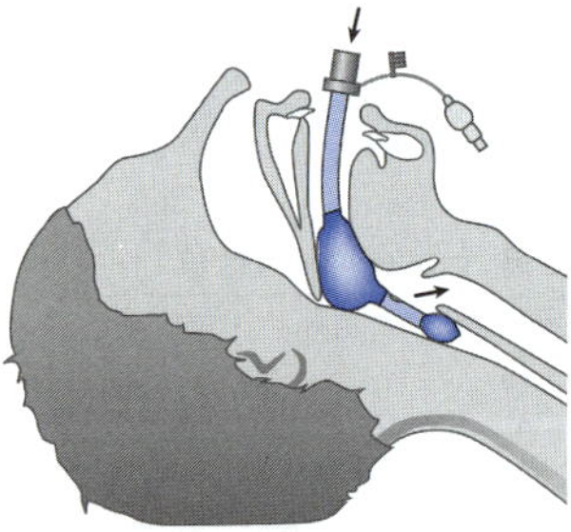

Abb. 2.23 Positionierung des Larynxtubus [L157]

2.2.5 Cuffed Oropharyngealtubus (COPA®)

®

- Modifizierter Guedel-Tubus mit einem Highvolume-Cuff, integrierter Beißschutz (▶ Tab. 2.9, ▶ Abb. 2.24)
- In den Größen 1–4 (versch. farbig markiert) erhältlich
- Einmalgebrauch

Indikationen Für Narkosen alternativ zu Maske oder LMA

Kontraindikationen ▶ 2.2.2.

Komplikationen

- COPA nicht zu platzieren
- Pat. nicht zu ventilieren, Hypoxie
- Halsschmerzen, Heiserkeit

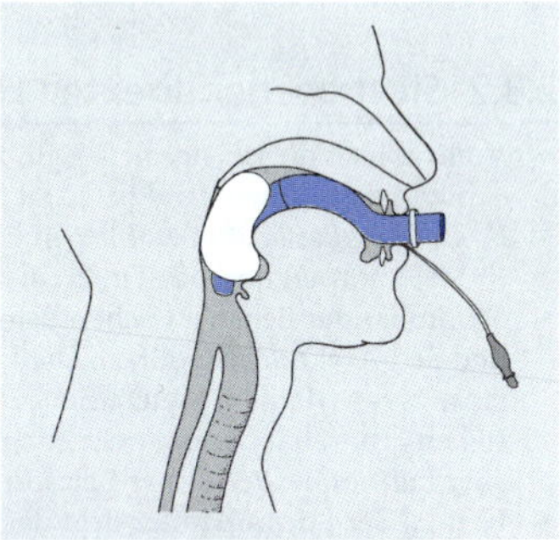

Abb. 2.24 Copa® [L157]

Vorgehen

- Leicht überstreckter Kopf
- Wie einen Guedel-Tubus in den Mund einführen und dabei um 180° drehen
- Blocken mit 25–40 ml je nach Größe
- Eventuell Fixation mit beiliegendem Band
- Beatmen

Tab. 2.9 Maßangaben des Copa®-Tubus

Länge in cm	Konnektorfarbe	Empfohlenes Aufblasvolumen
8	Grün	25 ml
9	Gelb	30 ml
10	Rot	35 ml
11	Hellgrün	40 ml

Cave

- Spitzendruck nicht über 20 mmHg!
- Auf Oxygenierung und CO_2-Signal achten!

2.3 Intubation

Hermann Heinze

2.3.1 Indikationen

- Im Rahmen der Allgemeinanästhesie bei ther. oder diagn. Eingriffen, wenn eine Masken- oder Larynxmaskennarkose (▶ 2.2.3) nicht angezeigt ist
- Im Rahmen der Beatmung zur Aufrechterhaltung eines ausreichenden, bedarfsgerechten Gasaustauschs bei Polytrauma, Sepsis, Schock, primärer kardiopulmonaler Insuff., neurologischen Erkr. mit Ateminsuff., z. B. Guillain-Barré-Sy.

- Zur Sicherung der Atemwege als Schutz vor Aspiration, bei Inhalationstrauma, bei Blutung und/oder Ödem im Bereich der Halsweichteile, bei Tracheomalazie, bei beidseitiger Rekurrensparese, bei Kehlkopftumor

2.3.2 Sicht bei der direkten Laryngoskopie

- **Ventral** liegt die laryngeale Epiglottisfläche, die mit ihrer Wurzel an der Schildknorpelinnenwand befestigt ist.
- **Nach dorsal anschließend** liegen die Plica aryepiglottica, der Aryknorpel (= Stellknorpel) und das Tuberculum corniculatum.
- **Stimmbänder** liegen zwischen dem Schildknorpel (= „Adamsapfel") ventral und den Aryknorpeln dorsal. Die Innervation der Stimmbänder durch N. recurrens (aus dem N. vagus). Bei beidseitiger Durchtrennung des N. recurrens stehen Stimmbänder in Paramedian- oder Intermediärstellung (klare Stimme, aber Luftnot bei geringster Belastung!).
- **Kaudal der Stimmbänder** liegt der Ringknorpel mit Cavum infraglotticum, Trachea, Aufzweigung in Höhe von BWK 5/6 in rechten und linken Hauptbronchus.

- Abstand zwischen vorderer Zahnreihe und Stimmritze beim Erw. ca. 11–16 cm
- Die Stimmritze ist beim Erw. die engste Stelle der oberen Atemwege, ihre Weite bestimmt die erforderliche Tubusgröße (▶ 2.2.4).
- Der rechte Hauptbronchus ist gegenüber der Trachea geringer abgewinkelt als der linke, sodass zu weit eingeführte Tuben meist in den rechten Hauptbronchus gelangen (▶ 10.3).
- **Cave** bei Doppellumenintubation (▶ 2.3.3): Der Abstand von der Bifurkation bis zum Abgang des rechten Oberlappenbronchus beträgt nur 2–3 cm.

2.3.3 Materialien

Laryngoskope

Sie dienen dem direkten Betrachten des Kehlkopfeingangs (▶ Abb. 2.25). Das Laryngoskop besteht aus einem Handgriff (im Innern Akku oder Batterie) und einem Spatel. Lichtquelle entweder direkt an der Spatelspitze (Glühbirne) oder im Griff (Kryptonlampe), dabei Lichtweiterleitung über Fiberglasbündel zur Spatelspitze. Durch rechtwinklige Konnektion beider Teile über ein Scharniergelenk und Arretierung ist das Laryngoskop funktionsbereit.

Spateltypen

- **Gebogener Spatel:** z. B. Macintosh; Spitze wird zwischen Epiglottis und Zungengrund eingeführt und durch Zug in Griffrichtung die Epiglottis aufgerichtet. Verschiedene Spatellängen erhältlich (9,0–15,5 cm) für die Intubation von Neugeborenen (▶ 9.4.3) bis zu langen Spateln für Erw. mit „langem Hals". **Cave:** Es existieren zahlreiche Modifikationen.
  - Vorteil: Geringere Traumatisierung der Zähne; größerer Freiraum in der Mundhöhle
  - Nachteil: Bei Neugeborenen und Säuglingen ist das Aufrichten der relativ langen Epiglottis möglicherweise erschwert.

- **Gerader Spatel:** z. B. Miller, Magill, Foregger. Mit diesen Spateln kann die laryngeale Fläche der Epiglottis direkt aufgeladen werden. Ebenfalls verschiedene Spatellängen für alle Altersgruppen erhältlich. **Cave:** Es existieren zahlreiche Modifikationen.
  - Vorteil: Bei Neugeborenen und Säuglingen erleichtertes Aufrichten der Epiglottis und bessere Sicht auf Kehlkopfeingang
  - Nachteil: Lockere oder überkronte Oberkieferfrontzähne werden durch direkten Spatelkontakt leichter geschädigt. Mehrfaches Aufladen führt zu einem Glottisödem, v. a. bei Säuglingen.

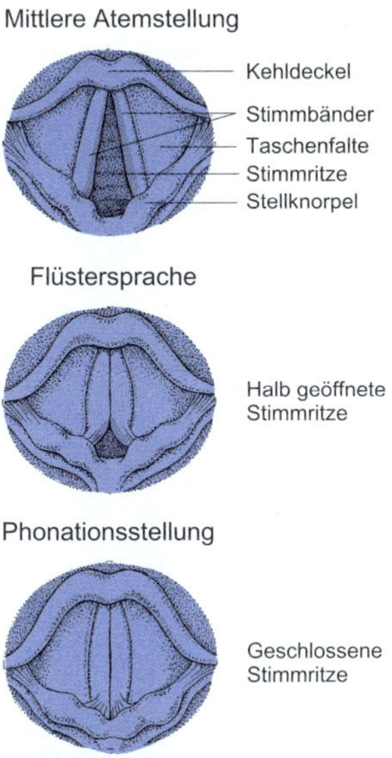

Abb. 2.25 Sicht bei der direkten Laryngoskopie [L157]

Laryngoskop-Sonderformen

- **McCoy-Laryngoskop** (= gebogener Spatel mit zusätzlich beweglicher Spitze, ▶ Abb. 2.26):
  - Besonderheiten: Eine scharnierversehene Spatelspitze, die durch einen mit dem Griff verbundenen Hebel bewegt werden kann, ermöglicht ein Anheben der Epiglottis bei gleichzeitig geringerer Gesamtbewegung des Laryngoskops. Der Dreh- und Stützpunkt dieses Spatels liegt tiefer im Pharynx.
  - Ind.: Bei Intubationsschwierigkeiten mit herkömmlichen Spateln wie Verlagerung des Larynx nach vorn, vorstehendem Oberkiefer-Front-Zahnbereich, vergrößerter oder nach dorsal verlagerter Zunge, eingeschränkter Nackenbeweglichkeit, eingeschränkter Mundöffnung und Mikrognathie; Größen 1–4

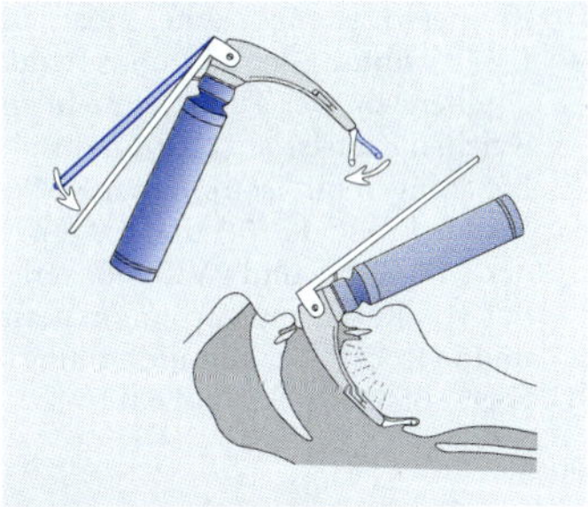

Abb. 2.26 McCoy-Laryngoskop [L157]

- **Bullard-Laryngoskop** (spezieller Spatel auf normalem Kaltlichthandgriff):
  - Ind.: Bei erschwerter Intubation
  - Durchführung: Bis vor die Stimmritze eingehen, dann den Tubus, der auf einem an der Spatelunterseite gelegenen Metallbügel aufgezogen ist, abstreifen und unter voller Sicht in die Trachea vorschieben

! Technik ist sehr gewöhnungsbedürftig; es gibt neuere und bessere Alternativen.

- **Retromolares Intubationsfiberskop nach Bonfils bzw. Brambrink:**
  - Ind.: Erschwerte Intubation
  - Durchführung: Mit dem starren bzw. halbstarren Endoskop, das am distalen Ende eine 40°-Biegung hat, unter optischer Kontrolle bis vor die

Stimmritze eingehen und darüber gestreiften Tubus in die Trachea schieben
 - Auch in Videotechnik erhältlich
- **Video-Laryngoskop,** z. B. GlideScope®:
  - Ind.: Erschwerte ITN; vom NG bis Erw. erhältlich
  - Durchführung: 60° gewinkelter Spatel bietet Blick auf die Glottis auch ohne direkte Sicht

Endotrachealtuben

Zur Atemwegsschienung über Mund oder Nase bis zum unteren Drittel der Trachea. Sind über einen Konnektor an Beatmungsgeräte anzuschließen. Eine Blockung (Cuff) unmittelbar oberhalb der Tubusspitze garantiert eine Abdichtung des Trachealllumens. Material und Form der Tuben sowie Art der Blockung sind zunehmend den verschiedensten operativen Anforderungen bzw. Intubationswegen angepasst worden. Der Markt bietet eine fast unübersehbare Fülle variierender Modelle. Die folgende Aufstellung umfasst lediglich die gebräuchlichsten Modifikationen.

Material

Heute meist PVC, dadurch relativ knickstabil und gute Anpassung an anatomische Strukturen.

! Einmalgebrauch, da bei Gassterilisation Gefahr der Freisetzung toxischer Produkte!

! Transparente Tuben bieten den Vorteil, dass der Atemstrom durch Beschlagen der Tubuswand direkt beobachtet werden kann.

- **Spiraltubus:** Armierung der Tubuswand (PVC oder Silikon) mittels einer Metallspirale; gewährleistet max. Flexibilität, Knick- und Kompressionsstabilität, z. B. bei Bauchlagerung, Eingriffen im Kopf/Hals-Bereich. **Cave:** Der Konnektor ist nicht abnehmbar, da er fest mit dem Tubus verklebt ist.
- **Laser-Tubus:** Edelstahltubus (teuer!) für die CO_2-Laser-Chirurgie im Kehlkopfbereich. Der Tubus ist nicht entflammbar, gasdicht und rostfrei mit einer weichen Kunststoffspitze am distalen Ende und doppeltem Cuff. Füllung der Blockungen mit isotonischer Kochsalzlösung (erhältliche Größen bei Fa. Mallinckrodt: 4,5, 5,5 und 6,0 mm Innendurchmesser). Nachteil: Zerstörung der PVC-Cuffs und PVC-Blockerleitungen im Inneren möglich. Der Lasertubus von Rüsch aus Verbundmaterial (Weichgummi mit gewellter Silberfolie und Merocel®-Schaumumhüllung) bietet eine höhere Laserresistenz (erhältliche Größen 4,0, 5,0 und 6,0 ID).

Form

Neben den herkömmlichen leicht halbmondförmig gebogenen Tuben unterschiedlicher Weite und Länge finden sich v. a. in Kieferchirurgie und HNO modifizierte Formen.

- **Anatomisch geformte Tuben,** z. B. RAE-Tubus (Fa. Mallinckrodt), Polar-Tubus (Fa. Portex), AGT-Tubus (Fa. Rüsch), ermöglichen sowohl bei oraler als auch nasaler Intubation ein Herausleiten des Tubusendes über Unterkiefer oder Stirn, wodurch dem Operateur bei sicherer Positionierung ein unbehindertes intraorales Arbeiten gewährleistet wird.
- **Mikrolaryngoskopie-Tubus** (MLT): Für diagn. oder ther. Eingriffe im Kehlkopfbereich, um dem Operateur max. Platz einzuräumen bzw. bei tumorbedingter Stenose. Der Tubus weist eine normale Länge bei geringem Durchmesser (je nach Firma 4,0–6,0 mm) auf.

- **Trachestomietubus:** Für tracheotomierte Pat.; relativ kurzer, fast rechtwinklig geformter Tubus mit oder ohne Metallspirale. Um ein „Heraushebeln" des Tubus durch direkten Anschluss der Beatmungsschläuche zu verhindern, wird zwischen Tubus und Y-Stück ein ca. 20 cm langer Faltenschlauch („Gänsegurgel") angebracht.
- **Laryngektomietubus** (LGT): Einsatz bei Larynx- oder Trachea-OP mit Tracheostoma, bei denen die Beatmung mit herkömmlichen Tuben den freien chirurgischen Zugang nicht ermöglicht. Durch vorgeformte Krümmungen kann das Tubusende sicher auf dem Thorax des Pat. fixiert werden.
- **Doppellumentubus:** Bei thorakalen OP (▶ 10.3) zur Ein-Lungen-Beatmung. Der Tubus besteht aus einem trachealen und einem bronchialen Lumen. Der tracheale Anteil endet im unteren Drittel der Trachea, der bronchiale im rechten oder linken Hauptbronchus. Doppellumentuben sind auch für tracheotomierte Pat. erhältlich (z. B. Fa. Rüsch).

> ! Blockung des bronchialen Cuffs lediglich mit 2–5 ml Luft, sonst Gefahr der Bronchusruptur.

Combitubus®

Doppellumentubus (Ösophagusverschlusstubus + konventioneller Endotrachealtubus), ▶ Abb. 2.27.

- **Bewertung:** Einfache sichere Handhabung, adäquate Ventilation (sowohl bei trachealer als auch bei ösophagealer Lage), ITN seitlich stehend, ohne Laryngoskop und ohne Überstreckung des Kopfs möglich, Schutz vor Aspiration von Mageninhalt durch Abdichtung des Ösophagus
- **Ind.:** Schwierige ITN, blinde ITN (z. B. keine Sicht durch starke Blutung, massives Erbrechen, Besonderheiten der Anatomie), Notfallmedizin (schwer zugänglicher Pat.)
- **KI:** Pat. < 120 cm Körpergröße, vorhandene Beiß- und Schluckreflexe, bekannte Ösophaguserkr., Ingestion korrosiver Substanzen, supra- und infraglottische Stenosen, Latexallergie
- **Vorgehen bei der Intubation:** Blindes orales Einführen (oder mit Laryngoskop). **Cave:** Anwendung nur möglich bei aufgehobenen Rachenreflexen und bei frei passierbarer Mundhöhle sowie frei passierbarem Pharynx!
  - Zunge und Unterkiefer des Pat. mit Daumen und Zeigefinger fassen und mit anderer Hand Tubus vorschieben, bis sich die zwei schwarzen Ringmarken in Höhe der Zahnreihe befinden
  - Pharyngealcuff (blauer Pilotballon) mit 85–100 ml blocken, er dichtet den Oropharynx ab und stabilisiert die Lage des Tubus, distalen Cuff (weißer Pilotballon) mit 10–15 ml blocken

! Bei blinder ITN liegt der Tubus meist im Ösophagus (**Cave:** Keine endotracheale Absaugung möglich!). Beatmung über blauen längeren Anschluss. Auskultation über der Lunge pos. → Atemluft über seitliche Perforationen in die Trachea. Kein Atemgeräusch über der Lunge → Tubus belassen und über transparenten kürzeren Anschluss beatmen (Tubus liegt in der Trachea)!

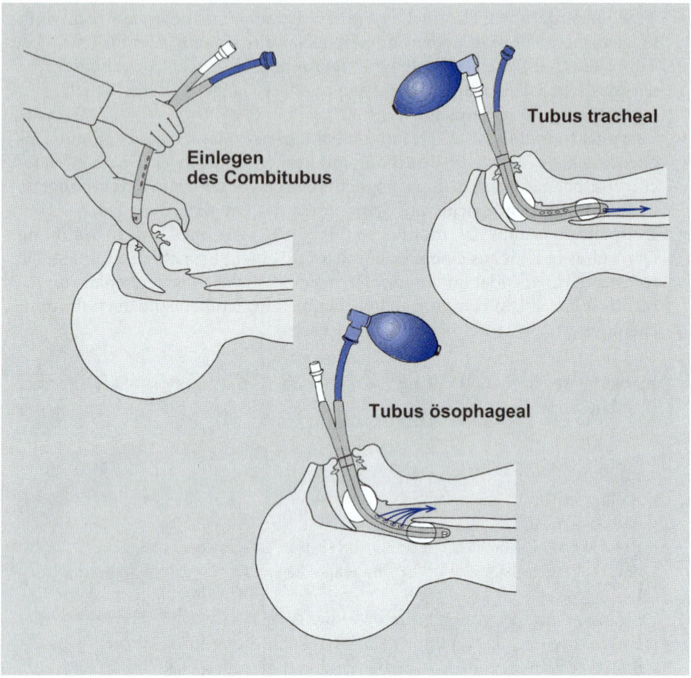

Abb. 2.27 Combitubus® [L157]

Blockung

Die Blockung besteht aus einer am distalen Tubusende befindlichen Manschette (Cuff), einer Zuleitung, die entweder in die Tubuswand eingearbeitet oder außen am Tubus fixiert ist, und einem am freien Ende der Zuleitung befindlichen Kontrollballon mit Ventil oder Stöpselmechanismus.

- **Hochdruckmanschette:** Nur geringes Volumen zur Füllung erforderlich, daher schnell hoher Cuffdruck mit möglicher Druckschädigung der Trachealwand erreicht. Wegen ihrer relativ festen Manschette finden diese Tuben bei Anästhesien Anwendung, bei denen eine Reintubation wegen Cuffverletzung eine zusätzliche Gefährdung bedeutet (z. B. Ileus, Sectio); ansonsten nur noch geringe Verbreitung.
- **Niederdruckmanschette:** Große Füllmengen zur Cuffblockung, der Druck zur Entfaltung der Manschette ist hingegen niedrig, daher entsprechend geringes Trauma; bei Langzeitbeatmung Tuben mit einem zusätzlichen Intracuff-Druckregulierungsmechanismus (z. B. Lanz-Tubus, Fa. Mallinckrodt) verwenden.

Bei Kindern (▶ 9.3.3) bis zur Tubusgröße 5,5 mm ID nur ungeblockte Tuben verwenden.

Wahl der Tubusgröße

Der gewählte Tubus soll den maximal möglichen Durchmesser haben, um einen geringen Strömungswiderstand zu verursachen, ohne bei der Platzierung Läsionen auszulösen. Entscheidender Faktor für die Größe ist das Alter des Pat. (Säuglinge, Kleinkinder, ▶ 9.3.3) bzw. beim Erw. das Geschlecht (▶ Tab. 2.10).

Tab. 2.10 Tubusmaße für Erwachsene

Erwachsene	ID (mm)	Charrière	AD (mm)
Frauen	7,0–8,0	30–34	Ca. 10,0–11,3
Männer	7,5–9,0	32–38	Ca. 10,7–12,7

- Bei anatomischen Besonderheiten im Nasopharynx, kleiner Mundöffnung oder erschwertem Einstellen des Kehlkopfs sowie bei Verschmälerung des Trachealdurchmessers (z. B. durch Struma) kann eine kleinere Tubusgröße erforderlich sein.
- Bei Neugeborenen, Säuglingen und Kleinkindern ist der Durchmesser des kleinen Fingers ein guter Anhalt für die notwendige Tubusgröße (= Tubusaußendurchmesser).
- Neben den Millimeterangaben für den Innendurchmesser eines Tubus sind auch Werte nach Charrière (= Ch) geläufig, die den Umfang eines Tubus in mm angeben. Wird diese Zahl durch 3 geteilt, ergibt sich der Wert für den äußeren Durchmesser (AD) des Tubus in mm.
- Bei Bronchoskopien mit flexiblem Endoskop über einen Endotrachealtubus ist bei der Intubation die max. mögliche Tubusgröße anzustreben, um eine gleichzeitige ausreichende Belüftung zu gewährleisten.
- Bei den Doppellumentuben bieten die Firmen Rüsch und Mallinckrodt Tubengrößen zwischen 28 und 41 Ch an, die Fa. Portex Tuben mit einem Innendurchmesser jeden Lumens zwischen 5,0 und 6,0 mm.

Intubationstiefe

- Alle Tuben weisen an ihrer Außenseite eine Zentimeterskala auf, die eine Beurteilung der Intubationstiefe erlaubt. Daneben sind die meisten Tuben mit einem Rö-Kontraststreifen versehen, der die Kontrolle der Tubuslage auf einer Rö-Aufnahme ermöglicht.
- Der Tubus wird unter Sicht durch die Stimmritze in die Trachea eingeführt, sodass der Cuff hinter der Stimmritze verschwindet. Bei Intubation ohne ausreichende Sicht erfolgt die auskultatorische Kontrolle der Intubationstiefe.

Weiteres Intubationszubehör

Rachen-(Guedel-)Tuben und Masken ▶ 2.3.3

- **Führungsstab:** Stabiler, in sich verformbarer Kunststoff- oder seltener Metallmandrin, der in den Tubus eingeführt wird, um seine Stabilität zu erhöhen (Ileuseinleitung, Tuben mit Metallspirale) oder die vorgegebene Form bei schwierigen Intubationen zu modifizieren

! Unbedingt vor Intubation kontrollieren, dass die Mandrinspitze nicht über das distale Tubusende hinausragt, da Gefahr der Tracheaperforation!

- **Intubationszange:** Bei der nasalen Intubation zum Vorschieben des distalen Tubusendes aus dem Hypopharynx in den Kehlkopf. Am häufigsten findet die Zange nach Magill Anwendung.
- **Absaugung:** Unabdingbare Voraussetzung für jede Anästhesie, egal ob Intubation geplant oder nicht (▶ 1.2.2).
- **Blockerspritze:** Zum Blocken des Cuffs mit Luft oder NaCl 0,9 %. Bei Tuben ohne Ventilmechanismus kann alternativ zum Abstöpseln der Zuleitung eine Klemme angebracht werden.
- **Fixiermaterial:** Um eine Veränderung der Tubuslage oder ein Herausrutschen zu verhindern, Tubus entweder mit mehreren Pflasterstreifen (hautfreundliches Pflaster!) oder mit einer Mullbinde fixieren.
- **Cuffdruckmesser:** Zur Kontrolle des Drucks in der Blockermanschette. Bei Werten > 25 mmHg drohen Läsionen der Trachealschleimhaut. Mehrfache intraop. Kontrollen sind erforderlich, da sich durch Lachgasdiffusion in die Blockung der Druck erhöht.

> **Cave**
> Lassen Sie sich nie von einem drängenden Operateur dazu verleiten, eine Intubation ohne eine eingearbeitete Assistenzperson (zwei helfende Hände) vorzunehmen!

2.3.4 Ablauf der Intubation

Einschätzung von Schwierigkeiten

> Mögliche Intubationsschwierigkeiten sollten bereits bei der Prämedikationsvisite erkannt, entsprechend dokumentiert und mit dem Pat. erörtert werden. Bei offenkundig sichtbaren Problemen die elektive fiberoptische ITN im Wachzustand einplanen und dafür aufklären.
> Es gilt: Lieber ein nicht intubierter atmender Pat. als ein anästhesierter zyanotischer!

Patientenbedingte Schwierigkeiten

- Eingeschränkte Beweglichkeit der HWS (z. B. Morbus Bechterew), gedrungener, adipöser Hals, „fliehendes“ Kinn
- Behinderung der Nasenatmung
- Überkronte oder vorstehende Oberkieferzähne, gelockerte Zähne, Zahnprothesen bzw. Zahnklammern
- Kleine Mundöffnung, Kiefersperre z. B. durch Abszess
- Große Zunge, eingeschränkte Zungenbeweglichkeit, Uvula nicht sichtbar
- Struma mit Trachealverlagerung oder -einengung (Rö-Bild)
- Tumoren im Mundraum oder Kehlkopf, Vor-OP im Mund- und Halsbereich, Bestrahlung
- Kraniofaziale Fehlbildungen
- Traumatisch bedingte Blutungen, Ödeme im Gesicht, Mund- und Nasen-Rachen-Raum, Nachblutung nach Hals-OP (z. B. Struma, Karotis-TEA)
- Intubationsprobleme in der Vorgeschichte (alte Krankenakte ansehen). **Cave:** Unproblematische Vollnarkosen in der Anamnese bedeuten heute nicht

mehr unbedingt, dass der Pat. gut zu intubieren ist, da Narkosen mit Larynxmasken weitverbreitet sind und keine Aussagen über Intubationsfähigkeit zulassen.

Indirekte Hinweise für Intubationsprobleme bei äußerlich unauffälligen Patienten

- Mundöffnung < 4 cm
- Thyreomentaler Abstand (Abstand Schildknorpel – Kinnspitze bei voller Extension des Kopfs) < 6 cm (normal > 7 cm)
- Hyomentaler Abstand (Abstand Os hyoideum – Kinnspitze) < 2 Querfinger (normal > 2 Querfinger)
- Mallampati-Klassifikation Klasse III + IV (▶ Abb. 2.28)

Die verschiedenen Prädiktoren einer zu erwartenden erschwerten ITN können diese nicht zuverlässig vorhersagen. Alle Scores haben bei teilweise hoher Sensitivität oder Spezifität nur eine geringe positive Vorhersagbarkeit. Bei einem Zusammentreffen mehrerer Hinweise auf eine erschwerte ITN wird diese aber wahrscheinlicher.

Checkliste vor Intubation

Vor Beginn jeder Anästhesie alle für die Intubation erforderlichen Instrumente auf Vollständigkeit und Funktionsfähigkeit überprüfen.

- Pat. identifizieren, schriftliche Einwilligung in Anästhesie ist vorhanden, Pat. ist nüchtern; Zahnprothesen und Schmuck wurden entfernt.
- Angeforderte Untersuchungen, alte Akten etc. liegen vor.
- Kreislaufüberwachung (EKG, RR), Pulsoxymetrie ist angeschlossen
- Suffizienter venöser Zugang wurde gelegt.
- Laryngoskop leuchtet ausreichend hell.
- Tubus liegt in vorgesehener Größe bereit, Blockung ist auf Dichtigkeit überprüft, Ersatztuben mit kleinerem bzw. größerem Durchmesser liegen bereit.
- Absaugung funktioniert, Absaugkatheter ist konnektiert.
- Guedel-Tubus, Führungsstab, Magill-Zange sind griffbereit.
- Stethoskop ist vorhanden.
- Narkosegeräte im Einleitungsraum und (!) im OP sind überprüft.

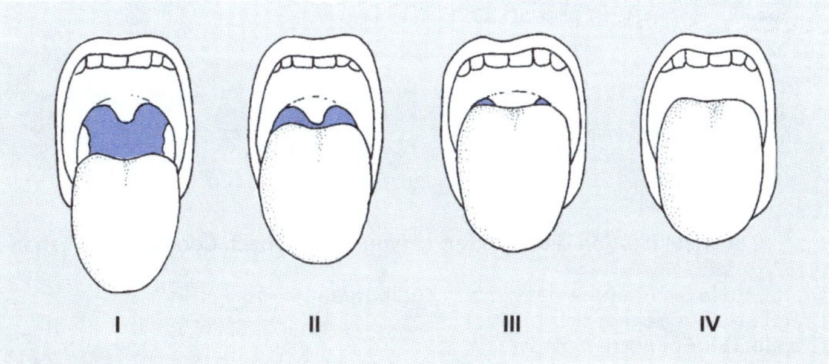

Abb. 2.28 Mallampati-Klassifikation (Sichtbarkeit des weichen Gaumens) in der Modifikation nach Samsoon und Young [L157]

Lagerung des Kopfs

Kopf auf eine ca. 7–10 cm hohe Unterlage (Kissen, gefaltete Tücher, Ring) legen (verbesserte Jackson-Position). Dadurch wird eine Überstreckung des Halses vermieden, durch die der Kehlkopfeingang schlecht einsehbar und der Tubus erschwert einzuführen sein kann.

Orale Intubation

Häufigster und einfachster Intubationsweg (▶ Abb. 2.29).

Präoxygenierung Maske mit einem O_2-Flow von ca. 6 l in geringem Abstand über Mund und Nase halten und Pat. zu tiefem Inhalieren auffordern. Nach Gabe der Einleitungsmedikamente wird zunächst mit der Maske beatmet, evtl. mithilfe eines Guedel-Tubus. Nur wenn dies ausreichend möglich ist, wird ein Relaxans gespritzt. **Cave:** Nicht jede Intubation wird gelingen, was keine Katastrophe ist, aber bei jedem relaxierten Pat. muss eine Maskenbeatmung durchführbar sein.

Durchführung

- Nach Abwarten des Wirkungseintritts des Relaxans den Kopf leicht reklinieren und mit der rechten Hand den Mund öffnen (Daumen liegt zwischen Nase und Oberlippe, Zeige- und Mittelfinger drängen am Kinn den Unterkiefer nach kaudal); mit der linken Hand das Laryngoskop einführen
- Mit dem Spatel die Zunge nach links drängen, Spatelspitze bis vor die Epiglottis einführen und durch Zug in Griffrichtung den Zungengrund nach ventral drücken, dadurch „Aufrichten" der Epiglottis und Einsicht in den Kehlkopf; Stimmbänder und Trachealringe identifizieren! Tubus unter Sicht einführen; Assistenzperson kann rechten Mundwinkel mit einem Finger aufspannen; falls erforderlich, durch leichten Druck auf den Schildknorpel Stimmbänder unter Epiglottis besser sichtbar machen → BURP-Manöver (backwards-upwards-rightswards pressure)
- Einschätzung der Intubationsbedingungen durch direkte Laryngoskopie nach Cormack und Lehane (▶ Abb. 2.29); Dokumentation im Narkoseprotokoll
- Tubus blocken, manuell fixieren, an das Beatmungsgerät konnektieren und durch Auskultation regelrechte Lage überprüfen, dann endgültige Fixierung und erneute Auskultation; Zentimetermarkierung des Tubus in Höhe der vorderen Zahnreihe merken

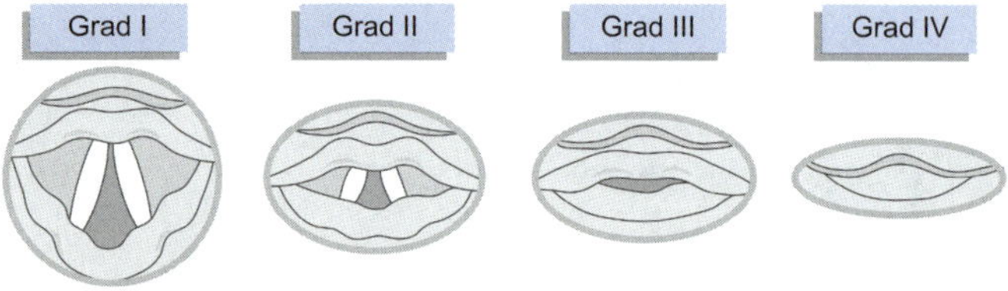

Abb. 2.29 Klassifikation der direkten Laryngoskopie nach Cormack und Lehane [L157]
Grad I: Volle Sichtbarkeit des ganzen Kehlkopfeingangs
Grad II: Nur Aryregion sichtbar
Grad III: Nur Epiglottis sichtbar
Grad IV: Keine Strukturen des Kehlkopfs sichtbar (ab Grad III erschwerte ITN)

! Um ein Zubeißen des Tubus in der Exzitationsphase zu vermeiden, wird noch ein Guedel-Tubus o. Ä. im Mund platziert.

Faustregel: 21 cm Tubustiefe ab Zahnreihe für Frauen, 23 cm für Männer.

Nasale Intubation unter Sicht

Indikationen Intraorale Eingriffe nach Absprache mit dem Operateur.

Kontraindikationen Nicht bei Notfallintubationen oder nicht nüchternen Pat.; ist dem erfahrenen Anästhesisten vorbehalten.

Vorbereitung
- Tubengröße im Normalfall: Männer 7,5 mm ID, Frauen 7,0 mm ID
- Prämedikation: Gabe von Nasentropfen zur Schleimhautabschwellung und Verminderung der Sekretproduktion (z. B. Nasivinetten®)

Durchführung
- Durch wechselseitige Kompression der Nasengänge unter nasaler Atmung überprüfen, welche Nasenseite besser belüftet ist (z. B. bei Septumdeviation)
- Nach Beginn der Maskenbeatmung mit dem kleinen Finger Nasengang mit Lokalanästhetikum-Gel austasten
- Nach Eintritt der Relaxanswirkung Larynx wie beschrieben einstellen, erst dann Tubus durch unteren Nasengang einführen und vorsichtig in den Hypopharynx vorschieben. Bei Widerstand zurückziehen und mit leichten Drehbewegungen erneut versuchen. **Cave:** Tubus nie mit Gewalt vorschieben, ggf. kleineren Tubus oder andere Nasenseite wählen!
- Wird der Tubus im Rachen sichtbar, zunächst Cuff blocken und auf Funktionstüchtigkeit überprüfen, entblocken. Evtl. mithilfe der Magill-Zange Tubusspitze in den Kehlkopfeingang platzieren und durch Assistenzperson nasales Tubusende weiter vorschieben lassen. **Cave:** Stößt der Tubus auf Widerstand (Epiglottis, Stimmritze, ventrale Wand des Cavum infraglotticum), versuchen, durch Anteflexion des Kopfs den Kehlkopf zu passieren

! Trick: Magensonde durch Tubus vorschieben und als Schiene verwenden
- Weiteres Vorgehen wie bei oraler Intubation

Cave
- Blutungen im Rahmen der Nasenpassage schränken die Sicht ein und bergen Aspirationsgefahr.
- Bei Durchtritt des Tubus durch die Nase oder durch Manipulation mit der Magill-Zange kann die Blockung beschädigt werden.

„Blinde" nasale Intubation

Ebenfalls dem Geübten in Ausnahmesituation vorbehalten.

Indikationen Falls konventionelle Intubation wider Erwarten nicht möglich, da Kehlkopf nicht einsehbar, falls Relaxierung nicht wünschenswert und direkte Laryngoskopie ohne Relaxierung nicht durchführbar (z. B. im Notarztwagen) ist.

Vorgehen Beim (wieder) spontan atmenden Pat. nasales Vorschieben des Tubus wie beschrieben und unter ohrnaher Kontrolle der Atemgeräusche am Tubusende Versuch, den Tubus in die Trachea zu platzieren. **Cave:** Erst relaxieren, wenn Tubus eindeutig intratracheal liegt.

Fiberoptische Intubation

Indikationen Schwierige oder unmögliche ITN in der Anamnese oder Hinweise darauf aus Anamnese oder körperlicher Untersuchung; HWK-Fraktur, da keine Reklination möglich.

Prämedikation

- Beim Prämedikationsgespräch ausführliche Aufklärung des Pat., da seine Kooperation erforderlich ist
- Prämedikation wie üblich, Gabe von Nasentropfen direkt präop.

! Ausreichende Lokalanästhesie intranasal und im Rachenraum mit Gel bzw. Spray (z. B. Lidocain-Gel 2 % oder -Pumpspray, 1 Sprühstoß = 10 mg)

- Analgosedierung: z. B. mit Sufentanil 10 g (z. B. Sufenta mite®). **Cave:** Atemdepression bei höherer Dosierung oder Kombination mit Midazolam (z. B. Dormicum®); gleichzeitig O_2-Gabe über Sonde oder Maske mit hohem Flow (6–8 l/Min.), Pulsoxymetrie

Durchführung (▶ Abb. 2.30a, ▶ Abb. 2.30b)

- Nasal oder oral möglich
- Ausgewählter Tubus wird über die Fiberoptik gestreift und am proximalen Ende mit Pflaster fixiert. Konnektion des Endoskops mit Lichtquelle und Absaugung (Funktionskontrolle!), zweite Absaugung für normale Katheterabsaugung bereithalten
- Einführen der Optik in den unteren Nasengang der ausgewählten Seite und Vorspiegeln bis Hypopharynx. **Cave:** Vorschieben des Endoskops nur unter Sicht und nie gegen Widerstand
- Darstellung des Kehlkopfeingangs mit Epiglottis und Stimmbändern, jetzt Gabe von Lokalanästhetikum (z. B. Lidocain 4 %) über Absaug- oder zweiten Arbeitskanal, (z. B. 0,5 ml LA mit Luft in 2-ml-Spritze aufgezogen), dabei Absaugung abklemmen; kräftiges Einspritzen, geduldiges Abwarten des Wirkungseintritts (mind. 30 Sek.), dann erst weiteres Vorspiegeln durch Stimmritze und infraglottischen Raum bis vor die Carina, dabei wiederholt Gabe von LA. **Cave:** Höchstdosierung von Lidocain sind 400 mg
- Entfernen des Fixierungspflasters und Vorschieben des Tubus durch Nase und Larynx in die Trachea. Optische Lagekontrolle: Die Tubusspitze muss sich wenige cm oberhalb der Carina befinden, $EtCO_2$-Kontrolle, erst dann Gabe von Anästhetika und ggf. Relaxanzien; Fixierung

> **Cave**
> Lässt sich ein Woodbridge-Tubus nur schwer vorschieben, besteht die Gefahr, dass er sich im Rachen aufrollt! Sofort optisch oder palpatorisch überprüfen.

Auswirkung der endotrachealen Intubation

- Erwärmung, Befeuchtung und Reinigung der Atemluft im Nasenraum werden durch Intubation und Beatmung aufgehoben; daher Filter bzw. Heizungseinrichtungen benutzen
- Der anatomische Totraum wird beim Erw. durch die Intubation verkleinert, kann jedoch bei Kindern durch Tubus (bzw. Maske) und Konnektoren vergrößert sein. Bei der Wahl der Beatmungsparameter berücksichtigen!

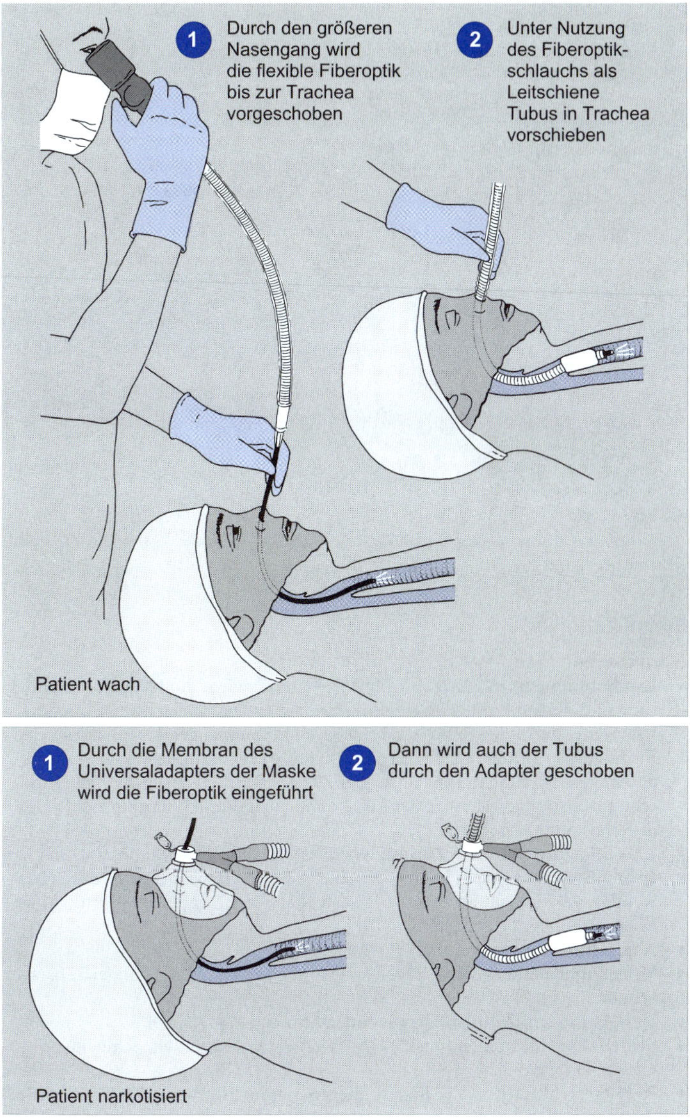

Abb. 2.30a Fiberoptische Intubation [L157]

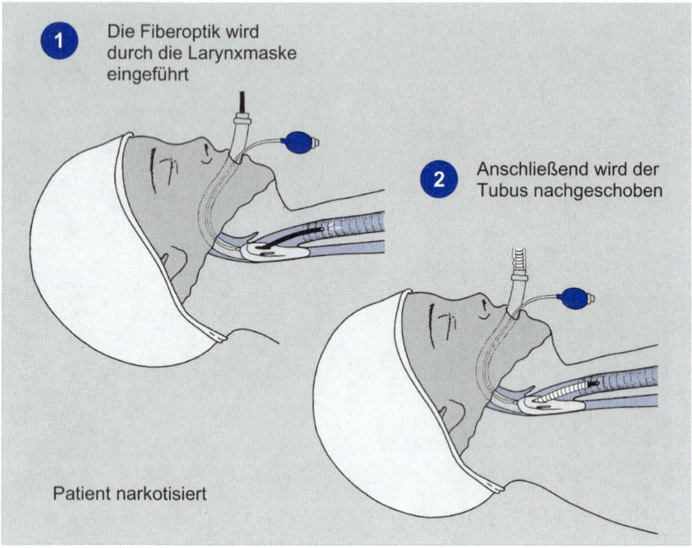

Abb. 2.30b Fiberoptische Intubation [L157]

Komplikationen

Akutschäden

- **Intubation nicht möglich** (▶ Abb. 2.31): Durch wiederholte Versuche Blutung und Ödembildung, im weiteren Verlauf evtl. auch erschwerte Maskenbeatmung, nachfolgend Hypoxie mit Rhythmusstörungen bis hin zur Asystolie möglich → Intubationsversuche rechtzeitig (vor Auftreten einer Hypoxie) abbrechen! Spontanatmung anstreben, Pat. aufwachen lassen, evtl. fiberoptische Intubation, diese ist in der Regel dann auch durch schlechte Sicht (z. B. durch Blutung) erschwert.
- **Einseitige Intubation** → Zurückziehen und erneute Auskultation
- **Intubation in den Ösophagus:** Durch Auskultation nicht immer, durch Verwendung der Kapnometrie sofort feststellbar → nach gelungener Intubation Magen über Sonde entlasten
- **Aspiration von Mageninhalt** ▶ 7.3.3
- **Verletzung von Kehlkopf, Trachea, Ösophagus** bei unvorsichtiger ITN (sehr selten)
- **Verletzung von Zähnen:** Heraus- oder Abbrechen ▶ 7.2.3
- **Schleimhautblutungen** (postop. Halsschmerzen, Heiserkeit, Schluckbeschwerden möglich)
- **Kreislaufreaktionen:** z. B. hyper- oder hypotone RR-Werte, Tachy- oder Bradykardie z. B. bei zu flacher Anästhesie, Hypovolämie, vagaler Reaktion, Hypoxie, kardialer Insuff.
- **Tubusobstruktion:** Abknickung, Sekret, Cuffhernie

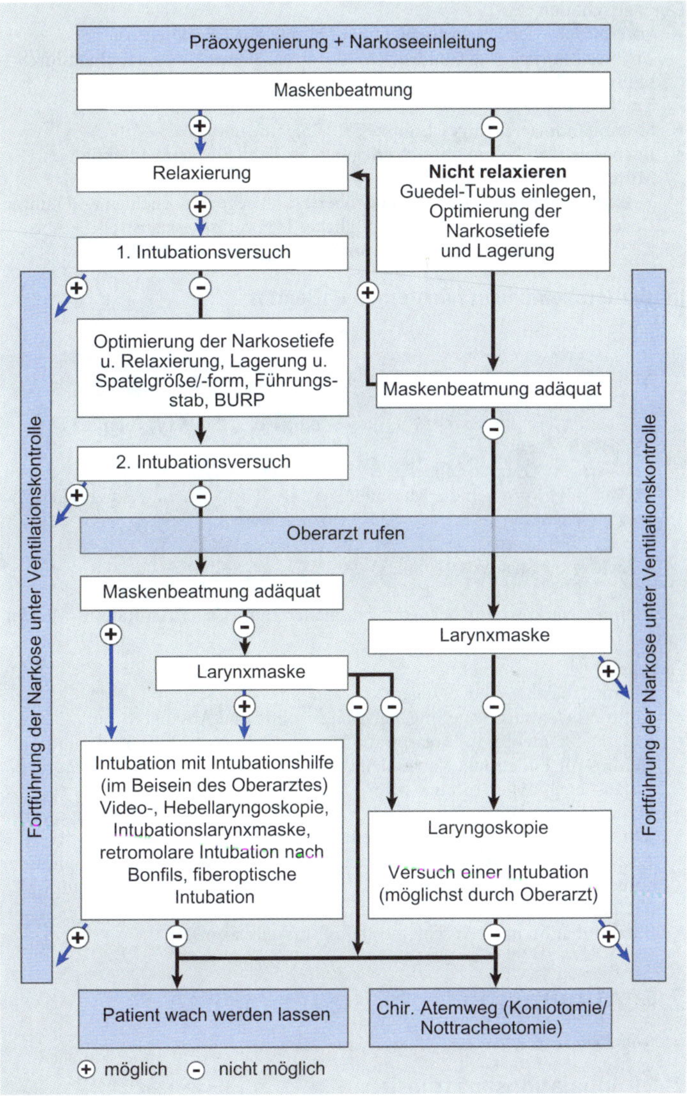

Abb. 2.31 Algorithmus beim unerwartet schwierigen Luftweg [M927, L157]

2

Langzeitschäden

- Ulzerationen der Trachealschleimhaut bis hin zur Drucknekrose des Trachealknorpels (bei Cuffdruckwerten ab ca. 25 mmHg Schleimhautdurchblutung u. U. nicht mehr ausreichend!)
- Trachealstenosen
- Stimmbandulzera, eingeschränkte Schwingfähigkeit
- Bei nasaler Intubation durch Verlegung der Tuba Eustachii-Infektion im Mittelohrbereich
- Verschleppung von Infektionen der oberen Luftwege in Bronchien und Lunge

! **Cave:** Nach erschwerter oder unmöglicher ITN Anästhesieausweis (▶ Abb. 2.32) nach Rücksprache mit dem zuständigen Oberarzt ausstellen

Intubation beim nicht nüchternen Patienten

▶ 10.1.4

Welche Patienten gelten als nicht nüchtern?

- Letzte Nahrung < 6 h
- Letzte klare Flüssigkeit z. B. Wasser oder Tee < 2 h (Vorgehen bei Kindern, ▶ 9)
- Pat. nach Trauma, Schock (verzögerte Magenentleerung)
- Pat. mit Störungen der Magenentleerung (Ileus, Ösophagusdivertikel, Zwerchfellhernie, Kardia- oder Pylorospasmus)
- GIT-Blutungen
- Schwangerschaft (≥ 13. SSW)

Indikation Narkose nur bei Notfällen/vitaler Ind. (**Cave:** Aspiration, Mendelson-Sy.).

Vorgehen

- Regionalanästhesie bevorzugen!
- Antitrendelenburg-Lagerung, ggf. Magensonde und Absaugen
- Evtl. medikamentöse Säureaspirationsprophylaxe: Metoclopramid mind. 15 Min. vor Einleitung, Natriumzitrat 0,3-molar 5–10 Min. vor Einleitung p. o., H_2-Antagonisten mind. 1 h vor Einleitung i. v.
- Bereitlegen von zwei Absaugern (großlumig), zwei Laryngoskopen und verschiedenen Tuben mit Führungsstab
- Ausreichende Präoxygenierung, nach Einsetzen der Wirkung des Hypnotikums sofortiges Spritzen des Muskelrelaxans, keine Zwischenbeatmung (Gefahr der Erhöhung des intragastralen Drucks)
- Blitzintubation nach Anschlagszeit des Muskelrelaxans.

2.4 Allgemeinanästhesieverfahren

Hermann Heinze

2.4.1 Inhalationsanästhesie

- Allgemeinanästhesie über Larynxmaske oder Tubus
- Narkoseeinleitung i. v. bzw. bei Kindern ohne Venenzugang auch inhalativ
- Narkoseführung inhalativ
- Medikamente, ▶ 6.1
- Monitoring: EKG, RR, S_aO_2, $EtCO_2$

Anästhesieausweis *(Anaesthesia Problem Card)*

☐ **Intubationsprobleme *(Intubation problems)***

☐ Stimmbänder einsehbar *(Vocal cords can be seen)*
☐ Hinterer Glottisanteil einsehbar *(Posterior extremity of glottis can be seen)*
☐ Nur Epiglottis einsehbar *(Only epiglottis can be seen)*

☐ **Sonstige Intubationsprobleme *(Other Intubation problems)***

☐ Ja *(Yes)* ☐ Nein *(No)* Details *(Specify)*: ----------------------------

☐ **Maskenbeatmung möglich? *(Could the patient be ventilated with a mask?)***

☐ Ja, leicht *(Yes, easily)* ☐ Ja, mit Schwierigkeiten *(Yes, with difficulties)* ☐ Nein *(No)*

Wie wurde das Problem gelöst? Empfehlungen für künftige Intubationen
(How was the problem solved? Recommendations for future intubations):

☐ **Medikamentenunverträglichkeit *(Adverse reaction, drug allergy?)***

1. Medikament *(Commercial/generic name)*: --------------------------------
2. Medikament *(Commercial/generic name)*: --------------------------------
3. Medikament *(Commercial/generic name)*: --------------------------------

Art der Nebenwirkung *(Adverse reaction type)*
☐ Leicht: Hautreaktion *(Light: Skin nash)*
☐ Mittel: Kreislauf, Atmung *(Moderate: Haemodynamics, respiration)*
☐ Schwer: Kreislauf, Atmung *(Severe: Haemodynamics, respiration)*

Wie wurde das Problem gelöst? Empfehlungen für künftige Anästhesie
(How was the problem solved? Recommendations for future anaesthesias):

☐ **Disposition zur malignen Hyperthermie *(Malignant hyperthermia susceptibility)***

☐ In-vitro-Kontrakturtest *(IVCT)*: --
☐ MH-assoziierte Mutation --
Keine Anästhesie mit Triggersubstanzen
(Avoid volatile anaesthetics and succinylcholine; Dantrolene must be available)

☐ **Anästhesierelevante Begleiterkrankungen (Stoffwechselstörungen, etc.)**
***[Other anaesthesia relevant diseases (metabolic diseases, etc.)]*:**

Details *(Specify)*: --

-- ---------------------------
Anästhesist *(Anaesthesiologist)* Datum *(Date)*

Abb. 2.32 Anästhesieausweis [L157]

Narkosestadien Die Stadien u. Zeichen der Äthernarkose wurden von Guedel für die Mononarkose mit Diäthyläther beschrieben, daher fast nur noch von historischem Interesse (▶ Abb. 2.33):

- Stadium I: Amnesie u. Analgesie
- Stadium II: Exzitation
- Stadium III: Toleranz (chirurg. Toleranz)
- Stadium IV: Asphyxie (drohender Herzstillstand)

Komplikationen

- Postop. Shivering (Kältezittern): Erhöht extrem den Sauerstoffverbrauch und ist für Pat. sehr unangenehm, Therapie mit Clonidin (z.B. Catapresan®), Pethidin (z. B. Dolantin®)
- Exzitation
- Häufiger PONV

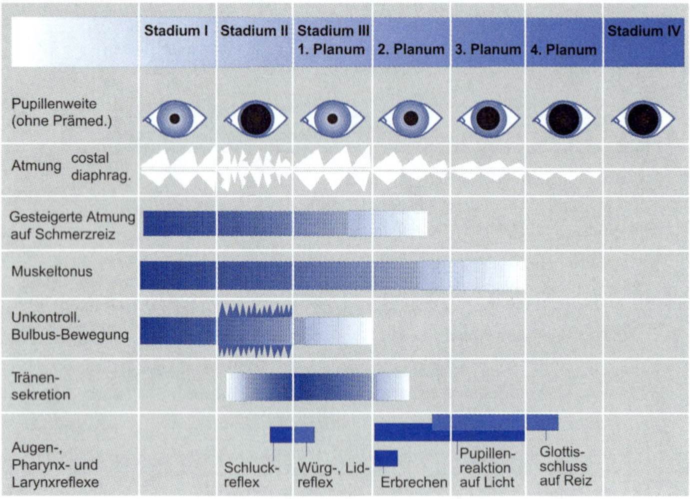

Abb. 2.33 Narkosestadien nach Guedel [L157]

2.4.2 Totale intravenöse Anästhesie (TIVA)

- Allgemeinanästhesie über Maske, Larynxmaske oder Tubus
- Narkoseeinleitung und -führung nur i. v., auch kein Lachgas
- Medikamente ▶ 6.2. Meistens Kombination von Opioiden mit Propofol und ggf. Muskelrelaxans
- Monitoring: EKG, RR, S_aO_2, $EtCO_2$

Indikationen Zu bevorzugen u. a. bei Ein-Lungen-Ventilation (hypoxisch-pulmonale Vasokonstriktion), bei Gefahr der Raumluftkontamination mit Narkosegasen (z. B. ungenügende Narkosegasabsaugung, Bronchoskopien), zur Vermeidung intrakranieller Druckanstiege in der Neurochirurgie sowie bei Pat. mit PONV in der Anamnese. **Cave:** Extrem auf Venenzugang sowie laufende Infusion achten!

2.4.3 Balancierte Anästhesie

- Allgemeinanästhesie über Maske, Larynxmaske oder Tubus
- Narkoseeinleitung i. v. bzw. bei Kindern auch inhalativ
- Narkoseführung sowohl i. v. mit z. B. Opioiden als auch inhalativ mit volatilen Anästhetika, ggf. mit Lachgas, ggf. Muskelrelaxanzien
- Medikamente ▶ 6.1 und ▶ 6.2

2

2.4.4 Stand-by

Überwachung und Sicherung der vitalen Körperfunktionen während diagn. und/oder ther. Eingriffe ohne eigentliches Narkoseverfahren. Stand-by als eigenständige Anästhesieleistung wird zunehmend in Anspruch genommen, um Bedürfnissen und Anforderungen an die Patientensicherheit gerecht zu werden.

Grundlagen

Indikationen

- **Pat. mit erhöhtem Risiko:** Schwerwiegende (Begleit-)Erkr. (z. B. kardiovaskulär, kardiopulmonal), eingeschränkte Organfunktion (z. B. Diab. mell.), fortgeschrittenes Alter (oft multimorbide Pat.), Begleit-/Dauermedikation (mögliche Arzneimittelinteraktionen), Allergieanamnese (z. B. gegen Kontrastmittel)
- **Typische Eingriffe mit Stand-by:** Eingriffe in anatomisch leicht zugänglichen OP-Gebieten, durch den Operateur durchgeführte Lokalanästhesie, z. B. Augenchirurgie (Kataraktchirurgie), HNO (Septumkorrekturen, plastische OP), Neurochirurgie (stereotaktische OP, Chemonukleolysen), Sedierung und Analgosedierung bei nichtop. diagn. und ther. Maßnahmen (radiologische Untersuchungen bei unkooperativen Pat. wie Kindern, verwirrten Pat., endoskopische Untersuchungen in Gastroenterologie, Urologie)
- **Prophylaktisch:** Kontrastmitteluntersuchungen bei Allergikern. Da die heute verwendeten KM nicht mehr jodhaltig sind, werden allergische Reaktionen nur noch selten beobachtet. Die Symptome können von Hautrötung, Juckreiz, Quaddeln über Brechreiz und Parästhesien bis hin zu Bronchospasmus und anaphylaktischem Schock reichen (▶ 7.3.2).

Voraussetzungen

- **Aufgaben des Anästhesisten mit Stand-by-Funktion:** Überwachung und Sicherung der Vitalfunktionen (Herz-Kreislauf, Atmung, ZNS), frühzeitiges Erkennen und Behandeln von Störungen
- **Voraussetzungen zur Durchführung der Stand-by-Funktion:**
  - Prämedikationsvisite (▶ 1.1) wie zu einer Narkose, möglichst am Vortag
  - Erhebung aller relevanten Befunde, Risikoeinschätzung (z. B. nach ASA ▶ 1.1.9)
  - Aufklärung des Pat. über das Verfahren, schriftliche Einwilligung des Pat.
  - Dokumentation auf einem Narkoseprotokoll

! Vorher mit dem Pat. besprechen, dass im Falle eines Versagens z. B. der Lokalanästhesie durch den Operateur oder bei sonstigen Zwischenfällen eine entsprechende Ther. (z. B. Allgemeinanästhesie) durchgeführt wird. Neben der Aufklärung sollte eine anxiolytische Prämedikation (z. B. Flunitrazepam, Midazolam p. o.) verordnet werden (bei sehr alten Pat. oft entbehrlich. **Cave:** Atemdepression).

Lokalanästhesie mit Stand-by nicht immer risikoärmeres Verfahren

- Allgemeinanästhesie mit Intubation (ITN) kann sicherer sein (Sicherung von Atemwegen, Gasaustausch).
- Adrenalinhaltige Lokalanästhetika (▶ 6.6) können kontraindiziert sein (Hypertonie, KHK).
- Gefahr der Atemdepression durch geplante oder notwendige Analgosedierung während des Eingriffs; Rücksprache mit dem Operateur nehmen, gemeinsam das Vorgehen besprechen und festlegen.

Durchführung

Der Anästhesist übernimmt während der Stand-by-Funktion die volle ärztliche Verantwortung für den Pat. (zivil- und strafrechtliche Verantwortung), d. h., es besteht Anwesenheitspflicht. Eine Delegation zur eigenständigen Durchführung an medizinisches Hilfspersonal ist nicht möglich.

Voraussetzungen

- **Überwachung:** Monitoring wie bei einer Allgemeinanästhesie:
  - EKG, NIBP, Pulsoxymetrie (▶ 4.5.9)
  - Sicherer venöser Zugang mit laufender Infusion
- **Ausrüstung:**
  - Narkosegerät mit Beatmungszubehör (z. B. Masken, Guedel-Tuben) ist überprüft und funktionsbereit.
  - Intubationszubehör ist überprüft und einsatzbereit.
  - Narkosewagen mit Notfallmedikamenten (▶ 1.2.2) steht bereit.
- Geschulte Assistenz ist anwesend.

Geeignetes Verfahren bei schmerzlosen Untersuchungen (z. B. CT-Untersuchung bei Kindern, unkooperativen Pat.)

- Propofol (z. B. Disoprivan®, ▶ 6.2.4) in subnarkotischer Dosierung, repetitiv oder kontinuierlich i. v. Dosierung individuell nach klinischen Kriterien ermitteln; langsame Titration, bis der Pat. schläft

! Atemdepression möglich (Pulsoxymetrie ▶ 4.5.9), evtl. Sauerstoff 2–4 l/Min. (Nasensonde) zuführen

Sedierung

Indikation Meist erwünscht (von Pat. und/oder Operateur).

Substanzauswahl und Dosierung Geeignete Medikamente sind Propofol oder Benzodiazepine.

- Propofol: Nach Wirkung titrieren, ca. 1–5 mg/kg/h als kontinuierliche Infusion
- Dexmedetomidin (Dexdor®): α_1-Agonist, nach Wirkung titrieren 0,7–1,4 µg/kg/h **Cave:** Off label use, da bisher nur für die Sedierung von Intensivpatienten zugelassen!
- Midazolam: Nach Wirkung titrieren, 2–5 mg meist ausreichend, evtl. Repetition 1–2 mg (z. B. Dormicum®, ▶ 6.4.3), anxiolytische und amnestische Wirkung

- Diazepam vorteilhaft bei alten Pat., in geringer Dosis 2–5 mg langsam i. v. (z. B. Valium®, ▶ 6.4.1), schwächere Wirkung und geringere Atemdepression als Midazolam, allerdings schlecht steuerbar
- Ziel: Indifferenz und Amnesie; kein tiefer Schlaf; Atemdepression möglich (Pulsoxymetrie ▶ 4.5.9), evtl. Sauerstoff 2–4 l/Min. (Nasensonde) zuführen

! Nach dem Eingriff ausreichende Überwachung (z. B. im AWR)

! Für Benzodiazepinen wird eine Delir induzierende Potenz diskutiert. Vorsicht bei Risikopatienten!

Herz-Kreislauf-Überwachung

Neben der Sedierung steht die Behandlung von kardiovaskulären Störungen (Hypertonien, Tachykardien, Angina pectoris) während des Stand-by im Vordergrund.

- **Prophylaxe:** Dauermedikation (Antihypertensiva, Betablocker, Nitropräparate) nicht absetzen
- **Intraop. erforderliche Medikation** an der Vormedikation orientieren
- **Vorgehen bei Hypertonie** (▶ 8.1.2):
  - Nifedipin 10 mg sublingual (z. B. Adalat®, ▶ 6.7.4), Kapsel aufstechen, Inhalt auf/unter die Zunge ausdrücken
  - Urapidil titriert i. v. (z. B. Ebrantil®)
  - Clonidin verdünnt langsam i. v. (z. B. Catapresan®). **Cave:** Initial RR ↑ bei schneller Injektion, zusätzlich auch sedierende Wirkung
  - Hydralazin titriert i. v. **Cave:** Reflextachykardie, evtl. mit Betablocker kombinieren
  - Betablocker (z. B. Metoprolol, Pindolol) titriert i. v.
- **Vorgehen bei Angina pectoris:** Nitroglyzerin sublingual (Kapsel aufstechen, Inhalt auf/unter die Zunge ausdrücken), Sauerstoff zuführen

Stand-by bei Risikopat. ist eine ernst zu nehmende anästhesiologische Aufgabe, die Sorgfaltspflichten entsprechen denen bei einer Allgemeinanästhesie; Vorbereitung und Durchführung erfordern Kenntnisse und Erfahrung im Umgang mit den eingesetzten Medikamenten (Sedativa, Herz-Kreislauf-Pharmaka).

Cave

Das „Narkosoid“: Sedierung und/oder Analgesie bei Risikopat. mit der Gefahr der Atemdepression v. a. bei repetitiven Gaben kann u. U. problematischer und gefährlicher sein als von vornherein eine Allgemeinanästhesie mit Sicherung der Atemwege!

2.5 Beatmung und Extubation

Hermann Heinze

2.5.1 Technische Grundlagen

Beatmungsgeräte (übernehmen oder unterstützen die Ventilation)

- **Steuerungsprinzip:** Durch die physikalische Größe festgelegt, deren Erreichen zur Beendigung der Inspirations- bzw. der Exspirationsphase führt. Angewendet werden Druck, Flow, Volumen, Zeit sowie Kombinationen von diesen.

2

- **Einstellung:** Jedes Beatmungsgerät bietet die Möglichkeit, bestimmte Parameter in Abhängigkeit vom Steuerungsprinzip einzustellen; als Folge der Einstellung ergeben sich auch Veränderungen von Beatmungsparametern, die nicht direkt eingestellt werden können. Beispiel: Bei volumenkontrollierter Beatmung führt die direkte Erhöhung von Vt zur indirekten Erhöhung von PAW. Die Begrenzung eines Beatmungsparameters verhindert das Überschreiten der vorgewählten Einstellgröße mit der Folge, dass die eigentlichen Steuerungskriterien nicht mehr unbedingt aufrechterhalten werden können. So führt das Erreichen der Druckbegrenzung bei volumenkonstanter Beatmung zum Abbruch des Atemhubs, damit aber auch zur Reduzierung des Vt.

Intensivbeatmungsgerät

Bei den Intensivbeatmungsgeräten steht die reine Beatmung im Vordergrund. Die Atemgasmischung bezieht sich auf die unterschiedlichen inspiratorischen Sauerstoffanteile.
Hauptarbeitsprinzipien der Intensivbeatmungsgeräte sind:

- **Konstant-Flow-Prinzip:** Atemgas fließt kontinuierlich in das Schlauchsystem, In- und Exspiration erfolgen über Öffnen und Schließen des Exspirationsventils.
- **Flow-Zerhacker (intermittierender Konstant-Flow-Generator):** Fest vorgegebener Gasflow, der zwischenzeitlich unterbrochen wird, d. h., es entstehen Phasen mit und ohne Strömung. Die Beatmung erfolgt, indem das Inspirationsventil geöffnet und gleichzeitig das Exspirationsventil geschlossen wird (zur Exspiration umgekehrt).

Anästhesiebeatmungsgerät

Anästhesiebeatmungsgeräte (▶ Abb. 2.34) müssen zusätzlich zur reinen Beatmungsfunktion volatile Anästhetika verdunsten und kontrolliert dosieren zu können, mit der Anwendung eines Kreissystems in der Lage sein, CO_2 zu eliminieren und eine Rezirkulation der nicht verbrauchten Gase zu ermöglichen. Somit lassen sich sowohl Applikation als auch Elimination eines Medikaments (N_2O, volatile Anästhetika) direkt steuern.
Bei den meisten Narkosegeräten gelangt das Atemgas aus dem Atembalg oder einer Kolbenpumpe in den Pat. Neuere Geräte verwenden hierbei Turbinen (z. B. Perseus, Firma Dräger).

- **Atembalg:** Wird durch Druckluft komprimiert und drückt das Atemgas in den Pat. Das Frischgas strömt bei nicht frischgasentkoppelten Geräten kontinuierlich in das Kreissystem. Das Volumen zum Pat. setzt sich aus dem Frischgasvolumen und dem Balgvolumen zusammen, d. h., das Tidalvolumen bzw. das Atemminutenvolumen ist abhängig vom Frischgasflow.
- **Kolbenpumpe:** Wird elektromechanisch bewegt (z. B. Dräger CICERO®), dieses Gerät ist frischgasentkoppelt, d. h. der Vt bzw. AMV sind vom Frischgasflow unabhängig, was durch ein gesteuertes Ventil möglich ist. Dadurch strömt das gelieferte Frischgas während der Inspiration in ein Reservoir (z. B. Handbeatmungsbeutel beim Dräger CICERO®).
- **Turbine:** (z.B. TurboVent2 in Dräger Zeus oder Perseus®). Radialgebläse, welches das Atemgasgemisch einsaugt und verdichtet. Durch schnelle Beschleunigung des Motors und geringen Atemwiderstand kann der Ventilator

spontanen Atembemühungen folgen und ermöglicht eine gute Durchatembarkeit. Ähnlich einem Intensivbeatmungsgerät sind verschiedenste, auch unterstützende Spontanatmungsmodi möglich.

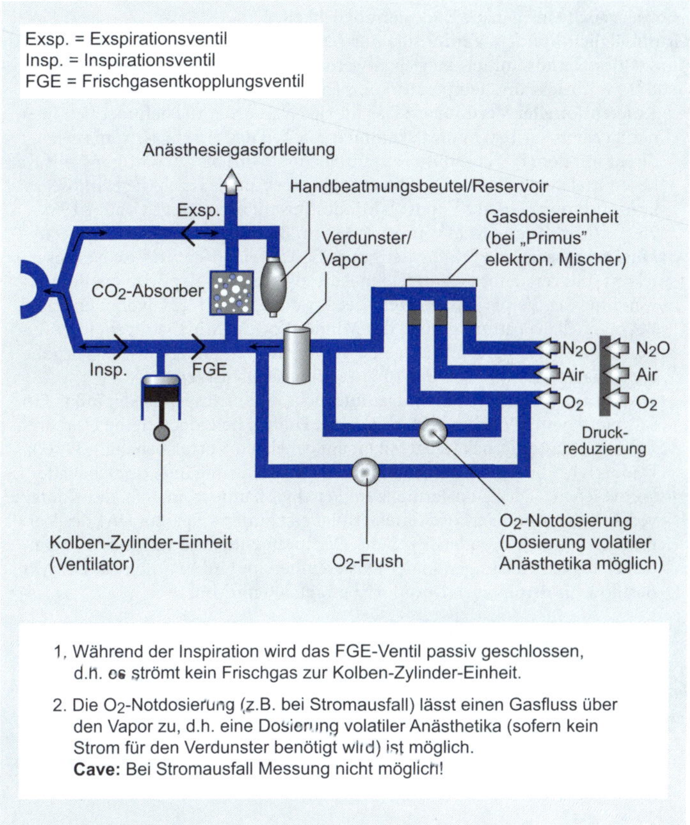

Abb. 2.34 Anästhesiebeatmungsgerät, vereinfachter Gasfluss, z. B. Primus® der Firma Dräger [L157]

Andere Lösung der Frischgasentkoppelung beim Dräger Julian®: Das Frischgas wird nur während der Exspiration geliefert, während dieser Zeit ist der Frischgasfluss abhängig vom I : E-Verhältnis und entsprechend höher als der am Gerät eingestellte Fluss. Bezogen auf die gesamte In- und Exspirationszeit erhält man den eingestellten Frischgasfluss.

Narkosemittelverdunster

Für den klinischen Gebrauch müssen die als Flüssigkeit vorliegenden volatilen Anästhetika in den dampfförmigen Zustand gebracht werden. Der Narkosemitteldampf muss stark verdünnt werden, um für die Narkose einsetzbar zu sein. Dies erfordert auch eine genaue Zudosiermöglichkeit.

Grundsätzlich können Verdunster nur bei Temperaturen unterhalb des Siedepunkts des Narkosemittels betrieben werden. Moderne Verdunster sind weitgehend flow-, druck- und temperaturkompensiert:

- **Konventioneller Verdunster:** Das flüssige Narkosemittel befindet sich in einer Verdunster- bzw. Vorratskammer. Ein Teil des Frischgasstroms gelangt direkt mit dem Narkosemittel zusammen und wird bis zur Sättigung mit Narkosemittel angereichert. Die Steuerung dieses Anteils regelt die Narkosegaskonzentration (Dräger Vapor®). Mindestflow für den Dräger Vapor 19.n: 250 ml/Min. Temperaturkompensation im Bereich von 15–35 °C.
- **Düsenvergaser:** Der Frischgasstrom reißt über eine Venturidüse Narkosemittel mit und zerstäubt es zum feinen Aerosol (Siemens Vaporizer®). Bei Verwendung des Siemens Vaporizer® beträgt das Mindest-Tidalvolumen 75 ml. Bei manueller Beatmung muss der Mindestflow 5 l/Min. betragen. Der Verdunster ist bei 22 °C kalibriert, eine Temperaturerhöhung um 10 °C erhöht die Abgabekonzentration um 10 % des eingestellten Werts.

! **Desfluran:** Wegen des hohen Dampfdrucks und niedrigen Siedepunkts Einsatz einer neuen Verdunstertechnologie. Hierbei befindet sich die Desfluranflüssigkeit unter Druck (2 bar) in einem beheizten Vorratsbehälter (39 °C). Dadurch befindet sich Desfluran flüssig und gasförmig im Vorratsbehälter (kein Sieden). Die Zudosierung zum Frischgashauptstrom, d. h. der Kontakt von Frischgas mit Narkosemittel, erfolgt erst am Frischgasausgang des Verdunsters. Um ein Kondensieren des Desflurandampfs zu verhindern, befinden sich auch Heizungen in der Dosiereinheit und im Ventilblock. Der Mindestflow für den Dräger-Devapor® beträgt 200 ml/Min.

> - Wegen der unterschiedlichen physikochemischen Eigenschaften der verwendeten Narkosemittel dürfen nur auf das jeweilige Anästhetikum kalibrierte Verdunster verwendet werden.
> - Grundsätzlich sollen alle Narkosemittelverdunster senkrecht betrieben und transportiert werden.

2.5.2 Beatmungsformen

Prinzipiell können während der Inspiration durch das Beatmungsgerät zwei mögliche Variablen kontrolliert werden, entweder Druck oder Volumen (▶ Abb. 2.35). Ein vom Gerät applizierter Atemzug (Tidalvolumen) ist daher entweder druck- oder volumenkontrolliert. Abhängig von der Dehnbarkeit (Compliance) und dem Widerstand (Resistance; s. u.) des respiratorischen Systems ergibt sich der jeweils andere Parameter. Der Atemgasfluss wird hierbei als Rechteckfluss (konstanter Fluss) oder als dezelerierender (abnehmender) Fluss appliziert. Die Inspiration und die passive Exspiration können durch das Beatmungsgerät (Zeittriggerung) oder durch eine In- bzw. Exspirationsbewegung des Patienten (Fluss-, Volumen- oder Drucktriggerung) ausgelöst werden.

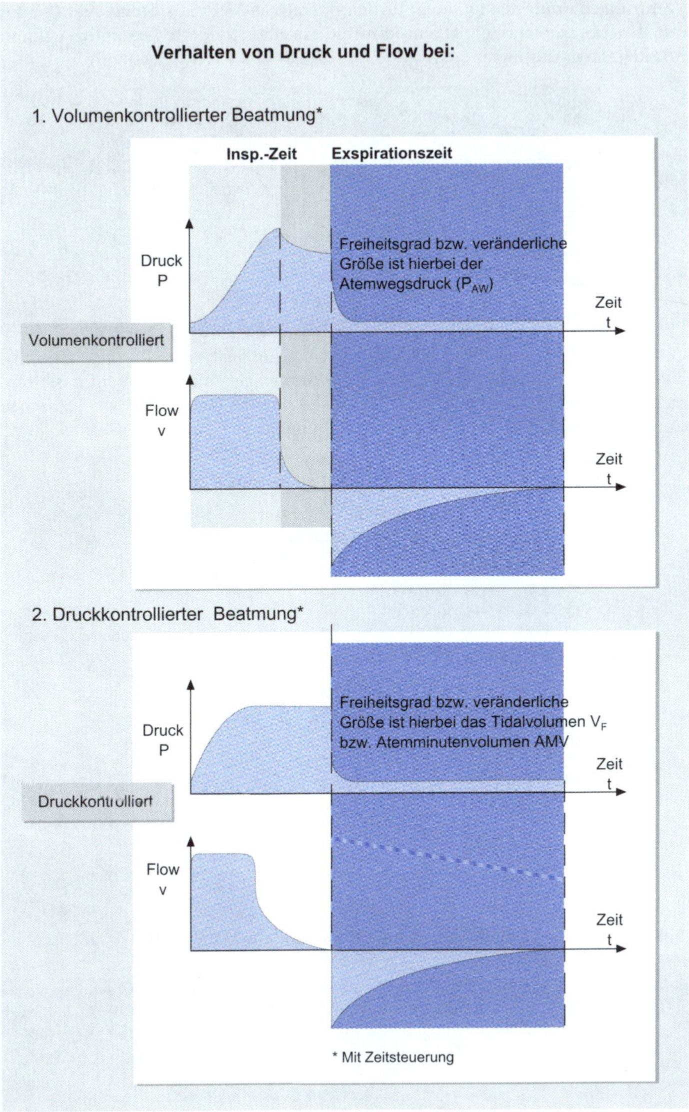

Abb. 2.35 Druck- und Flowkurven in Abhängigkeit von der Zeit bei volumen- und druckkontrollierter Beatmung [L157]

Wenn Eigenatmungsaktivitäten für den operativen Verlauf störend sind (Abdominal-, Thoraxchirurgie), ist eine kontrollierte zeitgetriggerte Beatmung, ggf. mit Muskelrelaxierung angezeigt.

- Die Wahl der Beatmungsform (Druck- oder Volumenkontrolliert) hat keinen Einfluss auf das Outcome der Patienten.
- Bei **druckkontrollierter Beatmung** muss bei Änderung der Compliance (Narkosetiefe, Lagerung, intraabdomineller Druck etc.) ggf. häufiger nachjustiert werden, um ein stabiles Tidalvolumen zu erhalten.
- Bei **volumenkontrollierter Beatmung** sollte eine Druckbegrenzung eingestellt werden.

Einflussgrößen der maschinellen Beatmung

Compliance (C) Maß für die Dehnbarkeit der Lunge, beschreibt die elastischen Eigenschaften des Atmungsapparats. Es wird angegeben als Quotient aus Volumen (Vt) und Druckdifferenz C = Vt [ml]/ΔP [mbar]. Berechnung der statischen Compliance: C = exspiratorisches Atemhubvolumen [ml]/Plateaudruck-PEEP [mbar], ▶ Abb. 2.36.

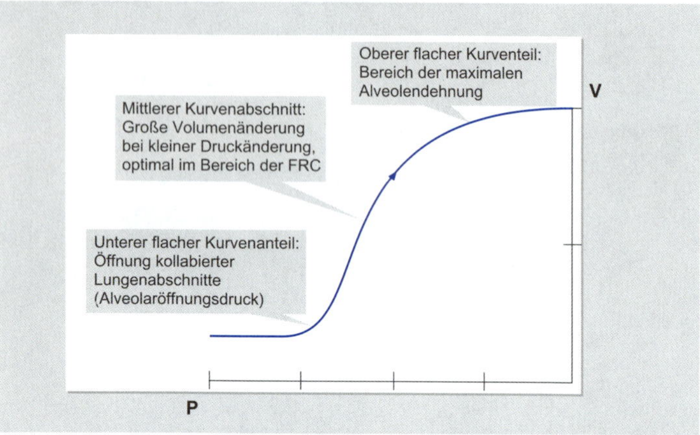

Abb. 2.36 Druck-Volumen-Diagramm (schematische Darstellung) [L157]

- Je größer die Compliance ist, desto geringer muss der Beatmungsdruck sein, um ein bestimmtes Volumen in die Patientenlunge zu insufflieren.
- Die statische Compliance beträgt bei lungengesunden, intubierten Pat. 50–70 ml/mbar.

Elastance (E) Die Elastance ist der Reziprokwert der Compliance: E = 1/C.

Resistance (R) Die Resistance ist der Atemwegswiderstand, besser der Strömungswiderstand. Es ist der Quotient aus Druckdifferenz (Anfang und Ende der gasführenden Leitung) und dem Gasflow: R = ΔP/V/t [mbar/l/Sek.].

- Beim intubierten, lungengesunden Pat. beträgt die Resistance etwa 4–6 mbar/l/Sek.
- Beim intubierten Pat. machen Tubus und Schlauchsystem mehr als die Hälfte des gesamten Widerstands aus.

2.5.3 Gängige Beatmungsmuster

Einteilung in drei Grundformen:

- Rein mandatorisch („continuous mandatory ventilation", CMV) als druck- oder volumenkontrollierte Beatmung
- Intermittierend mandatorisch („intermittent mandatory ventilation", IMV), ebenfalls als druck- oder volumenkontrollierte Beatmung
- Reine Spontanatmungsformen („continuous spontaneous ventilation", CSV), entweder völlig vom Patienten durchgeführt oder vom Gerät inspiratorisch druckunterstützt („pressure support", PS)

VC-CMV (volume controlled-continuous mandatory ventilation)

Syn.: VCV, Volume controlled ventilation. Zeitgesteuerte, volumenkonstante Beatmung mit meist konstantem Fluss. Bei modernen Geräten auch mit sogenanntem Autoflow als dezelerierender Atemwegsfluss. Frühere Bezeichnung IPPV, intermittent positive pressure ventilation.

PC-CMV (pressure controlled-continous mandatory ventilation)

Syn.: PCV, pressure controlled ventilation. Beatmungsgerät hält zeitgesteuert einen vorgewählten inspiratorischen Maximaldruck; dabei ist das Tidalvolumen abhängig von Inspirationszeit, Inspirationsflow und respiratorischen Widerständen.

SIMV (synchronized intermittent mandatory ventilation)

Mischform aus kontrollierter und spontaner Atmung.

Technik Der Pat. erhält eine vorgegebene Anzahl von maschinellen Beatmungshüben, die mit seinen Spontanatemzügen, sofern vorhanden, synchronisiert sind. In einem vom Gerät bestimmten Zeitfenster ruft der Pat. durch seine Inspiration (Triggerung) den vorher festgelegten Atemzug ab.

Vorteile Sanfter und fließender Übergang zur Spontanatmung bei der Narkoseausleitung evt. möglich. Bei einigen Beatmungsgeräten in der Intensivmedizin besteht die Möglichkeit, diesen Beatmungsmodus volumenkontrolliert oder druckkontrolliert auszuführen.

PSV (pressure support ventilation)

Syn.: ASB (assisted spontaneous breathing) = IA (inspiratory assist). Druckunterstützung.

Jede Einatmung des Pat. löst einen Gasstrom aus, der rasch zum Erreichen des vorgewählten inspiratorischen Druckniveaus führt. Für den Pat. folgt daraus ein größeres Atemzugvolumen, ihm wird ein Teil der Atemarbeit abgenommen. Reicht die Kraft des Patienten jedoch nur für die Triggerung des Beatmungshubs, besteht die Gefahr einer patientengetriggerten kontrollierten Beatmung; Eine Restrelaxierung würde kaschiert werden.

2

BIPAP (biphasic positive airway pressure)

Sonderform: APRV = airway pressure release ventilation.

Technik

- Das Beatmungsgerät liefert zwei unterschiedlich eingestellte Druckniveaus, bei denen der Pat. spontan atmet. Je nach Einstellung steht an einem Ende der Beatmungsform die zeitgesteuerte druckkontrollierte Beatmung, am anderen Ende die Spontanatmung auf nur einem Druckniveau (= CPAP-Atmung).
- APRV-Beatmung: Das obere Druckniveau wird nur kurzzeitig (≤ 1,5 Sek.) unterbrochen. In diesem Zeitraum ist die CO_2-Elimination möglich. APRV ist damit ein BIPAP mit extrem umgekehrten I : E-Verhältnis oder auch CPAP mit kurzzeitiger Niveauabsenkung.

Vorteile Maschinelle Beatmung und Spontanatmung sind miteinander möglich.

NIV (nichtinvasive Beatmung)

Intensivbeatmungsmöglichkeit **ohne** Intubation. Der Einsatz erfolgt vorwiegend bei Pat. bei denen ein Missverhältnis zwischen möglicher und notwendiger Atemarbeit entstanden ist (z. B. bei COPD). Die Beatmung erfolgt über entsprechende festsitzende NIV-Maske oder Beatmungshelm. Meist mit inspiratorischer Druckunterstützung.

Weitere Beatmungs- und Sonderformen, wie PAV (proportional assist ventilation), IRV (inverse ratio ventilation, Beatmung mit umgekehrtem Atemzeitverhältnis), ASV (adaptive support ventilation) und ATC (automatic tube compensation, automatische Tubuskompensation) finden vorwiegend Anwendung in der Intensivmedizin.

> Im Rahmen der Ausleitung kann der Einsatz von PSV eine Restrelaxierung kaschieren.

2.5.4 Beatmungspraxis

Voreinstellungen

> Beatmung und Beatmungsgerät werden an den Pat. angepasst und nicht umgekehrt.

- **Beatmungsgrenzwerte:** Zur Verhinderung von Lungenschäden.
  - Atemzugvolumen 6–8 ml/kg (Orientierung am Idealgewicht)
  - Atemwegsdruck < 30 cmH_2O
  - $FiO_2 < 0{,}5$
- **Grundeinstellung VC-CMV:** Beatmung nach Intubation im Beatmungsmodus IPPV für Erw.
  - Atemfrequenz 12–14/Min.
  - Atemzugvolumen 6–8 ml/kg Idealgewicht
  - I : E → 1 : 1,7 bis 1 : 2
  - Inspirationsflow 30–40 l/Min.
  - FiO_2 0,33 ≅ 2 l N_2O bzw. Air und 1 l O_2 (Einstellung an den Frischgasdosierventilen)

- Nach dieser Grundeinstellung Anpassung der Beatmung an den Pat.

! Mit den vorgenannten Werten sind die Pat. oft hyperventiliert → entsprechende Korrektur nach BGA bzw. $P_{et}CO_2$!

- **Grundeinstellung PCV:** Beatmung nach Intubation, druckkontrollierte Beatmung PCV für Erw.
  - Atemfrequenz 12–14/Min.
  - Beatmungsdruck 15–20 mbar (ggf. über PEEP)
  - I : E → 1 : 1,7 bis 1 : 2
  - Inspirationsflow 30–40 l/Min.
  - FiO_2 0,35
  - Bei der o. a. Compliance würde sich für einen Beatmungsdruck von 15 mbar ein Vt von 750–1050 ml ergeben → Anpassung an den Pat. ist unbedingt erforderlich.
  - Tidalvolumen und damit Atemminutenvolumen sind bei PCV wegen der Abhängigkeit von der Compliance variabel.

Beurteilung und Steuerung der Beatmung

- „Zielwerte" der Beatmung sollten mit Ausnahmen wie der Hyperventilation in der Neurochirurgie „normale" Blutgase sein.
- Normalwerte der BGA: paO_2 70–105 mmHg, $paCO_2$ 35–45 mmHg

Klinische Überwachung

- Beobachtung der Färbung von Haut und Schleimhäuten, evtl. auch vom Blut im OP-Gebiet
- Beobachtung der (symmetrischen) Thoraxbewegung
- Regelmäßige Auskultation (beidseitige Beatmung? Spastik? feuchte RG?)
- **Barometrie** (mechanische oder elektronische Messung des Atemwegsdrucks): Hinweis auf Diskonnektion, Veränderungen der Lungen- oder Beatmungssituation (Compliance, Resistance)
- **Volumetrie** (mechanische oder elektronische Messung von Vt oder AMV; ▶ 4.5.5): Hinweis auf patientenbezogen ausreichende Ventilation
- **Pulsoxymetrie** (Messung der funktionellen Sauerstoffsättigung; ▶ 4.5.9):
  - Normwert: 95–99 % O_2-Sättigung

  ! Kann aber nicht in jedem Fall die BGA ersetzen.
- **Kapnometrie** (Messung der endexspiratorischen CO_2-Konzentration; ▶ 4.5.6):
  - Normwert: $etCO_2$ = 35–45 mmHg
  - Differenz vom $paCO_2$ $P_{et}CO_2$ kann bei gesunden Personen 1–4 mmHg betragen.
  - Normalerweise $P_{et}CO_2 < paCO_2$
- **Narkosegasmessung** (in- und exspiratorisch, vorgeschrieben; ▶ 4.5.7):
  - Möglichkeit der Narkosesteuerung und Schutz vor Überdosierung (meistens Nebenstrommessung)
  - Inspiratorische O_2-Messung → Schutz vor hypoxischen Gasgemischen = Geräteüberwachung

- Einfluss von Perfusion und Ventilation auf die $etCO_2$-Messung: Werden nicht durchblutete Lungenanteile ventiliert, ergibt sich daraus ein $etCO_2$-Abfall, der $paCO_2$ steigt jedoch (möglicher Hinweis auf Lungenembolie). Bei Kreislaufstillstand geht der $etCO_2$-Wert schnell gegen null.
- „Abgleich" der klinischen Beobachtung mit den Messdaten zur Diagnose von Geräte- oder Patientenproblemen → Plausibilitätskontrolle! Nichtinvasive Messungen (▶ 4)
- Bei nicht frischgasentkoppelten Narkosegeräten mit fallendem Atembalg wird ein eingestelltes AMV auch bei Diskonnektion der Beatmungsschläuche bzw. des Tubus gemessen, da der fallende Atembalg Luft ansaugt.

Invasive Messungen

Die beste Beurteilung der Beatmung erhält man aus der art. BGA → pulmonaler Gasaustausch, Säure-Basen-Haushalt.

- Abnahme direkt durch Arterienpunktion (z. B. A. radialis, A. femoralis) oder bei Problempat. durch einen Arterienkatheter.
- Weniger invasiv ist die Entnahme von Kapillarblut aus vorher hyperämisierten Arealen: Finger, Zehe oder Ohrläppchen.

Interpretation von Kap. pO_2-Werten schwierig, da häufig falsch niedrig! Im Zweifelsfall art. BGA abnehmen!

Beeinflussung verschiedener Organfunktionen durch die Beatmung

Ursache ist der unphysiologische Überdruck bei der maschinellen Beatmung, die genauen pathophysiologischen Zusammenhänge sind nicht vollständig aufgeklärt.

Herz-Kreislauf

- **Kardiozirkulatorisch:** Jede intrathorakale Druckerhöhung führt zur Behinderung des venösen Rückstroms zum rechten Herzen → Herzfüllung ↓ → HZV ↓.
- **Pulmonalzirkulatorisch:** Druck- und Volumenzunahme in der Lunge komprimiert die alveolennahen Gefäße, in den anderen Bereichen kommt es zur Dehnung und Streckung mit der Möglichkeit der Volumenaufnahme → PVR ↑, lungenvenöser Rückstrom ↓.
- **Einfluss unmittelbar auf das Herz:** Intrathorakale Druckerhöhung führt zur rechtsventrikulären Dehnung und Verschiebung des interventrikulären Septums → Behinderung der linksventrikulären Füllung, Auswurfleistung ↓.
- In der Gesamtheit ist HZV-Reduktion um 30–40 % möglich!

Niere

- Durch Überdruckbeatmung kommt es zur Wasser- und Natriumretention.
- Drei Kausalketten werden diskutiert:
  - Ausschüttung von ADH durch unterschiedliche Dehnung der Herzvorhöfe (rechts > links)
  - Stimulation interstitieller Barorezeptoren und kardiopulmonaler Vagusafferenzen → Sympathikuseinfluss auf die Niere ↑ → Umverteilung des renalen Blutflusses zuungunsten der Nierenrinde → Wirkungserhöhung des Renin-Angiotensin-Aldosteron-Mechanismus

- Die verringerte Dehnung des linken Vorhofs führt zur Ausschüttung des atrialen natriuretischen Faktors (ANF).

Leber

- Die intrathorakale Drucksteigerung beeinträchtigt die Leberdurchblutung.
- Beeinflussung durch autoregulatorische Mechanismen ist weniger ausgeprägt als in anderen Organsystemen.

Ventilatorassoziierter Lungenschaden

- Ventilator associated lung injury, VALI
- Beschreibung von direkter Schädigung der Lunge durch maschinelle invasive Beatmung
- Hauptaspekte sind Barotrauma (Überdruck), Volutrauma (Überdehnung), Atelektrauma (intratidale Eröffnung und Wiederverschließen von Alveolen) und Biotrauma (Freisetzung von Entzündungsmediatoren)
- Besondere Relevanz bei der Beatmung von Patienten mit Lungenversagen (ARDS, acute respiratory distress syndrome) auf der Intensivstation und Patienten mit Vorschädigung (Two-hit model)

! Zunehmende Empfehlung zur prophylaktischen protektiven Beatmung aber auch für lungengesunde Patienten, daher Begrenzung Plateaudruck auf < 30 mbar, Vt 6–8 ml/kg Idealgewicht, Beatmung mit adäquaten PEEP

Beatmungsparameter und ihre Auswirkungen

PEEP = Positive End-Expiratory Pressure

- Während des gesamten Atemzyklus herrscht ein positiver Druck in der Lunge:
  - Verlagerung der Atemruhelage
  - Vergrößerung der funktionellen Residualkapazität
  - Vergrößerung der Gasaustauschfläche
- In der Praxis werden PEEP-Werte bis 20 cmH_2O benutzt, in Abhängigkeit von der Oxygenierungsstörung.
- Wirkung von PEEP: Vermeidung des endexspiratorischen Alveolarkollapses, Wiedereröffnung atelektatischer Bezirke, damit Verbesserung der Oxygenierung, Reduktion von Atelektrauma:
  - PEEP kann die Beeinflussung auf die Organsysteme verstärken.
  - Nur kleine Druckerhöhungen (3–5 mbar), Wirkung überprüfen
  - PEEP-Reduktion auch nur in kleinen Schritten, da es durch o. a. Mechanismen zur Volumenüberlastung kommen kann
  - Je höher der PEEP, desto ausgeprägter sind die Herz-Kreislauf-Wirkungen (s. o.).

Verhältnis von In- zu Exspiration (I : E)

- Physiologisches I : E-Verhältnis = 1 : 2
- Eine Vergrößerung von I : E verlangt mehr Zeit, um einen gleichmäßigen endinspiratorischen Druck in allen Lungenkompartimenten zu erreichen.
- Bei volumenkonstanter Beatmung folgt eine Reduzierung des Inspirationsflows und des Atemwegsspitzendrucks, aber Anstieg des Mitteldrucks.
- Insgesamt kann eine Vergrößerung von I : E eine Verbesserung der Oxygenierung bewirken.
- Jede Erhöhung des Mitteldrucks wirkt kardiozirkulatorisch wie PEEP!

Inspirationsflow

- Erniedrigung führt zur Senkung des Spitzendrucks, hauptsächlich bedingt durch Strömungswiderstand in den Schläuchen.
- 30–40 l/Min. anstreben, falls der Inspirationsflow direkt eingestellt werden kann.

Tidalvolumen

- Große Hubvolumina führen zur Steigerung des Beatmungsdrucks.
- Bei zu großen Werten kommt es zum Baro- und Volutrauma der Lunge.

!Beachte Beatmungsgrenzwerte!

Low-Flow-Anästhesie

- **Low-Flow**-Anästhesie: Frischgasflow begrenzt auf 1 l/Min.
- **Minimal-Flow**-Anästhesie: Frischgasflow begrenzt auf 0,5 l/Min.
- Moderne Anästhesiegeräte sind speziell auf Rückatmung ausgelegt (Frischgasentkopplung, hohe Dichtigkeit, in- und exspiratorisches Atemgasmonitoring).

Vorteile

- Weniger Wärme- und Feuchtigkeitsverluste, d. h. eine bessere Klimatisierung der Atemgase → günstiger für die funktionelle und anatomische Integrität des Epithels der Tracheobronchialschleimhaut
- Weniger Abgabe von Gasen in die Umwelt. Dazu gehört auch der OP, da trotz Narkosegasabsaugung meistens ein Teil in den Raum geht (Personalbelastung).
- Geringerer Narkosemittelverbrauch → deutliche Kosteneinsparungen (bis zu 75 % im Vergleich zu „High-Flow"-Narkosen)

Voraussetzungen

In- und exspiratorische Messung von O_2, CO_2 und volatilem Anästhetikum sowie Pulsoxymetrie.

Richtlinien für die praktische Ausführung der Low-Flow-Anästhesie

- Narkoseeinleitung wie üblich
- Für ca. 10 Min. Narkose mit hohem Frischgasfluss (d. h. ≥ 4 l/Min.) zum Einwaschen von N_2O und/oder volatilem Anästhetikum in benötigter Höhe, d. h. Orientierung der exspiratorischen Narkosemittelkonzentration am MAC-Wert und natürlich der Klinik, Auswaschen von Stickstoff
- Reduzieren des Frischgasflusses auf 1 l/Min. (N_2O = 0,5 l/Min. und O_2 = 0,5 l/Min.)
- Alarmgrenze für FIO_2 auf 30 %
- Falls das Narkosegerät nicht frischgasentkoppelt ist, Atemhubvolumen erhöhen, da sich dieses durch den reduzierten Frischgasfluss erniedrigt.
- Um die Narkosemittelkonzentration inspiratorisch konstant zu halten, sollte die Vaporeinstellung etwas erhöht werden (bis ca. 30 %).
- Für eine schnellere Änderung der Narkosetiefe oder aus anderen Gründen (z. B. Alarm) kann sofort ein hoher Frischgasfluss eingestellt werden.

Von den derzeitigen volatilen Anästhetika ist Desfluran besonders für die Anwendung von Narkosen mit niedrigem Frischgasflow geeignet. Gründe: Niedrigste Verteilungskoeffizienten; schnellste An- und Abflutung, auch im Niedrigflussbereich möglich; hohe physikalisch-chemische Stabilität (Stabilität im Atemkalk auch bei höheren Temperaturen); geringste Metabolisierungsrate.

Vermeidung von CO-Bildung

Beim Zusammentreffen von halogenierten Anästhetika mit trockenen CO_2-Absorbenzien („Atemkalk") kann es zur Bildung von CO kommen.

- Narkosegerät nicht mit gefülltem Absorber „trockenfahren"
- Regelmäßig den Atemkalk wechseln
- Narkosegeräte, die lange ungenutzt stehen, nicht mit Atemkalk befüllen
- Nach Befüllung den Lieferbehälter wieder fest verschließen
- Kalziumhydroxidkalk zeigt praktisch keine unerwünschten Reaktionen mit Inhalationsanästhetika (auch in trockenem Zustand nicht).

Jetventilation

Beatmungsverfahren über einen Katheter (Injektorkanüle) direkt in Trachea oder Endotrachealtubus, viele verschiedene Gerätetypen, entsprechend keine einheitlichen Aussagen möglich; im Folgenden deshalb nur eine Basisbeschreibung.

Besonderheiten

- Kleine Gasstöße mit hoher Geschwindigkeit und Frequenz (60–200/Min. = 1–10 Hz) führen zum Gasaustausch.
- Ausatmung erfolgt passiv. Wegen der zu kurzen Ausatemzeiten, besteht die Gefahr des „Air-trappings".
- Durch Venturi-Effekt bei der Inspiration zur zusätzlichen Umgebungsluftansaugung (Entrainment) → Vergrößerung des Hubvolumens, aber auch Abnahme der O_2-Konzentration
- Einstellgrößen am Ventilator: Atemfrequenz, Inspirationsdauer und Arbeitsdruck
- Atemhubvolumen 2–4 ml/kg
- Beatmungssteuerung ist nur über Pulsoxymetrie und BGA möglich.
- Narkoseführung erfolgt durch totale intravenöse Anästhesie (TIVA, ▶ 2.4.2).
- Bei Larynxeingriffen bessere Sichtverhältnisse; fast aufgehobene Exkursionsbewegungen der Lunge
- Bei Eröffnung der Trachea kann dem Operateur ständig Blut entgegengeschleudert werden.

Kontraindikationen

- Stenosen oder Verlegung im Bereich der oberen Luftwege
- Schwere restriktive und obstruktive Lungenerkr.

2.5.5 Weaning und Extubation

Die Wahl des richtigen Extubationszeitpunkts gehört für den Anfänger zu den schwierigsten und komplikationsträchtigsten Momenten in der Anästhesie!

Voraussetzungen

- Alle Medikamente und Instrumente für eine umgehende Reintubation müssen griffbereit sein.
- Allgemeinzustand (Alter, OP-Dauer, Massentransfusion, Begleitverletzungen, Peritonitis, Hirndruck) erlaubt direkte postop. Extubation.
- Anästhetika und Relaxanzien müssen ausreichend abgebaut sein.
- Suffiziente Spontanatmung (evtl. BGA-Kontrolle) und Schutzreflexe, ausreichende Vigilanz (auf Aufforderung z. B. Öffnen der Augen), stabile Kreislaufverhältnisse
- Laborwerte im Normbereich (Hb, E'lyte, Gerinnung), Körpertemperatur > 35 °C
- Atemwege sind nicht durch Ödem oder Blutung gefährdet.

Komplikationen Laryngo- und Bronchospasmus, Apnoe, Hypoventilation, Relaxansüberhang (flache Tachypnoe; „zuckende", kraftlose Arm- und Kopfbewegungen), Erbrechen und Aspiration, Kreislaufdekompensation, Luftnot durch lokale Kompression der Atemwege.

Praktisches Vorgehen

> ! Bei Z. n. schwieriger Intubation (mehrfache Versuche? Schwellneigung? ausreichend Nebenluft?) und höherem Risiko der Reintubation: Verlegung des intubierten Pat. auf Intensivstation oder Extubation mit Cook-Stab®, der über sein Lumen eine O_2-Applikation sowie notfalls sofortige Reintubation ermöglicht. Notfall-Koniotomie-Set in Bereitschaft, ggf. Tracheotomie-Bereitschaft.

- **Absaugen** von Mund und Rachen (entweder noch in ausreichender Narkosetiefe oder direkt vor Extubation; in der Exzitationsphase jeden Reiz vermeiden!)
- **Entblocken und Herausziehen des Tubus** unter gleichzeitigem intratrachealem Absaugen oder Blähen (Vorgehen bei Kindern ▶ 9.4.8)
- **Sauerstoffzufuhr** über Maske, Kontrolle von Atmung und Kreislauf

! Pat. mit Asthma bronchiale oder spastischer Bronchitis sollten bei ausreichender Spontanatmung in tiefer Narkose am OP-Ende extubiert werden.

- **Antagonisierung:**
  - Bei Relaxansüberhang (z. B. nach Vorgabe von 0,25–0,5 mg Atropin® 1–3 mg Mestinon®; NW: Bradykardie, pulmonale Obstruktion)
  - Bei Opiatüberhang fraktionierte Gabe von Narcanti® möglich (wiederholt 0,04 mg bis ausreichende Vigilanz und Spontanatmung erreicht), mit Frequenz- und Blutdruckanstiegen ist zu rechnen.
  - Anschließend engmaschige Überwachung im AWR, da die Halbwertszeiten der Antagonisten u. U. kürzer als die der Agonisten sind.

Eine Extubation sollte nicht um jeden Preis (erhöhter kardialer Sauerstoffverbrauch bei unzureichender Oxygenierung) erzwungen werden, u. U. Entschluss zur Nachbeatmung und Extubation im AWR oder auf Intensivstation.
Übergabe in den AWR nur bei ausreichend stabilen Verhältnissen, falls erforderlich mit O_2-Maske (2–4 l/Min.), EKG-Monitor und Pulsoxymetrie; Begleitung durch Anästhesisten oder erfahrene Pflegekraft erforderlich.

> Der Transport des Pat. direkt postop. in den AWR oder auf die ITS gehört zu den kritischsten Phasen im Verlauf einer Anästhesie.

2.6 Lagerung

Hermann Heinze und Reiner Schäfer

2.6.1 Vorbemerkung

Hermann Heinze und Reiner Schäfer

! Lagerung ist Teamwork.
Routinelagerung ist die Rückenlagerung. Spezielle Lagerungen siehe jeweilige Fachkapitel.

- Die Verantwortlichkeit für die Lagerung des Pat. ist in einer Vereinbarung zwischen den Berufsverbänden der Anästhesisten und der Chirurgen geregelt.
- Die Zuständigkeit des Anästhesisten gilt v. a. den für die Überwachung und Aufrechterhaltung der Vitalparameter notwendigen Zugängen und Geräten, der Beatmung, der Lagerung des Kopfs und des Infusionsarms.
- Außerdem ist der Anästhesist präop. während der Narkoseeinleitung sowie postop. im Aufwachraum für die Lagerung des Pat. und die Überwachung der Lagerung verantwortlich.
- Der Chirurg ist auf lagerungsbedingte erhöhte kardiale und pulmonale Risiken (z. B. bei Kopftieflagerung) hinzuweisen.

2.6.2 Komplikationen durch Lagerung

Hermann Heinze

Die Lagerung bzw. Umlagerung des anästhesierten Pat. bedarf besonderer Umsicht und Aufmerksamkeit, da folgende Komplikationen den Pat. bedrohen:

- **Versehentliche Extubation** → zum Umlagern kurzfristig Schläuche diskonnektieren, damit kein Zug am Tubus entsteht; bis zum endgültigen Lagerungsende Schläuche nicht am Tisch fixieren.
- **Versehentliche Diskonnektion vom Beatmungsgerät** → nach Intubation umgehendes Einstellen der Alarmgrenzen, während der Lagerung ständiger Sichtkontakt mit Tubus und Schläuchen, evtl. manuelle Sicherung
- **Versehentliches Entfernen venöser oder arterieller Zugänge** → bei Umlagerung in Bauchlage kurzfristig Abstöpseln und zusätzlich mit Pflaster fixieren, „Kabelsalat" vermeiden
- **Venöse Luftembolien,** wenn das OP-Gebiet oberhalb der Herzebene liegt (▶ 7.3.6).
- **Hornhautschäden des Auges**→ Schutz durch Salben bzw. Verkleben des Auges, evtl. Uhrglasverband
- **Postop. Blindheit** (selten) → Vermeidung jeglichen Drucks auf den Bulbus (Bauchlage)
- **Gelenküberstreckungen, evtl. Luxation** → physiologische Gelenkstellungen einrichten, gilt auch für Pat. in Regionalanästhesie, z. B. Steinschnittlagerung bei Pat. mit TEP
- **Druckschäden** z. B. durch längere Weichteilkompression gegen Metall- oder harte Plastikteile am OP-Tisch (Kehlkopf, Nase, Ohr, Genitale, Fersen) → gefährdete Bereiche ausreichend abpolstern und wiederholt intraop. kontrollieren
- **Durchblutungsstörungen und Kompartmentsyndrome** z. B. durch Kompression von Kunststoffgefäßprothesen (Leiste, Knie) oder Druck auf Dialyseshunts → physiologische Lagerung und Abpolsterung

- **Nervenkompression, -überdehnung, -ausriss** betrifft vor allem Plexus brachialis, N. ulnaris, N. radialis, N. peroneus
- **„Thoracic-outlet-Syndrom"** (neurovaskuläres Kompressionssyndrom der oberen Thoraxapertur), z. B. durch rudimentäre Halsrippe → physiologische Lagerung und Abpolsterung
- **Frakturen oder Luxationen nicht fixierter Extremitäten:** Arme und Beine des Pat. sind vor Narkoseeinleitung und nach jeder Umlagerung so zu fixieren, dass ein Heruntergleiten vom OP-Tisch unmöglich ist. Besonders der extubierte Pat. oder der kurz vor der Extubation befindliche Pat. ist durch mögliche motorische Unruhe gefährdet.
- **Thermische Verletzungen** durch Defekte von Heizmatten, Koagulationsgeräten, Wärmestrahlern; kein Hautkontakt des Pat. mit Metallteilen des OP-Tischs (z. B. bei angelagertem Arm in SSL mit Beinschienen) bei Hochfrequenzchirurgie
- **Plötzliche Veränderung hämodynamischer und pulmonaler Parameter:** Durch Aufhebung der autonomen Reflexe auf Lagewechsel ist mit gravierenden Dysregulationen von Blutdruck und Herzfrequenz zu rechnen → Bauch-, Trendelenburg- und Steinschnittlage, Erhöhung des intrathorakalen Drucks und evtl. Verminderung des venösen Rückstroms; vor allem die Beatmungsparameter (Atemzugvolumen, PEEP) sind den Folgen der Lageveränderungen anzupassen.
- Bewährt haben sich Gelkissen z. B. für Kopf (Gelring) und Unterarm (Ulnarisschutz) sowie als Fersenschutz.

Armlagerung

Bei ausgelagerten Armen (in Rückenlage) ist auf Folgendes zu achten (▶ Abb. 2.37):

- Im Schultergelenk keine Abduktion über 90° (Plexusschädigung!)
- Innenrotation im Schultergelenk
- Arm in Thoraxhöhe, distales Gelenk höher als proximales, d. h. Ellenbogen höher als Schulter und Handgelenk höher als Ellenbogen
- Leichte Beugung und Abpolsterung im Ellenbogengelenk (N. ulnaris! Gelkissen)
- Supinationsstellung von Hand und Unterarm (besserer Ulnarisschutz durch das Olekranon als bei Pronation)
- Fixierung am Unterarm
- Der Arm ist kein Sitzplatz für Chirurgen!

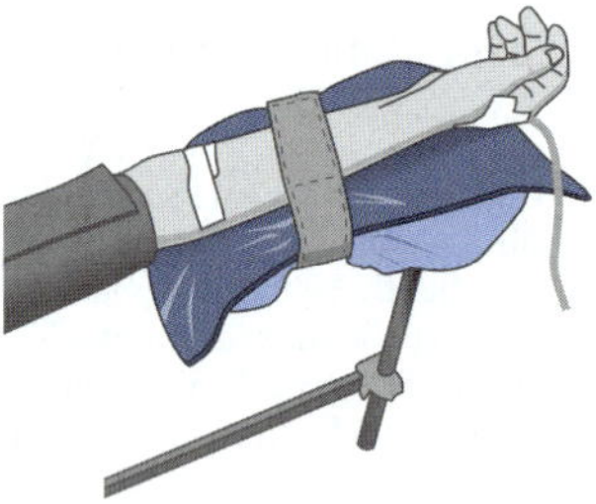

Abb. 2.37 Lagerung rechter Arm [L157]

2.6.3 Lagerung des Anästhesisten

Reiner Schäfer

Viele schwere Unfälle im OP-Bereich sind auf eine unvollständige, unbequeme oder gar falsche Lagerung des schlummernden Anästhesisten an seinem Arbeitsplatz zurückzuführen. Folgende Richtlinien sind unbedingt einzuhalten:

- Entschärfung aller potenziell gefährlichen Kanten und Ecken, insbes. an alten Narkosegeräten, die noch nicht der neuen Anästhesistenschutzgesetzgebung (ASGG) angepasst sind.
- Schaffung einer glatten Ablagefläche am Narkosegerät (beispielhaft am „Cicero“ der Firma Dräger, der „Primus“ ist dagegen als Rückschritt zu werten), die zumindest Kopf und einen Arm des Anästhesisten gefahrlos aufnehmen kann; Ausweichfläche für den Kopf kann der OP-Tisch sein, allerdings Vorsicht bei mikrochirurgischen Eingriffen, hier können geringe Tischbewegungen den Operateur zu störenden Zwischenrufen stimulieren.
- Polsterung empfindlicher Stellen (individuell unterschiedlich, z. B. Sulkus, N. ulnaris) mit Lagerungswatte
- Neu: Der Dräger „Perseus“. Bravo! Hier wurden (fast) alle Aspekte berücksichtigt:
  - Breite Ablagefläche für beide Arme
  - Durch den Antrieb leicht erwärmte Ablageplatte zur Erwärmung der Hände in OPs, in denen die Operateure den Patienten per Raumtemperatur tiefkühlkonservieren möchten.
  - Hervorragend rangierbares Gestell, sodass der günstigste Winkel zum Patienten leicht eingestellt werden kann
  - Eher nicht so günstig: große Monitorflächen, die leicht ablenken können.
- Ausschließliche Verwendung von OP-Stühlen bzw. Hockern mit weicher Polsterung (Hämorrhoiden) und feststellbaren Rollen (Rutschgefahr)
- Beseitigung aller Stolperfallen (umherliegende EKG-Kabel, lange Kopfhörerkabel für i-Pods usw.), die gerade in der Aufwachphase dem noch nicht voll orientierten Anästhesisten gefährlich werden könnten.
- Ausreichende Geräuschdämmung gegenüber dem OP-Feld (dichte OP-Tücher, z. B. mit Filzbelag) verhindert sowohl störende Einflüsse durch unerzogene Chirurgen einerseits als auch Ausbreitung verräterischer pharyngogener Atemgeräusche in Richtung OP-Feld andererseits.

> **!** Erhöhte Vorsicht ist bei bestimmten OP-Fächern angebracht (z. B. plastische Chirurgie, periphere Gefäßchirurgie), die von vornherein mit einem erhöhten Somniferenzrisiko einhergehen.

Folgendes Scoring-System hat sich für die **Einschätzung des Schlafrisikos** bewährt:

Uhrzeit	
8–16 Uhr	1 Pkt.
16–21 Uhr	2 Pkt.
21–1 Uhr	3 Pkt.
1–6 Uhr	5 Pkt.
2–6 Uhr, vorher schon geschlafen	6 Pkt.

Operationstyp	
kranker Patient, Blutverlust, z. B. akutes Abd.	1 Pkt.
gesunder Pat. gleichmäßiger Schmerzpegel, z. B. Hundebissverl.	2 Pkt.
abgedunkelter Raum, z. B. Amotio	3 Pkt.
Alter (d. Anästh.)	
25–35	1 Pkt.
36–45	2 Pkt.
45–60	3 Pkt.
> 60	4 Pkt.

Werte ab 10 Pkt. führen fast unabwendbar zu Schlummerattacken, erhöhte Vorsicht ist angeraten, Ablösung nach höchstens 2,5 h!

3 Regionalanästhesie

Peter Söding

3.1 Allgemeine Hinweise

3.1.1 Einführung

Regionalanästhesien (RA) führen mittels Lokalanästhetika (▶ 6.6) zu einer reversiblen Hemmung der afferenten und efferenten Nervenleitung. Im Gegensatz zur Allgemeinanästhesie wird nicht erst die Schmerzempfindung blockiert, sondern bereits die Schmerzfortleitung, bei Erhalt des Bewusstseins und der Spontanatmung. Je nach Wirkort der für die RA eingesetzten Lokalanästhetika (LA) werden verschiedene Formen unterschieden:

3

- Rückenmarknahe RA (Spinalanästhesie, lumbale und thorakale Epiduralanästhesie und Kaudalanästhesie): Wirkorte sind das Rückenmark und die Spinalnervenwurzeln.
- Periphere RA (Plexusanästhesien und die Blockade einzelner Nerven): Wirkorte sind die Nervengeflechte und Nerven.
- Infiltrationsanästhesie (sub- oder intrakutane Lokalanästhesie): Wirkorte sind die Nervenendigungen und feinen Äste der afferenten Nerven.
- Oberflächenanästhesie (LA-Creme oder Sprühanästhesie z. B. als Vorbereitung für Punktionen oder fiberoptische Intubationen): Wirkorte sind die Nervenendigungen.

3.1.2 Vor- und Nachteile

Vorteile der Regionalanästhesie

- Effektivste Form der Schmerztherapie
- Aspirationsgefahr ist bei nicht nüchternem Patient deutlich reduziert.
- Reduzierte Belastung/Gefährdung von Patienten mit schwierigem Atemweg
- Empfohlenes Anästhesieverfahren z. B. bei PONV, Muskel- oder Lungenerkrankungen, Disposition zur MH (Sedierung!) oder OSAS
- Senkung der Morbidität (Myokardinfarkt; Apoplex; Pneumonie; postoperativer Ileus) und evtl. auch Senkung der Letalität bei thorakaler Epiduralanästhesie
- Kürzere Verweildauer im AWR vor allem bei peripheren RA
- Postoperative Intensivüberwachung seltener notwendig oder verkürzt
- Schnellere Wechselzeiten durch fehlende prolongierte Aufwachphasen
- Reduktion der perioperativen Stressantwort mit u. a. geringerer Immunmodulation
- Möglicherweise geringere Kosten

> Die Regionalanästhesie ist die effektivste Methode, um Schmerzen zu vermeiden oder akute oder posttraumatische Schmerzzustände zu behandeln (S3-Leitlinie, AWMF-Leitlinienregister Nr. 041/001).

Nachteile der Regionalanästhesie

- Höherer zeitlicher Aufwand
- Teilweise inkomplette Blockaden
- Gefahr der LA-Intoxikation
- Schlechte Steuerbarkeit
- Ausgeprägte Kreislaufwirkungen bei neuroaxialen Blockaden möglich

Vergleich der peripheren Regionalanästhesie mit rückenmarknahen Verfahren
Besteht wie bei Eingriffen an der unteren Extremität die Wahlmöglichkeit zwischen rückenmarknaher und peripherer RA, sollte folgende Abwägung vorgenommen werden:

- **Vorteile der peripheren RA:**
  - Weniger ausgeprägte Kreislaufwirkung
  - Komplikationen weniger schwerwiegend
  - Blockade nur der operierten Extremität mit besserer postop. Mobilisierbarkeit
  - Punktion bei den meisten Verfahren auch bei Gerinnungsstörungen möglich
  - Keine Harnretention
- **Nachteile der peripheren RA:**
  - Hohe LA-Mengen mit Gefahr von toxischen NW
  - Zum Teil inkomplette Blockaden
  - Im Vergleich zur Spinalanästhesie lange Anschlagzeit

3.1.3 Indikationen

- Eingriffe an den Extremitäten, einschließlich Hüftgelenk und Schulter
- Eingriffe am Unterbauch
- Geburtshilfliche und gynäkologische Operationen
- Gefäßchirurgie der A. carotis
- Urologische Eingriffe an Prostata, Blase und Geschlechtsorganen
- Perianale und anale Chirurgie
- Postop. sehr schmerzhafte Eingriffe
- Pat. mit chronischer Analgetikaeinnahme und Pat. mit Drogenabusus
- Bestandteil der Fast-track-Chirurgie

! RA ist besonders bei nicht nüchternen Pat. und Pat. mit schwierigem Atemweg indiziert.

3.1.4 Allgemeine Kontraindikationen

Neben der relativen Kontraindikation einer bestehenden neurologischen Störung (genaue Dokumentation des präop. neurologischen Defizits bei Entschluss zur RA) gibt es folgende absolute Kontraindikationen:

- Ablehnung des Pat. (nachdem eine umfassende anästhesiologische Beratung erfolgt ist)
- Lokale Infektionen am Punktionsort
- Gerinnungsstörungen und Antikoagulanzieneinnahme (Ausnahmen siehe einzelne periphere Blockaden und ▶ 3.1.5).
- Allergie auf Amid-LA.

3.1.5 Regionalanästhesie unter Antikoagulation

Blutungskomplikationen in der Folge von Regionalanästhesien können vor allem bei rückenmarknahen Verfahren deletäre Folgen bis hin zur Querschnittslähmung haben. Unter der Einnahme von Antikoagulanzien ist deshalb die Einhaltung von Zeitintervallen bei der Anlage der RA und der Entfernung eines Nervenkatheters zwingend notwendig. Lagekorrekturen des Katheters sollten ebenfalls nur vorgenommen werden, wenn ein zeitlicher Mindestabstand zur letzten Gabe des Antikoagulans eingehalten wurde. Als ausreichender Sicherheitsabstand zwischen letzter Antikoagulanziengabe und neuroaxialer Maßnahme (Punktion, Manipulationen am Katheter) werden zwei HWZ angesehen. Bei niereninsuffizienten Patienten (Krea-Clear. < 30–50 ml/Min.) sollte die Zeit auf 4–5 HWZ verlängert werden (▶ Tab. 3.1).

Tab. 3.1 Empfohlene Zeitintervalle zwischen Antikoagulanzieneinnahme und rückenmarknaher Punktion bzw. Katheterentfernung (S1-Leitlinie der DGAI; 07/14)

Substanz	Handelsname	HWZ	Vor Punktion/Katheterentfernung	Nach Punktion/Katheterentfernung	Laborkontrolle
Unfraktionierte Heparine (≤ 15.000 IE/d)	Calciparin® Liquemin® Thrombophob®	1,5–2 h	4 h	1 h (2 h nach blutiger Punktion)	Thrombozyten bei Therapie > 5 d
Unfraktionierte Heparine (Therapie)		2–3 h	i.v. 4–6 h s.c. 8–12 h	1 h	aPTT (ACT) Thrombozyten
Niedermolekulare Heparine (Prophylaxe)	Clexane® Fragmin® Fraxiparin®	4–6 h*	12 h	4 h	Thrombozyten bei Therapie > 5 d
Niedermolekulare Heparine (Therapie)	Innohep® Clivarin®		24 h	4 h	Thrombozyten (Anti-Xa)
Fondaparinux (1 × 2,5 mg/d)	Arixtra®	15–20 h*	36–42 h	6–12 h	(Anti-Xa)
Danaparoid (2 × 750 IE/d)	Orgaran®	22– 24 h*	48 h	3–4 h	Anti-Xa
Natriumpentosanpolysulfat (max. 2 × 50 mg/d)	Fibrezym®	24 h	48 h	8 h	Thrombozyten
Hirudine: Desirudin Bivalirudin (Monotherapie)	 Revasc® Angiox®	 120 Min.** 25 Min.**	 8–10 h 4 h	 6 h 8 h	 aPTT, ECT, ACT
Argatroban***	Argatra®	35–45 Min.	4 h	5–7 h	aPTT, ECT, ACT
Dabigatran: 1 × 150–220 mg/d 2 × 150 mg/d	Pradaxa®	14–17 h*	 28–34 h 56–85 h	6 h	aPTT, ECT; TT
Rivaroxaban 1 × 10 mg/d 2 × 15 mg/d/ 1 × 20 mg/d	Xarelto®	11–13 h (*)	 22–26 h 44–65 h	4–5,5 h	PT, kalibrierte Anti-Xa-Spiegel
Apixaban 2 × 2,5 mg/d 2 × 5 mg/d	Eliquis®	10–15 h(*)	 26–30 h 40–75 h	5–7 h	PT, kalibrierte Anti-Xa-Spiegel

Tab. 3.1 Empfohlene Zeitintervalle zwischen Antikoagulanzieneinnahme und rückenmarknaher Punktion bzw. Katheterentfernung (S1-Leitlinie der DGAI; 07/14) *(Forts.)*

Substanz	Handelsname	HWZ	Vor Punktion/Katheterentfernung	Nach Punktion/Katheterentfernung	Laborkontrolle
Vitamin-K-Antagonisten	Marcumar® Falithrom®	Tage	INR < 1,4	nach Entfernung	INR
Acetylsalicylsäure (100 mg)****	Aspirin® HerzAss®		keine	keine	
Clopidogrel	Plavix®		7–10 d	nach Entfernung	
Ticlopidin	Ticlid®		7–10 d	nach Entfernung	
Prasugrel	Effient®		7–10 d	6 h	
Ticagrelor	Brilique®	7–8,5 h	5 d	6 h	
Abciximab	ReoPro®	12–24 h	KI/48 h	8 h	Thrombozyten
Tirofiban/ Eptifibatid	Integrilin® Aggrastat®	2–2,5 h*	KI/10 h	8 h	Thrombozyten
Cilostazol	Pletal®	21 h	42 h	5 h	
Iloprost	Ilomedin®, Ventavis®	30 Min.	2 h	8 h	
Epoprostenol		2–6 Min.	mind. 10 Min.	8 h	

* HWZ von Nierenfunktion abhängig: (*) mäßig; * deutlich; ** stark
*** verlängertes Zeitintervall bei Leberinsuffizienz
**** Unter Asprin Pausierung zusätzlicher Antikoagulanzien über 4–5 HWZ vor Punktion/Kathetermanipulation; keine Unterbrechung von Aspirin

Empfehlung der europäischen Gesellschaft für Kardiologie:
- Elektive Eingriffe: Keine Unterbrechung der dualen Plättchenaggregation (Ticagrelor oder Prasugrel plus ASS) in den ersten 12 Mon. nach Stentimplantation (BMS und DES)
- Dringlichere Eingriffe: Keine Unterbrechung der dualen Plättchenaggregation in den ersten 4 Wo. (BMS) bzw. 6 Mon. (DES) nach Stentimplantation

Periphere Regionalanästhesie

- Für die Anlage von paravertebralen und tiefen Blockaden gelten die gleichen Zeitintervalle wie für rückenmarknahe Punktionen.
- Bei allen anderen peripheren Blockaden besteht unter gerinnungshemmender Therapie keine absolute KI. RA ist möglich bei:
  - Nutzen-/Risiko-Abwägung
  - Aufklärung des Pat. (Dokumentation der Abwägung)

- Punktion durch erfahrenen Regionalanästhesisten
- Punktion falls möglich unter Ultraschallkontrolle
- Unabhängig von einer gleichzeitigen gerinnungshemmenden Medikation sind folgende Blockaden möglich:
  - Axilläre Plexusanästhesie (falls keine transarterielle Technik!)
  - Interskalenäre Plexusanästhesie in der Technik nach Meier oder mit Ultraschall
  - N.-femoralis-Block
  - Distaler Ischiadikusblock (seitlicher und hinterer Zugang)

3.1.6 Grundregeln der Regionalanästhesie

Allgemeine Regeln

- Rückenmarknahe und periphere Regionalanästhesien nur in der unmittelbaren Nähe eines vorbereiteten Narkosearbeitsplatzes durchführen (u. a. aufgezogene Narkosemedikamente, überprüftes Beatmungsgerät); zusätzlich bei diesen Verfahren immer Basismonitoring und i. v. Zugang.
- Steriles Vorgehen: Haube, Mundschutz, sterile Handschuhe, Kittel bei Kathetereinlage, dreimalige großflächige Hautdesinfektion; Lochtuch, steriler US-Sondenschutz, steriles Gel (alternativ farbloses Desinfektionsmittel oder Kochsalzlösungen)
- Großzüge Indikationsstellung für Kathetertechnik statt „single shot“:
  - Bessere postop. Schmerztherapie, insbes. bei Schmerzpat.
  - Mittellang wirksame LA können vermehrt eingesetzt werden (geringere Toxizität).
  - Nachinjektionen bei ungewöhnlich langer OP-Dauer sind möglich.
  - Erneute Punktion bei zeitnahen Folgeeingriffen ist nicht notwendig.
- Keine Injektion von LA bei Parästhesien, starkem Schmerz oder Injektion gegen erhöhten Widerstand → Verdacht auf intraneurale Lage.
- Langsame und fraktionierte Gabe der gesamten LA-Menge mit intermittierender Aspiration alle 5 ml unter verbalem Monitoring
- Engmaschige Kontrolle der Vitalparameter, der Anästhesieausbreitung und der Patientenbefindlichkeit insbes. in der frühen Postinjektionsphase
- Umsteigen auf alternatives Verfahren oder Nachinjektionen unter US, wenn nach 10–15 Min. noch keine Anzeichen einer beginnenden Blockade auftreten.
- Eindeutige Kennzeichnung und tägliche Kontrolle bei Anlage eines Katheters
- Zusätzliche Sedierung des Pat. erwägen und anbieten: z. B. Propofol (1–2 mg/kg KG/h) oder einmalig Sufentanil (5–20 µg) oder Remifentanil (0,05–0,1 µg/kg KG/Min.)
- Epiduralkatheter evtl. schon am Vortag legen: Verkürzung der Einleitungszeit am OP-Tag; größerer zeitlicher Abstand (insbes. bei blutiger Punktion) zu intraop. notwendiger Antikoagulation (→ Gefäß- oder Herzchirurgie)

Bei peripheren Regionalanästhesien zusätzlich

- Punktionen mit Nervenstimulator oder Ultraschall oder in Kombination (sog. „dual guidance“)
- Keine Injektion von LA bei Reizantwort (Schwellenstromstärke) < 0,50 mA und > 1,00 mA (Impulsdauer 0,1 ms):
  - Injektion bei < 0,50 mA (0,1 ms): Gefahr von Nervenläsionen durch evtl. intraneurale Kanülenlage oder unmittelbare zytotoxische Wirkung des LA

  - Injektion bei > 1,0 mA (0,1 ms): Nadel zu weit vom Nerv entfernt, deswegen geringere (aber nicht unmögliche) Blockadewirkung
- Injektion von LA nur bei Stimulation der „Kenn"-Muskulatur
- Kenntnis der (Sono-)Anatomie

Organisatorische (ökonomische) Aspekte

- Möglichst keine peripheren Nervenblockaden an erster Stelle des OP-Plans: Zeitdruck; RA benötigt häufig längere Einleitungsphase als Allgemeinanästhesie; Ausnahme nur bei sicherem Beherrschen der Technik, RA-Verfahren mit schneller Anschlagzeit oder frühzeitigem Aufstehen
- Rechtzeitiges Bestellen der weiteren Pat.: Schnellere Wechselzeiten können evtl. verzögerte OP-Freigabe beim Vorpat. mehr als ausgleichen; weniger Zeitdruck erhöht (beim Lernenden) die Erfolgsrate.

3

3.2 Präoperative Vorbereitung

Prämedikationssprechstunde

- Gezielte anamnestische Suche nach Herz-Kreislauf-Erkrankungen, neurologischen Erkr. und Rückenschmerzen
- Auf Wirbelsäulendeformitäten, Osteoporose und insbes. Hinweise einer Gerinnungsstörung achten:
  - Klinik: Abnorme Blutungen nach Zahnextraktion; häufiges und verlängertes Nasen- und Zahnfleischbluten; vermehrte Regelblutung; unverhältnismäßige Blutungen nach Trauma; Bluterkrankungen in der Familie
  - Medikamente: ▸ Tab. 3.1
  - Laborgrenzwerte: Quick > 1,4; PTT > 40 Sek.; Thrombozyten < 80.000/ml; Blutungszeit > 10 Min.
- Absolute KI ausschließen und bei relativen KI abwägen
- Information des Pat. über den Ablauf der Regionalanästhesie einschließlich möglicher NW
- Aufklärung über KO: Unabhängig vom Verfahren über Blutung und Infektion evtl. mit Folgeoperation, Krampfanfall, Parästhesien und Nervenschäden; bei neuroaxialen RA zusätzlich über Kopfschmerzen, Harnretention und Querschnittslähmung (mit Betonung der Rarität)
- Möglichkeit der Sedierung anbieten: Erhöht deutlich die Akzeptanz für RA
- Prämedikation so wählen, dass eine angstfreie Mitarbeit möglich bleibt.
- Alle Pat. müssen zusätzlich über eine Allgemeinanästhesie aufgeklärt werden.

3.3 Rückenmarknahe Regionalanästhesie

3.3.1 Anatomie

Wirbelsäule

- 33 Wirbel: 7 zervikale, 12 thorakale, 5 lumbale, 5 sakrale, 4 kokzygeale
- 4 Krümmungen: Zervikale und lumbale Lordose, thorakale und sakrale Kyphose
- Höchste Punkte in Rückenlage: C5 und L3 (relevant bei hypobaren LA)
- Tiefste Punkte in Rückenlage: Th5 und S2 (relevant bei hyperbaren LA)

- Verlauf der Dornfortsätze im lumbalen Bereich fast horizontal, im thorakalen dachziegelartig nach unten → Anpassung der Stichrichtung je nach Punktionshöhe.

> Osteoporotische Sinterungen der Wirbelkörper und osteophytische Veränderungen mit Einengungen der Zwischenwirbelräume können bei älteren Pat. eine rückenmarknahe Anästhesie sehr erschweren.

Bandapparat

Bei der medianen Punktion werden von außen nach innen folgende Bänder passiert:
- Lig. supraspinale: Bindegewebiges Band zwischen den Spitzen der Dornfortsätze (im Alter u. U. verknöchert) → paramedianen Zugang wählen
- Lig. interspinale: Bindegewebiges Band zwischen den Dornfortsätzen
- Lig. flavum: Sehr derbes Band an der hinteren und lateralen Seite des Wirbelkanals (▶ Abb. 3.1) durchschnittlich 4–5 cm unter der Haut; kaudal kräftiger ausgebildet als kranial; Schlüsselstelle der neuroaxialen Regionalanästhesie wegen seines charakteristischen Widerstands bei der Nadelpassage („Radiergummi“)

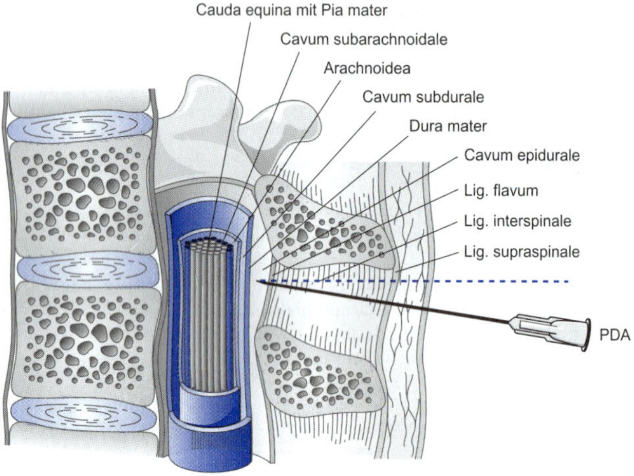

Abb. 3.1 Topografie des Wirbelkanals [L106]

Epiduralraum

- Ringförmiger, von der Dura mater und (dorsal und lateral) vom Lig. flavum begrenzter Raum
- Enthält Fett- und Bindegewebe, Lymphgefäße, kleinere Arterien und einen Venenplexus, der in der Schwangerschaft und bei Adipositas durch Volumenzunahme den Epiduralraum einengt: In diesen Fällen LA-Dosisreduktion und erhöhte Gefahr blutiger Punktionen.
- Durchmesser im Lumbalbereich 3–6 mm, im Thorakalbereich 3–4 mm
- Unterdruck (thorakal ausgeprägter als lumbal)

- Beidseits lateral vereinigen sich Vorder- und Hinterwurzeln zu den Spinalnerven und ziehen zu den Foramina intervertebralia.

Rückenmarkhäute

- Dura mater: Derbe und dünne (0,1–0,5 mm) Membran meist bis S2 reichend; umhüllt als Durasack das Rückenmark und die Cauda equina
- Arachnoidea: Eng der Durainnenseite anliegend
- Pia mater: Liegt dem Rückenmark an

Rückenmark

- Reicht beim Erwachsenen als Fortsetzung der Medulla oblongata vom Foramen magnum bis zum Conus medullaris in Höhe LWK1/2/LWK2 (bei 3 % auch bis L2/3)
- 31 Spinalnervenpaare: 8 zervikale (C), 12 thorakale (Th), 5 lumbale (L), 5 sakrale (S), 1 kokzygeales
- Hinterwurzel: Vorwiegend afferente Fasern (Berührung, Temperatur, Schmerz, Lagesinn)
- Vorderwurzel: Efferente Fasern (u. a. Motorik)
- Die Wachstumsverschiebungen zwischen Wirbelsäule und Rückenmark führen zu einem kranial eher horizontalen, dann zunehmend schräg nach unten gerichteten Verlauf der Spinalnerven.
- Cauda equina: Kaudale Spinalnervenpaare im unteren Teil des Wirbelkanals mit senkrechtem Verlauf

> Keine Spinalanästhesien oberhalb von L3 bei Erwachsenen und oberhalb von L4 bei Kindern.

Spinalraum

- Synonyma: Intrathekalraum, Subarachnoidalraum
- Raum zwischen Arachnoidea und Pia mater
- Enthält den Liquor cerebrospinalis
- Injektionsort für das LA bei der Spinalanästhesie

Liquor cerebrospinalis

- Klare, farblose und (im Gegensatz zum LA oder zur Kochsalzlösung) warme Flüssigkeit
- Gesamtvolumen: 140–170 ml (davon spinal ca. 35–70 ml)
- Liquorproduktion: 150–500 ml/24 h vorwiegend im Plexus chorioideus
- Zusammensetzung: Glukose 400–800 mg/l, Protein 150–350 mg/l; Dichte 1.003–1.009 mg/ml

Blutversorgung des Rückenmarks

- Aa. spinales posteriores (paarig, dorsal)
- A. spinalis ant. (ventral)

Somatische Innervation

Spinalnerven bilden sich aus der Vereinigung von Fasern aus dem Vorder- und Hinterhorn des Rückenmarks. Sie enthalten sowohl afferente (sensible) als auch efferente (motorische) Fasern. Jedes Rückenmarksegment versorgt über sein Spinalnervenpaar sensorisch ein bestimmtes Hautareal. Diese soge-

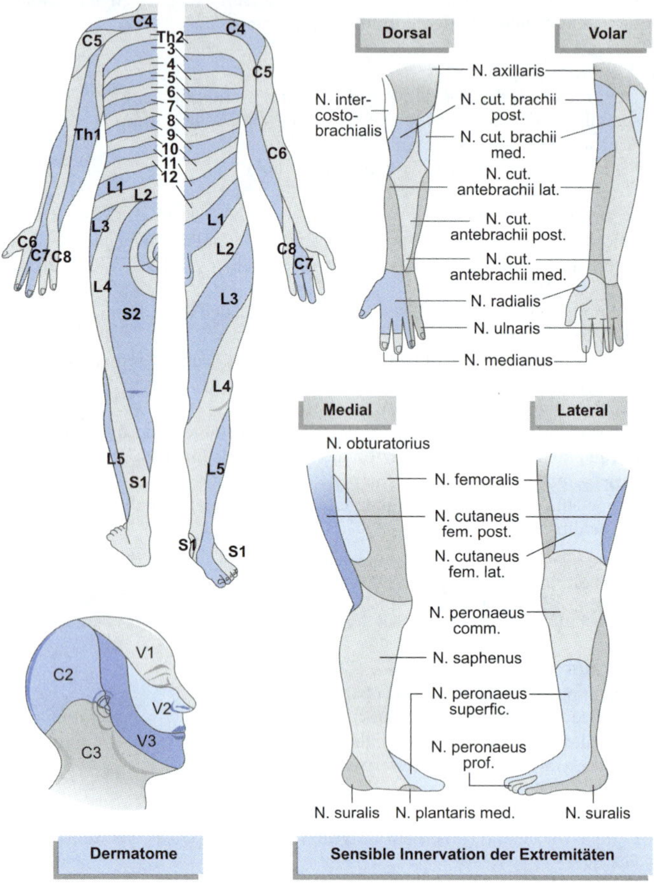

Abb. 3.2 Dermatome und sensible Innervation der Extremitäten [L157]

nannten Dermatome sind segmental angeordnet, können sich jedoch überlappen (▶ Abb. 3.2).

Charakteristische Dermatome

- C3/4: Schulter
- C5–Th1/2: Arminnervation
- Th4: Mamillen
- Th10: Bauchnabel
- L1/2: Leiste
- L3/4: Medialseite des Unterschenkels und Fußes

Myotome

- Schultergelenk: Beugung C5; Streckung C6, C7, C8
- Ellenbogengelenk: Beugung C5, C6; Streckung C7, C8
- Handgelenk: Beugung und Streckung C5, C6
- Hüftgelenk: Beugung L2, L3; Streckung L3, L4
- Kniegelenk: Beugung L5, S1; Streckung L3, L4
- Sprunggelenk: Dorsalflexion L4, L5; Plantarflexion S1, S2

Die Kenntnis der spinalen Dermatome und Myotome ist nicht nur für die Beurteilung der sensorischen und motorischen Blockadehöhe nach rückenmarknaher Anästhesie erforderlich, sondern auch für die klinische Diagnostik und Lokalisation einer evtl. spinalen Raumforderung oder einer Nervenschädigung nach neuroaxialer Anästhesie.

3

Vegetative Innervation

Sympathikus

- Erstreckt sich von Th1–L2: Bildung des prävertebralen Grenzstrangs
- Th1–Th4: Sympathische Innervation des Herzens (Nn. accelerantes)
- Blockade der präganglionären Sympathikusfasern führt zu peripherer Vasodilatation (Wärmegefühl, Blutdruckabfall) im anästhesierten Gebiet und zur kompensatorischen Sympathikusaktivierung im nicht anästhesierten Gebiet → Gefahr des erhöhten myokardialen Sauerstoffverbrauchs bei Spinalanästhesie und lumbaler Epiduralanästhesie bei Pat. mit KHK.

Parasymphatikus

- N. vagus und S2–S4 (Blase, Rektum, Genitale, unteres Kolon)
- N. vagus wird auch bei hoher Spinalanästhesie nicht blockiert.
- Blockade von S2–S4 kann zu Blasenentleerungsstörung oder unwillkürlichem Stuhlabgang führen.

Orientierungspunkte an der Wirbelsäule

- HWK 7: Dornfortsatz des prominentesten Wirbelkörpers am Nacken
- BWK 7: Angulus inferior scapulae
- Th12: Höhe 12. Rippe
- LWK 3/4: Verbindungslinie der Beckenkämme

Erforderliche sensorische Anästhesieausbreitung

Da die sensible (und damit präop. überprüfbare) Blockadehöhe nicht mit der Innervation der darunterliegenden Myotome und inneren Organe übereinstimmt, muss das sensible Anästhesieniveau in der Regel (deutlich) über dem OP-Gebiet liegen.

- Th4–Th6: Oberbaucheingriffe, Sectio, Appendektomie, Leistenhernie
- Th6–Th8: Unterbaucheingriffe
- Th10: TUR-OPs, Hüft-Operationen, Knie-Operationen mit Blutleere
- L2–L3: Unterschenkeloperationen
- S2–S5: Perinealer Eingriff

3.3.2 Kontraindikationen für neuroaxiale Blockaden

Absolute Kontraindikationen

- Ablehnung durch den Pat. (**nach** anästhesiologischer Beratung)
- Lokale Infektionen am Punktionsort
- Sepsis

- Gerinnungsstörungen und Antikoagulanzieneinnahme (▶ Tab. 3.1). Grenzwerte beim Labor:
  - INR > 1,4
  - PTT > 40 Sek.
  - Thrombozyten < 80.000/ml bei EDA, < 50.000/ml bei SpA
  - Blutungszeit > 10 Min. (Ausnahmen: Siehe einzelne Blockaden)
- Akute Erkrankungen des Gehirns oder Rückenmarks
- Erhöhter intrakranieller Druck
- Unkorrigierte Hypovolämie, Schock
- Allergien gegen Amid-LA

Relative Kontraindikationen

- Neurologische Erkrankungen
- Ausgeprägte anatomische Veränderungen der WS (z.B. Morbus Bechterew)
- Aortenklappenstenose
- Herzvitium mit pulmonaler Hypertonie
- Wirbelsäulenmetastasen
- Erstmanifestation einer Herpes-simplex-II-Infektion
- Immunsuppression
- Chronische Rücken- oder Kopfschmerzen

3.3.3 Spinalanästhesie

Injektion eines LA (oder Opioids) in den lumbalen Subarachnoidalraum (= intrathekale Gabe; ▶ Tab. 3.4).

Vorbereitung im Einleitungsraum

- Überprüfung des Narkosearbeitsplatzes wie bei Allgemeinanästhesie
- Anschluss eines Basismonitorings, Legen eines peripher-venösen Zugangs
- Ausgleich eines evtl. Flüssigkeitsdefizits
- Warme Tücher und Einsatz aktiver Wärmedecken (Einleitungsraum **und** OP-Saal).

Punktionsnadeln Außendurchmesser und Spitze der Nadel haben Einfluss auf die Größe des Duralecks und damit auf die Häufigkeit des postspinalen Kopfschmerzes.

- Pencil-Point-Nadeln: Whitacre, Sprotte, Pencan
  - Kanüle mit bleistiftförmiger Spitze und seitlicher, ovaler Öffnung
  - Geringere Inzidenz für postspinalen Kopfschmerz
  - Größen: 25–29 G
  - Gefahr der partiellen epiduralen LA-Gabe trotz Liquorrückfluss
- Nadeln mit scharfer Spitze: Quincke, Greene, Atraucan
  - Drehung der Nadel um 90° vor Passage der Dura: Kleineres Duraleck durch Ausrichtung der Nadelöffnung zur Seite
  - 22-G-Nadel kann bei älteren Pat. hilfreich sein (besserer Liquorrückfluss, einfachere Handhabung).
  - Sonst Benutzung von 25- bis 27-G-Nadeln
- Ab 24-G-Nadeln müssen Einführkanülen verwendet werden.
- Der Mandrin verschließt die distale Nadelöffnung und verhindert so das Verschleppen von Haut und Subkutangewebe nach intrathekal.

> Spinalnadeln mit Pencil-Point-Spitze müssen nach Duraperforation und Liquorrückfluss noch 2 mm vorgeschoben werden, um eine nur partielle Durapassage der ovalen Nadelöffnung zu vermeiden.

Lokalanästhetika für die Spinalanästhesie Unterschieden werden im Vergleich zum spezifischen Gewicht des Liquors isobare, hyperbare und hypobare LA.

- **Hyperbare LA** sind durch die Mischung mit Glukose schwerer als Liquor und folgen damit der Schwerkraft. Die Anästhesiehöhe kann innerhalb der Fixierungszeit durch Lagerungsmaßnahmen beeinflusst werden.
- **Isobare LA** verteilen sich weitgehend unabhängig von der Lagerung um den Injektionsort und werden unter Körpertemperatur leicht hypobar.
- **Hypobare LA** sind leichter als Liquor und verteilen sich deswegen intrathekal entgegengesetzt der Schwerkraft. Sie werden heute außer bei Spinalanästhesien für Operationen in Bauchlage und Taschenmesserposition kaum noch verwendet.
- Die Wirkungsdauer ist abhängig von der Dosis des LA.
- Reduktion der LA-Menge bei Adipositas (um 20 %) und bei Schwangeren (um 30–40 %)

Opioide in der Spinalanästhesie

- Geeignet sind Fentanyl, Sufentanil und Morphin (▸ Tab. 3.2).
- Wirkort sind Opioidrezeptoren in der Substantia gelatinosa des Rückenmarks.
- Opioide führen zu einer Wirkungsverlängerung und zu einer Potenzierung der LA-Wirkung.
- Gute analgetische Wirkung, bei fehlender motorischer und sensibler und nur geringer vegetativer Blockade
- Dosierungen bei intrathekaler Gabe:
  - Morphin 100 µg (bis maximal 200 µg)
  - Sufentanil 2,5–5 µg
  - Fentanyl 25 µg
- Geringe systemische NW (Harnretention, Pruritus, Übelkeit/Erbrechen, Blutdruckabfall)

Tab. 3.2 Dosierung von LA für die Spinalanästhesie

Lokalanästhetikum	Dosis für Block bis Th5	Fixierungszeit (Min.)	Wirkungsdauer* (Min.)
Bupivacain 0,5 % isobar	2–4 ml	10–30	180
Bupivacain 0,5 % hyperbar	2–3 ml	10–75	180
Ropivacain 0,5 % isobar	3–5 ml	10–30	120–180
Mepivacain 2 % isobar	3–5 ml	5–10	45–90
Mepivacain 4 % hyperbar	1,5–2 ml	5–10	60
Prilocain 2 % hyperbar	3 ml	5–10	60

* bei maximaler LA-Menge

Späte Atemdepressionen sind bis zu 24 h nach intrathekaler Morphinapplikation möglich.

Lagerung Die korrekte Lagerung des Pat. ist entscheidend für den Erfolg der rückenmarknahen Punktion.

- Sitzend quer auf dem OP-Tisch, dabei Füße auf einem OP-Tritt oder Hocker, sog. „Katzenbuckel", beide Unterarme auf Oberschenkel liegend. Zum Halten des Pat. ist eine Hilfsperson zwingend erforderlich.
- Alternativ Seitenlage: Keine weitere Hilfsperson notwendig und geringere Kollapsgefahr; Punktion etwas schwieriger
- Bei Verwendung eines hyperbaren (und hypobaren) LA ist die Steuerung der Anästhesieausbreitung über die Lagerung des Pat. möglich.
- Sitzende Position für Sattelblock (hyperbares LA)
- Seitenlagerung in Kombination mit hyperbarem LA für seitenbetonte Spinalanästhesie (→ Ziel der geringer ausgeprägten Sympathikusblockade häufig nicht erreicht)
- Umlagerung des Pat. in endgültige OP-Position frühestens nach 15 Min. (→ Fixierungszeit des LA an den Nervenwurzeln)

3

Punktionsstelle (LWK 2/3), LWK3/4, LWK4/5, (LWK5/S1).

Punktionstechnik Dreimalige großflächige Hautdesinfektion, Abwischen der Punktionsstelle mit trockenem Tupfer und großzügige Lokalanästhesie der Haut und des Punktionskanals (z. B. 2–5 ml Mepivacain 1 %).

> Die Anfeuchtung der OP-Tisch-Unterlage durch Desinfektionsmittel kann bei Einsatz eines Elektrokauters zu Verbrennungen führen und ist deswegen unbedingt zu vermeiden.

- **Medianer Zugang:**
  - Führungskanüle zwischen den Dornfortsätzen senkrecht zur Haut oder leicht nach kranial bis ins Lig. interspinale vorschieben, dabei Mittellinie beibehalten
  - Spinalnadel durch die Führungskanüle einführen
  - Beim weiterem Vorschieben Widerstände beachten: Insbes. Lig. flavum (gummiartig), dann Dura mater (sog. Duraklick)
  - Vorschieben der Spinalnadel immer mit liegendem Mandrin
- **Paramedianer Zugang:**
  - Vorteilhaft bei ausgeprägter Lendenlordose und verknöcherten Lig. supra- und interspinalia
  - Aufhebung der Lendenlordose nicht erforderlich
  - Punktionsstelle liegt eine Daumenbreite neben und unter dem Dornfortsatz.
  - Stichrichtung ca. 15° nach kranial und medial

Nach Entfernung des Mandrins Vorgehen je nach Befund:

- Abtropfen von klarem Liquor: Nadel 2 mm vorschieben und Injektion des LA, dabei wiederholte Aspirationen kleinster Liquormengen („Schlieren") zum Ausschluss von Nadeldislokationen
- Parästhesien: Injektion sofort unterbrechen, Nadelposition korrigieren
- Blutiger Liquor: Wenn nur anfangs leicht blutig und dann klar LA injizieren, sonst neu punktieren (dokumentieren!)
- Fehlender Liquorfluss: Geduld bei sehr kleinen Nadeln und sehr alten Pat. (Liquor fließt sehr zögerlich); Drehung der Nadel in 90°-Schritten; vorsichtige Aspiration mit 5-ml-Spritze; bei tiefem Knochenkontakt Nadel unter Aspiration zurückziehen: Falls weiterhin kein Liquor sichtbar → erneute Punktion
- Nach mehr als drei erfolglosen Punktionsversuchen: Alternativverfahren wählen

Postinjektionsphase

- Rasches Hinlegen des Pat. bei Punktion in sitzender Position
- Genaue Beobachtung des Pat. und engmaschige Kreislaufkontrolle im gesamten weiteren Verlauf, insbes. aber in der frühen Postinjektionsphase
- Wiederholte Überprüfung der Anästhesieausbreitung: Kalt-/Warm- oder Spitz-/Stumpf-Diskriminierung
- **Dokumentation:**
  - Aussehen des Liquors
  - Punktionshöhe und -tiefe
  - Verwendeter Nadeltyp
  - Menge und Art des LA
  - Sensorische Blockadehöhe
  - Glatte, schwierige oder blutige Punktionen
- **Blockadehöhe:**
  - Sensorische Überprüfung der Blockadehöhe mithilfe von Kältereizen (z. B. Coolpacks)
  - Sympathische Blockade liegt 2–6 Segmente höher
  - Motorische Blockade liegt 2–4 Segmente tiefer
  - Beurteilung der motorischen Blockade über Bromage-Skala: Grad I = Keine Blockade: Volle Beweglichkeit des Beins. Grad II = Partielle Blockade: Eingeschränkte Kniebeugung; Füße frei beweglich. Grad III = Fast komplette Blockade: Nur noch Füße frei beweglich. Grad IV = Komplette Blockade: Keine Bewegungen des Beins mehr möglich
- **Einflussfaktoren auf die Anästhesieausbreitung:**
  - Dosis (3 ml Bupivacain 0,5% wie 6 ml Bupivacain 0,25%)
  - Barizität des LA und Lagerung des Pat.
  - Alter, BMI und intraabdomineller Druck (Schwangerschaft, Aszites, Adipositas); Größe
  - Spinales Liquorvolumen
  - Öffnungsrichtung der Kanüle
  - Punktionshöhe, Injektionsgeschwindigkeit, Volumen und Barbotage (Mischung von Liquor und LA durch wiederholte Aspirationen größerer Liquormengen) haben eine untergeordnete Bedeutung.

3.3.4 Sonderformen der Spinalanästhesie

Kontinuierliche Spinalanästhesie

Bei der kontinuierlichen Spinalanästhesie (CSA) wird ein (Mikro-)Katheter in den Spinalkanal vorgeschoben und hierüber LA oder Opioide gegeben.

Punktionstechnik

- Klassische Technik: Kathetervorschub über intrathekal liegende Spinalnadel
- „Over-the-needle"-System: Epidurale Punktion und Vorschub des Katheters mit innen liegender Spinalkanüle nach intrathekal
- LA-Injektion über Katheter: Geringere LA-Dosierung als bei einzeitiger Spinalanästhesie

Vorteile

- Bessere Steuerbarkeit der Anästhesieausbreitung und Wirkdauer
- Langsames Aufspritzen nach endgültiger Lagerung bis zur gewünschten Anästhesiehöhe möglich, dadurch höhere hämodynamische Stabilität
- Beliebig lange Fortsetzung der Anästhesie

3

- Effektive postop. Schmerztherapie mit meist zuverlässiger Kontrolle der korrekten Katheterposition (Aspiration von Liquor über Mikrokatheter nicht immer möglich)
- Schneller Wirkungseintritt bei Bolusgaben

Nachteile
- Zum Teil schwieriges Vorschieben oder Abscheren des sehr dünnen Katheters
- In Relation zu einzeitiger Spinalanästhesie gehäuftes Auftreten eines Cauda-equina-Syndroms
- Hohe Inzidenz von postspinalem Kopfschmerz bei klassischer Technik

Sattelblock

Bei dieser Blockade sollen nur die spinalen Sakralwurzeln anästhesiert werden.
- Indikation: Perianale und anale Eingriffe
- Hyperbare LA in geringer Menge (z. B. 5 mg Bupivacain 0,5 %)
- Punktion in sitzender Position bei L4/5 oder L5/S1
- Sitzen bleiben für 10 – 15 Min. (Fixierungsphase)

3.3.5 Lumbale Epiduralanästhesie

Als Epiduralanästhesie (oder Periduralanästhesie) bezeichnet man die Injektion einer analgetisch wirksamen Substanz in den epiduralen Raum (▶ Tab. 3.3, ▶ Tab. 3.4).

Tab. 3.3 Dosierungen von LA für die lumbale Epiduralanästhesie

Lokalanästhetikum	LA-Menge maximal	Wirkungseintritt (Min.)	Wirkungsdauer (Min.)	Blockadequalität
Bupivacain	150 mg	10–30	150–240	Motorisch 0,5 % Sensorisch 0,25 % Sympathisch 0,125 %
Ropivacain	250 mg	10–20	180–240	Motorisch 0,75 % Sensorisch 0,2 % Sympathisch 0,1 %
Lidocain	300 mg	10–30	80–120	Motorisch 2 % Sensorisch 1 % Sympathisch 0,5 %
Mepivacain	300 mg	10–30	90–120	Motorisch 2 % Sensorisch 1 % Sympathisch 0,5 %
Prilocain	600 mg	12–15	ca. 120	Motorisch 2 % Sensorisch 1 % Sympathisch 0,5 %

Lokalanästhetikaangaben ohne Ephedrinzusatz

Vorbereitung im Einleitungsraum
- Überprüfung des Narkosearbeitsplatzes wie bei Allgemeinanästhesie
- Anschluss eines Basismonitorings, Legen eines peripher-venösen Zugangs
- Gabe von 500–1.000 ml Kristalloidlösung und/oder sehr enges Monitoring des Blutdrucks und frühzeitige Gabe von Vasokonstriktoren

- Warme Tücher und Einsatz aktiver Wärmedecken (Einleitungsraum **und** OP-Saal)
- Evtl. Analgosedierung des Pat. (z. B. Sufentanil 10–20 µg i. v.)

Lagerung
- Sitzend quer auf dem OP-Tisch, dabei Füße auf einem OP-Tritt oder Hocker, sog. „Katzenbuckel", beide Unterarme auf Oberschenkel liegend
- Alternativ Seitenlage

Anatomie
- Entfernung Haut-Epiduralraum: Durchschnittlich 4–6 cm
- Dicke des Epiduralraums: 5–6 mm
- Unterdruck des Epiduralraums verstärkt sich im Sitzen.

Punktionsnadeln
- Tuohy-Nadel: Standard-Kanüle mit gebogener Spitze für Einmalinjektion oder Katheterverfahren; Größen 18, 17 und 16 G
- Crawford-Nadel: Nur geeignet für Einmalinjektion

Punktionsstelle LWK1/2–LWK5/S1.

Punktionstechnik Sterile Handschuhe, Mundschutz, steriler Kittel. Dreimalige großflächige Hautdesinfektion, Abwischen der Punktionsstelle mit trockenem Tupfer und großzügige Lokalanästhesie der Haut und des Punktionskanals (z. B. 2–5 ml Mepivacain 1 %).
- Vorschieben der Tuohy-Nadel durch die Haut mit liegendem Mandrin bis ca. 2–3 cm Tiefe
- Mandrin entfernen und weiteres Vorgehen je nach Technik
- **„Loss-of-Resistance"-Technik** (▶ Abb. 3.3):
  - Aufsetzen einer mit Kochsalz gefüllten leichtgängigen Spritze
  - Vorschieben der Nadel in der Mittellinie unter leichtem Kolbendruck
  - Widerstände beachten: Insbes. Lig. flavum (gummiartig)
  - Plötzlicher Widerstandsverlust zeigt das Erreichen des Epiduralraums an: Abstützen der Nadel führenden Hand am Rücken des Pat. schützt dabei vor unkontrolliertem Vorschieben mit Verletzung der Dura.
- **Technik des hängenden Tropfens:**
  - Kochsalztropfen am Kanülenende anbringen
  - Vorschieben der Nadel in der Mittellinie
  - Ansaugen des Tropfens beim Erreichen des Epiduralraums

Weiteres Vorgehen:
- Öffnung der Nadel nach kranial ausrichten
- Bei „Single-shot"-Technik nach negativem Aspirationstest und fehlender Reaktion auf Testdosis fraktionierte Gabe des LA
- Bei kontinuierlicher Epiduralanästhesie Vorschieben des Katheters 3–4 cm über Kanülenende hinaus
- Aspirationstest und Testdosis über Katheter durchführen

Testdosis (z. B. Bupivacain 0,5 % 2,5 ml):
- Bei einzeitiger Epiduralanästhesie über Nadel
- Bei Katheteranlage über liegenden Katheter (→ Detektion der unbemerkten Duraperforation durch Katheter)
- Zusatz von Epinephrin soll durch das Auftreten einer Tachykardie die intravasale Lage detektieren (→ unspezifisches, bei KHK oder arteriellem Hypertonus auch nicht ungefährliches Zeichen).

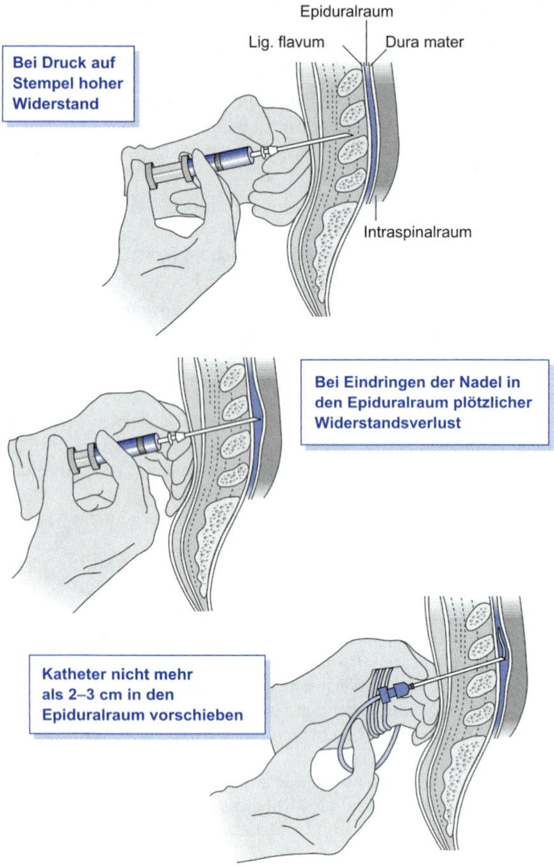

Abb. 3.3 „Loss-of-Resistance"-Technik der epiduralen Punktion [L157]

Weiteres Vorgehen je nach Befund:

- Negativer Aspirationstest und fehlende Reaktion auf Testdosis: Fraktionierte und langsame Gabe der LA-Dosis unter verbalem und kardiovaskulärem Monitoring
- Parästhesien: Injektion sofort unterbrechen, Nadelposition korrigieren
- Aspiration von Liquor:
  - Gabe einer Spinalanästhesie-Dosis, Belassen des Katheters und eindeutige Kennzeichnung als Spinalkatheter **oder** erneute Punktion ein Segment höher (oder tiefer) **oder** Durchführung einer Allgemeinanästhesie ohne RA
  - Dokumentation der Duraperforation
  - Information des Pat. über möglichen postpunktionellen Kopfschmerz

- Aspiration von Blut:
  - Katheter 1 cm zurückziehen, falls erneut Blut aspiriert wird: Erneute Punktion ein Segment höher oder tiefer oder Entfernung des Katheters und Durchführung einer Allgemeinanästhesie
  - Dokumentation der blutigen Punktion

Paramedianer Zugang
- Unabhängig vom Grad der Lumballordose und Ossifikationen der Bänder
- Punktionsstelle liegt 1,5–2 cm neben und unter dem Dornfortsatz.
- Stichrichtung ca. 15–20° nach kranial und medial

Besonderheiten der Kathetertechnik
- Katheter vor Platzierung auf Durchgängigkeit prüfen
- Ausrichten der distalen Öffnung der Tuohy-Nadel nach kranial
- Katheter ca. 3 cm über Nadelende hinausschieben (Zentimeterangaben auf Nadel und Katheter)
- Subkutane Untertunnelung des Katheters bei Liegedauer > 3 d (→ zusätzlicher Infektionsschutz)
- Testdosis über Katheter geben (→ Katheterspitze könnte Dura oder Gefäßwand perforiert haben)
- Niemals Katheter durch die Nadel zurückziehen
- Steriler Verband für Punktionsstelle
- (Haut-)Faltenfreie Fixierung des Katheters am Rücken (sonst mögliche Katheterstenose bei Einnehmen der Rückenlage)
- Bakterienfilter benutzen

LA-Wirkungen im Epiduralraum
- Diffusion durch die Dura mit Wirkung an den intraduralen Spinalnervenwurzeln und dem Rückenmark
- Diffusion durch die Foramina intervertebralia mit paravertebraler Blockade der Spinalnerven
- Verzögerte und möglicherweise inkomplette Blockade von L5–S2 wegen größerem Durchmesser der Spinalnerven
- LA-Dosierung beim Erwachsenen etwa 1,5–2 ml/Segment bei lumbaler Gabe
- Ausbreitung ist abhängig von:
  - Volumen des LA
  - Körpergröße
  - Alter des Pat
  - Anatomie der Wirbelsäule: Vorangegangene Operationen, WS-Deformitäten
  - Injektionsort: Thorakal größere Ausbreitung als lumbal
- Reduktion der LA-Menge um ca. 20–30 % bei:
  - Adipositas
  - Schwangeren
  - Älteren Pat
  - Diabetes mellitus
- Konzentration des LA nach gewünschtem Erfolg wählen: Sog. Differenzialblock (▶ 6.6.1)
- Eventuell Zusatz von Sufentanil (10–30 µg)

Vorteile der lumbalen EDA
- Bei Punktion kaudal L2/3 keine Verletzung des Rückenmarks möglich
- Differenzieller Block möglich (insbes. sensorische ohne ausgeprägte motorische Blockade; z. B. Geburtshilfe oder postop. Schmerztherapie) ▶ 6.6.1

Nachteile der lumbalen EDA
- Hohes LA-Volumen zum Erreichen einer ausreichenden Blockadehöhe notwendig
- Ausgedehnte Sympathikolyse mit Gefahr der Hypotension und der kompensatorischen Sympathikusaktivierung im nicht anästhesierten hochthorakalen Bereich (u. a. Th1–Th4)
- Eingeschränkte Mobilisation bei teilweiser motorischer Blockade der Becken- und Beinmuskulatur (zusätzlich häufig Einschränkung des Lageempfindens mit konsekutiver Gangunsicherheit beim Pat.)
- Harnretention durch Parasymphatikusblockade

3.3.6 Thorakale Epiduralanästhesie

3

Anatomie ▶ Tab. 3.4.
- Verlauf der Dornfortsätze im oberen und unteren Bereich der Brustwirbelsäule nahezu parallel zur Horizontalebene, im mittleren Bereich dachziegelartig
- Dicke des Epiduralraums: 3–4 mm
- Unterdruck verstärkt sich im Sitzen.
- Verbindungslinie der unteren Skapulabegrenzungen verläuft durch BWK 7.

Indikationen
- Thoraxchirurgie: z. B. Ösophagusresektion, Lungenresektion, Herzchirurgie
- Abdominalchirurgie: z. B. Gastrektomie, Darmresektion, Leberchirurgie
- Retroperitoneale Eingriffe: z. B. Nephrektomie, Prostatektomie
- Rein schmerztherapeutische Ind.: z. B. Rippenserienfraktur, Pankreatitis

Punktionsstellen Die Punktionshöhe ist abhängig von der geplanten OP:
- Thorakotomie: Th2–6
- Ösophagusresektion: Th4–6
- Oberbauch: Th6–8
- Unterbauch: Th8–10

Punktionstechnik
- Medianer Zugang wie bei lumbaler Epiduralanästhesie beschrieben, jedoch im Bereich Th4–Th9 mit steilem Punktionswinkel
- Paramedianer Zugang wie bei lumbaler Epiduralanästhesie beschrieben, jedoch Punktion in einem Winkel von 15° zur Sagittalebene und ca. 50° zur Haut

Lokalanästhetika Geringere Dosierung der LA im Vergleich zur lumbalen Epiduralanästhesie (0,5–1 ml/Segment).

Vorteile
- Sehr gute postop. Schmerztherapie
- Reduzierte periop. Stresssituation
- Geringe oder fehlende Einschränkung der Beinmotorik und Blasenfunktion → Frühmobilisation
- Bessere pulmonale Funktion → Reduktion der postoperativen Pneumonierate
- Stabilisierung der Herzfrequenz und Zunahme der myokardialen Perfusion durch Blockade der kardialen Symphatikusfasern → Reduktion der postop. Myokardinfarktrate
- Verbesserung der Darmmotilität und der Splanchnikusdurchblutung → Inzidenz des postoperativen Ileus reduziert

Tab. 3.4 Unterschiede zwischen Spinalanästhesie, lumbaler und thorakaler Epiduralanästhesie

	Spinalanästhesie (SpA)	Lumbale Epiduralanästhesie (LEA)	Thorakale Epiduralanästhesie (TEA)
Punktionsstelle	Lumbal	Lumbal	Thorakal
Injektionsort	Subarachnoidalraum	Epiduralraum	Epiduralraum
Menge des LA	Gering	Hoch	Mittel
Punktionstechnik	Einfach	Schwieriger als SpA	Schwieriger als LEA
Wirkbeginn	Sofort	Verzögert	Verzögert
Qualität der Anästhesie	Sehr gut; alle Qualitäten	Differenzieller Block möglich	Differenzieller Block erwünscht
Motorischer Block	Sehr gut	Weniger ausgeprägt; Becken- und Beinmuskulatur betroffen	Geringer als bei LEA; Becken- und Beinmuskulatur nicht betroffen
Sympathikolyse	Lumbosakral	Lumbosakral	Thorakal
Reflektorische Sympathikotomie	Thorakal	Thorakal	Lumbal
Periphere Vasodilatation	Ausgeprägt	Ausgeprägt	Wenig

3.3.7 CSE

Die CSE („**C**ombined **S**pinal **E**pidural“) ist die Kombination aus Epidural- und Spinalanästhesie. Verwendet wird dabei eine Tuohy-Nadel mit zweiter Öffnung („backeye“) am distalen Ende (Nadel durch Nadel-System) oder separaten Kanal für die Spinalkanüle.

Punktionstechnik

- Vorschieben der Tuohy-Nadel in den Epiduralraum wie bei klassischer Technik
- Einführen einer Spinalkanüle durch liegende Kanüle und Perforation der Dura
- Injektion einer Spinalanästhesiedosis über gut fixierte Spinalnadel
- Entfernung der Spinalnadel und Einführen eines Epiduralkatheters über Tuohy-Nadel

Vorteile Die CSE kombiniert die positiven anästhesiologischen Eigenschaften von Spinalanästhesie und Epiduralanästhesie:

- Schneller Wirkungseintritt
- Gute muskuläre Relaxierung
- Möglichkeit der postop. Schmerztherapie über Epiduralkatheter

Nachteile

- Die intrathekale Fehllage des Katheters kann erst nach Abklingen der Spinalanästhesie durch eine Testdosis über den Katheter ausgeschlossen werden. → Gut sichtbarer Hinweis auf postop. Überwachungsbogen
- Dislokationsneigung der Spinalkanüle bei Injektion → Wiederholte Aspirationen kleinster Liquormengen während Injektion

Vor Anschluss einer LA-Pumpe an einen Epiduralkatheter nach CSE muss über eine Testdosis die intrathekale Lage ausgeschlossen werden.

Dokumentation
- Punktionstiefe des Epiduralraums
- Verwendete Nadeltypen
- Aussehen des Liquors
- Menge und Art des LA für Spinalanästhesie
- Tiefe des Katheters
- Sensorische Blockadehöhe
- Schwierige oder blutige Punktionen
- Gut sichtbarer Hinweis, dass die Katheterlage noch überprüft werden muss, da die Testdosis bislang nicht gegeben werden konnte

3.3.8 Nebenwirkungen und Komplikationen der rückenmarknahen RA

Blutdruckabfall
- Frühe Postinjektionsphase
- Sympathikolyse führt über Vor- und Nachlastsenkung zum Blutdruckabfall, häufig kombiniert mit Bradykardie (Bainbridge-Reflex und Blockade der Nn. accelerantes).
- **Therapie:** Hochlagern der Beine, Sauerstoffgabe, Volumenzufuhr), Vasopressoren (z. B. Etilefrin 2 mg, Akrinor oder Ephedrin 6 mg); Atropin (1,0 mg) oder Adrenalin (z. B. 10 μg) bei Bradykardie
- **Prophylaxe:** Engmaschiges kardiovaskuläres Monitoring insbes. in der Anfangsphase; ausreichende Volumenzufuhr vor rückenmarknaher Anästhesie
- Anästhesieniveau auf notwendige Höhe begrenzen
- Risikogruppen kennen: Schwangere (zusätzlich zu Cava-Kompressionssyndrom), ältere Pat., adipöse Pat.

Bradykardie; Asystolie
- Bis zu 4 h nach LA-Injektion
- Ursache: Sympathikolyse mit konsekutivem parasympathischem Übergewicht bei sensorischen Blockaden oberhalb Th10
- Risikofaktoren: ASA 1, HF < 60/Min., Betablocker-Therapie, verlängertes PR-Intervall, Blockade oberhalb Th5 (gehäuft jüngere Patienten)
- Therapie: frühzeitig Adrenalin (10–1.000 μg); Atropin, Volumenzufuhr
- **Prophylaxe:** ausreichende Volumenzufuhr, Anästhesieniveau auf notwendige Höhe begrenzen

Atemnot
- Frühe Postinjektionsphase
- Blockade der Interkostalmuskulatur
- Bei intakter Zwerchfellatmung (C3–C5) keine Beeinträchtigung der Ruheventilation (Anästhesiehöhe testen!)
- Zwerchfellbeweglichkeit kann durch Bauchtücher, OP-Haken oder großen Uterus behindert sein (z. B. deutliche Besserung der Atemnot nach Entwicklung des Kinds bei einer Sectio)

- **Therapie:** Bei Blockadehöhe sicher unter C5 leichte Sedierung und Sauerstoffgabe; Oberkörperhochlagerung

Totale Spinalanästhesie

Lebensbedrohliche Komplikation mit Blockade auch des Zwerchfells, vollständiger Sympathikolyse und einer medullären Blockade in der frühen Postinjektionsphase.

- **Ursachen** sind die versehentliche intrathekale Injektion einer epiduralen LA-Dosis über Nadel oder Katheter, eine Überdosierung des LA oder Lagerungsfehler bei hyper-/hypobarem LA.
- **Klinik:** Zunehmende Parese der Arme, Unruhe, zunehmende Dyspnoe, ausgeprägter Blutdruckabfall und Bradykardie aufgrund Blockade der Nn. accelerantes (Th1–Th4) und verminderter Vorhofdehnung (Bainbridge-Reflex), Atemstillstand, Mydriasis, Bewusstseinsverlust
- **Therapie:** Sofortige Narkoseeinleitung und Beatmung mit 100 % Sauerstoff, Hochlagerung der Beine und Volumengabe, Vasopressoren (Noradrenalin), Adrenalin bei Bradykardie, Reanimationsmaßnahmen
- **Prophylaxe:** Testdosis vor jeder epiduraler LA-Gabe

3

„Subduralanästhesie"

Injektion des LA in den Raum zwischen Dura mater und Arachnoidea.

- Sowohl nach Spinalanästhesie als auch nach Epiduralanästhesie möglich
- Lange Anschlagzeit auch nach Spinalanästhesie
- **Symptome:** Ungewöhnlich hohe sensible und geringe motorische Blockade; respiratorische und kardiovaskuläre Störungen wie bei totaler Spinalanästhesie, jedoch in deutlich milderer Ausprägung; selten Hirnnervenparesen

Harnretention

- Frühe postoperative Phase
- **Ursache:** Blockade der parasympathischen Segmente S2–S4 (dünne Fasern, die am längsten anästhesiert bleiben)
- **Häufigkeit:** 14–56 % (vornehmlich ältere Pat.)
- **Symptome:** Starke Unterbauch- und Rückenschmerzen, Hypertonie
- **Therapie:** (Einmal-)Blasenkatheter
- **Prophylaxe:** Einsatz mittellang wirksamer LA; intraop. Volumenzufuhr begrenzen; Schulung des Stationspflegepersonals

Postpunktioneller Kopfschmerz

Synonyma: Postdural Puncture Headache (PDPH); Postdurapunktionskopfschmerz.

- **Ätiologie:** Liquorverlust durch die Perforationsstelle; bei jüngeren Pat. häufiger als bei älteren
- Typischerweise 1–2 d nach Punktion auftretend und 4–6 d anhaltend
- **Symptome:** Lageabhängiger, meist okzipitofrontaler Schmerz mit Verstärkung beim Aufrichten, Husten und Pressen und deutlicher Besserung im Liegen. Zusätzlich können Übelkeit, Erbrechen, Nackensteife, Lichtempfindlichkeit, Hörstörungen und diffuse Rückenschmerzen auftreten.
- **Differenzialdiagnose:**
  - Nicht postpunktioneller Kopfschmerz: Keine Lageabhängigkeit, häufig Kopfschmerzanamnese
  - Meningitis: Fieber, Somnolenz, Nackensteife

- **Risiken:** Beinvenenthrombose durch Bettlägerigkeit (NMH ansetzen!), Hirnnervenparesen, subdurales Hämatom durch Einreißen von Brückenvenen, (therapieresistente Verläufe).
- **Therapie:** Flache Lagerung, Analgetika (z. B. NSAR, Paracetamol), Antiemetika. Nicht gesicherte Therapien: Koffein, reichlich Flüssigkeit; Triptane, Aminophyllin.
  Bei Therapieresistenz über > 24 h → Epiduraler Blutpatch (EBP) = Sterile Entnahme von 7,5–15 ml Blut und langsame, epidurale Reinjektion in Höhe der vorangegangenen Punktionsstelle:
  - Erfolgsrate liegt bei über 90 %
  - Geringere Erfolgsrate bei EPB innerhalb 24 h nach Durapunktion
- **Prophylaxe:** Möglichst dünne Spinalnadeln mit „Pencil-Point" verwenden (25–27 G), Quincke-Nadel vor Durapassage seitwärts drehen, Mehrfachpunktionen der Dura vermeiden

3

TNS-Syndrom (Transient Neurological Symptoms)

Ungefährliches, aber sehr unangenehmes Syndrom nach Abklingen der Spinalanästhesie mit dumpfen Schmerzen im Gesäß und den Beinen ohne neurologische Ausfälle üblicherweise 1–3 d anhaltend.

- **Therapie:** NSAR
- **Prophylaxe:** Vermeidung von (höherkonzentriertem) Lidocain und Mepivacain bei Spinalanästhesien

Epidurales Hämatom

- Entstehung bei der rückenmarknahen Punktion und bei Manipulationen am Katheter (Entfernung oder Lagekorrektur)
- **Inzidenz:** Von 1 : 200.000 in der Geburtshilfe bis 1 : 3.000 bei älteren Patienten bei orthopädischen Eingriffen in EDA
- **Risikofaktoren:** Einnahme antithrombotischer Substanzen, Koagulopathien, weibliches Geschlecht, höheres Alter (> 50 J.), orthopädischer Eingriff, Morbus Bechterew, Niereninsuff., Mehrfachpunktionen und wiederholte Kathetermanipulationen
- **Symptomatik:**
  - Starke Rückenschmerzen (ausstrahlend)
  - Muskelschwäche: Isoliert, wieder zunehmend oder bei thorakaler Epiduralanalgesie (in den Beinen) auftretend
  - „Reithosenanästhesie"
  - Blasen- und Mastdarmlähmung
  - Cauda-equina-Syndrom
- **Vorgehen** bei V. a. spinale/epidurale Raumforderung:
  - Sofortiger Stopp der LA-Zufuhr
  - Neurologische Untersuchung und Dokumentation der Symptomatik
  - Anamnese: Schwierige oder blutige Punktion? Zeitintervalle vor Punktion/Kathetermanipulation bei Antikoagulation beachtet?
  - Überprüfen der Symptomatik 30–60 Min. nach Stopp
  - Bei Persistenz sofortiges MRT (oder Myelo-CT)
  - Information der Oberärzte von Anästhesie, Radiologie und Neurochirurgie
  - Laminektomie je nach Befund

> Je schneller die epidurale Raumforderung erkannt und entlastet wird, desto geringer ist das Ausmaß des neurologischen Defizits.

- **Prophylaxe:**
  - Erkennen von Gerinnungsstörungen (Anamnese, Labor, Medikation)
  - Striktes Einhalten der Zeitintervalle nach Absetzen von Antithrombotika (▸ Tab. 3.1) für Punktionen oder Manipulationen am Katheter
  - Tägliche Visite (auch 24 h nach Ziehen eines Katheters)
  - Dokumentation der blutigen/schwierigen Punktion
  - Schulung des Stationspflegepersonals

Epiduraler Abszess

- Symptome (sehr variabel): Fieber, Rückenschmerzen, neurologisches Defizit
- Risikofaktoren: Immunsuppression, Liegedauer > 4 d, häufige Punktionen
- Apparative Diagnostik: MRT
- Therapie: Operative Abszesssanierung; Antibiotika (mit Erfassung von Staph. aureus)

Weitere neurologische Komplikationen

- Meningitis: Fieber, Kopfschmerzen und Nackensteife 6–36 h nach Spinalanästhesie (seltener nach EDA); Diagnostik durch Lumbalpunktion
- Cauda-equina-Syndrom: „Reithosenanästhesie"; periphere, oft asymmetrische Lähmungen der Beine; Schmerzen
- A.-spinalis-ant.-Syndrom: Motorische Ausfälle; Verlust des Schmerz- und Temperaturempfindens
- Exazerbation bestehender neurologischer Erkrankungen (z. B. multiple Sklerose): Sorgfältige Risiko-/Nutzen-Abwägung, RA tendenziell eher vermeiden
- Direkte traumatische Läsion

3.4 Material und technische Hilfsmittel für die periphere Regionalanästhesie

3.4.1 Punktionsnadeln

Immobile Nadeln Kanülen für die periphere Regionalanästhesie sollten als sog. „immobile Nadeln" verwendet werden, bei denen über einen mit der Kanüle verbundenen Kunststoffschlauch Aspirationen, Injektionen und Spritzenwechsel ohne Bewegungen der Kanüle möglich sind.
Stimulationskanülen werden an einen Nervenstimulator angeschlossen. Da bei Unipolarkanülen nur die Nadelspitze leitfähig ist, der Schaft dagegen isoliert, kann die Position der distalen Kanülenöffnung und damit der Injektionsort des LA kontrolliert werden.

Nadelschliff Je nach Schliff der Nadelspitze werden folgende Formen unterschieden:

- Facetten-Schliff: schräge Spitze, die je nach Winkel von 15, 30 oder 45° entweder als scharf oder stumpf bezeichnet wird
- „Pencil-Point": Kanüle mit bleistiftförmiger Spitze und seitlicher Öffnung (z. B. Sprotte-Spitze)
- Tuohy-Schliff: gebogene Spitze

3.4.2 Nervenstimulatoren

Extern über die Stimulationsnadel zugeführter pulsatiler Gleichstrom bewirkt die Auslösung von Aktionspotenzialen am Nerv. Je nach Breite der generierten elektrischen Rechteckimpulse werden motorische oder zusätzlich sensorische Fasern stimuliert. Die Reizantwort ist abhängig von der Entfernung der Nadel zum Nerv und von der Stromstärke. Dies ermöglicht die graduelle Annäherung der Nadelspitze an den Nerv. Die Schwellenstromstärke ist die Stromstärke, bei der gerade noch eine Reizantwort sichtbar ist. Die meisten für die RA relevanten Nerven haben motorische und sensorische Fasern. Da die Stimulation sensorischer Fasern unangenehm sein kann, wird bei gemischten Nerven eine schmale Impulsbreite gewählt, um möglichst nur motorische Fasern zu stimulieren.

Einstellungsmöglichkeiten am Nervenstimulator

Stromstärke (Impulsamplitude)
- Sollte möglichst stufenlos zwischen 0 und 5 mA verstellbar sein
- Der für eine Stimulation erforderliche Reizstrom steigt mit dem Quadrat der Entfernung zwischen Nadelspitze und Nerv (→ „kleine Bewegung – große Wirkung“).
- Stimulation der Kennmuskulatur bei einer Schwellenstromstärke zwischen 0,5–1,0 mA bei einer Impulsbreite von 0,1 ms (0,15–0,3 mA bei Impulsbreite 1 ms) zeigt die ausreichende Nähe der Nadel zum Nerv an.
- Anzeige des tatsächlich fließenden Stroms zur Erkennung von Stromunterbrechungen

Impulsbreite
- Dauer des Rechteckimpulses in Millisekunden (ms)
- Stimulation motorischer Nerven bei Impulsbreite 0,1 ms (Standardeinstellung)
- Stimulation auch von sensorischen Nerven bei Impulsbreite 1 ms (kann schmerzhaft sein)
- Indikation für Impulsbreite > 0,1 ms: Blockade sensorischer Nerven, RA bei ausgeprägter Neuropathie, RA beim narkotisiertem Pat., Aufsuchen eines Nervs bei schwierigen Punktionen

Impulsfrequenz
- Frequenz, mit der die Stromimpulse vom Gerät erzeugt werden. Häufig bestehen zwei Wahlmöglichkeiten: 1 Hz (50 ×/Min.) oder 2 Hz (100 ×/Min.).
- Langsamere Frequenz ist angenehmer für Pat.
- Höhere Frequenz erleichtert das Auffinden des Nervs.

Praktisches Vorgehen
- Beim Einschalten Überprüfung des Geräts, insbes. der Impulsbreite (Standardeinstellung = 0,1 ms) und der Anzeige der tatsächlichen, effektiven Stromstärke
- Anschluss der Neutralelektrode (Lokalisation auf der Haut von untergeordneter Bedeutung; Ausnahme: Herzschrittmacher, ICD)
- Zu tiefe Hautinfiltration mit LA vermeiden: Nerven teilweise blockiert, dadurch erschwerte bis unmögliche Stimulation
- Stromstärke auf 1(–2) mA einstellen
- Bei Stimulation der Kennmuskulatur Reduktion der Stromstärke im Wechsel mit Positionsänderung der Nadel

- Bei Schwellenstromstärke 0,5–1,0 mA (Impulsbreite 0,1) Gabe einer Testdosis von 1–2 ml NaCl 0,9 % oder LA
- Fraktionierte Gabe der gesamten LA-Menge, falls bei Gabe der Testdosis
  - keine Parästhesien oder Schmerzen auftreten;
  - die Stimulation der Kennmuskulatur unter der Injektion verschwindet oder vermindert wird (unveränderte Stimulation als Hinweis auf intravasale Injektion).

> Die gleichzeitige Änderung von Stromstärke und Nadelposition ist irreführend und unbedingt zu vermeiden.

3.4.3 Ultraschall

Sonografisch gestützte RA ermöglicht Punktionen und Injektionen unter Sicht und nicht allein mithilfe indirekter Methoden.
Durch elektrische im Schallkopf sitzender Kristalle, die sich unter dem Einfluss von Wechselspannung periodisch verformen, können Schallwellen erzeugt werden. Umgekehrt erzeugen reflektierte Schallwellen durch Verformung dieser Kristalle messbare Spannung und können so auch detektiert werden (sog. piezoelektrischer Effekt).

Vorteile

- Erkennen der individuellen (Sono-)Anatomie (Zielstruktur und Umgebung)
- Erkennen der LA-Verteilung unter der Injektion
- Schnellere Anschlagzeit
- Geringeres LA-Volumen erforderlich
- Erkennen der intravasalen Injektion
- Erkennen der intraneuralen Injektion
- Verbesserte Supervision/Ausbildung
- Verminderte Strahlenexposition in der Schmerztherapie

Schallköpfe

- Linearschallkopf:
  - Hohe Auflösung in Schallkopfnähe bei schmalem Blickfeld
  - Einsatz bei oberflächigen (0,5–5 cm) Nervenblockaden
- Sektorschallkopf:
  - Geringe Auflagefläche mit Erzeugung eines dreieckförmigen Bilds
  - Hohe Eindringtiefe mit weitem Blickfeld in der Tiefe
- Konvexschallkopf:
  - Hohe Eindringtiefe (Schallfrequenz abhängig) und weites Blickfeld
  - Einsatz bei tieferen (> 5 cm) Nervenblockaden

Einstellungen am Ultraschallgerät

- **Bildtiefe:** Zielstruktur sollte sich möglichst in der Bildmitte befinden.
- **Gain/Tiefenausgleich:** Verstärkung bzw. Aufhellung der tiefer gelegenen Schichten
- **Fokus:** Einstellung der Bereiche im Monitorbild, die die beste Auflösung haben sollen.
- **Color-Doppler:** Identifizierung von Gefäßen durch Anfärbung (rot = Blutfluss zum Schallkopf; blau = Blutfluss vom Schallkopf weg); schlechtere Auflösung als bei B-Mode
- **B-Mode:** klassischer Untersuchungsmodus

Schallfrequenz
Gängige Schallfrequenzen in der Ultraschall gestützten RA liegen zwischen 3,5 und 15 MHz.
- Je höher die Schallfrequenz, desto höher die Auflösung.
- Je tiefer die Schallfrequenz, desto höher die Eindringtiefe.

Eindringtiefe bei 3,5 MHz: ca. 16 cm; Eindringtiefe bei 15 MHz: ca. 3 cm.

Schallkopfposition
Je nach Ausrichtung der Punktionsnadel im Verhältnis zum Schallkopf werden zwei Punktionstechniken unterschieden:
- **Kurzachsentechnik** („out of plane"): Schallkopf steht quer zur Stichrichtung.
  - Vorteil: Kurzer Weg zum Ziel, leichterer Kathetervorschub parallel zum Nerv
  - Nachteil: Schlechte Nadelsichtbarkeit
- **Langachsentechnik** („in-plane"): Schallkopf steht im Verlauf der Stichrichtung.
  - Vorteil: Gute Nadelsichtbarkeit/-kontrolle.
  - Nachteil: Kathetervorschub erschwert, da Nadel eher rechtwinklig auf Nerv trifft.

Nerven werden in der Regel im Querschnitt dargestellt: Beste Sichtbarkeit bei nahezu rechtwinkligem Auftreffen der Schallwellen (sog. Anisotropie).

Tipps
- Ultraschallgerät sollte gegenüber vom Untersucher stehen.
- Übereinstimmung der Seitenzuordnung von Monitorbild und Situs
- Zunächst orientierende Untersuchung mit höherer Eindringtiefe, dann erst größerer Zoom
- Schallkopf: gleiten, kippen, rotieren, anpressen
- Darstellung der Sonoanatomie, inbes. begleitender Gefäße (→ Farbdoppler verwenden; mögliche Kompression von Venen durch Schallkopf beachten)
- Identifikation der Nerven über ihren Verlauf
- Festlegung der Punktionstechnik und Stichrichtung
- Identifikation der Nadelspitze über kleinste Flüssigkeitsboli (sog. Hydrolokalisation)
- Schallkopf sucht Nadel (nicht umgekehrt!).
- Selbst kleinste Luftinjektion verschlechtern die sonografische Darstellbarkeit.
- LA-Injektion immer unter Sicht
- Beobachtung des sog. Enhancement-Effekts: Deutliche Zunahme von Durchmesser und Sichtbarkeit der Nerven nach LA-Aufnahme

3.5 Regionalanästhesie des Plexus cervicalis

Die Blockade des Plexus cervicalis hat insbes. in der Karotischirurgie wegen der raschen Erkennung zerebraler Perfusionsstörungen zunehmende klinische Relevanz.

Anatomie Der Plexus cervicalis wird aus den Spinalnerven C1–C4 gebildet und größtenteils vom M. sternocleidomastoideus bedeckt. Es werden ein oberflächiger, überwiegend sensibler Anteil (Plexus cerv. superf.) und ein tiefer, überwiegend motorischer Anteil (Plexus cerv. prof.) unterschieden.

Indikationen Karotischirurgie, Entfernung von Halslymphknoten.

Spezielle Kontraindikationen Kontralaterale Zwerchfellparese, kontralaterale Recurrensparese.

Punktionstechnik Rückenlage, Kopf leicht überstreckt und 45° zur Gegenseite gedreht (diverse Varianten); möglichst ultraschallgestützte Durchführung.

- **Plexus cervicalis profundus:**
  - Ertasten des Querfortsatzes des 4. HWK im unteren Drittel der Verbindungslinie vom Processus mastoideus zum Querfortsatz des 6. HWK
  - Punktion mit einer immobilen Stimulationsnadel (5 cm, 22 G) senkrecht zur Haut unter Nervenstimulation auf den Querfortsatz zu bis zum Auslösen von Muskelkontraktionen (Nackenmuskulatur oder Schulter)
  - Sehr langsame Injektion von 30 ml LA (z. B. Ropivacain 0,5 %)
- **Plexus cervicalis superficialis:**
  - Mit einer 22-G-Nadel von der Mitte des Hinterrands des M. sternocleidomastoideus
  - 5 ml LA unterhalb der Fascia superficialis und nach Zurückziehen der Nadel
  - Subkutane fächerförmige Infiltration mit 10 ml LA

Punktion des Plexus cervicalis unter Ultraschall

- Linearschallkopf 10–15 MHz; Eindringtiefe 2–3 cm
- Darstellung der Carotisgabel; Lateralbewegung des Schallkopfs bis zum Hinterrand des M. sternocleidomastoideus
- In-plane-Technik und Injektion von 10 ml LA in die Fascia cervicalis

Komplikationen und Nebenwirkungen Punktion der A. vertebralis und Krampfanfall nach Injektion kleinster LA-Mengen, hohe Spinal- oder Epiduralanästhesie, Verletzung des Rückenmarks, Zwerchfellparese, Heiserkeit (N.-recurrens-Parese), Schluckstörungen, Taubheit der Zunge.

3.6 Periphere Regionalanästhesie der oberen Extremität

3.6.1 Anatomie des Plexus brachialis

Der Plexus brachialis (▶ Abb. 3.4) entsteht aus den Spinalwurzeln von C5–C8 und Th1 (variabel zusätzlich Fasern aus C4 und Th2) und verläuft ab der Skalenuslücke bis zur Axilla in einer bindegewebigen Hülle, der sog. Gefäß-Nerven-Scheide. Es besteht eine hohe interindividuelle Variabilität der Anatomie.

Interskalenäre Region (zwischen Mm. scalenus anterior und medius). Vereinigung zu Truncus superior (C5, C6), Truncus medius (C7) und Truncus inferior (C8, Th1); Abzweig des N. suprascapularis aus dem Truncus superior. Teilung der Trunci in vorderen und hinteren Anteil und Bildung der Faszikel.

Periklavikuläre Region Der Fasciculus medialis (vorderer Anteil des Truncus inferior) liegt hier am tiefsten, etwas darüber der Fasciculus posterior (Vereinigung der drei hinteren Anteile der Trunci), oberhalb davon und medial der Fasciculus lateralis (vorderer Anteil des Truncus superior und medius).
Aus den Faszikeln bilden sich bis zur Achselhöhle die einzelnen Nerven (▶ Tab. 3.5):

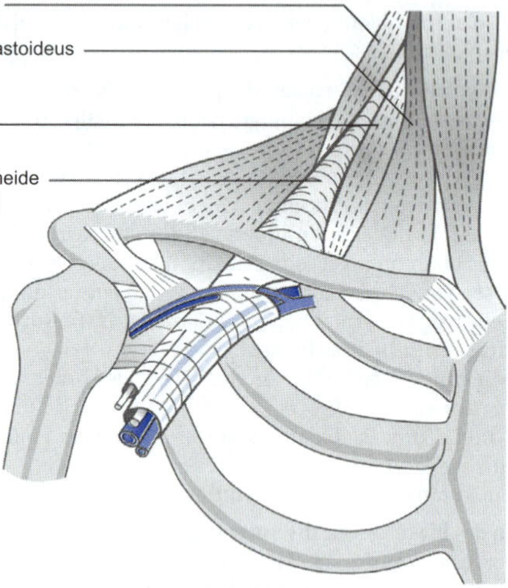

Abb. 3.4 Topografische Anatomie des Plexus brachialis [L157]

Tab. 3.5 Motorisches und sensorisches Versorgungsgebiet einzelner Nerven des Plexus brachialis

	Motorik	Sensorik (Einzelheiten ▶ Abb. 3.5)
N. suprascapularis	Abduktion und Außenrotation im Schultergelenk	Schultergelenkkapsel
N. axillaris	Abduktion Schulter (M. deltoideus)	Laterale Schulter
N. musculocutaneus	Beugung Ellenbogen (M. biceps)	Lateraler Unterarm (N. cutaneus antebrachii lateralis)
N. medianus	Beugung Handgelenk Pronation Unterarm Beugung DI–III Adduktion Daumen	Palmar: DI–III, Radialseite DIV und zugehöriger prox. Handbereich Dorsalseite: DI–IV Endglieder
N. ulnaris	Beugung DIV–V Adduktion Daumen	Palmar DV und Ulnarseite von DIV und zugehöriger prox. Handbereich Dorsal: DIV–V, Ulnarseite von DIII und zugehöriger prox. Handbereich
N. radialis	Streckung Ellenbogen Streckung Handgelenk Strecken und Spreizen der Finger	Dorsalseite Hand DI, DII und (DIII) bis auf Endglieder, Radialseite DI Dorsalseite Ober- und Unterarm

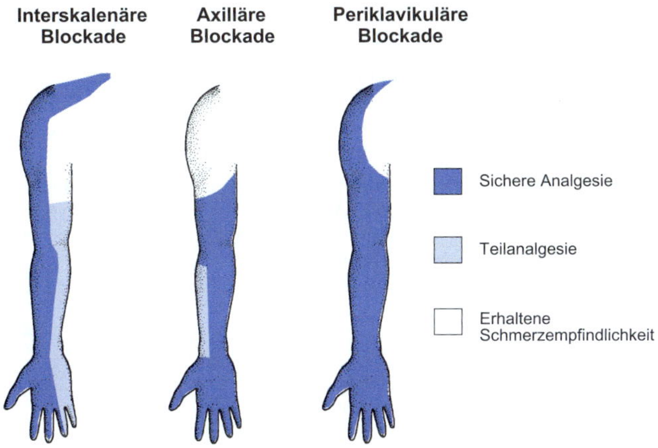

Abb. 3.5 Sensibilitätsausfall bei verschiedenen Plexusblockaden [L157]

- Fasciculus medialis: N. ulnaris; N. medianus (nach Vereinigung mit Fasciculus lateralis), N. cutaneus antebrachii medialis, N cutaneus brachii medialis, N. pectoralis medialis
- Fasciculus posterior: N. axillaris, N. radialis, N. thoracodorsalis, N. subscapularis inferior, N. subscapularis superior
- Fasciculus lateralis: N. muscolocutaneus, N. medianus (nach Vereinigung mit Fasciculus medialis), N. pectoralis lateralis
- Nn. axillaris und häufig auch der N. musculocutaneus verlassen noch vor Erreichen der Axilla die Gefäß-Nerven-Scheide.

3.6.2 Interskalenäre Plexusanästhesie

Indikationen ▶ Tab. 3.7.

- Alle Eingriffe an der Schulter, einschließlich Schulterrepositionen
- Eingriffe an der lateralen Klavikula und am Oberarm bis auf Innenseite
- Zur postop. Schmerztherapie (u.a. effektivere Physiotherapie)

Kontraindikationen

- Kontralaterale Recurrensparese
- Kontralaterale Phrenikusparese
- Schwere COPD (relativ)
- Allgemeine Kontraindikationen (▶ 3.1.4)

Lagerung Rückenlage, Kopf flach und zur Gegenseite gelagert, entspannte Lagerung des ipsilateralen Arms, Sauerstoffmaske

Lokalanästhetikadosierung

- Anästhesie: 30–40 ml (z. B. 200 mg Prilocain 1 % und 75 mg Ropivacain 0,75 %)
- Bei Punktion unter Ultraschallkontrolle: 10–15 ml LA
- Postop. Schmerztherapie: Ropivacain 0,2 % 3–5 ml/h

Stimulationsnadel z. B. UP-Kanüle 5 cm, 22 G, 15° oder Tuohy oder Sprotte.

Punktionsstelle Lateraler Rand des M. sternocleidomastoideus (Identifikation durch Anheben des Kopfs von der Unterlage) in Höhe der Incisura thyreoidea superior häufig knapp oberhalb der V. jug. ext.

Kennmuskulatur für die Nervenstimulation
- M. deltoideus (Truncus superior)
- M. biceps (Truncus superior)

Punktionstechnik nach Meier (Nervenstimulator, ▶ Abb. 3.6):
- Aufsuchen der Skalenuslücke zwischen M. scalenus anterior und medius: A. subclavia tastbar am distalen Ende, Erweiterung bei tiefer Inspiration
- Flache (ca. 20–30°) Stichrichtung im Verlauf der Skalenuslücke bis zur Stimulation der Kennmuskulatur bei 0,5–1,0 mA (0,1 ms)
- Injektion des LA und Vorschieben des Katheters max. 3 cm über Nadelende hinaus

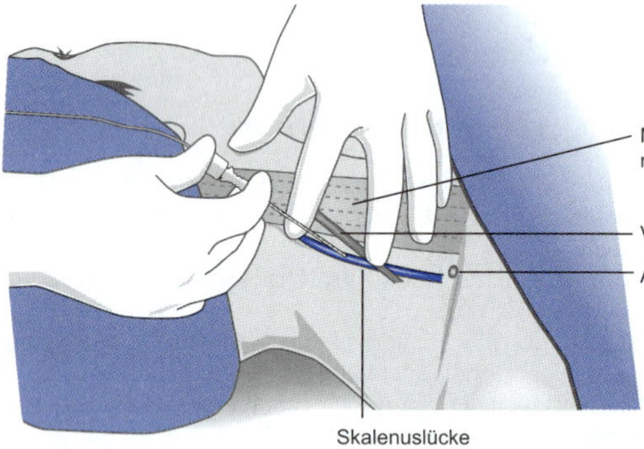

Abb. 3.6 Punktionstechnik der interskalenären Plexusanästhesie nach Meier [L157]

- Nicht zu tiefe Hautinfiltration mit LA (Plexus verläuft oberflächlich und könnte schon blockiert werden)
- Stimulation des N. phrenicus (Singultus): Punktionsrichtung nach dorsal und lateral korrigieren
- Stimulation des N. supraclavicularis (Heben der Skapula): Punktionsrichtung mehr medial und deutlich nach ventral korrigieren
- Technik nach Winnie wegen erhöhter Komplikationsrate (u. a. Punktion der A. vertebralis, hohe Spinalanästhesie) vermeiden

Punktion unter Ultraschall
- Linearschallkopf 10–15 MHz; Eindringtiefe 2–4 cm
- Darstellung der Interskalenuslücke mit perlschnurartiger Anordnung der Trunci (▶ Abb. 3.7); Verifizierung durch Schwenken des Schallkopfs nach kaudal mit dort Anordnung des Plexus um die Art. subclavia oder nach kranial mit Darstellung der Nervenwurzelaustritte aus den Foramina intervertebralia

- Darstellung von Gefäßen im Punktionsgebiet (u. a. A. vertebralis und A. transversa colli)
- Injektion von LA vor allem lateral der Trunci (→ N. phrenicus, N. recurrens und Ganglion stellatum liegen medial der Trunci)

Komplikationen und Nebenwirkungen Parese des N. phrenicus (Zwerchfellhochstand) und N. recurrens (Heiserkeit), Horner-Syndrom, Krampfanfall (auch durch Injektion in A. vertebralis), Nervenschäden, Parästhesien, Blutung und Infektion mit evtl. Folge-OP, Bronchospasmus, Hörverlust, Fremdkörpergefühl im Hals, Bradykardie und Blutdruckabfall im Sitzen.

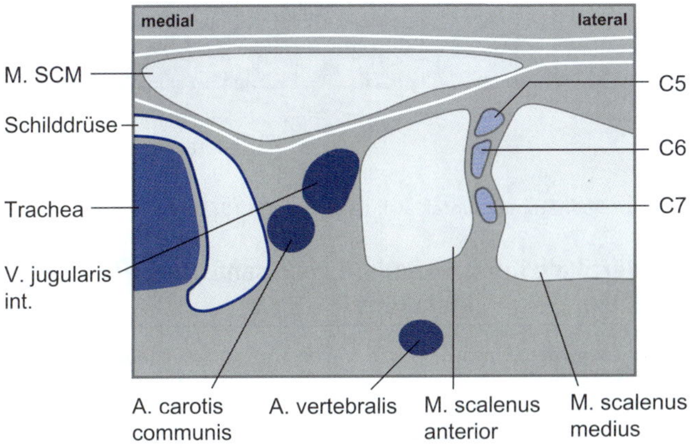

Abb. 3.7 Sonoanatomie: Interskalenusblock [L157]

3.6.3 Supraklavikuläre Plexusanästhesie

Die klassische Blockadetechnik nach Kulenkampff sollte wegen der relativ hohen Gefahr eines Pneumothorax oder einer Injektion in die A. vertebralis nicht mehr durchgeführt werden.

Indikation: alle Eingriffe im Bereich des Oberarms (bis auf Medialseite), des Ellenbogens, des Unterarmes und der Hand sowohl als Einzelinjektion als auch als Katheterverfahren.

Punktion unter Ultraschall (▶ Abb. 3.8):

- Linearschallkopf 10–15 MHz; Eindringtiefe 2–5 cm
- Leitstrukturen: Art. subclavia und Pleura (lateral)/erste Rippe (medial) als weißes quer verlaufendes Band
- Darstellung des Plexus unmittelbar oberhalb der Klavikula in Höhe der Mohrheim-Grube; der Plexus liegt in unmittelbarer Nähe zur A. subclavia; Verifizierung durch Schwenken des Schallkopfs nach kranial mit dort typischer perlschnurartiger Anordnung
- Punktion vorzugsweise in Langachsentechnik mit Blick auf Nadel, Plexus, Gefäße und Pleura
- LA: 15–20 ml (z. B. Prilocain 1 %)

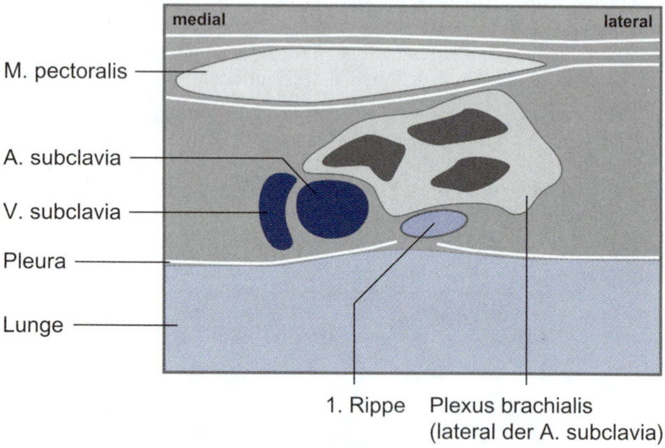

Abb. 3.8 Sonoanatomie: supraklavikulärer Block [L157]

3.6.4 Vertikale infraklavikuläre Plexusanästhesie (VIP) nach Kilka, Geiger, Mehrkens

Indikationen Operationen des distalen Oberarms, des Ellenbogens, des Unterarms und der Hand.

Kontraindikationen
- Infektionen oder Fremdkörper im Punktionsgebiet (z. B. Schrittmacher, Port)
- Thoraxdeformitäten
- Veränderte Anatomie (z. B. Z. n. OP; disloziert verheilte Klavikulafraktur)
- Ambulanter Pat.
- Gerinnungsstörungen

Lagerung Rückenlage, entspannte Lagerung des Arms (Hand auf Bauch). Sauerstoffmaske wegen des sterilen Abdecktuchs besser als Nasensonde.

Lokalanästhetikadosierung
- Anästhesie: 30–40 ml (z. B. 200 mg Prilocain 1 % und 150 mg Ropivacain 0,75 %)
- Postop. Schmerztherapie: Ropivacain 0,2 % 4 – 8 ml/h

Stimulationsnadel z. B. UP-Kanüle 5 cm, 22 G, 15°

Punktionsstelle Wegen der Verletzungsgefahr der Pleura ist die zu weit mediale Punktion unbedingt zu vermeiden.
- Halbierung der Strecke zwischen Akromionspitze und Jugulum knapp unterhalb der Klavikula
- Abweichung bei Abstand Akromion-Jugulum < 20 cm: Punktionsstelle ca. 1 cm nach lateral verschieben

Kennmuskulatur für die Nervenstimulation Muskelkontraktionen der Finger: Stimulation des Fasciculus posterior (N. radialis) oder des Fasciculus medialis/(lateralis) (N. medianus).

Punktionstechnik (Nervenstimulator [▶ Abb. 3.9]):
- Abschätzen der Plexustiefe durch Tasten des Unterrands der Klavikula
- Hautinfiltration mit LA (z. B. Mepivacain 1 %)
- Streng vertikale (= senkrecht zum Fußboden beim flach liegendem Pat.) Punktion nicht tiefer als 5 cm (bei schlanken Pat. auch weniger)
- Kontraktionen der Kennmuskulatur bei 0,5–1,0 mA (0,1 ms)
- Injektion des LA und Vorschieben des Katheters 3 cm über Nadelende hinaus
- Punktion mit Ultraschall möglich, aber supraklavikulärer Zugang wegen häufig besserer sonografischer Sichtbarkeit vorteilhafter

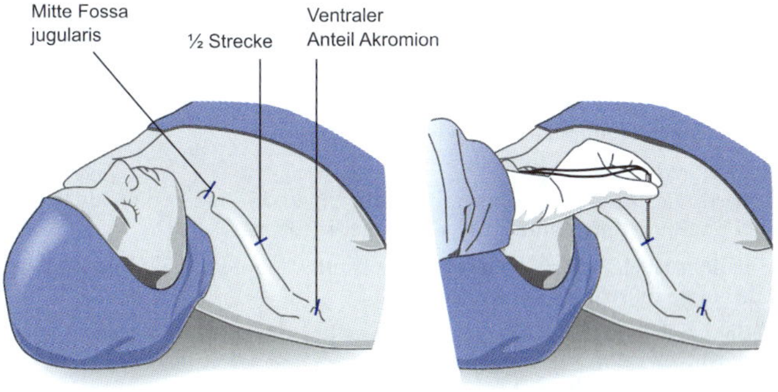

Abb. 3.9 Punktionstechnik für den vertikalen infraklavikulären Plexusblock. Die streng vertikale Ausrichtung der Punktionsnadel beachten! [L157]

- Identifizierung der Akromionspitze:
  - Von dorsal: Verlängerung der Crista scapulae nach ventral
  - Von lateral: Ertasten des beweglichen Humeruskopfs nach kranial bis zum lateralen unbeweglichen Akromionrand
- Bei Stimulation des M. biceps (Fasciculus lateralis) Nadel ca. 1 cm nach lateral verschieben und 0,5 cm tiefer punktieren
- Bei Blutaspiration: Nadel 1 cm nach lateral verschieben

Komplikationen Pneumothorax (0,2–0,7 %); Nervenschäden (extrem selten); Krampfanfall.

Vorteile
- Auslagerung des Arms nicht erforderlich
- Schnellere Anschlagzeit als axillärer Plexusblock (10–15 Min.)

Nachteile
- Pneumothoraxrisiko
- Schwächen im ulnaren Innervationsgebiet
- Gefäßkompression nach akzidentieller Verletzung erschwert

3.6.5 Axilläre Plexusanästhesie

Anatomie Die Gefäß-Nerven-Scheide verläuft unmittelbar unterhalb des M. coracobrachialis. Unter dem Vorbehalt einer hohen interindividuellen Variabilität liegen der N. ulnaris und N. medianus medial der A. axillaris dicht unter der Haut und der N. radialis hinter der Arterie. Der N. musculocutaneus verlässt die Gefäß-Nerven-Scheide häufig proximal der Achselhöhle und verläuft anschließend durch den M. coracobrachialis (▶ Tab. 3.7).

Indikationen Alle Eingriffe im Bereich des distalen Oberarms, des Ellenbogens, des Unterarms und der Hand (mit Schwächen im N.-radialis-Bereich bei Punktion mit Nervenstimulator).

Kontraindikationen Infektionen im Punktionsgebiet; Veränderte Anatomie durch Voroperationen (bei Punktion mit Nervenstimulator).

Lagerung Entspannt und schmerzfrei; Rückenlage, Auslagerung des Arms um 90–100°, Beugung im Ellenbogengelenk.

Lokalanästhetikadosierung
- Anästhesie: 50 ml (z. B. 400 mg Prilocain 1 % und 75 mg Ropivacain 0,75 %)
- Bei Punktion unter Ultraschall-Kontrolle: 15–30 ml

Stimulationsnadel z. B. 55 mm Contiplex D mit stumpfem Schliff (Faszienwiderstände besser spürbar).

Punktionsstelle Lücke zwischen A. axillaris und M. coracobrachialis möglichst weit proximal.
Kennmuskulatur für die Nervenstimulation:
- N. radialis: Strecken im Ellenbogen- und Handgelenk und der Finger, Supination des Unterarms
- N. medianus: Beugung der Finger und der Hand, Pronation des Unterarms
- N. ulnaris: Ulnarflexion der Hand, Adduktion des Daumens

Punktionstechnik (perivaskulär; single injection, Nervenstimulator):
- Punktion im Winkel von 30° zur Haut knapp parallel zur Arterie
- Absenken der Nadel nach Überwindung eines deutlichen Widerstands (sog. Fascial click)
- Anschluss eines Nervenstimulators und langsame Steigerung der Stromstärke.
- Fraktionierte Injektion des LA bei Stimulation der Kennmuskulatur bei 0,5–1,0 mA (0,1 ms)
- Katheter 5 cm über Nadelende vorschieben

- Stimulation des M. biceps (N. musculocutaneus): Nadelspitze befindet sich im M. coracobrachialis: Erneute Punktion mehr dorsal in Richtung A. axillaris
- Vorschieben (und Belassen) einer Verweilkanüle vor Gabe der letzten 10 ml oder Gabe der gesamten LA-Menge über vorgeschobene Kanüle (hohe Erfolgsrate für Blockade des N. musculocutaneus)
- Subkutane Infiltration an der Oberarminnenseite bei geplantem Tourniquet
- Seitenlagerung in Kombination mit Kopftieflage während der Injektion kann bei ausreichender Fixierungszeit zu einer deutlich proximaleren Ausdehnung der Blockade führen (axillärer Block nach Weber).

Komplikationen Nervenschäden, Krampfanfall.

Vorteile Sehr komplikationsarme, einfache Technik.

Nachteile
- Erfolgsrate nur bei 75–80 % (Erhöhung auf 95 % durch Supplementierung oder Punktion unter Ultraschallkontrolle)
- Lange Anschlagszeit
- Schwächen bei Anästhesie des N. radialis
- Auslagerung des Arms notwendig

Punktion unter Ultraschall ▶ Abb. 3.10.
- Linearschallkopf 10–15 MHz; Eindringtiefe 2–5 cm
- Darstellung des Plexus weit proximal in der Achselhöhle
- Leitstrukturen: Art. axillaris und sog. conjoint-tendon (= gemeinsame Sehne des M. latissimus dorsi und des M. teres major)
- N. medianus begleitet Arterie; N. musculocutaneus verläuft nach proximal zum N. medianus; N. ulnaris liegt auf dem M. triceps mit typischer Einbuchtung; N. radialis liegt proximal auf der conjoint-tendon und verläuft nach distal hin zum Humerus.
- **Cave:** Mögliche Venenkompression durch Schallkopf!
- LA: ca. 3–5 ml pro Nerv

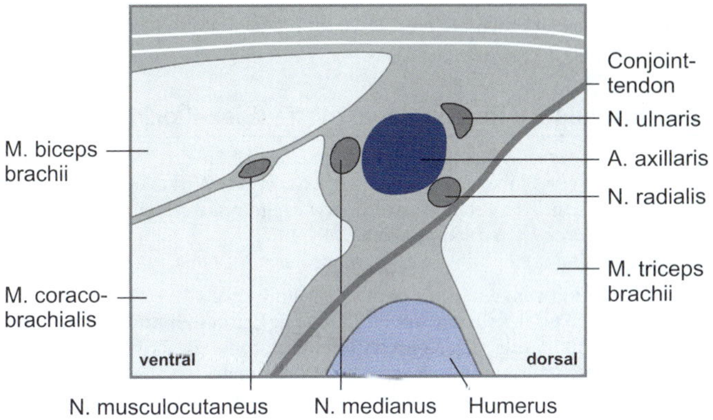

Abb. 3.10 Sonoanatomie: axillärer Plexusblock [L157]

3.6.6 N.-radialis-Block am Oberarm

Indikation Unzureichende N.-radialis-Blockade nach axillärem Plexusblock mit Nervenstimulator.

Lagerung Arm 90° abduziert und im Ellenbogengelenk gebeugt.

Punktionsort Mitte der Oberarminnenseite in der Furche zwischen Beuge- und Streckmuskulatur.

Punktionstechnik Anschluss eines Nervenstimulators und Aufsuchen der Humerushinterkante mit einer 8-cm-Stimulationsnadel; Nadel zurückziehen, nach dorsal verschieben und erneut vorschieben, um unter den Humerus zu kommen;

Injektion von 10 ml LA (z. B. Ropivacain 0,5 %) bei Stimulation des N. radialis (Streckung der Finger/Hand) bei 0,5–1,0 mA (0,1 ms).

3.6.7 Handblock

N. medianus

Punktionsort In Höhe der Handgelenkfalte zwischen den Sehnen der Mm. flexor carpi radialis und palmaris longus (gut sichtbar bei Faustschluss).

Technik Tangentiales Vorschieben (ca. 0,5–1 cm) einer 25-G-Nadel bis zum Auslösen von Parästhesien → minimales Zurückziehen und Injektion von 3 ml LA (5 ml LA falls keine Parästhesien ausgelöst werden).

3

N. ulnaris

Punktionsort Zwischen A. ulnaris und Sehne des M. flexor carpi ulnaris.

Technik Tangentiales Vorschieben (ca. 1–2 cm) einer 25-G-Nadel bis zum Auslösen von Parästhesien → minimales Zurückziehen und Injektion von 3 ml LA (fächerförmige Infiltration von 5 ml nach Knochenkontakt beim Zurückziehen, falls keine Parästhesien ausgelöst werden).

N. radialis

Subkutaner Ringwall radialseitig mit 5–10 ml LA knapp oberhalb der Handwurzel.

3.6.8 Intravenöse Regionalanästhesie (Bier-Block)

Bei der intravenösen RA erfolgt die Injektion eines LA in eine Vene einer blutarmen und mit einer Blutsperre versehenen Extremität. Wirkort des LA sind die Nervenendigungen. Die Technik wird überwiegend am Arm eingesetzt, ist aber auch an der unteren Extremität möglich.

Blockadetechnik

- Legen einer Verweilkanüle am Hand- oder Fußrücken
- Hochhalten, Auswickeln der zu blockierenden Extremität und Anlegen einer Blutsperre (100 mmHg über systolischem Blutdruck): Bei Verwendung einer Doppelmanschette Aufpumpen zuerst der proximalen Kammer
- Langsame Injektion des LA über Venenverweilkanüle (20 ml/Min.)
- Nach 10 Min. Aufpumpen der distalen und (anschließend!) Öffnen der proximalen Manschette
- Frühestes Öffnen der Blutsperre nach 20 Min.
- Intermittierender Wechsel zwischen Öffnen und Aufpumpen der Manschette über 10 Min. nach Beendigung des Eingriffs

Lokalanästhetika

- Menge: 40–50 ml
- Prilocain 0,5 % (3–4 mg/kg KG)
- Mepivacain 0,5 % (1,5–3 mg/kg KG)
- Lidocain 0,5 % (1,5–3 mg/kg KG)

3.7 Periphere Regionalanästhesie der unteren Extremität

3.7.1 Anatomie des Plexus lumbosacralis

Der Plexus lumbalis entsteht aus den ventralen Ästen der Spinalwurzeln von Th12–L4 (▶ Abb. 3.11). Er verläuft ventral der WK-Querfortsätze. Aus dem Plexus lumbalis bilden sich u. a. der N. femoralis (L1–L4), der N. obturatorius (L2–L4) und der N. cutaneus femoris lateralis (L2–L3).

Der Plexus sacralis wird aus den Spinalwurzeln von L4 (Verbindung zum Plexus lumbalis) bis S5 gebildet. Aus dem Plexus sacralis entsteht als wichtigster Nerv der N. ischiadicus (L4/5–S3). Der N. cutaneus femoris posterior (S1–S3) liegt mediokaudal vom N. ischiadicus (▶ Tab. 3.6).

3

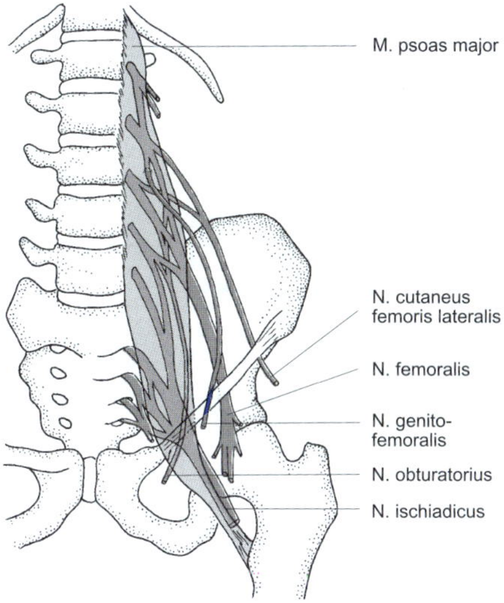

Abb. 3.11 Topografie des Plexus lumbosacralis [L157]

3

Tab. 3.6 Motorisches und sensorisches Versorgungsgebiet einzelner Nerven des Plexus lumbosacralis

Nerv	Motorik	Sensorik (Einzelheiten ▶ Abb. 3.2)		
		Oberschenkel	Unterschenkel	Fuß
N. femoralis	Beugung im Hüftgelenk, Streckung im Kniegelenk	Ventral	Medioventral	Medialseite z. T. bis zur Großzehe
N. obturatorius	Adduktion im Hüftgelenk	Innen; in 20 % auch medioventrales Knie; Periost Medialseite	–	–
N. cut. fem. lat.	Rein sensibel	Lateralseite (kann bis weit nach ventral ziehen)	–	–
N. cut. fem. post.	Rein sensibel	Dorsal		
N. ischiadicus	Streckung im Hüftgelenk, Beugung im Kniegelenk und siehe N. tibialis und N. fibularis	Kniekehle, Periost	Gesamt bis auf Medioventralseite, Periost	Gesamt bis auf Medialseite
N. tibialis	Fuß- und Zehenbeugung	–	Dorsalseite; Periost bis auf prox. Fibula	Fußsohle, lateral
N. fibularis	Hebung und Pronation des Fußes	–	Lateral, Periost prox. Fibula	Fußrücken

3.7.2 Psoaskompartmentblock

Paravertebraler, dorsaler Zugang zur Blockade des Plexus lumbalis und zu Teilen des Plexus sacralis (▶ Tab. 3.7).

Anatomie Der Plexus lumbalis verläuft dorsal von den WK-Querfortsätzen und medial vom Wirbelkörper durch den M. psoas oder zwischen dem M. psoas und dem M. quadratus lumborum. Ein Kompartment existiert nicht. Der Plexus wird i. d. R. zwischen den Querfortsätzen des 4. und 5. LWK aufgesucht. Die Punktionstiefe beträgt an dieser Stelle durchschnittlich 6–10 cm. Die Entfernung des Querfortsatzes vom Plexus lumbalis liegt bei relativ konstant 2 cm.

Erfasst werden der N. cutaneus femoris lateralis (frühzeitiger Abgang, deswegen nicht immer komplette Blockade), der N. femoralis, der N. obturatorius, der N. genitofemoralis und Teile des N. ischiadicus und des N. cutaneus femoris post.

Innervation

- Sensibel: Gesamter Oberschenkel bis auf Dorsalseite (Ausnahmen bei Erfassung auch des N. cut. fem. post.), medioventraler Unterschenkel und Fuß (z. T. bis zur Großzehe), Teile des Hüftgelenks, Femurperiost
- Motorisch: U. a. Streckung im Knie (M. sartorius, M. quadriceps femoris), Adduktion des Beins

Indikationen Bei Kombination üblicherweise mit transglutealem N.-ischiadicus-Block alle Eingriffe am Bein, insbes. Knie-Endoprothetik.

Kontraindikationen Antikoagulanzienbehandlung: Zeitintervalle wie bei rückenmarknaher RA (▶ Tab. 3.1). Risikoabwägung bei Wirbelsäulendeformität.

Lagerung Sitzend oder Seitenlage wie bei rückenmarknaher Anästhesie („Katzenbuckel").

Lokalanästhetikadosierung
- Anästhesie: 40 ml (z. B. 200 mg Prilocain 1 % und 150 mg Ropivacain 0,75 %)
- Postop. Schmerztherapie: Ropivacain 0,2 % 6–12 ml/h
- LA-Menge beachten wegen häufiger Kombination mit N.-ischiadicus-Block

Stimulationsnadel z. B. 110 mm Contiplex D mit stumpfem Schliff (30°).

Punktionsstelle ▶ Abb. 3.12.
- Vom Dornfortsatz LWK 4 auf der Interspinallinie 3 cm nach kaudal; von dort orthogonal 4 cm nach lateral
- Spina iliaca post. sup. liegt in unmittelbarer Nähe (häufig etwas lateral und kaudal).

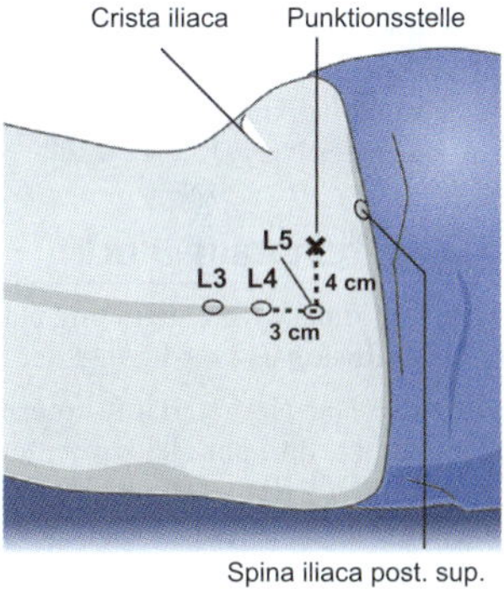

Abb. 3.12 Punktionsort Psoaskompartmentblock [L157]

Kennmuskulatur für die Nervenstimulation M. quadriceps femoris.

Punktionstechnik
- Streng sagittales Vorschieben der Stimulationnadel bis zum Knochenkontakt mit Processus transversus LWK 5 und Ablesen des Abstands Haut – Knochen
- Zurückziehen der Nadel ins subkutane Fettgewebe und paralleles Verschieben nach kranial
- Vorschieben der Kanüle über den Querfortsatz hinweg bis zur Stimulation der Kennmuskulatur bei 0,5–1,0 mA (0,1 ms) aber **nie** weiter als 2 cm über Querfortsatztiefe hinaus
- Aspirationstest und Gabe einer Testdosis zum Ausschluss einer intrathekalen Lage, anschließend fraktionierte Gabe der gesamten LA-Menge
- Katheter 3–5 cm über Kanüle hinausschieben; Testdosis über Katheter vor Bolusgabe oder Anschluss einer LA-Pumpe

Komplikationen und Nebenwirkungen Nervenschäden, Krampfanfall, totale Spinalanästhesie, renale oder intraabdominelle Verletzungen, Nervenschäden, Blutung und Infektion mit evtl. Folgeoperation. Beidseitige (epidurale) Anästhesie, Harnverhalt, Parästhesien.

- Punktionshöhe zwischen LWK 4/5 beachten: Punktionen weiter kranial erhöhen Verletzungsrisiko für die Niere
- Gezielt Querfortsatz von LWK 5 suchen und nicht tiefer als +2 cm punktieren

- Stimulation der ischiokruralen Muskulatur (N. ischiadicus): Stimulationsnadel zu medial
- Eine exakte 90°-Seitenlagerung des Pat. erleichtert die strikte Einhaltung der sagittalen Punktionsrichtung.
- Möglichst Markierung der maximalen Kaudalbewegung des unteren Nierenpols mit Ultraschall und sonografisch gestützte Punktion und Kontrolle der LA-Ausbreitung (z.B. mit sog. Shamrock-Methode)

Vorteile

- Zuverlässigere Blockade des N. obturatorius als beim N.-femoralis-Block
- Sehr gute postop. Schmerztherapie insbes. nach Knie-Totalendoprothese

Nachteile

- Hohe LA-Dosierung notwendig
- Gefahr der intrathekalen oder epiduralen Injektion oder Katheterfehllage
- Gefahr des Nierenhämatoms bei zu kranialer Punktionsstelle
- Inkomplette Anästhesie des N. cutaneus fem. lat. möglich (→ hoher kranialer Abgang des Nervs)

3.7.3 N.-femoralis-Block

Der N. femoralis wird regelmäßig betäubt, der N. cutaneus femoris lateralis durch laterale Diffusion des LA häufig, der N. obturatorius nur in 5–10% (▶ Tab. 3.7).

Anatomie Der Nerv verläuft innerhalb der Fascia iliaca unter dem Leistenband entlang lateral und parallel zur A. femoralis. Frühe fächerförmige Aufteilung des Nervs unterhalb des Leistenbands in (überwiegend) sensorischen vorderen Anteil und (überwiegend) motorischen hinteren Anteil (▶ Abb. 3.13).

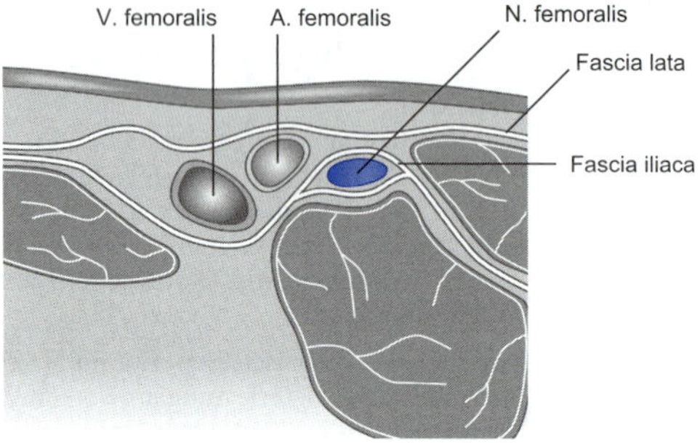

Abb. 3.13 Anatomie des N. femoralis in der Leistenregion [L157]

Innervation

- Sensibel: Teile des Hüftgelenks, Vorderseite des Femurperiosts, Vorder- und Innenseite des Oberschenkels. N. saphenus (Endast des N. femoralis): Sensible Versorgung des medioventralen Knies, Unterschenkels und Fußes (z. T. bis zur Großzehe)
- Motorisch: M. sartorius, M. quadriceps femoris (Streckung des Knies), Beugung im Hüftgelenk

Indikationen
- Operationen im Innervationsgebiet
- Bei Patienten mit Schenkelhalsfraktur zur Umlagerung auf OP-Tisch und zur Lagerung für neuroaxiale Blockade.
- Vordere Kreuzbandplastik
- MPFL-Rekonstruktion (= OP bei rezidiv. Patellaluxationen)

Lagerung Rückenlage mit leicht abduziertem Bein.

Lokalanästhetikadosierung
- Anästhesie: 30 ml (z. B. 200 mg Prilocain 1 % und 75 mg Ropivacain 0,75 %)
- Postop. Schmerztherapie: Ropivacain 0,2 % 4–10 ml/h
- LA-Menge beachten wegen häufiger Kombination mit N.-ischiadicus-Block

Stimulationsnadel z. B. 55 mm Contiplex D (18 G).

Kennmuskulatur M. rectus femoris („Tanzen der Patella").

Punktionsstelle 1–1,5 cm lateral der A. femoralis in der Inguinalfalte.

Punktionstechnik
- Vorschieben der Stimulationsnadel in einem Winkel von 30° zur Haut parallel zur Arterie
- Bei Stimulation der Kennmuskulatur Absenken der Nadel und weiteres Vorschieben
- Fraktionierte LA-Gabe bei Schwellenstromstärke 0,5–1,0 mA (0,1 ms)
- Katheter bis 10 cm Hautniveau vorschieben

- Stimulation des M. sartorius (Oberschenkelinnenseite): Nadelposition meist nach lateral korrigieren (selten auch direkte Stimulation des M. sartorius: Nadelposition dann mehr nach medial korrigieren)
- Gefäßpunktion: Nadelposition zu weit medial
- Proximale Punktion wegen früher Aufzweigung des N. femoralis in verschiedene Äste

Punktion unter Ultraschall
- Linearschallkopf 10–15 MHz; Eindringtiefe 3–6 cm
- Darstellung des N. femoralis in Höhe der Leistenfalte
- Leitstrukturen: A. femoralis möglichst oberhalb ihrer Aufzweigung und M. iliopsoas
- N. femoralis liegt lateral der Arterie auf dem M. iliopsoas mit typischer Einbuchtung des Muskels und innerhalb der häufig dreieckförmigen Fascia iliaca; Nerv häufig flach und bereits mehrfach aufgeteilt
- LA: 10–20 ml

3.7.4 N.-saphenus-Block

Der N. saphenus ist der sensible Endast des N. femoralis (▶ Tab. 3.7).

Innervation Medialer Unterschenkel, medialer Fußrand (evtl. bis zur Großzehe).

Indikationen Zusammen mit distalem N.-ischiadicus-Block alle Eingriffe am Unterschenkel.

Lokalanästhetikum 10 ml z. B. Prilocain 1 % oder Ropivacain 0,5 %.

Punktionstechnik Subkutaner Hautwall von der Tuberositas tibiae bis zum M. gastrocnemius am proximalen Unterschenkel.

Nachteil Schmerzhafter Periostkontakt; Erfolgsrate nur bei 40–70 %.

Punktion unter Ultraschall

- Punktion in Rückenlage ca. 1½ Handbreit distal der Leistenfalte
- Aufsuchen des Nervs unterhalb des M. sartorius unmittelbar lateral der A. femoralis
- Injektion von ca. 10 ml LA

3.7.5 N.-obturatorius-Block

Der N. obturatorius teilt sich im Canalis obturatorius in den Ramus superficialis und den Ramus profundus.

Innervation Adduktorenmuskulatur, Teile des Hüftgelenks, Oberschenkelinnenseite (mit sehr variabler Ausdehnung).

Indikationen TUR laterale Blasenwand; Ergänzung des N.-femoralis-Blocks bei OPs am Knie.

Lokalanästhetikum 10 ml z. B. Prilocain 1 % oder Ropivacain 0,5 %.

Punktion unter Ultraschall Punktion medialer Oberschenkel knapp unterhalb des Leistenbands; Aufsuchen der Leistengefäße; von dort Gleiten des Schallkopfes nach medial zum M. pectineus und der dreigeschichteten Adduktorenmuskulatur. Nervendarstellung zwischen M. adductor brevis und longus (→ Ramus superficialis) bzw. zwischen M. adductor longus und magnus (→ Ramus profundus).

3.7.6 Proximale N.-ischiadicus-Blockaden

Anatomie Der N. ischiadicus entspringt aus dem Plexus sacralis. Er verlässt das Becken durch das Foramen ischiadicum und zieht anschließend unter der Glutealmuskulatur entlang zwischen Trochanter major und Tuber ischiadicum zum Oberschenkel. Begleitet wird er dabei anfangs vom rein sensiblen N. cutaneus femoris post. (▶ Tab. 3.7).
Die Teilung in den lateral liegenden N. fibularis und den medial liegenden N. tibialis ist spätestens in der Kniekehle vollzogen.

Innervation

- Sensibel: Kniekehle, dorsolateraler Unterschenkel; Fuß bis auf Medialseite; der dorsale Oberschenkel wird vom N. cut. fem. post. versorgt.
- Motorisch: Hüftbeugung, Kniebeugung, Fußheber (N. peroneus), Fußsenker (N. tibialis)

Indikationen

- Zusammen mit Psoaskompartmentblock oder N.-femoralis-Block alle Eingriffe am Bein
- Operationen am Unterschenkel und Fuß außerhalb des Innervationsgebiets des N. saphenus

Kontraindikationen Gerinnungsstörungen.

Punktionstechnik (Nervenstimulation): Blockaden des N. ischiadicus sind auf verschiedene Weisen möglich. Beschrieben werden im Folgenden jeweils ein Zugangsweg in Seitenlage und in Rückenlage.

Stimulationsnadel z. B. 110 mm Contiplex D (Fa. Braun) mit stumpfem Schliff (30°).

Kennmuskulatur für die Nervenstimulation Fußheber (N. peroneus), Fußsenker (N. tibialis).

Lokalanästhetikadosierung
- Anästhesie: 30 ml (z. B. 200 mg Prilocain 1 % und 75 mg Ropivacain 0,75 %)
- Postop. Schmerztherapie: Ropivacain 0,2 % 6–10 ml/h

N.-ischiadicus-Block nach Labat

Lagerung Seitenlagerung, Anwinkeln des oben liegenden Beins.

Punktionsstelle Vom Mittelpunkt der Linie Trochanter major – Spina iliaca posterior superior rechtwinkelig 3–4 cm nach mediokaudal.

Punktionstiefe 5–10 cm (bei Normalgewicht).

Punktionstechnik ▶ Abb. 3.14.
- Hautdesinfektion und Stichkanalinfiltration
- Orthogonales Vorschieben der Nadel bis zur Stimulation der Kennmuskulatur
- Bei Schwellenstromstärke 0,5–1,0 mA (0,1 ms) fraktionierte LA-Gabe
- Katheter 5 cm über Nadelende vorschieben

> **Cave**
> Der N. ischiadicus wird medial von Gefäßen begleitet → Gefahr der intravasalen LA-Injektion!

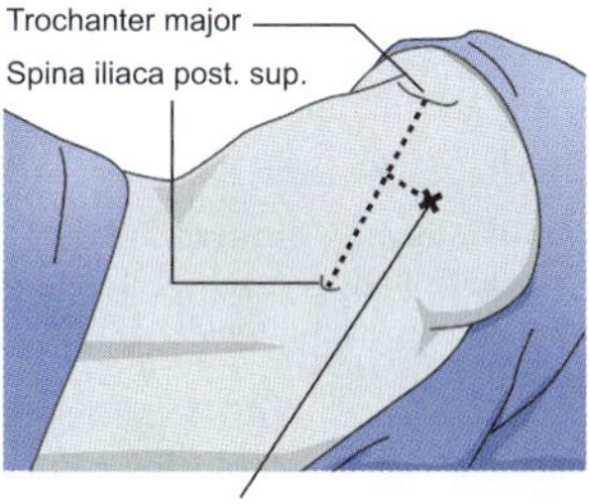

Abb. 3.14 Punktionstechnik beim N.-ischiadicus-Block nach Labat [L157]

> - Stimulation der Glutealmuskulatur: Nadel zügig weiter vorschieben (unangenehm für Pat.)
> - Knochenkontakt: Überprüfung des Punktionsorts
> - Zweite Hilfslinie: Punktionsort liegt auf oder in Nähe der Linie Trochanter major – Hiatus sacralis.

Vorteile Einfacher Block.
Ultraschall: Sonografisch gestütze Punktion mit Konvexschallkopf möglich, jedoch erscheint subglutealer (s. u.) oder parasakraler Block wegen geringerem Haut-Nerv-Abstand sinnvoller.

Anteriorer N.-ischiadicus-Block nach Meier

Lagerung Rücken, Neutralposition oder leichte Innenrotation des Beins.

Punktionsstelle Handbreite unter der Punktionstelle für N.-femoralis-Block in der Muskelloge zwischen M. rectus femoris und M. sartorius.

Punktionstiefe 6–10(–15) cm.

Punktionstechnik
- Hautdesinfektion und Stichkanalinfiltration
- Vertikaler Druck mit Zeige- und Mittelfinger in der Loge zwischen M. rectus femoris und M. sartorius (bewirkt Verdrängung der Gefäße nach medial)

- Vorschieben der Stimulationsnadel im Winkel von 75–85° nach kranial und leicht lateral
- Deutlicher Widerstandsverlust nach Erreichen der Adduktorenfaszie
- Bei Schwellenstromstärke 0,5–1,0 mA (0,1 ms) fraktionierte LA-Gabe
- Katheter 5 cm über Nadelende vorschieben

- Bein muss in Neutralposition oder leicht innenrotiert liegen.
- Zweifingergriff (Zeige- und Mittelfinger in der Muskelloge) verdrängt Gefäße nach medial und verringert Gefahr der Gefäßpunktion.
- Bei größerer Punktionstiefe bewirken großzügige Seitwärtsbewegungen des freien Nadelendes nur kleine Bewegungen der Nadelspitze zur kontralateralen Seite (erleichtert die Annäherung an den Nerv).
- Bei fehlender Stimulationsantwort Nadelkorrektur nach lateral

Vorteile Punktion in Rückenlage möglich.

Nachteile Schwieriger Block.

Komplikationen Intravasale Injektion mit LA-Intoxikation.
Ultraschall: Sonografisch gestützte Punktion mit Konvexschallkopf möglich, jedoch erscheint subglutealer Block (s. u.) wegen geringerem Haut-Nerv-Abstand sinnvoller.

Subglutealer N.-ischiadicus-Block mit Ultraschall

Vorteilhaft wegen geringem Haut-Nerv-Abstand; nachteilig wegen etwas erschwerter Lagerung.

- Bauch- oder Seitenlagerung oder Rückenlage mit 90°-Beugung in Hüfte und Knie
- Aufsuchen des Nervs auf dem sonografisch als dunkles, quer verlaufendes Band imponierenden M. quadratus femoris; Längsdarstellung des Nervs möglich
- Kurzachsentechnik mit (je nach Oberschenkeldurchmesser) Linear- oder Konvexschallkopf
- Identifikation des Nervs auch über longitudinales Verfolgen von der Kniekehle nach proximal möglich
- Lange Anschlagzeit beachten aufgrund Nervendicke
- Schwerkraft beachten: Größere LA-Menge auf die vom Schallkopf abgewandte Nervenseite
- LA: 15–20 ml

3.7.7 Distale N.-ischiadicus-Blockaden

Anatomische Besonderheiten Die Teilung des N. ischiadicus in N. tibialis und N. fibularis erfolgt spätestens beim Eintritt in die Kniekehle. Der N. fibularis liegt lateral vom N. tibialis (▶ Abb. 3.15, ▶ Tab. 3.7).

Innervation

- Sensibel: Unterschenkel bis auf N.-saphenus-Gebiet (medioventraler Bereich)
- Motorisch: Fußheber (N. peroneus), Fußsenker (N. tibialis)

Indikationen

- Alle Eingriffe am Fuß bis auf medialen Rand bis zur Großzehe
- Zusammen mit N.-saphenus-Block alle Eingriffe am Unterschenkel und Fuß

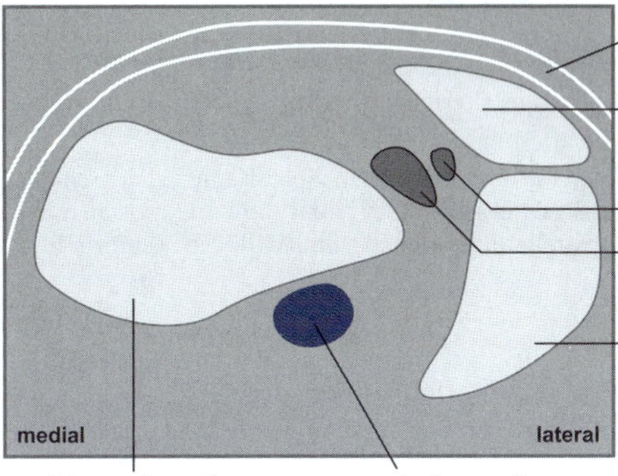

Abb. 3.15 Sonoanatomie: Distaler N.-ischiadicus-Block [L157]

Kontraindikationen Z. n. femoral-poplitealem Bypass (relativ).

Komplikationen Gefäßpunktion.

Stimulationsnadel z. B. 80 mm Contiplex D (Fa. Braun) mit stumpfem Schliff (30°).

Lokalanästhetikadosierung

- Anästhesie: 30 ml (z. B. 200 mg Prilocain 1 % und 75 mg Ropivacain 0,75 %)
- Postop. Schmerztherapie: Ropivacain 0,2 % 6–10 ml/h

Kennmuskulatur für die Nervenstimulation Fußheber (N. peroneus), Fußsenker (N. tibialis).

Seitlicher Zugang

Lagerung Rückenlage; Bein in Neutralposition.

Punktionsstelle Am lateralen Oberschenkel zwischen Unterrand des M. vastus lateralis und dem M. biceps femoris in Höhe etwa eine Handbreite über dem Patellaoberrand.

Punktionstiefe 4–6 cm.

Punktionstechnik

- Hautdesinfektion und Stichkanalinfiltration
- Stimulationsnadel in dorsokranialer Richtung (30° zur Horizontalebene) vorschieben
- Bei Schwellenstromstärke 0,5–1,0 mA (0,1 ms) fraktionierte LA-Gabe (40 ml)
- Katheter 5 cm über Nadelende vorschieben

- Bein muss in Neutralposition oder leicht innenrotiert liegen.
- Bei fehlender Stimulationsantwort Korrektur der Nadelposition nach dorsal
- Kranial ausgerichtete Stichrichtung erleichtert Kathetervorschub.
- Bei Femurkontakt Nadelposition deutlich nach dorsal korrigieren
- Blutleere am Unterschenkel anlegen

Vorteile Punktion in Rückenlage möglich.

Hinterer Zugang nach Meier

Lagerung Bauch- oder Seitenlage; alternativ Rückenlage, Bein in Hüfte und Knie gebeugt.

Punktionsstelle 1–2 cm lateral der proximalen Spitze eines gleichschenkligen Dreiecks in der Kniekehle. Basis des Dreiecks bildet die Linie zwischen den Femurepikondylen; Punktionsstelle liegt medial vom M. biceps femoris und den Gefäßen.

Punktionstiefe 4–6 cm.

3

Punktionstechnik
- Hautdesinfektion und Stichkanalinfiltration
- Stimulationsnadel 30–45° zur Haut nach kranial und leicht medial vorschieben
- Bei Schwellenstromstärke 0,5–1,0 mA (0,1 ms) fraktionierte LA-Gabe
- Katheter 5 cm über Nadelende vorschieben

> Blutleere am Unterschenkel anlegen.

Punktion unter Ultraschall
- Rückenlage mit hochgelagertem Bein (z. B. in Beinschale); alternativ Seiten- oder Bauchlage
- Aufsuchen des Nervs in der Kniekehle unmittelbar dorsal der A. und V. poplitea und Gleiten nach proximal
- Identifikation des Nervs durch seine Aufteilung in N. fibularis (lateral) und N. tibialis (medial)
- Punktion von lateral in Langachsentechnik
- LA-Injektion knapp distal der Nervaufteilung für jeden Ast getrennt: Schnellere Anschlagzeit durch geringere Diffusionsstrecke
- Schwerkraft beachten: Größere LA-Menge auf die vom Schallkopf abgewandte Nervenseite
- LA: 15–20 ml

3.7.8 Fußblock

Blockade der vier Endäste des N. ischiadicus und des N. saphenus (Endast des N. femoralis). Je nach OP-Gebiet sind nicht immer alle fünf Punktionen notwendig.

N. tibialis
- Endast des N. ischiadicus
- Verläuft in Höhe des Malleolus medialis parallel zur Arterie; teilt sich an dieser Stelle in einen lateralen und medialen Ast
- Sensible Innervation der Fußsohle
- Punktionsstelle: Dorsal des Malleolus medialis und lateral und dorsal der A. tibialis (falls Arterie nicht tastbar unmittelbar medial der Achillessehne)
- Punktionstechnik: Vorschieben der Nadel → nach Erreichen der Tibiahinterkante Nadel 1 cm zurückziehen und Injektion des LA; Nervenstimulation möglich → Plantarflexion der Zehen; LA-Menge: 5–10 ml

N. fibularis (peroneus) profundus

- Endast des N. ischiadicus
- Sensible Innervation: Lateralseite der Großzehe und Medialseite II. Zehe
- Punktionsstelle: Fußrücken unmittelbar medial der A. dorsalis pedis (falls Arterie nicht tastbar unmittelbar lateral der Sehne des M. extensor hallucis longus)
- Punktionstechnik: Vorschieben der Nadel bis Knochenkontakt → nach Zurückziehen um 1–2 mm Injektion von 3 ml LA
- Punktion nur sinnvoll, wenn OP-Gebiet im (sehr kleinen) Innervationsbereich

N. suralis

- Vereinigung von Hautnerven des N. tibialis und des N. peroneus
- Sensible Innervation: Außenknöchel; Lateralseite Ferse und Fuß
- Subkutaner Hautwall zwischen Achillessehne und Außenknöchel mit 5 ml LA

N. fibularis superficialis

- Endast des N. ischiadicus
- Sensible Innervation: Fußrücken bis auf Haut zwischen Großzehe und II. Zehe
- Subkutaner Hautwall zwischen Tibiavorderkante und Außenknöchel mit 10 ml LA

N. saphenus

- Sensibler Endast des N. femoralis
- Innervation: Innenknöchel, medialer Fußrand (z. T. bis zur Großzehe)
- Subkutaner Ringwall von der Tibiavorderkante nach lateral bis zur Achillessehne oberhalb des Innenknöchels mit 10 ml LA

Tab. 3.7 Material, Lokalanästhetikadosis und US-Technik einzelner Regionalanästhesieverfahren (hausinterner Standard bei Punktion mit Ultraschall)

RA-Verfahren	Material	LA-Dosis	US-Technik
Obere Extremität			
Interskalenusblock	Perilong 24 G (50 mm)	10–15 ml	Lang- oder Kurzachse
Supraklavikulärer Plexusblock	Perilong 24 G (50 mm)	15–20 ml	Langachse (von lateral)
Axillärer Plexusblock	Perilong 24 G (50 mm)	15–30 ml	Lang- oder Kurzachse
Untere Extremität			
Psoaskompartment-block	11 cm, 15°, 22 G	30–40 ml	Konvexschallkopf (z.B. Shamrock-Technik)
N.-femoralis-Block	Perilong 24 G (50 mm)	10–20 ml	Lang- oder Kurzachse
Prox. N.-ischiadicus-Block: subglutealer Zugang	Stimuplex 8 cm, 22 G	15–20 ml	Lang- oder Kurzachse
Dist. N.-ischiadicus-Block	Perilong 24 G (50 mm)	15–20 ml	Langachse (von lateral)
N.-saphenus-Block	Perilong 24 G (50 mm)	10 ml	Kurzachse

4 Monitoring

Sebastian Brandt

4.1 Grundlagen

4.1.1 Vorbemerkung

Die Überwachung eines Pat. vor, während oder nach anästhesiologischen Maßnahmen beinhaltet die klinische Einschätzung unter Berücksichtigung von Bewusstseinslage, Neurologie, Kreislaufstabilität, Atemmechanik und Gasaustausch, Muskeltonus, Diurese und Temperatur.

- Standard für jeden Pat. in anästhesiologischer Überwachung: EKG, nichtinvasiver Blutdruck, Pulsoxymetrie, Atemgasmessung, Körpertemperatur
- Entsprechend dem klinischen Zustand des Pat. und den OP-Anforderungen sind zusätzliche invasive oder nichtinvasive Überwachungsverfahren zu etablieren. Organspezifische Überwachungsverfahren ergänzen den Standard.
- Wesentliche Voraussetzung für die sichere Anwendung ist die Wahl der geeigneten Verfahren, die Artefaktelimination und die individuelle Einstellung der Alarmgrenzen mit Aktivierung des Alarmmodus.

4.1.2 Derzeit klinisch mögliche Überwachungsverfahren

- **Standard:**
  - Nichtinvasiv: Pulsoxymetrie, EKG, RR, Kapnografie, Temperatur
  - Invasiv: art. Katheter, ZVK
  - Endoluminal: Blasenkatheter, Magensonde
- **Muskeltonus:** Relaxometrie, Akzelerometrie.
- **Beatmung:**
  - Nichtinvasiv: Präkordiales Stethoskop, inspiratorische O_2-Konzentration, Fluss, Volumen, Beatmungsdruck, patientennahe in- und exspiratorische Atemgaskonzentrationen (Narkosegase, N_2O, CO_2, O_2), Compliance, Resistance, Fluss-(Druck-)Volumen-Diagramme
  - Invasiv: BGA diskontinuierlich und kontinuierliche O_2-Sättigung
  - Endoluminal: Ösophagusstethoskop
- **Herz:**
  - Nichtinvasiv: Präkordialer Doppler, HZV-CO_2, HZV-Impedanzkardiografie, Pulskonturanalyse, NIRS
  - Minimalinvasiv: Pulskonturanalyse-HZV
  - Invasiv: Pulmonaliskatheter
  - Endoluminal: Transösophageale Echokardiografie (TEE), aortales Doppler-HZV
- **Zentralnervensystem:**
  - Nichtinvasiv: EEG, BIS, SEF Median, evozierte Potenziale (AEP/SEP), transkranieller Doppler, zerebrale Spektroskopie.
  - Invasiv: Hirndrucksonde, Spinalkatheter.
- **GIT:** Endoskopie.

4.1.3 Ausstattung eines Anästhesie-Arbeitsplatzes

▶ Abb. 4.1.

Funktion	Verfahren	Bedarf	Alarm	FGF < 4 l/Min.
Absicherung Narkosegerät	Narkosegerät	e		
	O_2-Mangelsignal	e	x	
	Lachgassperre	e		
Patientenüberwachung	O_2-Verhältnisregelung	e	x	
	Atemwegsdruck (AA)	e	x	
	Exspir. Volumen	e	x	
	Inspir. O_2-Konzentration	e	x	Patientennahe in- und exspir. Atemgasmessung
	Narkosemittel-konzentration	e	x	
	Kapnometrie/-grafie (AA)	e	x	
	Pulsoxymetrie	e	x	
	Stethoskop	B		
	EKG	e	x	
	Blutdruck	e	x	
	Temperatur	v	x	

AA = Apnoe-Alarm (15 oder 30 Sek.); e = essenziell; v = verfügbar; B = Basismaterial; FGF = Frischgasfluss

Abb. 4.1 Ausstattung eines Anästhesiearbeitsplatzes [L157]

4.2 Elektrokardiogramm

4.2.1 Ableitungen

Ableitung der elektrischen Potenzialänderung des Herzens durch die Haut. Daraus lassen sich Rückschlüsse über die Herzfrequenz (HF), die Lokalisation der Erregungsgeneration und -ausbreitung sowie die Repolarisation ableiten.

Standard ist die 3-Kanal-Ableitung über dem Thorax in Anlehnung an das Dreieck nach Einthoven (▶ Abb. 4.2, ▶ Tab. 4.1).

Ableitung II: Standardeinstellung des Monitors, die Ableitung führt diagonal durch das linke Herz und gibt wesentliche Informationen über den Erregungsablauf im Herzen; dies kann durch die Ableitung V_5 optimiert werden.

4

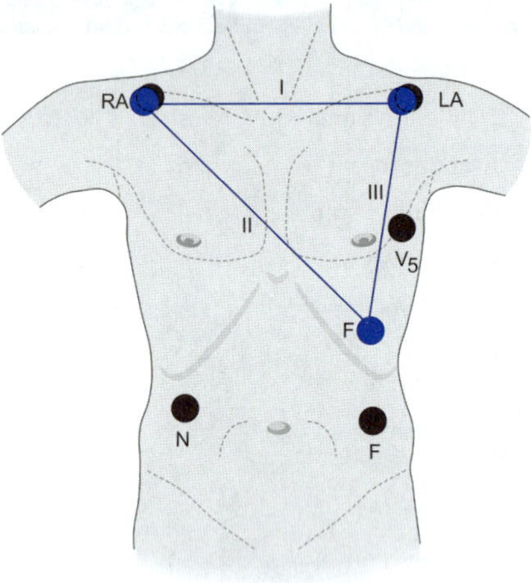

Abb. 4.2 Platzierung der EKG-Elektroden [L157]

Tab. 4.1 Mögliche EKG-Ableitungen

Ableitung		Farbe	Seite	Position ventral	Position dorsal
5-Punkt-Ableitung	**3-Punkt-Ableitung**	Rot	Rechts	MCL unterhalb der Klavikula	Oberhalb der Skapula
		Gelb	Links	MCL unterhalb der Klavikula	Oberhalb der Skapula
		Grün	Links	Mittlere Axillarlinie Höhe Mamille	Hintere Axillarlinie, unterhalb Skapula
		Grün	Links	Unterer Rippenbogen	Hintere Axillarlinie, Höhe LWS
		Schwarz	Rechts	Unterer Rippenbogen	Hintere Axillarlinie, Höhe LWS
		Weiß	Links	V_5, vordere Axillarlinie	V_7, hintere Axillarlinie

4.2.2 Störfaktoren

Technische Störfaktoren

- Alte oder trockene EKG-Elektroden, wodurch Elektrodengel nicht mehr leitfähig ist → Gegenmaßnahme: Austausch
- Anordnung direkt über Knochen → Gegenmaßnahme: Neue Position
- Schwingende EKG-Kabel → Gegenmaßnahme: Fixieren
- Lockere Konnektion der Kabel → Gegenmaßnahme: Austauschen

- 50-Hz-Wechselspannung des Stromnetzes → Gegenmaßnahme: 50-Hz-Filter im EKG-Modul aktivieren
- Monopolare Diathermie → Gegenmaßnahme: Neutrale Elektrode optimal am Oberschenkel, weit von den EKG-Sensoren und -Kabeln

Patientenbedingte Störfaktoren

Muskelzittern des Pat. → Gegenmaßnahme: Thermomanagement, evtl. Pethidin 0,5 mg/kg i. v. (Dolantin®, ▸ 6.3.6).

Die Messung der Impedanzänderung durch die Thoraxexkursionen erlaubt die Messung der Atemfrequenz auch bei Spontanatmung.

4.2.3 Diagnostik

Bestimmbare Parameter

- **HF:** Bradykardie (< 40/Min., < 85 % der Ausgangsfrequenz), Tachykardie (altersabhängig, > 115 % des Ausgangswerts)
- **Herzrhythmus:** Sinusrhythmus, Arrhythmia absoluta, SVES, VES, Blockbilder (▸ 8.1.7)
- **Erregungsbildung:** Sinusknoten, AV-Knoten, ventrikulärer Ersatzrhythmus (▸ 8.1.7)
- **Erregungsausbreitung:** Links-, Rechts-Schenkel-Block, AV-Block I–III (▸ 8.1.7)
- **Repolarisationsstörungen:** Myokardischämie (ST-Analyse), E'lytveränderungen (Hyperkaliämie, Magnesium ↑↑)
- **Kreislaufstillstand:** Asystolie, Kammerflimmern, -flattern, elektromechanische Entkopplung (nur erkennbar bei fehlendem Auswurf des linken Ventrikels in der arteriellen Druckkurve) → sofortige Herzdruckmassage erforderlich
- **Schrittmacher(SM-)funktion,** -dysfunktion: Darstellung des Peaks (Impuls des Schrittmachers) sowie der nachfolgenden elektrokardiografischen Erregungsausbreitung (Antwort auf den SM-Impuls) erlauben die Einschätzung der SM-Funktion.

Alarmfunktionen

Moderne Monitore bieten folgende zusätzliche Analysen mit/ohne Alarmfunktion an:

- **ST-Segmentanalyse:** Entsprechend eines als Referenz gespeicherten QRS-Komplexes werden kontinuierlich die Änderungen im ST-Segment analysiert.
  - Hebung > 0,1 mV in der Brustwandableitung: Direktes Zeichen der Myokardischämie, meist Vorderwand, linke Koronararterie
  - Senkung < 0,1 mV in der Brustwandableitung: Indirektes Ischämiezeichen, intramurale Ischämie, Hinterwandischämie
  - Trenddarstellung: Wertvoll zur Einschätzung der Progredienz
  - Abspeichern oder Ausdrucken vervollständigt die Dokumentation
  - Detektionspunkt ist 60–80 ms hinter dem J-Punkt (Wendepunkt der ST-Linie, Referenz ist die isoelektrische PQ-Linie)
- **Arrhythmie-Erkennung:** Generelle Alarmfunktion, wird bei Asystolie oder Kammerflimmern aktiviert und ist Standard in den Monitoren. Die Erkennung und Registrierung von tachykarden oder bradykarden Phasen sowie SVES-/VES-Komplexen ist optional erhältlich.

- **Schrittmacher-Detektion:** Der Spike des SM führt zur fehlerhaften Frequenzanalyse und kann als solcher erkannt und ausgeblendet werden.
- **Impedanzmessung:** Wird über die EKG-Elektroden abgeleitet und registriert die Thoraxbewegung durch Atemexkursionen. Der Vorteil ist die Anzeige der AF mit Alarmeinstellung zur Überwachung der Beatmung.

4.3 Blutdruckmessung

4.3.1 Indikationen

- Zur Überwachung und Dokumentation eines suffizienten Kreislaufs bei allen anästhesiologischen Maßnahmen
- Einstellung und Aufrechterhaltung eines patientenspezifischen und an Organfunktionen bedarfsadaptierten Perfusionsdrucks
- Steuerung der Applikation vasoaktiver und myokardial wirkender Medikamente
- Überwachung und Ther. intravasaler Volumenverschiebungen

4.3.2 Nichtinvasive Blutdruckmessung

▶ Abb. 4.3

> **Cave**
> Blutdruckmanschette **nicht** am Shuntarm anlegen.

RIVA-ROCCI

Prinzip Anlegen einer aufblasbaren Manschette am Oberarm, ggf. Oberschenkel. Systolischer und diastolischer Blutdruck durch Korotkow-Geräusche hörbar (verursacht durch turbulente Strömungen als Folge erhöhter Strömungsgeschwindigkeiten). Auskultation mit dem Stethoskop distal der Manschette (üblicherweise über der A.).

Auswertung

- Systolischer Messwert: Erw. → palpatorisch niedriger als auskultatorisch; Kinder (< 16 J.) → korreliert mit dem intravasalen Volumen
- Diastolischer Messwert: Erw. → Verschwinden der Geräusche (Phase V); Kinder, Schwangere, Pat. mit hyperdynamem Kreislauf → Leiserwerden der Geräusche ohne exakte diastolische Kennung (keine Phase V); Hypertoniker → „auscultatory gap“ (Nichtnachweisbarkeit der Töne in Phase III)

Nachteile

- Kein gemessener Mitteldruck; diastolischer Druck schwierig zu erheben.
- Zeitaufwendig; der diastolische und der systolische Messwert werden nicht während einer Druckwelle, sondern nacheinander in einer Phase bestimmt, in der sich der Blutdruck rasch ändern kann. Zur Vermeidung einer Ischämie der Extremität ist ein Messintervall > 2,5 Min. zu wählen.
- Im Schock oder bei Pat. mit absoluter Arrhythmie ist die Aussagekraft dieses Verfahrens deutlich eingeschränkt.
- Messung ist lageabhängig, die Manschette sollte sich auf Herzhöhe befinden, abhängig von der Manschettengröße (Richtwert: Breite der Manschette = Hälfte des Armumfangs, bei Erw. mind. 12–15 cm).

- Seitendifferenz bei Gefäßstenosen, bei Hypertonikern Messung an beiden Armen zum Ausschluss einer Stenose

Palpatorisches Verfahren nur für den systolischen Blutdruck, dient zur Überprüfung der Kreislauffunktion im Notfall.

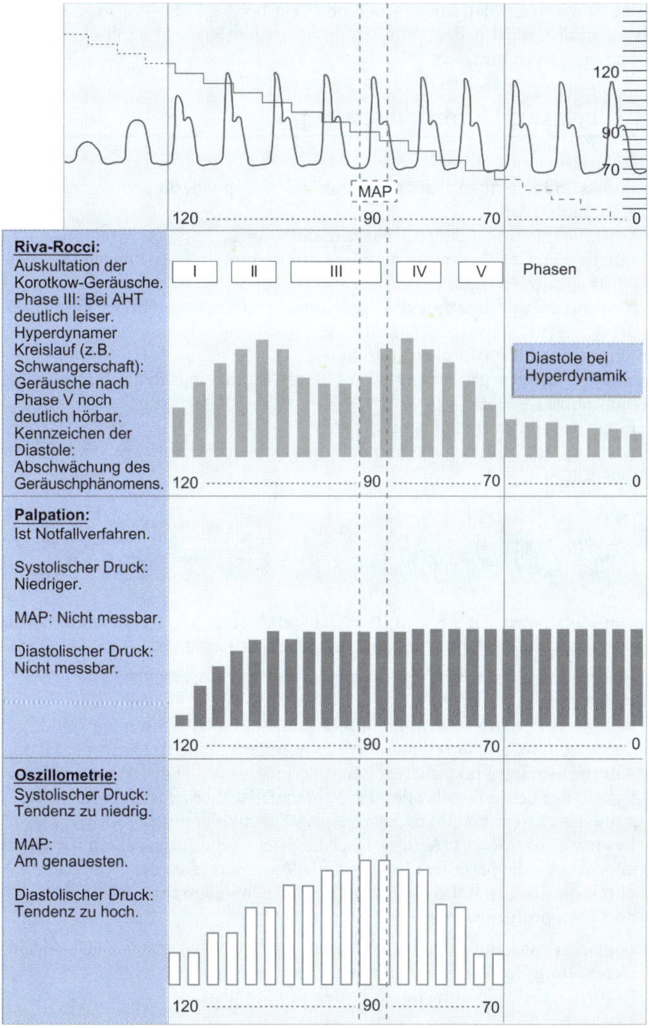

Abb. 4.3 Blutdruckmessung [L157]

Diskontinuierliche nichtinvasive Messung durch Oszillometrie

Prinzip Pulsationen in der Manschette werden von Drucksensoren aufgenommen.

Vorteil Messung von diastolischem, systolischem Blutdruck sowie Mitteldruck und HF; Mitteldruck ist exakter als diastolischer und systolischer Messwert.

Nachteil Unsichere Bestimmung des diastolischen Blutdrucks. Die Fehlerbreite der nichtinvasiven Manschettenmethode liegt bei 10–15 %. Die Messwerte werden „zentralisiert", d. h. der systolische eher zu niedrig, der diastolische Blutdruck eher zu hoch bestimmt.

4.3.3 Invasive Blutdruckmessung

Indikationen

- Eingeschränkte myokardiale Funktion (Herzklappenerkr., eingeschränkte Koronarreserve)
- Eingriffe mit ausgeprägten Volumenänderungen
- Eingriffe an Gefäßen mit temporärer Ausklemmung (z. B. Eingriffe an der Aorta, A. carotis interna)
- Kontinuierliche Kontrolle des Perfusionsdrucks (z. B. zerebraler Perfusionsdruck bei intrakraniellen Eingriffen)
- Eingriffe mit Herz-Lungen-Maschine
- Notwendigkeit regelmäßiger BGA z. B. bei Thoraxeingriffen mit Doppellumentubus
- Eingriffe mit extremen Lageänderungen
- Angelagerte Arme mit erkennbarem Defizit bei der nichtinvasiven Blutdruckmessung

> Der Nutzen der Aussagekraft übertrifft meist das Risiko des invasiven Verfahrens. Daher kann die Ind. eher großzügig gestellt werden.

Kontraindikationen AV-Shunt bei Dialysepat. bzw. mögliche Shunt-Anlage (Gefäßprotektion), Infekt oder Läsion an der Punktionsstelle, kein adäquater Kollateralkreislauf; Gefäßprothese.

Lokalisation

- Bevorzugt Punktion der A. radialis (▶ 2.1.3) der nicht führenden Hand; durch den Kollateralkreislauf über die A. ulnaris keine Ischämie der Hand
- **Alternative:** Punktion mit Seldinger-Technik (▶ 2.1.5) der A. femoralis unterhalb des Leistenbands oder der A. brachialis. Hierbei ist die art. Versorgung der Extremität einzuschätzen (pAVK, Kalkplaques).
- **Reservepunktionsort:** A. dorsalis pedis. Hier ist die Aussagekraft der Druckkurve durch die periphere Lage und die Veränderungen der Druckkurve durch die Elastizität des Gefäßbetts deutlich eingeschränkt. BGAs können jedoch entnommen werden.

Methodischer Aufwand

- Vermeidung von Luftblasen im Leitungssystem
- Kontinuierliche Spülung durch Druck-Spül-System

- Anschluss Druckaufnehmer auf Herzhöhe (Referenzpunkt ist die obere Axillarfalte)
- Kabelverbindung mit Monitor
- Nullpunktabgleich gegenüber der Atmosphäre auf Herzhöhe. Besonderheiten bei Pat. mit nicht horizontaler Lage: Halb sitzende Position in der Neurochirurgie ▶ 13; Trendelenburg-Lagerung bei Eingriffen mit Pneumoperitoneum
- Regelmäßige (z. B. alle 2 h) Kalibrierung des Druckaufnehmers

Vorteile

- Höhere Messgenauigkeit bei kritischen Blutdruckschwankungen, v. a. bei art. Hypotension und Arrhythmien, je nach Monitor PPV-Messung möglich
- Grafische kontinuierliche Darstellung der Herzaktion
- Beurteilung der Hämodynamik bei myokardialer Insuff. und Herzrhythmusstörungen
- Messung der Pulskontur zur Bestimmung des Herzzeitvolumens (z. B. PiCCO®-System)
- Regelmäßige Blutentnahme für BGA

Störungen

- Schleuderzacke und Messwertverfälschung in Abhängigkeit vom Messort (▶ Abb. 2.3)
- Gefäßspasmus
- Dämpfung durch Luftblase (**Cave:** Nicht einspülen)

! Vermeiden von:
  - Intraart. Injektion von Medikamenten (Maßnahmen ▶ 2.1.3) und Luft
  - Einspülen eines Thrombus in die gleichseitige A. carotis interna durch ein Spülvolumen von > 5 ml bei Erw. (Gefahr ischämischer zerebraler Insult) oder ein anderes peripheres Stromgebiet
  - Anliegen der Katheterspitze an der Gefäßwand
  - Druckmessung distal einer Gefäßstenose

- Vor jeder therapeutischen Maßnahme (Anhebung oder Senkung des Blutdrucks) sollten der Nullpunkt und die Position des Druckaufnehmers überprüft werden.
- Ausgeprägte periphere Vasokonstriktion oder proximale Stenosen im Gefäßabschnitt können zu erheblichen Differenzen der Druckmessung zwischen zentralem und peripherem Kompartiment führen → Überwachung der peripher an der Punktionsstelle vorhandenen Perfusion durch Pulsoxymetrie.
- Bei Eingriffen an der thorakalen Aorta (Dissektionen oder Stenosen) proximal und distal invasiv den Blutdruck messen (**A. radialis rechts** und A. dorsalis pedis, die A. femoralis frei halten für Anschluss der Herz-Lungen-Maschine).

4.4 Überwachung der Hämodynamik

4.4.1 Zentraler Venendruck

Bei liegendem Pat. entspricht der ZVD bei normaler Herzfunktion und suffizienten Herzklappen dem enddiastolischen Füllungsdruck des rechten Ventrikels (Vorlast). Unter diesen Bedingungen kann auch der Druck in der unteren Hohlvene 3 cm vor dem rechten Vorhof zur ZVD-Messung herangezogen werden (Katheter via V. femoralis).

Indikationen Rechtsherzinsuff., biventrikuläre Herzinsuff., Eingriffe mit großen Änderungen des intravasalen Volumens, Nierentransplantation; Lebereingriffe.

Messverfahren

- Messung über einen Katheter in der oberen Hohlvene etwa 3 cm vor dem rechten Vorhof
- Elektronisch über Druckaufnehmer Höhe Referenzpunkt (obere Axillarfalte):
  - Kontinuierlich über Tri-Lumen-Katheter
  - Diskontinuierlich über Ein-Lumen-Katheter
- Hydrostatische Säule: Ungenau, nicht als Standard zu empfehlen (Verlauf des Spiegels im Steigrohr [ist vorher zu füllen])

Fehlermöglichkeit

- PEEP, intraperitonealer Druck bei MIC, Position außerhalb der Waagerechten, Trikuspidalinsuff., Wandkontakt, parallele Applikation von Flüssigkeit (positiver Druck) während der Messung (z. B. via Perfusor über 3-Wege-Hahn)
- **Weitere Faktoren mit Einfluss auf den ZVD:** Rechtsherzfunktion, intrathorakales und intravasales Volumen, systemischer Gefäßwiderstand (SVR) mit konsekutiver Nachlast ↑, pulmonaler Gefäßwiderstand ↑

> Der Messwert für den mittleren ZVD kann nur bei einwandfreier Kurvenanalyse (▶ Abb. 2.14) als richtig angenommen werden. Dies gelingt optimal nur durch die kontinuierliche Aufzeichnung der Druckkurve. Hierbei sollte zur Vermeidung von Artefakten durch die Beatmung der Druck in der endexspiratorischen Phase gewählt werden. Zur Kontrolle der intravasalen Lage ist der distale Schenkel des Tri-Lumen-Katheters geeignet.

Auswertung des ZVD

- **Bei PEEP:** + eingestellten endexspiratorischen Druck (z. B. 6 mmHg)
- **Normalwert:** 3–12 mmHg (1 mmHg 1,35 cmH_2O, 1 cmH_2O ≅ 0,75 mmHg)
- **Erniedrigt:** Volumenmangel
- **Erhöht:** Hypervolämie, Rechtsherzversagen, pulmonaler Hypertonus, dekompensierte Linksherzinsuff., Lungenembolie, Perikarderguss, Perikardtamponade, Störungen im rechtsventrikulären Ausflusstrakt (Vorhofthrombus, Trikuspidalinsuff. bzw. -stenose, Pulmonalinsuff. bzw. -stenose, angeborene Herzvitien)

> Die Einzelmessung des ZVD ist zur Überwachung des Volumenstatus ungeeignet, die Trendmessung nur sehr eingeschränkt. Linksventrikuläres Pumpversagen wird durch den ZVD zu spät erkannt.

Anwendung Vor den Eingriffen in horizontaler Position einen Ausgangswert dokumentieren. Nach Änderungen der Position (z. B. in Steinschnittlage oder z. B. bei Nephrektomielagerung ▶ 15.2.2) den Wert aktuell bestimmen. Die weitere Diagnose über den ZVD gelingt dann über die Trendänderung in regelmäßigen Abständen.

4.4.2 Linker Vorhofdruck

LAP = left atrial pressure; Normalwert 4–12 mmHg.

Prinzip Wird mittels intraoperativ (durch den Herzchirurgen) eingelegtem Katheter gemessen, der perkutan zum Druckaufnehmer geführt wird. Der LAP entspricht dem Füllungsdruck des linken Herzens. Alternative: Pulmonalarterieller Wedge-Druck.

Indikationen Nur bei herzchirurgischen Eingriffen, insbesondere bei:

- Aorten- und Mitralklappenvitien, schwerer ventrikulärer Dysfunktion
- Komplexen Herzvitien mit wechselnden Shunts (Beurteilung der O_2-Sättigung)

Kontraindikation Gerinnungsstörungen.

Komplikationen Luftembolie (zerebral, koronar), Blutung nach Katheterzug (Tamponade!), Infektion mit Endokarditis.

4

> Strenge Indikationsstellung aufgund der Risiken! Der Katheter muss als LAP-Zugang markiert sein. Jegliche Luftblase muss im System entfernt werden. Versehentliche Gabe von Medikamenten ist zu vermeiden.

4.4.3 Herzzeitvolumen

Neben dem arteriellen Mitteldruck (MAP) eine zentrale Größe der hämodynamischen Überwachung, definiert als die Menge Blut, die vom Herzen pro Min. gepumpt wird (▶ Abb. 4.4).

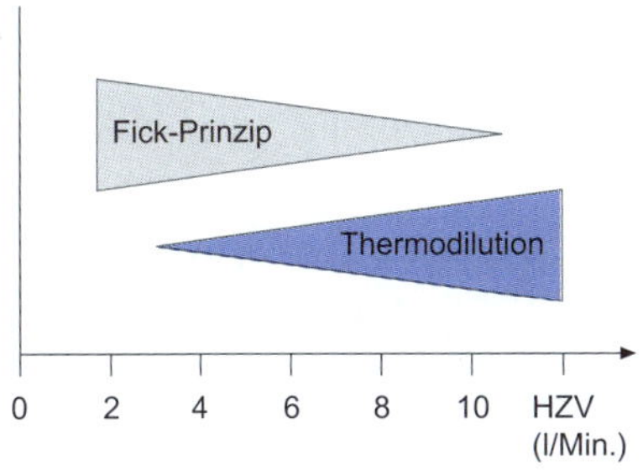

Abb. 4.4 Die Verfahren zur Bestimmung des HZV haben, bedingt durch die eingesetzte Technologie, Vor- und Nachteile. Zwei Methoden ergänzen sich idealerweise: Das Verfahren nach Fick ist deutlich genauer bei niedrigem HZV, während die Thermodilution bei höherem HZV die größte Messgenauigkeit aufweist. [L157]

Grundlagen

- Herzzeitvolumen/„cardiac output" (CO) ist definiert als Schlagvolumen (SV = Menge an Blut in ml, die vom linken Ventrikel pro Herzaktion in die Aorta ausgeworfen werden) multipliziert mit der Herzfrequenz (HF).
- Negativ wirken sich aus:
  - Störungen von Struktur und Funktion der Herzklappen (Insuff. oder Stenose)
  - Intrakardiale Shunts (Vorhofseptumdefekt – ASD, Ventrikelseptumdefekt – VSD)
  - Störungen der regionalen und globalen Kontraktilität (Fähigkeit des Herzmuskels, sich zusammenzuziehen, erkennbar am Druckaufbau/Zeit = $\Delta p/\Delta t$)
- Adäquate Füllung der Herzkammern mit Blut (Preload = Volumenmangel, Hypervolämie)
- Entsprechend dem Ohm-Gesetz $\Delta P = (MAP - ZVD) = HZV \times SVR$ ergibt sich zu den Parametern MAP und HZV ein peripherer Gefäßwiderstand (SVR – systemic vascular resistance), der zur Aufrechterhaltung eines adäquaten Perfusionsdrucks pharmakologisch verändert werden kann.

4

Messverfahren

Fick-Prinzip

Indikator Der an Hämoglobin gebundene O_2. Dessen Ausschöpfung (= Verbrauch) in der Peripherie ist proportional der Dauer eines Kreislaufdurchgangs = umgekehrt proportional zum HZV. Analysiert wird die Sauerstoffsättigung direkt vor (hier ist am wenigsten Sauerstoff) und nach der Lunge (hier ist das Blut wieder mit Sauerstoff aufgesättigt).

Fick-Gleichung Formel zur Bestimmung des Herzzeitvolumens:

$$HZV = \frac{O_2\text{-Aufnahme } (\dot{V}O_2 \text{ in ml/Min.})}{a\text{-}\bar{v}O_2\text{-Content-Differenz } [a\bar{v}DO_2 \text{ in ml/100 ml}]}$$

Beispiel:
CaO_2 (art. O_2-Gehalt) = 20 ml/100 ml
$C\bar{v}O_2$ (ven. O_2-Gehalt) = 15 ml/100 ml
O_2-Aufnahme = 250 ml/Min.

$$HZV = \frac{250 \text{ ml/Min.}}{(20-15) \times (\text{ml/100 ml})} = 50 \text{ ml/Min.} \times 100 = 5.000 \text{ ml/Min.}$$

Sauerstoffgehalt Berechnung:

$$C = (Hb \times 1{,}36) \times SxO_2 + (PxO_2 \times 0{,}003)$$

$$x \rightarrow a\text{: } CaO_2 \text{ 20 ml/100 ml Blut; } x \rightarrow \bar{v}\text{: } C\bar{v}O_2 \text{ 15 ml/100 ml Blut}$$

a = arteriell; $\bar{v}$ = gemischt-venös

Bezeichnung	Beispiel
Hb (g/dl)	13
SO_2 (relat.)	0,96
PO_2 (mmHg)	75
0,003	Hüfner-Zahl
Ergebnis	17,2 ml/100 ml Blut

Vorteile Die Messwerte werden über mehrere Min. aufgezeichnet und dann der Mittelwert für eine Min. berechnet. Dieses Verfahren wird umso genauer, je niedriger das HZV ist.

Nachteile
- Hohe inspiratorische O_2-Konzentrationen ($FiO_2 > 50\,\%$) stören die Messung
- Die Sauerstoffaufnahme durch die Lunge ist methodisch aufwendig zu ermitteln, und zur Bestimmung der aDO_2 ist ein Pulmonaliskatheter zur Blutentnahme aus der A. pulmonalis (Bestimmung von C_vO_2) notwendig. Hier würde auch das Thermodilutionsverfahren zur Verfügung stehen.

Anwendung ▶ Tab. 4.2.
- Als Indikator CO_2, Messung (Hauptstromverfahren ▶ 4.5.6) im Exspirationsschenkel der Beatmung
- **System:** NICO®, Novametrix®
- **Verfahren:** Indirektes Fick-Prinzip mit CO_2 als Indikator. Das System ermittelt CO_2 über den Differenzialdruckaufnehmer (Flow) und die CO_2-Konzentration (Mainstream). Nach einer Steady-State-Phase (Baseline 60 Sek.) werden durch Einfügung eines künstlichen definierten Totraums die Änderungen von ΔCO_2 und $\Delta etCO_2$ zur Auswertung herangezogen, die dem HZV proportional sind.

Vorteile Unabhängig von der inspiratorischen O_2-Konzentration, liefert zusätzliche Beatmungswerte, nichtinvasives Verfahren, einfache Trendbeurteilung, Vorteile bei reduziertem HZV.

Nachteile Keine Informationen über Druckverhältnisse im kleinen und großen Kreislauf.

Tab. 4.2 Mit dem HZV (CO = Cardiac Output) berechnete Parameter

Bezeichnung	Abk.	Formel	Normal	Index
Herzzeitvolumen	CO		4–6 l/Min.	CI = 2,5–4 l/Min./m^2
Systemischer Gefäßwiderstand	SVR	SVR = (MAP – ZVD)/CO × 80	800–1.200 dyn × Sek./cm^{-5}	SVRI = 1.200–2.000 dyn × Sek./cm^{-5}/m^2
Pulmonaler Gefäßwiderstand	PVR	PVR = (PAP – PCWP)/CO × 80	150–250 dyn × Sek./cm^{-5}	PVRI = 220–400 dyn × Sek./cm^{-5}/m^2

Thermodilution

Bolus-Prinzip Kälte als Indikator → 10 ml kaltes NaCl 0,9 % werden über ZVK in die V. cava superior gespritzt und die Änderung der Temperatur über die Zeit mit einem Thermistor hinter dem rechten Herzen (A. pulmonalis) gemessen.

Semikontinuierliche Messung CCO-(Continuous Cardiac Output-)Katheter geben vor dem rechten Vorhof über Thermofilamente Wärmeimpulse von ca. 44 °C in das Blut, die über einen Sensor in der A. pulmonalis aufgezeichnet werden. Nach 60 Sek. wird ein Messwert gebildet. Fehlermöglichkeiten entstehen durch Änderungen der Körpertemperatur (Fieber) und durch parallele Änderungen der Bluttemperatur (z. B. Infusionen).

Durchführung Üblicherweise mit Pulmonaliskatheter, da er zusätzlich Informationen über die Drücke im rechten Herzen und in der Lunge liefert. Alternative wäre ein Thermistor hinter dem linken Herzen, z. B. in der A. femoralis. Hierbei durchläuft der Kältebolus sowohl das rechte als auch das linke Herz. Die Temperaturdifferenz ist gegenüber dem Blut durch die längere Transitzeit deutlich geringer, und die Anforderungen an den Thermistor sind wesentlich höher. Allerdings werden die Risiken des Pulmonaliskatheters vermieden; die Liegedauer und damit die Anwendungszeit des Verfahrens ist bedeutend länger.

Klinische Anwendung

Invasiv: Pulmonaliskatheter

Indikationen Anästhesie bei manifester Herzinsuff., in der Kardiochirurgie; innerhalb der letzten 6 Mon. vorausgegangener Herzinfarkt, OP an der Aorta, Sepsis, Polytrauma mit Schockzeichen, Pat. mit hoch dosierter Katecholamin- und Volumenther., respiratorische Insuff.

Messgrößen

- Zentraler Venendruck bzw. rechter Vorhofdruck (ZVD, RAP)
- Pulmonalarteriendruck: Diastolisch, systolisch, Mitteldruck (sPAP, dPAP, mPAP)
- Lungenkapillarenverschlussdruck (Wedge-Druck = PCWP)
- Herzzeitvolumen (HZV in l/Min.)
- Gemischtvenöse Sauerstoffsättigung (SO_2 in %)
- Zentrale Temperatur

Zur besseren Beurteilung interindividueller Unterschiede werden Indices herangezogen. Bei der Berechnung hämodynamischer Parameter findet diese Index-Erstellung in Bezug zur Körperoberfläche (KO) statt. Hierbei werden die Messwerte durch die Körperoberfläche (in m^2) dividiert. Die Körperoberfläche oder Body Surface Area (BSA) berechnet sich aus der Körpergröße und dem -gewicht, z. B. nach der Formel von Du-Bois.

Anwendung der Sauerstoffsättigung zur Beurteilung der Hämodynamik

Grundlagen O_2-Angebot des Körpers an die Peripherie: 1.000 ml/Min., ca. 250 ml werden verbraucht. Bei einer SaO_2 von ≅ 100 % beträgt die Sauerstoffsättigung vor der Lunge demzufolge ca. 75 %. Nach ausreichender Durchmischung des venösen Bluts aus der oberen und unteren Hohlvene im rechten Herzen sowie der Beimischung des koronarvenösen Bluts kann die exakte Sauerstoffsättigung zur Bestimmung des O_2-Angebots bzw. der Ausschöpfung in der Peripherie aus der A. pulmonalis (gemischtvenöse Sauerstoffsättigung, SO_2) mithilfe eines Pulmonaliskatheters ermittelt werden.

Messverfahren

- Intermittierend über die direkte Oxymetrie via BGA
- Kontinuierlich via Pulmonaliskatheter mit fiberoptischen Fasern im 3-Wellenlängen-Verfahren
- Entsprechend dem Fick-Prinzip ist die SO_2 proportional dem HZV:
  - $SO_2 < 65\,\%$ → HZV reduziert
  - $SO_2 > 75\,\%$ → HZV erhöht oder periphere Ausschöpfung ↓ (z. B. durch arteriovenöse Shunt-Verbindungen bei Sepsis)

Minimalinvasive Verfahren zur Messung des HZV und der Volumentherapie

▶ Tab. 4.3 und ▶ Tab. 4.4

Pulskonturverfahren

- PiCCO® Pulskonturanalyse in Kombination mit transkardiopulmonaler Thermodilution (▶ Tab. 4.3)
  - Kalibrierung durch Thermodilution
  - Messung des extravasalen Lungenwassers (EVLW)
- PulseCO/LiDCO® Puls-Power-Analyse und Lithium-Dilution
- FloTrac® – Arterielle Druckkurvenanalyse (ohne Kalibration)

Ultraschallverfahren

- Ösophagus-Doppler: Mittels der Ultraschall gemessenen Blutflussgeschwindigkeit (V) über der Zeit (T) und dem Integral der pulsförmigen Kurve (I) wird ein Messwert generiert (VTI), der multipliziert mit dem Querschnitt des Gefäßes das Schlagvolumen ergibt; abhängig von der Position der Sonde.
- TEE (▶ Tab. 4.3): VTI über einer Herzklappe oder dem linksventrikulären Auswurftrakt, untersucherabhängig

Partielle CO_2-Rückatmung

NICO® s. a. unter Fick-Prinzip sowie ▶ Tab. 4.3

Impedanzkardiografie

Messung des Schlagvolumens durch Impedanzänderungen im Thorax (▶ Tab. 4.3)

Pulskonturanalyse

- **System:** PiCCO® (▶ Abb. 4.5)
- **Prinzip:** Über einen art. Katheter in der Leiste (A. femoralis) wird kontinuierlich die Druckkurve analysiert. Zusätzliche Voraussetzung ist ein ZVK zur Kalibrierung mit dem diskontinuierlichen Thermodilutionsverfahren.
- **Vorteile:** Erlaubt längere Liegezeiten für die Katheter und kann durch die kontinuierliche Messung zur Trendanzeige herangezogen werden. Aus der Druckkurve kann zusätzlich ein Maß für die Kontraktilität ($\Delta p/\Delta t$) bereitgestellt werden. Ein zusätzlicher Venenzugang (Schleuse für PK) ist nicht notwendig.
- **Nachteile:** Keine Informationen über die Druckverhältnisse im kleinen Kreislauf (PAP, PCWP)

Die Variation der pulsatilen Druck- oder Volumenkurve basiert auf der Änderung der kardialen Vorlast bei Beatmung mit Überdruck. Sensitivität bezüglich der Volumenreagibilität: SVV/PVV/SPV > GEDV/LVEDA > ZVD/PCWP (▶ Tab. 4.4).

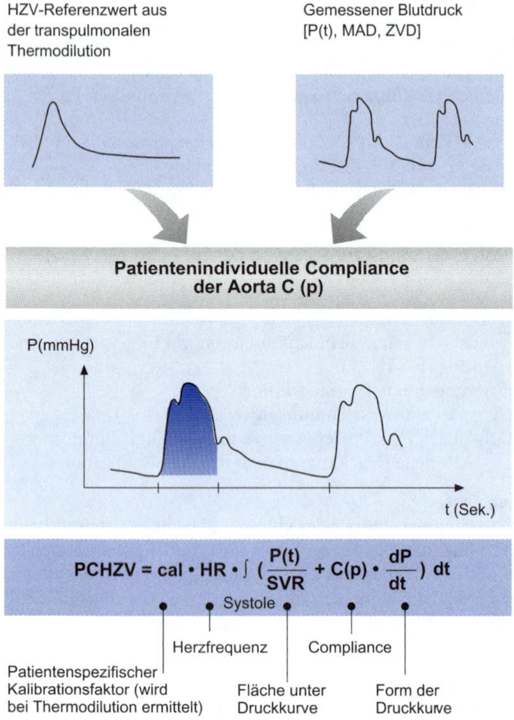

Abb. 4.5 PiCCO®-System [L157]

Tab. 4.3 Eigenschaften von minimalinvasiven HZV-Messverfahren

	HZV		Volumenregulation	
	disk.	kont.	Vorlast	Reagibilität
PiCCO	++	++	GEDV	++
PulseCO/LiDCO	++	+	-	+
FloTrack	-	+	-	+
TEE	+	-	LVEDA	+
Ösophagus-Doppler	+	(+)	-	+
CO_2-Rückatmung	+	(+)	-	-
Impedanzkardiografie	+	+	-	(+)

++ geeignet; + mit Einschränkungen geeignet; (+) wenig geeignet; - nicht verfügbar

Tab. 4.4 Parameter zur Volumensteuerung	
GEDV	Global enddiastolisches Volumen
LVEDA	Linksventrikuläre enddiastolische Fläche
SVV	Schlagvolumenvariation
PPV	Pulsdruckvariation
SPV	Systolische Druckvariation

Nichtinvasive Pulskonturanalyse

- **System:** Nexfin®
- **Prinzip:** Kontinuierliche, nichtkalibrierte, nichtinvasive Pulskonturanalyse über einer Fingerarterie
- **Vorteile:** schnell verfügbar, nichtinvasiv
- **Nachteile:** eingeschränkte Zuverlässigkeit im Vergleich zu (minimal-)invasiven Methoden.

4.5 Überwachung der Beatmung

4.5.1 Einführung

Zwei patientenbezogene und beatmungsunabhängige Überwachungsverfahren haben einen hervorgehobenen Stellenwert in der Überwachung von (Be-)Atmung und Gasaustausch: **Pulsoxymetrie** und **Kapnografie** (▶ Abb. 4.6).
Das periodisch auftretende Signal der Kapnografie in Form einer gut gefüllten Kurve demonstriert eine suffiziente Ventilation der Lunge und des alveolären Gasaustauschs, sodass dies auch für Sauerstoff angenommen werden kann. Da bei Störungen der Anzeige die körperlichen Sauerstoff-Reserven noch nicht erschöpft sind, ist dieses Verfahren ein „Frühwarnsystem". Die Kapnografie ist jetzt auch für die Anwendung bei spontan atmenden Pat. geeignet und erweitert erheblich die Möglich-

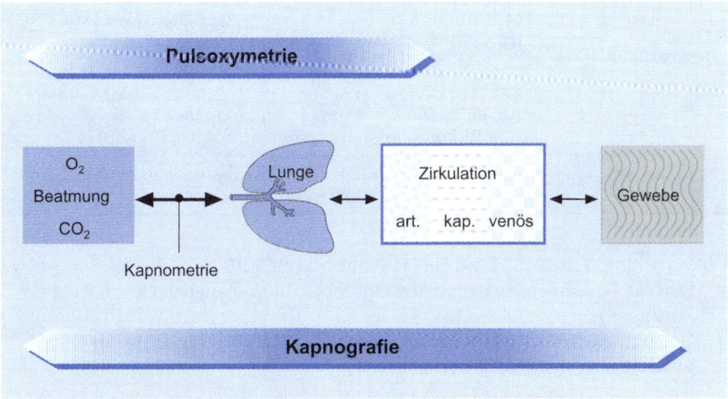

Abb. 4.6 Beurteilung der Oxygenierung, der peripheren Perfusion und der CO_2-Elimination [L157]

keiten der Überwachung im Aufwachraum, der Intermediärstation oder in der Diagnostik bei sedierten und analgesierten Pat. Das pulsatile Signal der Pulsoxymetrie erlaubt Hinweise auf die periphere Durchblutung und die Herzfrequenz. Ein Abfall der Sättigung tritt aber erst dann auf, wenn die Reserven der funktionellen Residualkapazität erschöpft sind. Pulsoxymetrie ist ein „Last-Minute-Alarm".

4.5.2 Basismonitoring

- Funktion des Beatmungsgeräts
- Überwachung des Beatmungserfolgs
- Adäquate Ventilation zur CO_2-Elimination
- Ausreichende Oxygenierung des peripheren art. Bluts
- Atemgasklimatisierung
- Zuführung und Auswaschung von volatilen Anästhetika
- Schwerpunkte der Überwachung sind die beiden nichtinvasiven Verfahren der Pulsoxymetrie und der Kapnografie.

4.5.3 Klinische Überwachung

Grundlage der Überwachung der Beatmung während der Narkose (▶ Tab. 4.5).

Tab. 4.5 Klinische Überwachung des Patienten

Inspektion	**Patient:** Thorax (regelmäßiges Heben und Senken, paradoxe Bewegung von Abdomen und Thorax bei Verlegung der oberen Atemwege, paradoxe Beweglichkeit bei Rippenserienfraktur), Haut (Perfusion, Färbung), Muskulatur (Spontan-Bewegung, Gegenatmen), Augen (Pupille, Konjunktiven, Tränenfluss)
	Gerät: Beatmungsbeutel (Spontanatmung, Reservoir – Frischgasmangel), Ventilspiel, regelmäßiges Heben und Senken des Beatmungsbalgs, CO_2-Absorber (Farbumschlag)
Auskultation	**Ohne Stethoskop:** Undichtigkeit in den gasführenden Systemen einschließlich Tubus, Mageninsufflation
	Mit Stethoskop: Auskultation beider Lungen auf seitengleiche Beatmungsgeräusche, Mageninsufflation, Herzaktion
Doppler-Sonografie	Detektion einer Luftembolie
Palpation	Haut (Temperatur, Feuchtigkeit), Arterien (Frequenz, Rhythmus, Pulsqualität), Thorax (Atemmechanik), Muskel (Tonus, Relaxation), Abdomen (Gasfüllung Magen, Pressen)
Perkussion	Thorax (Zustand und Ausdehnung der Lungen, Pneumo- und Hämatothorax), Abdomen (Gasfüllung Magen)

Wesentliche Voraussetzungen für die Sicherheit

- Der Pat. ist für den Anästhesisten einsehbar und zugänglich (Kopf, Arm mit Zugängen).
- Generell vorhandene Monitormodule sollten auch verwendet werden.
- Justierte und aktivierte Alarmgrenzen

Inspektion und Auskultation

- Hinweis auf die korrekte endotracheale Lage des Tubus: Seitengleiches Heben und Senken des Thorax, beidseitig auskultierbare Belüftung
- Geräuschqualität: Giemen, Pfeifen, Brummen bei Bronchospastik, feuchte Rasselgeräusche bei Sekret oder Lungenödem
- Deutliche, ggf. seitendifferente Veränderungen: Tubuslage verschoben, „Stille" im schweren Bronchospasmus

Die Auskultation ist kein eindeutiger Nachweis der korrekten Tubuslage, auch bei einer Fehlplatzierung des Tubus im Ösophagus ist durch Fortleitung des Schalls ein Atemgeräusch über den Lungen zu auskultieren. Die sichere endotracheale Lage des Tubus kann nur durch ein eindeutiges und regelmäßig wiederkehrendes Kurvensignal der Kapnografie als Nachweis der CO_2-Elimination aus der Lunge nachgewiesen werden. Im Zweifel gilt der Leitspruch: „If in doubt, take it out!"

4.5.4 Beatmungsdruck

4

Prinzip Registriert werden die für die Verschiebung des Gasvolumens notwendigen Druckveränderungen im System Lunge-Beatmungsgerät. Absicherung durch obere und untere Alarmgrenze. Der Beatmungsdruck hat im Verlauf einer Periode charakteristische Phasen:

- **Peak-Druck** (Spitzendruck): Erw. normal 20–25 mmHg, Kinder normal 15–20 mmHg
- **Plateaudruck:** Der zwischen der inspiratorischen Volumenverschiebung zu Beginn der Inspiration und dem Beginn der Exspiration (inspiratorische Pause) von dem Beatmungsgerät im Zeitfenster aufrechterhaltene Druck
- **PEEP:** Wird am Gerät eingestellt, der physiologische PEEP beträgt 4–5 mmHg

Alarmfunktionen

- **Diskonnektionsalarm:** Warnt bei eingestelltem IPPV-Modus vor einem Druckabfall im System, der auf eine schleichende oder abrupte Diskonnektion im Beatmungssystem hinweist. Die Einstellung erfolgt unterhalb des Niveaus des Plateaudrucks und oberhalb des PEEP (üblicherweise 8 mmHg).
- **Überdruckalarm:** Wird ausgelöst, wenn der initial für die Beatmung des Pat. notwendige Druck deutlich überschritten wird. Hauptursachen:
  - Beatmungsschlauch abgeknickt
  - Widerstand in den Atemwegen nimmt zu, z. B. weil Pat. hustet, bei Tubusverlagerung oder Bronchospasmus
  - Einstellung ca. 5 mmHg über Spitzendruck

- Lungenschäden sind bei Kindern > 25 mmHg und bei Erw. > 40 mmHg möglich. Bei Hustenstößen können Druckwerte > 60 mmHg auftreten. Hier ist auf eine adäquate Einstellung des Überdruckventils zu achten.
- Umrechnung: 0,75 mmHg ≅ 1 mbar ≅ 1 cmH_2O ≅ 0,1 kPa
- Schleichende Diskonnektion im System oder eine Leckage am Tubus reduzieren den Beatmungsdruck nicht auf null, daher untere Druckgrenze eng unterhalb des Plateaudrucks einstellen. Grenzen für Atemminutenvolumen eng einstellen → registriert Leckage.

4.5.5 Beatmungsvolumen

Prinzip Bestimmung des exspiratorischen Volumens erfolgt indirekt durch die Messung des Atemgasflusses (Flow) und die Integration der Kurve über die Zeit.

- Der Fehler der Flow-Messung pflanzt sich bei der Volumenberechnung fort, v. a. wenn das Tidalvolumen (V_t) auf das Atemminutenvolumen (AMV) hochgerechnet wird.
- Die Zusammensetzung der Gase, die Temperatur und die physikalischen Eigenschaften beeinflussen die Messgenauigkeit.

Differenzdruckverfahren

- **Blende:** Druckabfall vor und nach der Blende ist quadratisch proportional zur Gasströmung. Messwertverfälschungen entstehen durch Kondenswasser auf der Blendenfläche und in den Druckschläuchen.
- **Staudrucksensor:** Der Gasfluss bewirkt im Staurohr, das senkrecht zum Atemgasfluss angeordnet ist, eine flussabhängige Druckveränderung. Durch die Verwendung von zwei Staurohren ist eine bidirektionale Messung möglich.

Hitzedrahtmanometrie

- **Prinzip:** Ein auf 180 °C geheizter Widerstandsdraht aus Platin wird in einem Strömungskanal durch das vorbeiströmende Gas gekühlt. Der Strom, der für eine konstante Temperaturerhaltung notwendig ist, ist proportional dem Gasfluss.
- **Bewertung:** Das Verfahren ist äußerst sensibel, erlaubt sichere Messergebnisse bei höherer Beatmungsfrequenz und niedrigen Atemgasflüssen und ist für die Beatmung in der Pädiatrie geeignet.

Alarmeinstellungen

- **Unteres AMV:** Volumenmangelsignal, registriert auch kleine Leckagen, enge Einstellung unterhalb des applizierten AMV
- **Oberes AMV:** Registriert iatrogene Hyperventilation des Pat.
- **Apnoe-Alarm:**
  - Bei aktiviertem Alarmmodus registriert das Gerät die Atemfrequenz durch den Beatmungsdruck. Der Alarm wird automatisch nach 15 Sek. ausgelöst, wenn kein Druck im Beatmungssystem aufgebaut wird. Der Alarm kann im Beatmungsmodus nur für max. 30 Sek. unterdrückt werden.
  - Der Apnoe-Alarm ist doppelt gesichert, da die Atemfrequenz auch durch das regelmäßig aufgezeichnete CO_2-Signal (Kapnogramm) registriert und Apnoe-Alarm ausgelöst wird. Auch hier wird der Alarm nach einer vorgegebenen Zeit (normal 30 Sek.) regelmäßig aktiviert.

4.5.6 Endtidale CO_2-Messung (Kapnometrie, Kapnografie)

- **Kapnometrie:** Anzeige der endtidalen CO_2-Konzentration als Messwert auf dem Display
- **Kapnografie:** Zusätzliche Darstellung der CO_2-Kurve in ihrem Verlauf während des Atemzyklus → individuelle Beurteilung wesentlicher Informationen (s. u.)

Prinzip Grundlage der CO_2-Messung ist die Infrarotspektroskopie durch eine Mehr-Wellenlängen-Analyse. Die Angaben erfolgen als fraktioneller oder prozentualer CO_2-Anteil (Vol.-%) oder als pCO_2 (mmHg). Dabei ist die Angabe als pCO_2 in mmHg zu empfehlen, da sie direkt mit dem alveolären (P_ACO_2) und art. CO_2-Partialdruck (P_aCO_2) zu korrelieren ist.

Normalwerte Bei Lungengesunden endtidale CO_2-Konzentration ca. 3–4 mmHg niedriger als der art. CO_2-Partialdruck (P_aCO_2: Normal 35–45 mmHg).

Messverfahren

Hauptstromverfahren

Prinzip Die Messkammer ist direkt in den Gasstrom des Narkosegeräts eingeschaltet, üblicherweise direkt am Tubusansatz hinter dem Filter.

Nebenstromverfahren

Prinzip Die Gasprobe wird direkt am Tubus aus einer Küvette mit einem ca. 3 m langen Kapillarschlauch abgesaugt, der in einem Winkel von 90° aus der Küvette herausgeleitet wird (T-Stück), oder am Filter direkt konnektiert. Ein konstanter Gasstrom wird über eine Wasserfalle in die Messkammer geleitet. Entsprechend der Transportzeit erscheint die CO_2-Kurve mit einer zeitlichen Verzögerung von ca. 1 Sek. gegenüber der zeitgerechten Darstellung von Beatmungsdruck und Gasfluss.

Nachteile Durch die geringfügige Dilution und den Transport im Gasprobenschlauch erscheint die im Nebenstrom aufgezeichnete CO_2-Kurve gegenüber einer gleichzeitig registrierten Hauptstrom-Kurve im auf- und absteigenden Schenkel verzerrt.

Kalibrierung Mit Raumluft entweder diskontinuierlich oder bei gleichzeitigem Einsatz mit der paramagnetischen O_2-Messung kontinuierlich. Alternative: Kalibrierung mit Filtern.
In der klinischen Praxis haben sich überwiegend Mehrfachgasanalysatoren (▶ 4.5.7) im Nebenstromverfahren (v. a. der IR-Spektroskopie) durchgesetzt. Der Vorteil liegt in der einfachen und sicheren parallelen Analyse aller Gaskonzentrationen im Atemgasgemisch während der Narkose bis auf Stickstoff (N_2).

Diagnostik durch Kapnografie

Korrekte endotracheale Lage des Tubus, Funktion und Einstellung des Respirators, Diskonnektion des Beatmungssystems vom Pat., partielle CO_2-Rückatmung, gesteigerte CO_2-Produktion, reduzierte Perfusion der Lungenstrombahn (Luftembolie, Lungenembolie).

Kapnogramm

Wesentliches Kennzeichen einer adäquaten alveolären Ventilation ist der Aufbau eines normalen Kapnogramms: Inspiration (Phase 0), steiler Anstieg zu Beginn der Exspiration (Phase II, anatomischer Totraum), alveoläres Plateau (Phase III) mit konsekutiver zweizeitiger Öffnung von Alveolen (Phase IV) sowie dem steilen Abfall zu Beginn der Inspiration.

Wesentliche Informationen aus dem Kapnogramm

- Der Pat. wird beatmet (Maske oder Gerät): Es erfolgt ein Gasaustausch mit der Alveole → wenn CO_2 herauskommt, geht auch O_2 herein (▶ Abb. 4.7a).

- Der Tubus ist nicht in der Trachea → kein CO_2: „If in doubt, take it out“ (▶ Abb. 4.7b).
- CO_2 vorhanden, Kapnogramm unklar (▶ Abb. 4.7c) → Tubusdislokation oder Abknicken des Schlauchsystems (DD: Beatmungsdruck), Ventilfehler, schleichende Diskonnektion, schwere Bronchospastik. Die Entscheidung, welche Ursache der Störung zugrunde liegt, ist in dieser Situation schwierig, da von einer erheblichen Gefährdung für den Pat. auszugehen ist. Sofortmaßnahmen: Wenn Zeit, fiberoptische Lagekontrolle des Tubus; keine Zeit: Sofortige Reintubation (▶ Abb. 2.31)
- Anstieg der Plateau-Phase: Obstruktion (▶ Abb. 4.7d)
- Schwankungen in der Plateau-Phase (ein tiefes Tal): Thoraxbewegungen (Spontanatmung, Druck von außen), spontane Atemzüge (▶ Abb. 4.7e, ▶ Abb. 4.7f)
- Abfall mit regelmäßigen Oszillationen (Herzschlag) in der Mitte der Plateau-Phase → mangelnder Frischgasfluss (▶ Abb. 4.7g)
- Inspiratorisches CO_2 in der Phase VI und I: Rückatmung → CO_2-Absorber defekt, Ventile defekt, Beatmungssystem falsch zusammengebaut (▶ Abb. 4.7h)

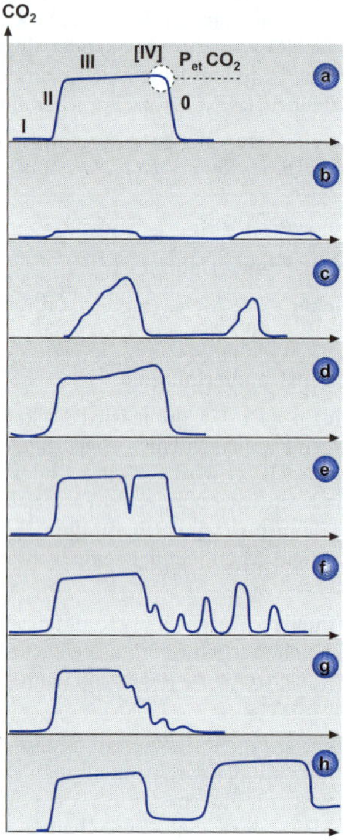

Abb. 4.7 Entscheidende Informationen aus dem Kapnogramm (s. „Wesentliche Informationen aus dem Kapnogramm“) und wichtige Phasen der Kapnografiekurve (I–0), normaler und gestörter Kurvenverlauf [L157]

Wesentliche Informationen aus dem Verlauf (Trend) der Kapnografie

- Schlagartiger Stopp bei erhaltener Anzeige Beatmungsdruck → Leitung abgeknickt
- Exponenziell verlaufender deutlicher Abfall $PetCO_2$ bei konstanter Ventilation → Störung der Lungenperfusion z. B. bei Lungenembolie, Luftembolie, HZV ↓, Herzstillstand
- Deutlicher Anstieg $PetCO_2$ → V. a. maligne Hyperthermie, Störung der Rückatmung – Ventildefekt, CO_2-Absorber erschöpft, Resorption von CO_2 bei endoskopischen Eingriffen mit CO_2-Insufflation
- Bei konstanter Ventilation: Globalparameter → Effektivität einer kardiopulmonalen Reanimation → Störungen des CO_2-Metabolismus

Differenzialdiagnose mittels Kapnografie

- Überwachungsverfahren mit hoher Wertigkeit durch die Vielzahl der sicher zu identifizierenden und zu differenzierenden Faktoren sowie durch die einfache, sichere und genaue Handhabung
- Frühwarnsystem, das eine ventilatorisch bedingte Störung deutlich vor der Pulsoxymetrie anzeigt
- Werden Störungen im Verhältnis von Ventilation, Perfusion und Metabolismus vermutet, ist die frühzeitige Ind. zur intraart. Blutdruckmessung und die Entnahme von BGA gegeben.

Auswertung

Faktoren mit Einfluss auf den endtidal gemessenen CO_2-Partialdruck ($PetCO_2$) und die Differenz ($Pa\text{-}etCO_2$) zum art. CO_2-Partialdruck ($PaCO_2$) bei endotrachealer Intubation.

- **$PetCO_2$ ↑, $PaCO_2$ ↑:**
  - CO_2-Metabolismus: Flache Narkose, Fieber, Hyperthyreose, Na-Bikarbonat, Tourniquet-Lsg., CO_2-Resorption
  - Lungenperfusion: HZV erhöht
  - Alveoläre Ventilation: Hypoventilation
  - Gerätefehler: Fehlerhafter Respirator mit Rückatmung, Ventilfunktion defekt, CO_2-Absorber defekt
- **$PetCO_2$ ↓, $PaCO_2$ ↓:**
  - CO_2-Metabolismus: Hypothermie, tiefe Narkose
  - Alveoläre Ventilation: Hyperventilation
- **$PetCO_2$ ↓, $PaCO_2$ ↑:**
  - Lungenperfusion: HZV reduziert, schwere Hypotension, Hypovolämie
  - Alveoläre Ventilation: Obstruktion: Tubus, Schlauchsystem, Bronchialsystem
  - Gerätefehler: Fehler am Respirator, Beatmungssystem undicht
- **$PetCO_2$ gegen null, $PaCO_2$ ↑ ↑:** Kardiopulmonale Reanimation, Schock, Lungenembolie
- **$PetCO_2$ fehlt, $PaCO_2$ ↑ ↑:**
  - CO_2-Metabolismus: Herzstillstand
  - Lungenperfusion: Herzstillstand
  - Alveoläre Ventilation: **Ösophageale Intubation,** Apnoe, totale Obstruktion, akzidentelle Extubation
  - Gerätefehler: Diskonnektion

4.5.7 Atemgasüberwachung

Messung der inspiratorischen O_2-Konzentration

- **Funktion:** Sicherstellung einer ausreichenden Sauerstoffapplikation des Beatmungsgeräts an den Pat. nur bei einem Frischgaszufluss > 4 l/Min.; ist im Inspirationsschenkel des Geräts integriert und täglich vor der Inbetriebnahme gegenüber Raumluft zu kalibrieren
- **Alarm:** Normal bei 30 % einstellen; wird automatisch bei 18 % inspiratorischer O_2-Konzentration aktiviert
- **Sauerstoffverhältnisregelung:** Verhindert eine akzidentelle Fehleinstellung bei Variationen im Frischgasfluss und sorgt für eine minimale O_2-Konzentration von 21 %

4

- **Lachgassperre:** Bei Ausfall der Sauerstoffversorgung wird die Lachgaszufuhr unterbrochen, und es ertönt ein lauter Alarmton.
- **Sauerstoffmangelsignal:** Wird unabhängig von der elektrischen Stromversorgung bei plötzlichem Druckabfall in der Sauerstoffzufuhr aktiviert, und es ertönt für 7 Sek. ein lauter Alarmton.

Die Messung der inspiratorischen O_2-Konzentration ist unabhängig von der in- und exspiratorischen O_2-Konzentration zur Überwachung der Atemgase am Pat. (redundantes Verfahren).

Messung der Konzentration von Inhalationsanästhetika

- **Registrierung der Einstellung des Vapors am Narkosegerät:** Vermeidung einer geräteseitigen akzidentellen Überdosierung, registriert **nicht** die Konzentration im Atemgas
- **Messung in der Frischgaszufuhr:** Vermeidung einer akzidentellen Überdosierung. Die gemessene Konzentration ist prinzipiell höher als im Kreissystem, stimmt bei Frischgasfluss > 4 l/Min. aber in etwa mit der Konzentration im Kreissystem überein; manuelle Vorwahl des Anästhetikums ist evtl. notwendig.
- Die patientennahe in- und exspiratorische Messung im Atemgas durch Nebenstromverfahren mit Mehrfachgasanalysatoren erlaubt die zielgenaue Messung auch bei reduziertem Frischgaszufluss.

In- und exspiratorische Messung der Atemgaskonzentration

- **Prinzip:** Einschätzung des dem Pat. zugeführten und von ihm wieder abgegebenen Gasgemischs auch bei dynamischen Änderungen, die durch die Variation des Frischgasflusses und durch die patientenbedingte Aufnahme von O_2, den Verbrauch von Anästhetika und die CO_2-Abgabe hervorgerufen werden.
- **Sauerstoff:** Absicherung gegenüber einer zu niedrigen O_2-Konzentration im Beatmungssystem während der gesamten Narkose, hier v. a. bei Narkosebeatmung mit minimalem Gasfluss (0,5 l/Min.) oder bei quantitativer Anästhesie.
- **CO_2:**
  - Exspiratorisch → sichere alveoläre Ventilation
  - Inspiratorisch → Verbrauch CO_2-Atemkalkabsorber, Ventilfunktion
- **Narkosegase:** Sichere Zuführung und endtidale Messung (MAC) auch unter den Bedingungen von geringem Frischgaszufluss

- Störungen entstehen durch die Probenentnahme durch einen 3 m langen Kapillarschlauch, dem Eindringen von Wasser oder durch Diskonnektion.
- Mehrfachanalysatoren sind teure und empfindliche Geräte. Häufiges Kalibrieren deutet auf einen Fehler im System hin.
- Nachteil ist die fehlende Messung von N_2, besonders bei der zunehmenden Häufigkeit von lachgasfreien Narkosen.
- In den OP-Sälen stehen eine Vielfalt von Narkosebeatmungsgeräten verschiedener Generationen und Hersteller:
  - Ältere Generationen von Atemgasanalysatoren haben eine unspezifische breitbandige IR-Lichtquelle. Bei diesen Systemen ist das gewählte volatile Anästhetikum per Hand vorzugeben, andernfalls kommt es zu erheblichen Fehlanzeigen.

- Moderne Geräte verfügen über eine Gasarterkennung. Hierbei wird das zu messende Gas mit Licht von drei verschiedenen Wellenlängen durchstrahlt. Aus dem charakteristischen Verhältnis der Lichtabsorption ist eine eindeutige Identifikation des volatilen Anästhetikums möglich. Die Identifikation und Quantifizierung ist dann gestört, wenn im Gassystem mehrere volatile Anästhetika nacheinander eingesetzt werden und es zur Mischung von Gasen im Atemgasmonitor kommt.

Rückführung des Probengases

- Während Narkosen mit reduziertem Frischgasfluss ist die entnommene Gasprobe wieder in den Exspirationsschenkel des Narkosebeatmungsgeräts zurückzuführen, um einen Gasvolumenmangel im System zu vermeiden. Hierbei wird auch die zur Kalibrierung des Nebenstromsystems eingesetzte Raumluft mit ihrem Stickstoffanteil in das Narkosesystem eingeleitet.
- Sowohl bei der kontinuierlichen Ansaugung eines Referenzgases (30 ml/Min. Raumluft) als auch bei der diskontinuierlichen Kalibrierung mit jeweils 150 ml Raumluft kann Stickstoff im Narkosesystem akkumulieren und die Atemgaskonzentrationen beeinflussen.

! Die Gasprobe aus der Analyse mit einem Massenspektrometer darf nicht zurückgeführt werden.

4.5.8 Erweitertes Beatmungsmonitoring

Informationen aus der parallelen Analyse von Beatmungsdruck, -volumen und -fluss.

Compliance Einschätzung der Dehnbarkeit der Lunge. Hierbei wird zwischen akuten und bereits chron. Ursachen unterschieden. Außerdem geht in die Einschätzung der Compliance der Zustand des Gesamtsystems Pat.-Beatmungsgerät mit hinein.

- Statische Compliance (C_{stat}) des respiratorischen Systems
- Dynamische Compliance (C_{dyn}) des Systems Pat.-Beatmungsgerät
- **Störungen:**
  - Akut: Verlagerung des Tubus, hoher intraperitonealer Druck bei Laparoskopien, Lagerung, Lungenödem, Pneumothorax, Kompression durch den Operateur
  - Chron.: Adipositas, Schwangerschaft, Skoliose, Lungenfibrose

Resistance Erlaubt die Beurteilung des Strömungswiderstands im System Patient/Beatmungsgerät:

- Der größte Teil entfällt bei nicht obstruktiven Pat. auf den Trachealtubus.
- **Akute Störungen:** Tubusverlagerung, Sekret, Bronchospasmus, Cuffhernie, Abknickung

4.5.9 Monitoring der Oxygenierung, Pulsoxymetrie

Ursachen für Abfall der Sauerstoffsättigung im art. Blut während der Narkose

- Fehlerhafte Maskenbeatmung
- Erschwerte Intubationsbedingungen
- Obstruktion der Atemwege
- Falsch eingestellte oder fehlerhafte Gerätefunktion

- Nicht erkannte Diskonnektion des Beatmungsgeräts

! Bei erheblichen Gasaustauschstörungen während adäquater Ventilation ist die diskontinuierliche Überwachung mithilfe art. BGA frühzeitig indiziert.

Prinzip Die Pulsoxymetrie (▶ Abb. 4.8) gibt einen eindeutigen und frühzeitigen Hinweis auf eine Verschlechterung von Sauerstoffaufnahme und -transport bis in die Peripherie zum Gewebe. Außerdem ergeben sich Informationen im Zusammenhang mit der Anwendung der Kapnografie:
- Differenzialdiagn. von Gasaustauschstörungen
- Gerätefehlfunktionen
- 2-Wellenlängen-Geräte: Die Sicherheit der Pulsoxymetrie wird nur für die Einheit Sensor ↔ Gerät und für die definierte Sensorapplikation (Finger, Ohr oder Stirn) gewährleistet, welche im Gerätehandbuch festgelegt ist.

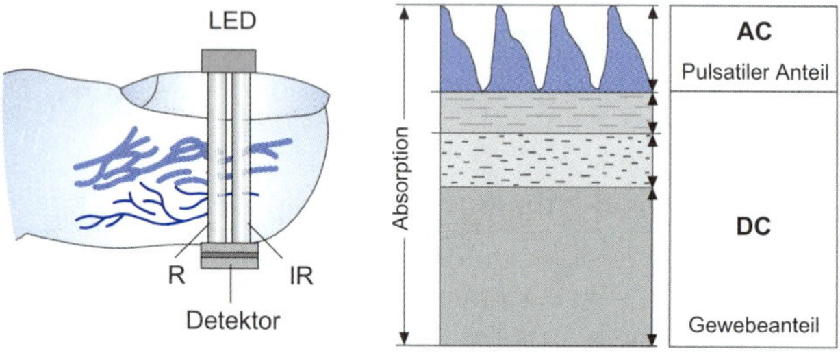

Abb. 4.8 Grafische Darstellung der Pulsoxymetrie [L157]

Verfahren 2-Wellenlängen-Geräte: Rotes (660 nm) und nahe infrarotes Licht (940 nm) wird durch das Hb in den vorbeiströmenden Erythrozyten absorbiert. Durch den art. Blutstrom im Kapillarbett des Fingers wird ein pulsatiler Anteil generiert (fotoplethysmografische Kurve), der als Erkennungsmerkmal für die Detektion des art. Anteils herangezogen wird. Desoxygeniertes Hämoglobin absorbiert rotes Licht bei 660 nm, während oxygeniertes Hämoglobin bei 940 nm Wellenlänge im nahe infraroten Bereich die max. Absorption aufweist, sodass sich aus dem Verhältnis der beiden Wellenlängen eine relative Konzentration der beiden Hämoglobinformen bestimmen lässt.
Mehr-Wellenlängen-Gerät: Durch Messen mit bis zu acht Wellenlängen werden Hämoglobinformen wie MetHb, COHb und fetales Hb entsprechend dem Prinzip der CO-Oxymetrie gemessen.

Auswertung
- **Hypoxämie** (S_pO_2 < 92 %): Wird durch das Pulsoxymeter rasch erkannt. Je nach Fabrikat und Generation des Pulsoxymeters beträgt die Reaktionszeit zum Erkennen einer Änderung etwa 10–20 Sek., die Zeit vom Verlassen des arteriellen Bluts aus dem linken Ventrikel bis zum Erreichen des Kapillarbetts im Finger nicht mit eingerechnet, die in der Regel bei 25–35 Sek. liegt.
- **Hyperoxämie** (S_pO_2 > 98 %): Eine Hyperoxie wird durch ein Pulsoxymeter nur ungenau verifiziert. Bei der Beatmung von Frühgeborenen zur Vermei-

dung einer Retinopathie deshalb als Alternative zwei Pulsoxymeter anwenden → Präzision der Geräte wird verbessert (± 1 %). Angestrebter S_pO_2-Wert 95 %. Die Präzision eines Pulsoxymeters liegt für den Messbereich von S_pO_2 = 70–100 % bei 1,6 % (± 1 Standardabweichung ≅ 68 % der Messwerte).

- **Carboxyhämoglobin** (COHb) wird durch ein Pulsoxymeter nicht gemessen, der Messwert wird falsch zu hoch angezeigt. Bei Rauchern kann ein Anteil von 10 % am Gesamt-Hb auftreten und dadurch das O_2-Angebot deutlich reduzieren; wird durch Mehr-Wellenlängen-Verfahren angezeigt.
- **Methämoglobin** (MetHb): Führt zu einem generellen Messfehler des Pulsoxymeters, der wahre Wert wird nicht gemessen. Höhere MetHb-Werte (> 10 %) imponieren durch eine Messwertanzeige des Pulsoxymeters in einem Bereich von 75–85 %, sind aber unabhängig von der wahren Sättigung; wird durch Mehr-Wellenlängen-Verfahren angezeigt.
- **Darstellung eines art. Volumenpulses:** Nachweis einer Kontraktion des linken Ventrikels mit ausreichendem Auswurf von Blut:
  - Hypovolämie: Hinweis durch periodische atmungsabh. Schwankungen der Pulsamplitude
  - Unregelmäßige Kurven durch Herzrhythmusstörung (Arrhythmia absoluta, Extrasystolen etc.) oder Artefakte durch Bewegungen im Sensorbereich
  - Ein deutliches Defizit in der Kurve kann zur Beurteilung der hämodynamischen Wirksamkeit der Herzrhythmusstörungen herangezogen werden.

Mehr-Wellenlängen-Geräte
Messen entsprechend der Ausstattung (wählbar) zusätzlich → MetHb, COHb, oder totales Hämoglobin → Masimo SET Puls-CO-Oxymetrie.

Sensorapplikation

- Applikation des Sensors am Finger ist Methode der Wahl.
- **Alternativen:** Ohrläppchen oder Fußzehen in Transmission, Stirn in Reflexion. Bei Kindern kann der Lichtstrahl durch flexible Sensoren durch die ganze Hand oder den Fuß geleitet werden.
- Beim Fingerclip entsteht Druck auf das Gewebe → die Perfusion wird in Abhängigkeit von der Zeit reduziert, sodass der Sensor nach 1–2 h umgesetzt werden sollte. Flexible Sensoren werden mit Klebestreifen fixiert und können permanent an einem Ort messen.
- Klebesensoren (disposable): Einmalsensoren zur Anwendung am Finger. Die sichere Fixierung der Sensoren am vorgesehenen Ort entsprechend der Herstellerangaben ist obligat für die Anwendung, da sich durch Lösen der Klebefläche falsch positive Messwerte ergeben, insbes. wenn der Sensor auf einer weißen Fläche (Laken) liegt.

! Cave
Nebenlicht bei unerkanntem Lösen des Sensors kann zu falschen Messwerten führen → regelmäßige Inspektion der Konnektionsstelle Mensch-Sensor.

Störfaktoren

- Reduzierte Perfusion durch Vasokonstriktion (Kälte, Hypovolämie) → Präzision nimmt unter den Bedingungen einer eingeschränkten Perfusion deutlich ab.
- Bewegungen im Bereich des Sensors

! Nagellack (bes. blau, schwarz) kann einen Einfluss auf die Pulsoxymetrie haben, dieser ist jedoch im Allgemeinen nicht klinisch relevant.

Einschätzung von Ventilation und Gasaustausch bei spontan atmenden Patienten Die Kombination Pulsoxymetrie und Kapnografie in leicht bedienbaren Geräten erlauben die kontinuierliche Überwachung von Pat. im perioperativen Bereich (▶ Abb. 4.9).

- **Kombination 1:** MicroCap® Plus und Smart CapnoLine™ O_2 (Fa. Oridion, Lübeck) messen endtidal die CO_2-Konzentration mit Endstücken über dem Mund und in beiden Nasenlöchern. Gleichzeitig gelingt die O_2-Applikation über feine Löcher im System, sodass sich kontinuierlich eine Sauerstoffwolke vor den Gesichtsöffnungen bildet, die während der Inspiration eingeatmet wird. Über einen Transmissionssensor am Finger wird die Sauerstoffsättigung registriert. Die Absaugrate beträgt 50 ml/Min., sodass das Gerät auch bei Kindern einsetzbar ist. **Vorteil:** Neben dem $P_{et}CO_2$-Wert erfolgt die Anzeige der Atemfrequenz. Nachteil: Bei einer O_2-Gabe von > 4 l/Min. wird im Kapnogramm der endtidale Punkt nicht mehr eindeutig identifiziert und ein falsch zu niedriger Wert angegeben.
- **Kombination 2:** Transkutane CO_2-Messung mit integriertem S_pO_2-Sensor am Ohrläppchen (Tosca®, Fa. Linde Medical AG, Schweiz). Der Sensor ist einfach zu bedienen und eine Bespannung hält 14 d. Die Haut wird auf 42 °C aufgeheizt. Dies ist gut tolerabel, sollte jedoch regelmäßig inspiziert werden. Durch die Aufwärmung wird die Perfusion gesteigert, wodurch die S_pO_2-Messung wesentlich verbessert wird. Der Sensor zeigt nach ca. 10 Min. stabile Werte für $P_{tc}CO_2$. Der Anwender hat die Wahl zwischen zwei Modi: AUTO korrigiert die Messwerte entsprechend dem Algorithmus von Severinghaus, hier liegen die Daten ca. 5–6 mmHg über dem P_aCO_2. Im 2. Modus kann eine Kalibrierung entsprechend dem P_aCO_2 einer Blutgasanalyse eingegeben werden. **Vorteil:** Einfache Bedienung und konstante Anzeigen. **Nachteil:** Keine Anzeige der Atemfrequenz.

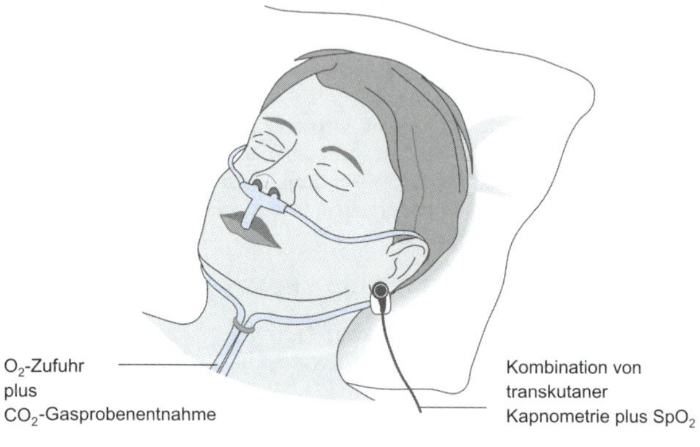

Abb. 4.9 Endtidale und transkutane Kapnografie am spontan atmenden Pat. [L157]

4.6 Säure-Basen-Haushalt und Blutgasanalyse

Normalwerte des Säure-Basen-Haushalts

- pH 7,36–7,44 (< 7,36 Azidose; > 7,44 Alkalose)
- $paCO_2$ (arterieller CO_2-Partialdruck) 36–44 mmHg (4,8–5,9 kPa)
- Standardbikarbonat 22–26 mmol/l
- Standard Basenabweichung (S)BE 0 ± 2 mmol/l
- ▶ Tab. 4.6

Tab. 4.6 Normalwerte des Sauerstoffstatus des arteriellen Blutes (FiO_2 = 0,21)

Abkürzung	Parameter	Normalwerte
p_aO_2	Arterieller Sauerstoffpartialdruck[1]	70–100 mmHg (9,5–13,3 kPa)
c_aO_2	Sauerstoffgehalt[2]	20 mg/dl (4,8–5,9 kPa)
tHb	Gesamthämoglobin[3]	12–16 g/dl (w), 14–18 g/dl (m)
		7,5–9,9 mmol/l (w), 8,7–11,2 mmol/l (m)
Hkt.	Hämatokrit	37–47 % (w), 42–52 % (m)
s_aO_2	Arterielle Sauerstoffsättigung	> 96 % (0,96)
s_vO_2	Gemischt-venöse O_2-Sättigung	68–78 %
FO_2Hb	Oxyhämoglobin-Fraktion	> 96 % (0,96)
FDesoxyHb	Desoxyhämoglobin-Fraktion	0,0–5,0 % (0,0–5,0)
FCOHb	Carboxyhämoglobin-Fraktion	< 2,0 % (0,02)
FMetHb	Methämoglobin-Fraktion	< 1,5 % (0,015)
p50	Art. Halbsättigungsdruck, 37 °C[4]	26,6 mmHg (3,6 kPa)
p_AO_2	Alveolärer Sauerstoffpartialdruck	105 mmHg
$p(A\text{-}a)O_2$	Alveolo-arterielle O_2-Differenz	3–16 mmHg bei FiO_2 0,21
$AvDO_2$	Arteriovenöse O_2-Differenz	5 mg/dl
Qs/Qt	Physiologischer Shunt	2–8 %

[1] Altersabhängig: p_aO_2 =102 – (Lebensjahre/3) ± 10 (mmHg)

[2] $c_aO_2 = 1{,}39 \times Hb \times s_aO_2/100 + (0{,}003 \times p_aO_2)$ [ml/dl]

[3] Gesamthämoglobin-Konzentration (tHb) besteht aus unterschiedlichen Fraktionen des Hämoglobins: tHb = FO_2Hb + FDesoxyHb + FCOHb + FMetHb + restl. Fraktionen (z. B. fetales Hb, Sulfhämoglobin).

[4] Sauerstoffpartialdruck bei 50 %-Sättigung (p50) Maß für die Verschiebung der O_2-Bindungskurve: Linksverschiebung (p50-Reduktion), d. h. erhöhte O_2-Affinität zum Hb: Temperaturabfall, Alkalose, Hypokapnie, 2,3-DPG ↓, COHb-, MetHb- und HbF-Anstieg, Sepsis, Schwangerschaft, Hypophosphatämie; Rechtsverschiebung (p50-Erhöhung), d. h. verminderte O_2-Affinität zum Hb: Temperaturanstieg, Azidose, Hyperkapnie, 2,3-DPG; Hyperphosphatämie.

Respiratorische Azidose

Ursache Hypoventilation und Hyperkapnie: Pulmonal (z. B. COPD; Asthma, Emphysem); zentral (z. B. Opiate, Hirnstamminfarkt, Schlafapnoe-Syndrom); neuromuskulär (z. B. Guillain-Barré, Polymyositis).

Arterielle BGA (Akut) pH < 7,36; p_aCO_2 > 45 mmHg; (S)BE normwertig; Kompensatorische Antwort: HCO_3^- ↑.

Therapie Oxygenierungsstörung steht im Vordergrund: Verbesserung der alveolären Ventilation; Beatmung; Therapie der Grunderkrankung.

Respiratorische Alkalose

Ursache Stimulation des Atemzentrums (z. B. Hyperventilationssyndrom, SHT, Salizylate, Sepsis); Hypoxie/Hyperventilation (z. B. Lungenödem, Asthma, Aufenthalt in großen Höhen).

Arterielle BGA (Akut) pH > 7,44; p_aCO_2 < 35 mmHg; (S)BE normwertig; Kompensatorische Antwort: HCO_3^- ↓.

Therapie Therapie der Grunderkrankung, z. B. CO_2-Rückatmung bei spontan atmendem Pat., evtl. leichte Sedierung, Sicherung der Oxygenierung, Beatmung korrigieren beim beatmeten Pat.

4

Metabolische Azidosen

Ursache Bikarbonatverlust (z. B. bei Diarrhö, Dünndarmdrainage, Pankreassekretverlust, Neo-Blase, renale Tubulusazidose); Anreicherung von sauren Stoffwechselprodukten (z. B. bei Niereninsuff., Laktatazidose, Leberversagen; diab. Ketoazidose, Postschocksy.).
DD hyperchlorämische Azidose (Chlorid kompensatorisch aufgrund eines Bikarbonatverlusts erhöht) von Azidose mit großer Anionenlücke (Chlorid im Normbereich) unterscheiden.

Arterielle BGA pH < 7,36; p_aCO_2 normwertig; (S)BE < –2; Kompensatorische Antwort: p_aCO_2 ↓.

Therapie

- Therapie der Grunderkrankung; ggf. Pufferung
- **Bikarbonat** (Bikarbonat 8,4 %, 1 ml = 1 mmol): Dosis (mmol) nach art. BGA: Basendefizit (neg. BE) × 0,3 × kg KG; Blindpufferung vermeiden; keine vollständige Korrektur des errechneten Basendefizits, zunächst die Hälfte der errechneten Bikarbonatdosis infundieren
- **Trometamol** (Tris-THAM®, 1 ml = 3 mmol THAM): Dosis nach art. BGA: THAM-Lsg. 3-molar (ml) = Basendefizit (neg. BE) × 0,1 × kg KG; KI: Niereninsuff. u Leberinsuff.; Hypoglykämie auslösend (renale Elimination von Tris-H^+); NW: Natriumfreie Lösung; kann über eine p_aCO_2-Reduktion zur Atemdepression führen; nur über ZVK verabreichen, wirkt als osmotisches Diuretikum, hirndrucksenkend (Narkosen bei Hirndruck ▶ 13.2)

Metabolische Alkalose

Ursache Renale Retention (z. B. NNR-Adenom, Kaliumverlust); Verlust von H^+-Ionen (z. B. bei Erbrechen, Magensekretableitung, Diuretikatherapie).

Arterielle BGA pH > 7,44; p_aCO_2 normwertig; (S)BE > +2; Kompensatorische Antwort: p_aCO_2 ↑.

Therapie

- Therapie der Grunderkrankung
- **Argininhydrochlorid** (1-molare Argininhydrochloridlösung): Dosis nach art. BGA: Basenüberschuss (+BE) × 0,3 × kg KG; errechnete Menge z. B. in 100–250 ml NaCl 0,9 %
- **Salzsäure** (Salzsäure 7,25 %, 1 ml = 2 mmol H^+): Dosis nach art. BGA: Basenüberschuss (+ BE) × 0,15 × kg KG; Verabreichung nur über ZVK, Lösung auf 0,2-molare Lösung verdünnen

Bei Pat. mit KHK und zerebrovaskulärer Insuff. sollte eine Korrektur der Linksverschiebung der O_2-Bindungskurve wegen der Gefahr der Gewebehypoxie schnellst möglich erfolgen.

4.7 Temperaturmessung

4.7.1 Übersicht

Temperatur

- Normbereich: 36,5–37,5 °C
- Hypothermie: < 36,0 °C
- Hyperthermie: > 38,0 °C

Temperaturregulation (ohne Narkose)

- Schwitzen: T → 0,2–0,4 °C ↑
- Vasokonstriktion: T → 0,2–0,4 °C ↓
- Zittern: T → 1,0 °C ↑

Diese Grenzen verschieben sich in Abhängigkeit von der Konzentration der Anästhetika um ≥ 1,0 °C nach oben für das Schwitzen und nach unten für die Reaktionen auf Temperaturabfall.

Während der Narkoseausleitung werden die Grenzen zurückgestellt und es tritt eine massive Reaktion zur Wärmeproduktion (Vasokonstriktion, Zittern → O_2-Verbrauch ↑ ↑ ↑) auf.

Zirkadianer Rhythmus: + 0,5 °C am Abend, – 0,5 °C am frühen Morgen

Leber: Bei normaler Stoffwechselleistung um ca. 1–2 °C höher

4.7.2 Verfahren

- **Hautkontakt durch Palpation:** Hinweis auf lokale Überwärmung der Haut bei Wärmezufuhr (Vermeidung einer Verbrennung), Einschätzung der Zentralisation (peripher kalte Extremitäten)
- **Infrarotmessung:** Berührungslose Kontrolle auf der Haut oder am Tympanon → ungenau
- **Elektronisches Thermometer:** Verfahren der Wahl im periop. Bereich und in der Notfallmedizin, da linear der gesamte Temperaturbereich zwischen 10–45 °C abgedeckt wird; für Pädiatrie angepasste Sondergrößen
- **Digitales Fieberthermometer:** Einsatz auf Station; im OP, im AWR und auf der Intensivstation nicht geeignet.

- **Kutane Wärmeflusssensoren:** nichtinvasive Stirnsensoren zur Messung der Kerntemperatur (Dräger TCore®, 3M SpotON®)

4.7.3 Messorte

Rektal

Indikationen Methode der Wahl bei Eingriffen im Kopf- und Thoraxbereich; in der Herzchirurgie in Kombination mit nasopharyngealer Messung.

Nachteile Träge Reaktion auf akute Änderungen (z. B. Herzchirurgie), Einfluss von Darmbedingungen, Lage oft unsicher, Abweichung von der Kerntemperatur v. a. bei Hypothermie und Wiedererwärmung durch HLM.

Intravesikal

Über Blasenkatheter.

Indikationen Kontinuierliche Messung zur Überwachung, im Intensivbereich beliebt.

4

Nachteile Kostenaufwendig, Katheterdurchmesser ↑.

Tympanon

Infrarotmessung ist ungenau → Orientierung bei Notfallpat.

Ösophageal

Indikationen Einschätzung der Kerntemperatur bei akzidenteller Hypothermie.

Nachteile Kontakt nicht sicher zu beurteilen, Perforationsgefahr.

Messwert Kommt der Kerntemperatur am nächsten (Ausnahme Thoraxchirurgie).

Nasopharyngeal

Indikationen Verfahren der Wahl während der Narkose (außer Eingriffen im Kopf- und Halsabschnitt) und zusammen mit der Rektalmessung in der Herzchirurgie.

Nachteile Reagiert etwas träger.

Messwert Verfahren lebt vom guten Kontakt im Hypopharynx, stimmt dann gut mit der Tympanontemperatur überein, die aber etwas geringer als die Kerntemperatur ist.

Blut

Via Thermistor am Pulmonaliskatheter.

Indikationen Ergibt sich aus der Anwendung des Pulmonaliskatheters, gilt als Referenz.

Nachteil Invasives, risikobehaftetes Verfahren.

Messwert Registriert rasche Änderungen und entspricht der Kerntemperatur.

- Endoluminale Applikation des Thermometers → Perforationsgefahr
- Bei der Zuführung von angewärmten Substanzen (Infusion, Transfusion, Atemgas, warme Decken, angewärmte Luft, Wärmelampe bei Kindern) ist durch Überwachung sicherzustellen, dass die Anwärmung nicht zur Verbrennung oder Verbrühung führt.

4.8 Überwachung der Diurese

4.8.1 Dauerkatheter

Indikationen

- **OP:** > 5 h (Volumenbilanzierung, Entlastung der Blase), im Beckenbereich und an den unteren Extremitäten zur Vermeidung einer Kontamination, mit EKZ, mit ausgeprägten Änderungen des intravasalen Volumens, in und an den ableitenden Harnwegen (u. U. mit Schienung der Ureteren), an den Nieren, bei Pat. mit Inkontinenz (Querschnittssy.), Nieren-Transplantation (Spülkatheter mit 2 Lumen)

! Beim jungen oder pädiatrischen Pat. zurückhaltende Ind., da eine mögliche Harnröhrenstriktur und Infektion zu schwerwiegenden und möglicherweise lebenslangen Störungen der Spontandiurese führen können.

Relative Kontraindikationen Prostatahyperplasie, angeborene und korrigierte Fehlbildungen, Gerinnungsstörungen.

- Insgesamt die Dauer der Kathetereinlage so kurz wie möglich halten (intra- und kurz postop.)
- Anamnestisch erhobene Störungen der Spontandiurese ergeben Hinweise auf Probleme bei der Anlage des Blasenkatheters.

4.8.2 Einschätzung der Diurese und der Nierenfunktion

Erweitertes Monitoring

- Kontinuierliche intraart. Blutdruckmessung (▶ 4.3.3)
- Zentraler Venendruck (▶ 4.4.1)
- Pulmonaliskatheter (▶ 4.4.3)

Parameter zur Beurteilung ▶ Tab. 4.7.

- **Urinfarbe** (Konzentration), roter Urin (Porphyrie, Blutung); Urinsediment (Infekt, DD: Urinstick)
- **Anamnese:** Mangelnde Flüssigkeitszufuhr bei Tumoren im Oropharynxabschnitt, Länge der Flüssigkeitskarenz
- **Labor:** Hb, Hkt., Serum-Na^+, Serum-K^+, Krea, Harnstoff, Krea-Clearance
- **Klinik:** Stehende Hautfalten, trockene Schleimhaut, eingefallene Fontanelle, Bewusstseinszustand
- **Alter:**
  - Geriatrische Pat.: Dehydratation zu erwarten (Klinik) → MAP > 90 mmHg.
  - Pädiatrische Pat.: Ausgeglichener Volumenstatus, systolischer Blutdruck nach Alter.

Voraussetzung für ausreichende Spontandiurese
- Normovolämie
- Renaler Perfusionsdruck optimal: MAP > 80 mmHg, im Alter > 80 J. + 15 %, bei Kindern nach systolischem Blutdruck
- Suffizientes HZV
- Ausschluss postrenales Nierenversagen oder Abflussstörung

Bewertung

Bei intakter Nierenfunktion ist ein Rückgang der Diurese ein Hinweis auf einen schwerwiegenden Volumenmangel, eine myokardiale Insuff. oder einen Schock.

Abschätzung der Ursache eines Nierenversagens (NV)
- **Prärenales NV:** Hypovolämie, Hypotonie, Herzinsuff., Schock (Volumenmangel, kardiogen, neurogen, septisch, anaphylaktisch).
- **Infrarenales NV:** Vorbestehende Schäden (Zysten-, Schrumpfnieren), medikamentös-toxische oder allergische Schäden, akute Nephritis, Glomerulopathie (▶ 8.3).
- **Postrenales NV:** Katheter abgeknickt, Blutkoagel, Via falsa, Nierensteine, Abfluss-Störungen, Ureterstenosen, Blasenentleerungsstörung, Urethrastenosen.

! Bei unklaren Situationen → Sonografie der Blase und der ableitenden Harnwege. Frühzeitig Urologen informieren.

Tab. 4.7 Differenzialdiagnostik bei ausreichender Flüssigkeitszufuhr und suffizientem Kreislauf

Alter	Zeitraum	Volumen/Zeit	Oligurie
Neugeborene	1. und 2. d	15–50 ml/d	Beginn Spontandiurese innerhalb von 48 h
Neugeborene	3.–10. d	50–300 ml/d	< 0,5–1 ml/kg/h < 200 ml/m² KO/d
Säuglinge		4 ml/kg/h	< 0,5–1 ml/kg/h < 200 ml/m² KO/d
Kleinkinder, Kinder		1–2 ml/kg/h	< 0,5 ml/kg/h
Erw. (70 kg)		≥ 1 ml/kg/h ≥ 2.000 ml/d	< 0,5 ml/kg/h

4.9 Relaxometrie und Relaxografie

4.9.1 Medikamentöse Muskelrelaxierung

Voraussetzung einer kompletten Relaxierung ist eine adäquate Narkosetiefe!

Wirkung der Muskelrelaxanzien

- Wirken stärker auf die periphere (M. adductor pollicis) als auf die zentrale Muskulatur (Atemmuskulatur, Zwerchfell). Klinisch wichtig ist der etwa 60–120 Sek. frühere Wirkbeginn am Zwerchfell, den der Pat. als Luftnot empfinden kann.
- Die notwendige Dosis zur kompletten Relaxierung des Zwerchfells ist etwa 1,5- bis 2-fach höher, während die Wirkdauer dort um etwa 20–30 % verkürzt ist.

Unzureichende Relaxierung

- Spontanatmung (Zwerchfell) → Kapnografie (▶ 4.5.6), Beatmungsdruck ↑, Husten
- Anspannen der Bauchdeckenmuskulatur → Darm quillt heraus, Pressen, Anstieg des Beatmungsdrucks, Palpation der erhöhten Muskelspannung
- Spontanbewegungen der peripheren Muskulatur (Bewegung der Zehenspitzen)

Zeichen einer bestehenden Relaxierung bei aufwachendem Patienten Tachykardie, Schwitzen, Hypertonie, zuckende Bewegungen der Extremitäten, schaukelnde Thoraxbewegungen mit geringem Tidalvolumen, Tachypnoe, Grimassieren.

Ausreichende Muskelaktivität zur Extubation Augen öffnen, Zunge herausstrecken, Hand drücken, Kopf heben (5 Sek.), ausreichendes Atemzugvolumen (sollte vor der Extubation während der Spontanatmung bereits vorhanden sein).

4

4.9.2 Überwachung der neuromuskulären Funktion

Problematik

Die Funktion der Skelettmuskulatur, auf einen elektrophysiologischen Reiz mit einer koordinierten mechanischen Muskelkontraktion zu antworten, kann durch die pharmakodynamischen Effekte der Anästhetika deutlich beeinträchtigt werden. Die Relaxometrie (▶ Abb. 4.10) registriert diese neuromuskuläre Übertragung an der motorischen Endplatte der quer gestreiften Muskulatur. Zur Reproduzierbarkeit der muskulären Antwort sollte eine supramax. Stimulation (Stromstärke 40–70 mA N. ulnaris, 30–40 mA temporaler Ast des N. facialis) eingesetzt werden.

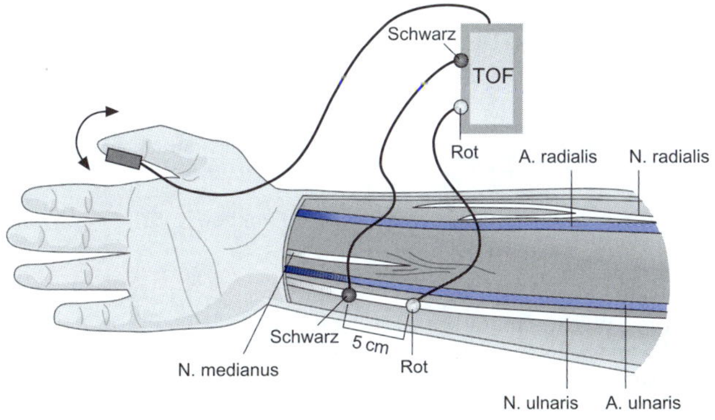

Abb. 4.10 Muskelrelaxometer mit Akzelerometrie und Anordnung der Elektroden (optimalen Abstand berücksichtigen!) [L157]

Indikationen für Monitoring

Ziele
- Einschätzung einer ausreichenden intraop. Entspannung
- Erkennung von Restblockaden hinsichtlich einer ausreichenden Funktion der Atemmuskulatur und des Zwerchfells zur Spontanatmung sowie der Larynx- und Pharynxmuskulatur zum Offenhalten der Atemwege
- Sicherung der Schutzreflexe

- Komplette Ruhigstellung der Muskulatur bei nicht anatomisch orientierter Lagerung, mikroskopisch unterstützter OP, minimalinvasiven Eingriffen, drohendem Verlust von Organgewebe bei Pressen oder Husten (z. B. Auge)
- Aufhebung des Muskeltonus z. B. bei Reposition dislozierter Knochen, Fasziverschluss
- Inadäquate maschinelle Beatmung bei ausreichender Narkosetiefe
- Pat. mit eingeschränkter neuromuskulärer Funktion

Wahl des Testmuskels
- **„Goldstandard“:** Reiz des N. ulnaris und Überprüfung der Reizantwort am M. adductor pollicis (▶ Abb. 4.11)
- **Alternativen:** Reizung des N. tibialis posterior und Einschätzung der Reizantwort am M. flexor hallucis oder Reiz des temporalen Asts der N. facialis mit Antwort des M. orbicularis oculi

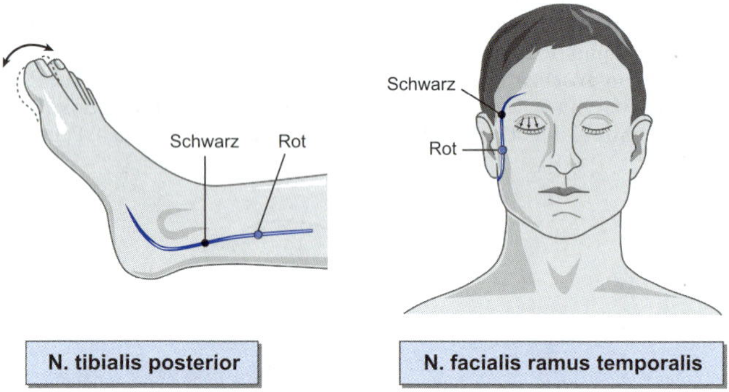

Abb. 4.11 Überwachung der neuromuskulären Funktion [L157]

Fehler
- Durch die Anwendung:
  - Stimulation nur in Narkose, da schmerzhaft
  - Elektrodenabstand zu weit
  - Elektroden kleben nicht.
  - Verlauf des Nervs nicht getroffen
  - Direkte Muskelstimulation
- Fehleranzeige durch das Gerät:
  - Test des Geräts fehlerhaft → Gerätecheck

- Elektrodenverbindung unterbrochen → neue Elektroden
- Hautwiderstand zu hoch → neue Elektroden, Elektrodenposition ändern

Beurteilung der Reaktion

Visuelle und taktile Einschätzung: Gängiges Verfahren bei der klinisch angewandten Relaxometrie. Nachteil ist die fehlende Sensibilität ab einem TOF-Quotienten von 0,5. Nicht ausreichend für wissenschaftliche Untersuchungen.

Akzelerometrie: Die Kraftmessung (Mechanomyografie) wäre das Korrelat auf den Stimulus, ist aber nur schwierig klinisch umzusetzen. Die Beschleunigung (a) ist entsprechend dem 2. Newton-Gesetz (F = M × a) proportional der Kraft (F) bei konstanter Masse (M) und kann durch einen Beschleunigungssensor am Daumen registriert werden. Eine weitere Alternative ist die elektrische Antwort (Elektromyografie) des Muskels als evoziertes Elektromyogramm (EMG), gemessen über Muskeln, die vom N. ulnaris innerviert werden (▶ Tab. 4.8, ▶ Tab. 4.9).

Tab. 4.8 Alternative Stimulationsorte

Stimulationsort	Reizantwort	Reaktion
N. ulnaris	M. adductor pollicis (map)	Daumenadduktion
N. tibialis posterior	M. flexor hallucis (mfh)	Flexion große Zehe
N. facialis, Ramus temporalis	M. orbicularis oculi (moo)	Lidschluss

Tab. 4.9 Reaktionszeiten der Muskulatur gegenüber dem Standard am N. ulnaris in Minuten (negativer Wert bedeutet frühere Reaktion)

	map	moo	mfh	LM	ZF
AZ	n	–1	n	–1	–1 (–2)
EZ	n	–5	n	–10	–12
		Min.		Min.	Min.

n = normale Zeit (abhängig vom Muskelrelaxanz), LM = Larynxmuskulatur, ZF = Zwerchfell, AZ = Anschlagszeit, EZ = Erholungszeit

Stimulationsverfahren

▶ Abb. 4.12 und ▶ Abb. 4.13

- **Train-of-Four-Stimulation** (TOF) : Vier Einzelreize im Abstand von 0,5 Sek. Die fortschreitende Ermüdung der ausgelösten Kontraktionen deuten die Stärke der Relaxierung an (fading). Die Besonderheiten bei dieser Überwachung liegen in der adäquaten Einschätzung der muskulären Antwort. Hier überragt die Akzelerometrie (Messung der Beschleunigung des Daumens) die visuelle oder taktile Einschätzung. Das isolierte Auftreten von T_1 gilt als Maß für eine ausreichende chirurgische Relaxierung.
- **TOF-Ratio:** Der Quotient aus der 4. zur 1. Antwort erlaubt die einfachste klinische Einschätzung der Relaxierung. Er ist nicht bei der Anwendung von depolarisierenden Muskelrelaxanzien anwendbar, da alle vier Kontraktionen gleichartig reduziert werden.

! Taktile oder visuelle Einschätzung der Kontraktionen werden bereits bei einem TOF-Ratio von 0,5 als gleich stark eingeschätzt. Die eingestellte Stromstärke sollte supramax. stimulieren, um zu einer reproduzierbaren Reizant-

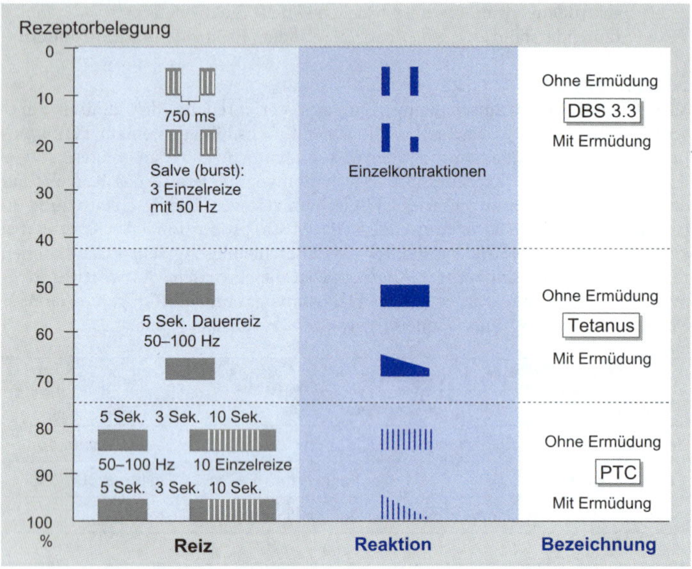

Abb. 4.12 Schematische Darstellung der Stimulationsmuster [L157]

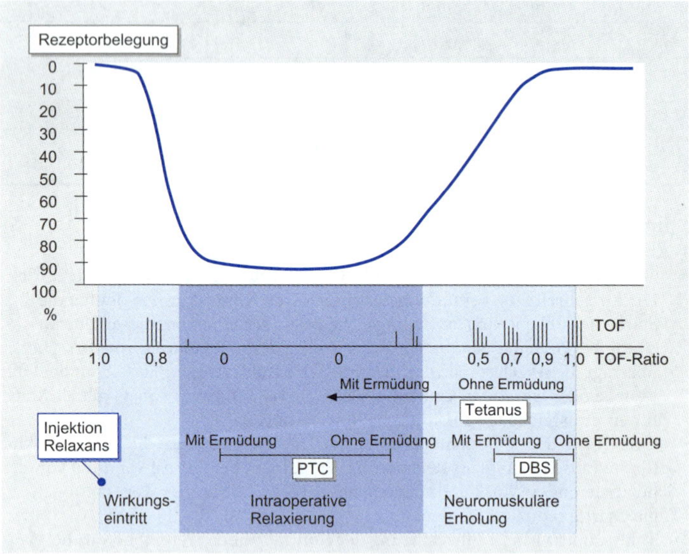

Abb. 4.13 Klin. Anwendung der einzelnen Stimulationsmuster [L157]

wort zu führen (40–70 mA). Sie ist in dieser Stärke aber äußerst schmerzhaft. Für die optimale intraop. Überwachung sollte in Narkose vor der Relaxierung ein Ausgangswert erhoben werden, um in der chirurgischen Phase die Wirkung optimal einschätzen zu können.

- **Double-Burst-Stimulation** (DBS): Zwei Salven mit einer Stimulationsfrequenz von 50 Hz im Abstand von 750 ms. Die Ermüdung der Muskulatur wird deutlicher als bei TOF, v. a. in der Phase von TOFR = 0,6–0,8. Das Verhältnis vom 2. zum 1. Burst ist dem TOFR hier überlegen.
- **Tetanischer Reiz:** 5 Sek., F 50–100 Hz, schmerzhaft, Anwendung zur Beurteilung der Erholung, Reizantwort ist eine Muskelkontraktion, die initial zunimmt und dann ermüdet. Der Reiz kann erst nach 5–10 Min. wiederholt werden. Die Muskelantwort auf einen 100-Hz-Tetanus ohne Ermüdung für 5 Sek. ist gewährleistet, wenn 40 % der Rezeptoren an der neuromuskulären Endplatte nicht besetzt sind.
- **Post-Tetanic-Count** (PTC): Überwachung der Phasen tiefer Relaxierung, in der keine TOF-Antwort zu erhalten ist. 3 Sek. nach einem tetanischen Reiz von 5 Sek. (100 Hz) werden zehn Einzelreize (1 Hz) ausgelöst. Durch die vermehrte Freisetzung von Acetylcholin an der motorischen Endplatte durch den tetanischen Reiz werden die Einzelkontraktionen registriert. Das Verfahren erlaubt Hinweise bis zum Auftreten der 1. TOF-Kontraktion.

4

- Bei allen neuromuskulären Erkrankungen ist die Indikation zur Gabe von Muskelrelaxanzien äußerst streng zu stellen. Falls unvermeidlich, muss eine Überwachung durch Relaxometrie erfolgen. Die Erhebung eines Ausgangswert vor Gabe des Muskelrelaxans ist sinnvoll.
- **Beispiel:** Myasthenia gravis, Autoimmunerkr. mit belastungsabhängiger Ermüdung der quer gestreiften Muskulatur (▶ 8.9.4) → Test ohne Relaxierung zur Eichung
- Potenzierung der Wirkung von Muskelrelaxanzien durch volatile Anästhetika und Benzodiazepine. Recurarisierung durch schon geringe Dosen von Magnesium (**cave:** Anwendung in der Gynäkologie bei Eklampsie oder zur Wehenhemmung), Aminoglykoside, Kalziumantagonisten, verl. Wirkdauer bei Hypothermie

4.9.3 Einschätzung einer adäquaten Narkose

Die Ausschaltung des Bewusstseins, eine ausreichende Analgesie, die Muskelentspannung für chirurgisches Handeln und die Unterdrückung vegetativer Reflexe kennzeichnen die Qualität einer Anästhesie. Ist die Ausschaltung des Bewusstseins unter den vorgegebenen Bedingungen nur unzureichend, treten Phasen der intraop. Wachheit (Awareness) auf, die von den Pat. als äußerst unangenehm empfunden werden. Obwohl dies der wesentliche Inhalt anästhesiologischen Handelns ist, existiert kein sicheres Überwachungsverfahren auf der Basis eines Monitors für die Narkosetiefe.

Demzufolge basiert die Einschätzung der Narkosetiefe auf der Basis von klinischen Zeichen und der Erfahrung des Anästhesisten.

Klinische Zeichen:

- Spontane Bewegungen des Pat.
- Schwitzen
- Tränenfluss

- Blutdruck
- Herzfrequenz
- Pupillenspiel

Zusätzliche Informationen aus der Anamnese über Narkosebedarf aus früheren Eingriffen sowie über Medikamenten-, Drogen- oder Alkoholmissbrauch sind zur Einschätzung heranzuziehen.
Potente Analgetika und Propofol können die vegetativen Zeichen einer intraop. Wachheit abschwächen. Bei Eingriffen mit erheblichen Änderungen von Blutdruck und Herzfrequenz können diese Zeichen nur unzureichend zu einer Beurteilung der Narkose herangezogen werden.
Situationen mit nicht sicher einschätzbarer Qualität der Narkose:

- Anästhesie bei Sectio caesarea
- Polytraumatisierte Pat.
- Pat. mit erheblichem Blutverlust
- Herzchirurgische Eingriffe, besonders beim Einsatz mit Herz-Lungen-Maschine

Überwachungsverfahren

Es existieren eine Reihe von Überwachungsverfahren auf der Basis von prozessierten EEG-Analysen, die zur Überwachung der Narkosetiefe eingesetzt werden. Es gelingt mit keinem Verfahren, eine intraop. Wachheit sicher auszuschließen. Deshalb können diese Geräte nur als Hilfestellung angesehen werden.
Indikationen:

- Vermeidung intraop. Wachheit (Awareness)
- Einsparung von Anästhetika
- Verkürzung der Aufwachphase

BIS-Monitor

Der BIS (Bispectral Index Scale) wird als dreidimensionaler Wert aus dem Roh-EEG berechnet und liegt zwischen 100 (wach) und 0 (keine EEG-Aktivität).
Zuordnung der BIS-Werte (BIS-Version 3.0):

- Wachheit/Erinnerung intakt 100–85
- Sedierung 85–65
- Allgemeinanästhesie 60–40
- Zunehmendes Burst-Suppression-EEG 30–0

Neben der digitalen Anzeige des BIS-Werts und der grafischen Trenddarstellung werden auch die Messdaten der EEG-Signale sowie weiterer berechneter Parameter verfügbar gemacht. Obwohl das Verfahren in vielen klinischen Studien seine Wertigkeit gezeigt hat, kann eine intraop. Wachheit nicht sicher ausgeschlossen werden.
Sensoren: Einmal verwendbare Klebesensoren (BIS-Standard-Sensor), zwei gut haftende Messelektroden und eine Referenzelektrode. Der BIS-Quattro-Sensor beinhaltet eine weitere Elektrode zur Aufzeichnung von EMG-Signalen und Augenbewegungen. Der BIS-Pediatric-Sensor wird für die Überwachung von Kindern angeboten. Der BIS-Extend-Sensor ist teilweise wiederverwendbar und verfügt über verbesserte Elektroden.
Grenzen mit unzureichender Aussage können entstehen bei: Hypothermie, Schrittmacheraktivität, beginnenden Burst-Suppression-Mustern, hohe EMG-Aktivität.
Prinzipiell wird mit dem BIS-Monitor eher der Anteil des hypnotischen Effekts der Narkose registriert. Diese Effekte werden unter Ketamin und Lachgas nur unzureichend widergespiegelt.

Narcotrend-Monitor

Ein automatisches EEG-Analyseverfahren mit Artefakterkennung ordnet durch einen Algorithmus zur Mustererkennung dem Roh-EEG ein Narkosestadium zu (▶ Tab. 4.10).

Tab. 4.10 Überwachung der Narkosetiefe mit dem Narcotrend-Monitor*

Phase	Stadium	Index
Wachheit	A	100–95
Müdigkeit/Sedierung	B_0	94–90
	B_1	89–85
	B_2	84–80
Sedierung/oberflächliche Anästhesie	C_0	79–75
	C_1	74–70
	C_2	69–65
Allgemeinanästhesie	C_0	64–57
	D_1	56–47
	D_2	46–37
Tiefe Allgemeinanästhesie	E_0	36–27
	E_1	26–20
	E_2	19–13
Burst-Suppression-EEG bis Nulllinie	F_0	12–5
	F_1	4–0

* Nach Wilhelm/Bruhn/Kreuer. Überwachung der Narkosetiefe – Grundlagen und klinische Praxis. Deutscher Ärzte-Verlag (ISBN: 3-7691-1193-1, 2004)

Sensoren: Ableitung mit herkömmlichen EKG-Elektroden (2 Messelektroden mit Mindestabstand 8 cm sowie 1 Referenz-Elektrode auf der Stirn).

4.10 Intrakranielles Druckmonitoring

4.10.1 Grundlagen der Messung

Prinzip ▶ Abb. 4.14.

- Einführen eines Katheters oder einer Drucksonde in den knöchernen Hirnschädel
- Es werden Veränderungen des intrakraniellen Drucks durch die Zunahme des Volumens registriert.
- Der normale ICP liegt bei 5–13 mmHg, unterliegt Schwankungen durch den ZVD, PEEP oder Husten und ist lageabhängig.
- Die Einführung eines Katheters in das Ventrikelsystem erlaubt das Ablassen von Liquor zur Reduktion von intrakraniellem Volumen und damit auch des Drucks; Entnahme von Liquor zur Diagn. ist möglich.

Indikationen

- Hirndruck anhaltend > 20–25 mmHg; Einschätzung von ICP und zerebralem Perfusionsdruck (CPP = MAP – ICP); Erkr., die mit einer Störung der intrakraniellen Elastance E einhergehen (E = dP/dV).

! Vorsicht bei laparoskopischen Eingriffen mit erhöhtem intrakraniellem Druck und bei Pat. mit ventrikulo-peritonealer Shunt-Ableitung!

Kontraindikationen Meningitis, Enzephalitis, Gerinnungsstörungen.

Komplikationen Verletzung von Hirngewebe, Blutung, Infektion, fehlerhafte Kalibrierung.

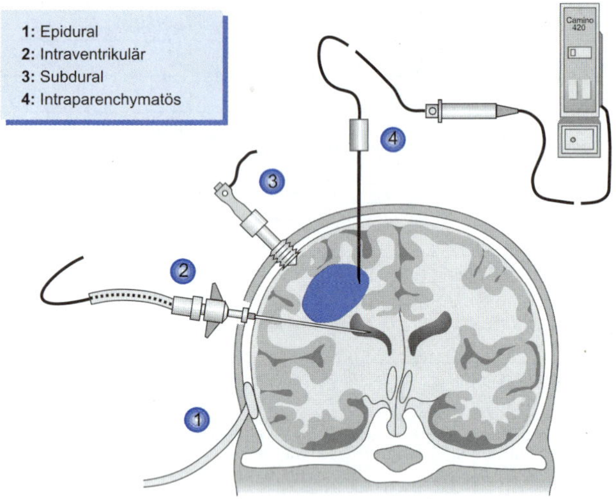

Abb. 4.14 Intrakranielle Hirndruckmessung, Platzierung der Sonden, alternative Verfahren [L157]

4.10.2 Eingesetzte Verfahren

Epidurale Drucksonde

Prinzip Druckaufnehmer wird mit Schraube extradural durch den knöchernen Schädel platziert.

Vorteile Durch den extraduralen Zugang ist die Gefahr von Blutung, Gewebeläsion und Infektion gegenüber den anderen Verfahren deutlich reduziert und erlaubt eine lange (mehrere Wo.) Liegedauer.

Nachteile Der gemessene Druck ist ungenauer als der von anderen Verfahren und systematisch einige mmHg höher als der intraventrikuläre Druck.

! Subdurale Drucksonde ebenfalls einfach zu platzieren und vom Messwert etwas genauer.

Intraventrikuläre Drucksonde

Systeme
- Katheter im Ventrikel mit Druckaufnehmer außerhalb des Schädels → erlaubt Liquorentnahme
- Druckaufnehmer direkt im Ventrikel

Nachteile Verletzungsgefahr von Hirngewebe.

Intraparenchymatöse Drucksonde

Prinzip Messung direkt im Hirngewebe auf der Seite der Läsion.

Vorteile Gleichmäßige und exakte Werte.

Beispiel Camino-Sonde. Hierbei wird ein fiberoptischer Katheter in das Gewebe eingeführt. Die Kalibrierung erfolgt in vitro vor der Einführung, eine Nachkalibrierung in vivo besteht nicht. Das System erfasst Änderungen der druckabhängigen Lichtreflexion im Gewebe. Die Implantation ist einfach, und der Katheter kann diskonnektiert werden, ohne dass die Information der Kalibrierung verloren geht. Es ist mit einem geringen Nullpunkt-Shift (ca. 1–2 mmHg/d) zu rechnen.

5 Flüssigkeit, Volumen und Blutkomponenten

Matthias Eberhardt und Matthias Heringlake

5.1 Flüssigkeits- und Volumentherapie

Matthias Heringlake

5.1.1 Physiologie und Pathophysiologie des Körperwassers

Physiologische Grundlagen

- Der Anteil des Wassers am Gesamtkörpergewicht beträgt beim Erwachsenen ca. 60 % (ca. 42 l bei 70 kg) und ist abhängig von Alter, Geschlecht, Adipositas (▶ Abb. 5.1).
- ⅔ des gesamten Körperwassers befinden sich im intrazellulären Raum (IZR) und ⅓ im extrazellulären Raum (EZR; ▶ Abb. 5.1).
- Die Fixierung des Körperwassers intravasal erfolgt durch den kolloidosmotischen Druck (KOD, normal 24–28 mmHg im Plasma) der Plasmaproteine, zu 80 % durch Albumin.
- Abschätzung der Plasmaosmolarität bei normalem BZ und Harnstoff ≅ (Na^+ + K^+) × 2. Norm: 285–295 mosmol/l
- Aufrechterhaltung der Homöostase des Volumens und E'lytgehalts durch hormonale und neuronale Steuerung (Renin-Angiotensin-Aldosteron-System, Erythropoetin, ADH, ANP, sympathikoadrenerge Regulation)

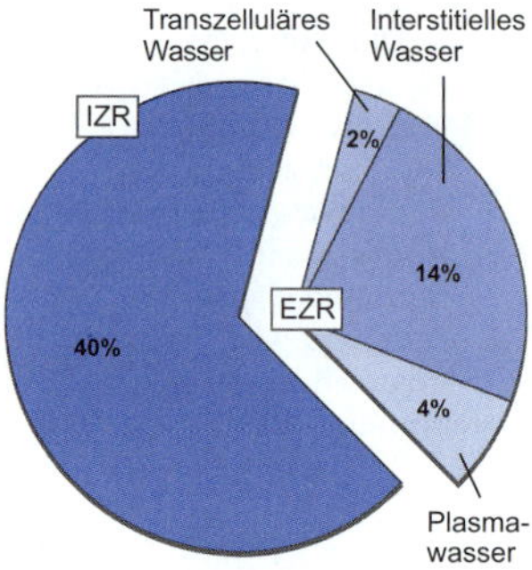

Abb. 5.1 Verteilung des Gesamtkörperwassers (% des KG) auf die einzelnen Kompartimente [L157]

Tab. 5.1 Totales Blutvolumen (TBV)	
Mann	2,8 l/m² (ca. 70 ml/kg KG)
Frau	2,4 l/m² (ca. 60 ml/kg KG)

Dehydratation

Isotone Dehydratation

Extrazellulärer Wassermangel.

Ätiologie Erbrechen, Durchfälle, Ileus, Aszites, Diuretikather., Polyurie, Verbrennungen.

Klinik Hypovolämie → Hautturgor ↓, Hypotonie, Tachykardie, Oligurie, Müdigkeit, Apathie, Koma.

Diagnostik Na^+ 135–145 mmol/l, Serumosmolarität 270–290 mosmol/l, Hkt. ↑.

Therapie Zufuhr balancierter Kristalloide (ca. 1,5–2,4 l Flüssigkeit/m² KOF/24 h).

Hypertone Dehydratation

Intra-, extrazellulärer Wassermangel.

Ätiologie Ungenügende Wasseraufnahme, hypotoner Flüssigkeitsverlust bei Durchfällen, exzessives Schwitzen, osmotische Diurese (BZ ↑, Harnstoff ↑), Diabetes insipidus.

Klinik Hypovolämie → Hautturgor ↓, Hypotonie, Tachykardie, Müdigkeit, Schluckstörung, Durst, Oligurie, Apathie, Krämpfe, Koma (zerebrale Dehydratation).

Diagnostik Na^+ > 145 mmol/l, Serumosmolarität > 290 mosmol/l, Hkt. ↑.

Therapie 1. Zufuhr balancierter Kristalloide mit niedrigem Na^+ (▶ Tab. 5.2), 2. Ausgleich des Wasserdefizits mit hypotoner Lsg. (Glukose 5 %); Abschätzung des Wasserdefizits: 0,6 × kg KG × ($Plasma_{Na}$/140–1), zunächst halbes Defizit über 24 h ausgleichen, langsame Senkung der Na^+-Konzentration um 1–2 mmol/l/h oder 8 mmol/l/24 h (Monitoring des Natriumspiegels); Diabetes insipidus. Akutther.: Desmopressin.

Hypotone Dehydratation

Natriummangel.

Ätiologie GIT-Verluste (Erbrechen, Diarrhö, Peritonitis, Pankreatitis), Verbrennungen, Salzverluste bei osmotischer Diurese (BZ ↑, Harnstoff ↑), Polyurie, Diuretika (bevorzugt Thiazidther.).

Klinik Hypovolämie → Hautturgor ↓, Hypotonie, Tachykardie, Oligurie, Apathie, Krämpfe, Koma (zerebrales Ödem).

Diagnostik Na^+ < 135 mmol/l, Serumosmolarität < 270 mosmol/l, Hkt. ↑.

Therapie Zufuhr balancierter Kristalloide mit hohem Na^+ (▶ Tab. 5.2) Ausgleich des Natriumdefizits: Na^+-Defizit = (Na^+_{soll} – Na^+_{ist}) × 0,2 × kg KG. **Cave:** Bei chron. Hyponatriämie (> 48 h): Bei zu schnellem Ausgleich Gefahr der zentralen pontinen Myelinolyse (max. 1–2 mmol/l/h u. 8 mmol/l/24 h), bei akuter symptomatischer Hyponatriämie (< 48 h) sollte bis zum Sistieren der Symptomatik die Zufuhr verdoppelt werden.

Hyperhydratation

Isotone Hyperhydratation

Extrazellulärer Wasserüberschuss.

Ätiologie Übermäßige Aufnahme e'lythaltiger Lösungen, Herz-, Nieren- und Leberinsuff., Hypoproteinämie.

Klinik Ödeme, Gewichtszunahme.

Diagnostik Meist Natriumretention, Serumosmolarität 270–290 mosmol/l, Hkt. ↓.

Therapie Saluretika, Hämofiltration, Dialyse, Flüssigkeitsrestriktion.

Hypertone Hyperhydratation

Natriumüberschuss.

Ätiologie Übermäßige Zufuhr von natriumhaltigen Lösungen, Hyperaldosteronismus, Morbus Cushing, Kortikoidtherapie.

Klinik Ödeme, Unruhe, Krämpfe, Koma (zerebrale Dehydratation), Hyperthermie.

Diagnostik Na^+ > 145 mmol/l, Serumosmolarität > 290 mosmol/l, Hkt. ↓.

Tab. 5.2 Zusammensetzung häufig eingesetzter Elektrolytlösungungen

Vollelektrolytlösungen		Elektrolyte Kationen (mmol/l)				Elektrolyte Anionen (mmol/l)				pH	Osmolarität (mosm/l)
	Handelsname (Beispiele)	Kalzium	Kalium	Magnesium	Natrium	Azetat	Malat	Chlorid	Laktat		
Azetat gepuffert	Jonosteril®	1,65	4	1,25	137	36,8	–	110	–	5–7	291
	Ringer-Azetat-Lösung®	0,9	5,4	1	130	27	–	112	–	6–8	278
Malat gepuffert	Jonosteril Malat®	0,9	5,4	1	129,9	–	13,6	111,9	–	n.a.	n.a.
Azetat und Malat gepuffert	Sterofundin ISO®	2,5	4	1	145	24	5	127	–	5,1–5,9	309
Laktat gepuffert	Ringer-Laktat-Lösung®	1,8	5,5	–	131	–	–	112	28	5–7,5	279
Nicht gepuffert	Ringer-Lösung®	2,25	4	–	147	–	–	156	–	5–7,5	307
	NaCl 0,9%	–	–	–	154	–	–	154	–	5–7	309

Therapie Schleifendiuretika in Kombination mit hypotoner Lsg. (Glukose 5 %), langsame Senkung der Na^+-Konzentration (**cave:** Zerebrales Ödem: Max. 1–2 mmol/l/h oder 8 mmol/l/24 h), Hämofiltration, Dialyse.

Hypotone Hyperhydratation

Wasserüberschuss.

Ätiologie Überther. mit freiem H_2O, unangemessene ADH-Sekretion (paraneoplastische Sy., SHT, medikamentös), Einschwemmsy. (TUR, hysteroskopische Eingriffe), Herzinsuff., Leberinsuff.

Klinik Ödeme, Apathie, Erbrechen, Übelkeit, Krämpfe, Koma (zerebrales Ödem).

Diagnostik Na^+ < 135 mmol/l, Serumosmolarität < 270 mosmol/l, Hkt. ↓.

Therapie Schleifendiuretika, Flüssigkeitsrestriktion, Dialyse, Hämofiltration, ggf. Ausgleich des Natriumdefizits (siehe oben).

5.1.2 Ausgleich eines Kalium- oder Natriumdefizits

Natriumchlorid 5,85 %

® 1 ml = 1 mmol Na^+ und Cl^-.

Wirkmodus Natrium ist das Hauptkation des EZR (135–145 mmol/l) und für den osmotischen Gradienten sowie die Erhaltung des Volumenbestands verantwortlich (▶ Tab. 5.3).

5

Tab. 5.3 Normalwerte Metaboliten/Elektrolyte

Parameter	Normalwert
Na^+	135–145 mmol/l
K^+	3,6–4,8 mmol/l
Ca^{2+} (ionisiert)	1,15–1,35 mmol/l
Cl^-	95–105 mmol/l
Anionenlücke*	8–16 mmol/l
Glukose (venös)	70–115 mg/dl (3,9–6,4 mmol/l)
Laktat (art. Vollblut)	< 16 mg/dl (< 1,8 mmol/l)

* Bestimmung zur DD metabolischer Azidosen; vergrößerte Anionenlücke: Anfall von Säuren, deren Anionen keine Chloridionen sind, z. B. Urämie, Laktatazidose, diabetische Azidose, alkoholische Azidose, Intoxikation (Salizylat, Methanol, Ethylenglykol); normale Anionenlücke bei hyperchlorämischer Azidose.

Indikationen Hypotone Dehydratation, evtl. hypotone Hyperhydration, Hypochlorämie, metabolische Alkalose, Arrhythmien, z. B. bei Hyperkaliämie, Intoxikation mit trizyklischen Antidepressiva, Morbus Addison, akutes Nierenversagen.

Dosierung Nach Natriumdefizit: Natriumdefizit [mmol] = (Na^+_{soll} – Na^+_{ist} × 0,2 × kg KG); Korrektur nicht über 130 mmol/l Na^+; Infusionsgeschw. max. 1–2 mmol/l/h und 8 mmol/l/24 h.

Nebenwirkungen Gefahr der zentralen pontinen Myelinolyse bei zu hoher Infusionsgeschw., Venenreizung, akute Herzinsuff., Lungenödem.

Bemerkungen Applikation möglichst über ZVK.

Kaliumchlorid 7,45 %

® 1 ml = 1 mmol K^+ und Cl^-.

Wirkmodus Kalium ist das Hauptkation des IZR, Konzentrationsdifferenz IZR zu Plasmakonzentration ist die Grundlage der elektrischen Erregbarkeit der Zellen; normale Plasmakonzentration 3,5–4,5 mmol/l (▶ Tab. 5.3).

Indikationen Hypokaliämie (< 3,5 mmol/l), Coma diabeticum, parenterale Ernährung zur Deckung des Erhaltungsbedarfs.

Dosierung Nach Kaliumdefizit und klinischer Ausprägung der Hypokaliämie. Kaliumdefizit (mmol) = $(4{,}5 - K^+_{ist}) \times$ kg KG $\times$ 0,4.

Nebenwirkungen

- Auslösung von Arrhythmien (Kaliumdefizit langsam ausgleichen)
- Schnelle Infusion kann Übelkeit und Erbrechen auslösen.
- Venenreizung und Thrombose bei peripherer Gabe, bei Paravasat Nekrosenbildung; Konz. Kaliumlösungen über ZVK infundieren; Infusionsgeschw. 20–40 mmol/l/h
- Azidose und Hyperkaliämie bei mangelhaften Kontrollen der Serumkonzentrationen und der Diurese

Bemerkungen

- Abhängigkeit vom Säure-Basen-Haushalt beachten
- Ein pH-Anstieg um 0,1 senkt das extrazelluläre K^+ um 0,4 mmol/l.
- Normokaliämie bei Azidose = Hypokaliämie
- Normokaliämie bei Alkalose = Hyperkaliämie
- Bei Hyperkaliämie rasche Senkung des Kaliums durch die Gabe von Natriumbikarbonat, NaCl 5,85 %, Glukose-Insulin-Infusion (z. B. 20 IE Insulin in 500 ml Glukose 20 %, 200 ml/h; nach 30 Min. Laborkontrolle), Kalziumglukonat, Hämofiltration oder -dialyse
- Hochnormales Serumkalium bei Tachyarrhythmie, Extrasystolie oder Digitalisüberdosierung anstreben

5

5.1.3 Perioperative Flüssigkeits- und Volumensubstitution

Ziel: Verhinderung von Flüssigkeitsüberladung (Hämodilution, Ödembildung) und Hypovolämie (hämodynamische Instabilität) → Normovolämie erhalten.

Klinische Hinweise auf Störungen des Flüssigkeitshaushalts

- **Anamnese:** Fieber, Durst, neurolog. Störungen (Unruhe, Somnolenz, Koma, Krampfanfälle), Medikation (z. B. Diuretika, Insulin, Kortikoide, Betablocker); Vorerkr. (z. B. Niereninsuff., Herzinsuff., Diab. mell., Leberinsuff.), endokrine Störungen (NNR-Insuff., Hypophysenvorderlappeninsuff.)

! Flüssigkeitsbasalrate (20 ml/m²/h) steigt erst bei Temperatur von über 39 °C und sichtbarem Schweiß an (bis auf das 6- bis 8-Fache; 150 ml/m²/h).

- **Path. Laborparameter:** E'lyte, Albumin, Gesamtproteine, Harnstoff, Kreatinin, BZ, Hkt., Blutgase, Urinosmolarität, Na^+-Urin
- **Symptome:**
  - Volumendefizit z. B. trockene Schleimhäute, Schwitzen, „stehende" Hautfalten, neurologische Störungen, Zeichen einer schlechten peripheren Perfusion
  - Volumenüberschuss z. B. Ödeme, erhöhte Jugularvenenfüllung, Rasselgeräusche über der Lunge, Aszites, neurologische Störungen

- **Kreislaufparameter:** Veränderung der Herzfrequenz (Tachykardie, Bradykardie), Blutdruck (Hypo-/Hypertonie); beim kontrolliert beatmeten Pat. können atemperiodische Schwankungen des arteriellen Blutdrucks (pulse pressure variation [PPV] bzw. des Schlagvolumens (stroke volume variation [SVV] auf einen Volumenmangel hinweisen; ▶ Abb. 5.2). Eine Steigerung des Schlagvolumens beim Anheben der Beine (passive leg raising) kann ebenfalls auf ein Volumendefizit hindeuten.

Eine adäquate Flüssigkeitsther. ist die Voraussetzung für eine ausreichende Sauerstoffversorgung der Organsysteme des Körpers. Volumenverluste/-defizite führen über eine Reduktion des kardialen Schlagvolumens (SV) – unter Vermittlung neurohumoraler Reflexmechanismen – zu einer Reduktion der Organdurchblutung und einer reduzierten O_2-Versorgung des Gewebes. → Da sich Blutdruck und Herzfrequenz erst bei erheblichen Volumendefiziten (> 20 % des Blutvolumens) ändern, lässt sich der Volumenstatus eines Patienten nur unter Einsatz eines erweiterten hämodynamischen Monitorings oder echokardiografischer Verfahren korrekt einschätzen (▶ 4.4).

Ziel der Kreislauftherapie ist es, ein für die O_2-Versorgung der Gewebe ausreichendes Sauerstoffangebot (DO_2) sicherzustellen. Dabei sollte zunächst der Volumenstatus optimiert werden (Ziel: ausreichendes kardiales Schlagvolumen) und dann anhand venöser Sauerstoffsättigungen (SvO_2, $ScvO_2$) überprüft werden, ob zusätzlich eine Optimierung der myokardialen Pumpfunktion (durch Modifikation von Nachlast und/oder Inotropie) erforderlich ist.

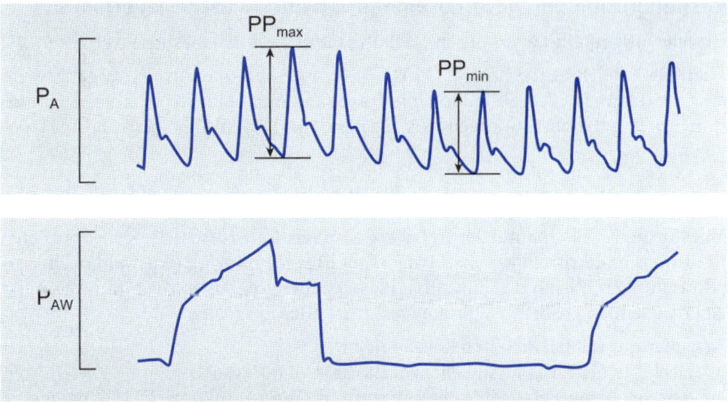

Abb. 5.2 Die „Pulse Pressure Variation" (PPV) entspricht der Differenz zwischen der maximalen (PP_{max}) und minimalen (PP_{min}) Blutdruckamplitude während eines Beatmungszyklus geteilt durch den Mittelwert der maximalen und minimalen Amplitude. Die Bestimmung erlaubt NUR beim kontrolliert beatmeten Patienten einen Hinweis auf den Volumenstatus! PPV < 9 %: wahrscheinlich kein Volumenbedarf; PPV > 13 %: durch Volumensubstitution kann das Schlagvolumen gesteigert werden (P_A = arterieller Blutdruck, P_{AW} = Atemwegsdruck). [L157]

Präoperative Defizite

Es besteht kein intravasales Volumendefizit beim gesunden Erwachsenen durch eine präoperative Nahrungskarenz (→ kein präoperativer Flüssigkeitsbolus notwendig).

- **Deutlich verlängerte präoperative Nüchternheit:** Ausgleich präoperativer Defizite (Urin, Perspiratio insensibilis): Kristalloide (1 ml/kg/h)
- **Pat. vor großen gastrointestinalen Eingriffen mit Darmvorbereitung:** Frühzeitige Infusionsther. während der Nahrungskarenz mit balancierten Kristalloiden 2 ml/kg/h (E'lytverschiebungen beachten)
- **Akute und subakute Volumen- und Flüssigkeitsverluste:** Fieber, Erbrechen, Diarrhö, Ileus, Sepsis, Schock, Blutung → Volumendefizit bis zur hämodynamischen Stabilität (MAP > 60 mmHg; HF < 100 Min.) ausgleichen: primär Gabe von balancierten Kristalloiden (≤ 20 ml/kg), bei weiterem Bedarf Gabe von Kolloiden. Bei Anämie, akuter Blutung etc. Gabe von Blutprodukten
- **Pat. mit kardiopulmonaler Vorerkr.:** ggf. Anlage einer invasiven arteriellen Blutdruckmessung vor Narkoseeinleitung, ggf. erweitertes Monitoring zur Steuerung der Volumentherapie

! Fehleinschätzungen des periop. Flüssigkeitshaushalts können sowohl im Hinblick auf die Folgen einer Hypovolämie (Nierenfunktionsstörungen, gastrointestinale Dysfunktion) als auch Hypervolämie (Herzinsuffizienz, Lungenfunktionsstörungen) schwerwiegende Folgen haben.

5

Vasodilatation durch Narkoseinduktion und Anästhesieverfahren

Ursache Sympathikolyse durch Narkotika und Regionalanästhesieverfahren.

Therapie Bei Blutdruckabfall (MAP < 20 % des präoperativen Ausgangswerts bzw. < 60 mmHg): 1. Applikation von Vasopressoren (Akrinor, Ephedrin, Noradrenalin); 2. ggf. Substitution eines Volumenbolus (Kolloid) bei Anhalt für Hypovolämie.

Intraoperatives Volumen- und Flüssigkeitsmanagement

Monitoring Die Quantifizierung des Volumenstatus ist schwierig; bei größeren Eingriffen und kritisch kranken Pat. erweitertes Monitoring (Auswahl nach Vorerkrankungen, Risiko des Eingriffs). Blasenkatheter bei operativen Eingriffen mit zu erwartenden größeren Volumenverlusten oder Eingriffen > 3 h.

Basistherapie mit balancierten Kristalloiden

- Deckung des Basisflüssigkeitsbedarfs (ca. 1–2 ml/kg/h)
- Ausgleich von Flüssigkeitsverlusten durch Urinproduktion, GIT-Flüssigkeiten, Schwitzen, Fieber
- Bei Diurese < 0,5 ml/kg/h → evtl. Erhöhung der kristalloiden Infusion
- Bei kleineren Eingriffen kann ein liberales Flüssigkeitsmanagement zu einem verbesserten subjektiven Wohlbefinden (weniger PONV) des Pat. führen (Kristalloid 20–40 ml/kg KG)

Ausgleich von intravasalen Volumenverlusten

! Die Aufrechterhaltung von Normovolämie ist vordringliches Ziel perioperativer Flüssigkeitstherapie. Gegenwärtig herrscht Unklarheit, wie perioperative Volumenverluste idealerweise ersetzt werden sollten.

- Volumenverluste können entweder durch eine Flüssigkeitsverschiebung ins Interstitium und/oder perioperative Blutverluste induziert werden. Bei großen Eingriffen findet sich oft eine Kombination beider Phänomene.
- **Vorgehen bei Patienten mit geringem Volumenbedarf:** Zusätzlicher Volumenbedarf wird mit balanciertem Kristalloid abgedeckt.
- **Vorgehen bei Patienten mit moderatem und hohem Volumenbedarf, der sich langsam entwickelt:** Volumentherapie zunächst mit balanciertem Kristalloid bis zu einer Dosis von 15 ml/kg
- Bei fortbestehendem Volumenbedarf:
  - 100 ml Humanalbumin 20 % je 500 ml Sterofundin ISO (1 : 1)
  - oder: Humanalbumin 5 % 250 ml
- Zwischenzeitlich und bei fortbestehendem Volumenbedarf Indikation zur Transfusion prüfen
- Bei 300 ml Humanalbumin 20 % bzw. 1.000 ml Humanalbumin 5 % Gerinnungskontrolle (**Cave:** Dilutionskoagulopathie)
- **Vorgehen beim Patienten mit akutem, hohem Volumenbedarf (Polytrauma):** Volumentherapie primär mit balanciertem Kristalloid
- **Pat. ohne Kontraindikationen für HES und ohne Risiko für Nierenfunktionsstörungen:**
  - Ab 20 ml/kg balanciertem Kristalloid bei perakutem Volumenbedarf und/oder Verdacht auf SHT ggf. bereits initial (!) Volumentherapie mit balanciertem HES 130/0,4 (z. B. Volulyte®) bis 20 ml/kg

> **! Cave**
> HES ist ein aufgrund der Anwendungsbeschränkungen in der Fachinformation nur noch ein Reservemedikament und kann auch bei chirurgischen Patienten – unter den Bedingungen einer zielgerichteten hämodynamischen Therapie – zu Nierenfunktionsstörungen führen! Behandlung mit HES auf 24 h beschränken!! Kontrolle der Nierenfunktion im Verlauf!

  - Weitere Volumentherapie mit 500 ml balanciertem Kristalloid/100 ml Humanalbumin 20 % 1:1 oder Humanalbumin 5 %
- **Patienten mit Kontraindikationen für HES, anamnestisch eingeschränkter kardiopulmonaler Funktion und/oder Risiko für Nierenfunktionsstörungen:**
  - Ab 20 ml/kg balanciertem Kristalloid bei perakutem Volumenbedarf und/oder Verdacht auf SHT ggf. bereits initial (!) parallele Gabe von 100 ml Humanalbumin 20 % pro 500 ml balancierter E'lytlösung
  - Weitere Volumentherapie mit 500 ml balancierter E'lytlösung/Humanalbumin 20 % 1 : 1
- Falls eine Druckinfusion erforderlich sein sollte, kann die Gabe des Humanalbumins auch über Perfusor erfolgen.
- Zwischenzeitlich und bei fortbestehendem Volumenbedarf Gerinnungskontrolle und Indikation zur Transfusion prüfen

Vorgehen bei dialysepflichtigen Patienten

Kristalline Volumentherapie primär mit balanciertem Kristalloid bis 10 ml/kg; weiteres Volumen in Form von Humanalbumin 5 % bzw. 500 ml Sterofundin ISO/Humanalbumin 20 % 1 : 1.

5

! Cave
Eine unreflektierte Volumengabe/-überladung führt zu dauerhaften Flüssigkeitsverschiebungen vom Intravasalraum in den interstitiellen Raum (Schädigung der endothelialen Gykokalyx) → verstärkte Ödembildung.

Kinder reagieren sehr empfindlich auf Flüssigkeitsverluste; eine eintägige Flüssigkeitskarenz kann bei Kindern und Säuglingen zu einer Erniedrigung des Körpergewichts um bis zu 10 % führen (Folgen: Hämodynamische Instabilität, Azidose, Nierenversagen).

5.1.4 Infusionslösungen

Kristalloide Infusionslösungen

▶ Tab. 5.2

- **Einteilung nach Osmolarität:** Isoton (ca. 310 mosmol/kg), hyperton (> 310 mosmol/kg), hypoton (< 280 mosmol/kg).
- **Einteilung nach E'lytgehalt:** Voll- (120–160 mmol/l Kationen), ⅔- (90–120 mmol/l Kationen), ½- (60–90 mmol/l Kationen), ⅓-E'lytlösungen (< 60 mmol/l Kationen).

5

Indikationen Flüssigkeitsersatz, Dehydratationszustände, Trägerlösung für Arzneimittel.

Nebenwirkungen Lösungen mit hohem Chloridgehalt bergen das Risiko einer Dilutionsazidose. Dies kann durch Zusatz metabolisierbarer Anionen (Laktat, Azetat und/oder Malat) vermieden werden; Ödembildung.

Erfolgt ein Volumenersatz mit kristalloiden Lösungen, muss u. U. die vierfache Menge des tatsächlichen Blutverlusts verabreicht werden. Die Verteilung in den Intravasalraum und in das Interstitium (Verhältnis 1 : 4) erfolgt gleichmäßig innerhalb weniger Min. → Nachteil: Interstitielles Ödem.

Physiologische Kochsalzlösung (NaCl 0,9 %)

Na^+ 154 mmol/l und Cl^- 154 mmol/l (unphysiologische Plasmakonzentrationen; nur die Tonizität der Lösung ist physiologisch [plasmaisoton]).

Indikationen Eingeschränkter Indikationsbereich: Hyponatriämie, hypotone Dehydratation, hypochloräm. Alkalose (durch kontinuierl. Magensaftverlust).

Kontraindikationen

- Keine Anwendung bei isotoner Hyperhydratation; bei alleiniger Infusion größerer Volumina Gefahr der Entstehung einer hyperchlorämischen Azidose
- Kein idealer Flüssigkeitsersatz auch für niereninsuff. Pat. (besonders die präoperativ dialysiert wurden) aufgrund der erhöhten Gefahr der Azidose (K^+ ↑)
- Aufgrund des hohen Chloridanteils Beeinträchtigung der Nierenfunktion u. der Hämodynamik → führt zur Gewichtszunahme aufgrund von Wassereinlagerungen

Ringerlaktat

Na^+ 130 mmol/l, K^+ 4 mmol/l, Ca^{2+} 6 mmol/l als Kationen, Cl^- 109 mmol/l, Laktat 28 mmol/l als Anionen, nicht mit Phosphat mischen.

Indikationen Als Standardinfusionslsg. aufgrund theoretischer Überlegungen wahrscheinlich nur bedingt geeignet (s. Bemerkungen). Konkrete prospektive Studien im Vergleich mit Ringerazetat- bzw. Ringermalatlösungen stehen aus.

Nebenwirkungen Bei Überdosierung Hypervolämie mit Herzinsuff., Lungenödem, Hyperkaliämie bei Niereninsuff., Vorsicht bei Leberinsuff. (Laktatazidose).

Bemerkungen Wesentliche Nachteile:

- Lsg. ist hypoton (276 mosmol/l) → Auslösung eines Hirnödems (**Kontraindikation bei SHT**)
- *Theoretisch* höherer Sauerstoffverbrauch durch Laktatmetabolisierung zu Bikarbonat als bei azetat-/malathaltigen Lösungen
- *Theoretisch* Beeinflussung der Konzentrationsmessung des Plasmalaktats als Verlaufsparameter

Balancierte kristalloide Lösungen

▶ Tab. 5.2

Isotonisch, isoonkotisch, physologischer Chloridanteil mit metabol. Anionenzusatz (bisherige erhältliche Lsg. sind nur ein Kompromiss zur Zusammensetzung des Blutplasmas).

Potenzieller Base Excess (BE_{pot}, mmol/l): Maß für die Wirkung einer Lsg. auf den Säure-Basen-Status: Entsprechend der Menge an HCO_3^-, die verbraucht oder freigesetzt werden kann nach Verabreichung einer parenteralen Infusionslsg. plus der Verstoffwechselung ihrer metabolisierten Anionen; optimale Infusionslsg.: BE_{pot} 0 ± 10.

Indikationen Erhalt des Basisbedarfs, Substitution extrazellulärer Flüssigkeit bei isotoner Dehydratation.

Nebenwirkungen Teilweise hyperchlorämisch; → renale Vasokonstriktion (Diurese ↓); bei Überdosierung Hypervolämie mit Herzinsuff., Lungenödem; Hyperkaliämie bei Niereninsuff.

Glukoselösung 5 %

1.000 ml enthalten 50 mg Glukose; Lösung ist isoton (in vitro) und e'lytfrei.

Wirkmodus Nach Metabolisierung entsteht „freies Wasser" (0 mosmol/kg H_2O; stark hypoton). **Cave:** Verteilung sowohl im EZR wie auch IZR!

Indikationen Verlust von freiem Wasser (hypertone Dehydratation), hypertone Hyperhydratation.

Kontraindikationen Kein Einsatz bei isotonen Flüssigkeitsverlusten, Ernährungsther. (Kalorienausbeute ist gering).

Nebenwirkungen Infusionen größerer Mengen von Glukose 5 % führt zu einem Abfall des Serumnatriums mit der Gefahr der hypotonen Hyperhydratation mit Hirnödembildung.

Kolloide Infusionslösungen

Körpereigene oder körperfremde zellfreie kolloidhaltige Infusionslösungen. Die Lösungen besitzen ein meist klar definiertes Molekulargewicht, können nicht frei durch Membranstrukturen diffundieren und die glomeruläre Barriere nicht passieren (▶ Tab. 5.4).

- Natürliche Plasmaersatzmittel: z. B. Humanalbumin
- Körperfremde Plasmaersatzmittel: z. B. Stärkederivate, Gelatine

! Vorteile künstlicher Kolloide gegenüber Blutprodukten: Unbegrenzte Beschaffbarkeit, kein Infektionsrisiko (nach heutigem Wissensstand), niedrige Herstellungskosten, lange Haltbarkeit
- Nachteile künstlicher Kolloide gegenüber Blutprodukten: Anaphylaxie, Kumulationsgefahr, Beeinträchtigung der Blutgerinnung und der Nierenfunktion

Volumeneffekte hängen vom Ausgangshydratationsgrad des Pat. ab, bei Normovolämie zeigen Volumenersatzmittel nur einen Bruchteil ihres Volumeneffekts („kontextsensitiver Volumeneffekt").

Humanalbumin (HA 5 %/20 %)

Die Albuminfraktion ist ein wesentlicher Bestandteil der Plasmaproteinfraktion mit Einfluss auf Proteinreserve, Arzneimitteltransport, Pufferkapazität und onkotischen Druck (▶ Tab. 5.4).
Lösungen enthalten einen relativ hohen Natriumanteil von 130–160 mmol/l und einen Kaliumanteil < 2,5 mmol/I, Cl^--Anteil als Anion (zurzeit keine balancierte Lsg. verfügbar).

Pharmakologische Eigenschaften Wirkdauer (stark abhängig vom Krankheitsbild) normal bis zu 16 h; bei Hypalbuminämie (Verbrennungskrankheit, Peritonitis) z. T. deutlich kürzer (3–4 h); HA 5 %: Isoonkotisch, Volumeneffekt ca. 70 %; HA 20 %: Hyperonkotisch; Coating von Blutzellen (mechanische Stabilitätssteigerung).

5

Indikationen Pat. mit Hypovolämie, bei denen eine Ther. mit Kristalloiden nicht ausreichend ist, künstliche Kolloide kontraindiziert sind (Niereninsuffizienz) oder durch das Erreichen der Höchstdosis für künstliche Kolloide eine weitere Gabe nicht möglich ist; Patienten mit septischem Krankheitsbild.
- **HA 5 %:** Proteinverlust aus dem Intravasalraum bei gleichzeitigem Volumenmangel
- **HA 20 %:** Manifeste Hypalbuminämie, hyperonkotische Ther.
- Lebererkr. mit Synthesestörungen, nephrotisches Sy., Substitutionslösung bei Plasmaseparation, Albuminsturz bei SHT, Eiweißsubstitution bei Verbrennungserkr.

Dosierung Nach klinischer Symptomatik.

Nebenwirkungen Allergische Reaktionen sind selten, kein Infektionsrisiko, aber Chargendokumentationspflicht (Transfusionsgesetz 7/98), da HA ein Blutprodukt ist und ein theoretisches Infektionsrisiko haben könnte.

Bemerkungen
- Einsatz hypoonkotischer Albuminlösungen (z.B. 4%) bei traumatischen Hirnverletzungen erhöht die Sterblichkeit.
- Vorteil: Keine Dosislimitierung. Präoperative Normalisierung der Albuminkonzentration bei Pat. mit Hypalbuminämie reduziert Nierenfunktionsstörungen bei herzchirurgischen Patienten.

Hydroxyethylstärke (HES)

Synthetisches Kolloid, von dem verschiedene Lösungen im Handel sind, die sich durch Hydroxyethylierungsgrad (Substitutionsgrad) und Molekulargewicht (niedermolekular < 100.000; mittelmolekular < 100.000–300.000; hochmolekular > 300.000) unterscheiden. Aufgrund der NW (s. u.) sollte bis zum Vorliegen neuer Daten zur Sicherheit allenfalls noch isoonkotisches HES 130/0,4 bzw. HES 130/0,6 eingesetzt werden (▶ Tab. 5.4).

Pharmakologische Eigenschaften Abbau durch α-Amylase des Plasmas; längerfristige Speicherung im retikuloendothelialen System (RES).

Indikationen Medikament der 2. Wahl nach BfArM! Allenfalls zum kurzfristigen Einsatz bei Hypovolämie im Rahmen eines akuten Blutverlusts, wenn Kristalloide nicht ausreichen. Monitoring der Nierenfunktion zwingend erforderlich.

Dosierung So wenig wie möglich!

Nebenwirkungen Nierenfunktionsstörungen (vor allem bei Sepsis); Pruritus (Ther.: schwierig, lokal Capsaicin-Creme 0,05 % oder systemisch Naltrexon 1 × 50 mg/d); Hyperamylasämie, Hemmung der Albuminsynthese, Natriumbelastung, Veränderung der Blutgerinnung (verlängerte aPTT möglich, Beeinflussung der Thrombozytenaggregation).

Kontraindikationen

- Sepsis
- Verbrennungen
- Eingeschränkte Nierenfunktion/Nierenersatztherapie
- Intrakranielle oder zerebrale Blutung
- Kritisch kranke Patienten
- Hyperhydratation (einschließlich Patienten mit Lungenödem)
- Dehydratation
- Gerinnungsstörungen
- Schwere Leberfunktionsstörung

Tab. 5.4 Dosierung, Volumenwirkung und Wirkdauer von Kolloiden

Präparat	Höchstdosis	Max. Volumenwirkung	Effektive Wirkdauer
6 % HES 130/0,4	s. o.	100 %	3–4 h
4 % Gelatine 30	Keine	70–100 %	1,5 h
Humanalbumin 5 %	Keine	70–100 %	3–4 h

Gelatinelösungen

Vernetzte Polypeptide aus bovinem Kollagen; Molekulargewicht 35 kD; Konzentration 3,0–5,5 % (▶ Tab. 5.4).

Pharmakologische Eigenschaften Wirkdauer 1,5 h; überwiegend renale Elimination, gering auch enzymatisch und intestinal.

Wirkmodus Kolloide Substanz, isovolämisch, hypoton (keine balancierten Lsg. auf dem Markt).

Indikationen Hypovolämie.

Dosierung Dem Volumenverlust angeglichene Dosierung (1,5- bis 2-fache Menge des Verlusts). Gegenwärtig besteht keine Maximaldosis; nur geringe Wirkung auf die Blutgerinnung.

Nebenwirkungen Hohes anaphylaktisches Potenzial, Histaminfreisetzung, Hemmung der Albuminsynthese, Steigerung der Diurese, Natriumbelastung, Blutviskositätserhöhung, Nierenfunktionsstörungen.

5

Wechselwirkungen Herzglykoside (evtl. Wirkungsverstärkung durch hohen Kalziumgehalt).

Bemerkungen
- Geringerer Volumeneffekt und kürzere intravasale Verweildauer als HA und HES
- Trotz jahrzehntelangen Einsatzes liegen keine adäquat gepowerten Studien zur Sicherheit von Gelatinelösungen vor! Zurückhaltender Einsatz geboten!

5.2 Blut- und Blutkomponententherapie

Matthias Eberhardt

5.2.1 Blutpräparate

Einen Überblick über verschiedene Blutprodukte gibt ▶ Tab. 5.5.

Tab. 5.5 Eigenschaften und Indikationen verschiedener Blutprodukte

Produkt	Beschreibung	Indikation
Inline-filtriertes leukozytenarmes EK	Durch Zentrifugation sedimentierte Erys, Hk ca. 70 %, ca. 250 ml, bei + 4 °C ± 2 °C lagerungsfähig, Lagerungsdauer nach Angaben des Herstellers. Durch spezielles Filtrationsverfahren während der Präparation Reduktion von Leukos und Thrombos um ca. 99 %. Bezügl. der Übertragung von CMV als sicher anzusehen, wenn CMV-neg. EK nicht zur Verfügung stehen	Routinetransfusion bei akutem und chron. Blutverlust, Blutungsanämie, Hb-Anstieg ca. 10 g/l pro EK. Immunisierung gegen leukozytäre Antigene (HLA-System) unwahrscheinlich, aber möglich; selten febrile, nicht hämolytische Transfusionsreaktion
Gewaschenes EK	Durch mehrmaliges „Waschen" und Auffüllen mit NaCl 0,9 % werden Plasmaproteine entfernt, Herstellung zeitintensiv, Rücksprache mit Transfusionsmediziner	Unverträglichkeitserscheinungen gegen Plasmaproteine trotz Gabe buffy-coat-freier oder leukozytendepletierter EK; Ak gegen IgA oder andere Plasmaproteine
Bestrahltes EK	Bestrahlung leukozytenarmer EK vor der Transfusion mit 30 Gy; gesonderte Anforderung erforderl., nur kurzfristige Lagerung möglich	Knochenmarktransplantation, schweres Immundefektsy., intrauterine Transfusion, Hochdosischemother., Frühgeborene (< 37. SSW), Verwandtenspenden
Pool-TK	Herstellung durch steriles Zusammenführen von 4–8 blutgruppenkompatibler Einzelspender-TK (ein Einzelspender-TK enthält ca. 5–8 × 10^{10} Thrombos in mind. 50 ml Plasma); Lagerungstemperatur + 22 °C ± 2 °C unter ständiger Agitation (**cave:** Kühlungstrauma), Lagerungsdauer max. 5 d nach der Spende	Bei OP, Spinal- oder Epiduralpunktionen sollten die Thrombos > 50 × 10^9/l, bei ausgedehnten bzw. besonders riskanten OP (Auge, Gehirn) > 80 × 10^9/l liegen. 4–6 Einzelspender-TK führen zu einem Anstieg um ca. 20–30 × 10^9/l. Auswahl sollte nach Kompatibilität im AB0-System erfolgen und Rhesusfaktor berücksichtigt werden

Tab. 5.5 Eigenschaften und Indikationen verschiedener Blutprodukte *(Forts.)*

Produkt	Beschreibung	Indikation
Thrombozyten-apherese-TK	Einzelspender-„Hoch-TK" vom Zellseparator, ca. 2–4 × 10^{11} Thrombos in 300 ml Plasma; Lagerungstemperatur + 22 °C ± 2 °C unter ständiger Agitation (**cave:** Kühlungstrauma), Lagerungsdauer max. 5 d nach der Spende; Porengröße des Filters sollte bei Transfusion bei ca. 200 µm liegen	Geringes Sensibilisierungsrisiko, Spenderauswahl (z. B. HLA-Merkmale, CMV-neg.) möglich; Immunisierungsprophylaxe bei erforderlicher Langzeitther. (z. B. chron. Aplasie), Vorimmunisierung durch Vortransfusion und Schwangerschaft, Immunthrombozytopenie, Blutungskomplikationen bei jungen rhesusneg. Frauen
Fresh Frozen Plasma (FFP)	Unterschiedliche Herstellungsverfahren (Methylenblau-Plasma, Solvent-/Detergent-Plasma und Quarantäne-Plasma); 200–250 ml FFP beinhalten auch die labilen Gerinnungsfaktoren V + VIII in funktionsfähigem Zustand; Lagerungstemperatur und -dauer bei –40 °C ± 3 °C 24 Mon., –40 °C bis –30 °C ± 3 °C 12 Mon.; Auftauen von Blutkomponenten erfolgt in speziellen Vorrichtungen bei 30 °C (z. B. Plasmatherm, Fa. Barkey)	Notfallther. einer klinisch relevanten Blutungsneigung oder einer manifesten Blutung bei komplexen Störungen des Hämostasesystems (z. B. schwere Leberschäden, DIC), Austauschtransfusion, thrombotisch-thrombozytopenische Purpura. Nicht angezeigt als Volumensubstitution, Albumin- und Eiweißersatz, zur parenteralen Ernährung und zur Substitution von Immunglobulinen; Dosierung: 1 ml FFP/kg erhöht den Faktorengehalt um ca. 1–2 %; KI: Plasmaunverträglichkeit

Vorbereitung und Durchführung der Transfusion

Blutkomponenten und Plasmaderivate sind verschreibungspflichtige Arzneimittel, deren Herstellung und Anwendung in den „Richtlinien zur Gewinnung von Blut und Blutbestandteilen und zur Anwendung von Blutprodukten (Hämotherapie)" (Deutscher Ärzteverlag Köln, April 2005) geregelt wird. Das Transfusionsgesetz wurde Anfang Juli 1998 verabschiedet.

Anforderung

Die Anforderung von Blutkomponenten und Plasmaderivaten muss schriftlich durch den zuständigen Arzt erfolgen. Nennung von Name, Vorname, Geburtsdatum, klinischer Diagnose, Transfusionsanamnese, blutgruppenserologischen Untersuchungsergebnissen, zeitlicher Dringlichkeit, Transfusionszeitpunkt, Anzahl der Präparate.

Laboruntersuchungen

- **Blutgruppenbestimmung und Ak-Suchtest:** Bei jedem Pat., bei dem Komplikationen i. R. von elektiven Eingriffen möglich sind, die eine akute Transfusion erforderlich machen können. Die Bestimmung der AB0-Blutgruppe inkl. Rhesusfaktor, ein Ak-Suchtest und die Durchführung der serologischen Verträglichkeitsprobe (Kreuzprobe) erfolgen im Labor des Hauses:
  - Ein pos. Ak-Suchtest muss immer vorher abgeklärt werden.

5

  - Kälte-Ak (Anti-H bei Blutgruppe A_1, Anti-P_1, -Le(a), -Le(b), -M, -N, sofern keine IgG-Ak) sind bei elektiven Eingriffen prophylaktisch zu berücksichtigen. Bei Notfällen können sie vernachlässigt werden, um nicht die schnelle Versorgung der Pat. zu gefährden. Eventuelle Eigenblutkonserven sind zuerst anzufordern.
- Blutröhrchen vor der Entnahme eindeutig kennzeichnen (Name, Vorname, Geburtsdatum, ggf. Barcodenummer bzw. Patientenaufkleber). Der anfordernde Arzt ist für die Identität der Blutgruppe verantwortlich.

Konserve

- Jeder Konserve wird ein Begleitschein beigefügt.
- Bei weiteren Transfusionen ist die serologische Verträglichkeitsprobe spätestens nach 72 h mit einer neuen Blutprobe durchzuführen, um transfusionsrelevante Ak durch Boostereffekt nach Transfusionen innerhalb der letzten 4 Wo. zu erfassen.

Transfusion

- **Kontrolle:** Vor Transfusionsbeginn muss der transfundierende Arzt persönlich überprüfen, ob die Konserve für den betreffenden Empfänger bestimmt ist, die Blutgruppe der Konserve (Label) dem Blutgruppenbefund des Empfängers entspricht und die Konservennummer mit den Angaben im Begleitschein übereinstimmt. Zusätzlich sind das Verfallsdatum, die Unversehrtheit des Beutels und die Gültigkeit der Verträglichkeitsprobe zu überprüfen.
- **AB0-Identitätstest** (Bedside-Test): Ist vom transfundierenden Arzt unmittelbar vor der Transfusion am Empfänger vorzunehmen (schriftliche Dokumentation!). Die Blutgruppe der EK muss nicht, sollte aber noch einmal überprüft werden (Ausnahme sind Eigenblutkonserven!).
- **Durchführung:** Die Blutkomponenten werden durch den transfundierenden Arzt selbst über einen sicheren venösen Zugang (z. B. 17 G, gelb) transfundiert.
  - Über ein Transfusionsbesteck mit Filter-Tropfkammer (zur Hälfte gefüllt!) 50 ml zügig transfundieren
  - Pat. während und nach der Transfusion beobachten (Wohlbefinden bei ansprechbaren Pat., RR, Puls, Temperatur, Hautveränderungen)
  - Anwärmen von Blutpräparaten nur bei spezieller Ind. (z. B. bei Massivtransfusion, Transfusion bei Neugeborenen, Transfusion bei Pat. mit Kälte-Ak) und mit zertifizierten Anwärmgeräten (z. B. Plasmatherm®, Barkey). **Cave:** Die Verwendung eines Wasserbads ist nicht statthaft.

! **Massivtransfusion (OP):**
  - Mind. zwei großlumige Zugänge (z. B. 14 G braun, 16 G grau)
  - Druckinfusion mit spezieller Manschette
  - Faustregel: Ab fünf EK Gabe von FFP z. B. ein FFP auf zwei EK

Cave
Mangel an Gerinnungsfaktoren, Thrombozyten; Azidose (Stabilisator).

- Blut- und Plasmapräparaten dürfen keine Medikamente bzw. Infusionslösungen beigefügt werden.
- Zur Prophylaxe einer Volumenüberlastung (v. a. bei Herz- oder Niereninsuff.) Transfusionsdauer auf 3–4 h verlängern, ggf. Diuretika i. v.
- Bei der Flüssigkeitsbilanzierung aufgedrucktes Volumen mit berechnen
- Leerer Blutbeutel muss 24 h im Kühlschrank aufbewahrt werden (Klärung evtl. Transfusionsreaktionen).

5

Notfalltransfusion

Indikationen Auf vitale Ind. beschränken. Organisatorische Schwierigkeiten oder Versäumnisse allein rechtfertigen keine Notfallanforderung. Die Anforderung von Konserven für eine geplante OP, bei der der Pat. erst unmittelbar vorher ins Krankenhaus kommt, ist kein Notfall.

Anforderung Muss vom zuständigen behandelnden Arzt schriftlich mit Angabe der (Verdachts-)Diagn. als „Notfall" deklariert werden. In extremen Notsituationen telefonische Vorab-Bestellung.

- Anforderung ungekreuzter EK: Blutgruppenbestimmung wird durchgeführt. Erst dann blutgruppengleiche oder majorkompatible Konserven ausgeben. Zeitaufwand ca. 15 Min.
- Anforderung von EK der Blutgruppe 0 Rh neg. zur sofortigen Ausgabe: Konserven werden vor Blutgruppenbestimmung und Kreuzprobe sofort ausgegeben. Zeitaufwand max. 5 Min.

Vorbereitung ▶ Tab. 5.6 und ▶ Tab. 5.7.

- Blutgruppenbestimmung mit geeignetem Untersuchungsmaterial unverzüglich veranlassen (auch bei vorhandenem Notfallausweis, dessen Eintragungen mitzuteilen sind)
- Blutentnahmen für immunhämatologische Untersuchungen möglichst vor der Gabe von Infusionen oder über einen zweiten Zugang vornehmen (Verfälschung von Laboruntersuchungen)
- Gerinnungsstörungen sowie eine Ther. mit Antikoagulanzien oder kolloidalen Plasmaersatzlösungen sind mitzuteilen.

! Identitätssicherung: (Blutprobe ↔ Pat.) besonders wichtig. Nicht von eingespielten organisatorischen Abläufen abweichen! Der AB0-Identitätstest mit einer Blutprobe des Pat. muss auch im Notfall immer durchgeführt und dokumentiert werden.

Durchführung

! Bis das Ergebnis der Blutgruppenbestimmung vorliegt, dürfen nur EK der Blutgruppe 0, die möglichst rhesusneg. sein sollen (aber nicht müssen), transfundiert werden. Danach ist AB0- und rhesusblutgruppengleich oder majorkompatibel weiterzutransfundieren, auch wenn das Ergebnis der Kreuzprobe noch nicht vorliegt.

- Vitaler Notfall: Transfusion schon vor Abschluss der immunhämatologischen Untersuchungen erlaubt. Der transfundierende Arzt muss die Risiken der vitalen Bedrohung des Pat. einerseits und der Transfusion ohne entsprechende Voruntersuchungen andererseits abwägen und verantworten.

Spezifische Risiken der Massiv- und Notfalltransfusionen (nach Kretschmer et al.): Nicht zeitgerechte Transfusion, Hypo- und Hypervolämie, Fehltransfusion,

Tab. 5.6 Verträglichkeitsschema ungleicher Transfusionen

Patient	Verträgliche EK	Verträgliche FFP
A	A oder 0	A oder AB
B	B oder 0	B oder AB
AB	AB, A, B oder 0	AB
0	0	0, A, B oder AB

5

Tab. 5.7 Richtwerte für die Bereitstellung von EK vor geplanten OP

OP-Art	EK	FFP
Cholezystektomie, Schilddrüsen-OP, Hysterektomie, Nephrektomie, Prostatektomie, GIT-OP	2	2
Kolon-OP, Ösophagusresektion, Lungen-OP, Y-Prothese, Hüft-TEP	4	2
Aneurysma der Aorta, Prothesenwechsel der Hüfte	6	4
OP in der Herzchirurgie	8	6
Diese Zahlen sind als Richtwerte zu verstehen und setzen einen normalen präop. Hb voraus; bei Anämie entsprechend höher ansetzen.		

Hypothermie, Hämostasestörungen, Linksverschiebung der O_2-Bindungskurve, Azidose, Hyperkaliämie, Hypokalzämie (Zitratreaktionen), Perfusionsstörungen der Lunge, Hämolyse.

- Jede als Notfall deklarierte Anforderung, die ihren Ursprung nicht in einer klinischen Notsituation, sondern in Organisationsfehlern hat, behindert die Versorgung der wirklich gefährdeten Pat. massiv.
- Der Verbrauch der sogenannten „Universalkonserven" (EK 0 Rh neg., AB-FFP) ist im Notfall auf das absolute Minimum zu begrenzen, da immer wieder Versorgungsengpässe auftreten!

5

Rhesusumstellung

Bei Rh-(D-)ungleicher Transfusion serologische Nachuntersuchung nach 2–4 Mon. zur Feststellung evtl. gebildeter Ak empfohlen. Bei Nachweis entsprechender Ak Aufklärung und Beratung der Betroffenen!

- Bei vitaler Ind. darf Rh-D-pos. Blut auf Rh-D-neg. (dd) Empfänger übertragen werden. Nach Möglichkeit sollte dies aber nur geschehen, wenn es sich um männliche Empfänger oder Frauen jenseits des gebärfähigen Alters handelt. Irreguläre Ak der Spezifität Anti-D sollten, wenn irgend möglich, vorher ausgeschlossen sein.
- **Nachuntersuchung** auf Ak-Bildung dringend indiziert. Frühestens 8 Wo. bis spätestens 4 Mon. nach der Rh-D-inkompatiblen Transfusion. **Cave:** Im Entlassungsbericht ist auf die nötige Nachuntersuchung auf Ak-Bildung und die Gefahr einer verzögerten Hämolyse mit Hb-Abfall hinzuweisen.
- **Notfallausweis:** Bei Ak-Nachweis muss Pat. einen entsprechenden Notfallausweis der Abteilung für Transfusionsmedizin und Hämostaseologie erhalten.

Thrombozytentransfusion

Indikationen

! Dringend bei Thrombos < 10/nl wegen akuter Blutungsgefahr!
- Bildungsstörungen: z. B. bei Leukämie, Chemother., bei Blutung, wenn Thrombos < 20/nl, ohne Blutung, wenn Thrombos < 10/nl. Großzügige Ind. bei Risikofaktoren (Alter > 60 J., septische Temperaturen, Blutungsanamnese)
- Akuter Blutverlust oder Verbrauchskoagulopathie: Ab Thrombos < 50/nl, erst nach Stabilisierung des Inhibitorpotenzials (ggf. AT III) und niedrig dosiertes Heparin

Kontraindikationen Immunthrombozytopenie, z. B. Morbus Werlhof. Keine prophylaktische Gabe, nur bei lokal nicht beherrschbarer Blutung oder OP (Blutungszeit überprüfen).

Vorbereitung HLA-Typisierung bei allen chron. zu substituierenden Pat. vor der ersten Transfusion.

Therapiekontrolle Thrombozytenanstieg bei Standarddosis sechs Einfach-TK bzw. ein Zellseparator-TK um 20–30/nl. Kontrolle 1 und 24 h post transfusionem. **Cave:** ASS und Heparin vermindern Thrombozytenfunktion.

Heparininduzierte Thrombozytopenie (HIT)
Thrombozytopenie (mit oder ohne Blutungskomplikationen) und thrombotisch-embolische Komplikationen treten nebeneinander auf.
- **Ätiol.:** Heparinabhängige, immunkomplexbedingte Plättchenaktivierung
- **Ther.:** Heparin absetzen und auf andere Antikoagulation, z. B. Danaparoid (Orgaran®) oder gentechnisch hergestelltes Hirudin umstellen

! Unter Thrombozytentransfusion ist eine Verschlechterung möglich.

5.2.2 Unerwünschte Wirkungen nach Transfusionen

Einteilung und Ätiologie

- **Febrile, nicht hämolytische Transfusionsreaktionen:** (Temperaturanstieg > 1 °C) durch Übertragung von freigesetzten leukozytären und/oder thrombozytären Inhaltsstoffen (z. B. Zytokine) bzw. präformierte Ak des Empfängers gegen Leukozyten, Thrombozyten und Plasmaproteine; bakterielle Kontamination (selten) von EK und TK
- **Urtikarielle Hautreaktionen:** Unspezifische allergische Reaktion
- **Posttransfusionelle Purpura:** Durch plättchenspezifische Ak (meist Anti-PLA 1)
- **Transfusionsassoziierte akute Lungeninsuff.** (TRALI-Sy.): Durch granulozytenspezifische Ak, die mit dem Spenderplasma übertragen werden
- **Graft-versus-Host-Reaktion:** Bei immunsupprimierten Pat., bei Verwandtenspende durch proliferationsfähige Lymphozyten
- **Anaphylaktoide Reaktionen:** Bei Pat. mit angeborenem IgA-Mangel
- **Unverträglichkeitsreaktionen:** Intravasale Hämolyse durch Blutgruppenunverträglichkeit. Bei AB0-Unverträglichkeit fulminante Frühreaktion (Letalität bis 20 %), bei Rhesus- und anderen Antigenunverträglichkeiten eher schleichende Spätreaktion bis zu einer Wo. nach Transfusion
- **Zitratintoxikation:** Nach FFP-Transfusion bei Früh- und Neugeborenen, Pat. mit ausgeprägter Leberfunktionsstörung
- **Transfusionsbedingte Hyperkaliämie:** Bei Frühgeborenen, anurischen Pat., nach Notfall- und Massivtransfusionen
- **Erregerübertragung** (z. B. HBV, HCV, HIV): Bei inaktivierbaren Blutpräp. (z. B. EK, TK)

Klinik

- **Initialsymptome:**
  - Wache Pat.: Brennender Schmerz in der Transfusionsvene, Unruhe, Engegefühl, Übelkeit, Schüttelfrost und Fieber, Kaltschweißigkeit, Tachypnoe, Kopf-, Kreuz-, Brust- und Gelenkschmerzen
  - Während Narkose: Hämolyse, Hämaturie, Blutdruckabfall und Tachykardie

- **Im weiteren Verlauf:** Schock (▶ 7.5.2) und Verbrauchskoagulopathie mit diffusen Blutungen, Thrombozytopenie, Fibrinogenmangel mit Nachweis von Fibrinogenspaltprodukten. Blutungszeit, Quick-, TZ- und PTT-Werte path. verändert

Therapie

! Stoppen der Transfusion, Blutkonserve steril abklemmen!

! Intensivmedizinische Überwachung bei allen schweren Transfusionsreaktionen!

- **Schockbehandlung:** Volumen (Kolloide) und Katecholamine, z. B. Adrenalin 0,05–0,2 mg i. v., Dopaminperfusor 10 μg/kg/Min. (▶ 7.5.2)
- **Diurese: z. B.** mit Furosemid 20 mg (z. B. Lasix®) und 125–250 ml Mannitol 20 % über 100 ml/h
- **Monitoring:** Erweitertes Kreislaufmonitoring, großlumige Zugänge, engmaschig BGA und E'lytanalyse
- **Sauerstoffangebot:** Anpassen (erhöhte intrapulmonale Shunts)
- **Antikoagulanzien:** Heparin 20.000 IE/24 h zur Prophylaxe der Verbrauchskoagulopathie
- **Glukokortikoide:** Hoch dosiert, z. B. Methylprednisolon 0,5–1 g i. v. (z. B. Urbason®). **Cave:** Verzögerte Wirkung!
- Alkalisierung des Urins (umstritten)

5

Diagnose

- **Konserve:** Steril abgeklemmte Blutkonserve zusammen mit 10 ml Vollblut und 5 ml EDTA-Blut sofort an Blutbank schicken; Begleitpapiere und Daten der bereits transfundierten Konserven mitliefern
- **Labor:** Diff.-BB, Gerinnungsstatus inkl. Fibrinogenspaltprodukten und Fibrinogen, Bilirubin, Harnstoff, Haptoglobin, direkter Coombs-Test
- **Urin:** Hb und Sediment

! Blut und Urin sollten vor der Therapie abgenommen werden.

- Häufigste Ursache ist die Verwechslung von abgenommenem Kreuzblut, deshalb immer einen Bedside-Test durchführen.
- Unverträglichkeitsreaktionen werden bei narkotisierten Pat. später erkannt, daher postop. Transfusion bevorzugen.

5.2.3 Bluttransfusion bei Zeugen Jehovas

Spannungsfeld zwischen patienteneigenem Selbstbestimmungsrecht und ärztlichem Grundsatz der Behandlungsfreiheit.

Problematik Die religiöse Überzeugung der Zeugen Jehovas schließt die parenterale Aufnahme von Vollblut, zellulären Blutbestandteilen und Blutplasma aus. Auch eine präop. Eigenblutentnahme wird abgelehnt, da das eigene Blut den Körper für längere Zeit verlässt. Viele Zeugen gestatten allerdings eine extrakorporale Blutzirkulation, falls der Kreislauf außerhalb des Körpers geschlossen bleibt (Cell Saver®, präop. isovolämische Hämodilution) bzw. die Verabreichung von Plasmafraktionen (Gerinnungsfaktoren, Humanalbumin, Immunglobuline).

Rechtsgrundlage

- Erwachsene: Eine Transfusion ist bei erwachsenen Zeugen Jehovas wegen des Selbstbestimmungsrechts und des Rechts auf körperliche Unversehrtheit verfassungsrechtlich (Art. 2 GG) unzulässig.
- Minderjährige Kinder: Soweit diese selbst nicht einwilligungsfähig sind, ist grundsätzlich die Entscheidung des Vormundschaftsgerichts über die Vornahme einer Bluttransfusion gegen den Willen der Eltern einzuholen (§ 1666 BGB). Ist Eile geboten und kann eine Entscheidung des Vormundschaftsgerichts nicht abgewartet werden, darf und muss der Arzt die Bluttransfusion in Ansehung seiner Hilfeleistungspflicht auch gegen den Willen der Eltern vornehmen. Andernfalls würde er sich dem strafrechtlichen Vorwurf einer „unterlassenen Hilfeleistung" aussetzen.

Lösungsansatz Im Rahmen der präop. Visite (▶ 1.1) mit dem Operateur und dem Pat. Alternativen (z. B. präop. hoch dosierte Erythropoetingabe, intraop. Gabe von Antifibrinolytika zur medikamentösen Reduktion des Blutverlusts) und blutsparende Techniken (z. B. Verwendung von Herz-Lungen-Maschinen und Schlauchsystemen mit geringerem Füllvolumen, Wiederaufbereitung von Drainageblut) festlegen. Niedrigere Hämatokritwerte sind als üblich zu tolerieren.

Weitere Informationen sind über den **Krankenhausinformationsdienst für Zeugen Jehovas,** Am Steinfels, 65618 Selters, Tel.: 06483/41–2980, Fax: 06483/41–2990, E-Mail: his.de@jw.org erhältlich (bei einem **Notfall** bitte die 24-Stunden-Hotline wählen: 06483/41–2999).

5.2.4 Rechtliche Situation

Urteil des 6. Zivilsenats des Bundesgerichtshofes (17.12.1991):

- **Aufklärung:** Der Pat. muss vor einer geplanten OP, bei der intra- oder postop. eine Bluttransfusion erforderlich werden kann, über die Risiken einer Infektion mit Hepatitis und AIDS durch Fremdblut aufgeklärt werden. Außerdem muss er auf die Eigenblutspende als Alternative zu einer Transfusion von fremden Blut hingewiesen werden.
- **Funktionen des Anästhesisten im Bereich der Transfusionsmedizin:**
  - Indikationsstellung für die Gabe einer Blutkomponente
  - Organisation der rechtzeitigen und ausreichenden Anzahl von Blutkomponenten vor einem größeren operativen Eingriff
  - Durchführung von Identitätstests bei der Blutgabe und Überwachung der Transfusion
  - Planung und Durchführung von blutsparenden Maßnahmen

5.2.5 Fremdblutsparende Maßnahmen

Cell Saver®

Prinzip Aufbereitung von Blut aus dem OP-Feld oder einer Blutungshöhle und sofortige Retransfusion an den Pat.

Vorteile

- Ausgezeichnete immunologische Kompatibilität des zurückgewonnenen Bluts.
- Reduzierter Bedarf an homologem Blut, reduzierte Gefahr einer Übertragung von Infektionskrankheiten, Reduzierung der Blutverdünnung bei EKZ-Eingriffen

- Schnelle Verfügbarkeit bei Notfällen

! Wird allgemein auch von Zeugen Jehovas akzeptiert!

Indikationen Die intraop. Autotransfusion wird heute bei chirurgischen Eingriffen mit massiven Blutungen (> 1.000 ml) angewandt:

- Kardiovaskuläre Chirurgie: EKZ-Eingriffe, thorakale und abdominale Aortenaneurysmen, viszerale Gefäßchirurgie, Rekonstruktion peripherer Gefäße
- Allgemeinchirurgie und Notfälle: Chirurgie der Leber und der Gallenwege, Organtransplantation, Thorax-, Abdominaltrauma
- Gynäkologie: Extrauteringravidität, Hysterektomie
- Neurochirurgie: OP von gutartigen Hirntumoren, Aneurysmen
- Urologie: Prostatektomie (nur bei gutartigen Adenomen)
- Orthopädie: Totale Arthroplastik an Hüfte und Knie, Wirbelsäulen-OP

Kontraindikationen Tumorchirurgie, bakterielle Kontaminationen (Sepsis). **Cave:** ungenügende Elimination der Antikoagulanzien oder bei Pat. mit Koagulopathien.

Durchführung Intraop. verlorenes Blut wird durch das Gerät mit einem sterilen Einmalsystem abgesaugt, filtriert, gewaschen und anschließend retransfundiert. Absaugen mit einem chirurgischen Sauger, Antikoagulation des Bluts, weiter durch eine Vakuumpumpe in ein Kardiotomiereservoir. Im Kardiotomiereservoir werden über Innenfilter Verunreinigungen und Luftblasen entfernt, die beim Absaugen unweigerlich mit in das System gelangen. Der Aufbereitungszyklus kann starten, wenn sich im Reservoir genug Blut angesammelt hat, um die Glocke zu füllen.

- **Arbeitsgänge:**
  - Phase „FÜLLEN“: Übertragung des Bluts vom Kardiotomiereservoir zur Glocke. Durch die Zentrifugalkraft in der Glocke sedimentiert das Blut analog dem spezifischen Gewicht seiner einzelnen Komponenten. Die Bestandteile mit dem größeren spezifischen Gewicht setzen sich nach außen ab, während der Rest sich zum Innern hin absetzt und zwar in der Reihenfolge: Erythrozyten, buffy-coat, Plasma.
  - Phase „WASCHEN“: Wäsche der konzentrierten Erythrozyten mit Kochsalzlösung. Bei diesem Prozess werden aus dem aufgefangenen Blut unerwünschte Anteile durch wiederholtes Diluieren und Abzentrifugieren entfernt, z. B. Zellfragmente, plasmafreies Hämoglobin, Antikoagulanzien, aktivierte Serum- und Zellenzyme, Proteinreste, Fibrinogenspaltprodukte, Bakterien.
  - Phase „LEEREN“: Das gewaschene Blut läuft von der Glocke in den Reinfusionsbeutel.
- **Heparin:**
  - Herstellung der Heparin- oder Antikoagulanzienlösung: Nach dem Grundsatz, dass 3 IE Heparin ausreichen, um 1 ml Blut zu antikoagulieren, werden auf 1 l NaCl 0,9 % 30.000 IE Heparin gegeben.
  - Zu Beginn des Blutsammelns: „Priming“ des Kardiotomiereservoirs mit ca. 250 ml dieser Heparinlösung wird empfohlen.
  - Während des Blutsammelns: Fluss bei ca. 60–100 Trpf./Min., außerdem sollte die Heparininfusion gelegentlich geschüttelt werden, um zu vermeiden, dass sich das Heparin an den Wänden des Behälters absetzt. Meist genügen 50 ml Heparinlösung der oben genannten Konzentration (d. h. 1.500 IE Heparin), um 500 ml Blut zu antikoagulieren.

- **Flussrate:** Je höher die Flussrate des Cell Savers® ist, desto niedriger wird der Hämatokrit. Daher muss die Flussrate während der „Füllen"-Phase möglichst niedrig werden, um möglichst hohe Hämatokritwerte zu erzielen (▶ Tab. 5.8).

Tab. 5.8 Anhaltswerte Flussrate des Cell Savers®/Hämatokrit

Flussrate (ml/Min.)	Hämatokrit (%)
300	50–70
500	45–55

! Die Ausbeute an gewaschenen autologen Erythrozyten ist abhängig von der Sorgfalt beim Absaugen und von der Saugtechnik (Sog von 30–60 mmHg).

- **Reinfusion:** Soll innerhalb von 6 h erfolgen (Kontaminationsgefahr). **Cave:** Bei der Reinfusion darauf achten, dass ein 40-Mikron-Filter eingesetzt wird!

Eigenblutspende

Die präop. Eigenblutspende bedarf eines hohen Maßes an organisatorischem Aufwand. Sie ist streng an den voraussichtlichen OP-Termin gekoppelt und verlangt eine gute Kooperation der beteiligten Abteilungen (Anästhesie, Operateure, Transfusionsmediziner).

Indikationen Planbare elektive Eingriffe (wie oben).

Kontraindikationen

- Absolute: Schwere kardiozirkulatorische Erkr., schwere respiratorische Insuff., Hämatokrit < 34 %, path. Gerinnungsparameter, akute Infektionskrankheiten
- Relative: KHK, kompensierte Herzinsuff., mittelgradige respiratorische Störungen, Schwangerschaft, höheres Lebensalter

Zu beachten

- Abschätzung des Eigenblutbedarfs (zwei bis max. vier Konserven möglich, je 500 ml)
- Berücksichtigung der Blutregeneration im Intervall
- Haltbarkeit der Konserven je nach Stabilisator 35–49 d
- Konserven eindeutig kennzeichnen (Verwechslung vermeiden)
- Wöchentliche bis zehntägige Spendeintervalle
- Stimulation der Erythropoese durch Eisensulfat 300 mg/d. p. o. (z. B. Cefero®), in besonderen Fällen auch Gabe von Erythropoetin (Erypo®) möglich
- Auftrennung in Blutkomponenten (EK, FFP) ist transfusionsmedizinischer Standard, aber nicht Bedingung.
- Vollblut-Inline-Filtration immer erforderlich, wenn keine Auftrennung möglich
- Infektionsserologische Untersuchung des Spenders (Anti-HIV, HBsAg, Anti-HCV)

Präoperative Hämodilution (HD)

Prinzip

- Präop. Gewinn von autologen Erythrozyten durch Blutentnahme, Substitution durch kolloidale Volumenersatzmittel
- Intraop. Verlust von erythrozytenärmerem Blut
- Retransfusion der autologen Konserven nach Blutverlust

Voraussetzungen Normovolämie, kardiopulmonale Leistungsfähigkeit.

Indikationen Wenn andere blutsparende Verfahren nicht möglich sind, als Ergänzung zu weiteren Verfahren, Pat. mit Polyzythämie.

Kontraindikationen

- Absolute: Anämie (Hb < 11,5 g/dl, Hkt. < 35 %), Störungen der Blutgerinnung, kardiale Vorerkr. (Herzinsuff., KHK), Körpergewicht < 35 kg
- Relative: Hypovolämie, path. Lungenfunktionstest, höheres Lebensalter, schwere Leberfunktionsstörungen.

Durchführung Zeitpunkt individuell festlegen (vor/nach Narkoseeinleitung oder vor OP-Beginn), parallel zur Abnahme Gabe von Kolloiden. Kontrolle von Hb und Hkt. nach Beendigung der HD. Retransfusion in umgekehrter Reihenfolge zur Abnahme.

- Eindeutige Identifikation der Konserven (Name des Pat., Geburtsdatum, Eigenblut-Nr., Entnahmearzt, -datum)
- Bedside-Test, falls Retransfusion von einem anderen Arzt oder nicht im gleichen OP-Saal durchgeführt wird.

5

Intraoperatives Monitoring RR, EKG (Herzfrequenz), Hkt., Diurese, ZVD.

Bewertung

- Vorteile: Bessere Mikrozirkulation durch verminderte Blutviskosität, Prophylaxe von Thrombembolien bei Pat. mit pAVK, erhöhte Urinausscheidung, Senkung des Blutbedarfs und aller damit verbundenen Nachteile
- Nachteile: Gefahr der postop. extrazellulären Flüssigkeitsüberladung, Gefahr des Lungenödems, Risiko gehäufter intraop. Blutdruckabfälle, mögliche Störungen des E'lythaushalts

Optimaler Hämatokrit
Bezeichnung des Hkt., der bei Abwesenheit einer art. Hypoxämie durch Blutverdünnung und Steigerung der Fluidität des Bluts eine optimale Sauerstofftransportkapazität ergibt. Der Wert liegt im Bereich von 25–30 %.

6

Medikamente für die Anästhesie

Teresa Linares und Peter Söding

6.1 Inhalationsanästhetika

Teresa Linares

6.1.1 Übersicht

Allgemein verwendete Anästhesiegase sind Lachgas (Stickoxydul) und die halogenierten Kohlenwasserstoffe: Halothan, Enfluran, Isofluran, Sevofluran und Desfluran (▶ Tab. 6.1).

- **Klinische Wirkungen:** Reversible Hemmung der neuronalen Aktivität des ZNS mit konzentrationsabhängiger Reduktion oder Aufhebung von Bewusstsein, Schmerzempfindung/-verarbeitung, autonomer Reflexe und Muskeltonus
- **Wirkungsmechanismus:** Nicht vollständig geklärt, bisherige Theorie: Doppelschichtige Phospholipidmembran der Nervenzelle stellt Wirkort auf zellulärer Ebene dar; aufgrund ihrer Lipidlöslichkeit Aufnahme in die Doppelschichtmembran mit Störung der Integrität der Zellmembran → Behinderung von Ionentransportkanälen und anderer Funktionsproteine mit ubiquitärer zerebraler Hemmung → Dämpfung motorischer Reaktionen an Strukturen im Rückenmark
- **Meyer-Overton-Regel:** Je höher die Lipidlöslichkeit (Öl-/Gas-Koeffizient) des Inhalationsanästhetikums, desto höher ist seine analgetische Potenz, d. h. eine geringere minimale alveoläre Konzentration (MAC) um eine definierte Narkosetiefe zu erreichen.
- Geringe Blutlöslichkeit eines volatilen Anästhetikums führt zu einer schnelleren An- und Abflutung des Narkosegases.

Tab. 6.1 Eigenschaften der klinisch eingesetzten Inhalationsanästhetika

	Halothan	Enfluran	Isofluran	Sevofluran	Desfluran	Lachgas
MAC* (Vol.-%)	0,75	1,68	1,15	2,05	6	105**
MAC (Vol.-%) mit 70 % N_2O	0,3	0,6	0,56	1,1	2,83	–
Ther. Konzentration (endexspiratorische Vol.-%)	0,2–1,5	0,2–3,0	0,2–2,5	0,66–3	2–8,5	30–70

* MAC: Minimale alveoläre Narkotikumkonzentration bei 1 atm (oder 101,3 kPA); diese Konzentration verhindert bei 50 % der Pat. nach einem Hautschnitt Abwehrbewegungen.
** Extrapolierter Wert, anwendbar nur unter hyperbaren Bedingungen.

Minimale alveoläre Konzentration (MAC-Wert)

- **Erhöhung bei:** Säuglingen und Kleinkindern, steigender Körpertemperatur (pro 1 °C erhöht sich die MAC um 5 %), Hyperthyreose, chron. Alkohol- und Drogenabhängigkeit, Hypernatriämie, MAO-Hemmern
- **Reduktion bei:** Zunehmendem Alter, Hypothermie, Hypothyreose, Schock, Anämie, Hypotension, Schwangerschaft, Sedativa, Opioide, α_2-Agonisten (Clonidin), Lidocain, Lithium, Reserpin, α-Methyldopa, Kalziumantagonisten, Kombination mit anderen Inhalationsanästhetika

Metabolisierung Inhalationsanästhetika werden größtenteils unverändert abgeatmet. Aufgrund einer größeren Verteilung in periphere Gewebe ist bei längeren Anästhesiezeiten mit einer verlängerten Narkoseausleitung zu rechnen (besonders bei adipösen Pat.). Biotransformation (▶ Tab. 6.2): Bis auf Halothan vernachlässigbar; hepatisch mittels Cytochrom-P450-abhängiger Prozesse; quantitativ unterschiedlich je nach Art des einzelnen Narkosegases. Abbauprodukte: Fluoride, Chloride bzw. Bromide und organische Halogenverbindungen. Lachgas wird z. T. geringfügig von der Darmflora zu Stickstoff reduziert.

Tab. 6.2 Biotransformation von Inhalationsanästhetika

Anästhetikum	Metabolismus	Exhalation
Halothan	10–20 %	80–90 %
Enfluran	5–7 %	85–98 %
Isofluran	0,2 %	99,8 %
Sevofluran	3–5 %	95–97 %
Desfluran	< 0,002 %	98–99,98 %

6.1.2 Lachgas (Stickoxydul)

N_2O wird in flüssiger Form in grauen Stahlflaschen bei einem Dampfdruck von 51 atm und 20 °C gelagert. Der Füllungszustand der Flaschen kann nur durch Wiegen ermittelt werden, also sollte man sich nicht auf das Manometer der Flasche verlassen; N_2O (Liter) = (Istgewicht – Leergewicht) × 500. Geruch- u. geschmacklos, keine Schleimhautreizung.

Pharmakologische Eigenschaften Minimale Metabol. durch die Darmflora; sonst keine Biotransformation.

Wirkmodus Schwaches Anästhetikum mit guter analgetischer Potenz ohne muskelrelaxierende Wirkung; wird in Komb. mit anderen Anästhetika zu deren Dosisreduktion verwendet; MAC von Lachgas kann nur unter hyperbaren Bedingungen ermittelt werden und liegt bei 105 %.

Dosierung Klinische Anwendung bis 70 % mit Sauerstoff; hiermit kann keine Narkose allein eingeleitet oder aufrechterhalten werden.

Nebenwirkungen

- Leichte myokarddepressive Wirkung; Anstieg des PAP bei Cor pulmonale
- Stark ausgeprägter Anstieg der Gehirndurchblutung (**cave:** Hirndruck)
- Lachgas oxidiert das Kobaltatom von Vitamin B_{12} und beeinträchtigt damit den Methionin- und Folsäurestoffwechsel. Bei Pat. mit chron. Vitamin-B_{12}-Mangel (perniziöser Anämie) sollte daher auf Lachgas verzichtet werden.
- Bei Langzeitanwendung oder kurzfristig wiederholter Anwendung kann es zu einer megaloblastären Knochenmarkdepression (Agranulozytose) oder zu neurologischen Störungen (funikuläre Myelose) kommen.
- Gelegentliche postop. Mittelohrdysfunktion bei Pat. mit einer Fehlfunktion der Tuba Eustachii
- Zunahme des Cuff-Drucks bei endotrachealem Tubus/Larynxmaske durch Lachgasdiffusion (→ Cuff-Druckmessung verwenden)
- Teratogenität während der Frühschwangerschaft ist nicht sicher auszuschließen.
- PONV

- Etwa 34-mal größere Blutlöslichkeit von Lachgas gegenüber Stickstoff → deutliche Volumenzunahme in allen dehnbaren gasgefüllten Räumen (Behinderung der OP bei Darmeingriffen und verzögerte postop. Erholung der Darmfunktion); Augenoperationen mit Einsatz von SF6-Gas: N_2O-Zufuhr 20 Min. vorher stoppen
- Gefahr der Diffusionshypoxie bei Narkoseausleitung aufgrund der geringen Blut-Gas-Löslichkeit (Verdrängung von Sauerstoff aus den Alveolen) → nach Beendigung von N_2O einen F_iO_2 1,0 einstellen

Kontraindikationen Vorbereitung einer In-vitro-Fertilisation, immunsupprimierte Pat., chron. Vitamin-B_{12}-Mangel, chron. Linksherzinsuff., Verschluss der Tuba Eustachii, Kardioanästhesie, Pneumothorax, Luftembolie, bullöses Emphysem; Pneumenzephalus, Hirndruck.

Second-Gas-Effekt
Wird bei Narkoseeinleitung mit einem Inhalationsanästhetikum zusätzlich eine hohe Lachgaskonzentration verwendet, kommt es zu einer schnelleren Narkoseeinleitung durch die schnellere alveoläre Konzentrationsanreicherung des Narkosegases.

6.1.3 Halothan

® Handelsname: Fluothane®; Halothan Hoechst®, Rhodialothan®; 280-ml-Flasche.
Bei Raumtemperatur flüssig; muss über einen speziell geeichten Vapor verabreicht werden, als Stabilisator ist Thymol zugesetzt.

Pharmakologische Eigenschaften Langsame Biotransformation mit hoher Metabolisierungsrate (10–20 %), Metabolit: Trifluoracetylchlorid (▸ Tab. 6.2).

6

Wirkmodus Reversible Hemmung zerebraler neuronaler Aktivität, schwache analgetische Potenz, geringer muskelrelaxierender Effekt.

Dosierung MAC = 0,75 Vol.-%; MAC mit 70 % N_2O = 0,3 Vol.-%; ther. Konzentration 0,2–2,0 Vol.-%.

Nebenwirkungen
- Arrhythmogene Potenz (v. a. in Kombination mit Katecholaminen o. Theophyllin), neg. Inotropie (→ HZV-Abfall)
- Vasodilatation (→ Blutdruckabfall)
- Anstieg des intrakraniellen Blutvolumens mit Anstieg des intrakraniellen Drucks
- Dosisabhängige Atemdepression, Steigerung der Bronchialsekretion, bronchodilatatorische Wirkung bei Pat. mit Asthma oder COPD
- Gute Uterusrelaxation
- Senkung der Nierendurchblutung und der GFR
- Selten lebertoxische Reaktionen, da Halothan die Leberdurchblutung reduziert. Konsequenz: Keine Durchführung von Halothannarkosen bei Erwachsenen mit Lebererkrankungen!

Halothan-Hepatitis
Selten (ca. 1 : 35.000); tritt teilweise mit deutlicher Verzögerung auf.
- **Risikogruppe:** Alter um 40 J., mehrfache Halothannarkosen, Frauen, Adipositas (**Merke:** fat, female, forty, fertile)

- **Möglicher Pathomechanismus:** Immunotoxische und zytotoxische Reaktion auf Trifluoressigsäure (TFA)
- **Diagn.:** Massiver Transaminasenanstieg, Eosinophilie, Fieber, Ikterus; Nachweis von Ak gegen TFA; keine histologische Differenzierung gegenüber Virushepatitiden möglich
- **Prognose:** Hohe Letalität

Kontraindikationen Maligne Hyperthermie (▶ 7.3.8), Hirndruck, schwere Lebererkrankungen, Myokardinsuff., Halothan-Wiederholungsnarkose (Zeitintervall: 3 Mon.).

Wechselwirkungen Verstärkung der Wirkung nicht depolarisierender Muskelrelaxanzien (weniger ausgeprägt als bei Isofluran ▶ 6.1.5 und Enfluran ▶ 6.1.4).

Bemerkungen Bevorzugung des Halothans, trotz hohem Blut-Gas-Verteilungskoeff. (langsame An- u. Abflutung), zur Maskeneinleitung in der Kinderanästhesie aufgrund einer geringeren Schleimhautreizung und eines angenehmeren Geruchs gegenüber anderen volatilen Anästhetika (Isofluran, Enfluran u. Desfluran).

Heute in der Anwendung wegen hohem NW-Potenzial weitgehend durch andere Inhalationsanästhetika (Sevofluran) verdrängt.

6.1.4 Enfluran

® Handelsname: Ethrane®, 250-ml-Flasche. Bei Raumtemperatur flüssig; muss über einen speziell geeichten Vapor verabreicht werden.

Pharmakologische Eigenschaften Geringe Metabolisierungsrate (normalerweise werden keine nierentoxischen Fluoridwerte erreicht); bei Hochdosis nephrotoxisches Potenzial.

Wirkmodus Reversible Hemmung zerebraler neuronaler Aktivität, muskelrelaxierender Effekt.

Dosierung MAC = 1,68 Vol.-%; MAC mit 70 % N_2O = 0,6 Vol.-%; ther. Konzentration 0,2–3,0 Vol.-%.

Nebenwirkungen
- Senkung der Krampfschwelle bei hoher Dosis oder bei kombinierter Hyperventilation > 2 Vol.-%
- Senkung der Nierendurchblutung und der GFR (nephrotoxisch; abhängig von der Narkosedauer)
- Neg. Inotropie mit HZV-Abfall (geringer als bei Halothan)
- Vasodilatation mit Blutdruckabfall
- Anstieg des intrakraniellen Blutvolumens mit Anstieg des intrakraniellen Drucks
- Dosisabhängige Atemdepression, bronchodilatatorische Wirkung bei obstrukt. Lungenerkr. weniger ausgeprägt als bei Halothan und Isofluran
- Uterusrelaxation
- Ätherartiger Geruch, leichte Schleimhautreizung

Kontraindikationen Niereninsuff., schwere Myokardinsuff., maligne Hyperthermie (▶ 7.3.8), Hirndruck.

Wechselwirkungen Verstärkung der Wirkung nicht depolarisierender Muskelrelaxanzien

Sollte wie Halothan heute in der Klinik nicht mehr eingesetzt werden.

6.1.5 Isofluran

® Handelsname: Forene®, 100-ml-Flasche. Bei Raumtemperatur flüssig; muss über einen speziell geeichten Vapor verabreicht werden.

Pharmakologische Eigenschaften Geringe hepatische Metabolisierungsrate (< 0,2 %), Metabolit: Triflouressigsäure.

Wirkmodus Reversible Hemmung zerebraler neuronaler Aktivität, schlechte analgetische Potenz, gute muskelrelaxierende Wirkung.

Dosierung MAC = 1,15 Vol.-%; MAC mit 70 % N_2O = 0,5 Vol.-%; ther. Konzentration 0,2–2,5 Vol.-%.

Nebenwirkungen

- Neg. Inotropie mit HZV-Abfall (geringer als bei Halothan und Enfluran)
- Vasodilatation mit Blutdruckabfall (→ reflektorische Steigerung der Herzfrequenz)
- QT-Zeit-Verlängerung (→ Auslösung ventrikulärer Tachykardien möglich)
- Bei KHK ist in hohen Dosen (> 1,0 MAC) ein Coronary-Steal-Phänomen möglich (klinische Bedeutung fraglich)
- Dosisabhängige Atemdepression, bronchodilatatorische Wirkung bei obstruktiver Lungenerkrankung
- Ätherartiger Geruch, leichte Schleimhautreizung
- Bei Inhalationseinleitung mit Isofluran vermehrte Speichelsekretion → häufig Laryngospasmus
- Anstieg des intrakraniellen Blutvolumens und des intrakraniellen Drucks (ab MAC > 1,0); Reduktion des zerebralen Metabolismus; unter Hypokapnie (MAC < 1,0) kann der intrakranielle Druck gesenkt werden.
- Uterusrelaxation
- Mögliche Hepatotoxizität
- Myokard- und neuroprotektive Effekte möglich (→ anästhetikainduzierte Präkonditionierung)

Kontraindikationen Schwere Myokardinsuff., maligne Hyperthermie (▶ 7.3.8), Z. n. halothanassoziierter Hepatitis, Leberinsuff.; Pat. mit erhöhtem Hirndruck (eingeschränkt, ▶ 13.2.1).

Wechselwirkungen Verstärkung der Wirkung nicht depolarisierender Muskelrelaxanzien.

6.1.6 Sevofluran

® Handelsname: Sevorane®, 250-ml-Flasche.
Bei Raumtemperatur flüssig, muss über einen speziell geeichten Vapor verabreicht werden.

Wirkmodus Reversible Hemmung zerebraler neuronaler Aktivität, analgetische Wirkung gering, muskelrelaxierender Effekt.

Pharmakologische Eigenschaften

- Metabolisierungsrate 4 %; Entstehung von freiem und organisch gebundenem Fluor (Fluorkonzentration > 50 µmol/l und somit oberhalb der Fluoridtoxizitätsgrenze); dennoch wurde im Vergleich zu Methoxyfluran keine Entwicklung einer Nierenfunktionseinschränkung (auch bei Pat. mit bekannter Niereninsuff.) nachgewiesen.
- ! Entstehung von erhöhtem Compound A, einem nephrotoxischen Abbauprodukt des Sevoflurans im Atemkalk bei Austrocknung des Atemkalks (besonders bei barium-/natriumhydroxidhaltigen Atemkalk), niedrigen Frischgasflowraten und hohen Temperaturen. **Cave:** Stets auf Austrocknung des Atemkalks und plötzliche Erwärmung des CO_2-Absorbers achten (je höher die Temp. desto höher die Compound-A-Konz.), möglichst kalziumchloridhaltige Produkte verwenden.

Dosierung **MAC_{50} (Vol.-%) 2,05; MAC_{50} (Vol.-%) mit 70 % N_2O 1,1;** therapeutische Konzentration: 0,66–3 Vol.-%; Kinder < 1 J. MAC_{50} (%): 3,3–2,6; Kinder 1–10 J. MAC_{50} (%): 2,5 Vol.-%.

Nebenwirkungen

- Geringe dosisabhängige neg. Inotropie; selten Tachykardien/Arrhythmien (im Gegensatz zu Desfluran und Isofluran wesentlich geringer ausgeprägt); koronardilatierende Potenz geringer als bei Isofluran.
- Bei KHK ist in hohen Dosen (> 1,5 MAC) ein Coronary-Steal-Phänomen möglich.
- QT-Zeit-Verlängerung (→ Auslösung ventrikulärer Tachykardien möglich)
- Vasodilatation mit Blutdruckabfall
- Dosisabhängige Atemdepression, bronchodilatatorische Wirkung bei bronchialer Obstruktion, führt zum Hirndruckanstieg
- Myokard- und neuroprotektive Effekte möglich (→ anästhetikainduzierte Präkonditionierung)
- Keine hepatische Schädigung

Kontraindikationen Schwere Myokardinsuff., maligne Hyperthermie (▶ 7.3.8), Hirndruck.

Wechselwirkungen Verstärkung der Wirkung nicht depolarisierender Muskelrelaxanzien.

Bemerkungen

- Wegen der fehlenden Reizung der Atemwege und des angenehmeren Geruchs gegenüber anderen volatilen Anästhetika ist Sevofluran ideal zur Maskennarkoseneinleitung bei Kindern und auch bei Erwachsenen verwendbar.
- Aufgrund des niedrigen Blut-Gas-Verteilungskoeffizienten ist die schnelle Ein- und Ausleitung der Narkose möglich.
- Früheres Auftreten von Schmerzen möglich (postop. Analgesie beachten)
- Gehäuftes Auftreten von starker Unruhe und Hyperexzitation bei Kindern nach Sevoflurannarkosen (evtl. zusätzliche i. v. Gabe von Midazolam notwendig)

6.1.7 Desfluran

® Handelsname: Suprane®, 240-ml-Flasche.

Ausschließliche Verwendung eines speziellen Desfluranverdampfers, da Siedepunkt bereits bei 22,8 °C (z. B. Ohmeda Tec® 6 bzw. Dräger Devapor®).

6

Wirkmodus Reversible Hemmung zerebraler neuronaler Aktivität, analgetische Wirkung gering, muskelrelaxierender Effekt.

Pharmakologische Eigenschaften Metabolisierungsrate sehr gering (0,02 %); Metaboliten: Triflouressigsäure (gering), Flouridionen; Interaktion mit dem Atemkalk gering (→ gut geeignet für Niedrigflussnarkosen).

Dosierung Therapeutische Konzentration (MAC_{50} Vol.-%): Es besteht eine Abhängigkeit vom Alter, Allgemeinzustand und der zusätzlichen Gabe anderer Narkotika oder Opioide (▶ Tab. 6.3).

Tab. 6.3 Dosierung von Desfluran (lt. Produktinformation Baxter GmbH)

Alter	MAC (Vol.-%) 100 % O_2	MAC (Vol.-%) mit 70 % N_2O
0–1 J.	9–11	6–8
1–12 J.	7–9	6–7
18–30 J.	6–7	4
30–65 J.	6	2–3
> 65 J.	5–6	1–2

Nebenwirkungen

- Geringe dosisabhängige neg. Inotropie, Tachykardien, Blutdruckanstieg und Herzrhythmusstörungen bei rascher Anflutung
- QT-Zeit-Verlängerung (→ Auslösung ventrikulärer Tachykardien möglich)
- Vasodilatation mit Blutdruckabfall
- Dosisabhängige Atemdepression; Laryngo- und Bronchospasmus (stechender, atemwegsreizender Geruch)
- Dosisabhängige Atemdepression, bronchodilatatorische Wirkung bei bronchialer Obstruktion führt zum Anstieg des Hirndrucks.
- Myokard- und neuroprotektive Effekte möglich (→ anästhetikainduzierte Präkonditionierung)

6

Wechselwirkungen Verstärkung der Wirkung nicht depolarisierender Muskelrelaxanzien.

Kontraindikationen Maligne Hyperthermie (▶ 7.3.8), Hirndruck, bekannte Überempfindlichkeit gegenüber halogenierten Inhalationsanästhetika, Leberinsuff., schwere Myokardinsuff., Pat. bei denen ein Anstieg von HF und Blutdruck ein nicht zu kalkulierendes Risiko darstellt.

Bemerkungen

- Exzellente Steuerbarkeit der Narkose mit Desfluran (schnelle An- und Abflutung); wesentliche Vorteile bei der Ausleitung (sehr niedriger Blut-Gas-Verteilungkoeff. [0,45]) → ambulante Anästhesie
- Wegen der vermehrten Reizung der Atemwege keine Verwendung zur Maskeneinleitung bei Kindern und bei Pat. mit Neigung zur Bronchokonstriktion
- Desfluran ist routinemäßig nur bei konsequenter Durchführung von Minimal-Flow- oder Low-Flow-Anästhesie zu empfehlen, bei hohem Frischgasflow ist Desfluran wegen des hohen Verbrauchs teuer.

! Desfluran bildet ebenso wie Enfluran (▶ 6.1.4) und Isofluran (▶ 6.1.5) mit trockenem Atemkalk vermehrt Kohlenmonoxid (bei CO-Vergiftung keine wesentliche Veränderung der Pulsoxymetrie und der Hautfarbe) → Atemkalk mind. einmal wöchentlich wechseln.

6.2 Hypnotika

Teresa Linares

6.2.1 Methohexital

® Brevimytal Hikma®, 1 Injektionsflasche = 500 mg; Lösungsmittel Aqua dest., NaCl 0,9 % und Glukose 5 %.

Pharmakologische Eigenschaften

- Wirkeintritt nach 20–45 Sek. bei i. v. Gabe, Wirkdauer 5–10 Min. Biotransformation in der Leber
- Die wenige Min. anhaltende Wirkdauer beruht auf Umverteilung der Substanz aus dem Gehirn in andere Organe

Wirkungen Dämpfung des ZNS, Reduktion des zerebralen O_2-Bedarfs.

Indikationen Narkoseeinleitung bei „Routine"-Pat., Kindernarkosen, Hirnprotektion („burst suppression"), i. m. Applikation möglich.

Dosierung

- I. v.: 1–2 mg/kg zur Einleitung (bei Kindern meist höhere, bei Neugeborenen geringere Dosierung notwendig)
- Rektal: 20–30 mg/kg (Kinder) in 10-prozentiger Lösung (500 mg in 5 ml)

Nebenwirkungen Siehe Thiopental ▶ 6.2.2; prokonvulsiv; bei schneller Applikation Husten u. Schluckauf.

Kontraindikationen Siehe Thiopental ▶ 6.2.2.

Bemerkungen Kein Einsatz zusammen mit anderen Medikamenten oder Infusionslösungen außer NaCl wg. chem. Ausfällung. Deutlich kürzer wirksam als Thiopental.

6.2.2 Thiopental

® z.B. Trapanal® 1 Amp. = 0,5 g (auch 1,0 g) Trockensubstanz; 1 Durchstechflasche = 2,5 g oder 5 g Trockensubstanz; Lösungsmittel Aqua dest., üblich ist eine 2,5-prozentige Lösung (z. B. 0,5 g Thiopental in 20 ml Lösung).

Pharmakologische Eigenschaften

- Nur parenterale Anwendung, Eliminations-HWZ 9–16 h, Verteilungsvolumen 2,5 l/kg, Plasmaproteinbindung 50–80 %; Elimination nach langsamer, aber fast vollständiger hepatischer Oxidation; Wirkungseintritt nach 20–60 Sek.
- Die kurze Wirkdauer von 5–15 Min. nach einer initialen i. v. Dosis beruht auf einer Umverteilung aus dem ZNS in Skelettmuskulatur und Fettgewebe. Repetitionsdosen führen zu einer deutlich verlängerten Narkosedauer. Ungeeignet für TIVA.

Wirkungen Thiobarbiturat mit guter narkotischer und fehlender analgetischer Wirkung. Reduktion des zerebralen O_2-Bedarfs.

Indikationen Narkoseeinleitung; zur sog. „burst suppression" bei neurochirurgischen OPs.

Dosierung Einzeldosis zur Narkoseeinleitung 3–5 mg/kg (Idealgewicht) i. v. über 30 Sek.

Nebenwirkungen

- Dosisabhängige kardiovaskuläre Depression mit RR-Senkung (daher langsam injizieren), Vasodilatation, Abnahme des HZV
- Dosisabhängige Atemdepression bis hin zur Apnoe

- Histaminfreisetzung, Husten, Laryngo- und Bronchospasmus

Kontraindikationen Porphyrie, Asthma/COPD; Hypovolämie, dekompensierte Herzinsuff., schwerer Leberschaden oder Schock.

Wechselwirkungen Keine Injektion zusammen mit anderen Medikamenten oder Infusionslösungen außer NaCl wg. chem. Ausfällung.

Bemerkungen

- Versehentliche intraarterielle Injektion verursacht Gefäßspasmus mit Gefahr der Gangrän. Ther.: Durch die noch liegende Kanüle Verdünnung durch Nachinjektion von NaCl 0,9 %; Vasodilatation durch Nachinjektion von 10 ml Lidocain 0,25 %
- Paravasale Injektion kann Gewebenekrosen verursachen (stark alkalische Substanz).

6.2.3 Etomidat

® z. B. Etomidat®-Lipuro, Amp. (10 ml) à 20 mg (in Sojaöl), Hypnomidate®: Amp. (10 ml) à 20 mg.

Pharmakologische Eigenschaften

- Wirkungseintritt nach 30–60 Sek., Wirkungsdauer 2–3 Min., länger bei höheren Dosen, Verteilungsvolumen 2–4,5 l/kg, Plasmaproteinbindung 75 %; Elimination nach fast vollständigem Abbau (Esterasen, oxidative N-Dealkylierung) zu inaktiven Metaboliten
- Wirkungsverlust beruht auf Umverteilung.

Wirkungen Hypnotikum ohne analgetische oder muskelrelaxierende Wirkung.

Dosierung

- Einleitungsdosis 0,15–0,3 mg/kg (10–20 mg) i. v.
- Nachinjektionen wirkungsabhängig bis zu max. 80 mg = 4 Amp.

6

Nebenwirkungen

- Myoklonien und Dyskinesien: Prophylaxe durch vorangehende Gabe von Benzodiazepinen, Opioiden oder einer niedrigen Etomidatdosis
- Dosisabhängige Atemdepression, seltener Apnoe
- Geringe Senkung des intrakraniellen Drucks
- PONV-Risiko erhöht im Vergleich zu Propofol
- Hemmung der Kortisolsynthese schon nach Einzelgabe: keine Langzeitsedierung; keine Gabe im septischen Schock; evtl. gesteigerte Mortalität und kardiovaskuläre Morbidität im Vergleich zu Propofol

Bemerkungen

- Injektionsnarkotikum mit den geringsten hämodynamisch bedeutsamen NW
- Selten Histaminfreisetzung
- Vorsicht bei Pat. mit zerebralen Krampfleiden: Etomidat wirkt zwar gering antikonvulsiv, andererseits werden auch prolongierte Myoklonien, Krampfanfälle und epileptiforme EEG-Veränderungen nach i. v. Gabe beobachtet.

6.2.4 Propofol

® z. B. Disoprivan® 0,5, 1 oder 2 %, gelöst in Sojaöl und MCT (weiße Emulsion).

Pharmakologische Eigenschaften Plasmaproteinbindung 97 %, Wirkungseintritt 30–45 Sek. nach i. v. Gabe, Wirkende ca. 5 Min. nach einer Einmaldosis infolge Umverteilung und rascher Inaktivierung hauptsächlich in der Leber und Niere.

Wirkungen Kurz wirksames, rasch metabolisiertes Injektionsnarkotikum ohne analgetische Wirkung. Mit steigender Dosierung fließender Übergang zwischen Sedierung – Schlaf – Narkose bei hoher interindividueller Variabilität. Senkung des intrakraniellen und des intraokularen Drucks; Senkung des zerebralen O_2-Verbrauchs; Bronchodilatation; pharyngeale und laryngeale Reflexdämpfung; antiemetisch.

Indikationen Narkoseeinleitung und -aufrechterhaltung. Sedierung.

Dosierung
- Einzeldosis zur Narkoseeinleitung 1,2–2,5 mg/kg KG i. v. (80–180 mg); langsam injizieren, Dosis nach individueller Wirkung ausrichten
- Kontinuierliche Applikation: 4–10 mg/kg KG/h (Narkose); 1–4 mg/kg KG/h (Sedierung). **Cave:** Bei länger dauernder Anwendung (> 7 d) und Dosis > 4 mg/kg KG/h Gefahr des Propofolinfusionssyndroms: Laktatazidose, Rhabdomyolyse!

Nebenwirkungen
- Atemdepression bis hin zur Apnoe
- Stark dosisabhängige neg. Kreislaufeffekte (HZV ↓; art. RR ↓) bei Bolusgabe
- Injektionsschmerz. Prophylaxe durch vorherige Gabe eines Opioids oder 20 mg Lidocain 1 % i. v. unter kurzzeitiger Stauung oder Verdünnung (große Vene, laufende Infusion, 0,5 % Lösung)

Kontraindikationen Allergie auf Soja; Erdnüsse.

Bemerkungen
- Sehr gute Steuerbarkeit
- Zulassung ab 1. LM (0,5 % und 1 % Lösung)
- Einsatz bei Leber- und Niereninsuffizienz, Porphyrie und in der Stillzeit möglich
- Propofol bei TCI („target controlled infusion"): 2,5–5 µg/ml
- Bei längerer Anwendung können Metaboliten den Harn dunkelbraun oder grün verfärben.

6

6.2.5 Ketamin

® z. B. Ketanest® S 5 mg/ml Injektionslösung: Amp. à 5 ml, Inj. Flasche à 20 ml; Ketanest® S 25 mg/ml Injektionslösung: Amp. à 2 ml, Inj. Flasche à 10 ml.

Pharmakologische Eigenschaften Wirkungsbeginn etwa 30 Sek. nach i. v. Gabe (i. m.: 5 Min.; nasal: 20 Min.; oral: 30 Min.; rektal: 45 Min.); Wirkungsdauer 5–10 Min. i. v.; Eliminations-HWZ: 2,5–4 h, Plasmaproteinbindung 20–50 %. Hepatische Metabolisierung.

Wirkungen
- Blockade des N-Methyl-D-Aspartat-Rezeptors (NMDA)
- Depression des thalamo-neokortikalen, Stimulation des limbischen Systems. Erzeugung einer „dissoziierten Anästhesie": Sinnesreize scheinen zwar aufgenommen, jedoch nicht bewusst wahrgenommen zu werden. Pat. verharrt in einer bestimmten, eingenommenen Körperhaltung entsprechend eines „kataleptischen Zustands", einhergehend mit ausgeprägter Analgesie und Amnesie.
- Reflexe und Spontanatmung bleiben weitgehend erhalten.

- Bronchospasmolyse
- Evtl. Neuroprotektion
- S-Ketamin ca. 1,5-fach wirksamer als Razemat

Indikationen
- Notfallversorgung von schwer verletzten Patienten
- Narkose bei kurzen Eingriffen in Kombination mit Sedativum; z. B. in Kieferchirurgie
- Verbandswechsel z. B. bei Verbrennungs-Pat.
- Postoperative Analgesie
- Analgosedierung in der Intensivmedizin

Dosierung (für Ketamin S)
- Narkoseeinleitung: 1–2 mg/kg (70–150 mg) langsam (über 1 Min.) i. v. oder 5–10 mg/kg (350–700 mg) i. m.
- Repetitionsdosen mit der Hälfte der Initialdosis
- Analgesie: 5–10 mg als Bolus; 0,1–0,25 mg/kg KG/h

Nebenwirkungen
- Sympathikusaktivierung mit RR ↑, Tachykardie, Zunahme des myokardialen O_2-Verbrauchs, Uteruskontraktion, intrakraniellem und intraokulärem Druckanstieg
- Hypersalivation
- Dyskinesien, Muskeltonuserhöhung
- Unangenehm bis bedrohlich empfundene Träume, Halluzinationen
- Erregungszustände in der Aufwachphase
- Bei zu schneller Injektion Atemdepression bis zur Apnoe

Kontraindikationen
- KHK, Aorten-, Mitralstenose, pulmonaler Hypertonie
- Art. Hypertonie
- Hyperthyreose, Phäochromozytom
- Gesteigerter intrakranieller Druck; SAB und SHT bei fehlender Beatmungsmöglichkeit
- Perforierende Augenverletzung
- Psychiatrische Erkrankungen
- Präeklampsie, Eklampsie (▶ 14.1.8)

Wechselwirkungen
- Wirkungsverstärkung blutdruck- und frequenzsteigernder Medikamente (Katecholamine, Theophyllin, Pancuronium)
- RR-Anstieg und Tachykardie kann bei gleichzeitiger Ther. mit Schilddrüsenhormonen verstärkt werden.
- Diazepam verlängert Wirkungsdauer durch Hemmung des Ketaminabbaus.

Bemerkungen
- Keine Mononarkose mit Ketamin wegen der psychomimetischen Wirkungen; stattdessen „Ataranalgesie“ (Sedierung und Analgesie) mit Ketamin in Kombination mit Benzodiazepinen oder Propofol
- Passiert die Plazenta

Beispiel
- Midazolam (z. B. Dormicum®) zur Einleitung in individueller Dosierung, z. B. 0,1–0,15 mg/kg (5–10 mg), am besten als Boli à 0,5–1 mg i. v.
- Dann Ketamin S 50–150 mg i. v.

- ggf. Nachinjektionen nach 10 Min. mit Hälfte der Dosis
- Unter Spontanatmung 2–4 l/Min. Sauerstoffgabe
- Periop. für ruhiges Umfeld sorgen

6.3 Opioide

Teresa Linares

6.3.1 Grundlagen

Opioide sind sämtliche Substanzen, die die verschiedenen peripher und zentral lokalisierten Opioidrezeptoren (hauptsächlich μ-, aber auch σ- und κ-Rezeptoren) besetzen und aktivieren können.

Einteilung

- Reine Agonisten: z. B. Morphin, Fentanyl, Sufentanil, Remifentanil, Alfentanil, Pethidin, Piritramid, Tramadol, Tilidin
- Analgetika mit gemischter agonistisch-antagonistischer Wirkung: z. B. Pentazocin; Nalbuphin
- Partialagonisten: z. B. Buprenorphin

Mit dem reinen Antagonisten Naloxon lassen sich die Effekte der Opioidanalgetika aufheben (mit höheren Dosierungen auch: Buprenorphin). Wirkeintritt 2–3 Min. nach i. v. Gabe, Wirkdauer dosisabhängig 1–4 h.

Wirkungen und Nebenwirkungen

- **Zentral:**
  - Analgesie, Sedierung, antitussive Wirkung, Atemdepression, Miosis, Übelkeit und Erbrechen, Senkung des zentralen Sympathikotonus, Steigerung des Liquordrucks (durch Hypoventilation), Muskelrigidität, Juckreiz vor allem nach RM-naher Gabe
  - Bei Pentazocin zusätzlich Dysphorie (z. B. Angst, Albträume, Halluzinationen), Steigerung des Sympathikotonus mit Erhöhung des Pulmonalarteriendrucks
- **Peripher:** Spasmogene Wirkung auf die glatte Muskulatur des GIT und der ableitenden Harnwege (verzögerte Magenentleerung, spastische Obstipation, Harnverhalt, Sekretstau in Gallen- und Pankreaswegen). Histaminfreisetzung, v. a. bei Morphin, mit Bronchospasmus und Vasodilatation; Bradykardie

Atemdepression
Wenn Opioide gegen den Schmerz individuell austitriert werden, halten sich die schmerzbedingte Steigerung des Atemantriebs und die opioidbedingte Dämpfung des Atemzentrums die Waage. Folge: Keine Atemdepression. Dosisanpassung ist wichtig, wenn Schmerzintensität sich ändert.

Kontraindikationen

Sectio bis zum Abnabeln; SHT bei fehlender Beatmung (intrakranieller Druckanstieg), Asthma bronchiale (Bronchospasmus).

Schwangerschaft, Geburt und Stillzeit
Plazenta- und muttermilchgängige Opioidanalgetika können beim ungeborenen und neugeborenen Kind zur Atemdepression führen. Daher zur Schmerzther. in der Schwangerschaft vorzugsweise Pethidin 75–100 mg i. m. (z. B. Dolantin®, ▶ 6.3.6, ▶ 20.7.2).

6.3.2 Alfentanil

® Unterliegt der BtMVV. Rapifen®, Amp. (2 ml) à 1,088 mg Alfentanil-HCl (= 1,0 mg Alfentanil); Amp. (10 ml) à 5,44 mg Alfentanil-HCl (= 5,0 mg Alfentanil).

Pharmakologische Eigenschaften Wirkeintritt 30 Sek. nach i. v. Gabe, Wirkdauer 10–15 Min., Plasmaproteinbindung 90 %. Nach hepatischer Inaktivierung renale Elimination.

Wirkmodus Opioidanalgetikum, reiner μ-Agonist.

Indikationen Intravenöse und balancierte Anästhesieverfahren bei kurzen OPs.

Dosierung
- **Initialdosis** (Narkoseeinleitung): 15 μg/kg (1 mg/70 kg)
- **Repetitionsdosis:** 7–15 μg/kg (0,5–1 mg/70 kg)

Nebenwirkungen Atemdepression, RR-Abfall, Bradykardie, Thoraxrigidität, Bronchospasmus, Übelkeit, Erbrechen, Obstipation, Harnverhalt, Miosis.

Kontraindikationen Schwangerschaft und Stillzeit (plazentagängig).

Wechselwirkungen ZNS-dämpfende Pharmaka (Wirkverstärkung).

Bemerkungen
- Alfentanil wirkt kürzer als Fentanyl
- Alfentanil hat nur ⅓–¼ der analgetischen Potenz von Fentanyl
- Thoraxrigidität kann durch langsame i. v. Injektion vermieden oder vermindert werden.
- **Antidot:** Naloxon (z. B. Narcanti®)

6.3.3 Buprenorphin

® Unterliegt der BtMVV. Z. B. Temgesic®, Amp. (1 ml) à 0,324 mg Buprenorphin-HCl (= 0,3 mg Buprenorphin) i. m.; i. v. Tbl. à 0,216 mg Buprenorphin-HCl (= 0,2 mg Buprenorphin) sublingual; Temgesic® forte: Tbl. à 0,432 mg Buprenorphin-HCl (= 0,4 mg Buprenorphin) sublingual. Transdermal: Transtec® PRO Pflaster à 35 μg/h; à 52,5 μg/h; à 70 μg/h.

Pharmakologische Eigenschaften Orale Bioverfügbarkeit nur ca. 20 % bei hepatischem First-Pass-Metabolismus. Bei der empfohlenen sublingualen Gabe liegt die systemische Bioverfügbarkeit bei 60 %. Verteilungsvolumen 2 l/kg, Plasmaproteinbindung 96 %. Elimination bis zu 10 % unverändert renal, Rest (z. T. nach hepatischer N-Dealkylierung) als Glukuronsäurekonjugate oder unverändert biliär (enterohepatischer Kreislauf). Wirkungseintritt ca. 30 Min. nach sublingualer oder i. m. Gabe, 10–15 Min. nach i. v. Applikation, transdermal 12–15 h nach Aufkleben des Pflasters. Wirkdauer sublingual 8–10 h; i. m. und i. v. 5–6 h, transdermal 72 h. Nach Entfernen des Pflasters verbleibt noch für 12–15 h eine analgetisch wirksame Buprenorphindosis im Hautdepot.

Wirkmodus Opioidanalgetikum, partieller Agonist an Opiatrezeptoren (partieller µ-Agonist, κ-Antagonist).

Indikationen Akute und chron. Schmerzzustände.

Dosierung
- **Sublingual:** 0,2–0,4 mg, alle 6–8 h wiederholbar
- **I. m., i. v.:** 0,15–0,3 mg, alle 6–8 h wiederholbar
- **Peridural:** 0,15–0,3 mg (Wirkeintritt nach 10 Min., Wirkdauer 15–20 h, ▸ 20.3.1, ▸ 20.5.4)
- **Transdermal:** Nach individueller Titration und vorbestehender Opioidmedikation. Pflaster können auch zerschnitten werden. Anhaltspunkt: Tagesdosis von 35 µg/h Pflaster ≅ 30–60 mg Morphin p. o. Tagesdosis
- **Max. Tagesdosis:** Dosierungen oberhalb 5–8 mg führen nicht zu weiterer Wirkverstärkung (Ceiling-Effekt).

Nebenwirkungen Sedierung, Schwindel, Benommenheit. Übelkeit und Erbrechen. Spastische Obstipation, Harnverhalt. RR-Abfall, Bradykardie, Senkung des Pulmonalarteriendrucks. Atemdepression.

Kontraindikationen Überempfindlichkeit gegen Buprenorphin, Schwangerschaft und Stillzeit.

Wechselwirkungen
- Verstärkung des sedierenden und atemdepressorischen Effekts zentral wirksamer Substanzen
- Evtl. Wirkungsverstärkung durch MAO-Hemmer mit Hypertonie, Anstieg der Körpertemperatur, Verwirrtheits- und Erregungszuständen, Krampfanfällen
- Mögliche Minderung der Wirkung reiner Opiatagonisten (z. B. Fentanyl, Morphin, Pethidin, Piritramid) durch Verdrängung wegen hoher Rezeptoraffinität von Buprenorphin

Bemerkungen
- Die max. zu erwartenden NW von Buprenorphin sind geringer ausgeprägt als die von Morphin
- **Sehr starkes Analgetikum:** Bei sublingualer Gabe besitzen 0,2–0,6 mg, bei i. m. Applikation 0,3–0,6 mg Buprenorphin die analgetische Potenz von 10 mg Morphin.
- **Ceiling-Effekt:** Höherdosierungen als die empfohlenen max. Tagesdosen führen zu keiner wesentlichen Wirkungsverstärkung.
- **Entzugssymptome:** Wegen der hohen Rezeptoraffinität erst mit einer Latenz von 1–2 Wo. möglich
- Wirkungsdauer und -intensität kann verstärkt werden durch Leberinsuff. (Metabolisierung in der Leber), daher Dosisreduktion.
- **Antagonist:** Wegen ausgeprägter Rezeptoraffinität nicht mit üblichem Opiatantagonisten Naloxon beeinflussbar, sondern mit zentralem Analeptikum Doxapram (Dopram® Amp. [5 ml] à 100 mg). Dosierung: 0,5–1,5 mg/kg i. v., im Perfusor 200 mg auf 50 ml NaCl 0,9 % mit 60–180 mg/h = 15–45 ml/h; insgesamt 3 g Doxapram nicht überschreiten

! Buprenorphin ist auch als Subutex® Sublingualtabletten 0,4 mg/2 mg/8 mg erhältlich, allerdings nur mit der Indikation Substitutionstherapie.

6.3.4 Fentanyl

® Unterliegt der BtMVV. Z. B. Fentanyl-Janssen®, Amp. (2 ml) à 0,157 mg Fentanyldihydrogenzitrat (= 0,1 mg Fentanyl); Amp. (10 ml) à 0,785 mg Fentanyldihydrogenzitrat (= 0,5 mg Fentanyl).

- Transdermal: Durogesic SMAT® Pflaster à 12 µg/h, à 25 µg/h, à 50 µg/h, à 75 µg/h, à 100 µg/h
- Transmukosal oral: Effentora® Buccaltbl. á 100, 200, 400, 600, 800 µg. Actiq® Lutscher à 200 µg, à 400 µg, à 600 µg, à 800 µg, à 1.200 µg, à 1.600 µg
- Tansmukosal nasal: z. B. Instanyl® à 50 µg, à 100 µg, à 200 µg/Sprühstoß

Pharmakologische Eigenschaften

- Parenteral: HWZ dosisabhängig 1–6 h. Bei höheren oder repetitiven Dosen Verlängerung der HWZ durch Kumulation und begrenzte Metabolisierungskapazität der Leber. Verteilungsvolumen 3 l/kg, Plasmaproteinbindung 80 %, Elimination: Etwa 5 % unverändert renal, Rest nach oxidativer N-Dealkylierung in der Leber. Wirkungseintritt innerhalb weniger Sek.
- Wirkungsdauer bei einmaliger parenteraler Gabe 20–30 Min., bedingt durch Umverteilung der lipophilen Substanz aus gut durchblutetem (Gehirn) in weniger gut durchblutetes Gewebe (Fett, Muskulatur)
- Transdermal: Wirkungseintritt ca. 12 h nach Aufkleben des Pflasters. Wirkungsdauer ca. 72 h. Nach Entfernen des Pflasters verbleibt noch für ca. 12 h eine analgetisch wirksame Fentanyldosis im Hautdepot.
- Transmukosal: Bioverfügbarkeit 50 %. Wirkungseintritt nach 3–5 Min. (rasche Aufnahme durch die Mundschleimhaut und eine langsamere gastrointestinale des mit dem Speichel geschluckten Fentanyl-Anteils); max. Plasmaspiegel innerhalb von 20–40 Min.; Wirkungsdauer 2–3 h

Wirkmodus Opiatagonist, reiner µ-Agonist.

Indikationen

- Parenteral: Analgesie bei Beatmungspat., bei intravenösen und balancierten Anästhesieverfahren, stärkste Schmerzzustände, z. B. Myokardinfarkt
- Transdermal: Chronische opioidsensible Schmerzen
- Transmukosal: Zugelassen zur Behandlung von tumorbedingten Durchbruchschmerzen

Dosierung

- **Initialdosis** (Narkoseeinleitung): 1,5–4,5 µg/kg (0,1–0,3 mg/70 kg)
- **Repetitionsdosis:** 1–3 µg/kg (0,07–0,2 mg/70 kg)
- **Kontinuierliche Applikation:** 5 Amp. Fentanyl à 0,5 mg in 50-ml-Perfusorspritze (0,05 mg/ml) beginnend mit 1–2 ml/h, je nach Bedarf um je 1–2 ml/h steigern
- **Transdermal:** Nach individueller Titration und vorbestehender Opioidmedikation, SMAT-Pflaster dürfen auch zerschnitten werden. Anhaltspunkt: Tagesdosis von 25 µg/h Pflaster ≅ 60 mg Morphin p. o. Tagesdosis.
- **Oral transmukosal:** Fentanylstick wird über 15 Min. an möglichst großen Anteilen der Mundschleimhaut hin und her bewegt. Es soll nicht gelutscht oder gekaut werden. Anhaltspunkt zur Dosierung: Fentanylstick à 200 µg ≅ 10 mg Morphin p. o., Fentanyl Buccaltbl. 100 µg ≅ 10 mg Morphin p. o.
- **Nasal transmukosal:** Individuelle Dosis! Nicht mehr als 2 Fentanyl-Sprühstöße in einem Abstand von 10 Min., pro Tag bis zu 4 × wiederholbar

Nebenwirkungen Atemdepression, RR-Abfall, Bradykardie, Obstipation, Harnverhalt, Übelkeit, Erbrechen, Miosis.

Kontraindikationen Schwangerschaft und Stillzeit (plazentagängiges Medikament). ZNS-dämpfende Pharmaka (Wirkverstärkung).

Wechselwirkungen

- ZNS-dämpfende Pharmaka und Alkohol: Verstärkte ZNS-Dämpfung
- Antihypertonika, Neuroleptika, Benzodiazepine: Verstärkung der blutdrucksenkenden Wirkung
- Verapamil, Clonidin, Urapidil: Verstärkung der Bradykardie
- Propofol: Erhöhung des Plasmaspiegels von Propofol

Bemerkungen

- **Sehr potentes Analgetikum:** Etwa 0,05–0,1 mg Fentanyl entsprechen einer äquianalgetischen Morphindosis von 10 mg i. v.
- **Ausgeprägte Atemdepression:** Keine Gabe höherer Dosen ohne die Möglichkeit der Intubation und Beatmung
- **Dosisabhängiger Rebound-Effekt:** Erneut auftretende Atemdepression noch Stunden nach letzter Fentanylapplikation möglich (Fentanylgabe bei Beatmungspat. rechtzeitig ausschleichen!)
- **Antidot:** Naloxon

6.3.5 Morphin

® Unterliegt der BtMVV.

- Parenteral: z. B. MSI 10/20/100/200 Mundipharma®: Amp. (1 ml) à 10 mg Morphin, Amp. (1 ml) à 20 mg Morphin, Amp. (5 ml) à 100 mg Morphin, Amp. (10 ml) à 200 mg Morphin s. c.; i. v.
- Oral/Rektal: ▶ 20.3.1

Pharmakologische Eigenschaften Wirkeintritt 10 Sek. nach i. v. Gabe, Wirkdauer 90 Min., ⅓ des Morphins an Plasmaprotein gebunden, hydrophile Substanz, Elimination zu 10 % unverändert renal, Rest vorwiegend nach Glukuronidierung an unterschiedlichen Positionen des Morphinmoleküls, dabei zum geringen Teil (5 %) Bildung des analgetisch wirksamen Morphin-6-Glukuronids. Dieses kann bei Niereninsuff. kumulieren → Dosisreduktion bei Niereninsuff.

Wirkmodus Reiner Opiatagonist.

Indikationen Postop. Schmerzther., stärkste Schmerzzustände, Lungenstauung bei akuter Linksherzinsuff.

Dosierung

- Einzeldosis: Abhängig vom individuellen Schweregrad der Schmerzen; häufiges Applikationsintervall: Alle 2–4 h; s. c.: 10–30 mg; i. v.: 5–10 mg langsam und verdünnt je 2,5–5 mg in 5 ml Aqua ad inject. Vorteil der fraktionierten i. v. Gabe: Nach Absetzen der Medikation rascheres Sinken der Blutspiegel und Abklingen der Atemdepression als bei s c. Anwendung
- Perfusor: 1 Amp. à 100 mg = 100 mg auf 50 ml 0,9 % NaCl mit 1–4 mg/h = 0,5–2 mg/h (ggf. höher, keine Tageshöchstdosis)

Nebenwirkungen

- Atemdepression (abhängig von der Anflutungsgeschwindigkeit)
- Übelkeit und Erbrechen
- Zentral bedingte Vagusstimulation mit Miosis und Bradykardie
- Direkte Vasodilatation, RR ↓, peripheres venöses Pooling
- Histaminfreisetzung mit Vasodilatation, RR ↓, Schweißausbruch, Bronchospasmus bei Asthmatikern
- Tonuserhöhung der glatten Muskulatur mit spastischer Obstipation, Harnverhalt, Obstruktion des Sphincter Oddi mit Gefahr von Gallenkoliken und Pankreatitis

Kontraindikationen Überempfindlichkeit gegen Morphine, Gallenkoliken, akute hepatische Porphyrie, Schwangerschaft und Stillzeit (nur bei strenger Indikationsstellung).

Wechselwirkungen
- Alkohol und ZNS-dämpfende Pharmaka: Verstärkte Dämpfung
- Kumarin-Antikoagulanzien: Verstärkte Blutungsneigung
- Diuretika: Verstärkte orthostatische Hypotonie, verringerte Diurese
- Isoniazid: Verstärkte Morphinwirkung
- MAO-Hemmer: Wirkverstärkung von Morphin
- Neostigmin: Wirkverstärkung von Morphin

Bemerkungen
- Morphin ist Referenzsubstanz aller Opioide bezüglich Wirkstärke und -profil.
- Bei akuter Lungenstauung sinnvoll, da Morphin den Lungenkreislauf durch peripher-venöses Pooling entlastet und das Gefühl der Atemnot dämpft.
- **Antidot:** Naloxon

6.3.6 Pethidin (Meperidin)

® Unterliegt der BtMVV. Z. B. Dolantin®, Amp. (1 ml) à 50 mg, Amp. (2 ml) à 100 mg, s. c.; i. m.; i. v. Supp. à 100 mg, Trpf. (1 ml = 25 Trpf.) à 50 mg.

Pharmakologische Eigenschaften Orale Bioverfügbarkeit ca. 50 % (hepatischer First-Pass-Metabolismus), HWZ 24–48 h, Wirkungseintritt 5–7 Min. nach i. v., Wirkdauer 3–4 h, Plasmaproteinbindung 50 %, Elimination zu 5–25 % unverändert renal (höherer Anteil bei saurem Urin-pH). Der Rest wird in der Leber metabolisiert, wobei der Metabolit Norpethidin entsteht (HZW 20 h), der die halbe analgetische, aber die doppelte krampfauslösende Wirkung von Pethidin besitzt. Bei Niereninsuff. Gefahr der Kumulation.

6

Wirkmodus μ-Agonist; außerdem parasympatholytisch und Hemmung der Noradrenalinwiederaufnahme.

Indikationen Postop. Schmerzen; Unterdrückung von postop. Shivering.

Dosierung 0,5–1 mg/kg langsam i. v., alle 2–3 h wiederholbar (1–2 mg/kg i. m.).

Nebenwirkungen
- In äquipotenten Dosen dem Morphin vergleichbare Atemdepression
- Stärkere Sedierung und Euphorie als bei Morphin
- Geringere spasmogene Wirkung als Morphin
- Übelkeit und Erbrechen (häufig), Obstipation, Miktionsbeschwerden
- Nur geringe Beeinflussung der Kontraktilität des Uterus
- Vasodilatation mit Hypotonie und reflektorischer Tachykardie bei zu rascher i. v. Injektion
- Histaminfreisetzung (Tachykardie; Hypotension)

Kontraindikationen Überempfindlichkeit gegen Pethidin, akute hepatische Porphyrie. Einnahme von MAO-Hemmern in den letzten 14 d; Kinder < 1. Lj.

Wechselwirkungen Verstärkung des sedierenden und atemdepressorischen Effekts zentral wirksamer Substanzen, z. B. Pharmaka, Alkohol.

Bemerkungen
- Etwa 75–100 mg Pethidin besitzen die analgetische Potenz von 10 mg Morphin.

- Während der Schwangerschaft und Stillzeit nur bei strenger Ind.-Stellung; trotzdem das am besten geeignete Opioid
- **Antidot:** Naloxon

6.3.7 Piritramid

® Unterliegt der BtMVV. Z. B. Dipidolor®, Amp. (2 ml) à 22 mg Piritramid-Salz (= 15 mg Piritramid) i. m.; i. v.

Pharmakologische Eigenschaften Wirkdauer 4–6 h, Wirkeintritt: I. m. nach etwa 15 Min., i. v. nach etwa 5 Min.

Wirkmodus µ-Agonist.

Indikationen Starke und sehr starke akute und chron. Schmerzen.

Dosierung Einzeldosis:
- **i. m.:** 15–30 mg
- **i. v.:** 7,5–22,5 mg (Richtdosis 0,1–0,3 mg/kg), bei Bedarf alle 6 h wiederholbar

Nebenwirkungen
- Atemdepression in äquianalgetischer Dosis dem Morphin vergleichbar, stärkere Sedierung als Morphin, im Vergleich zu Morphin kaum Übelkeit und Erbrechen
- Sehr geringe kardiovaskuläre NW (Bradykardie)
- Obstipation, Harnverhalt, Bronchospasmus, Hypotonie (v. a. bei zu rascher i. v. Gabe)

Kontraindikationen Überempfindlichkeit gegen Piritramid (selten), akute hepatische Porphyrie, in Schwangerschaft und Stillzeit strenge Indikationsstellung.

Wechselwirkungen Verstärkung des sedierenden und atemdepressorischen Effekts zentral wirksamer Substanzen.

Bemerkungen
- Etwa 15 mg Piritramid besitzen die analgetische Potenz von 10 mg Morphin
- Kaum euphorisierende Wirkung
- Sehr häufig postop. eingesetztes Analgetikum
- **Antidot:** Naloxon

6

6.3.8 Remifentanil

® Unterliegt der BtMVV. Z. B. Ultiva®, Amp. à 1,1 mg Remifentanil-hydrochlorid Trockensubstanz (= 1 mg Remifentanil), Amp. à 2,2 mg Remifentanil-hydrochlorid Trockensubstanz (= 2 mg Remifentanil), Amp. à 5,5 mg Remifentanil-hydrochlorid Trockensubstanz (= 5 mg Remifentanil). Lösungsmittel Aqua dest. oder Glukose 5 %, i. v. Applikation.

Pharmakologische Eigenschaften Nur parenteral verfügbar, Verteilungsvolumen 200–400 ml/kg, geringe Lipidlöslichkeit, Proteinbindung 70 %, Anschlagzeit 1–1,5 Min., effektive HWZ 3–10 Min. (unabhängig von Dosis und Infusionsdauer). Als **E**sterasen-**m**etabolisiertes **O**pioid (EMO) unabhängig von Pseudocholinesterase, keine hepatische Elimination, keine Akkumulation, Hauptmetabolit klinisch ohne Opioidwirkung wird renal ausgeschieden.

Wirkmodus Selektiver Opioidagonist am µ-Rezeptor mit stark analgetischer sowie sedativer und antitussiver Wirkung.

Indikationen Zur Einleitung und Aufrechterhaltung von i. v. und balancierten Narkosen.

Dosierung Da die Inzidenz der Thoraxrigidität mit der Dosis und Infusionsgeschwindigkeit korreliert, ist eine Bolus-Injektion nicht zu empfehlen. Applikation über kontinuierliche Infusion (Abb. 6.1, ▶ Tab. 6.4).

2 mg/40 ml = 50 µg/ml

Dosierung in µg/kg KG/Min.

Legende (Farbstufen): >0,1 µg/kg KG/Min. · >0,2 µg/kg KG/Min. · >0,45 µg/kg KG/Min. · >0,65 µg/kg KG/Min.

kg KG \ Perfusoreinstellung ml/h	5	10	15	20	25	30	35	40	45	50	55	60	65	70
10	0,417	0,833												
15	0,278	0,556	0,833											
20	0,208	0,417	0,625	0,833										
25	0,167	0,333	0,500	0,667	0,833	1,000								
30	0,139	0,278	0,417	0,556	0,694	0,833	0,972							
35	0,119	0,238	0,357	0,476	0,595	0,714	0,833	0,952						
40	0,104	0,208	0,313	0,417	0,521	0,625	0,729	0,833	0,938					
45	0,093	0,185	0,278	0,370	0,463	0,556	0,648	0,741	0,833	0,926				
50	0,083	0,167	0,250	0,333	0,417	0,500	0,583	0,667	0,750	0,833	0,917	1,000		
55	0,076	0,152	0,227	0,303	0,379	0,455	0,530	0,606	0,682	0,758	0,833	0,909	0,985	
60	0,069	0,139	0,208	0,278	0,347	0,417	0,486	0,556	0,625	0,694	0,764	0,833	0,903	0,972
65	0,064	0,128	0,192	0,256	0,321	0,385	0,449	0,513	0,577	0,641	0,705	0,769	0,833	0,897
70	0,060	0,119	0,179	0,238	0,298	0,357	0,417	0,476	0,536	0,595	0,655	0,714	0,774	0,833
75	0,056	0,111	0,167	0,222	0,278	0,333	0,389	0,444	0,500	0,556	0,611	0,667	0,722	0,778
80	0,052	0,104	0,156	0,208	0,260	0,313	0,365	0,417	0,469	0,521	0,573	0,625	0,677	0,729
85		0,098	0,147	0,196	0,245	0,294	0,343	0,392	0,441	0,490	0,539	0,588	0,637	0,686
90		0,093	0,139	0,185	0,231	0,278	0,324	0,370	0,417	0,463	0,509	0,556	0,602	0,648
95		0,088	0,132	0,175	0,219	0,263	0,307	0,351	0,395	0,439	0,482	0,526	0,570	0,614
100		0,083	0,125	0,167	0,208	0,250	0,292	0,333	0,375	0,417	0,458	0,500	0,542	0,583
105		0,079	0,119	0,159	0,198	0,238	0,278	0,317	0,357	0,397	0,437	0,476	0,516	0,556
110		0,076	0,114	0,152	0,189	0,227	0,265	0,303	0,341	0,379	0,417	0,455	0,492	0,530
115		0,072	0,109	0,145	0,181	0,217	0,254	0,290	0,326	0,362	0,399	0,435	0,471	0,507
120		0,069	0,104	0,139	0,174	0,208	0,243	0,278	0,313	0,347	0,382	0,417	0,451	0,486
125		0,067	0,100	0,133	0,167	0,200	0,233	0,267	0,300	0,333	0,367	0,400	0,433	0,467
130		0,064	0,096	0,128	0,160	0,192	0,224	0,256	0,288	0,321	0,353	0,385	0,417	0,449

Dosierung in µg/kg KG/Min.

kg KG \ Perfusoreinstellung in ml/h	0,05	0,1	0,15	0,2	0,25	0,3	0,35	0,4	0,45	0,5	0,55	0,6	0,65	0,7
10	0,6	1,2	1,8	2,4	3,0	3,6	4,2	4,8	5,4	6,0	6,6	7,2	7,8	8,4
15	0,9	1,8	2,7	3,6	4,5	5,4	6,3	7,2	8,1	9,0	9,9	10,8	11,7	12,6
20	1,2	2,4	3,6	4,8	6,0	7,2	8,4	9,6	10,8	12,0	13,2	14,4	15,6	16,8
25	1,5	3,0	4,5	6,0	7,5	9,0	10,5	12,0	13,5	15,0	16,5	18,0	19,5	21,0
30	1,8	3,6	5,4	7,2	9,0	10,8	12,6	14,4	16,2	18,0	19,8	21,6	23,4	25,2
35	2,1	4,2	6,3	8,4	10,5	12,6	14,7	16,8	18,9	21,0	23,1	25,2	27,3	29,4
40	2,4	4,8	7,2	9,6	12,0	14,4	16,8	19,2	21,6	24,0	26,4	28,8	31,2	33,6
45	2,7	5,4	8,1	10,8	13,5	16,2	18,9	21,6	24,3	27,0	29,7	32,4	35,1	37,8
50	3,0	6,0	9,0	12,0	15,0	18,0	21,0	24,0	27,0	30,0	33,0	36,0	39,0	42,0
55	3,3	6,6	9,9	13,2	16,5	19,8	23,1	26,4	29,7	33,0	36,3	39,6	42,9	46,2
60	3,6	7,2	10,8	14,4	18,0	21,6	25,2	28,8	32,4	36,0	39,6	43,2	46,8	50,4
65	3,9	7,8	11,7	15,6	19,5	23,4	27,3	31,2	35,1	39,0	42,9	46,8	50,7	54,6
70	4,2	8,4	12,6	16,8	21,0	25,2	29,4	33,6	37,8	42,0	46,2	50,4	54,6	58,8
75	4,5	9,0	13,5	18,0	22,5	27,0	31,5	36,0	40,5	45,0	49,5	54,0	58,5	63,0
80	4,8	9,6	14,4	19,2	24,0	28,8	33,6	38,4	43,2	48,0	52,8	57,6	62,4	67,2
85	5,1	10,2	15,3	20,4	25,5	30,6	35,7	40,8	45,9	51,0	56,1	61,2	66,3	71,4
90	5,4	10,8	16,2	21,6	27,0	32,4	37,8	43,2	48,6	54,0	59,4	64,8	70,2	75,6
95	5,7	11,4	17,1	22,8	28,5	34,2	39,9	45,6	51,3	57,0	62,7	68,4	74,1	79,8
100	6,0	12,0	18,0	24,0	30,0	36,0	42,0	48,0	54,0	60,0	66,0	72,0	78,0	84,0
105	6,3	12,6	18,9	25,2	31,5	37,8	44,1	50,4	56,7	63,0	69,3	75,6	81,9	88,2
110	6,6	13,2	19,8	26,4	33,0	39,6	46,2	52,8	59,4	66,0	72,6	79,2	85,8	92,4
115	6,9	13,8	20,7	27,6	34,5	41,4	48,3	55,2	62,1	69,0	75,9	82,8	89,7	96,6
120	7,2	14,4	21,6	28,8	36,0	43,2	50,4	57,6	64,8	72,0	79,2	86,4	93,6	100,8
125	7,5	15,0	22,5	30,0	37,5	45,0	52,5	60,0	67,5	75,0	82,5	90,0	97,5	105,0
130	7,8	15,6	23,4	31,2	39,0	46,8	54,6	62,4	70,2	78,0	85,8	93,6	101,4	109,2

Abb. 6.1 Remifentanil-Perfusor [L157]

Tab. 6.4 Unterschiedliche Remifentanil-Dosierungen zur Narkose

Indikation		Anfangsrate (µg/kg/Min.)	Bereich (µg/kg/Min.)
Narkoseeinleitung		0,5–1	
Aufrechterhaltung der Narkose bei beatmeten Pat.	Lachgas 66 %	0,4	0,1–0,2
	Isofluran (Anfangsdosis 0,5 MAC)	0,25	0,05–1
	Propofol (Anfangsdosis 100 µg/kg/Min.)	0,25	0,05–1
Anästhesie bei spontaner Ventilation		0,04	0,025–0,1
I. v. Analgesie in der unmittelbaren postop. Periode		0,1	0,025–0,2

Nebenwirkungen Rigidität der Skelettmuskulatur (Thoraxrigidität), vagale Stimulation mit Senkung des RR durch Vasodilatation und Bradykardie, Atemdepression, Übelkeit, Erbrechen, Obstipation, Harnverhalt.

Kontraindikationen

- Zu wenige Erfahrungen für Schwangerschaft und Stillzeit; analog der bekannten Opioide Plazentagängigkeit und Übergang in Muttermilch anzunehmen
- Keine Daten für Kinder < 1 J.
- Keine peridurale, intraspinale und intrathekale Anwendung, da Glycin in Zubereitung enthalten (exzitatorischer Neurotransmitter)

Wechselwirkungen Verstärkung des sedierenden und atemdepressorischen Effekts zentral wirksamer Substanzen, der blutdrucksenkenden Wirkung von Antihypertonika, Phenothiazin-Neuroleptika und Benzodiazepinen und der bradykardisierenden Wirkung frequenzsenkender Medikamente (z. B. Verapamil, Diltiazem, Clonidin, Urapidil).

Bemerkungen

- Analgetische Potenz vergleichbar mit Fentanyl
- Klinisch kaum Beeinflussung der kardiovaskulären Stabilität
- Keine Dosisanpassung bei Leber- oder Niereninsuff. nötig
- Durch sehr kurze Anschlagzeit und HWZ „On-off-Effekt"
  - Vorteile: Sehr gute Steuerbarkeit (sowohl für lang dauernde als auch für kurze Eingriffe geeignet) mit zügigem Aufwachverhalten, keine postop. Atemdepression, kein Rebound
  - Nachteil: Kein analgetisch wirksamer Überhang, daher frühzeitiger Beginn einer adäquaten postop. Schmerzther. (bei längeren Eingriffen ca. 20 Min. vor OP-Ende)
- Verbleibender Rest von Remifentanil in Infusionsschläuchen kann beim Durchspülen dieser Schläuche Opioideffekte verursachen (Atemdepression!).
- Nicht über gleiches Schlauchsystem infundieren wie Blut, Serum oder Plasma, da unspezifische Esterasen in Blutprodukten zur Hydrolyse und damit Wirkungseinschränkung von Remifentanil führen können.

6.3.9 Sufentanil

® Unterliegt der BtMVV.

- Sufenta® z. B. Sufenta, Amp. (5 ml) à 0,375 mg Sufentanil-dihydrogenzitrat (= 0,250 mg Sufentanil = 50 μg/ml) i. v.
- Sufenta mite 10, Amp. (10 ml) à 0,075 mg Sufentanil-dihydrogenzitrat (= 0,05 mg Sufentanil = 5 μg mg/ml) i. v.
- Sufenta epidural, Amp. (2 ml) à 0,015 mg Sufentanil-dihydrogenzitrat (= 0,01 mg Sufentanil = 5 μg mg/ml) peridural

Pharmakologische Eigenschaften Nur parenteral verfügbar, hohe Lipophilie, Proteinbindung über 90 %, Eliminations-HWZ ca. 2,5 h mit großer Schwankungsbreite. Oxidative N-Dealkylierung und O-Demethylierung in Leber und Dünndarm.

Wirkmodus Opioidagonist am μ-Rezeptor mit antitussiver, sehr starker analgetischer und betont sedativer Wirkung.

Indikationen Zur Einleitung und Aufrechterhaltung von Narkosen: Analgosedierungen (z. B. auf Intensivstation); Zulassung für epidurale Gabe.

Dosierung

- **Einleitungsdosis:** 0,3–0,7 μg/kg (20–50 μg)
- **Repetitionsdosen:** Bolus 0,15–0,3 μg/kg (10–20 μg) oder Perfusor 0,5–1,5 μg/kg/h
- **Peridural:** Sufentanil 10–15 μg (Wirkungseintritt nach ca. 5 Min., Wirkungsdauer 4–6 h). Zur guten Verteilung des Opioids Substanz in ausreichenden Volumina applizieren; entweder in Bolusdosis des Lokalanästhetikums oder in 5–10 ml 0,9 % NaCl mischen

Nebenwirkungen Atemdepression, vagale Stimulation (Senkung des RR durch Vasodilatation und Bradykardie), Tonuserhöhung der glatten Ringmuskulatur, Rigidität der Skelettmuskulatur (Thoraxrigidität), Obstipation, Harnverhalt, Übelkeit und Erbrechen.

Kontraindikationen Schwangerschaft und Stillzeit relativ, da plazentagängig und in die Muttermilch übertretend.

Wechselwirkungen

- ZNS-dämpfende Pharmaka und Alkohol: Verstärkte ZNS-Dämpfung
- Antihypertonika, Neuroleptika, Benzodiazepine: Verstärkung der blutdrucksenkenden Wirkung
- Verapamil, Clonidin, Urapidil: Verstärkung der Bradykardie
- Propofol: Erhöhung des Plasmaspiegels von Propofol

Bemerkungen

- Etwa 3–10 × analgetisch stärker wirksam als Fentanyl: Etwa 0,01 mg Sufenta sind 10 mg Morphin äquipotent
- Größere hämodynamische Stabilität als Fentanyl
- Aufwachen zügiger als nach Fentanyl
- Ausgeprägte Sedierung, daher auch als Monosubstanz bei Analgosedierung verwendbar
- Sehr große ther. Breite (100-fach größere Breite von Fentanyl)
- **Antidot:** Naloxon

6.3.10 Naloxon

® z. B. Narcanti®, Amp. (1 ml) à 0,4 mg.

Pharmakologische Eigenschaften

- Orale Bioverfügbarkeit gering (First-Pass-Metabolismus), daher nur parenterale Gabe sinnvoll
- Wirkdauer. 30–60 Min.
- Wirkungseintritt 1–2 Min. nach i. v. Applikation

Wirkmodus Reiner Opioidantagonist, der alle Opioidwirkungen aufhebt und in breitem ther. Bereich keine eigene pharmakologische Wirkung besitzt.

Indikationen Postop. opioidinduzierte Atemdepression, opioidinduzierter Pruritus.

Dosierung Nach dem Titrationsverfahren Dosierung nach Wirkung mit initial 0,4–2 mg i. v. alle 2–3 Min. bis zu ca. 10 mg Gesamtdosis.

Nebenwirkungen Bei zu plötzlicher Antagonisierung Schwindel, Erbrechen, Schwitzen, Tachykardie, Hypertonus, Tremor, Krampfanfall, Asystolie. Bei Opioidabhängigen akutes Entzugssy.

Bemerkungen

- Wegen kurzer HWZ sorgfältige Nachbeobachtung und ggf. Nachinjektion: Rebound-Effekt möglich.
- Nach Gabe von 10 mg Naloxon ohne Wirkungseintritt ist Opioidüberdosierung fraglich.

6.4 Benzodiazepine

Teresa Linares

6.4.1 Diazepam

® z. B. Valium®, Amp. (2 ml) à 10 mg.

Pharmakologische Eigenschaften

- Wirkeintritt nach 1–2 Min., Wirkdauer dosisabhängig bis zu mehreren Stunden; in hohen Dosen Kumulation
- Eliminations-HWZ 24–57 h
- Biotransformation in der Leber zu teilweise wirksamen Metaboliten

Wirkmodus Besetzung spezifischer Benzodiazepinrezeptoren; wirkt sedierend, anxiolytisch, antikonvulsiv und muskelrelaxierend.

Indikationen Prämedikation, Supplementierung von Opiaten, Sedierung bei Regionalanästhesien und schmerzlosen Eingriffen (Endoskopien), Antikonvulsivum.

Dosierung

- **i. v.:** 0,15–0,45 mg/kg KG, Dosierung nach Wirkung
- **p. o.:** 5–15 mg

Nebenwirkungen

- Atemdepression (besonders bei zu rascher Injektion)
- Blutdruckabfall (besonders in Kombination mit Opiaten)
- Anterograde Amnesie

6

- Venenreizung und Thrombophlebitis bei i. v. Injektion; i. m. Injektionen sind äußerst schmerzhaft.
- Gelegentliche paradoxe Reaktion bei alten Pat.
- Kumulationsgefahr bei wiederholter Injektion

Kontraindikationen Myasthenia gravis, akute intermittierende Porphyrie, Benzodiazepinunverträglichkeit.

Bemerkungen

- **Antagonisierung:** Flumazenil (Anexate®); Dos.: Initial 0,2 mg; bis ein ausreichender Effekt erreicht ist, Dosierung in 0,1-mg-Schritten erhöhen (bis max. 1 mg) ▶ 6.4.4
- Plazentagängig

6.4.2 Flunitrazepam

® z. B. Rohypnol®, Filmtbl. à 1 mg Flunitrazepam. Amp. (1 ml) à 2 mg Flunitrazepam (enthält 30 mg Benzylalkohol als Konservierungsmittel), Lösungsmittelamp. à 1 ml Wasser für Injektionszwecke.

Pharmakologische Eigenschaften Verteilungsvolumen 2,2–4 l/kg, Plasmaproteinbindung 80 %, Wirkdauer dosisabhängig bis zu mehreren Stunden, Eliminations-HWZ des unveränderten Wirkstoffs 10–30 h, Elimination zu mehr als 95 % über hepatische Metabolisierung zu teilweise wirksamen Metaboliten (7-Amino-Metabolit mit HWZ 20–30 h), Ausscheidung zu ca. 90 % renal, zu ca. 10 % biliär.

Wirkmodus 1,4-Benzodiazepinderivat mit vorherrschend hypnotischer Wirkung, daneben sedativen, anxiolytischen, muskelrelaxierenden und antikonvulsiven Effekten, bindet mit hoher Affinität an spezifische Benzodiazepinrezeptoren im ZNS und verstärkt die GABAergen Hemm-Mechanismen.

6

Indikationen Hypnotikum zur Narkoseeinleitung und in der Intensivmedizin, Prämedikation in der Anästhesiologie, klinisch bedeutsame Schlafstörungen.

Dosierung

- **Prämedikation:**
  - p. o.: 0,5–1 mg am Vorabend des OP-Tages unmittelbar vor dem Schlafengehen
  - i. m.: 1–2 mg 30–60 Min. vor Narkosebeginn
- **Narkoseeinleitung:** 0,015–0,03 mg/kg i. v. (entsprechend 1–2 mg i. v.)

Nebenwirkungen Atemdepression, Blutdruckabfall durch periphere Vasodilatation, anterograde Amnesie, gelegentliche paradoxe Reaktion bei alten Pat., allergische oder anaphylaktische Reaktionen, lokale Thrombophlebitiden nach i. v. Applikation. Bei versehentlicher intraart. Injektion Nekrosegefahr.

Kontraindikationen Überempfindlichkeit gegen Benzodiazepine oder Benzylalkohol, Abhängigkeitsanamnese, Psychosen, Myasthenia gravis, schwere chron. Hyperkapnie, akute intermittierende Porphyrie, Neugeborene (wegen Benzylalkohol), Schwangerschaft und Stillzeit.

Wechselwirkungen Verstärkung des zentral sedativen Effekts anderer Pharmaka (Anästhetika, Analgetika, Neuroleptika, Tranquilizer, Antidepressiva, Hypnotika) und Alkohol.

Bemerkungen

- Wegen der langen HWZ Kumulationsgefahr
- Plazentagängig

- Bei Leber- und Niereninsuff. Dosisreduktion erforderlich
- Flunitrazepam i. v. enthält 10 Vol.-% Ethanol
- **Antagonisierung:** Flumazenil (Anexate®), Dos.: Initial 0,2 mg, bis ein ausreichender Effekt erreicht ist, Dosierung in 0,1-mg-Schritten erhöhen (bis max. 1 mg) ▶ 6.4.4

6.4.3 Midazolam

® z. B. Dormicum®, Amp. (1 ml) à 5 mg; Amp. (3 ml) à 15 mg; Amp. (5 ml) à 5 mg, Amp. (10 ml) à 50 mg. Tbl. à 7,5 mg.

Pharmakologische Eigenschaften Wasserlösliches Benzodiazepin (bessere Venenverträglichkeit als Diazepam). Wirkeintritt nach 3 Min., Wirkdauer 45–90 Min. Eliminations-HWZ 1,5–2,5 h. Biotransformation in der Leber zu unwirksamen Metaboliten.

Indikationen Prämedikation, Supplementierung von Opiaten, Sedierung bei Regionalanästhesien und schmerzlosen Eingriffen (Endoskopien), Antikonvulsivum.

Dosierung Langsame und individuelle i. v. Dosierung (in 0,5–1 mg Boli). Zur Prämedikation Erw. 7,5–15 mg p. o. (0,1–0,15 mg/kg KG i. m.). Bei Kleinkindern 0,3 mg/kg KG rektal; 0,4 mg/kg KG oral; 0,2 mg/kg KG nasal.

Nebenwirkungen Atemdepression (besonders bei zu rascher Injektion), anterograde Amnesie, Blutdruckabfall (besonders in Kombination mit Opioiden), gelegentliche paradoxe Reaktion bei alten Pat.

Kontraindikationen Siehe Diazepam ▶ 6.4.1.

Bemerkungen **Antagonisierung:** Flumazenil (Anexate®), Dos.: Initial 0,2 mg, bis ein ausreichender Effekt erreicht ist, Dosierung in 0,1-mg-Schritten erhöhen (bis max. 1 mg) ▶ 6.4.4.

6.4.4 Flumazenil

® Anexate® 0,5; Amp. (5 ml) à 0,5 mg.

Pharmakologische Eigenschaften Bei niedriger oraler Bioverfügbarkeit (25 % bei hepatischem First-Pass-Metabolismus) nur parenterale Gabe sinnvoll. HWZ ca. 50 Min., bei Leberinsuff. länger, Elimination durch hepatischen Metabolismus. Wirkungseintritt 1–2 Min. nach i. v. Applikation, Wirkdauer abhängig von der Konzentration des eingenommenen Benzodiazepins (kompetitiver Antagonismus).

Wirkmodus Imidazobenzodiazepin (keine intrinsische Aktivität), kompetitive Hemmung des Benzodiazepinrezeptors.

Indikationen
- V. a. schwere Benzodiazepinintoxikation zur DD und Behandlung
- Aufhebung einer paradoxen Reaktion auf Benzodiazepingabe

Dosierung Initial 0,2 mg als Bolus i. v., dann jeweils 0,1 mg/Min., bis der Pat. wach ist. Gesamtdosis ca. 1 mg, jedoch wurden selbst bei 100 mg keine Überdosierungserscheinungen beobachtet.

Nebenwirkungen Übelkeit und Erbrechen, Angstgefühl, RR- und Frequenzschwankungen, selten Entzugserscheinungen (Krampfanfälle, symptomatische Psychosen).

Kontraindikationen
- **Absolut:** Epileptiker, die Benzodiazepine als Zusatzmedikation erhalten
- **Relativ:** Schwangerschaft, Stillzeit, Kinder

Bemerkungen
- Bei Leberinsuff. Dosis reduzieren
- Wegen mangelnder Erfahrung in Schwangerschaft und Stillzeit sowie bei Kindern < 15 J. nur nach strenger Ind.-Stellung anwenden
- Ausreichend lange Nachbeobachtung, da die HWZ von Flumazenil viel kürzer ist als die der Benzodiazepine!

6.5 Muskelrelaxanzien

Teresa Linares

6.5.1 Atracurium

® Tracrium®, Amp. (2,5 ml) à 25 mg, Amp. (5 ml) à 50 mg (▶ Tab. 6.5).

Pharmakologische Eigenschaften Wirkeintritt dosisabhängig nach bis zu 2 Min. bei 0,3 mg/kg und nach 1 Min. bei 0,6 mg/kg. Wirkdauer 30 Min. bei 0,3 mg/kg; Eliminations-HWZ 20–30 Min. Elimination durch Hofmann-Eliminierung (spontaner Zerfall des Relaxans); durch eine Esterhydrolyse und teilweise unveränderte Ausscheidung über die Nieren; Abbauprodukte sind Laudanosin, Akrylate und Alkohol.

6

Wirkmodus Nicht depolarisierendes Muskelrelaxans mit kompetitiver Blockade der Azetylcholin-Rezeptoren der Endplatte.

Indikationen Mittellang wirksames Muskelrelaxans zur Intubation, zur periop. Narkose und Beatmung.

Dosierung Erwachsene und Kinder > 1 Mon.:
- **Intubation:** 0,5–0,6 mg/kg i. v. (35–50 mg)
- **Nachinjektion:** 0,1–0,2 mg/kg i. v. (10–15 mg)

Nebenwirkungen Histaminfreisetzung mit Hautrötung, Bronchospasmus, Blutdruckabfall, Tachykardie, Anaphylaxie mit Laryngospasmus.

Kontraindikationen Myasthenia gravis, hypovolämischer Schock, Asthma, allergische Diathese.

Wechselwirkungen
- WW mit anderen Medikamenten, die zur Verlängerung bzw. Verstärkung der neuromuskulären Blockade führen wie Antiarrhythmika, Antibiotika, Azetazolamid, Betablocker, Diuretika, Ganglienblocker, Inhalationsanästhetika (z. B. Halothan, Isofluran und Enfluran), Kalziumantagonisten, Ketamin, Lithiumsalze und Magnesium.
- Inaktivierung von Atracurium durch alkalische Lösungen (z. B. Thiopental → keine Mischspritzen verwenden)

Bemerkungen

- **Antagonisierung:** Durch Cholinesterasehemmer (z. B. Neostigmin 0,5–5 mg i. v.) und zusätzliche Atropingabe (0,5–1 mg i. v.)
- Bisher keine neg. Auswirkungen von Atracurium bei Verwendung bei Pat. mit akuter, intermittierender Porphyrie und keine Auslösung einer malignen Hyperthermie
- Keine Dosisanpassung bei vorgeschädigter Leber oder Niere notwendig

6.5.2 Cis-Atracurium

® Nimbex®, Amp. (2,5 ml) à 6,7 mg Cis-Atracuriumbesilat (= 5 mg Cis-Atracurium) i. v., Amp. (5 ml) à 13,4 mg Cis-Atracuriumbesilat (= 10 mg Cis-Atracurium) i. v. (▶ Tab. 6.5).

Pharmakologische Eigenschaften Nur parenteral anwendbar, Verteilungsvolumen etwa 160 ml/kg, Wirkeintritt nach 2 Min. bei 0,15 mg/kg, Wirkdauer etwa 45 Min., Eliminations-HWZ etwa 24 Min. Elimination primär durch Hofmann-Elimination (spontaner Zerfall des Relaxans), Metaboliten (klinisch inaktiv) auch durch Esterhydrolyse. Abbauprodukte sind Laudanosin (im Vergleich zu Atracurium Anfall von nur 10 % der Menge), Acrylate und Alkohol.

Wirkmodus Nicht depolarisierendes Muskelrelaxans (kompetitive Blockade der Acetylcholinrezeptoren an der motorischen Endplatte), eines von zehn Stereoisomeren des Atracuriums.

Indikationen Mittellang wirksames Muskelrelaxans zur Intubation, zur periop. Narkose und Beatmung.

Dosierung

- **Intubationsdosis:** 0,1–0,15 mg/kg
- **Repetitionsdosis:** 0,03 mg/kg

Nebenwirkungen

- Hautrötung oder Ekzem, Bradykardie, Blutdruckabfall, Bronchospasmus
- Bei Intensivpat. einige Fälle von Muskelschwäche und/oder Myopathie. Selten Krämpfe. Pat. wiesen jedoch Vorerkr. auf, die Krämpfe auslösen können z. B. Schädeltrauma, hypoxische Enzephalopathie, Hirnödem, virale Enzephalitis, Urämie; kein kausaler Zusammenhang feststellbar.
- Sehr selten schwere anaphylakt. Reaktionen in Verbindung mit einem oder mehreren Anästhetika

Kontraindikationen Myasthenia gravis, Überempfindlichkeit gegen Atracurium, andere Muskelrelaxanzien (Kreuzreaktionen) und Benzolsulfonsäure, Schwangerschaft und Stillzeit, Kinder < 2 J.

Wechselwirkungen

- Verstärkung der neuromuskulären Blockade durch Antiarrhythmika, Antibiotika, Betablocker, Diuretika, Ganglienblocker, Inhalationsanästhetika, Kalziumantagonisten, Ketamin, Lithium und Magnesium
- Herabsetzung der Wirkung nach Langzeitgabe von Phenytoin oder Carbamazepin
- Inkompatibilität mit Propofol und alkalischen Lösungen (z. B. Thiopental)

Bemerkungen

- 4- bis 5-fach höhere Potenz als Atracurium
- Keine signifikanten vagus- oder ganglienblockierenden Effekte, daher kardiovaskuläre Stabilität

- Keine Dosisreduktion bei Leber- oder Niereninsuff. nötig
- Nicht über gleiches Schlauchsystem infundieren wie Blut, Serum oder Plasma, da unspezifische Esterasen in Blutprodukten zur Hydrolyse und damit Wirkungseinschränkung von Cis-Atracurium führen können
- **Antagonisierung:** Durch Cholinesterasehemmer (z. B. Neostigmin 0,5–5 mg i. v.) und zusätzliche Atropingabe (0,5–1 mg)
- Tierexperimentell keine Auslösung einer malignen Hyperthermie

6.5.3 Mivacurium

® Mivacron®, Amp. (5 ml) à 10,7 mg Mivacuriumchlorid (= 10 mg Mivacurium) i. v., Amp. (10 ml) à 21,4 mg Mivacuriumchlorid (= 20 mg Mivacurium) i. v. (▸ Tab. 6.5).

Pharmakologische Eigenschaften Nur parenteral anwendbar, Verteilungsvolumen etwa 112 ml/kg, Wirkeintritt nach 2–2,5 Min., Wirkdauer 15–20 Min., Eliminations-HWZ 0,5–3 Min. Elimination überwiegend durch Hydrolyse durch Pseudocholinesterase, auch durch Esterasen in der Leber, Ausscheidung mit der Galle und (z. T. unverändert) über die Nieren.

Wirkmodus Nicht depolarisierendes Muskelrelaxans (kompetitive Blockade der Acetylcholinrezeptoren an der motorischen Endplatte).

Indikationen Kurz wirksames Muskelrelaxans zur Intubation, zur periop. Narkose und Beatmung.

Dosierung
- **Intubationsdosis:** 0,2 mg/kg
- **Repetitionsdosis:** 0,1 mg/kg

Nebenwirkungen Histaminfreisetzung mit Hautrötung, Blutdruckabfall, Tachykardie, Bronchospasmus korreliert mit Dosis und Injektionsgeschwindigkeit.

Kontraindikationen Plasmacholinesterasemangel und atypische Pseudocholinesterase, Myasthenia gravis, allergische Diathese, Asthma bronchiale, Schwangerschaft/Stillzeit, Säuglinge < 2 Mon.

Wechselwirkungen
- Verstärkung der neuromuskulären Blockade durch Antiarrhythmika, Antibiotika, Betablocker, Diuretika, Ganglienblocker, Inhalationsanästhetika, Kalziumantagonisten, Ketamin, Lithium und Magnesium
- Verlängerte Wirkung bei Reduktion der Plasmacholinesterase-Aktivität z. B. durch antimitotische Präparate, MAO-Hemmer, Organophosphate, Pancuronium
- Herabsetzung der Wirkung nach Langzeitgabe von Phenytoin oder Carbamazepin
- Inkompatibilität mit alkalischen Lösungen (z. B. Thiopental)

Bemerkungen
- Versehentliche intraart. Injektion verursacht Gefäßspasmus mit Gefahr der Gangrän
- Dosisreduktion bei Leber- oder Niereninsuff. erforderlich (Intubationsdosis 0,15 mg/kg)
- **Antagonisierung:** Durch Cholinesterasehemmer (z. B. Neostigmin 0,5–5 mg i. v.) und zusätzliche Atropingabe (0,5–1 mg)
- Tierexperimentell keine Auslösung einer malignen Hyperthermie

6.5.4 Pancuronium

® z. B. Pancuronium Organon®: 1 Amp. (2 ml) à 4 mg (▶ Tab. 6.5).

Pharmakologische Eigenschaften Wirkungsbeginn nach 3–4 Min., bei höheren Dosen schneller, Wirkungsdauer: 4 mg Pancuronium initial wirken etwa 45 Min., Nachinjektionen, besonders bei Dosen > 0,1 mg/kg bis zu 120 Min.; Verteilungsvolumen ca. 0,3 l/kg, Plasmaproteinbindung 30 %, Elimination 50 % unverändert renal, 15–40 % werden in der Leber zu teilweise ebenfalls wirksamen Metaboliten abgebaut.

Wirkmodus Muskelrelaxation durch kompetitive, nicht depolarisierende Blockade der Acetylcholinrezeptoren an der motorischen Endplatte.

Indikationen Muskelrelaxation zur periop. Narkose und Beatmung.

Dosierung
- Einzeldosis zum Präkurarisieren: 0,01–0,02 mg/kg (ca. 0,5–1,5 mg) i. v.
- Zur Intubation (nicht routinemäßig verwendet): 0,1 mg/kg i. v.
- Nach Intubation mit Succinylcholin, initial: 0,04–0,08 mg/kg (ca. 3–6 mg) i. v.
- Nachinjektionen: 0,008–0,02 mg/kg (ca. 0,5–1,5 mg) i. v.

Nebenwirkungen Durch Freisetzung von Noradrenalin und Vagolyse Tachykardie, selten RR-Anstieg.

Kontraindikationen Allergie, auch gegen Brom (Pancuronium-Bromid), vermutete schwierige Intubationsverhältnisse, Myasthenia gravis, Porphyrie.

Wechselwirkungen
- Verstärkung der neuromuskulären Blockade durch: Aminoglykoside, Betablocker, Chinidin, Clindamycin, Kalziumantagonisten, Schleifendiuretika, Tetrazykline, Hypokaliämie sowie hohe Magnesium- und Lithiumspiegel
- Arrhythmien in Kombination mit trizyklischen Antidepressiva
- Bei gleichzeitiger Aminophyllingabe kann selten eine tachykarde Rhythmusstörung ausgelöst werden. Aminophyllin schwächt wohl über eine vermehrte Acetylcholinfreisetzung die Wirkung von Pancuronium ab.

Bemerkungen
- Antagonisierbar mit 0,5–1 mg Atropin i. v. und 0,5–5 mg Cholinesterase-Inhibitor (z. B. Neostigmin) i. v.
- Kaum plazentagängig, da nur gering lipophil; in der Schwangerschaft daher anwendbar
- Relative Resistenz gegenüber Pancuronium bei Pat. mit Verbrennungstrauma, Hypergammaglobulinämie, Lebererkr.

6.5.5 Rocuronium

® Esmeron®, Amp. (5 ml) à 50 mg Rocuroniumbromid i. v., Amp. (10 ml) à 100 mg Rocuroniumbromid i. v. (▶ Tab. 6.5).

Pharmakologische Eigenschaften Nur parenteral anwendbar, Verteilungsvolumen etwa 228 ml/kg, bei 0,6 mg/kg Wirkeintritt 60 Sek. und klinische Wirkdauer 30–40 Min., Eliminations-HWZ etwa 97 Min., Elimination nach hepatischer Metabolisierung durch biliäre Ausscheidung, bis 30 % auch renal.

Wechselwirkungen Nicht depolarisierendes Muskelrelaxans (kompetitive Blockade der Acetylcholinrezeptoren an der motorischen Endplatte).

Indikationen Mittellang wirksames Muskelrelaxans zur Intubation, zur periop. Narkose und Beatmung.

Dosierung
- **Intubationsdosis:** 0,6 mg/kg
- **Repetitionsdosis:** 0,075–0,15 mg/kg

Nebenwirkungen Allergische oder anaphylaktische Reaktionen möglich.

Kontraindikationen Myasthenia gravis, Eaton-Lambert-Sy., vorausgegangene Poliomyelitis, Überempfindlichkeit gegen andere Muskelrelaxanzien (Kreuzreaktionen) und Bromid. Keine Daten für Schwangerschaft und Stillzeit, keine Erfahrungen bei Säuglingen < 3 Mon.

Wechselwirkungen
- Verstärkung der neuromuskulären Blockade durch Antiarrhythmika, Antibiotika, Barbiturate, Betablocker, Diuretika, Ganglienblocker, Inhalationsanästhetika, Ketamin, Lithium, Magnesium
- Herabsetzung der Wirkung nach chronischer Verabreichung von Phenytoin, Carbamazepin, Kortikoiden oder Theophyllin
- Inkompatibilität mit u. a. Dexamethason, Diazepam, Furosemid, Hydrocortison-Natriumsuccinat, Insulin, Thiopental, Vancomycin

Bemerkungen
- Wegen der raschen Anschlagzeit wird Rocuronium als Alternative zu Succinylcholin diskutiert.
- Größere Affinität zur Stimmbandmuskulatur im Vergleich zur Skelettmuskulatur, d. h. offene Glottis, auch wenn noch keine chirurgisch ausreichende allgemeine Muskelrelaxation erreicht ist
- Kaum Beeinflussung der hämodynamischen Stabilität
- Dosisreduktion bei Leberinsuff. nötig, Niereninsuff. klinisch weniger bedeutsam
- **Antagonisierung:** Durch Cholinesterasehemmer (z. B. Neostigmin 0,5–5 mg i. v.) und zusätzliche Atropingabe (0,5–1 mg) oder Sugammadex ▶ 6.5.9

6.5.6 Succinylcholin (Suxamethonium)

® z. B. Lysthenon®, Amp. 1 % (5 ml) à 50 mg, Amp. 2 % (5 ml) à 100 mg; Amp. 5 % (2 ml) à 100 mg (▶ Tab. 6.5).

Pharmakologische Eigenschaften Eliminations-HWZ nach i. v. Gabe ca. 3 Min., Elimination durch Abbau durch die Pseudocholinesterase in Leber und Plasma zu Cholin und Bernsteinsäure. Wirkungseintritt nach 30–60 Sek., Wirkdauer einer Einmaldosis ca. 5 Min.

Wirkmodus Hemmung der neuromuskulären Erregungsübertragung durch Depolarisation der motorischen Endplatte.

Indikationen Kurzfristige Muskelerschlaffung zur Intubation, Bronchoskopie, Elektrokrampfther. Um die Muskelkontraktionen zu mindern, etwa 1–2 Min. vorher i. v. Injektion von nicht depolarisierendem Relaxans (Präkurarisieren).

Dosierung Einzeldosis zur Intubation 1–1,5 mg/kg i. v.

Nebenwirkungen
- Initial Bradykardie und Hypotension möglich (später z. T. von Tachykardie und RR-Steigerung gefolgt)
- Hypersalivation und vermehrte Bronchosekretion

- Hyperkaliämie durch Kaliumverschiebungen nach extrazellulär
- Myoglobinämie und -urie wegen Rhabdomyolyse (selten)
- Maligne Hyperthermie (selten)
- Erhöhung des Drucks im GIT (**cave:** Hochschwangere, Adipositas per magna, Pat. mit Ileus oder Zwerchfellhernie); Prophylaxe durch Atropingabe oder Präkurarisierung
- Histaminfreisetzung mit der Gefahr eines Bronchospasmus (selten)
- Muskelfaszikulationen infolge asynchroner Depolarisationen („Muskelkater" am Folgetag)
- Verlängerung der Wirkdauer bei genetisch bedingter atypischer Pseudocholinesterase (Häufigkeit ca. 1 : 3.000)
- Intraokuläre und intrakranielle Drucksteigerung

Kontraindikationen Verbrennungen, neuromuskuläre Störungen wie Myotonie, Poliomyelitis, perforierende Augenverletzungen, erhöhter intrakranieller Druck, Hyperkaliämie, atypische Cholinesterase (verzögerter Abbau).

Wechselwirkungen Verstärkung der neuromuskulären Blockade durch Aminoglykoside, Amphotericin B, Betablocker, Chinin, Lidocain.

Bemerkungen
- Bei Pat. mit atypischer Cholinesterase muss ggf. bis zu mehreren Stunden „nachbeatmet" werden. Alternativ: Gabe von Serumcholinesterase 45–180 mg, Wirkungseintritt nach ca. 10 Min.
- Über einzelne Todesfälle durch nicht therapierbare Bradykardie wurde berichtet; da diese evtl. auf vorher nicht erkannte Muskelerkr. zurückzuführen sind, Einsatz von Succinylcholin nur nach strenger Ind.-Stellung.
- Die parasympathomimetischen Effekte (Bradykardie, Hypersalivation) lassen sich durch Prämedikation mit Atropin begrenzen
- Vermeidung der initialen Faszikulationen durch Präkurarisieren (Gabe einer geringen Dosis eines nicht depolarisierenden Muskelrelaxans)
- Möglichst keine Nachinjektionen zur Vermeidung eines „Dual-Blocks" (zusätzliche depolarisationshemmende Eigenschaften von Succinylcholin)
- Nicht plazentagängig

6

6.5.7 Vecuronium

® Norcuron®, 1 Durchstechflasche = 10 mg in 217 mg Trockensubstanz. Lösungsmittel: 4 ml NaCl 0,9 % oder Aqua dest. (▶ Tab. 6.5).

Pharmakologische Eigenschaften Nur parenteral anwendbar, HWZ ca. 1 h, Verteilungsvolumen ca. 0,3 l/kg, Elimination überwiegend unverändert biliär (70 %), Rest unverändert renal (15 %) und nach hepatischer Hydroxylierung. Wirkungseintritt nach 1–3 Min., Wirkdauer der Initialdosis ca. 20–30 Min., bei Nachinjektionen länger.

Wirkmodus Muskelrelaxation infolge kompetitiver Blockade der Acetylcholinrezeptoren an der motorischen Endplatte (nicht depolarisierend).

Indikationen Muskelrelaxation zur Intubation, perioperativen Narkose und Beatmung.

Dosierung Einzeldosis:
- **Präkurarisieren:** 0,01–0,02 mg/kg (1–1,5 mg) i. v.
- **Intubation:** 0,08–0,1 mg/kg (5–7 mg) i. v.
- **Repetitionsdosis:** 0,02–0,05 mg/kg (1,5–3,5 mg) i. v.

Nebenwirkungen Geringe Vagolyse (Tachykardie, mäßiger RR-Anstieg). In der unmittelbaren postpartalen Phase deutlich verlängerte neuromuskuläre Blockade.

Kontraindikationen Leberversagen, Überempfindlichkeit gegen Vecuronium oder Bromid, Myasthenia gravis, Lambert-Eaton-Sy., schwere E'lytstörungen.

Wechselwirkungen Verstärkung der neuromuskulären Blockade durch Aminoglykoside, Betablocker, Chinidin, Clindamycin, Kalziumantagonisten, Lokalanästhetika, Schleifendiuretika, Tetrazykline, Hypokaliämie sowie durch hohe Magnesium- oder Lithiumspiegel.

Tab. 6.5 Muskelrelaxanzien, Einzelsubstanzen (Auflistung nach zunehmender Wirkdauer)

	Succinylcholin	Mivacurium	Vecuronium	Rocuronium	Cis-Atracurium	Pancuronium
®	Lysthenon	Mivacron	Norcuron	Esmeron	Nimbex	Pancuronium Organon
Darreichungsgrößen	Amp. 1 % à 5 ml = 50 mg; Amp. 2 % à 5 ml = 100 mg; Amp. 5 % à 2 ml = 100 mg	Amp. à 5 ml/10 ml = 10 mg/ 20 mg i. v.	Amp. à 10 mg, auflösen in 10 ml NaCl 0,9 % oder Aqua dest.	Amp. à 5 ml/10 ml = 50 mg/ 100 mg	Amp. à 2,5/5 ml = 5/10 mg i. v.	Amp. à 2 ml = 4 mg i. v.
Wirkmechanismus	Depolarisationsblock	Nichtdepolarisierender Block	Nichtdepolarisierender Block	Nichtdepolarisierender Block	Nichtdepolarisierender Block	Nichtdepolarisierender Block
Dosis zum Präkurarisieren (mg/kg)	–	–	0,01–0,02	–	–	0,01–0,02
Initialdosierung (mg/kg)	1,0–1,5	0,15–0,25	0,08–0,15	0,6–1,0	0,1–0,15	0,1–0,15
Zeit bis zum Eintritt der max. Wirkung (Min.)	1,1	1,8	2,4	1,0	2–5	2,9
Wirkdauer nach Initialbolus (Min.)	3–10	10–20	20–40	30–45	45	45–60
Repetitionsdosis (mg/kg)	–	0,1–0,15	0,01–0,03	0,075–0,15	0,02–0,03	0,01–0,02
Wirkdauer nach Repetitionsbolus (Min.)	–	10–20	15–30	30–45	30–45	30–45

Tab. 6.5 Muskelrelaxanzien, Einzelsubstanzen (Auflistung nach zunehmender Wirkdauer) *(Forts.)*

	Succinylcholin	Mivacurium	Vecuronium	Rocuronium	Cis-Atracurium	Pancuronium
Eliminationsweg	Via Pseudocholinesterase in Leber und Plasma	Via Pseudocholinesterase in Leber und Plasma, biliäre und renale Exkretion	Biliäre Exkretion	Hepatische Metabolisierung → biliäre Exkretion	Organunabhängig (Hofmann-Reaktion)	Zu 60–90 % renal
Charakter	Geeignet bei Blitzintubation bei schneller Anschlagzeit	Sehr kurze Wirkdauer	Geeignet bei Niereninsuff.; kaum Histaminfreisetzung	Geeignet bei Blitzintubation bei schneller Anschlagzeit; kaum Histaminfreisetzung	Geeignet bei Leber- und Niereninsuff.; kaum Histaminfreisetzung, keine hämodynamischen Veränderungen	Kaum Histaminfreisetzung, längste Wirkdauer

Bemerkungen

- Wegen der biliären Elimination geeignet bei Niereninsuff.
- Nebenwirkungsärmer als Pancuronium
- **Antagonisierung:** Durch Cholinesterasehemmer (z. B. Neostigmin 0,5–5 mg i. v.) und zusätzliche Atropingabe (0,5–1 mg i. v.) oder Sugammadex ▶ 6.5.9
- In der Schwangerschaft anwendbar, da wegen geringer Lipophilie kaum plazentagängig

6.5.8 Cholinesterasehemmer: Neostigmin, Pyridostigmin

® Neostigmin: Neostigmin®, Prostigmin® (Amp.: 0,5 mg/1 ml).
® Pyridostigmin: Mestinon® (Amp.: 25 mg/5 ml), Kalymin® forte (Amp.: 5 mg/1 ml).

Pharmakologische Eigenschaften Wirkeintritt nach 2–5 Min.; Wirkdauer ca. 1 h bei Neostigmin; ca. 1,5 h bei Pyridostigmin, Elimination vor allem renal.

Wirkmodus Hemmung der Acetylcholinesterase führt zur Anhebung der Konz. von Acetylcholin (ACh) im synaptischen Spalt: MR wird vom Rezeptor verdrängt, zusätzlich schnellere Diffusion des MR ins Blut; Wirkung an nikotinergen und muskarinergen ACh-Rezeptoren.

Indikationen Aufhebung einer Muskelrelaxierung (Darmatonie; Harnverhalt).

Dosierung Neostigmin 1–2 mg (20–60 μg/kg KG) i. v.; Pyridostigmin 5–max. 20 mg (0,1–0,3 mg/kg KG).

Nebenwirkungen Bradykardie, Hypotonie; Bronchspasmus; Hypersalivation; Übelkeit und Erbrechen → Prophylaxe durch Blockade muskarinerger Rezeptoren: Atropin (0,5 mg) oder Glykopyrrolat (0,2 mg).

Bemerkungenen Eine komplette Muskelblockade ist mit Cholinesterasehemmern nicht antagonisierbar: Abwarten bis partielle Erholung eingetreten ist (TOF 1–2). Konsequentes neuromuskuläres Monitoring kann MR-Überhang häufig verhindern. An ausreichende Sedierung denken bis zur Erholung der Muskelfunktion.

6.5.9 Sugammadex

® Bridion®, Amp. (200 mg/2 ml).

Pharmakologische Eigenschaften Wirkdauer ca. 2–6 h, Elimination unverändert renal.

Wirkmodus Sugammadex wirkt durch irreversible Absorption (Encapsulation) von Rocuronium und Vecuronium und reversiert auf diese Weise einen nicht depolarisierenden Block an der Muskelendplatte.

Indikationen Aufhebung einer Muskelrelaxierung durch eines der beiden o. a. Muskelrelaxanzien.

Dosierung 2–4 mg/kg KG i. v., zur Notfallantagonisierung kurz nach Gabe von Rocuronium → 16 mg/kg KG.

Nebenwirkungen Störungen des Geschmacksempfindens; Sehr häufig metallischer oder bitterer Geschmack. QT-Zeitverlängerung, Übelkeit und Erbrechen.

! Immer noch teuer.

6.6 Lokalanästhetika und Zusätze

Peter Söding

6.6.1 Wirkung

6

Gelangen Lokalanästhetika (LA) in ausreichende Nähe und in ausreichender Konzentration und Menge zu neuronalen Zellmembranen, verhindern sie die Entstehung und die Fortleitung eines Aktionspotenzials und damit die Erregungsleitung. Vermittelt wird diese Wirkung über die reversible Blockade spannungskontrollierter Natriumkanäle.

Nervenfaser

Je nach Faserdicke und Funktion werden Nerven in die Klassen A, B und C eingeteilt (▶ Tab. 6.6).

Tab. 6.6 Klassifikation der Nervenfasern

Fasertyp	Funktion	Myelin	Empfindlichkeit für Lokalanästhesie
A-α	Motorik, Lageempfindung	+++	+
A-β	Motorik, Druck, Berührung	++	++
A-γ	Muskeltonus	+	++
A-δ	Temperatur, Schmerz	+	+++
B	Sympathikus (präganglionär)	+	++++
C	Sympathikus (postganglionär), Schmerz, Temperatur	–	++++

Die Auslösung eines Aktionspotenzials ist bei myelinisierten Fasern nur an den Ranvier-Schnürringen möglich, an denen die Myelinschicht in regelmäßigen Abständen unterbrochen ist (sog. saltatorische Erregungsleitung).
Reihenfolge der Blockade:
1. Sympathikusfasern (Wärmegefühl, Blutdruckabfall)
2. Schmerz- und Temperaturempfinden
3. Berührung, Druck
4. Motorik und Lageempfinden

Auch bei vollständiger Analgesie kann die noch fehlende Blockade von A-β- und A-α-Fasern zur Wahrnehmung von Druck bzw. einer erhaltenen Motorik führen. Eine entsprechende Aufklärung und ggf. Sedierung sind erforderlich.

Chemie der LA

Da LA die Natriumkanäle vom Zellinneren aus blockieren, müssen sie lipophile Eigenschaften für die Passage der Zellmembran haben und hydrophile für die Löslichkeit im Zytosol und die Wirkung am Natriumkanal.
- LA bestehen aus einem lipophilen (aromatischer Ring) und einem hydrophilen Anteil (protonierbare Aminogruppe), die über eine Zwischenkette entweder als Esterbindung oder als Amidbindung verbunden sind.
- Je nach Art dieser Zwischenkette werden LA in Aminoester oder Aminoamide unterteilt. Aminoester werden kaum noch eingesetzt.
- LA liegen in wässriger Lösung sowohl als ungeladene freie Base als auch als geladenes Kation vor.
- Passage der Lipoproteinmembran des Nervs als ungeladenes LA (lipophile Form = Base)
- Wirkung am Natriumkanal als geladenes LA (Kation = protonierte Form)

pK_a-Wert

Der pK_a-Wert eines LA wird definiert durch den pH-Wert, bei dem das Verhältnis von Base und Kation 1 : 1 ist (Henderson-Hasselbalch-Gleichung):
Da der pK_a-Wert der meisten LA zwischen 7 und 9 liegt, überwiegt bei einem physiologischem Gewebe-pH der Anteil an geladenem LA.
- Je niedriger der pK_a-Wert eines LA, desto höher wird der Anteil an ungeladenem LA: Bessere Penetration durch die Zellmembran.
- Je höher der pK_a-Wert eines LA, desto höher wird der Anteil der geladenen und damit der aktiven, d. h. den Natriumkanal blockierenden Form.
- Sinkt der Gewebe-pH wie bei einer Entzündung verringert sich der Anteil des ungeladenen LA und damit die Fähigkeit zur Membranpenetration: Verminderte Wirksamkeit des LA.

Lipidlöslichkeit

Hohe Lipophilie korreliert mit folgenden Eigenschaften:
- Hohe Penetration in die Zellmembran
- Hohe lokalanästhetische Potenz
- Verzögerte Anschlagzeit
- Verlängerte Wirkdauer
- Hohe Anreicherung in Markscheiden dicker Nervenfasern (A-Fasern): Motorische Blockade auch in niedriger Konzentration
- Hohe Affinität zu Myokard und ZNS und damit hohe Systemtoxizität

6

Die Lipidlöslichkeit eines LA korreliert eng mit seiner Systemtoxizität.

Proteinbindung

Die Proteinbindung des LA hat Einfluss auf die regionale und systemische Pharmakokinetik. Eine hohe Bindungsfähigkeit an die Lipoproteinmembran der nervalen Zellwand führt zu:
- Verzögerter Anschlagzeit
- Verlängerter Wirkdauer
- Hoher lokalanästhetischer Potenz

Nach der Resorption des LA beeinflusst die Plasmaeiweißbindung den Anteil des freien LA, das (im Gegensatz zur gebundenen Form) die Gefäßwand penetrieren und zu Nebenwirkungen führen kann.
- Bindung von LA im Plasma vor allem an α1-Glykoprotein (postop. häufig erhöht), geringer an Albumin
- Hypoproteinämie steigert die Gefahr toxischer LA-Nebenwirkungen.
- Bei Neugeborenen und bei erhöhtem Östrogenspiegel (Antikontrazeptiva, Schwangerschaft) ist α1-Glykoprotein erniedrigt.

Pharmakokinetik

Nach Injektion in das perineurale Gewebe kommt es zu einer Resorption des LA in die Nervenzelle und in andere regionale Strukturen und umliegende Blutgefäße. Wie hoch der Anteil des LA am nervalen Natriumkanal tatsächlich ist, hängt von verschiedenen Faktoren ab:
- Entfernung zwischen Injektionsort und Nervenfasern
- Durchmesser der Nervenfaser
- Konzentrationsgradient zwischen Injektionsort und Nerv
- Absorption insbes. durch lokales Fettgewebe
- Vaskularisierungsgrad an der Injektionsstelle
- Eigenschaften des LA, insbes. seine Fettlöslichkeit und Proteinbindung

6

Höchstdosierungen

Der Versuch, mit der Formulierung von Maximal- oder Grenzdosierungen in Abhängigkeit vom Injektionsort, vom verwendeten LA und dem Zusatz von Vasokonstriktoren eine höhere Sicherheit zu schaffen, wird kritisch diskutiert:
- Empfohlene Maximalwerte beruhen nur auf einzelnen Fallbeispielen oder Tierversuchen.
- Sie berücksichtigen ätiologisch nur die Resorption des LA als Auslöser für kritisch hohe LA-Plasmaspiegel.
- Bei akzidenteller intravasaler Injektion des LA sind die Dosisangaben ohne klinische Bedeutung.

Höchstdosierungen für LA sind nicht evidenzbasiert, haben lediglich orientierenden Charakter und beziehen sich nur auf normalgewichtige, gesunde Pat.

Anschlagzeit

Die Anschlagzeit wird beeinflusst durch:
- Injektionsort: Sehr kurz bei Spinalanästhesie
- RA-Technik: Sonografisch gestützt deutlich schneller als mit Nervenstimulator

- Dosis des LA (Dosis = Konzentration × Volumen)
- pK_a-Wert: Kürzer bei niedrigem pK_a
- Durchmesser der Nervenfaser: Motorische Fasern später als sympathische oder sensorische

Wirkdauer

LA werden je nach Wirkdauer in drei verschiedene Gruppen eingeteilt:
- Kurz wirksame LA: z. B. Procain
- Mittellang wirksame LA: Lidocain, Mepivacain, Prilocain
- Lang wirksame LA: z. B. Bupivacain, Levobupivacain, Ropivacain

Barizität

In Relation zum spezifischen Gewicht des Liquors werden isobare, hyperbare und hypobare LA unterschieden. Die Barizität eines LA bestimmt bei intrathekaler Gabe seine Ausbreitung in Abhängigkeit zur Schwerkraft. Lagerungsmaßnahmen haben deswegen bei hyper- und hypobaren LA Auswirkungen auf ihre Verteilung.

Differenzialblock

Da Nervenfasern unterschiedlich empfindlich auf LA reagieren, kann eine differenzielle Blockade erzielt werden. Hierunter wird eine (möglichst komplette) sensorische Blockade bei (möglichst komplettem) Erhalt der Motorik verstanden. Klassische Ind. für einen Differenzialblock sind die postop. Schmerztherapie und die Epiduralanästhesie zur Geburtserleichterung.
Die Konzentration des LA bestimmt, welche Nervenfasern überwiegend blockiert werden (▶ Tab. 6.7).

Tab. 6.7 Unterschiedlicher Block je nach Konzentration des LA

Sympathikusblock	
Prilocain, Mepivacain, Lidocain	0,5 %
Bupivacain, Ropivacain	0,125 %
Sensorischer Block	
Prilocain, Mepivacain, Lidocain	1 %
Bupivacain, Ropivacain	0,2–0,25 %
Motorischer Block	
Prilocain, Mepivacain, Lidocain	2 %
Bupivacain, Ropivacain	0,5/0,75–1 %

Eine sensorische Blockade ist immer auch mit einer Sympathikusblockade und ihren möglichen Folgen für das Herz-Kreislauf-System verbunden.

6.6.2 Bupivacain

Lang wirksames LA vom Amidtyp (▶ Tab. 6.8).
® Carbostesin®, Bucain®, Dolanaest®; 0,25 % (2, 5 mg/ml); 0,5 % (5 mg/ml); isobar und hyperbar.

6

Pharmakologische Eigenschaften Hohe Lipidlöslichkeit. Sog. „Fast in – slow out"-Rezeptorkinetik, d. h. schnelle Passage und hohe Affinität zum Natriumkanal (schlechte Therapierbarkeit bei Kardiotoxizität). Langsamer Wirkungseintritt. Lange Wirkdauer (3–8 h). Gute motorische und sensorische Blockade (▶ Tab. 6.7). Metabolisierung in der Leber.

Indikationen Spinalanästhesie (0,5 %). Wegen hoher Kardiotoxizität rückläufige Verwendung für RA mit höheren LA-Dosierungen.

Kontraindikationen Intravenöse RA. Parazervikalblockade. Leberinsuff. Schwere kardiale Überleitungsstörungen. Allergie gegen LA vom Amidtyp.

Höchstdosierungen
- Unabhängig von Adrenalinzusatz
- Epiduralanästhesie und periphere RA: 150 mg

Besonderheiten Hohe kardiale Toxizität. Geringe Dosisspanne zwischen konvulsiver und letaler Dosis. Die 0,75 %-Konzentration sollte nicht mehr verwendet werden.

Levobupivacain
- S-Enantiomer des Bupivacains (▶ Tab. 6.8)
- Geringere Kardio- und ZNS-Toxizität
- In Deutschland aus dem Handel genommen

6.6.3 Ropivacain

Lang wirksames LA vom Amidtyp (▶ Tab. 6.8).
® Naropin®, 0,2 % (2 mg/ml), 0,5 % (5 mg/ml), 0,75 % (7,5 mg/ml), 1 % (10 mg/ml).

Pharmakologische Eigenschaften
- Reines S-Enantiomer. Mittlere Lipidlöslichkeit. „Fast in – medium out"-Rezeptorkinetik (bessere Therapierbarkeit der Kardiotoxizität). Langsamer Wirkungseintritt (Beschleunigung über Konzentrationssteigerung). Ausgeprägte Differenzialblockade als 0,2 %-Lösung; gute motorische Blockade bei Konzentrationen von 0,75 und 1 % (▶ Tab. 6.7). Metabolisierung in der Leber
- Wirkdauer: 2–6 h

Indikationen
- Infiltrationsanästhesie (0,2–0,5 %). Spinalanästhesie (0,5 %). Epiduralanästhesie (0,2–1 %). Periphere Nervenblockaden (0,5–0,75 %). Postoperative Schmerztherapie (0,15–0,375 %)
- Geburtshilfe. Zulassung für Neugeborene und Kinder

Kontraindikationen Intravenöse RA. Parazervikalblockade. Leberinsuff. Allergie gegen LA vom Amidtyp.

Höchstdosierungen
- Unabhängig von Adrenalinzusatz. Infiltrationsanästhesie: 225 mg. Epiduralanästhesie: 200 mg. Plexusblockade: 300 mg
- Postoperative Schmerztherapie: 37,5 mg/h

Besonderheiten Verträglichstes lang wirksames LA: U. a. große Dosisspanne zwischen konvulsiver und letaler Dosis. Gute Eignung für postoperative Schmerztherapie und Geburtshilfe.

6.6.4 Lidocain

Mittellang wirksames LA vom Amidtyp (▶ Tab. 6.8).
® Xylocain®, Lignocain®, Licain®; 0,5 % (5 mg/ml), 1 % (10 mg/ml), 2 % (20 mg/ml). Pumpspray 4 % (10 mg/Sprühstoß).

Pharmakologische Eigenschaften Geringe Fettlöslichkeit. Sog. „Fast in – fast out"-Rezeptorkinetik. Schneller Wirkungseintritt. Wirkdauer: 1–3 h (durch Adrenalinzusatz deutlich verlängerbar). Gute sensorische, als 2 %-Lösung auch gute motorische Blockade (▶ Tab. 6.7). Metabolisierung vorwiegend in der Leber.

Indikationen Infiltrationsanästhesie: 0,5–1 %. Epiduralanästhesie und periphere Nervenblockaden (1–2 %). Oberflächenanästhesie als Spray (4 %).

Kontraindikationen Schwere Leber- und Niereninsuff. Allergie gegen LA vom Amidtyp.

Höchstdosierungen

- Epiduralanästhesie: 250 mg (500 mg mit Adrenalinzusatz). Plexusblockade: 500 mg mit Adrenalinzusatz. Schleimhautanästhesie: 200 mg
- Repetitionsdosis frühestens nach 90 Min. mit der Hälfte der Maximaldosis

Besonderheiten Bei höherer Konzentration (ab 2 %) und intrathekaler Gabe vermehrt Berichte über TNS und Cauda-equina-Syndrom (▶ 3.3.8). Bewirkt Vasodilatation: Zusatz von Adrenalin sinnvoll.

6.6.5 Mepivacain

Mittellang wirksames LA vom Amidtyp (▶ Tab. 6.8).
® Meaverin®, Scandicain®, Mecain®. 0,5 % (5 mg/ml), 1 % (10 mg/ml), 2 % (20 mg/ml), 4 % hyperbar.

Pharmakologische Eigenschaften Geringe Fettlöslichkeit. Schneller Wirkungseintritt. Wirkdauer: 2–3 h. Gute sensorische, als 1 %-Lösung mäßige motorische Blockade. Metabolisierung in der Leber (Dosisreduktion bei Leberinsuff.).

Indikationen Infiltrationsanästhesie (0,5–1 %). Spinalanästhesie, insbes. als Sattelblock: 4 % (hyperbar). Epiduralanästhesie und periphere Nervenblockaden (1–2 %).

Kontraindikationen Schwere Leber- und Niereninsuff. Allergie gegen LA vom Amidtyp.

Höchstdosierungen Infiltrationsanästhesie. 400 mg. Epiduralanästhesie: 300 mg. Plexusblockade: 400 mg.

Besonderheit Kumulation bei kontinuierlicher Gabe.

6.6.6 Prilocain

Mittellang wirksames LA vom Amidtyp (▶ Tab. 6.8).
® Xylonest®, 0,5 % (5 mg/ml), 1 % (10 mg/ml), 2 % (20 mg/ml). Takipril®.

Pharmakologische Eigenschaften Sehr hohes Verteilungsvolumen. Hohe Bindungskapazität der Lunge für Prilocain. Schneller Wirkungseintritt. Wirkdauer: 2–3 h. Gute sensorische, als 1 %-Lösung mäßige motorischer Blockade. Metabolisierung in der Leber, der Niere und wahrscheinlich auch in der Lunge. Metabolisierung u. a. zu Toluidin, das über die Oxygenierung von Hämoglobin zu einer Methämoglobinämie führt.

Indikationen Infiltrationsanästhesie (0,5–1 %). Spinalanästhesie (2 %, isobar, hyperbar). Epiduralanästhesie (2 %). Periphere Nervenblockaden (1–2 %). Intravenöse RA (0,5 %).

Kontraindikationen Glukose-6-Phosphat-Dehydrogenase-Mangel. Früh- und Neugeborene bis 6. Lebensmon. Geburtshilfe. Ausgeprägte Anämie.

Höchstdosierungen Epiduralanästhesie: 400 mg. Plexusblockade: 600 mg. Intravenöse RA: 3–4 mg/kg KG.

Besonderheiten Sehr geringe Systemtoxizität. Besondere Eignung für RA mit hohem LA-Bedarf und für intravenöse RA. Methämoglobinbildner mit hoher interindividueller Variabilität: Ther. mit Methylenblau (1 mg/kg KG).

6.6.7 EMLA®

EMLA® („eutetic mixture of local anesthetics") ist eine Mischung aus Lidocain (2,5 %) und Prilocain (2,5 %), die als Salbe oder Pflaster angeboten wird.

Eigenschaften und Anwendung Oberflächenanästhesie intakter Haut mit etwa 5 mm Eindringtiefe. Einwirkzeit: 1 h (bei dicker Haut auch länger). Entfernung ca. 15 Min. vor Punktion. Wirkdauer: ca. 2 h.

Indikationen Punktionen, insbes. in der Kinderanästhesie und Pädiatrie. Kleinste und oberflächliche chirurgische Eingriffe.

Nebenwirkungen Methämoglobinbildung durch Prilocain: Bei Säuglingen nie mehr als zwei Pflaster kleben.

6.6.8 Procain

Kurz wirksames LA vom Estertyp (▶ Tab. 6.8).

® Procain®, Novocain®, 0,5 %, 1 % und 2 %.

6

Pharmakologische Eigenschaften Langsamer Wirkungseintritt. Wirkdauer: 30–60 Min. Metabolisierung im Plasma durch Pseudocholinesterase. Metabolisierung u. a. zu Paraaminobenzoesäure. Lichtgeschützte Lagerung.

Indikationen Infiltrationsanästhesie. Neuraltherapie.

Kontraindikationen Allergie gegen Ester-LA, Paraaminobenzoesäure, Sulfonamide. Pseudocholinesterasemangel. Spinale oder epidurale Injektion.

Höchstdosierungen Max. Einzeldosis 500 mg. Max. Tagesdosis 1.000 mg.

Besonderheit Sehr geringe Toxizität. Hohe allergene Potenz.

Tab. 6.8 Physikochemische Eigenschaften der Lokalanästhetika

	Molekulargewicht	pK_a	Verteilungskoeffizient (Lipid/Wasser)	Proteinbindung (%)	Potenz
Procain	236	8,9	0,02	5,8	1
Lidocain	220	7,7	2,9	64–70	4
Mepivacain	234	7,7	0,9	77–80	4
Prilocain	246	7,6	0,8	55	4
Ropivacain	274	8,1	9	95	16

Tab. 6.8 Physikochemische Eigenschaften der Lokalanästhetika *(Forts.)*

	Molekulargewicht	pK_a	Verteilungskoeffizient (Lipid/Wasser)	Proteinbindung (%)	Potenz
Bupivacain	288	8,1	27,5	95	16
Levobupivacain	288	8,1	27,5	97	16

6.6.9 Zusätze zu Lokalanästhetika

Adrenalin

Der Zusatz von Adrenalin verfolgt die Ziele:

- Schutz vor rascher Resorption: Wirkungsverlängerung, verminderte Toxizität und Anhebung der maximalen Höchstdosierung des LA
- Frühzeitiges Erkennen der akzidentellen intravasalen Injektion des LA durch Anstieg der Herzfrequenz (und des Blutdrucks)

Dosierung

- 1 : 200.000 (5 µg/ml LA) oder 1 : 100.000 (10 µg/ml LA). Max. 0,25 mg
- Zusatz zum LA unmittelbar vor Injektion

Nachteile und Gefahren Gefährdung des Pat. durch arterielle Hypertonie und Tachykardie bei intravasaler Injektion. Kaum Effekt auf Wirkdauer und Resorptionsrate bei Prilocain, Bupivacain und Ropivacain. Der Herzfrequenzanstieg als Indikator der intravasalen Injektion ist ein unspezifisches Zeichen.

Kontraindikationen RA an Endarteriengebieten. Schlecht eingestellter Hypertonus. Koronare Herzerkrankung. Phäochromozytom. Hyperthyreose. Tachykarde Herzrhythmusstörung.

6

Clonidin

Clonidin ist ein α_2-Rezeptoragonist, der bei rückenmarknaher oder peripherer Gabe analgetische Eigenschaften haben soll. Dies führt zu:

- Synergistische Steigerung der analgetischen Wirkung zusammen mit LA
- Wirkungsverlängerung der RA bis zu 100 %
- Senkung des LA-Bedarfs

Dosierung

- Spinalanästhesie: 1–2 µg/kg KG plus LA
- Epiduralanästhesie: 1–5 µg/kg KG plus LA

Nebenwirkungen Blutdruckabfall. Bradykardie. Sedierung.

Opioide

Opiate können bei neuroaxialen Anästhesien als Zusatz zu LA oder als alleiniges Medikament eingesetzt werden. Insbes. in der postop. Schmerzther. ist die Kombination mit einem niedrig konzentrierten LA der alleinigen Opioidgabe überlegen.

- Regionale Wirkung auf Opioidrezeptoren (Hinterwurzelganglien, Substantia gelatinosa)
- Zusätzlich systemischer Effekt bei epiduraler Gabe von Fentanyl und Sufentanil durch Resorption
- Gering ausgeprägte Sympathikolyse; keine sensorische oder motorische Blockade

Verwendete Opioide und Dosierungen Lipophile Opioide wie Sufentanil und Fentanyl haben im Vergleich zu Morphin eine kürzere Anschlagzeit und Wirkdauer. Dosierungen für rückenmarknahe Opioide unterliegen einer hohen interindividuellen Variabilität und sind nur als Durchschnittswerte zu verstehen (▶ Tab. 6.9).

Tab. 6.9 Opioiddosierungen bei rückenmarknaher Anwendung

Sufentanil	
Spinalanästhesie	2,5–5 µg
Epiduralanästhesie	10–30 µg
Konzentration für postop. Schmerztherapie	0,75 µg/ml LA
Fentanyl	
Spinalanästhesie	10–25 µg
Epiduralanästhesie	50–100 µg
Konzentration für postop. Schmerztherapie	5 µg/ml LA
Morphin	
Spinalanästhesie	0,2–0,5 mg (Verdünnung mit LA)
Epiduralanästhesie	1–5 mg

Komplikationen

- Atemdepression: Nach epiduraler Gabe in den ersten 4 h möglich (bei Morphin bis 24 h); eine gesonderte Überwachung ist laut DGAI nicht notwendig; keine gleichzeitige Anwendung von systemischen Opioiden und Sedativa; Vorsicht bei Pat. > 70 J. und bei OSAS
- Pruritus: 40 % aller Pat. nach der Initialdosis; Therapie mit Nalbuphin (10 mg i. v.), falls keine frühe spontane Remission
- Harnretention: Vor allem nach intrathekaler Opioidgabe

Methylparaben

Methyl-4-hydroxybenzoat (Methylparaben) ist ein antimikrobieller Zusatzstoff in vielen Amid-LA, der Allergien auslösen kann.

6.6.10 Toxikologie

NW durch LA können dosisunabhängig als allergische Reaktionen vorkommen oder sind Folge einer zu hohen Plasmakonzentration.

Toxische LA-Spiegel treten vor allem durch versehentliche intravasale Injektionen auf, wesentlich seltener durch Überdosierungen des LA oder unerwartet starke Resorption.

Besonders empfindlich auf hohe LA-Spiegel reagieren das ZNS und das kardiovaskuläre System.

Toxizitätsunterschiede der LA

- Es besteht eine enge positive Korrelation zur Lipidlöslichkeit des LA.
- Mittellang wirksame LA sind weniger toxisch als lang wirksame.

- Sowohl bei den zentralnervösen als auch bei den kardialen NW gilt folgende Reihenfolge der Toxizität: Prilocain < Mepivacain < Lidocain < Ropivacain < (Levobupivacain) < Bupivacain.

Toxizitätsunterschiede der RA-Verfahren

Abhängig vom Injektionsort kommt es zu einer unterschiedlich starken Resorption der LA. Wesentlicher Faktor ist dabei das Ausmaß der Gewebedurchblutung. Ausmaß der LA-Resorption in absteigender Reihenfolge:

1. Oberflächenanästhesie Schleimhäute
2. Interkostalblockade/Interpleuralblock
3. Interskalenusblock
4. Epiduralanästhesie
5. Plexus-brachialis-Block, N.-femoralis-Block, N.-ischiadicus-Block
6. Subkutane Infiltration

Toxizitätsunterschiede bei Azidose

Hyperkapnie und Hypoxie führen über die konsekutive respiratorische und metabolische Azidose zu einer Potenzierung der toxischen Symptomatik. Folgen der Azidose und Hyperkapnie sind:

- Abfall der Bindungskapazität der Plasmaproteine und damit erhöhter Anteil des freien LA
- Intrazellulärer Konzentrationsanstieg des geladenen LA und Abfall des ungeladenen LA: Übergewicht der aktiven Form und intrazelluläre LA-Anreicherung durch erschwerte Membranpassage (sog. „ion-trapping")
- Akkumulation des LA im ZNS durch Hyperkapnie bedingte Zunahme des zerebralen Blutflusses
- Senkung der Krampfschwelle

> Hypoxie und Hyperkapnie müssen beim Auftreten toxischer LA-Wirkungen verhindert oder frühzeitig therapiert werden.

Klinisches Bild

Da das ZNS empfindlicher auf LA reagiert als das Myokard, stehen anfangs zerebrale Störungen im Vordergrund. Ausnahme: Bupivacain (s. u.). Die lineare Reihenfolge der Symptome wird nur bei langsam ansteigender Plasmakonzentration (Resorption oder sehr langsame, akzidentelle intravenöse LA-Injektion) und beim nicht sedierten Pat. durchlaufen.

Prodromalstadium

- Periorale Taubheit
- Kribbeln der Zunge
- Metallgeschmack
- Verwaschene oder verlangsamte Sprache

> Das Prodromal- und das präkonvulsive Stadium werden bei einer intravasalen Injektion und bei Gabe von Bupivacain (und Ropivacain) häufig übersprungen.

ZNS-Toxizität

Zentralnervöse Symptome beruhen anfänglich durch die Blockade inhibitorischer Neuronen auf einem exzitatorischen Übergewicht.

Präkonvulsives Stadium

- Tremor
- Schwindel
- Nystagmus
- Benommenheit

Konvulsives Stadium Generalisierter, tonisch-klonischer Krampfanfall.

Stadium der ZNS-Depression Steigt die intrazerebrale LA-Konzentration weiter an, kommt es auch zur Blockade exzitatorischer Neuronenverbände und weiterer Strukturen des ZNS.

- Koma
- Null-Linien-EEG
- Atemstillstand
- Kreislaufkollaps

Therapie Zentralnervöse KO sind i. d. R. gut therapierbar.

- Sauerstoffgabe
- Moderate Hyperventilation
- Bei exzitatorischen Symptomen oder Krampfanfall:
  - Benzodiazepine (z. B. 7,5 mg Midazolam i. v.) oder
  - Barbiturate (z. B. 250 mg Thiopental i. v.) oder
  - Propofol (100 mg i. v.)
- Bei Koma oder Atemstillstand: Intubation und Beatmung
- Frühzeitig LipidRescue: s. u., kardiovaskuläre KO

> Falls sich der Krampfanfall nicht durchbrechen lässt, muss eine Allgemeinanästhesie eingeleitet werden.

6

Kardiovaskuläre Toxizität

Das Myokard ist resistenter gegen LA als das ZNS. In der Regel sind deutlich höhere Plasmaspiegel erforderlich, um kardiovaskuläre Reaktionen auszulösen. Dadurch kann der (gut therapierbare) Krampfanfall als letzte Warnung für die schlecht therapierbaren myokardialen KO verstanden werden.

> Vorsicht bei Bupivacain: Die kardiotoxischen Schwellenwerte liegen nur wenig über der Krampfdosis.

Die kardiovaskuläre Toxizität beruht auf indirekten zentralnervösen und direkten myokardialen Störungen.

Zentralnervöse Wirkungen

- Entstehen durch Störungen übergeordneter vegetativer Zentren
- Verlaufen parallel zum (prä-)konvulsivem Stadium
- Initial besteht ein erhöhter Sympathikotonus durch Blockade inhibitorischer Neuronen
- Im komatösen Stadium Bradykardie und Hypotension

Myokardiale Wirkungen Negative Inotropie, Chronotropie und Dromotropie.

Besonders die LA-Effekte auf die Herzfrequenz und die Erregungsleitung werden über die Blockade schneller Natriumkanäle vermittelt. Das bindungskinetische Verhalten eines LA am Natriumkanal beeinflusst das Ausmaß und die Therapierbarkeit seiner NW: Seine schnelle und sehr lang anhaltende Blockade am Rezeptor („Fast in – slow out"-Kinetik) macht Bupivacain deutlich gefährlicher als Ropivacain („fast in – medium out") oder gar Lidocain („fast in – fast out").

Therapie

- Sauerstoffgabe und moderate Hyperventilation
- Hypotonie: Volumengabe, bei Persistenz Noradrenalin oder Adrenalin (evtl. plus Amrinon)
- Bradykardien: Atropin, Adrenalin; bei Persistenz Herzschrittmacher (mit langsamer Frequenz). Extrasystolen: Amiodaron
- Reanimation: ACLS-Richtlinien (oft prolongiert und hoch dosiert)
- Ultima Ratio: Herz-Lungen-Maschine

! LipidRescue®.

- Begleitend zur Reanimation (früherer Einsatz bei lang wirksamen LA erwägen)
- Lipidlösung 20 % als initialer Bolus von 1,5 ml/kg, anschließend 0,1 ml/kg/Min. über 30 Min. oder 0,5 ml/kg/Min. über 10 Min.
- Bei persistierender Asystolie 2-malige Wiederholung des Bolus in 5-Min.-Intervallen; Maximaldosierung 8 ml/kg

Erfolgreicher Einsatz bei Intoxikationen mit anderen lipophilen Pharmaka (trizyklische Antidepressiva, Betablockern, Verapamil, Diltiazem, Amlodipin) beschrieben.

Prophylaxe

- Langsame Injektion des LA unter „verbalem" Monitoring
- Wiederholte Aspirationen
- Mittellang wirksame LA (geringere Toxizität) und Kathetertechnik einsetzen
- LA-Injektion unter Ultraschall

Methämoglobinämie

- Normalwert für Methämoglobin: Bis 2 %
- Charakteristische NW von Prilocain
- Entstehung durch die Oxidierung von Hämoglobin durch o-Toluidin, einem Metaboliten von Prilocain
- Verlust der Sauerstofftransportfunktion (= funktionelle Sauerstoffentsättigung)
- Hohe interindividuelle Variabilität der Methämoglobinbildung
- Klinische Symptomatik und Patientengefährdung nicht nur abhängig von der Höhe der MetHb-Konzentration (z. B. größer 10 %), sondern auch vom aktuellen Hb-Wert und vorbestehenden kardiopulmonalen Erkr.

Herkömmliche Pulsoxymeter können das Ausmaß der Methämoglobinämie nicht erfassen: Diagnose über Blutgasoxymetrie.

Prophylaxe Höchstdosierungen beachten. Keine kontinuierliche Gabe. Nicht mehr als einmalige Repetition.

Therapie
- Sauerstoffgabe
- Methylenblau 1 mg/kg

Allergie
Dosisunabhängige Reaktion auf LA (Ester-LA → Amid-LA) oder Zusätze zu LA (z. B. Methylenparaben). Führte zur weitgehenden Verdrängung der Ester-LA aus Klinik. Keine Kreuzreaktionen zwischen Ester-LA und Amid-LA.

Therapie ▶ 7.3.2.
- Methylprednisolon (z. B. Urbason®) 250–1.000 mg
- Clemastin (Tavegil®) 2–4 mg oder Dimetinden (Fenistil®) 4–8 mg
- Ranitidin (Zantic®) 50–100 mg
- Adrenalin je nach Grad 10 µg bis wiederholt 1 mg

6.7 Weitere Medikamente

Teresa Linares

6.7.1 Akrinor

® Akrinor®, Mischpräparat: 2 ml à 200 mg Cafedrin und 10 mg Theodrenalin.

Pharmakologische Eigenschaften HWZ für Cafedrin 1 h; Metabolisierung u. a. zu Norephedrin.

Wirkmodus Direkt und indirekt sympathomimetisch mit Anstieg von Blutdruck, HF und HZV; venöse Vasokonstiktion.

Indikation: Hypotonie.

6

Bemerkungen Empfohlenes Medikament in der Geburtshilfe bei Hypotonie nach neuroaxialen Blockaden.

6.7.2 Antiarrhythmika

Adenosin

® z. B. Adrekar®2 ml à 6 mg.

Pharmakologische Eigenschaften Physiologisches Purinnukleosid aller Körperzellen; HWZ < 10 Sek.; Wirkdauer < 60 Sek.

Wirkmodus Negativ chronotrop und dromotrop, arterielle Vasodilatation (insbes. Koronargefäße).

Indikationen
- Paroxysmale supraventrikuläre Tachykardie
- Differenzierung von Tachykardien mit breitem QRS-Komplex: Wirkung nur bei supraventrikulärem Ursprung

Dosierung Initial 3 mg, falls ohne Wirkung in zweiminütigen Abständen 6 mg, 9 mg bis maximal 12 mg als schneller Bolus bis Erfolg.

Nebenwirkungen Bradykardie bis Asystolie; AV-Block; Dyspnoe; Bronchospasmus; Übelkeit; Flush; Brust- und Kopfschmerzen.

Amiodaron

® z. B. Cordarex Sanofi®, Amiodaron-ratiopharm®, 3 ml à 150 mg.

Pharmakologische Eigenschaften Wirkmaximum: 15 Min. nach i. v. Gabe., HWZ bis 100 d; hepatische Elimination.

Wirkmodus Klasse-III-Antiarrhythmikum (Kaliumkanalblocker): Verlängerung der Repolarisation und Refraktärperiode durch Hemmung des Kaliumausstroms.

Indikationen

- Supraventrikuläre Herzrhythmusstörungen: SVT, VHF
- Ventrikuläre Herzrhythmusstörungen: VES, VT, defibrillationsrefraktäres Kammerflimmern, PEA, Tachykardie mit breitem QRS-Komplex
- Reentry-Tachykardien

Dosierung

- 150–300 mg in 50–250 ml Glukose 5 % als Kurzinfusion; Bolusgabe nur bei Reanimation
- 10 mg/kg KG/24 h über ZVK über 5 d. **Cave:** Höchstgrenze der Gesamtdosis 8 g!

Nebenwirkungen Sinusbradykardie; Torsades de pointes insbes. bei vorbestehender Bradykardie; ausgeprägte Vasodilatation; Hypo- oder Hyperthyreose; durch Ablagerungen verursachte Erkrankungen von Leber, Auge, Lunge und Haut.

Kontraindikationen Bradykardie; Blockierungen der Erregungsleitung; QT-Verlängerungen; Schilddrüsenerkrankungen; Jodallergie; gleichzeitige Einnahme u. a. von MAO-Hemmern, Klasse I- und -III-Antiarrhythmika und Erythromycin.

Bemerkungen Bestimmung von Schilddrüsen- und Leberwerten bei Start und im Verlauf; Augenkonsil.

Atropin

® Atropinsulfat Braun®, 1 ml à 0,5 mg.

Pharmakologische Eigenschaften Wirkdauer: 30–120 Min., zu 50 % renale Elimination.

Wirkmodus Parasympatholytikum. Pupillenerweiterung (Mydriasis), Hemmung der Speichel- und Schweißsekretion, Erweiterung der Bronchien, am Herz positiv chronotrop, im GIT Hemmung der Peristaltik, an der Harnblase Lösung von Spasmen.

Indikationen

- Bradykarde Herzrhythmusstörungen
- Parasympathikolyse vor diagn. oder ther. Eingriffen (Gastroskopie, Magenspülung, Pleurapunktion), Narkoseeinleitung (umstritten)
- Antidot bei Intoxikationen mit Parasympathomimetika (z. B. Neostigmin) oder Phosphorsäureestern (z. B. E 605)
- **Indikationseinschränkung** bei AV-Block III.° 0,5 mg Orciprenalin auf 50 ml NaCl 0,9 % über Perfusor (Alupent®) zur Überbrückung bis zur Schrittmacherversorgung

Dosierung

- 0,25–0,5 mg i. v., Wiederholung bis 2 mg (außer AV-Block III.° und Intoxikationen)
- **Bei Intoxikationen mit Phosphorsäureestern:** Initial 5–10 mg alle 10 min i. v., bis Vagussymptomatik aufgehoben (Pupillen eng!), in Einzelfällen kön-

6

nen bis zu 50 mg Atropin gegeben werden; anschließend Perfusor mit 500 mg = 50 ml mit 0,5–2 ml/h.

Nebenwirkungen Mundtrockenheit, Obstipation, paralytischer Ileus, Glaukomanfall, Mydriasis, Miktionsstörungen (Harnverhalt), Hautrötung, Wärmestau, tachykarde SVES und VES (selten), Verwirrtheitszustände.

Kontraindikationen
- Bei lebensbedrohlichen Zuständen keine
- Sonst: Engwinkelglaukom, Tachyarrhythmie, akutes Lungenödem, Blasenentleerungsstörungen mit Restharnbildung, mechanische GIT-Stenosen

Wechselwirkungen
- **Wirkungsverstärkung:** Alle anticholinerg wirksamen Substanzen z. B. Antihistaminika, Anti-Parkinsonmittel, tri- und tetrazyklische Antidepressiva, Neuroleptika, Chinidin, Disopyramid
- **Wirkungsabschwächung:** Dopaminantagonisten (z. B. Metoclopramid) → GIT-Motilität ↓

Bemerkungen
- 0,04 mg/kg i. v. blockieren die Vagusaktivität am Herzen vollständig (bei 50 kg 2 mg i. v.).
- Bei Intoxikationen mit Phosphosäureestern zusätzlich Obidoxim 250 mg i. v. (Toxogonin®)
- Kammerflimmern bei i. v. Applikation möglich
- Gegebenenfalls initiale paradoxe Bradykardie (1–2 Min.)
- Atropinfieber
- Bei Überdosierung bzw. Intox. (Tollkirsche) AV-Blockierung möglich
- **Antidot:** Neostigmin 0,01–0,035 mg/kg langsam i. v.

Lidocain als Antiarrhythmikum

6

® z. B. Xylocain 2/20-prozentig, Amp. (5 ml) à 100 mg, Spezialamp. (5 ml) à 1. 000 mg.

Pharmakologische Eigenschaften Orale Bioverfügbarkeit bei ausgeprägtem hepatischen First-Pass-Metabolismus gering, daher nur parenterale Gabe sinnvoll. HWZ 1,6 h (α-Phase 15 Min.), Verteilungsvolumen 1,5 l/kg, Plasmaproteinbindung 65 %, Elimination überwiegend hepatisch, größtenteils über den pharmakologisch aktiven Metaboliten Monoethylxylidid (HWZ ca. 3 h) zu inaktiven Metaboliten. Wirkungseintritt 1–2 Min. nach i. v. Applikation, Wirkdauer einer Einzeldosis ca. 15–20 Min. Ther. Plasmakonzentration 2–5 mg/l (8,5–21,5 µmol/l).

Wirkmodus
- Antiarrhythmikum der Klasse IB. Ruhepotenzial 0, spontane Depolarisation (Automatie) ↓, schnelles Aktionspotenzial ↓, Depolarisationsgeschwindigkeit ↓, Erregungsleitung ↓, Aktionspotenzialdauer ↓, effektive Refraktärzeit ↓, Gesamtrefraktärzeit ↑, langsames Aktionspotenzial 0, Kontraktionskraft ↓, Senkung des Katecholaminspiegels
- Antiarrhythmischer Wirkungsort: Sinusknoten +, Vorhof 0, AV-Knoten 0, His-Bündel 0, Ventrikel +

Indikationen VES, Kammertachykardie, Prophylaxe ventrikulärer Rhythmusstörungen bei Myokardinfarkt, ventrikuläre Rhythmusstörung infolge Glykosidintox., Intoxikation mit trizyklischen Antidepressiva, mechanische Myokardirritation mit VES, Torsade-de-pointes-Tachykardie.

Dosierung
- **i. v.:** Initial 100 mg Wiederholungsinjektion nach 5–10 Min. möglich
- **Perfusor:** 1 Spezial-Amp. à 5 ml = 1.000 mg auf 50 ml NaCl 0,9 % mit 2–4 mg/kg/h; bei 70 kg 120–240 mg/h = 6–12 ml/h

! Bei schwerer Herzinsuff., Schock oder Leberinsuff. Dosisreduktion um 50 %; max. 6 g/d

Nebenwirkungen Herzinsuff., VES, Kammerflimmern, Sinusarrest, AV-Blockierung, Tremor, Verwirrtheit, Krampfanfall, Koma.

Kontraindikationen Lokalanästhetikaunverträglichkeit, AV-Block mit ventrikulären Ersatzrhythmen.

Wechselwirkungen Verstärkt die negativ inotrope Wirkung von Antiarrhythmika, Cimetidin, Propranolol, Halothan.

Bemerkungen
- Wegen der guten Verträglichkeit und Steuerbarkeit durch die sehr kurze HWZ Antiarrhythmikum der 1. Wahl bei ventrikulären Rhythmusstörungen
- Auch in der Schwangerschaft anwendbar (▶ 14.1)
- Kombination mit Antiarrhythmika der Klasse IA, II, III, IV möglich
- Bei idioventrikulären Ersatzrhythmen im Rahmen eines Myokardinfarkts meist nicht wirksam

! Automatie von Ersatzrhythmen wird durch Lidocain stark unterdrückt, daher kein Lidocain bei AV-Block mit ventrikulären Ersatzrhythmen applizieren

- Stets auf ausgeglichenes Serum-K^+ achten
- Abnahme der hepatischen Elimination bei niedrigem HZV

Metoprolol

® z. B. Beloc®, Amp. (5 mg in 5 ml), Tbl.: 50/100/200 mg.

Pharmakologische Eigenschaften Gastrointestinale Resorption 95 %, wegen First-Pass-Effekt aber orale Bioverfügbarkeit 50 %, HWZ 4–5 h, Elimination der Metaboliten zu 95 % renal.

Wirkmodus Metoprolol blockiert vorwiegend kardiale β_1-Adrenorezeptoren, wirkt negativ inotrop, chronotrop, dromotrop und bathmotrop. β_2-Wirkung an den Bronchien erst bei hoher Dosierung.

Indikationen KHK, Herzinfarkt, tachykarde Herzrhythmusstörungen, arterieller Hypertonus, kompensierte Herzinsuffizienz, Migräneprophylaxe.

Dosierung 2,5–5 mg Metoprolol langsam i. v., max. 15 mg.

Nebenwirkungen Bradykardie, Blutdruckabfall, Rebound-Phänomen, Hypoglykämie durch Verstärkung der Wirkung von Insulin und Sulfonylharnstoffen.

Kontraindikationen Asthma, dekompensierte Herzinsuff., ausgeprägte Bradykardie oder Hypotonie, AV-Block II. oder III. Grades, Allergie.

Bemerkungen Esmolol (Brevibloc®): Amp. (100 mg in 10 ml), Betablocker mit kurzer HWZ ca. 10 Min., Dosierung: 50 mg i. v., 50 mg über Infusion.

Sotalol

® z. B. Sotalex®, Amp. (40 mg in 4 ml), Tbl.: 40/80/120/160 mg.

Pharmakologische Eigenschaften Orale Bioverfügbarkeit fast 100 %, HWZ ca. 12 h, Elimination nur renal → Wirkdauer abhängig von Nierenfunktion ▶ 21.2.

Wirkmodus Sotalol blockiert die Betarezeptoren (Klasse II), verlängert die atriale und ventrikuläre Refraktärperiode (Klasse III) und besitzt dadurch antiarrhythmische Eigenschaften.

Indikationen Supraventrikuläre Tachykardien, ventrikuläre Arrhythmien.

Dosierung 20 mg Sotalol in 5 Min. langsam i. v., nach 20 Min. weitere 20 mg in 20 Min. z. B. mit Perfusor.

Nebenwirkungen Bradykardie, AV-Überleitungsstörungen, Blutdruckabfall, Verstärkung von peripheren Durchblutungsstörungen.

Kontraindikationen Allergie, Asthma, kardiogener Schock, Rechtsherzinsuff., pulmonale Hypertonie, AV-Block II. oder III. Grades, Long-QT-Syndrom, Ketoazidose.

Verapamil

® z. B. Isoptin®, Amp. (2 ml) à 5 mg, Amp. (20 ml) à 50 mg, Tbl. à 40/80/120 mg, Retardtbl. à 120/240 mg.

Pharmakologische Eigenschaften Orale Bioverfügbarkeit 20 % bei ausgeprägtem First-Pass-Metabolismus (Bioverfügbarkeit auf ca. 40 % erhöht bei Dauermedikation durch Sättigung des hepatischen Metabolismus), HWZ bei Therapiebeginn 4,5 h, bei Dauerther. 9 h, Verteilungsvolumen 4 l/kg, Plasmaproteinbindung 90 %, Elimination: Hepatischer Abbau zu (pharmakologisch schwächer wirksamen) aktiven (Norverapamil) und inaktiven Metaboliten.

Wirkmodus
- Antiarrhythmikum der Klasse IV mit Blockierung der langsamen Kalziumkanäle
- Antiarrhythmischer Wirkungsort: Sinusknoten +, Vorhof +, AV-Knoten ++, His-Bündel 0, Ventrikel 0

Indikationen
- Paroxysmale supraventrikuläre Tachykardie, Vorhoftachykardie mit wechselnder schneller Überleitung, absolute Arrhythmie mit schneller Überleitung, supraventrikuläre Extrasystolie bei Ischämie, arterieller Hypertonus, KHK, Prinzmetal-Angina, hypertrophe obstruktive Kardiomyopathie, Raynaud-Sy.
- Antagonisierung der tachykarden Wirkung von β-Sympathikomimetika bei medikamentöser Wehenhemmung und Theophyllinther.

Dosierung
- **i. v.:** 1 Amp. = 5 mg langsam über 2–3 Min., Wiederholung nach 15 Min. möglich
- **Perfusor:** 2 Amp. à 20 ml = 100 mg auf 50 ml NaCl 0,9 % mit 2–5 ml/h
- Max. Dosierung 10 mg/h = 5 ml/h; max. Tagesdosis 100 mg!
- Ther. Plasmakonz. 0,02–0,1 mg/l (0,04–0,2 μmol/l)

Nebenwirkungen AV-Block, Bradykardie, Herzinsuff., RR-Abfall, Obstipation. Selten: Allergie, Gynäkomastie, Gingivahyperplasie.

Kontraindikationen Schwere Herzinsuff., Sinusknotensy., SA-Block und AV-Block II. und III. Grades, Vorhofflimmern/-flattern bei WPW-Sy. Nicht in der frühen Schwangerschaft anwenden (▶ 14.1).

Wechselwirkungen Digoxin (Erhöhung des Glykosidspiegels im Serum), Antikoagulanzien und Thrombozytenaggregationshemmer (Blutungsgefahr durch Plättchenaggregationshemmung), Betablocker (Wirkungsverstärkung).

Bemerkungen

- Vorhofflimmern oder -flattern bei WPW-Sy., hierbei schnellere Überleitung mit Kammertachykardie bzw. Kammerflimmern möglich
- Keine i. v. Kombination mit Betablocker
- Keine Kombination mit Antiarrhythmika mit ausgeprägter Leitungsblockierung
- Geringe Wirkung auf Sinustachykardie, daher geringe Wirkung bei z. B. postop. Sinustachykardien
- Dosisreduktion bei Leberinsuff.
- Keine Mischung mit alkoholischen Lösungen → Ausfällung
- **Antidot:** Volumen, Atropin, Orciprenalin

6.7.3 Herzglykoside

Wirkmodus Positiv inotrope Wirkung durch Kalziumeinstrom in die Herzmuskelzelle, Verlängerung der Refraktärzeit des Vorhofs (neg. chronotrop) und der AV-Überleitung (neg. dromotrop), dadurch Senkung der Kammerfrequenz bei supraventrikulären Tachykardien. Zunahme der Reizbildung (pos. bathmotrop). Für den antiarrhythmischen Effekt sind höhere Dosen nötig als für den pos. inotropen Effekt.

Pharmakologische Eigenschaften ▶ Tab. 6.10.

Indikationen Supraventrikuläre Tachykardien, v. a. Tachyarrhythmia absoluta bei Vorhofflimmern oder -flattern, chron. Herzinsuff. NYHA III–IV.

Kontraindikationen Hypertroph-obstruktive Kardiomyopathie, Sinusknotensy. (falls nicht mit Schrittmacher versorgt), AV-Block II. und III. Grades, Hypokaliämie, Hyperkalzämie, WPW-Sy. mit Vorhofflimmern (Beschleunigung der Leitung im akzessorischen Bündel).

! Vor i. v. Gabe K^+-Spiegel kontrollieren, falls erniedrigt, zuerst K^+-Substitution

! Bei Hyperkalzämie Verstärkung der Digitalis-NW

Tab. 6.10 Pharmakokinetische Eigenschaften von Glykosiden

		Digoxin	Digitoxin
Resorption		90 %	90–100 %
Bioverfügbarkeit		85 %	90 %
Wirkungseintritt	oral	2–3 h	3–5 h
	i. v.	10–30 Min.	30–120 Min.
Plasmaeiweißbindung		20–30 %	95 %
Abklingquote		20 %	7 %
Elimination		80 % renal	70–100 % hepatisch
HWZ		36 h	7,5 d
Ther. Plasmaspiegel		0,7–2,0 µg/l	13–25 µg/l

! Kein Einsatz bei WPW-Sy. mit Vorhofflimmern oder -flattern, da durch Beschleunigung der aberranten Leitung Kammertachykardie oder Kammerflimmern induziert werden können. **Cave:** Digitalis bei elektrischer Kardioversion nur mit liegender Schrittmachersonde. Keine gleichzeitige i. v. Gabe von Kalziumantagonisten. Kombinationsmittel der Wahl bei gleichzeitiger Chinidinapplikation zur Antagonisierung des anticholinergen Chinidineffekts.

Nebenwirkungen
- AV-Block, Bradykardie, ventrikuläre Rhythmusstörungen (**cave:** V. a. bei Hypokaliämie!), Vorhoftachykardie mit Block (typische Rhythmusstörung bei Überdosierung)
- Übelkeit, Erbrechen, Durchfall
- Verwirrtheitszustand, Farbensehen, Kopfschmerzen, Neuralgie
- Selten Exanthem, Eosinophilie, Thrombozytopenie, Gynäkomastie

Digitoxin

® z. B. Digimerck®, Amp. à 0,1/0,25 mg, Tbl. à 0,1 mg, minor Tbl. à 0,07 mg.

Pharmakologische Eigenschaften Orale Bioverfügbarkeit 90 %, HWZ 7,5 d, Abklingquote 7 %, Verteilungsvolumen 0,5 l/kg, Plasmaproteinbindung ca. 95 %, Elimination zu 25–30 % unverändert renal, Rest wird hepatisch zu (pharmakologisch schwächer wirksamen) Metaboliten verstoffwechselt. Wirkungseintritt 30–120 Min. nach i. v. Applikation, 3–5 h nach p. o. Gabe. Ther. Plasmakonzentration 13–25 µg/l (17–33 nmol/l; ▶ Tab. 6.10).

Dosierung
- **i. v.:** Aufsättigungsdosis 0,8–1,6 mg je nach Körpergewicht. Initialgabe von 0,1–0,5 mg. Anschließend Gabe von 0,2 mg alle 6 h bis zum Erreichen des ther. Ziels. Bei tachykarder Herzrhythmusstörung gesamte Aufsättigungsdosis innerhalb von 24 h
- **p. o.:** Aufsättigung mit 4 × 0,07 mg für 4 d, anschließend Erhaltungsdosis von 1 × 0,05–0,1 mg/d

6

Wechselwirkungen Phenobarbital, Phenytoin, Spironolacton und Rifampicin verringern die Wirkung durch Enzyminduktion. Kumarinderivate, Sulfonylharnstoffe und Heparin verstärken die Wirkung.

Bemerkungen
- Möglichst nicht in der Schwangerschaft (▶ 14.1)
- **Antidot:** Colestyramin (Quantalan®) p. o. halbiert die Eliminations-HWZ von Digitoxin (4 × 8 g = 4 × 2 Beutel/d). Durch Gabe von Digitalis-Antidot BM® sofortige Wirkungsantagonisierung. 80 mg Digitalis-Antidot BM® neutralisieren 1 mg Digitoxin. Eine Serumkonzentration von 10 µg/l Digitoxin entspricht einer Glykosiddosis von 1 mg nach abgeschlossener Verteilung.

Digoxin

® z. B. Lanicor®, Amp. 0,25 mg.

Pharmakologische Eigenschaften Orale Bioverfügbarkeit (als Acetyl- oder Methyldigoxin, Abspaltung der Acetyl- bzw. Methylgruppe in Darm und Leber) ca. 85 %, HWZ 36 h, Abklingquote 20 %, Verteilungsvolumen 6–7 l/kg, Plasmaproteinbindung 25 %, Elimination zu 60–80 % unverändert renal, Rest biliär, z. T. nach hepatischer Metabolisierung. Wirkungseintritt 10–30 Min. nach i. v. Applikation, 2–3 h nach p. o. Gabe. Ther. Plasmakonzentration 0,7–2,0 µg/l (0,9–2,6 nmol/l).

Dosierung

- **i. v.:** Aufsättigung mit 2 × 0,75 mg am 1. Tag, anschließend Erhaltungsdosis mit 0,2–0,3 mg/d. Bei Tachykardie (schnelle Aufsättigung): Initial 0,4 mg, danach Gabe der Sättigungsdosis von 0,8–1,6 mg in 24 h (Monitorkontrolle!)
- **p. o.:** 3 × 0,2 mg für 3 d, anschließend Erhaltungsdosis von 1 × 0,2 mg/d

Wechselwirkungen

- Erhöhung des Digoxinplasmaspiegels durch Amiodaron, Chinidin, Flecainid, Nifedipin, Phenytoin, Propafenon, Verapamil
- Wirkungsverstärkung durch Hypokaliämie infolge einer Diuretika- bzw. Kortikoidgabe (v. a. kardiale NW!)
- Verbesserung der Digoxinresorption durch Penicillin und Salizylate. Verminderung der Resorption durch Antazida, Colestyramin, Metoclopramid, Neomycin, p-Aminosalicylsäure, Sulfasalazin
- Wirkungsabschwächung durch Schilddrüsenhormone
- Verstärkte Leitungsblockierung bei gleichzeitiger Gabe von Antiarrhythmika mit starker Leitungsblockierung

Bemerkungen

- Digoxin i. v. enthält 9,8 Vol.-% Ethanol
- Bei Niereninsuff. Dosisreduktion und Spiegelkontrolle
- Gabe auch in der Schwangerschaft möglich, hier geringste Wirkdosis einsetzen (▶ 14.1)
- **Antidot:** 80 mg Digitalis-Antikörper über 6 h infundiert binden 1 mg Digoxin. 1 µg/l Serumspiegel Digoxin entspricht einer Körperdosis von 1 mg Digoxin. Bei digitalisinduzierter supraventikulärer Rhythmusstörung Betablocker, bei ventrikulären Tachykardien Phenytoin bzw. Lidocain

6.7.4 Antihypertensiva

Clonidin

® Catapresan®, 1 ml enthält 0,15 mg Clonidin.

Pharmakologische Eigenschaften Wirkungseintritt 5–10 Min. nach i. v. Applikation, Wirkdauer 1–4 h, HWZ 8 h.

Wirkmodus Zentrale α_2-Rezeptorstimulation, periphere α_2-Rezeptorenhemmung.

Indikationen Hypertonie, Alkoholentzugsdelir (sympathomimetische Symptome ↓).

Dosierung

- **i. v.:** 1 ml mit 9 ml NaCl 0,9 % verdünnen (1 ml = 0,015 mg), initial 0,03 mg langsam i. v.
- **Perfusor:** 3 Amp. auf 50 ml NaCl 0,9 %, 1–5 ml/h

Nebenwirkungen Initialer RR-Anstieg, Bradykardie, Mundtrockenheit, Sedierung.

Kontraindikationen Sick-Sinus-Sy. mit Bradykardie, Phäochromozytom. Strenge Ind.-Stellung in der Schwangerschaft (▶ 14.1).

Wechselwirkungen

- Verstärkung der Wirkung von Alkohol, Diuretika, Hypnotika, Neuroleptika, Vasodilatanzien
- Abschwächung der Wirkung von blutdrucksenkenden trizyklischen Antidepressiva

Bemerkungen
- Hypertensive Krise wegen anfänglichen RR-Anstiegs, Entzugshypertonie bei abruptem Absetzen
- **Antagonisierung:** Tolazolin (z. B. Priscol®) 10 mg i. v. antagonisieren 0,6 mg Clonidin, ggf. Katecholamine

Dihydralazin

® Nepresol®, Inject. Amp. (2 ml) à 25 mg Dihydralazin.

Pharmakologische Eigenschaften HWZ 1–2 h, Wirkdauer 6 h.

Wirkmodus Vasodilatator mit direktem Angriff an der glatten Gefäßmuskulatur.

Indikatione Hypertensive Krise, Hypertonie. Mittel der Wahl in der Schwangerschaft.

Dosierung
- **i. v.:** 1 Amp. auf 10 ml NaCl 0,9 % verdünnt, fraktioniert mit jeweils 2 ml unter ständiger RR-Kontrolle, Nachinjektion alle 5–10 Min.
- **Perfusor:** 3 Amp. auf 50 ml NaCl 0,9 % mit 1–5 ml/h = 1,5–7,5 mg/h

Nebenwirkungen Reflextachykardie, Angina pectoris, Leukopenie, medikamentös induzierter SLE, Orthostase, Kopfschmerzen.

Wechselwirkungen Antihypertensiva (Wirkungsverstärkung).

Kontraindikationen Frischer Herzinfarkt.

Bemerkungen
- Keine Dosisreduktion bei Niereninsuff. erforderlich
- Kombination mit Betablockern und Nitroglyzerin günstig
- **Antidot:** Bei RR-Abfall Volumengabe

6

Nifedipin

® z. B. Adalat® Infusionsflasche (50 ml) à 5 mg, Kps. à 5 mg/10 mg/20 mg; Tbl. à 10 mg; Retardtbl. à 20 mg, Rapidtbl. à 20 mg.

Pharmakologische Eigenschaften Rasche Resorption nach sublingualer Applikation. Bioverfügbarkeit 65 %, nach vollständiger Metabolisierung in der Leber renale Elimination, HWZ 2 h.

Wirkmodus Blockade der langsamen Kalziumkanäle.

Indikationen Instabile Angina (Präinfarktsy., vasospastische Angina, Prinzmetal-Angina, Ruheangina), Infarkt mit spastischer Komponente (rez. ST-Hebungen), hypertensive Krise, Lungenembolie.

Dosierung
- **p. o.:** 1 Kps. (10 mg) zerbeißen (liegender Pat.) unter ärztlicher Aufsicht, bei narkotisiertem Pat. Kps. anstechen und unter die Zunge geben
- **Perfusor:** 1 Inf.-Flasche à 5 mg = 50 ml; 6,3–12,5 ml/h = 0,63–1,25 mg/h; zuvor Bolusgabe mit 0,5–1 mg/5 Min. = 5–10 ml/5 Min. = 60–120 ml/h für 5 Min.

Nebenwirkungen Tachykardie, neg. Inotropie, „Steal-Phänomen“ (umstritten!), Übelkeit, Erbrechen, Juckreiz, Leberfunktionsstörung, RR-Abfall durch periphere Gefäßerweiterung, Flush, Kopfschmerzen, Beinödeme, Allergie, Venenreizung bei i. v. Applikation.

Kontraindikationen Höhergradige Herzinsuff., Hypotonie, Schwangerschaft (▶ 14.1).

Wechselwirkungen Durch Betablocker, Cimetidin (z. B. Tagamet®) RR-Abfall.

Bemerkungen Antidot bei RR-Abfall: Volumengabe evtl. Dopamin.

Nitroglyzerin

® z. B. Nitrolingual®, Amp. (5 ml) à 5 mg, Amp. (25 ml) à 25 mg, Amp. (50 ml) à 50 mg, Pumpspray/Pocketspray/N-Spray à 0,4 mg/Sprühstoß, Zerbeißkps. à 0,2/0,8/1,2 mg, Retardkps. à 2,5 mg.

Wirkmodus

- Senkt den Blutdruck durch direkte Vasodilatation vorwiegend im Bereich des venösen Gefäßsystems
- Kurze Halbwertszeit
- Für eine kontrollierte Hypotension häufig nicht ausreichend wirksam

Dosierung 50 mg/50 ml als Perfusor initial 1–2 μg/kg/Min.

Urapidil

® z. B. Ebrantil®, Amp. (5 ml) à 25 mg, Amp. (10 ml) à 50 mg, Retardkps. à 30 mg/60 mg/90 mg.

Wirkmodus Hemmung von peripheren α_1-Rezeptoren (RR ↓ durch Senkung der Nachlast) sowie zentrale agonistische Wirkung an Serotonin-(5-HT-$_{1A}$-)Rezeptoren (keine Reflextachykardie und Reninausschüttung durch Verhinderung einer sympathischen Aktivierung).

Indikationen Hypertonus, v. a. bei zentraler Regulationsstörung; kontrollierte Blutdrucksenkung bei Hochdruckpat. während und/oder nach OP.

Dosierung

- **i. v.:** Initial 25–50 mg langsam (2 mg/Min.)
- **Perfusor:** 150 mg auf 50 ml NaCl mit 3–10 ml/h = 9–30 mg/h

Nebenwirkungen Blutdruckabfall, ZNS-Störungen.

Kontraindikationen Aortenisthmusstenose, arteriovenöser Shunt (Ausnahme: Hämodynamisch nicht wirksamer Dialyse-Shunt), Schwangerschaft und Stillzeit (▶ 14).

Wechselwirkungen Antihypertensiva (Wirkungsverstärkung), Alkohol (Wirkungsverstärkung), Cimetidin (z. B. Tagamet®) erhöht den Urapidilspiegel.

Bemerkungen

- Tachyphylaxie nicht bekannt
- Individuell unterschiedliche Ansprechbarkeit
- Keine Beeinflussung von Nierendurchblutung oder zerebraler Durchblutung
- **Antidot:** Volumengabe

6.7.5 Furosemid

® z. B. Lasix®, Amp. (2 ml) à 20 mg, Amp. (4 ml) à 40 mg, Infusionslösung (25 ml) à 250 mg, Tbl. à 40 mg/500 mg.

Pharmakologische Eigenschaften Wirkungseintritt nach 2–5 Min., Maximum 20–60 Min. nach i. v. Applikation; Wirkdauer ca. 2 h, 70 % Bioverfügbarkeit bei oraler Applikation; 98 % Plasmaeiweißbindung, 67 % renale Elimination.

Wirkmodus Schleifendiuretikum mit Blockierung des NaCl-Transports im aufsteigenden Schenkel der Henle-Schleife; Venentonus ↓, PAP ↓.

Indikationen Lungenödem, Rechtsherzinsuff., akuter Anstieg des PAP, Flüssigkeitsretention bei Leber- und Nierenerkr., Ödeme bei Verbrennungen, hypertensive Krise, Hyperkalzämie, Hyperkaliämie, Intoxikationen (forcierte Diurese).

Dosierung

- **i. v.:** 40 mg langsam i. v., ggf. wiederholte Verabreichung bis zur gewünschten Wirkung
- **Perfusor:** Bei ausgeprägter Niereninsuff. mit 2 Amp. à 25 ml = 500 mg mit 50–100 mg/h = 5–10 ml/h, max. Tagesdosis: 2.000 mg

Nebenwirkungen Hypokaliämie (**cave:** Frischer Myokardinfarkt, Digitalis → Arrhythmie), Hypokalzämie, metabolische Alkalose, RR-Abfall, Hämokonzentration (Kreatinin ↑ wegen Exsikkose), Thromboseneigung, Allergie (Sulfonamidabkömmling), Lichtüberempfindlichkeit, Fieber, Wadenkrämpfe, Kopfdruck, Schwindel, Hyperurikämie, Vaskulitis, Anämie, Leukopenie, Thrombopenie, Auslösung einer akuten Porphyrie.

Wechselwirkungen Antidiabetika (Blutzuckersenkung vermindert), Antihypertonika (Blutdrucksenkung verstärkt), Aminoglykoside (Nephrotoxizität erhöht), nicht depolarisierende Muskelrelaxanzien (Relaxierung potenziert), Glukokortikoide (zusätzliche Kaliumausscheidung), Herzglykoside (bei Kaliummangel Glykosidwirkung erhöht), Lithium (Lithiumspiegel ↑ → erhöhte Kardio- und Neurotoxizität), NSAID (Furosemidwirkung vermindert), Salizylate (erhöhte Salizylattoxizität), Theophyllin (Wirkung verstärkt), pressorische Amine (z. B. Epinephrin: Abschwächung der Aminwirkung).

Kontraindikationen Hypovolämie, Hyponatriämie, schwere Hypokaliämie, Leberfunktionsstörungen (Präkoma und Coma hepaticum), Überempfindlichkeit gegen Sulfonamide (Kreuzreaktion), Niereninsuff. mit Anurie. Strenge Ind.-Stellung in der Schwangerschaft (▶ 14.1). **Cave:** Hypotonie.

Bemerkungen

6

- Vor i. v. Applikation Blasenentleerungsstörung ausschließen
- Engmaschige Kontrolle von E'lyten, Krea und Natriumhydrogenkarbonat bei i. v. Gabe
- Initiale Wirkung bei Lungenödemther. vor Einsetzen der Diurese durch Senkung des Venentonus und des PAP
- Drastische Flüssigkeitsverschiebungen vermeiden; höher dosierte i. v. Applikationen nur bei vitaler Ind. (Lungenödem)

6.7.6 Gerinnungspräparate

Antithrombin III

® z. B. Kybernin®P, Atenativ®, Pulver aus Humanplasmafraktion, 500/1.000 IE, fertige Lösung enthält 50 IE AT III/ml.
® z. B. ATryn®, rekombinantes humanes Antithrombin aus der Milch gentechnisch veränderter Ziegen, Pulver, 1.750 IE, zur Prophylaxe vor chirurgischen Eingriffen bei erblichem AT-III-Mangel, zugelassen trotz unvollständiger Datenlage.

Pharmakologische Eigenschaften Mittlere HWZ 3 d.

Wirkmodus Protein, das die Gerinnungsfaktoren Thrombin (IIa) und Xa, in geringerem Maße auch IXa, XIa und XIIa inaktiviert.

Indikationen Nachgewiesener AT-III-Mangel und gleichzeitiges Thromboembolierisiko, Nichtansprechen einer Heparintherapie.

Dosierung

- Gewünschter AT-III-Anstieg in % × kg KG
- Eine IE AT III/kg KG erhöht den AT-III-Spiegel um 1–2 %

Kontraindikationen Allergie.

Nebenwirkungen Anaphylaktische Reaktionen, Infektion bei Präparat aus Humanplasma.

Bemerkungen Wirkungssteigerung und -beschleunigung durch Heparin, das die Affinität von Antithrombin III zu den Faktoren erhöht (▶ 8.8.2).

Faktor VII

® z. B. NovoSeven®RT, rekombinanter humaner Faktor VII, Pulver, 1/2/5/8 mg, fertige Lösung enthält 1 mg/ml.

Pharmakologische Eigenschaften Mittlere HWZ 4–6 h.

Wirkmodus Prokonvertin/Prothombinogen aktiviert das Extrinsic System der Gerinnungskaskade.

Indikationen Hämorrhagien und Prophylaxe bei Hemmkörperhämophilie A und B, Faktor-VII-Mangel.

Dosierung

- Hämophilie: 90 µg/kg KG als Bolus je nach Schwere der Blutung oder Operation alle 2 h
- Faktor-VII-Mangel: 15–30 µg/kg KG als Bolus je nach Schwere der Blutung oder Operation alle 4–6 h

Kontraindikationen Allergie.

Nebenwirkungen Anaphylaktische Reaktionen, Thrombosen und Thrombembolien.

Faktor VIII

® z. B. Beriate®P, Pulver, Konzentrat aus Humanplasma, 250/500/1.000 IE.
® z. B. Kogenate Bayer®, Octocog alfa, rekombinanter humaner Faktor VIII, 250 IE/2,5 ml.

Pharmakologische Eigenschaften Mittlere HWZ 16 h.

Wirkmodus Gerinnungsfaktor des intrinsischen Systems, Kofaktor für Faktor IXa, der notwendig ist, Faktor X zu aktivieren.

Indikationen Hämorrhagien und Prophylaxe bei Hämophilie A.

Dosierung

- Erforderliche Dosis = 0,5 × kg KG × gewünschter Faktorenanstieg in %
- 1 IE Faktor VIII/kg KG erhöht die Faktor-VIII-Aktivität um 1,5–2,5 %

Kontraindikationen Allergie, Hemmkörper (Antikörper) gegen Faktor VIII.

Nebenwirkungen Anaphylaktische Reaktionen, Infektion bei Präparat aus Humanplasma.

Bemerkungen Enthält keinen Von-Willebrand-Faktor.

Faktor XIII

® z. B. Fibrogammin®, Pulver aus Humanplasma, 250/1.250 IE.
® z. B. Tretten®, Catridecacog, rekombinante humane Faktor-XIII-A-Untereinheit, Pulver, 2.500 IE.

Pharmakologische Eigenschaften HWZ 7 d.

Wirkmodus Fibrin stabilisierender Faktor, stabilisiert Thromben mechanisch durch Quervernetzung der Fibrinmoleküle.

Indikationen Hämorrhagien bei Faktor-XIII-Mangel (hereditär oder erworben z. B. durch Lebererkrankungen, akute Leukosen oder Verbrauchskoagulopathie), Wundheilungsstörungen nach ausgedehnten Operationen oder Verletzungen.

Dosierung
- **Akute Hämorrhagie:** Mindestaktivität von 60 % Faktor XIII angestrebt
- Substitution Fibrogammin®: 15–20 IE/kg KG bzw. 1.250–2.500 IE i. v.
- Substitution Tretten®: Standarddosierung 35 IE/kg KG

Kontraindikationen Allergie, Hemmkörper (Antikörper) gegen Faktor XIII.

Nebenwirkungen Anaphylaktische Reaktionen, Infektion bei Präparat aus Humanplasma.

Bemerkungen Vorsicht bei frischen Thrombosen! Tretten® bei Faktor-XIII-B-Mangel unwirksam (▶ 8.8.2)!

Fibrinogen

® z. B. Haemocomplettan®P, Pulver aus Humanplasma, 0,5 g.
® z. B. Fibrocaps®, Fa. ProFibrix, rekombinantes humanes Fibrinogen, noch nicht zugelassen, befindet sich in Phase-2-Studie.

Pharmakologische Eigenschaften HWZ 3–4 d.

Wirkmodus Gerinnungsfaktor I, wird durch Thrombin (Faktor IIa) und Kalzium (Faktor IV) in Fibrin umgewandelt, wirkt als „Verbindungsmolekül" für die Thrombozytenaggregation.

Indikationen Hämorrhagien durch Fibrinogenmangel (hereditär oder erworben durch Lebererkrankungen, akute Leukämien oder Verbrauchskoagulopathie).

Dosierung
- Fibrinogenspiegel von > 1 g/l (bei starker Blutung von 1,5 g/l) angestrebt
- Substitution: Mittlere Dosierung von 3–5 g Fibrinogen, danach weiter nach Spiegel
- Prophylaxe: Dosis (g) = (gewünschter Plasmaspiegel [g/l] – gemessener Spiegel [g/l]) x kg KG : 17 (g/l pro g/kg KG)

Kontraindikationen Manifeste Thrombosen, Herzinfarkt, Allergie.

Nebenwirkungen Anaphylaktische Reaktionen, Infektion bei Präparat aus Humanplasma (▶ 8.8.2).

Tranexamsäure

® z. B. Cyklokapron®, Amp. (5 ml) à 500 mg i. v., Filmtabl. à 500 mg oral.

Pharmakologische Eigenschaften Parenteral und oral verfügbar, HWZ 2 h, Elimination unverändert renal, daher Dosisanpassung bei Niereninsuff. nötig.

Wirkmodus Antifibrinolytische Aminosäure (synthetisches Derivat von Lysin), hemmt als Pseudosubstrat die Protease, die aus Plasminogen Plasmin bildet.

Indikationen Hämorrhagien durch generalisierte oder lokale Hyperfibrinolyse.

Dosierung
- 10–15 mg/kg i. v. als Bolus, anschließend Infusion von 1 mg/kg/h
- **Akute Hämorrhagie:** 1–2 g als Bolus, dann Infusion von 5 mg/kg/h

Kontraindikationen Massive Hämaturie aus dem oberen Harntrakt (Gefahr der Ureterobstruktion).

Nebenwirkungen Hypotension, Störungen des Farbsehens, bei Langzeittherapie: Myopathien, Rhabdomyolysen, Übelkeit, Erbrechen, Hautrötung.

Bemerkungen Nicht kompatibel mit Blutkonserven und penicillinhaltigen Infusionslösungen.

6.7.7 Katecholamine

Betasympathomimetika

Wirkmodus Relaxation von Bronchialmuskulatur, Uterusmuskulatur und Gefäßmuskulatur (Vasodilatation mit Blutdrucksenkung und reflektorischer Tachykardie). Verstärkte mukoziliare Clearance, erhöhte rechtsventrikuläre Ejektionsfraktion, verbesserte Zwerchfellkontraktilität. Steigerung des Gesamtstoffwechsels (kalorigene Wirkung), Steigerung von Muskelglykogenolyse (Hyperglykämie), Lipolyse (freie Fettsäuren im Blut ↑).

Kontraindikationen
- **Absolut:** Hyperthyreose, hypertroph-obstruktive Kardiomyopathie, tachykarde Herzrhythmusstörungen.
- **Relativ:** Frischer Herzinfarkt, ausgeprägte KHK, BZ-Entgleisung.

Nebenwirkungen
- **Häufig:** Herzklopfen, Tachykardie, RR-Abfall, Muskelzittern (Tremor), Unruhe, Übelkeit, Schlafstörungen; Hypokaliämie (Fenoterol, Salbutamol, Terbutalin), paradoxer Abfall des pO_2 um ca. 10 % durch Zunahme der Ventilation-Perfusions-Inhomogenität möglich.
- **Selten:** Beeinträchtigung der Glukoseverwertung → bei Diab. mell. BZ-Kontrolle; Angina pectoris, Kammerflimmern.

Dosierung ▶ Tab. 6.11.

Tab. 6.11 Übersicht β_2-Sympathomimetika

Substanz	Handelsname z. B.	Rezeptorspezifität	Applikation
Terbutalin	Bricanyl®	β_2	0,25 mg s. c.
Salbutamol	Salbulair®, Sultanol®	β_2	0,1–0,2 mg (0,2–0,4 ml) langsam i. v., Wiederholung nach > 15 Min. möglich; max. Einzelgabe 1 mg
Clenbuterol	Spiropent®	β_2	0,02 mg p. o.
Reproterol	Bronchospasmin®	β_2	0,09 mg (= 1 ml) über 1 Min. i. v.
Fenoterol	Berotec®	β_2	0,2–0,4 mg per inhalationem (= 2–4 Hub)
Orciprenalin*	Alupent®	β_1, β_2	10–30 µg/Min. i. v.

* Wegen β_1-Wirkung größere Arrhythmiegefahr! Eine i. v. Anwendung von β_2-Mimetika sollte nur erfolgen bei Alter < 45 J. ohne kardiale Vorerkr., Herzfrequenz < 130/Min. Engmaschiges Monitoring notwendig!

Adrenalin

® z. B. Suprarenin®, Amp. (1 ml) à 1 mg.

Pharmakologische Eigenschaften HWZ 3–10 Min., Wirkdauer 3–5 Min., Verteilungsvolumen 0,3 l/kg, Elimination zu 1–10 % unverändert renal, Aufnahme in adrenerge Neurone möglich, hauptsächlich jedoch Oxidation, Methylierung und Konjugation an Glukuron- oder Schwefelsäure.

Wirkmodus Sympathomimetikum, stimuliert alle sympathischen Rezeptoren. Bei hoher Dosierung überwiegt α-Stimulation. Positiv inotrop, chronotrop, bathmotrop, dromotrop; Verminderung des diastolischen RR (β_2-Rezeptorwirkung). Hohe Dosen senken die bei niedriger Dosierung erhöhte HF wieder (über reflektorische Vagusaktivierung?). Hirndurchblutung und zerebraler O_2-Verbrauch werden ohne Änderung des zerebralen Gefäßwiderstands bei kontinuierlicher Gabe dosisabhängig vermehrt. Meist Erhöhung der koronaren Durchblutung (▶ Tab. 6.12).

Tab. 6.12 Sympathoadrenerge Stimulation des Herzens

Parameter	Rezeptortyp	Adrenalin	Noradrenalin	Dopamin	Dobutamin
Frequenz	β_1	↑	↓	↑	↑
Schlagvolumen	β_1	↑↑	↑↑	↑ ↓	↑
HZV	β_1	↑↑	↑ → ↓	↑	↑↑
Arrhythmien	β_1	↑↑↑↑	↑↑↑↑	↑↑	↑
Koronardurchblutung		↑↑	↑↑	↑	↑

Indikationen Bei Reanimation (Kammerflimmern, Asystolie, Low-output-Sy.; ▶ 7.3.9) Medikament der 1. Wahl (hier nicht primär Orciprenalin einsetzen).

Dosierung

- **i. v.:** Bei Drucklosigkeit des Pat.: 1 mg 1 : 10 verdünnen, fraktionierte Gabe (2–4–6–10 ml), sonst 2 × verdünnen (1 : 100) und jeweils 2–4 ml geben, nicht s. c. oder i. m. applizieren!
- **Perfusor:** 0,01–0,4 µg/kg/Min.: 5 Amp. mit NaCl 0,9 % auf 50 ml = 100 µg/ml, zur Vermeidung ungewollter Bolusgaben am besten durch einen separaten Schenkel eines ZVK

Nebenwirkungen Tachykardie, ventrikuläre Extrasystolie, Kammerflimmern (▶ 8.1.7), Angina pectoris durch Frequenzanstieg, BZ- und RR-Anstieg, Tremor, K^+-Abfall.

Kontraindikationen Obstruktive Kardiomyopathie.

Wechselwirkungen Antidiabetika (Wirkungsabschwächung), Halothan (vermehrte Rhythmusstörungen), trizyklische Antidepressiva (vermehrte Sympathikusaktivität), Betablocker (Wirkungsumkehr des Adrenalins mit RR-Abfall).

Bemerkungen

- Bei AV-Blockierung besser Orciprenalin einsetzen
- Bei Reanimation stets vor Natriumbikarbonat geben
- Gabe über Trachealtubus möglich: 1 Amp. auf 10 ml NaCl 0,9 % mit Applikation von 10 ml

6

Dobutamin

® z. B. Dobutrex®, 1 Injektionsflasche (Trockensubstanz) = 250 mg, Dobutrex® liquid 1 Injektionsflasche (20 ml) à 250 mg.

Pharmakologische Eigenschaften HWZ ca. 2 Min., Wirkdauer 1–5 Min., Verteilungsvolumen 0,2 l/kg, Elimination nach Methylierung und Konjugation an Glukuronsäure.

Wirkmodus Erregung von β_1-, β_2- und α-Rezeptoren, keine Wirkung an dopaminergen Rezeptoren. Bei gleichzeitiger β_2- und α-Stimulation ist die vorherrschende Wirkung eine Steigerung des HZV ohne wesentlichen Effekt auf den RR. Dosisabhängige Steigerung von Herzfrequenz und intrapulmonaler Shuntdurchblutung. Vermindert links- und rechtsventrikuläre Vor- und Nachlast, pulmonalvaskulären Widerstand und Pulmonalarteriendruck (▶ Tab. 6.12).

Indikationen Vorwärts- und Rückwärtsversagen bei Herzinsuff. (akut oder chron.), Kreislaufversagen nicht kardialer Ursache. Bei gleichzeitiger Hypotonie evtl. Kombination mit α-konstriktorischem Sympathomimetikum, z. B. Dopamin (mittlere bis hohe Dos.), Noradrenalin.

Dosierung
- **i. v.:** 2,5–12 µg/kg/Min.
- **Perfusor:** 250 mg auf 50 ml Glukose 5 % (▶ Tab. 6.13)

Nebenwirkungen Tachykardie, Arrhythmie, Überleitungsbeschleunigung bei absoluter Arrhythmie, Angina pectoris.

Tab. 6.13 Perfusordosierungen von Dobutamin

Dosis	Niedrig (3 µg/kg/Min.)	Mittel (6 µg/kg/Min.)	Hoch (12 µg/kg/Min.)
50 kg	1,8 ml/h	3,6 l/h	7,2 ml/h
70 kg	2,5 ml/h	5,0 ml/h	10 ml/h
90 kg	3,2 ml/h	6,4 ml/h	12,8 ml/h

Kontraindikationen
- **Absolut:** Erkr., bei denen Ventrikelfüllung und/oder Entleerung mechanisch behindert sind, z. B. Perikarderguss, obstruktive Kardiomyopathie
- **Relativ:** Myokardischämie, Volumenmangel

Wechselwirkungen Erhöhter Insulinbedarf, Betablocker (Verminderung der pos. Inotropie, periphere Vasokonstriktion).

Bemerkungen
- Wirkt nicht oral und enteral; nicht s. c. oder i. m. applizieren
- Nicht in alkalischen Lösungen (pH > 8) lösen
- Synergismus mit konstriktorisch wirkenden Sympathomimetika wie Dopamin, Noradrenalin
- Tachyphylaxie bei kontinuierlicher Gabe > 72 h
- Zunahme der intrapulmonalen Shuntdurchblutung, Senkung der rechtsventrikulären Nachlast, Senkung des Pulmonalarteriendrucks, Senkung der linksventrikulären Nachlast

! Einen evtl. zusätzlich vorliegenden Volumenmangel stets ausgleichen, da Tachykardie mit konsekutiver myokardialer Minderperfusion (durch Verkürzung der Diastolendauer bei niedrigem diastolischen RR) auftreten kann.

Dopamin

® z. B. Dopamin Carino®, 1 Amp. à 5 ml = 50 mg, Dopamin Carino® 200 Amp. (10 ml) à 200 mg.

Pharmakologische Eigenschaften HWZ 2–8 Min., Wirkdauer 1–2 Min., Verteilungsvolumen ca. 0,89 l/kg. Elimination durch partiellen Aufbau zu Noradrenalin (bei Niedrigdosierung bis zu 25 %), ansonsten Oxidation, Methylierung und Konjugation an Glukuronsäure.

Wirkmodus Erregung von dopaminergen, α- und β_1-Rezeptoren dosisabhängig (▶ Tab. 6.12):

- **Niedrige Dosis:** Dopaminerge, β_1-Stimulation, indirekte β_2-Stimulation (Noradrenalinfreisetzung). Kontraktilität und RR unverändert, peripherer Gefäßwiderstand sinkt (dopaminerge art. Vasodilatation), HZV unverändert oder gering gesteigert (Durchblutungsverbesserung)
- **Mittlere Dosis:** Dopaminerge, direkte (β_1) und indirekte (β_2) β-Stimulation. Kontraktilität und RR gering gesteigert, peripherer Gefäßwiderstand und Nierendurchblutung unverändert
- **Hohe Dosis:** Dopaminerge und α-Stimulation. Kontraktilität, RR, peripherer Gefäßwiderstand (generalisierte Vasokonstriktion), HZV ↑; Nierendurchblutung ↓

Indikationen Vorwärtsversagen des Herzens mit RR-Abfall, Steigerung der Durchblutung von Niere, Leber, Splanchnikusgebiet (auch Darm).

Dosierung Wirkt nicht oral bzw. enteral; nicht s. c. oder i. m. applizieren.

- **Niedrige Dosis:** 0,5–5 µg/kg/Min. (bei 60 kg Pat.). Perfusor: 250 mg auf 50 ml NaCl 0,9 % = 5 mg/ml, 1–3,5 ml/h
- **Mittlere Dosis:** 6–9 µg/kg/Min., Perfusor mit 4–7,2 ml/h
- **Hohe Dosis:** 10 µg/kg/Min., Perfusor mit 8–16 ml/h

Nebenwirkungen Tachykardie, Arrhythmie, Angina pectoris, Zeichen der Überdosierung ist eine Herzfrequenzsteigerung um mehr als 25/Min. (DD Volumenmangel).

Wechselwirkungen Guanethidin (Wirkungsverstärkung), MAO-Hemmer (Dosisreduktion des Dopamins auf 1/10 der Dosis erforderlich).

Bemerkungen

- Nicht in alkalischen Lösungen (pH > 8) lösen, nicht mit Natriumbikarbonat oder Haloperidol im selben Zugang applizieren → Wirkungsverlust
- Vor Dopamingabe Ausgleich eines evtl. Volumenmangels
- Synergismus mit Dobutamin
- Tachyphylaxie (→ Intervalltherapie)
- Vorsicht bei Ulkusblutung (Blutungsverstärkung)
- Reboundhypotonie nach Absetzen
- **Bei hoher Dosierung:** Diureserückgang, akrale Durchblutungsstörungen mit evtl. Nekroseausbildung sowie Laktaterhöhung. Wegen Erhöhung des pulmonalen und peripheren Widerstands Kombination mit Nitropräparaten oder Nifedipin anstreben
- **Versehentliche paravenöse Applikation:** 5–10 mg Phentolamin 1 : 10 verdünnt s. c. injizieren
- **Antidot:** Bei Überdosierung reicht wegen der kurzen HWZ i. d. R. das Absetzen der Medikation.

Noradrenalin

® z. B. Arterenol®, Amp. (1 ml) à 1 mg.

Pharmakologische Eigenschaften HWZ 1–3 Min., Wirkdauer 1–2 Min., Verteilungsvolumen 0,3 l/kg, Elimination zu 3–15 % unverändert renal, Aufnahme in adrenerge Neurone möglich, hauptsächlich jedoch Methylierung, Oxidation und Konjugation an Glukuron- oder Schwefelsäure.

Wirkmodus Sympathomimetikum mit Wirkung auf β_1- und α-Rezeptoren (▶ Tab. 6.12).

Indikationen Septischer Schock, erniedrigter peripherer Widerstand (z. B. bei Histaminausschüttung im Rahmen eines anaphylaktischen Schocks). Antidot bei Überdosierung von Vasodilatanzien.

Dosierung
- **Initial:** 0,3 mg i. v., nicht s. c. oder i. m. injizieren
- **Perfusor:** 0,05–0,3 µg/kg/Min., Verdünnung: 3 Amp. oder 5 Amp. mit NaCl 0,9 % auf 50 ml = 60 oder 100 µg/ml, zur Vermeidung ungewollter Bolusgaben am besten durch einen separaten Schenkel eines ZVK

Wechselwirkungen Trizyklische Antidepressiva (sympathomimetische Wirkung zunehmend), Antidiabetika (Wirkung abgeschwächt), Halothan (Rhythmusstörungen).

Bemerkungen
- Überdenken der Ther. bei Zentralisation, Akrozyanose, Anurie
- Kombination mit Dobutamin bei erniedrigtem peripher vaskulärem Widerstand als Hypotonieursache sinnvoll (Pulmonaliskatheter!)
- Herabsetzung der Nierendurchblutung, dadurch Diureserückgang
- Zunahme des enddiastolischen linksventrikulären Drucks
- Bei Paravasat Hautnekrosen möglich, sofort umspritzen mit NaCl 0,9 %
- Bei kardiogenem Schock Verbesserung der Koronarperfusion
- Alkoholentzugsdelir (sympathomimetische Symptome ↓)
- **Antidot:** Rezeptorenblocker (z. B. Priscol® = Tolazolin)

6

6.7.8 Magnesium

® z. B. Magnesiocard® 1 Amp. a 10 ml enthält 6 mval Magnesium (72,9 mg).

Pharmakologische Eigenschaften Renale Elimination (Dosisanpassung!).

Wirkmodus Kalziumantagonistisch; Vasodilatation.

Indikationen
- Torsades des pointes
- Supraventrikuläre und ventrikuläre Extrasystolie
- (Prä-)Eklampsie
- Tokolyse

Dosierung 2 Amp. langsam i. v.

Nebenwirkungen Hypotonie; verstärkte Wirkung von Muskelrelaxanzien.

6.7.9 Milrinon

® z. B. Corotrop Sanofi®, 10 ml à 10 mg.

Pharmakologische Eigenschaften Selektive Hemmung der Phosphodiesterase III mit Steigerung der cAMP-Konzentration und konsekutiver Zunahme des intrazellulären Kalziums; HWZ 1 h; vor allem renale Elimination.

Wirkmodus Positiv inotrop; pulmonale und arterielle Vasodilatation.

Indikationen Kurzzeitbehandlung der schweren, therapierefraktären Herzinsuffizienz.

Dosierung
- Initial 25–50 µg/kg KG über 10 Min.
- 0,2–0,75 µg/kg/Min.; Perfusor: z. B. 10 mg/50 ml NaCl (200 µg/ml) entspricht 4–15 ml/h bei 70 kg; Reduktion um ca. 50 % bei Niereninsuffizienz
- Max. 2 d, max. 1,13 mg/kg KG/24 h!

Nebenwirkungen Hypotonie; Tachykardie; Thrombozytopenie; Hypokaliämie; ventrikuläre Herzrhythmusstörungen.

Kontraindikationen Schwere Aorten- oder Pulmonalklappenstenose; hypertrophe obstruktive Kardiomyopathie; akuter Myokardinfarkt; akute Myokarditis; ventrikuläres Aneurysma; schwere Hypovolämie; Amyloid.

6.7.10 Vasopressin

® z. B. Pitressin® enthält 20 IE Vasopressin/ml.

Wirkmodus Antidiuretisch; ausgeprägte Vasokonstiktion in höherer Dosierung.

Indikationen
- Katecholaminrefraktäre Vasodilatation bei Sepsis
- Reanimation

Dosierung
- 40 IE bei Reanimation
- 0,01–0,04 IE/Min., d. h., Perfusor z. B. 20 IE/50 ml NaCl 0,9 % (0,4 IE/ml): 1,5 bis max. 6 ml/h ▶ 6.8, ▶ 20

6

6.8 Medikamentendosierung über Perfusor

Theresa Linares

Die Verdünnungen wechseln von Klinik zu Klinik! Im Zweifel nachfragen und grundsätzlich die Verdünnung mit einem Kleber auf der Perfusorspritze vermerken!

Tab. 6.14 Dosierung ausgewählter Medikamente über Perfusor

Substanz (Beispielpräparat)	Verdünnung	Dosierung, Hinweise und Beispiele
Adrenalin (= Epinephrin) (Suprarenin®)	5 Amp. (1 ml) à 1 mg auf 50 ml NaCl 0,9 % = 0,1 mg/ml	Nach Wirkung, initial 6–12 µg/kg KG/h = 0,06–0,12 ml/kg KG/h. Beispiel 70-kg-Pat.: 4,2–8,5 ml/h
Alt-Insulin (Actrapid®)	1 ml à 40 IE auf 40 ml NaCl 0,9 % oder Humananalbumin = 1 IE/ml	Nach BZ-Kontrolle ca. 1–6 IE/h = 1–6 ml/h. Wegen Absorption an Plastik ggf. die ersten 10 ml verwerfen. BZ-Kontrolle alle 2 h wiederholen
Dihydralazin (Nepresol®)	3 Amp. à 25 mg auf 50 ml NaCl 0,9 % = 1,5 mg/ml	Initial 1 Amp. auf 10 ml NaCl 0,9 % verdünnt unter RR-Kontrolle fraktioniert über 20 Min, dann Perfusor 1–5 ml/h

Tab. 6.14 Dosierung ausgewählter Medikamente über Perfusor *(Forts.)*

Substanz (Beispielpräparat)	Verdünnung	Dosierung, Hinweise und Beispiele
Dobutamin (Dobutrex®)	1 Injektionsflasche à 250 mg auf 50 ml NaCl 0,9 % = 5 mg/ml	Nach Wirkung. Richtwert (initial) 2,5–10 µg/kg KG/Min. = 0,03–0,12 ml/kg KG/h. Beispiel 70-kg-Pat.: 2–8 ml/h
Dopamin (Dopamin Carino®)	1 Amp. à 250 mg auf 50 ml NaCl 0,9 % oder Glukose 5 % = 5 mg/ml	„Nierendosis": 60–120 µg/kg/h. „Kreislaufdosis": Initial ca. 300–600 µg/kg/h, später bis 1.200 µg/kg/h. Beispiel 70-kg-Pat.: Nierendosis: 0,8–1,6 ml/h; Kreislaufdosis: Initial 4–8 ml/h, später bis 18 ml/h
Furosemid (Lasix®)	2 Amp. à 250 mg auf 50 ml NaCl 0,9 % = 10 mg/ml	Bei starker Niereninsuff. bis 50–100 mg/h = 5–10 ml/h; max. 2.000 mg/d = 8 ml/h
Heparin (Liquemin®)	1 Amp. à 10.000 IE auf 50 ml NaCl 0,9 % = 200 IE/ml	Vollheparinisierung 1.000–1.400 IE/h (5–7 ml/h) unter TZ- bzw. PTT-Kontrolle. „low-dose": 600 IE/h (3 ml/h), PTT-Kontrolle
Hydrocortison (Hydrocortison Pharmacia®)	1 Amp. (2 ml) à 250 mg auf 50 ml NaCl 0,9 % = 5 mg/ml	Initial 250 mg als Bolus, dann 4–10 mg/h = 0,8–2 ml/h
Kalium: Nur über ZVK (über Braunüle max. 40 mmol/l!)	1 Amp. à 20 mmol auf 50 ml NaCl 0,9 % = 0,4 mmol/ml	Max. 20 mmol/h = 50 ml/h; max. 240 mmol/24 h; bei Alkalose KCl, bei Azidose Kaliumbikarbonat verwenden
Lidocain (Xylocain®)	1 Amp. (5 ml) à 1.000 mg (20-prozentig) auf 50 ml NaCl 0,9 % = 20 mg/ml	Nach Wirkung. Richtwert (initial): Ca. 1–4 mg/Min. = 3–12 ml/h; initial „loading-dose" ca. 2 mg/kg (100 mg) als langsame i. v. Injektion
Nifedipin (Adalat®)	1 Amp. à 5 mg auf 50 ml beigefügte Infusionslösung = 0,1 mg/ml	Dosierung nach Wirkung; zuvor Bolus 0,5–1 mg über 5 Min.; Anwendung nur unter Lichtschutz. Beispiel 70-kg-Pat.: 6–12 ml/h
Nitroglyzerin (Nitrolingual®)	1 Amp. à 50 mg auf 50 ml NaCl 0,9 % = 1 mg/ml	Inital 3 ml/h. Nach Wirkung; Richtwert: Ca. 14–84 µg/kg/h = 1–6 mg/h. Mischung nicht über 24 h stabil; max. Laufzeit eines „Ansatzes" 12 h. RR überwachen ($RR_{syst} \geq 120$ mmHg)
Noradrenalin = Norepinephrin (Arterenol®)	5 Amp. à 1,0 mg auf 50 ml NaCl 0,9 % = 0,1 mg/ml	Nach Wirkung 2–15 µg/Min. Beispiel 70-kg-Pat.: 1,2–9 ml/h. Max. 1,5 mg/h = 15 ml/h
Theophyllin (Solosin®)	3 Amp. à 0,24 g auf 50 ml NaCl 0,9 % = ca. 15 mg/ml	Beispiel 70-kg-Pat.: „loading-dose" über 10 Min. bei vorheriger Nullther. mit 0,48 g (bei Vorbehandlung 0,12–0,24 g). Danach 1 mg/kg/h (ca. 4,5 ml/h). Nach 12 h Reduktion auf 0,8 mg/kg/h (ca. 3–4 ml/h)

6

7 Komplikationen und Notaufnahme

Markus Mielke, Corona von Poehl, Christian Rempf und Peter Söding

7.1 Anästhesie-Verlaufsbeobachtung (AVB)

Peter Söding

Die Erfassung therapiebedürftiger, perioperativer und den Pat. (potenziell) schädigender Ereignisse im Zusammenhang mit einer Anästhesie ist ein Instrument der Qualitätssicherung und als sog. **Anästhesie-Verlaufsbeobachtung** (AVB) Teil des Kerndatensatzes Anästhesie. Nach den Empfehlungen der DGAI erfolgt eine Unterscheidung von drei Schweregraden (▶ Tab. 7.1).

Tab. 7.1 Definition der AVB-Schweregrade

AVB-Schweregrad	Definition
AVB 11	Verlängerter Aufenthalt im AWR und/oder besondere Nachbeobachtung auf Normalstation
AVB 12	Intensiv- oder Wachstation notwendig
AVB 13	Tod

7.2 AVB 11

Christian Rempf

7.2.1 Singultus

Reflexbogenreizung von N. vagus/N. phrenicus – Hirnstamm – N. phrenicus mit krampfartigem Zusammenziehen der inspiratorischen Muskulatur bei nahezu gleichzeitigem Glottisschluss.

Ätiologie

- **Gastrointestinal:** *häufig* Magenreizung (Dehnung, Sodbrennen)
- **Infektion:** Pneumonie, Pleuritis, Pleuraempyem, subphrenischer Abszess
- **Anästhesie u. OP:** Larynx-Glottisreiz (Cuffdruck ↑), p_aCO_2 ↓, Abdominal-Thorax- u. Kopfeingriffe, Fehlpunktionen u. Katheterfehllagen, Lagerung: Reklination
- **Neuronal:** Ischämie, Tumor, Entzündung, Hämatom
- **Metabolisch/Toxisch:** Urämie, Elektrolyt-BZ-Entgleisung, Alkohol, Nikotin
- **Pharmaka:** Barbiturate, Morphine, Benzodiazepine, Kortison, Sulfonamide
- **Psychogen:** Stress, Aufregung

Gefahren Aspiration, Ventilationsstörungen, unruhiges OP-Feld, Wunddehiszenz.

Prophylaxe Beatmungsdruck < 20 mbar (Maske-Larynxmaske). Adäquate Prämed., Normothermie, Normokapnie. Cuffdruck u. Lagerungskontrollen. Manipulationen während d. Exzitationsphase meiden.

Therapie Bei fehlender Ursache symptomatisch.

- Vertiefung d. Narkose
- Mäßige Hypoventilation, PEEP u. P_{max} ↑, Lungendehnung
- Magensonde, ggf. mehrmaliges Drehen der Sonde
- Weitere Therapieoptionen: Karotisdruck; Metoclopramid 10 mg i. v. (z. B. Paspertin®), Promethazin 25 mg i. v. (z. B. Atosil®), Atropin 0,5 mg, Lidocain (Lidocain®) 1 mg/kg
- Muskelrelaxation (Ultima Ratio)
- Chronischen Schluckauf (> 48 h) diagnostisch abklären

7.2.2 Postoperatives Zittern (Shivering)

Ätiologie

- Aktivierung der Thermoregulation im Hypothalamus (▶ 7.3.1) mit Einsetzen von „Kältezittern"
- Fieberanstieg (Bakteriämie, SIRS)

Gefahren

- Anstieg des endogenen Sauerstoffverbrauchs
- Gesteigerter Sympathikotonus → Gefahr von Myokardischämien
- Anstieg von Hirndruck und intraokularem Druck
- Demaskierung von Volumendefiziten nach Wiedererwärmung
- ! Neugeborenen und Kleinkindern fehlt die Möglichkeit der Wärmeproduktion durch Kältezittern.

Prophylaxe

- Normothermie des Pat. auch bei Regionalanästhesieverfahren aufrechterhalten
- Extubation möglichst nur bei Normothermie (≥ 35,5 °C)
- Ausreichende postop. Schmerzther., möglichst auf Opiatantagonisierung verzichten

Therapie

- **Medikamentös:** Pethidin 0,5 mg/kg KG i. v. (Dolantin®, ▶ 6.3.6), Clonidin 37,5–150 µg i. v. (z. B. Catapresan®, ▶ 6.7.4), Physostigmin 0,04 mg/kg KG (Anticholium®)
- Äußere Wärmezufuhr (Wärmedecken, z. B. Warm-Touch-System, Wärmestrahler)

7.2.3 Zahnschäden

Häufigkeit: Ca. 1 : 1.000–4.000 Intubationen (je nach Berechnungsgrundlage), am häufigsten betroffen sind die oberen Schneidezähne (▶ Abb. 7.1).

- Im Prämedikationsgespräch möglichst ausführlich Zahnstatus erheben und über Zahnschäden als KO aufklären!
- Besonders gefährdet sind vorgeschädigte Zähne, vorstehende obere Schneidezähne sowie Zähne bei Pat. mit erschwerten Intubationsverhältnissen.

Ätiologie V. a. bei Intubationsnarkosen durch Hebeln mit dem Laryngoskop. Schäden auch durch Maske, Larynxmaske, Finger des Anästhesisten oder Biss des Pat. auf Tubus, Larynxmaske oder Guedel-Tubus möglich.

Arten der Verletzung Extraktionen, Subluxationen (= Zahnkontusionen), Luxationen, Schmelzfrakturen, Zahnwurzelfrakturen, Zahnkronenfrakturen sowie Schäden an prothetischem Ersatz.

Prophylaxe

- Bei der Intubation auf ausreichenden Abstand zwischen oberer Zahnreihe und Laryngoskop achten, nicht hebeln!
- Bei vorgeschädigten Zähnen evtl. Zahnschutz benutzen
- Gegebenenfalls fiberoptische nasale Intubation erwägen

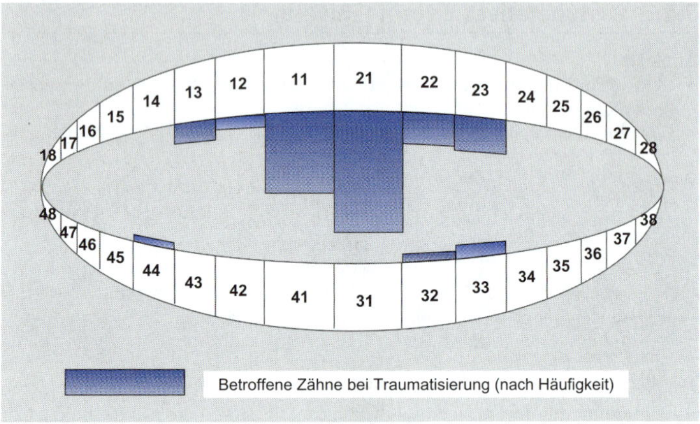

Abb. 7.1 Zahnschäden – betroffene Zähne bei Traumatisierung (nach Häufigkeit) [L157]

Vorgehen bei Zahnschädigung

- Sofortiges Asservieren abgebrochener Zähne oder Zahnteile (Magill-Zange, Zahnrettungsbox!), Schutz vor Aspiration und deren Folgen! Bei nicht auffindbarem Zahn oder Zahnteil Rö-Thorax und ggf. Bronchoskopie
- Dokumentation auf Narkoseprotokoll
- Schnellstmöglich kieferchirurgisches bzw. zahnärztliches Konsil (bei frühzeitiger Behandlung evtl. Erhalt des Zahns)
- Je nach Befund Entscheidung, ob Versuch des Zahnerhalts (durch Drahtschienung und Ruhigstellung) oder Extraktion; in Abhängigkeit von Art der Schädigung, vom Lockerungsgrad sowie vom Zustand des Zahnhalteapparats
- Aufklärung des Pat. nach Erwachen aus der Narkose

7

7.2.4 Zentral anticholinerges Syndrom (ZAS)

Durch einen relativen oder absoluten Acetylcholinmangel in den zentralen Synapsen (Überwiegen anticholinerger Einflüsse auf die cholinergen Rezeptoren) nach der Prämedikation, in der Aufwachphase nach Allgemeinanästhesien, bei Lokal- bzw. Regionalanästhesien, in der Intensivther., bei Vergiftungen mit anticholinergen Stoffen. Auftreten nach Allgemeinanästhesien 2–10 %, nach Regionalanästhesien mit oder ohne Sedierung 3,3–4 %.

Ätiologie Antiparkinsonmittel, Äthylalkohol, Belladonnaalkaloide (Atropin, Skopolamin), Benzodiazepine, H_1- und H_2-Rezeptorenblocker, Hypnotika, Inhalationsanästhetika (inkl. Lachgas), Lokalanästhetika, Neuroleptika (Butyrophenone), Opiate, Phenothiazine, trizyklische Antidepressiva, einige giftige Pflanzen (z. B. Tollkirsche, Stechapfel, Engelstrompete, Fliegenpilz, Pantherpilz).

Klinik Symptome sehr vielfältig mit zwei Verlaufsformen, einer komatösen Form mit Schläfrigkeit bis zum Koma und einer agitierten mit Unruhezuständen.

- **Zentrale Symptome:** Bewusstseinsstörungen, verzögertes Erwachen aus der Narkose, Somnolenz bis Koma, Verwirrtheit, Halluzinationen, Unruhe,

Angst, Desorientiertheit, Amnesie, Hyperaktivität, motorische Dyskoordination, aggressives Verhalten, Krämpfe, Atemdepression, zentrale Hyperpyrexie
- **Periphere Symptome:** Mydriasis, Tachykardie, Arrhythmie, rote trockene Haut, Hyperthermie, verminderte Schleim-, Schweiß- und Speichelsekretion, Harnretention, reduzierte intestinale Motilität

Diagnose Ausschluss von Narkotikaüberhang, Relaxanzienüberhang, Hypoxie, Hyperkapnie sowie Störungen des Wasser- und E'lythaushalts! Nachweis von mind. einem zentralen und zwei peripheren Symptomen, Diagnose ex juvantibus.

Therapie Physostigmin (Anticholium®) als zentral wirksamer Cholinesterasehemmer.
- **Dosierung:**
  - 0,04 mg/kg KG sehr langsam i. v. oder i. m., titrieren! Max. 2 mg. Rascher Wirkungseintritt
  - Wenn nach 20 Min. keine Wirkung, Ausschluss eines ZAS
  - Erneute Gabe erst nach 20 Min. (50 % der 1. Dosis) oder Dauertropfinfusion (Wirkung von Physostigmin klingt nach 30–60 Min. ab, erneut Symptome des ZAS möglich)

! Strenge Überwachung der Vitalfunktionen während der Applikation und danach für ca. weitere 2 h

! **Intoxikationssymptome:** Bei Überdosierung (letale Dosis 10 mg) oder zu rascher Injektion von Physostigmin Übelkeit, Erbrechen, vermehrter Speichelfluss, Bradykardie, Krämpfe, Miosis, gesteigerte Bronchosekretion, Bronchospasmus, Harn- und Stuhlabgang, zentrale Atemlähmung (Antidot: Atropin ▶ 6.7.2)

! **KI für Physostigmin:** Geschlossenes SHT, Barbituratintoxikation, Dystrophia myotonica, Intoxikation (Insektizide, Kampfstoffe) oder Ther. (Glaukom) durch irreversible Cholinesterasehemmer

7.2.5 Laryngo- und Bronchospasmus

Laryngospasmus

Spasmus der Kehlkopfmuskulatur mit Einengung der Stimmbänder, der falschen Stimmbänder und der Arytenoid-Region mit dem Resultat eines Glottisverschlusses auf drei Ebenen.

Ätiologie
- **Anästhesieabhängige Faktoren:** Flache Narkosestadien unter inhalativer Einleitung, Intubation, Extubation, Einführen einer Larynxmaske oder unter Absaugmanöver, insbes. in der Exzitationsphase; atemwegsirritierende volatile Anästhetika (Isofluran oder Desfluran)
- **Larynxirritation:** Blut- oder Schleimsekretion, Magensaft, Manipulation im Oropharynx und an den Atemwegen (Guedel/Wendel/Endoskopie); außerdem Stimulation viszeraler Nerven im Becken, Abdomen oder Thorax
- **Risikopatienten:** Je jünger der Pat. desto höher das Risiko, insbes. bei einem Infekt der oberen Atemwege oder bei Bronchialasthma; Allergiker
- **Risikooperationen:** Tonsillektomien, Adenoidektomien, Appendektomien, zervikale Dilatation, Hypospadiekorrektur-OP, Hauttransplantation. Schilddrüsenoperationen, ösophageale Prozeduren

Klinik
- **Klinisch:** Initial Hypertonus, Tachykardie, Mydriasis im weiteren Verlauf, Zyanose, Bradykardie, Hypotonie und Vigilanzminderung

- Inspiratorischer Stridor bei inkomplettem Verschluss, paradoxe Atembewegung („schlingerndes Schiff"), interkostale Einziehungen; fehlendes Atemgeräusch bei totalem Verschluss
- **Monitoring:** Kapnografiesignal gemindert oder aufgehoben, keine Maskenbeatmung möglich, Sauerstoffsättigungsabfall

> Spontanes Lösen des Spasmus unter Hypoxie und Hyperkapnie ist möglich, aber keinesfalls verlässlich.

Differenzialdiagnosen Supraglottische Atemwegsverlegung; Bronchospasmus; Pneumothorax; Ausschluss technischer Probleme: z. B. Schlauchstenosen, Beatmungsgerät.

> Ein Laryngospasmus kann ursächlich mit einer Aspiration, Regurgitation oder schweren allergischen Reaktion einhergehen.

Therapie

- Stimulus entfernen
- Esmarch-Handgriff, FiO_2 1,0 und vorsichtige Maskenbeatmung von Hand mit PEEP (**cave:** Magenüberblähung); evtl. Zweihelfermethode
- Narkose vertiefen → z. B. Propofol: 0,25–1–2 mg/kg i. v.
- Relaxation bei Hypoxämie → Succinylcholin 0,3–1 mg/kg und ggf. Intubation
- Bei fehlendem i. v. Zugang: Succinylcholin 4–5 mg/kg i. m. (alternativ intraossärer Zugang)
- Eventuell CPR

> Die Applikation von Succinylcholin bei Hypoxie kann eine schwere Bradykardie oder Asystolie auslösen.

Prophylaxe

- Absaugung bei Sekretverhalt in ausreichend tiefer Narkose
- Extubation des wachen oder schlafenden Pat., aber keinesfalls in der Exzitationsphase
- Extubation unter Lungenblähung nach Aufsättigung der FRC mit Sauerstoff
- Pharmakologische Prophylaxe:
  - Propofol 0,5 mg/kg i. v. vor der Extubation
  - Lidocain 1–2 mg/kg i. v. vor Extubation
  - Magnesium 15 mg/kg i. v. über 20 Min. in 30 ml NaCl 0,9 % nach ITN
  - Atropin (0,5 mg) oder Rubinol (0,2 mg) bei Hypersalivation

Bronchospasmus

Spasmus der Atemwegsmuskulatur mit Abnahme des Durchmessers der kleinen und mittleren Atemwege.

Ätiologie

- **Risikopatienten:** Pat. mit präexistenten Atemwegserkrankungen, Kinder, Allergiker, Raucher
- **Auslösende Stimuli:** Atemwegsirritation durch Endotrachealtuben unter unzureichender Narkosetiefe; Fehllagen von Tuben und Larynxmasken; allergi-

sche Reaktionen; Aspiration; Regurgitation; Lungenödem; inhalative Reizstoffe; Medikamente (z. B. ASS, NSAR, Betablocker, Morphin, Mivacurium) und chirurgische Manipulationen unter flacher Narkose.

Klinik

- Frustrane Atemarbeit (flache u. schnelle Atmung), Nutzung der Atemhilfsmuskulatur, Sprechdyspnoe
- Giemen, Brummen, verlängertes Exspirium. Aufgehobenes Atemgeräusch („stille Lunge") in lebensbedrohlicher Situation
- Initial Hypertonus, Tachykardie, Mydriasis im weiteren Verlauf Zyanose, Bradykardie, Hypotonie und Vigilanzminderung. Gefahr von Barotrauma, Hypoxämie, Rechtsherzinsuff. und Herzkreislaufstillstand

Unter Beatmung:

- Steigender Beatmungsdruck, reduzierte Atemtidalvolumina, Hypoventilation
- Kapnografiesignal: Fehlendes Plateau mit flachem oder treppenförmigem Anstieg der CO_2-Kurve
- Anstieg (Hypoventilationszeichen) oder Abfall (ausgeprägter Spasmus mit Reduktion des Gasflusses oder eingeschränkter pulmonaler Perfusion) des endtidalen CO_2-Werts
- Fallende pulsoxymetrische Sauerstoffsättigung

Differenzialdiagnostik Allergische Reaktion; Aspiration; Fehlintubation; unzureichende Narkosetiefe; Pneumothorax; Lungenödem; Ausschluss technischer Probleme, z. B. Tuben, Schläuche, Beatmungsgerät.

Therapie

Bronchospasmus unter Spontanatmung:

- Sauerstoffgabe u. Oberkörperhochlagerung: Ziel $SaO_2 > 92$ %
- Gegebenenfalls Ursachenbehebung: Beseitigung auslösender Stimuli
- Grundprinzip der medikamentösen Ther.: Kurz wirksames β_2-Sympathomimetikum inhalativ und systemisches Glukokortikoid (weiteres → medikamentöse Ther.)
- **Cave:** Sedierung, Gefahr der Dekompensation
- Vermeide große Flüssigkeitsvolumina, bei Ödemen ggf. Diuretikum
- Antibiotika nur bei Hinweis auf bakteriellen Infekt (vermehrtes Sputum, grüngelbe Farbe und Purulenz)
- Nichtinvasive Beatmung über Maske (NIV) bei COPD-Pat. mit akuter respiratorischer Insuff.; Abbruch und ITN bei Aspirationsgefahr, Somnolenz, Koma, hämodynamischer Instabilität und fehlenden Therapieerfolg von NIV nach 2 h

Bronchospasmus unter Allgemeinanästhesie:

- FiO_2 1,0, vorsichtige assistierte Beatmung von Hand
- Tubuslage kontrollieren (Auskultation), Sondierung des Tubus und endotracheales Absaugung bei Sekretverhalt
- Narkose vertiefen:
  - Primär durch i. v. Gabe: z. B. Propofol (1–2 mg/kg)
  - Sevofluran, Isofluran (→ Bronchodilatation) bei eingeschränkter alveolärer Ventilation nicht immer erfolgreich
  - Alternativ: Ketamin wirkt bronchospasmolytisch, induziert aber auch eine Hypersalivation (ggf. Atropin).
- Information an den Operateur (Stimulus beenden) und Oberkörperhochlagerung

- Beatmung: Ziel ist eine ausreichende Oxygenierung (SaO_2 > 92 %), keine Normoventilation erzwingen. Kein PEEP bei hohen Intrinsic PEEP, auf vollständige Exspiration (Flow-Kurve) achten. Niedrige Atemfrequenz (8–10/ Min.), eine permissive Hyperkapnie tolerieren

Medikamentöse Therapie:

- Kurz wirksame β_2-Sympathomimetika als Spray:
  - z. B. **Salbutamol** 0,1 mg: 2–4 Hübe in 10–15 Min. Intervallen; Kinder < 12. Lj. max. 0,6 mg/d
  - Applikation über Tubusadapter für Dosieraerosole (z. B. Tube-Inhaler) → keine Diskonnektion der Beatmung nötig
  - Anlagerungen der Medikamente an der Tubuswand können eine höhere Dosierung erfordern
- **Glukokortikoide:** 50–100 mg Prednisolonäquivalent i. v. (4–6 h Intervalle); Kinder (2 mg/kg)
- **Anticholinergika** als Spray:
  - Ind. bei schwerem Anfall
  - Ipratropiumbromid: z. B. Atrovent (20 µg pro Hub): 4 Hübe (ggf. Wdh. nach 30–60 Min.); Kinder max. 120 µg/d
- **Magnesium:** Bei schwerster bronchialer Obstruktion: 2 g i. v. über 20 Min.
- **Parenterale β_2-Sympathomimetika:**
  - Ind. bei sehr schweren Fällen
  - Reproterol: 0,09 mg (= 1 ml) langsam i. v. (Wdh. nach 10 Min. möglich), Perfusor: 0,018–0,09 mg/h; bei Kindern: 1 µg/kg/Min. über 10 Min., Dauerinfusion: 0,2–2 µg/kg/Min.
- **Theophyllin**
  - In Kombination mit β_2-Sympathomimetika häufig keine weitere Bronchodilatation, sondern unerwünschte Arzneimittelwirkungen
  - Initialdosis: 5 mg/kg i. v. Kurzinfusion (Erhaltungsdosis 0,5–0,7 mg/kg/h); Kinder: 5–6 mg/kg über 20 Min. (Erhaltungsdosis 0,7–1,3 mg/kg/h)
  - Dosisanpassung bei bestehender Theophyllinther.

Prophylaxe (auch für Laryngospasmus):

- Identifizierung von Risikopat. und Risikosituationen (alternativ evtl. RA-Verfahren)
- Präop. Sanierung von respiratorischen Infekten (Hyperreagibilität der Atemweg bis zu 4 Wo. nach Infekt)
- Optimierung bzw. kontinuierliche Fortsetzung einer Atemwegsmedikation (β_2-Sympathomimetika und Kortikoide)
- Meidung von Triggermechanismen: Allergene, histaminfreisetzende Medikamente (Morphin, Mivacurium), asthmaauslösende Medikamente (ASS, NSAR, Betablocker)
- Keine Manipulationen am Pat. in der Exzitationsphase und suffiziente Narkosetiefe vor chirurgischen Manipulationen

7.3 AVB 12

Christian Rempf

7.3.1 Hypothermie

Körperkerntemperatur unter 36 °C.

Ätiologie Eingeschränkte Thermoregulation d. Hypothalamus, Vasodilatation, verminderte Wärmeproduktion u. vermehrte Wärmeverluste insbesondere durch Anästhetika.
Wärmeverluste OP: Mangelnde Körperisolation, niedrige Raumtemperatur, hohe Luftbewegung, kalte OP-Tische, Verdunstung von Flüssigkeiten (Hautdesinfektion, Beatmung ohne Beatmungsfilter, große Wundflächen), hoher intraop. Flüssigkeitsumsatz, extrakorporale Zirkulation, endokrine u. ZNS-Funktionsstörungen (Hypophyseninsuff., Hypothyreose).
! Wärmeverluste treten häufig schon vor OP-Beginn auf.

Auswirkung der Hypothermie
- **Vorteile:** Erhöhung der Ischämie- und Hypoxietoleranz, Senkung der Stoffwechselrate und des Narkosemittelbedarfs
- **Nachteile:** Wundheilungsstörungen, Schwächung der Immunabwehr, Blutgerinnungsstörungen (erhöhter Blutverlust), vermehrte kardiale KO (Arrhythmie, Ischämie, Bradykardie), Vasokonstriktion, periphere Zyanose (→ Fehlfunktion des Pulsoxymeters), Kältediurese, postop. Shivering, verlängerter Aufenthalt im Aufwachraum, verlängerte Medikamentenwirkdauer, geminderte Leberfunktion (Hypoglykämie), erschwerte Venenpunktion, Verschlechterung des Patientenkomforts

Prophylaxe
- Warme Kleidung/Decken auf Station; Einsatz von Wärmedecken (Warm-Touch-Systeme) im Einleitungsraum und OP. Temperaturmessung!
- Anhebung der Raumtemperatur im OP
- Lagerungs- und Wartezeiten in Narkose minimieren
- Erwärmung von Transfusionen (u. Infusionen bei hoher Flüssigkeitssubstitution)
- Minimal-Flow-Anästhesie mit Beatmungsfilter

! Cave
- Besondere Vorsicht vor Wärmeverlusten bei kardialen Risikopat., Kindern, Verbrennungspat., Kälteautoantikörpern und Schwangerschaft im ersten Trimenon
- Zur Extubation stets normotherme Werte anstreben, um einen erhöhten Sauerstoffverbrauch und einen gesteigerten Sympathikotonus zu vermeiden (▶ 7.2.2)

7.3.2 Anaphylaktische und anaphylaktoide Reaktionen

Überschießende immunologische Reaktion auf körperfremde Substanzen mit Freisetzung inflammatorischer Mediatoren durch Bindung von IgE (Typ-I-Allergie) an Mastzellen und basophilen Granulozyten. Werden diese Mediatoren nicht über Antikörper freigesetzt, spricht man von einer anaphylaktoiden Reaktion.

Ätiologie Freisetzung von Histamin, Lipidmediatoren und Zytokinen mit der klinisch unterschiedlich ausprägten Konstellation einer **Bronchokonstriktion, erhöhten Gefäßpermeabilität** und **Vasodilatation.**

Risikofaktoren Medikamentenallergie, Asthma bronchiale, wiederholte Anästhesie, weibliche Pat., Atopiker, häufige Latexexposition.

Perioperative Allergene
- Muskelrelaxanzien, Latex und Antibiotika sind für 85 % aller allergischen Reaktionen in der Anästhesie verantwortlich (**cave:** Kreuzreaktionen von Muskelrelaxanzien)
- Seltener Kolloide (Gelatine und Dextrane häufiger als HES), Hypnotika (Thiopental, Propofol), Opioide (Morphin), Protamin, Heparin, Aprotinin, Lokalanästhetika vom Estertyp und Knochenzement (Palacos®)

Klinik Ausgeprägte interindividuelle Variationen des klinischen Bilds.
- Kardiovaskuläre Symptome: Arterielle Hypotension, Tachykardie, Bradykardie, Kreislaufstillstand, Herzrhythmusstörungen
- Atemwegssymptome: Broncho-/Laryngospasmus, Pharynx-/Larynxödeme, Zyanose, Atemstillstand
- Hautsymptome: Juckreiz, Flush, Erythem, Urtikaria, Angioödem
- Gastrointestinal: Übelkeit, Erbechen, Koliken, Diarrhö
- Neurologisch: Krampfanfälle, Synkopen

Stadieneinteilung
0: Lokale Allgemeinreaktion
I: Leichte Allgemeinreaktion (Flush, Urtikaria, Pruritus, Schleimhautreaktion, Unruhe, Kopfschmerz)
II: Ausgeprägte Allgemeinreaktion (Kreislaufdysregulation, leichte Luftnot, Stuhl- bzw. Urindrang)
III: Bedrohliche Allgemeinreaktion (Schock, bedrohliche Dyspnoe, Bewusstseinstrübung)
IV: Vitales Organversagen (Atem-, Kreislaufstillstand)

Diagnostik
- Allergische Reaktion in Betracht ziehen, wenn eine Exposition mit einem möglichen Antigen wahrscheinlich ist und zwei Organsysteme betroffen sind (→ Klinik)
- Labor: Blutentnahme für Serum-Tryptase u. Histaminbestimmung (sofort, 1 h und 6 h nach Reaktion)
- Hauttestung (6 Wo. nach dem Ereignis)

Wesentlich bei der Diagnose ist: „Daran denken".

Therapie
Allgemeinmaßnahmen:
- Stoppen der Allergenzufuhr und Information an den Operateur (Latexhandschuhe?)
- Sicherstellung der Atemwege und Sauerstoffgabe
- Frühzeitige ITN bei Schwellung von Pharynx und/oder Larynx (Globusgefühl, Heiserkeit, Stridor, Ödeme): **Cave:** Schwieriger Atemweg → ggf. Koniotomie/Tracheotomie

- Lagerung: Oberkörper hoch bei Atemwegsproblemen, Trendelenburg-Lagerung bei Hypotonie
- Kontinuierliche Überwachung der Vitalparameter über mindestens 4 h (Spätreaktion)
- Proben asservieren bei –20 °C

Laryngeale Ödeme sind die häufigste Todesursache anaphylaktischer Reaktionen.

Medikamentöse Therapie: Volumensubstitution: Aggressive Volumensubstitution primär mit Kristalloiden. Kolloide Lösungen können Auslöser einer allergischen Reaktion sein.

- **Adrenalin** (Suprarenin) bei Schwellung, Schock und/oder pulmonaler Manifestation
  - Applikation möglichst unter Monitoring (EKG, Puls, Blutdruck)
  - Nach Effekt i. v. titrieren, etwa 50–100 µg (bei fehlendem i. v. Zugang: 0,3 mg i. m. oder 0,3 mg verdünnt in 10 ml NaCl 0,9 % endotracheal)
  - Bei Atemwegsschwellung: Adrenalininhalation
- **Glukokortikoide** bei kutaner und pulmonaler Symptomatik, bei zu erwartender Progredienz sowie zur Prophylaxe und Ther. eines Spätrezidivs: 100–1.000 mg Prednisolon i. v. je nach Stadium
- **Histamin-Antagonisten:** Ergänzend und grundsätzlich in Kombination
  - Zuerst H_1-Antagonist: z. B. 2–4 mg Clemastin i. v.
  - Dann H_2-Antagonist: z. B. 50–100 mg Ranitidin i. v.
- **Weitere optionale Medikamente:**
  - Noradrenalin (Arterenol) bei adrenalinrefraktärer schwerer Hypotonie; nach Effekt i. v. titrieren, etwa 50–100 µg
  - Vasopressin: 0,05–0,1 IE/kg KG, bei Reanimation als Ultima Ratio: 40 IE i. v.
  - Glukagon: betablockierte Pat. unter adrenalinrefraktärer Ther.: 1–2 mg i. m. oder i. v. alle 5 Min.
  - Hyperton-hyperonkotische Lsg.: Bei kleinlumigen Zugängen, wenn HES-Allergie ausgeschlossen ist

Prophylaxe

- Zur Meldung einer Allergenexposition sorgfältige Anamnese erheben
- Patientenunterlagen kennzeichnen und weiterbehandelnde Mitarbeiter über Allergien informieren
- Anästhesie- und Allergiepass erstellen und Bericht an die Arzneimittelkommission (Berufsordnung der Ärzte!) senden
- Liste latexhaltiger Materialen erstellen und leicht zugänglich machen

Medikamentöse Prophylaxe:

- Am Vorabend: Ranitidin 150–300 mg p. o. oder 50–100 mg i. v.
- 1 h präop.: Ranitidin 25–50 mg i. v. oder Dimetinden 0,1 mg/kg i. v.
- 30 Min. präop.: Steroid, z. B. Prednisolon 250–1.000 mg i. v.

7.3.3 Aspiration

Eindringen von körpereigenem oder fremdem Material über die Glottis in Trachea und Lunge infolge abgeschwächter Schutzreflexe durch aktives Erbrechen oder passive Regurgitation.

Risikofaktoren Nicht nüchterne Pat.; akutes Abdomen; Ileus; Ösophaguserkr. (Divertikel, Achalasie); Refluxkrankheit; stenosierende Erkr. des oberen und unteren GI-Trakts; Blutungen aus dem GI-Trakt oder Pharynx; abdominale Raumforderungen; Adipositas per magna; Schwangerschaft ab 12. SSW bis 48 h post partum; Intoxikationen (Alkohol, Sedativa, Opioide), Polytraumapat.; neurologische Erkr. mit pathologischen Reflexstatus (z. B. Bulbärparalyse, Hirndruck, Bewusstlosigkeit); Urämie; Hypothyreose.
Cave: Autonome Neuropathie und Gastroparese mit verzögerter Magenentleerung (z. B. Dialysepat., Diabetes mellitus) und bei langer Wartezeit auf die Narkoseeinleitung (> 8 h).

Auslösende Situation Unzureichende Narkosetiefe bei Intubation, geminderte Schutzreflexe nach Extubation, Überhang von Muskelrelaxanzien, gastrale Gasinsufflation z. B. bei Maskenventilation, prolongierte Intubation.

> Etwa 75 % aller Aspirationen treten während der Laryngoskopie auf und 25 % in der Ausleitungsphase der Allgemeinanästhesie. Die Mehrzahl der Aspirationen verlaufen klinisch inapparent.

Klinik

- Husten, Stridor, Giemen, Brummen, Dyspnoe, Tachy- bis Bradypnoe unter Spontanatmung, evtl. Apnoe bei kompletter Verlegung der Atemwege und Laryngospasmus, Bronchospasmus, Bronchorrhö, Lungenödem, Zyanose und Hypoxämie
- Tachykardie, Hypotension
- Steigende Beatmungsdrücke, reduzierte Atemtidalvolumina
- Im weiteren Verlauf: Zunehmende respiratorische Insuff., Fieber, putrides Sekret, Ödemneigung
- KO: Mechanische Verlegung der oberen Atemwege, Mendelson-Syndrom, SIRS, Pneumonie, Sepsis, Multiorganversagen

Diagnostik

- Absaugen des Sekrets aus Mund/Rachen/Trachea und Bestimmung der pH-Werte (Lackmusstreifen). Je höher der pH-Wert des Aspirats, desto eher bakterielle Kontamination; je niedriger, desto ausgeprägter die chemische Pneumonitis.
- Bronchoskopie; dabei Bronchialsekret zur mikrobiologischen Aufarbeitung asservieren
- Rö-Thorax (im Verlauf obligat, Infiltratnachweis nach 4–8 h)

> Keine Verzögerung der Akuttherapie durch Diagnostik.

Therapie

- Kopftief- und wenn möglich Seitenlagerung
- Sicherung der Atemwege: RSI (rapid sequence induction) und promptes endotracheales Absaugen vor erstem Atemhub
- Beatmung initial mit FiO_2 1,0 und PEEP
- Bronchoskopie zur Diagnosesicherung und bei Verdacht auf Aspiration von festen Partikeln. Keine endobronchiale Lavage (→ Verteilung des Aspirats in nicht betroffene Lungenareale)

- Antibiotikather. nur bei sicher kontaminiertem Aspirat **nach** Bronchialsekretentnahme
- Abbruch der OP erwägen
- Extubation bei Pat. mit asymptomatischem Verlauf; pulsoxymetrische Überwachung über mind. 6 h
- Intensivmedizinische Überwachung bei symptomatischen Pat.

Prophylaxe

- RSI oder regionalanästhesiologisches Verfahren bei Risikopat.
- Ausreichend tiefe Narkose bei Laryngoskopie und Einführen der Larynxmaske
- Pat. bei intakten Schutzreflexen unter suffizienter Spontanatmung und Vigilanz extubieren
- Medikamentöse Prophylaxe: z. B. 150 mg Ranitidin p. o. am Vorabend der OP und 45 Min. vor Einleitung als Kurzinfusion; Natriumzitrat (0,3 M) 30 ml 5–10 Min. Narkoseeinleitung

7.3.4 Pneumothorax

Luftansammlung zwischen Pleura parietalis und Pleura visceralis.

Ätiologie

- Primärer idiopatischer Spontanpneumothorax: Spontane Ruptur subpleuraler Alveolen; häufig junge Männer, Raucher (Ungleichgewicht Proteasen/Antiproteasen)
- Sekundärer Spontanpneumothorax: Ältere Patienten mit Lungengerüsterkrankungen
- Iatrogener Pneumothorax: ZVK-Anlage; periklavikuläre und interkostale Regionalanästhesie, Herzdruckmassage; hohe Beatmungsdrücke; OP mit Verletzung von Pleura, Lunge, oder Perforation des Zwerchfells. Tracheotomie
- Traumatisch: Lungenparenchymverletzung, Bronchusverletzung. (Hämato)-Pneumothorax.
- **Spannungspneumothorax:** „Ventilmechanismus" mit zunehmender Druckerhöhung im Pleuraspalt werden Lunge, Herz und Mediastinum kontralateral verdrängt und komprimiert: **Gefahr der lebensbedrohlichen Kreislaufdepression.** Eine Überdruckbeatmung bei bestehender Lungenverletzung kann zu einer schnellen Entwicklung eines lebensbedrohlichen Spannungspneumothorax führen.

Klinik

- Leises oder aufgehobenes Atemgeräusch, hypersonorer Klopfschall, asymmetrische Atemexkursionen, Entwicklung eines Hautemphysems (typisches „Knistern" beim Eindrücken der Haut)
- **Wacher Pat.:** Dyspnoe, Tachypnoe, Husten, Unruhe, Brustschmerz (atemabhängig, Ausstrahlung in die Schulterregion), asymmetrische Atemexkursion, je nach Ausmaß: Tachykardie, Zyanose
- **Beatmeter Pat.:** Beatmungsdruck ↑ (pulmonale Compliance ↓), je nach Ausmaß: Hypoxie, Hyperkapnie, ZVD-Anstieg
- **Spannungspneumothorax:** Tachykardie, Hypotension, Hypoxie, Hyperkapnie, venöse Einflussstauung, Schock

> **!** **Cave**
> Bei der Entwicklung einer postop. pulmonalen oder kardiovaskulären Insuff. Pneumothorax ausschließen.

Diagnostik Auskultation und Perkussion, EKG mit Niedervoltage, Sonografie, Rö-Thorax in Exspiration, Thorax-CT.

Therapie

Thoraxdrainage: Bei klinisch symptomatischen Pat. und Beatmungspat. mit Pneumothorax sowie Spannungspneumothorax (▶ Abb. 7.2).

- Einstichstelle (Bülau-Zugang): Mittlere Axillarlinie in Höhe der Mamille (4./5. ICR). Alternativ (Monaldi-Zugang): Einstichstelle in Medioklavikularlinie, 2. ICR, ca. 2,5 cm Abstand vom Sternum
- Material: 20- bis 28-French-Thorax-Trokar-Katheter verwenden
- Durchführung: Steriles Vorgehen in Lokalanästhesie, Hautinzision an entsprechender Stelle und stumpfes Präparieren mit dem Zeigefinger am Oberrand der Rippe, digitales Austasten des Pleuraspalts dann stumpfe Einführung der Thoraxdrainage nach dorsal-apikal (Pneumothorax) bzw. dorsokaudal (Sero-/Hämothothorax). Drainagenannaht (U-Naht kann gleichzeitig als Zuziehfaden bei Entfernen d. Drainage dienen), steriler Verband

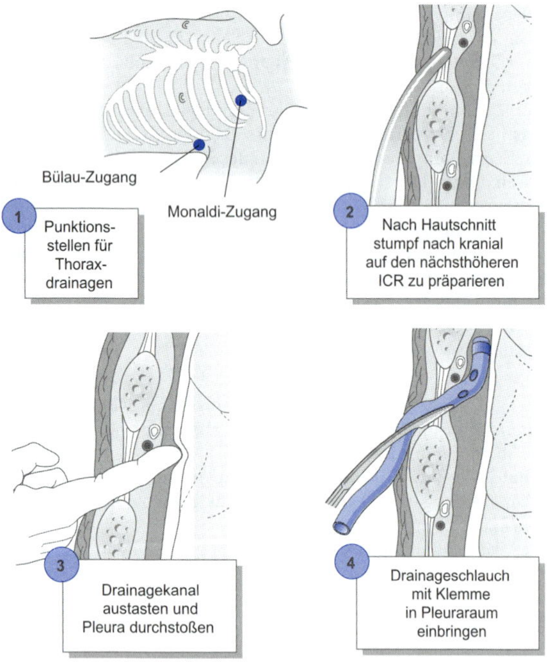

Abb. 7.2 Legen einer Thoraxdrainage [L157]

- Thoraxdrainage mit einem Heimlichventil oder Drei-Flaschen-Thoraxdrainagesystem verbinden (Unterdruck: –15 cmH_2O anschließen). Rö-Thorax Lagekontrolle
- Überprüfe Funktion u. Durchgängigkeit: Spielt und fördert die Drainage, Anhalt für Fistel?

Vorgehen bei intraop. Pneumothorax:

- Hohe Beatmungsdrücke vermeiden
- Husten vermeiden
- Lachgasbeatmung unterbrechen
- V. a. Spannungspneumothorax → sofortige Druckentlastung!

> Im Notfall kann ein Spannungspneumothorax auch vom Ungeübten mit einer dicken Kanüle entlastet werden. Hierbei kann die oben beschriebene Punktionstechnik übernommen werden.

7.3.5 Perikardtamponade

Flüssigkeitsansammlung im Herzbeutel mit Behinderung der Herzfüllung.

Ätiologie

- Thoraxtrauma, herzchirurgische OP, Anlage eines ZVK, Pulmonaliskatheter oder einer Schrittmachersonde
- Hämoperikard durch Myokardruptur nach Infarkt, rupturiertes thorakales Aortenaneurysma
- Perikardergüsse bei Infektionen (Tuberkulose, Infekte durch kardiotrope Viren, rheumatisches Fieber), Neoplasien (z. B. Bronchialkarzinom), terminale Niereninsuff. (Urämie), Postmyokardinfarktsy., Postkardiotomiesy., allergischer Perikarditis

Klinik

- Starke Dyspnoe; Tachykardie; Hypotension (low cardiac output), Blässe, Kaltschweißigkeit, Unruhe
- Auskultatorisch leise Herztöne
- Venöse Einflussstauung, Rechtsherzbelastungszeichen; hoher steigender ZVD
- Bei Inspiration ungewöhnlicher Blutdruckabfall (> 10 mmHg; Pulsus paradoxus)
- Kardiogener Schock, der ohne Entlastung der Tamponade zum Tod führt

Diagnostik

- **Transthorakale Echokardiografie:** Sehr empfindlicher Ergussnachweis, evtl. TEE
- **Rö-Thorax:** Verbreitertes Mediastinum, Kardiomegalie, „Bocksbeutelform"
- **EKG:** Niedervoltage, gelegentl. elektrische Alternierung (wechselnde anatomische Position des Herzens). Veränderungen d. ST-Strecken
- Frühzeitig ZVK u. Arterie etablieren

Therapie

- Entlastung so schnell wie möglich anstreben
- Überdruckbeatmung vor Entlastung eines spontan atmenden Pat. vermeiden; Meidung von Bradykardien, hohen Beatmungsdrücken, venodilatorischen Medikamenten
- **Schocktherapie:** Volumensubstitution, Verabreichung von Katecholaminen. Sauerstoffangebot erhöhen

Perikardpunktion

- **Lagerung:** Oberkörper des Pat. in ca. 45°-Hochlagerung
- **Punktion:** Punktionsnadel vom Proc. xiphoideus retrosternal vorsichtig in Richtung Perikarderguss unter Ultraschallkontrolle und Aspiration vorschieben
- Koaguliertes Blut kann nicht abpunktiert werden! Chirurgische Entlastung des Perikards

7.3.6 Luftembolie

Meist iatrogen verursachtes Eindringen von Luft, Gas in die Blutbahn mit der Folge systemischer Wirkungen.

Ätiologie

Venöse Luftembolie:

- OP oberhalb des rechten Herzvorhofs:
  - Typische KO neurochirurgischer Eingriffe in sitzender Position. Inzidenz: Bis 39 % bei OPs der hinteren Schädelgrube und bis 12 % bei HWS-Chirurgie
  - Karotis-OP, Schildrüsen-OP, Neck dissection, Ablatio mammae, Hüft- oder Schulter-OP, Sectio caesarea, Lebertransplantation, venöse Gefäßplastik, Koronarvenenbypass-OP
- Verletzungen im Kopf- und Halsbereich, offenes Thoraxtrauma und stumpfes Bauchtrauma
- Kanülierung großer Venen wie Anlage ZVK oder Pulmonaliskatheter; Anschluss und Abgang von der HLM; venovenöse Hämofiltration oder Hämodialyse; Kontrastmittelinjektion zur Angiografie, Druckinfusion, offene Infusionssysteme, nicht korrekt entlüftete Infusionssysteme
- Bei allen Verfahren mit Gasinsufflation (z. B. Arthroskopie, Laparoskopie)

Arterielle Luftembolie:

- Eintreten von Luft in das arterielle Gefäßsystem z. B. bei thoraxchirurgischen Eingriffen, ACVB-OPs, transbronchialer Biopsie
- Paradoxe Luftembolie: Venöse Luftembolie bei bestehendem Rechts-links-Shunt (Pat. mit persistierendem offenen Foramen ovale [PFO], Inzidenz: 25 %)

7

Klinik

! Abhängig von Luftvolumen, Anzahl der einzelnen Embolien und Art der Embolie; letale Dosis beim Erwachsenen > 3 ml/kg

- **Venöse Luftembolie:**
  - Kleine Luftembolien häufig asymptomatisch. Angst, Unruhe, Dyspnoe
  - Größere Luftembolien (0,5–2 ml/kg) führen zur akuten Rechtsherzbelastung mit Brustschmerz, Blutdruckabfall, Tachykardie, Arrhythmien, EKG-Veränderungen, Hypoxie, Kreislaufstillstand
  - Monitoring; Kapnografie: $EtCO_2$ ↓, O_2 SAT ↓, BGA: $paCO_2$ ↑ und paO_2 ↓
  - Auskultatorisch kardiales „Mühlenradgeräusch“
- **Arterielle Luftembolie:** Bei koronarer Luftembolie Infarktgeschehen mit häufig malignen Arrhythmien. Das Verschleppen von geringsten Mengen an Luft in das zerebrale Gefäßsystem kann zu erheblichen neurologische Funktionsstörungen führen (asymmetrische Multiplegie, Schwindel, Sehstörungen, Kopfschmerzen, sensorische Funktionsstörungen, Bewusstlosigkeit).

Therapie

- Operateur informieren, Lufteintrittsstellen verschließen, OP-Gebiet mit NaCl 0,9 % fluten
- Bei liegendem Rechtsherzkatheter Versuch der Luftaspiration
- OP-Gebiet bis unter Herzhöhe absenken (Kopftief- und Linksseitenlage)
- Kompression der Jugularvenen (Kopfeingriffe)
- FiO_2 auf 1,0 erhöhen, Lachgaszufuhr beenden
- Kreislaufstabilisierung: Gabe von Katecholaminen und Volumen (Ziel: ZVD hoch normal)

Prophylaxe

- Präop. PFO-Screening, ggf. präop. Verschluss
- Monitoring bei OP mit erhöhtem Luftembolierisiko erweitern: Arterielle Druckmessung; Kapnografie, Vorhofvenenkatheter, rechtspräkordialer Ultraschall-Doppler-Flowmeter (3.–6. ICR parasternal; bereits 0,25 ml Luft sind nachweisbar; Platzierung durch Kochsalzinjektion über den Vorhofkatheter prüfen), transösophageale Echokardiografie (TEE)
- Beatmung: PEEP
- ZVD: Auf hoch normalem Niveau halten
- Auf Lachgas verzichten
- ZVK Anlage in Kopftieflage (besonders bei der Punktion der V. subclavia)
- Keine Druckinfusion mit lufthaltigen Infusionsflaschen

Erhöhtes Luftembolierisiko unter Spontanatmung.

7.3.7 Lungenembolie

Häufig durch Embolie einer tiefen Becken-/Beinvenenthrombose (TVT) induzierte Obstruktion der Lungenarterien mit der Gefahr eines akuten Rechtsherzversagens.

Klinik

- Akute Dyspnoe, Tachypnoe, Thoraxschmerz, Tachykardie, Husten, Hämoptysen, Synkope, Low-output-Sy. bis hin zum Herzstillstand
- Zeichen der Rechtsherzbelastung: Halsvenenstauung, ZVD und PAP ↑; **EKG:** Rhythmusstörungen, ST-Veränderungen (V_1–V_4, II, III, aVF), Lagetypänderung → z.B. SI-QIII-Typ, Rechtsschenkelblock (Beachte Vor-EKG) **Kardiale Biomarker** ggf. ↑: Troponin I/T u. TBNP (Brain Natriuretic Peptide). **Rö-Thorax**: Gefäßrarefizierung distal der LE. Kalibersprung der Hilusgefäße.
- **Beatmung:** $EtCO_2$ ↓, O_2 SAT ↓, BGA: $paCO_2$ ↑ und paO_2 ↓
- **Spontanatmung** BGA: O_2 SAT ↓, $paCO_2$ ↓ und paO_2 ↓
- **Wells-Score** (Lungenembolie wahrscheinlich, wenn mehr als 2 Punkte zutreffend): klinische Zeichen einer TVT, Lungenembolie wahrscheinlicher als andere Diagnose, Herzfrequenz > 100/Min., kürzlich Operation oder Immobilisation, Frühere LE oder TVT, Hämoptysen, aktive Krebserkrankung

Diagnostik und Therapie Bei hämodynamisch stabilen Pat., **Wells-Score < 2** und normalen D-Dimeren ist eine LE ausgeschlossen, sonst **CT-Angio**. Wenn Lungenembolie wahrscheinlich **(Wells-Score ≥ 2)**, sofortige Antikoagulation mit Heparin, stets **CT-Angio,** Ø Bestimmung von D-Dimeren.

7

Risikogruppen-Einteilung:

i. Hämodynamisch stabil ohne rechtsventrikuläre Dysfunktion: alleinige therapeutische Antikoagulation mit Heparin
ii. Hämodynamisch stabil mit rechtsventrikulärer Dysfunktion: therapeutische Antikoagualtion mit Heparin ggf. kombiniert mit systemischer Thrombolyse (KI beachten)
iii. Schock/Reanimationspflicht: Bei hämodynamisch stabilen Patienten, stets Ausschluss einer Becken-/Beinvenenthrombose (u.a. Kompressionssonografie der Beine).

Akuttherapie beim hämodynamisch instabilen Patienten (Risikogruppe III)

- Kein Zeitverlust durch aufwendige Diagnostik und Transporte
- Stabilisierung der Vitalfunktionen (Beatmung, Katecholamine, Reanimation – Dauer der Reanimation großzügig bemessen)
- Echo (TTE/TEE) zur Diagnostik einer rechtsventrikulären Dysfunktion: Wandbewegungsstörungen, Dilatation, Trikuspidalinsuff., paradoxe Septumbeweglichkeit, Nachweis von Thromben und Ausschluss linksventrikulärer Ursachen
- Wenn möglich nach Stabilisierung CT-Angio
- **Rekanalisierende Maßnahmen:**
  - Systemische Thrombolyse (nur bei Risikogruppe III: Absolute KI beachten): **rt-PA:** 100 mg über 2 h oder 0,6 mg/kg (max. 50 mg) über 15 Min., **Streptokinase:** Initial 250.000 IE über 30 Min., dann 100.000 IE/h über 12–24 h. **Urokinase:** 4.400 IE/kg über 10 Min., dann 4.400 IE/kg/h über 12–24 h (z.B. Actosolv®)
  - Alternativ bzw. bei Vorliegen von Kontraindikationen: Embolektomie nach Trendelenburg, kathetergestützte Thrombusfragmentation
- Vor und nach Thrombolyse stets sofortige therapeutische Antikoagulation mit **Heparin** (Bolus: 5.000–10.000 IE, dann 1.000 IE/h); Ziel: Verlängerung der PTT auf das Zweifache
- Immer anschließende Sekundärprophylaxe mit Vit.-K-Antagonisten oder direkten oralen Antikoagulanzien (Dabigatran, Rivaroxaban, Apixaban)

7.3.8 Maligne Hyperthermie

Autosomal-dominant vererbte latente metabolische Myopathie mit Defekt der intrazellulären Kalziumhomöostase. Durch Triggersubstanzen kommt es bei disponierten Patienten zu einer hypermetabolen lebensbedrohlichen Stoffwechselentgleisung mit Auslösung einer schwersten Rhabdomyolyse.

Anästhetika-induzierte gefährliche Komplikation einer Allgemeinanästhesie.

Ätiologie und Pathogenese Durch Triggersubstanzen (▶ Tab. 7.2) unkontrollierte intramuskuläre Freisetzung von Ca^{2+}-Ionen über funktionell veränderte sarkoplasmatische Ca^{2+}-Kanäle (Dihydropyridin- und Ryanodinrezeptoren) mit fulminanter Aktivierung aller kalziumabhängigen Stoffwechselwege → Verbrauch von energiereichen Phosphaten (ATP) → Hyperkapnie, Azidose, Laktatämie, Fieber. Im Verlauf Rhabdomyolyse. Die maligne Hyperthermie kann zu jedem Zeitpunkt einer Allgemeinanästhesie auftreten, auch postoperativ. Die Klinik ist variabel von wenigen Symptomen (abortive Form) mit ggf. laviertem Beginn und protrahiertem Verlauf bis hin zur fulminanten MH-Krise.

Tab. 7.2 Triggerung der malignen Hyperthermie

Triggersubstanzen	Sichere Medikamente	Zu meidende Medikamente
• Volatile Anästhetika (Enfluran, Halothan, Isofluran, Desfluran, Sevofluran) • Depolarisierende Muskelrelaxanzien Typ Succinylcholin • Drogen: (Alkohol, Ecstasy, Kokain) (?) • Stress (?)	• Lachgas, Xenon • Lokalanästhetika • i. v. Anästhetika (Benzodiazepine, Barbiturate, Etomidat, Propofol) • Nicht depolarisierende Muskelrelaxanzien • NSAR	• Neuroleptika*** • MAO-Inhibitoren*** • Ketamin**** • Trizyklische Antidepressiva** • Herzglykoside** • Ca^{2+}-Antagonisten* • Kresole (hohe Dosis)**** • Cholinesterasehemmer*****

* Kontraindiziert: Interaktion mit Dantrolen, Gefahr v. Hyperkaliämie, MH-Rezidiv u. Low-cardiac-output
** Kontraindiziert: Steigerung d. intrazelluläres Kalziums, Gefahr v. komplexen Herzrhythmusstörungen
*** Gefahr eines malignen neuroleptischen Syndroms, erschwerte Diagnose MH
**** Tachykarde Herzrhythmusstörungen u. Muskeltonus ↑ erschwerte Diagnose MH
***** Postjunktionale neuromuskuläre Erkrankungen: Gefahr v. Hyperkaliämie u. Asystolie.

Epidemiologie

- **Inzidenz der fulminanten MH:** 1 : 60.000 Allgemeinanästhesien bei einer genetischen Prävalenz der MH-Disposition von 1 : 10.000; Prädominanz des männlichen Geschlechts und von Kindern/Jugendlichen
- **Sterblichkeit der unbehandelten MH:** Etwa. 70–80 % (Reduzierung auf 5 % bei frühzeitiger Therapie mit Dantrolen)

Klinik Frühsymptome müssen als MH-verdächtig gewertet werden und nach Ausschluss anderer Ursachen (z. B. unzureichende Anästhesietiefe → DD) unmittelbar zur Einleitung einer Therapie führen.

- **Frühsymptome:**
  - Unklare Tachykardie u. Tachyarrhythmie (> 80 % d. F.), Blutdruckschwankungen
  - Anstieg der $etCO_2$-Konzentration (> 60 mmHg) unter normalen konstanten AMV; Hyperventilation unter Spontanatmung; Erhitzung des CO_2-Absorbers
  - Masseterspasmus d. Kiefermuskulatur > 90 Sek. („Trismus“) n. Succinylcholin
  - Generalisierte Skelettmuskelrigidität (bei ca. 50–80 % d. F.)
  - Hypoxämie mit initial geröteter Haut → Zyanose, Hautmarmorierung, Schweißbildung
  - Respiratorische und metabolische Azidose, Basendefizit > 8 mval/l, Hyperlaktatämie
- **Spätsymptome:** Temperaturanstieg > 38,8 °C (etwa 1 °C/5 Min.), Hyperkaliämie, Rhabdomyolyse (CK ↑, Myoglobinurie), Nierenversagen, Verbrauchskoagulopathie, Transaminasen ↑, Hirnödem → Krampfanfälle, Kreislaufdekompensation, -stillstand

Therapie

Therapie

- ! Stopp aller Triggersubstanzen, Vapor entfernen, Fortführung der Narkose mit TIVA u. nicht depolarisierenden Muskelrelaxanzien
- ! Zeitverlust durch Wechsel von Narkosegerät, Atemkalk u. Beatmungsschläuchen vermeiden
- ! Atemminutenvolumen erhöhen (3- bis 4-fach); FiO_2 auf 1,0 erhöhen; Frischgasflow maximal erhöhen (10–15 l/Min.). Ziel: Normoventilation
- Operateur informieren u. Eingriff schnellstmöglich beenden
- ! Frühzeitig: Dantrolen 2,5 mg/kg; → hemmt überschießende Ca^{2+}-Freisetzung in den Skelettmuskelzellen; ggf. mehrfach wiederholen (Dantrolen aus Depots organisieren)
- Hoher Personalbedarf: 80 kg → 10 Injektionsflaschen à 20-mg-Dantrolen in 60 ml Aqua dest. auflösen (schwer löslich). Streng i. v. (Gefahr der Gewebsnekrose) keine Mischung mit anderen Lösungen
- Ziel: Normalisierung von Herzfrequenz, $paCO_2$, Base-Excess u. Körperkerntemperatur
- Notfalllabor (frühzeitig zur Diagnosesicherung u. im Verlauf): BGA, E'lyte, CK, Transaminasen, Laktat und Myoglobin

Weiteres intraoperatives Vorgehen:

- Diagnose überdenken falls unter hoher Dantrolen-Dosis (> 20 mg/kg) Symptome persistieren → DD
- Bei metabolischer Azidose (pH < 7,2): Natriumhydrogenkarbonat
- Bei Hyperkaliämie: Hyperventilation, Natriumhydrogenkarbonat; Glukose-Insulin-Infusion; ggf. $CaCl_2$, β_2-Mimetikum per inhalationem, Hämofiltration
- Kühlung: 4 °C Infusionslösung i. v.; Oberflächenkühlung, Blasen-, Magenspülung, Kühlung des OP-Gebiets erwägen, Ultima Ratio: extrakorporale Zirkulation
- Gegebenenfalls Katecholamine zur Stabilisierung
- Herzrhythmusstörugen: Amiodaron, Betablocker
- Forcierte Diurese 1–2 ml/kg/h (Schleifendiuretika). Beachte Dantrolen 20 mg (enthält 3 g Mannitol); ggf. Hämofiltration
- Dantrolenkont. Therapie: 7,5 mg/kg über 24 h als Rezidivprophylaxe!
- Monitoring erweitern: Intraarterielle Kanüle; mehrere großlumige i. v. Zugänge; Magensonde; Blasenkatheter; ZVK
- Regelmäßige Laborkontrollen: BGA, E'lyte, CK, Transaminasen, Laktat, Myoglobin, Gerinnungsstatus, BB, BZ, Kreatinin, Harnstoff
- Kompartment-Syndrome suchen und therapieren
- Heparinisierung (low-dose) zur Prophylaxe der Verbrauchskoagulopathie erwägen

Postoperatives Vorgehen:

- Verlegung d. Pat. für mind. 24 h auf eine anästhesiologische Überwachungsstation, ggf. Nachbeatmung (Dantrolen ist muskelrelaxierend), ggf. Therapie von MH-Rezidiven
- Ein Malignes-Hyperthermie-Zentrum (Hotline 08221/9600) kontaktieren
- Aufklärung, Beratung und MH-Diagnostik des Pat. **u. seiner Familie** über Veranlagung zur MH; Ausstellung eines Anästhesieausweises (DGAI) u. eines MH-Ausweises d. MH-Zentrums

Differenzialdiagnose (DD) Rhabdomyolyse bei neuromuskulären Erkrankungen, malignes neuroleptisches Syndrom, Sepsis, thyreotoxische Krise, Phäochromozytom, Anaphylaxie, unzureichende Ventilation/Frischgasfluss (Gerätedefekt), laparoskopische Eingriffe.

Anästhesie bei MH-verdächtigen Patienten oder bei Patienten mit bekannter Disposition

Präoperatives Vorgehen:

- Eigen- u. Familienanamnese bzgl. MH-Disposition: Komplikationen n. OPs (z. B. Rhabdomyolyse, Masseterspasmus, Rigor, Fieber, Todesfälle) → ggf. Narkoseprotokolle, MH- u. Anästhesieausweise anfordern. Neuromuskuläre Erkrankungen sowie myopathische Beschwerden in Ruhe u. Belastung erfragen: Faszikulationen, Parästhesien, Urinverfärbung, Gelenksteife, Fieber, Muskelschmerzen, -krämpfe u. -schwäche, motorische Entwicklungsstörungen
- Klinische Untersuchung: Auf physische Abnormitäten achten:
  - Muskelschwäche
  - Atrophe oder hypertrophe Muskulatur, Kontrakturen, Skoliose, Ptosis
  - Beachte: MH-disponierte Patienten sind häufig symptomfrei oder phänotypisch nicht erkennbar. Eine MH kann auch erst n. Wiederholungsnarkosen auftreten.
- Bei pos. Anamnese und/oder klinischen Befunden → CK-Werte, neurologisches Konsil

Diagnostik MH-Zentrum Bei elektiven OPs, MH-suspektem Narkosezwischenfall, V. a. familäre Disposition, unklare Myopathie, path. persist. erhöhte CK-Werte.

- **In-vitro-Koffein-Halothan-Kontrakturtest:** Sicherstes Verfahren zum Nachweis einer MH-Disposition:
  - Test an frisch entnommener Muskelbiopsie d. M. quadriceps femoris, frühestens 3 Mon. nach MH-Zwischenfall
  - Bewertung (European MH Group): 1. MHN (MH non-susceptible = MH-Disposition auszuschließen). 2. MHS (MH susceptible = MH-Disposition). 3. MHE (MH equivocal = MH-Disposition nicht auszuschließen; klinisch MH-positiv!)
- **Molekulargenetische Diagnostik** (Blutentnahme). Bei MH-Verdacht muss im Fall einer negativen genetischen Diagnostik ein In-vitro-Kontrakturtest durchgeführt werden.

! Muskelerkrankungen mit genetischer MH-Disposition (→ stets triggerfreie Narkose):
  - Central Core Disease (CCD)
  - Multi-minicore Disease (MMD)
  - Nemaline rod myopathy
  - King-Denborough-Syndrom
  - Periodische Paralyse vom hypokaliämischen Typ

- MH-ähnliche Symptomatik bei Myopathien (fragile Integrität der erkrankten Muskelzellmembran kann durch volatile Anästhetika und/oder Succinylcholin instabil werden) → Rhabdomyolyse, Hyperkaliämie. Therapeutisches Vorgehen wie bei MH mit Ausnahme von Dantrolen (ineffektiv, da keine überschießende Ca^{2+}-Freisetzung)

7

Perioperatives Vorgehen:
- Adäquate Prämedikation, Umstellung einer Kalziumantagonistentherapie, Verzicht auf Neuroleptika, CK- und Transaminasen Ausgangswert, postop. Überwachung auf ICU anmelden
- ! Dantrolenvorrat überprüfen (Verfallsdatum); Kühlungsmittel u. gekühlte Infusionen vorhalten
- Narkosegerät vorbereiten: Entfernung des Vapors; frische Atemschläuche, Kreisteil-Beatmungskalk etc. u. Frischgasspülung d. Geräts (10/Min. für mind. 10 Min. → Empfehlung d. Herstellers erfragen); intraoperativ hohe Flussraten beibehalten (10 l/Min.): alternativ: Kommerziell erhältliche Kohlefilter am Narkosegerät einsetzen
- Monitoring: EKG, Blutdruckmessung, Kapnometrie (!), Pulsoxymetrie, kontinuierliche Temperaturmessung (!), Möglichkeit der BGA, Relaxometrie
- Narkose: Falls möglich Regionalanästhesieverfahren bevorzugen. Allzeit triggerfreie Anästhesie mit dekontaminiertem Narkosegerät im OP-Saal vorhalten → Narkosegerätvorbereitung
- Großzügige Indikation zur Nachbeatmung auf der Intensivstation (Antagonisierung von Muskelrelaxanzien und Opiaten vermeiden)
- Postop. CK-Verlaufskontolle
- Weitere Information: European Malignant Hyperthermia Group (www.emhg.org)

7.3.9 Kardiopulmonale Reanimation

Nach innerklinischem Kreislaufstillstand werden weniger als 20 % der Pat. lebend aus dem Krankenhaus entlassen. Das Ereignis war retrospektiv i. d. R. vorhersagbar u. vermeidbar.

Ursachen und Erkennen des innerklinischen Kreislaufstillstands
- Arrhythmien, respiratorische Insuff., Hypotension, AMI/akute Ischämie, Elektrolytstörung, Lungenödem, Pulmonalembolie
- Abnormale Atmung (z. B. Schnappatmung, Atemstillstand); Pulslosigkeit (A. carotis, A. femoralis); Bewusstlosigkeit, keine Bewegung, kein Husten

Prävention
- Gefährdete Pat. frühzeitig erkennen (insbesondere Kreislauf- u. Atmungsprobleme!)
- Innerklin. Notfallteam alarmieren. O_2-Gabe, Venenverweilkanüle u. Monitoring etablieren; zeitnah auf ICU oder IMC behandeln
- Verlegung von Intensivstation auf periphere Stationen in der Nacht vermeiden

Entscheidungen bei der Wiederbelebung
Patientenverfügung u. DNAR-Richtlinie beachten (do not attempt resuscitation).

Innerklinische Reanimation (BLS): HDM-Pausen minimieren!
- Systematische Vorgehensweise n. gültigen Algorithmen einhalten
- Sofortiger Hilferuf (Notfallteam); stets auf Eigenschutz achten!
- Puls tasten ist schwierig! → Innerhalb v. 10 Sek. Start Herzdruckmassage (HDM), wenn:
  - Pat. nicht ansprechbar ist
  - Pat. keine Bewegung/Husten/Reaktion auf Schmerzreiz zeigt

- Pat. keine normale Atmung n. Freimachen der Atemwege hat (Head-tilt chin-lift)

- Herzdruckmassage (HDM): Frequenz mind. 100/Min.; Drucktiefe 5–6 cm, Verhältnis Kompression zu vollständiger Entlastung: Feste Unterlage! (▶ Abb. 7.3)
- Zyklus 30/2 → 30 Thoraxkompressionen folgen 2 Beatmungen
- Das am besten geeignete zur Verfügung stehende Atemwegshilfsmittel einsetzen (siehe „Erweiterte Maßnahmen (ACLS)")
- Alle 2 Min. Rhythmusanalyse, Defibrillation (wenn indiziert) u. Positionswechsel d. Helfer
- Zeitliche Koordination: Lautes Zählen d. Kompressionen unter Angabe der Zyklusnummer
- Atemweg ungesichert: Zähle 5 CPR-Zyklen 30 : 2
- Atemweg gesichert: Zähle 200 ununterbrochene HDM mit Ansage 10, 20 … 200 für Beatmung. → Atemfrequenz 10/Min., Vermeidung einer Hyperventilation!
- Priorität nach Start HDM: EKG-Analyse u. bei Indikation Defibrillation (Ziel unter 3 Min.)!

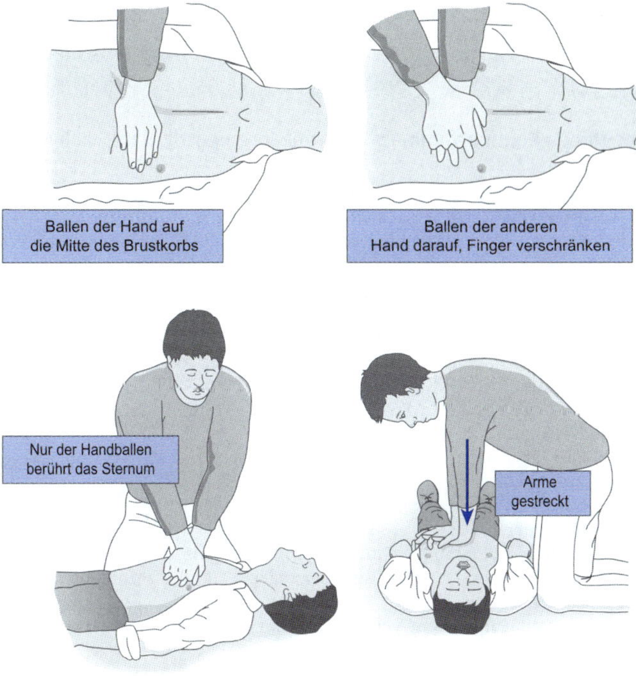

Abb. 7.3 Herzdruckmassage [L157]

Erweiterte Maßnahmen (ACLS)

Rhythmusanalyse und Defibrillation

- HDM-Pause max. 5 Sek. → HDM während Defi geholt, angelegt u. geladen wird
- Selbstklebende Elektroden, die kombiniert Defibrillation u. EKG-Ableitung ermöglichen, bevorzugen; Alternativ manuelle Paddels: Anpressdruck 8 kg, erfordern Gel-Pads; „Gel aus der Tube" meiden; Gel-Brücke → Spannungsbögen, Defibrillationserfolg ↓
- Pulstasten unter HDM unmittelbar vor der Rhythmusanalyse: Eigenpuls vorhanden bei Stopp der Kompressionen? Bei Zweifeln Fortsetzen der CPR
- Erste Rhythmusanalyse sobald EKG-Ableitung verfügbar. Folgende Analysen nur in 2-Min.-Intervallen. Ausnahme: Pat. zeigt Lebenszeichen
- Offene Sauerstoffquellen (z. B. O_2-Maske) entfernen (→ Brandgefahr)
- Energie wählen → 1. Schock biphasisch: 150–200 J (bei weiteren Schocks Energie steigern; 150–360 J); monophasisch immer 360 J
- HDM während des Ladens des Defibrillators (hierbei Eigen- u. Fremdschutz gewährleisten!)
- Kurzer Sicherheitscheck (HDM pausieren; sicherstellen: kein Patientenkontakt!), laute Ansagen vor Schock → Schockabgabe!
- HDM direkt nach Defibrillation fortsetzen
- Stets Einschockstrategie, VF/VT am Monitor u. Defibrillator unmittelbar verfügbar → Dreischockstrategie

Algorithmus Kammerflimmern (VF)/pulslose ventrikuläre Tachykardie (VT)

- Ununterbrochene HDM anstreben → Larynxtubus, Kombitubus (akzeptabler gesicherter Atemweg u. schnelle Platzierung) nutzen
- Mit FiO_2 1,0 beatmen, Atemzugvolumen 6–7 ml/kg KG (sichtbare Thoraxbewegung)
- Kapnografie zeigt qualitativ hochwertige HDM ($etCO_2$ 10–20 mmHg), Tubenfehllagen u. ROSC (return of spontaneous circulation: $etCO_2$ ↑)
- Nach 2 Min. EKG-Rhythmusanalyse; bei VF/VT 2. Defibrillation
- i. v. Zugang etablieren; bei schlechtem Venenstatus i. o. Zugang
- Nach weiteren 2 Min. EKG-Rhythmusanalyse; bei VF/VT 3. Defibrillation. Erst n. 3. Schock und HDM-Wiederaufnahme → 1 mg Adrenalin u. 300 mg Amiodaron i. v.
- Reversible Ursachen prüfen und behandeln (4 × H und HITS ▶ Abb. 7.4); Echokardiografie erwägen.
- 1 mg Adrenalin alle 4 Min. (→ nach 2 × 5 CPR-Zyklen 30 : 2 bzw. 2 × 200 ununterbrochenen HDM)
- Persistieren VF/VT: 150 mg Amiodaron-Bolus i. v. nach 5. Schock → Wechsel der Defibrillationselektrodenposition erwägen, PCI oder Thrombolyse unter CPR
- Stets Intubation anstreben → ermöglicht immer durchgehende HDM

7

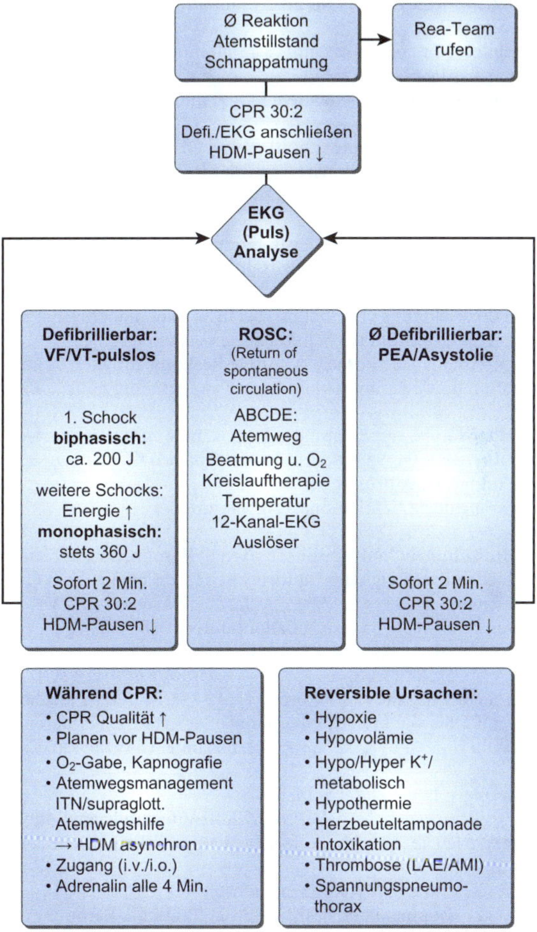

Abb. 7.4 ALS-Algorithmus bei Erwachsenen [L157]

Algorithmus PEA/Asystolie

- Bei nicht defibrillierbaren Rhythmen (PEA und Asystolie) frühzeitig ununterbrochene HDM anstreben u. 1 mg Adrenalin sobald i. v. bzw. i. o. Zugang etabliert
- Bei Asystolie korrekte EKG-Ableitung überprüfen
- Nach 2 Min. EKG-Rhythmusanalyse; persistieren PEA/Asystolie, HDM unmittelbar fortsetzen

- Kapnografie nutzen → Algorithmus Kammerflimmern (VF)/pulslose ventrikuläre Tachykardie (VT)
- 1 mg Adrenalin alle 4 Min. → Algorithmus Kammerflimmern (VF)/pulslose ventrikuläre Tachykardie (VT)
- Reversible Ursachen prüfen und behandeln (4 × H und HITS ▶ Abb. 7.4), Echokardiografie erwägen
- Definitive Atemwegssicherung (Intubation) anstreben → Algorithmus Kammerflimmern (VF)/pulslose ventrikuläre Tachykardie (VT)

Postreanimationsphase

Verlegung auf die am besten geeignete Intensivstation.
Einschätzen und Behandlung d. Pat. nach **ABCDE-Schema:**

A (Atemweg):
- Definitive Atemwegssicherung (Intubation) bei insuff. Spontanatmung, drohender Hypoxie u. eingeschränkten Schutzreflexen anstreben
- Bei sehr kurzer Kreislaufstillstandszeit (sofortige Reaktion auf Ther.), endotracheale Intubation und Beatmung nicht immer zwangsläufig nötig

B (Beatmung)
- Hyperoxämie, Hypoxämie, Hyperkapnie u. Hypokapnie stets therapieren: FiO_2 anpassen (Ziel: SaO_2 94–98 %); Ventilation anpassen (Ziel $etCO_2$: 33–43 mmHg). Werte mittels BGA prüfen
- Magensonde → erleichterte Ventilation/Oxygenierung

C (Circulation)
- Kreislauftherapie: Volumen, inotrope Substanzen u. Vasopressoren. Ziele: Für den individuellen Pat. geeigneter Blutdruck u. Herzfrequenz. Urin (1 ml/kg KG/h), Laktatspiegel ↓ u. $S_{zv}O_2 \geq 70$ %; Anlage von Arterie und ZVK
- Bei fehlender Stabilisierung intraaortale Ballonpumpe (IABP) erwägen
- Serumkaliumkonzentration: 4,0 und 4,5 mmol/l anstreben

D (Disability)
- Frühestmöglich therapeutische Hypothermie (32–34 °C über 12–24 h) bei komatösen Pat. n. ROSC → Oberflächenkühlung oder invasive Verfahren; in jedem Fall Hyperthermie (≥ 37,6 °C) über 72 h behandeln (Antipyretika, Kühlung)
- Temperaturmessung z. B. via Blasenkatheter
- Sedierung (Ziel O_2-Verbrauch ↓), z. B. Propofol, Remifentanil, ggf. Bolusgabe v. Muskelrelaxanzien aber kontinuierl. Gabe meiden (Klinik zerebraler Krampfanfälle ↓)
- Krampfkontrolle (Krämpfe u. Myoklonien bei ca. 10 %):
  - Krämpfe: Benzodiazepine, Phenytoin, Valproat, Propofol, Barbiturate
  - Myoklonien: Clonazepam, Valproat, Levetiracetam, Propofol

E (Exposure)
- 12-Kanal-EKG
- PCI stets erwägen (Hypothermie u. PCI machbar u. sicher)
- Frühzeitige Echokardiografie: myokardiale Beeinträchtigung quantifizieren
- Rö-Thorax (Lagekontrolle d. Tubus u. ZVK, Rippenfrakturen, Pneumothorax …)
- CCT nach Krampfanfall: Ausschluss intrazerebraler Hämatome etc.

7.4 Vorgehen bei Todesfällen (AVB 13)

Corona von Poehl

7.4.1 Vorbemerkung

Stirbt ein Pat. in der Notaufnahme oder im OP (mit oder ohne Reanimationsmaßnahmen), ist mit den operativen Kollegen verbindlich zu klären, wer die notwendigen Formalitäten zu erledigen hat:

- **Anästhesist:** Pat. verstirbt, ohne dass operative oder diagnostische Eingriffe durchgeführt wurden.
- **Operateur:** Pat. verstirbt während der OP, bzw. während des diagn. oder ther. Eingriffs.

Fachärzte und insbes. Nichtfachärzte müssen bei einem Todesfall immer den zuständigen Oberarzt bzw. Chefarzt der Abteilung verständigen und das erforderliche Management absprechen.

7.4.2 Diagnosekriterien des klinischen Todes

Liegen die folgenden klinischen Kriterien vor, kann der Tod festgestellt werden: Pulslosigkeit, Atemstillstand, Bewusstlosigkeit, weite reaktionslose Pupillen (▶ Abb. 7.5).

Sichere Todeszeichen:

- Totenflecken: 0–4 h p. m. rotviolette Flecken v. a. in abhängigen Körperpartien, die nach spätestens 24 h nicht mehr wegdrückbar sind
- Leichenstarre: 2–6 h p. m., schreitet vom Kopf zur Peripherie hin fort und löst sich nach 2–3 d

! Weitere apparative Diagn. (z. B. EKG-Streifen) zur Absicherung und Dokumentation erforderlich; EEG

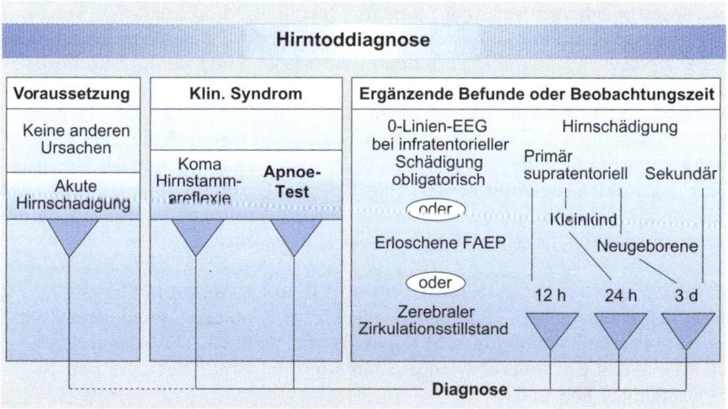

Abb. 7.5 Diagramm zur Hirntoddiagnose [L157]

7.4.3 Checkliste „Formalitäten im Todesfall"

- **Feststellung des Todes:** Eingehende Leichenschau, Sektion beantragen
- **Schriftliche Dokumentation:** Anamnese, Unfallhergang, NAW-Protokoll, Maßnahmen in der Notaufnahme und im OP, anwesende und behandelnde Ärzte und Pflegepersonal, Todeszeitpunkt

- **Feststellung der Personalien:** Unbekannte Person in der Notaufnahme, Verständigung der Angehörigen (evtl. mithilfe der Polizei). Bei einem Narkosezwischenfall sollte der Chefarzt der Abteilung das Gespräch führen, zumindest aber daran teilnehmen.
- **Nicht natürliche Todesfälle:** Bei tödlichen Unfällen, Vergiftungen (auch mit Alkohol), Suiziden, Verletzungen mit Fremdverschulden sowie Narkose- und/oder OP-Zwischenfällen Benachrichtigung der Polizei, Ausfüllen eines Vordrucks für die Staatsanwaltschaft
- **Arbeitsunfälle:** Mitteilung an das zuständige Sekretariat im Krankenhaus zur Benachrichtigung der Berufsgenossenschaft
- Ausfüllen der Todesbescheinigung und des Leichenschauscheins
- Im Zweifelsfall „Todesursache ungeklärt“:
  - Bei Narkosezwischenfall Bescheinigung von „neutralem“ Arzt ausfüllen lassen
  - Totenschein nur unterschreiben, wenn mind. ein sicheres Todeszeichen vorhanden ist und eine Untersuchung am unbekleideten Körper möglich war!
- Verständigung der Zentralaufnahme des Krankenhauses sowie des ärztlichen Direktors und der Geschäftsführung

7.5 Der Anästhesist in der Notaufnahme

Markus Mielke

7.5.1 Polytrauma (in Anlehnung an den ATLS®-Algorithmus)

Gleichzeitige Verletzung verschiedener Körperregionen oder Organsysteme, wobei mind. eine Verletzung oder die Kombination mehrerer lebensbedrohlich ist. Im Schockraum meist interdisziplinäres Team → koordiniertes Vorgehen nach zuvor festgelegten hausinternen Standard Operating Procedure (SOP). Horizontale Arbeitsteilung mit einem zuvor bestimmten erfahrenen Team-Koordinator (egal welcher Fachdisziplin) verhindert Zeitverluste durch unnütze Kompetenzstreitigkeiten.

7

Gefährdung des Polytraumatisierten durch die letale Trias: Azidose – Hypothermie – Koagulopathie sowie durch Hypovolämie und Gewebehypoxie → 1. Sicherung der Atmung (oberste Priorität), 2. Diagnose und Therapie des Kreislaufschocks. Zusätzliche Aufgabe des Anästhesisten: Gerinnungsmanagement; darf nicht auf die Intensivstation verschoben werden! Frühzeitige Entscheidung, ob nach initialer Stabilisierung Transfer in ein Traumazentrum.

Primary Survey: Erstuntersuchung und Reanimationsphase

Drei Zielsetzungen: Detektion lebensbedrohlicher Zustände (1) und deren Therapie (2) **innerhalb von wenigen Minuten** (3) nach dem ABCDE-Schema:

! „Treat first what kills first.“ und „Do not further harm.“, auch nicht durch unnötigen Zeitverlust.

- **A (Airway):** Freihalten der Atemwege unter Schutz der HWS
  - Grundsätzlich erhält jeder Pat. vor Umlagerung, falls noch nicht erfolgt, einen Stifneck
  - Insbes. alle polytraumatisierten Pat.; Pat. mit GCS ≤ 9, Inhalationstrauma oder schwerem Thoraxtrauma sollten endotracheal intubiert werden
  - Zum Schutz des zervikalen Rückenmarks vor sekundären Schäden Intubation unter Längszug der HWS oder korrekt angelegtem Stifneck (ggf.

alternative Intubationshilfen wie Fiberoptik, Glide-Scope®, Intubationslarynxmaske etc.)
  - Narkoseeinleitung als Rapid Sequenz Induction (ausreichende Relaxierung und tiefe Sedierung zum Schutz vor Anstieg des ICP durch Husten oder Pressen)
- **B (Breathing):** Beatmung und ausreichende Ventilation
  - Auskultation und Inspektion des Thorax (u. a. Hautemphysem?)
  - Kontrolle Tubuslage, $etCO_2$, exspir. Tidalvolumen, Airway-Pressure, SpO_2
  - Aktiver Ausschluss von: Verlegung obere Atemwege, Spannungs- oder offenem Pneumothorax, instabilem Thorax, massivem Hämatothorax, Perikardtamponade („deadly six") → bei Thoraxtrauma frühzeitige Bülau-Drainage, ggf. Perikardpunktion
  - Beatmung mit FiO_2 1,0
- **C (Circulation):** Kreislaufstabilisation und Blutungskontrolle
  - Frühzeitige Prävention einer Gewebeminderperfusion: Beurteilung inbes. der Rekapillarisierung, Vigilanz und Hautfarbe und von Laktat und Base Excess in der BGA. Veränderungen von Blutdruck und Herzfrequenz sind bei sympathoadrenerger Gegenreaktion späte Schockzeichen.
  - Detektion und Kontrolle versteckter Blutungen, insbes. Abdomen (→ FAST: focused assessment with sonography for trauma); bei freier Flüssigkeit und gleichzeitiger Kreislaufinstabilität ggf. Entscheidung zur sofortigen Laparotomie, Becken, Thorax, große Röhrenknochen (ggf. Reposition oder provisorische Stabilisierung)
  - Erythrozytenkonzentrate ab Hb ≤ 10 g/dl bei aktiven Blutungen, ggf. Einsatz von 0-neg. EKs aus dem Notfall-Depot
- **D (Disability):** Neurologischer Status: SHT-Verdacht, Querschnittssymptome
  - Nur grobe neurologische Untersuchung: Glasgow Coma Scale, Pupillenstatus und seitenbetonte Neurologie
  - Bei SHT-Verdacht: Oberkörper hochlagern 30°, Kopf in Mittellage, Normoventilation, MAP ≥ 90 mmHg, tiefe Analgosedierung/Relaxierung und schnellstmögliche CCT
- **E (Exposure/Environment):** Komplettes Entkleiden **und** Schutz vor Hypothermie
  - Nur grobe, orientierende Untersuchung
  - Einsatz von Infusionswärmern, Wärmegeräten, Abdecken exponierter Körperteile: Ab Temp. ≤ 35 °C Induktion einer Koagulopathie
  - Gegebenenfalls gezielte Röntgenaufnahmen (z. B. Becken, Thorax) – keine Zeitverzögerung.

Die Aggressivität des **Volumenersatzes** hat sich nicht am Schockindex, sondern an der sicheren Kenntnis zu erwartender Blutverluste bei bestimmten Verletzungsmustern zu orientieren; ggf. bei aktiver, nicht komprimierbarer Blutung permissive Hypotension (MAP ~ 65 mmHg, syst. RR ~ 90 mmHg, KI: SHT): kein Zeitverzug bis zur chir. Versorgung. **Volumentherapie zur Stabilisierung der Vorlast** vorrangig mit Kristalloiden; wenn keine Stabilisierung zu erzielen: HAES 130/0,4 (umstritten, derzeit einzige vertretbare Indikation; niedrigst mögliche Dosierung für kürzest notwendige Zeit). Alternativ Humanalbumin 5 % (bis 20 ml/kg) oder 100 ml HA 20 % pro 500 ml Kristalloid erwägen (**cave:** Dilutionskoagulopathie).

! Weiteres Vorgehen nach der Klassifizierung: Instabiler oder stabiler Pat.?

Instabiler Patient: Lebensrettende Notfalleingriffe/Damage Control

- Sofortige Laparotomie bei freier abdominaler Flüssigkeit in der Sonografie, ggf. statt ausgedehntem chir. Eingriff nur „Abstopfen" (packing) der betroffenen Organe
- Beckenfraktur stabilisieren durch Fixateur ext. oder Beckenzwinge, um Blutung durch Schließung des Beckenrings zu tamponieren (ggf. Angioembolisation)
- Thoraxtrauma: Bülau-Drainage zumeist ausreichend (Minithorakotomie ohne Verwendung Trokar), ggf. Perikardpunktion bei Perikardtamponade (▶ 7.3.5)
- SHT: CCT → Hirndruck? → ggf. Hirndrucksonde, Kraniotomie, Mannitol

Stabiler Patient: Secondary Survey (Organdiagnostik)

Im Verlauf der weiterführenden Diagnostik immer wieder Re-Evaluation des ABCDE-Schemas sowie der Pupillenfunktion. Vorhandene Ressourcen zur Behandlung ausreichend? Zwischen Notruf und OP-Beginn dürfen nicht mehr als 90 Min. vergehen (meist bereits 60 Min. vergangen bis Klinikaufnahme, sodass 30 Min. verbleiben!).

- Erweitertes Monitoring der Vitalparameter an einer **mobilen** Monitoreinheit (invasive Blutdruckmessung, Temp.)
- Kreislaufstabilisierung: Neben den Kreislaufparametern, Laktat und BE auch an der Urinproduktion orientieren (kritisch ≤ 0,5 ml/kg KG), ggf. Einsatz von Katecholaminen (Arterenol, Dobutamin, wenn therapierefraktär: Vasopressin erwägen)
- Art. BGA und Labor, β-HCG-Schnelltest bei Frauen im gebährfähigem Alter, Blutgruppe, Kreuzblut, Konservenbereitstellung
- Mehrlumen-ZVK mit hoher Flussrate, Dauerkatheter, Magensonde (**cave:** Nicht nasal bei Schädelbasisfraktur)
- Eingehende körperl. Untersuchung von kranial nach kaudal, Verbände, Schienung von Frakturen (**cave:** Kompartmentsyndrom, WS-Verletzungen werden oft übersehen)
- Thoraxtrauma: Ausschluss Aorten-, Zwerchfell-, Ösophagus-Ruptur, Contusio oder Luxatio cordis
- Erweiterte Diagnostik: Spiral-CT inkl. HWS, kraniales CT, Röntgen, EKG, ggf. transösophageale Echokardiografie, Konsiliarien und Planung der operativen Versorgung
- Antibiose, Tetanusimpfung, Thrombose- und DIC-Prophylaxe der späteren Phase
- Therapie einer **traumainduzierten Koagulopathie** (TIK, bei 30 % der Pat. in der Frühphase des Traumas): Ursache: schockbedingte Hypoperfusion, Hyperfibrinolyse, Quick und PTT allein nicht aussagekräftig, besser Rotationsthrombelastografie (ROTEM; Point-of-Care-Diagnostik), Maßnahmen: FFPs (im Verhältnis zu EKs 1 : 2 bis 1 : 1), Thrombozytenkonzentrate (ab 100.000/µl), ggf. Antifibrinolytika oder Desmopressin, Fibrinogen (ab < 1,5 g/l), ggf. Blindgabe von Faktor XIII (15–20 IE/kg), Kalzium (ab < 0,9 mmol/l), Azidose-Ausgleich (pH ≤ 7,2), ggf. PPSB (1.500–2.000 IE), ggf. rekomb. aktiv. Faktor VIIa (erst nach Ausgleich Fibrinogen, Kalzium, Azidose, Hb, Thromboz., Temp. sowie Ausschluss Hyperfibrinolyse, Heparineffekt)

Nichts darf den Ablauf dieses Algorithmus stören!

7.5.2 Schock

Allen Schockformen ist ein Missverhältnis von Sauerstoffangebot und -verbrauch gemeinsam, wobei der akute Volumenmangel neben der Makrozirkulation auch die Mikrozirkulation und damit den Gewebestoffwechsel und das Immunsystem beeinträchtigt.

Hypovolämischer Schock

Unzureichende Durchblutung vitaler Organe infolge intravasalen Volumenmangels.

Ätiologie Blutverluste (z. B. Trauma), Plasmaverluste (z. B. Verbrennung), Wasser- und E'lytverluste (z. B. Diarrhö, Erbrechen).

Klinik

- Agitiertheit, ggf. Bewusstseinstrübung infolge zerebraler Hypoxie
- Hautblässe und Kaltschweißigkeit infolge Vasokonstriktion (ggf. in Komb. mit Zyanose bei hoher O_2-Ausschöpfung)
- Kapillarfüllungszeit ≥ 2 Sek.
- Tachypnoe/Hyperventilation bei Hypoxie/metab. Azidose
- Hypotonie und Tachykardie infolge Hypovolämie und Sympathikusaktivierung (erlauben keine Aussage über einen noch **kompensierten** Schock)
- Oligurie (< 0,5 ml/h/kg KG)
- Gegebenenfalls Zeichen der Exsikkose mit E'lytstörungen bei protrahiertem Verlauf
- Beurteilung der Gewebehypoxie (saure Valenzen) über BE (≤ −6 mmol/l) und Laktat (Normalwert 1,5 ± 0,5 mmol/l, **cave:** Laktat in Ringer-Laktat-Lsg. oder Einsatz älterer EKs)

Therapie

! Herstellung der Normovolämie (Volumengabe) und adäquate O_2-Versorgung (großzügige Indikation zur Beatmung mit FiO_2 von 1,0) haben oberste Priorität

- Erste Maßnahme: Autotransfusion (Beine hoch lagern)
- Volumentherapie, vorrangig mit Kristalloiden, ggf. auch Kolloide (▶ 7.5.1) über großlumige Zugänge
- Katecholamine nur zur initialen Stabilsierung und Überbrückung (▶ 6.7.7), **cave:** Minderperfusion durch Vasokonstriktion
- Wiedererwärmung
- ZVK und art. Kanülierung immer indiziert (jedoch keine Verzögerung initialer Therapiemaßnahmen)
- Blasenkatheter (Körperkerntemp., stündl. Urinproduktion)
- Wiederholte Bestimmung der zentralvenösen Sättigung (Norm 70–75 %), BE und Laktat erlauben Beurteilung der O_2-Utilisation in der Endstrombahn und damit orientierende Therapie- und Verlaufskontrolle

Kardiogener Schock

Funktionsstörung des Herzens mit kritisch verminderter Pumpleistung und inadäquater O_2-Versorgung der Organe.

Ätiologie Myogen (z. B. Infarkt, Myokarditis, Trauma etc.), rhythmogen (z. B. bradykarde oder tachykarde Rhythmusstörungen), mechanisch (z. B. Perikardtamponade, Spannungspneumothorax, Lungenembolie etc.).

Klinik Dyspnoe/Orthopnoe, Zeichen des Rückwärtsversagens (Lungenödem, gestaute Halsvenen, ZVD erhöht, Knöchelödeme) und Vorwärtsversagen (allgem. Schockzeichen wie Hypotonie, Blässe, kalte Extremitäten, Oligurie), kardiale Anamnese, auch psych. Alteration wie Hyperventilation, Agitiertheit, Verwirrtheit (Hypoperfusion ZNS).
Serum-Laktat (< 2,0 mmol/l) zur Erfassung der Hypoxämie und Prognoseabschätzung.

Therapie

! Stabilisierung der Hämodynamik (Optimierung von Vorlast, Inotropie und Nachlast) und **kausale Therapie** der Ursache des kardialen Versagens (Koronar-Revaskularisation)

- Lagerung: Oberkörper hoch, Beine tief (Senkung der Vorlast)
- O_2-Gabe, frühzeitig Beatmung (**cave:** Kardiodepressorische Wirkung aller Anästhetika zur Intubationsnarkose, ggf. nichtinvasive Ventilation [NIV] unter Sedierung mit CPAP-Maske erwägen)
- Senkung der überschießenden sympathischen Aktivität sowie des Sauerstoffverbrauchs und damit der Vor- und Nachlast durch suffiziente Analgesie und Sedierung
- Opiate: Bevorzugt Morphin (z. B. 10 mg i. v., zentrale sympathische Dämpfung, sedierender und vorlastsenkender Effekt)
- Separater Zugang für Katecholamine (Verhinderung versehentlicher Bolusgaben) frühzeitig ZVK (ggf. PAK)
- Dobutamin (positiv inotrop, weitgehend β_1-selektiver Agonist): Bei nur gering ausgeprägter Hypotonie, Zunahme Koronarperfusion
- Kombination mit Vasopressoren: Noradrenalin (oder Vasopressin)
- Phosphodiesterasehemmer (Milrinon) oder Ca^{2+}-Sensitizer (Levosimendan): β-rezeptorunabhängige pos. Inotropie, vasodilatierend, Katecholamineinsparung bei geringer Inotropie und hoher Nachlast, bei dekompensierter chron. Herzinsuff. oder Betablockade
- Adrenalin (dosisabh. β_1-, β_2- und α-Agonist): Ultima Ratio für anders nicht steigerbare Inotropie
- Tachykarde Rhythmusstörungen: Vorrangig Kardioversion, Amiodaron (beim Erwachsenen 150–300 mg i. v.) oder bei liegendem passagerem Schrittmacher: Atrialer (bei Vorhofflattern) oder ventrikulärer (bei VT) „Overdrive"
- Bradykarde Rhythmusstörungen: Atropin (bei Sinusrhythmus), ggf. passagere Schrittmacheranlage (AV-Block II. [Mobitz] oder III. Grades), bifaszikulärer Schenkelblock, Sinusarrest
- E'lyte (K^+, Mg^{2+}) und Base Excess ausgleichen
- Ultima Ratio: Extracorporal Life Support erwägen

Septischer Schock

Komplexe systemische inflammatorische Wirtsreaktion auf eine Infektion mit Verteilungsstörung des zirkulierenden Blutvolumens.

Ätiologie Einschwemmung von Endotoxinen gramneg. oder grampos. Bakterien oder auch nichtinfektiöser Noxen (durch ein Trauma) mit Entzündungsantwort und Dysregulation der Vasomotorik und Endothelfunktion (capillary leak, gestörte Mikrozirkulation, Zellhypoxie, interstitielles Ödem, Organdysfunktion).

Klinik Temperatur > 38,0 °C oder (seltener) < 36,0 °C, Schüttelfrost, Hyperventilation, initial heiße, gerötete Haut (hyperdyname Phase), später kalte, zyanoti-

sche Haut (Dekompensation), allgem. Schockzeichen (u. a. durch sept. Kardiomyopathie), Hautblutungen (Koagulopathie, DIC).
Procalcitonin im Serum (< 2,0 ng/ml Sepsis hochwahrscheinlich – Verlaufsmessung) und Erregernachweis in der Blutkultur (vor Antibiotikagabe, separate Punktion, nur in 30 % Bakteriämie).

Therapie

- Sepsistherapie: Kausale chir. und antimikrobielle Herdsanierung (Katheterinfektion?), Wiederherstellung der Gewebeperfusion und -oxygenierung
- Therapiekontrolle über erw. Kreislaufmonitoring mit Bestimmung des HZV (PAK, art. Pulskonturanalyse: PiCCO®- oder Vigileo®-System, kontinuierliche Bestimmung der svO_2, der kardialen Füllungsdrücke und der Schlagvolumenvarianz SVV)
- Forcierte Volumentherapie (oft unterschätzt) für suffizienten venösen Rückstrom zum Herzen und HZV-Steigerung mit Kristalloiden, ggf. Humanalbumin (▶ 7.5.1)
- Pos. inotrope (Dobutamin) und vasopressorische Therapie (Arterenol, wenn trotz Volumen MAP < 65 mmHg); siehe auch kardiogener Schock
- Rekomb. aktiv. Prot. C (rhAPC) bei schwerer Sepsis mit hoher Sterbewahrscheinlichkeit, empf.: antiinflammatorische, antithrombotische und antifibrinolytische Effekte
- Nierenersatzverfahren in Betracht ziehen
- Kontrollierte Beatmung reduziert Atemarbeit und erhöht das O_2-Angebot
- Antibiotikather., Azidosekorrektur, Thromboseprophylaxe

7.5.3 Schädel-Hirn-Trauma

Häufigste Einzelverletzung beim Polytrauma mit (offenes SHT) oder ohne Duraeröffnung (geschlossenes SHT). Ausschlaggebend für die Prognose ist die Vermeidung der sekundären Hirnschädigung durch Hypotonie, Hypoxämie, Hyperkapnie und dem daraus resultierenden Hirnödem, da der primäre Hirnschaden initial nicht beeinflusst werden kann (▶ Tab. 7.3). Deshalb: Frühzeitige Stabilisierung von Blutdruck und Atmung!

Tab. 7.3 Schweregrade des Schädel-Hirn-Traumas

SHT 1.°	Commotio cerebri	Kurz dauernde Bewusstseinsstörung ohne Substanzschädigung des Gehirns und ohne Veränderungen im CCT; Kopfschmerzen, Übelkeit, Erbrechen, retrograde Amnesie
SHT 2.°	Leichte Contusio cerebri	Bewusstlosigkeit ≤ 1 h mit Substanzschädigung des Gehirns und Veränderungen im CCT, neurologische Ausfälle bis zu 3 Wo. lang nachweisbar
SHT 3.°	Schwere Contusio cerebri	Bewusstlosigkeit über Tage bis Wo. mit Substanzschädigung des Gehirns und Veränderungen im CCT, neurologische Ausfälle länger als 3 Wo. nachweisbar

7

Klinik

- Die Bewusstseinstrübung bis hin zur Bewusstlosigkeit ist ein Hinweis auf eine schwere Funktionsstörung des Gehirns.
- **Erhöhter Hirndruck:** Kopfschmerzen, Übelkeit, Erbrechen, Unruhe, Agitiertheit, Benommenheit, Amnesie, Orientierungsstörungen, Koordinierungsstörungen, Lähmungen, Krampfanfälle, Schwindel, Doppelbilder, Schwerhörigkeit
- Hirnstammkompression und transtentorielle Einklemmung: Hemiparese und ipsilateral gestörte Lichtreaktion und Pupillenerweiterung, Streck- und Beugesynergismen, Aufhebung der Schmerzreaktion, Cushing-Trias (Versagen von Kreislauf – Hypertonus bei Bradykardie und Atmung – Maschinenatmung, Cheyne-Stokes-Atmung) durch Einklemmung der Medulla oblongata – **Minuten entscheiden**
- Begleitverletzungen: Bewusstlosen nach SHT grundsätzlich Polytrauma und begleitende Verletzung der Wirbelsäule (Immobilisation!) unterstellen, Verletzung hirnversorgender Gefäße (Dissektion, traum. Aneurysma)

Therapie

Ziel: Unterbrechung der zerebralen Hypoxämie durch Sicherstellung eines adäquaten zerebralen Perfusionsdrucks und O_2-Angebots (Normoxie, Normokapnie, Normotonie).

> Mittlerer arterieller Blutdruck (MAP) – Intrakranieller Druck (ICP) = Zerebraler Perfusionsdruck (CPP)
> **Zielgröße:** CPP 60–70 mmHg; d. h. der MAP muss mind. 70 mmHg über dem intrakraniellen Druck liegen (MAP < 90 mmHg vermeiden).

Senkung des erhöhten ICP

- Lagerung: Begünstigung des venösen Rückstroms: Oberkörper 30° hoch, Kopf in Mittelstellung, Vermeidung von Jugularvenen-Komprimierung durch Tubusfixierung mittels Mullbinde (→ ggf. über die Ohren führen)
- Sedierung: Unruhe, Agitiertheit, Husten, Pressen erhöht den ICP und verschlechtert die Oxygenierung
- Erst bei klinischen Zeichen einer Einklemmung empfohlen:
  - Osmotherapie: z. B. Mannitol (bis zu 1 g/kg i. v., d. h. ca. 250 ml Mannit 20 % für 70 kg), keine Überschreitung der Plasmaosmolarität ≥ 320 mOsm/kg
  - Kontrollierte Hyperventilation: $paCO_2$ 30–35 mmHg, **nur kurzfristig** bei erhöhtem Hirndruck und drohender Einklemmung sinnvoll (Vasokonstriktion mit vorübergehender Senkung des ICP, aber: Prolongierte Hyperventilation, $paCO_2$ < 25 mmHg → zerebrale Vasokonstriktion → Minderperfusion → Hypoxie → Ödem)
  - Barbiturate: Nur als Ultima Ratio bei therapieresistentem ICP > 30 mmHg, z. B. Thiopental 6–10 mg/kg i. v., dann kontinuierlich 3–5 mg/kg/h i. v. (MAP beachten, nur unter EEG-Kontrolle: Isoelektrische Burst-Suppression) oder
  - hypertone NaCl-Lösung: 4 ml/kg KG NaCl 7,5 % im Sinne einer „small volume resuscitation" (MAP ↑, ICP ↓)
- Kontinuierliche intraventrikuläre ICP-Messung und Liquordrainage
- Gegebenenfalls frühzeitige Dekompressionstrepanation

Kreislaufstabilisierung

! Zielgröße: MAP ≥ 70–90 mmHg
- Rasche Detektion hypovolämer Zustände (invasive Blutdruckmessung – kein Zeitverzug durch Anlage)
- Blutstillung und adäquate Volumenther. über 2–3 sichere venöse Zugänge, ggf. Katecholamine (Arterenol)
- Kein Ringer-Laktat, da hypotone Lösung, Laktat-Abbau hepatisch unter O_2-Verbrauch und Verfälschung der Laktat-Diagnostik

Sicherung der Atmung

- Großzügige Indikation zur Intubation und Beatmung (art. Sättigung < 90 % unbed. vermeiden), Aspirationsschutz (GCS ≤ 8, ▶ Tab. 7.4).
- Bei eingeschränkter respiratorischer Funktion Beatmung mit PEEP bis 10 cmH_2O bezgl. ICP unproblematisch.

Tab. 7.4 Glasgow Coma Scale

Augen öffnen	Spontan öffnen Öffnen auf Ansprache Öffnen auf Schmerzreiz Keine Reaktion	4 3 2 1
Verbale Reaktion	Orientiert Verwirrt, desorientiert Unzusammenhängende Laute Unverständliche Laute Keine verbale Reaktion	5 4 3 2 1
Motorische Reaktion	Befolgt Aufforderung Auf Schmerzreize gezielte Schmerzabwehr Massenbewegungen Beugesynergien Strecksynergien Keine Reaktion	6 5 4 3 2 1

Begleitende Maßnahmen

- Hypothermie 33–34 °C über 48 h (konvektive therm. Systeme, gekühlte Infusionen) kann den ICP senken, darüber hinaus auch Verbesserung des neurolog. Outcomes
- Ther. febriler Zustände: Antipyretika, Muskelrelaxation zur Vermeidung des Muskelzitterns
- Ausgleich einer Laktatazidose oder Hypoglykämie
- Verlaufs-CT nach 4–8 h bedenken
- Genaue schriftliche Dokumentation des neurologischen Zustands mit Uhrzeit

7.5.4 Verbrennungen

Schädigungen des Körpers durch Hitzeeinwirkung. Die nachfolgende Schädigung des Gesamtorganismus wird als Verbrennungskrankheit bezeichnet.

Klinik

- Generalisiertes Verbrennungsödem ab ca. 20 % verbrannter Körperoberfläche (VKOF) bedingt durch ein Kapillarleck bei „systemic inflammatory response syndrome" SIRS

- Auftreten in den ersten 8–12 h; Normalisierung meist ab 18–24 h
- Präklinisch oft noch kompensierte Kreislaufverhältnisse durch endogene Katecholamine (→ Normo- oder Hypertonie in der Initialphase bedeutet keine Kreislaufstabilität!), dann hypovolämischer Schock (ab 10 % VKOF) durch Volumenverschiebungen und Flüssigkeitsverlust sowie mediatorbedingte Myokarddepression
- Bestimmung der Verbrennungsgrade ▶ Tab. 7.5

Tab. 7.5 Verbrennungsgrade	
I.°	Schmerz, Rötung, Schwellung, Heilung in 5–10 d ohne Narben; Verbrennungstiefe: Epidermis
II.°a	Starker Schmerz, Blasenbildung geröteter Untergrund, Ödem, konservative Behandlung, Defektheilung in 2–3 Wo., kaum Narben
II.°b	Schmerz, Blasenbildung mit hellem Untergrund, Ödem, narbige Defektheilung in mehr als 3–4 Wo., Verbrennungstiefe bis Dermis
III.°	Kein Schmerz mehr, Nekrose, keine spontane Heilung; Verbrennungstiefe: bis Subkutis; Hauttransplantation erforderlich
IV.°	Verkohlung mit Ausdehnung bis auf Muskulatur, Sehnen und Knochen

- Bestimmung der Ausdehnung:
  - Neuner-Regel nach Wallace (▶ Abb. 7.6) oder
  - Handflächenregel: Handfläche (entspr. Handteller beim Kind) entspricht 1 % KOF

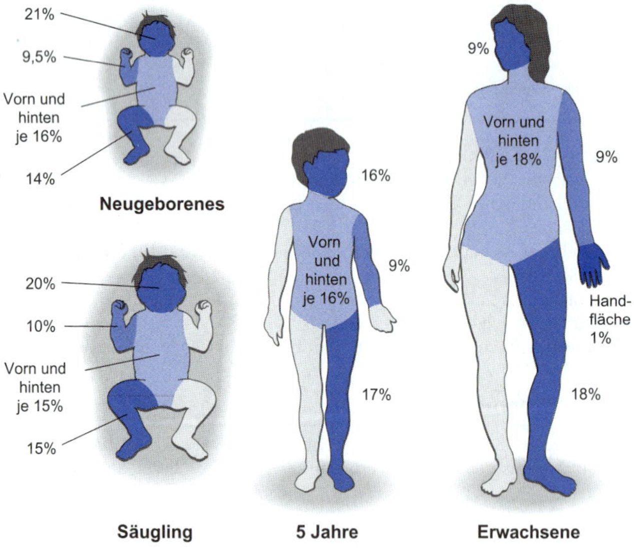

Abb. 7.6 Flächenberechnung bei Verbrennungen [L157]

- Hustenreiz, Dyspnoe, verbrannte Nasen- und Barthaare, Lippen etc. weisen auf ein Inhalationstrauma hin (Reizgasbeteiligung?)

Monitoring

ZVK (fünflumig, ein Schenkel mit hoher Flussrate, möglichst obere Hohlvene für ZVD und S_{ZV}-Messung), HZV-Messung (z. B. über art. Pulskonturanalyse: PiCCO®- oder Vigileo®-System), Blasenkatheter mit Temperatur-Sonde.

Therapie

- Vorgeheizter Schockraum!
- Kühlen (nur zur Analgesie) und nicht unterkühlen: bis zur **med. Schmerztherapie** mit Leitungswasser (20 °C) oder Ringer-Lösung kühlen, jedoch nicht länger als 10–20 Min. (→ Pat. wird durch Wärmeverlust mehr gefährdet als durch unterlassene Kühlung) und locker fixierte Abdeckung der Brandverletzung mit sterilem metallbeschichtetem Verbandstuch
- Keine Kühlung bei Bewusstlosigkeit oder großflächiger Verbrennung
- **Periphervenöse Zugänge:**
  - Mind. zwei sichere Zugänge (nur im Notfall im verbrannten Areal, kein Zeitverlust)
  - Inbes. bei Kindern nur drei Versuche, dann intraossären Zugang prätibial wählen
- **Indikation zur Intubation:**
  - Gesichts- oder zirkuläre Rumpfverbrennung III.°
  - Schweres Inhalationstrauma, Schwellung der oberen Luftwege
  - VKOF ≥ 50 %
- **Inhalationstrauma:**
  - Bronchodilatatoren (keine Gabe von inhalativen oder systemischen Kortikoiden!)
  - Sicherung der Oxygenierung: Frühzeitige Intubation (Gefahr der ödematösen Verlegung der Atemwege), FiO_2 1,0, PÜEEP bei CO-Hb
  - Ausschluss (bzw. Ther.) einer CO- oder Zyanid-Vergiftung, BGA (CO-Hb, Met-Hb)
  - Bronchoskopie
- **Infusionstherapie** (▸ Tab. 7.6):
  - Kristalloide als balancierte Lösungen (z. B. Sterofundin)
  - Kein Ringer Laktat → verschleierte Laktatdiagnostik; hypotone Lösung; Abbau unter O_2-Verbrauch
  - Keine hyperosmolaren/hyperonkotischen Lösungen oder Kolloide → Anreicherung im Gewebe durch Kapillarleck (→ verstärkte Ödembildung), ggf. Humanalbumin ab dem 2. Tag nach Verbrennung
- **Analgosedierung/Narkose:**
  - Insbes. wenn Analgesie durch längerfristige Kühlung wegfällt
  - Bevorzugt mit S-Ketamin (sympathomimetisch, katecholaminsparend)
  - Propofol (eher sympatholytisch wirkend) oder Midazolam (besser)
- **Kreislaufstabilisierung:**
  - Primär durch Volumengabe
  - Katecholamine möglichst vermeiden → SVR ↑, Hautdurchblutung ↓
  - Nur wenn Volumengabe nicht ausreichend
  - Dobutamin (weitgehend selektiver β_1-Adrenozeptor-Agonist, bei bestehendem Volumenmangel ggf. Verstärkung der Hypotonie)

Tab. 7.6 Kristalloide Lösungen bei Verbrennungen (erstgradige Verbrennungen gehen nicht in die Berechnung der VKOF ein)	
Erwachsene	**Kinder**
Vollelektrolytlösung	
Initial: 1.000 ml/h	Initial: 10 ml/kg KG/h
4 ml × kg × % VKOF in 24 h	5 ml × kg × % VKOF in 24 h, zusätzlich zum physiologischen Erhaltungsbedarf
50 % in den ersten 8 h	
25 % in den zweiten 8 h	
25 % in den dritten 8 h	
Schätzwerte zur Einleitung der Volumentherapie: Grundsätzlich am Bedarf orientieren	
Zielgrößen der Kreislauftherapie: 1. Kein Anstieg von Hb (durch negative Flüssigkeitsbilanz) 2. MAP ≥ 65 mmHg 3. Stundendiurese ≥ 0,5 ml/kg KG (bei Kindern ≥ 1 ml/kg) 4. ZVD ≥ 15 mmHg 5. $S_{zv}O_2$ ≥ 70 %	

  - Noradrenalin (nur zur Normalisierung eines verminderten SVR, Beeinträchtigung der Perfusion der Wundrandzonen)
  - Adrenalin (Ultima Ratio)
- **Escharotomie erforderlich?** Entlastungsschnitte können bei großflächigen zirkulären Verbrennungen erforderlich sein, um Einschnürungen mit konsekutiver Minderperfusion oder max. Beatmungsdrücken bei Thoraxrigidität zu entlasten.

- Weitere Ther. nach Empfehlungen zur Sepsisbehandlung
- Schmale Gratwanderung zwischen Überinfusion und insuffizienter Flüssigkeitsther.; beides resultiert in der Gewebehypoxämie mit nachfolgendem Multiorganversagen
- Durch fehlenden Schutz der Haut ständige Gefahr einer Infektion/Superinfektion sowie Unterkühlung
- **Cave:** An Begleitverletzungen denken

7

Prognose

Abschätzung der Überlebenswahrscheinlichkeit anhand des ABSI („abbreviated burn severity index" ▶ Tab. 7.7)

Tab. 7.7 Berechnung des ABSI

1 Punkt je VKOF						
1 Punkt für das Vorliegen von Verbrennungen III.°						
1 Punkt für das Vorliegen eines Inhalationstraumas						
1 Punkt je 20 Lj.						
1 Punkt für weibliches Geschlecht						
1 Punkt für schwerwiegende Begleiterkrankungen						
Gesamtpunktzahl	2–3	4–5	6–7	8–9	10–11	> 11
Überlebenswahrscheinlichkeit (in %)	99	95	80–90	50–70	20–40	0–20

Indikation zur Verlegung in ein Zentrum für Brandverletzte

- Pat. ≥ 15 % zweitgradig VKOF oder
- Pat. ≥ 10 % drittgradig VKOF oder
- Pat. mit Inhalationstrauma oder
- Pat. mit mechanischen oder elektrischen Begleitverletzungen oder
- Pat. mit Verbrennungen Gesicht, Hals, Achselhöhle, Hände, über gr. Gelenken, Genitale
- Pat.-Alter ≤ 8 J. oder ≥ 60 J.
- Zentrale Anlaufstelle für die Vermittlung von Betten für Schwerbrandverletzte (24 h): 040/42851-3998 und -3999 (Feuerwehr Hamburg).

7.6 Fehler- und Risikomanagement

Peter Söding

7.6.1 Fehler

- Von Fehlern kann man nur sprechen, wenn menschliches Handeln betroffen ist.
- Einem Unfall gehen etliche Zwischenfälle oder Beinaheschäden, noch mehr minimale Ereignisse und gefährliche Situationen und eine Unzahl an Regelverstößen voraus.
- **Latente Fehler:** Organisationsfehler; kommen in einem System immer vor und bleiben bis zu einem Ereignis oft unerkannt: Enge Räumlichkeiten, schlechte Ausbildung, wenig Personal, mangelhafte Geräteausstattung
- **Aktive Fehler:** Werden aktiv vom Verursacher begangen, sind leicht identifizierbar und führen oftmals zu Sanktionen: Wissenslücken, Fixierung auf falsche Handlungsziele, Abweichen von gängigen Regeln, mangelnde manuelle Fertigkeiten, technische Gründe, psychologische Faktoren (Fehleinschätzung, Selbstüberschätzung)

- Kommt es zu einer Verkettung latenter und aktiver Fehler, kann es zu einem Unfall mit Patientenschaden kommen. Die einzelnen Faktoren für sich genommen führen nur dann zu einem solchen Unfall, wenn die Fehler durch das Netz aus Sicherheitsbarrieren „schlüpfen" können.

7.6.2 Critical Incident Reporting System (CIRS)

… oder die Kunst, aus Fehlern (anderer) zu lernen.

Die Erfassung latenter Fehler, von Regelverstößen, minimaler Ereignisse oder Missgeschicke mithilfe von **anonymen und sanktionsfreien** Fehlermeldesystemen bietet für ein Risikomanagement eine Datenbasis von unschätzbarem Wert (**jeder Fehler ist ein kleiner Schatz**). Aufgrund der Analyse dieser Meldungen konnten technische Verbesserungen eingeführt, Sicherheitssysteme hinterlegt und Prozeduren überarbeitet und sicherer gestaltet werden.

- **Interne CIRS:** Innerhalb einer Klinik angelegt werden Fälle dokumentiert, die in aller Regel keinen Patientenschaden zur Folge hatten, da diese zumeist nicht anonym und damit möglicherweise auch nicht frei von Sanktionen (ggf. auch der Klinik gegenüber) gehandhabt werden können.
- **Externe CIRS:** Ein zumeist webbasiertes Dokumentationssystem, das auch die Eingabe von Unfällen mit Folgeschaden erlaubt, da über die Anonymisierung eine Zuordnung zu einer Klinik unmöglich wird.

Goldene Regeln des Berichtens

- Alles berichten, was man gerne „vorher" gewusst hätte
- Ob das Ereignis selbst erlebt oder nur beobachtet wurde, ist irrelevant
- Das Schädigungspotenzial für den Pat. ist nicht entscheidend.
- Wichtig sind gerade auch Meldungen von „banalen" Zwischenfällen ohne Patientenschaden.
- Länger zurückliegende Ereignisse, Probleme und Erlebnisse (positive und negative) dann berichten, wenn sie noch relevant sind
- Auch der Bericht positiver Ereignisse oder guter Maßnahmen kann dazu beitragen, die Patientensicherheit nachhaltig zu erhöhen.

Ablauf

7

1. Meldung: Rechnergestützt, unbemerktes Eingeben, möglichst viel Freitext, ggf. zentrale Anonymisierung
2. Analyse: Durch ein festes Team (Arzt, Pflege, Anästhesie, Intensiv, MTA etc.)
3. Verbesserungsvorschläge. Rückkopplung zu dem Meldenden (z. B. im Rahmen regelmäßiger IRS-Fortbildungen in der Frühbesprechung)
4. Umsetzung: Durch das IRS-Team bzw. Klinikleitung

! Die Zusicherung der Sanktionsfreiheit und Unterstützung bei der Abänderung aufgedeckter Sicherheitslücken durch die Klinikleitung ist essenziell.

Beispiel für ein internetbasiertes CIRS: CIRS-AINS

CIRSmedical Anästhesiologie (CIRS-AINS) ist ein gemeinsames Modellprojekt des Berufsverbandes Deutscher Anästhesisten (BDA), der Deutschen Gesellschaft für Anästhesiologie und Intensivmedizin (DGAI) und des Ärztlichen Zentrums für Qualität in der Medizin (ÄZQ) für die anonyme Erfassung und Analyse von sicherheitsrelevanten Ereignissen in der Anästhesie, Intensivmedizin, Notfallmedizin und Schmerztherapie. www.cirs-ains.de; info@cirs-ains.de

7.6.3 Simulationstraining

Möglichst realitätsnahes Training von Notfallsituationen und Ausnahmezuständen, um auch in sehr seltenen oder dramatischen Fällen (z. B. „cannot intubate, cannot ventilate") trotz hoher psychologischer Belastung effizient und ruhig zu handeln („if you come to a resuscitation, first take your own pulse").

Trainingsziele

- Üben von Führung und Leitung einerseits und Unterordnung andererseits
- Trotz Informationschaos alle verfügbaren Informationen kontrollieren und nutzen
- Effektive Kommunikation sowie Aufgaben verteilen und delegieren
- Rechtzeitiges Kennenlernen der Ausstattung und des Arbeitsfelds
- Planen und Vorausplanen, insbes. in lauter und stressiger Atmosphäre
- Hilfe frühzeitig holen und alle verfügbaren Ressourcen nutzen

7.6.4 Verhalten nach einem Zwischenfall

- Vorgesetzten informieren
- Genaue Aufzeichnungen über den Ablauf des Zwischenfalls anfertigen (wichtige Zeitpunkte und Zeitphasen, beteiligte Personen, Besonderheiten im Umfeld oder beim Pat.); Unterlagen sicher aufbewahren, sie sind beschlagnahmefähig.
- Gespräch mit dem Pat. oder den Angehörigen anbieten, aber sorgfältig vorbereiten, nicht spontan, sondern in einem gewissen zeitlichen Abstand und aus Beweisgründen nicht allein durchführen
- Haftpflichtversicherung unterrichten (Schilderung des Tatbestands, objektive Chronologie); keine Beurteilung, Mutmaßungen oder Spekulationen – die Staatsanwaltschaft darf auch die Unterlagen der Versicherung beschlagnahmen bzw. die Sachbearbeiter als Zeugen vernehmen.
- Kein Schuldeingeständnis. Niemand ist verpflichtet, sich selbst zu beschuldigen; eigenes Verhalten so einrichten, dass für die Verteidigung keine Nachteile erwachsen
- Werden nach einem tödlichen Zwischenfall grundlos Vorwürfe erhoben, sollte bei der Staatsanwaltschaft eine Obduktion beantragt werden.
- Krankenunterlagen, Röntgenaufnahmen usw. kopieren. Der beschuldigte Arzt erhält in einem Ermittlungsverfahren keine Akteneinsicht (allenfalls sein Rechtsanwalt).
- Vorsicht bei Zwischenfallkonferenzen oder Abfassung von Gemeinschaftsprotokollen. Keine Einflussnahme auf andere, die als Zeugen in Betracht kommen; keine nachträgliche Veränderung der schriftlichen Krankenunterlagen, keine Vernichtung oder Unterdrückung von Beweismitteln; Änderungen, Ergänzungen oder Korrekturen der Unterlagen können (ggf. auf einem gesonderten Blatt) vorgenommen werden, sollten aber als nachträgliche Änderungen gekennzeichnet werden.
- Meldung des Zwischenfalls bei der Polizei bzw. Staatsanwaltschaft bei Verdacht der fahrlässigen Tötung zur Vermeidung des Vorwurfs der Vertuschung oder gar der Begünstigung abwägen; bei (nur) fahrlässiger Körperverletzung kann der Pat. selbst durch Strafantrag oder im Wege der Privatklage die Strafverfolgung betreiben.

- Vorsicht bei informatorischen Befragungen nach einem Zwischenfall durch die Polizei oder Staatsanwaltschaft, bei denen der in den Vorfall verwickelte Arzt zunächst nur als Zeuge befragt wird. Der Zeuge ist zwar grundsätzlich zur Aussage verpflichtet, kann jedoch die Auskunft auf solche Fragen verweigern, deren Beantwortung ihn der Gefahr aussetzen würde, wegen einer Straftat verfolgt zu werden. Wer möglicherweise von einem Fehlervorwurf betroffen ist, sollte im Frühstadium der Ermittlungen den Bereich des Auskunftsverweigerungsrechts weit ziehen; unbedachte Angaben erschweren die Verteidigung oft erheblich. Anders ist es, wenn durch die Aussage sofort und einwandfrei die Unschuld zu beweisen ist.
- Nach Möglichkeit keine mündl. Erklärungen abgeben, da die Erfahrung zeigt, wie groß die Gefahr von Missverständnissen, Irrtümern, Ungenauigkeiten bei der Wiedergabe solcher Angaben ist. Vielmehr der Kriminalpolizei und Staatsanwaltschaft anbieten, dass diese die Fragen schriftlich stellen und der Arzt (ggf. nach rechtl. Prüfung) dazu schriftlich Stellung nimmt.

! Literatur: Ulsenheimer K, Bock R-W. Verhalten nach einem Zwischenfall. Anästhesiologie und Intensivmedizin. Perimed Spitta 2001: 885 ff.

Mitglieder des Berufsverbandes Deutscher Anästhesisten (BDA) sind rechtsschutzversichert für Straf-, Ordnungswidrigkeits-, Disziplinar- oder standesrechtliche Verfahren im Zusammenhang mit ihrer ärztlichen Tätigkeit. Nähere Auskünfte erteilt die Rechtsabteilung des BDA, Roritzerstraße 27, 90419 Nürnberg, Tel.: 0911/93378-17/-19/-27, Fax: 0911/3938195, E-Mail: Justitiare@bda-ev.de, Internet: www.bda.de/service-recht/rechtsfragen/rechtsabteilung.html.

8 Anästhesie bei Begleiterkrankungen und besonderen Personengruppen

Ulrich Handke, Matthias Heringlake, Teresa Linares, Christian Rempf und Peter Söding

8.1 Kardiovaskuläre Erkrankungen

Matthias Heringlake

8.1.1 Präoperative Evaluation vor nicht herzchirurgischen Eingriffen

Gerade ältere Pat. haben nicht selten kardiovaskuläre Vorerkrankungen, die für allgemeine perioperative und insbesondere kardiale Komplikationen (Myokardinfarkt, dekompensierte Herzinsuff. etc.) prädisponieren. Eine präoperative Herzinsuffizienz ist dabei im Hinblick auf Letalität und perioperative Komplikationen prognostisch wesentlich ungünstiger als eine KHK zu wichten, da die Herzinsuffizienz als „systemische" Erkrankung neben dem Herz auch andere Organsysteme (insbesondere Niere) in Mitleidenschaft zieht und so die Vulnerabilität des Patienten *gegenüber* den pathophysiologischen Auslenkungen großer Eingriffe allgemein erhöht.

Jeder Pat. sollte auf sein kardiales Risiko untersucht werden. → Festlegen des Risikoprofils und weiteres Vorgehen in Abhängigkeit der Befunde.
Volltext der aktuellen Leitlinie der ESC/ESA: Eur Heart J. 2014;35:2383–2431

Praktisches Vorgehen

▸ Abb. 8.1

8.1.2 Hypertonie

Ätiologie ▸ Tab. 8.1.

- **Primäre (essenzielle) Hypertonie** bei > 90 % der Pat.
- **Sekundäre (symptomatische) Hypertonie** bei < 10 % der Pat. renal (Nierenarterienstenose, parenchymatöse Nierenerkr.), endokrin (Phäochromozytom, Hyperthyreose, Cushing-Sy., Conn-Sy., AGS), kardiovaskulär (Aortenisthmusstenose, Aorteninsuff.), medikamentös (Ovulationshemmer), neurogen (erhöhter Hirndruck), Polyglobulie, Polyzythämie

Präoperative Vorbereitung

- Wiederholt RR messen an beiden Armen
- Abklärung einer bisher nicht bekannten Hypertonie
- Auf mögliche Folgeschäden der Hypertonie achten: Herz (KHK, Infarkt, Herzinsuff.), periphere Gefäßveränderungen (Karotiden!), Nierenfunktionseinschränkungen (Kreatinin, Harnstoff, Krea-Clearance), Störungen der Hirnfunktion
- Antihypertensive Ther. periop. weiterführen, da bei Absetzen Rebound-Gefahr mit krisenhaftem RR-Anstieg
- Bei Diuretikather. muss mit einer Hypokaliämie gerechnet werden
- Die Bedeutung der arteriellen Hypertonie als anästhesiologischer Risikofaktor wird kontrovers diskutiert; dies gilt auch für die Frage, ob ein Pat. mit einer neu diagnostizierten arteriellen Hypertonie vor einem Elektiveingriff zunächst „eingestellt" werden muss.

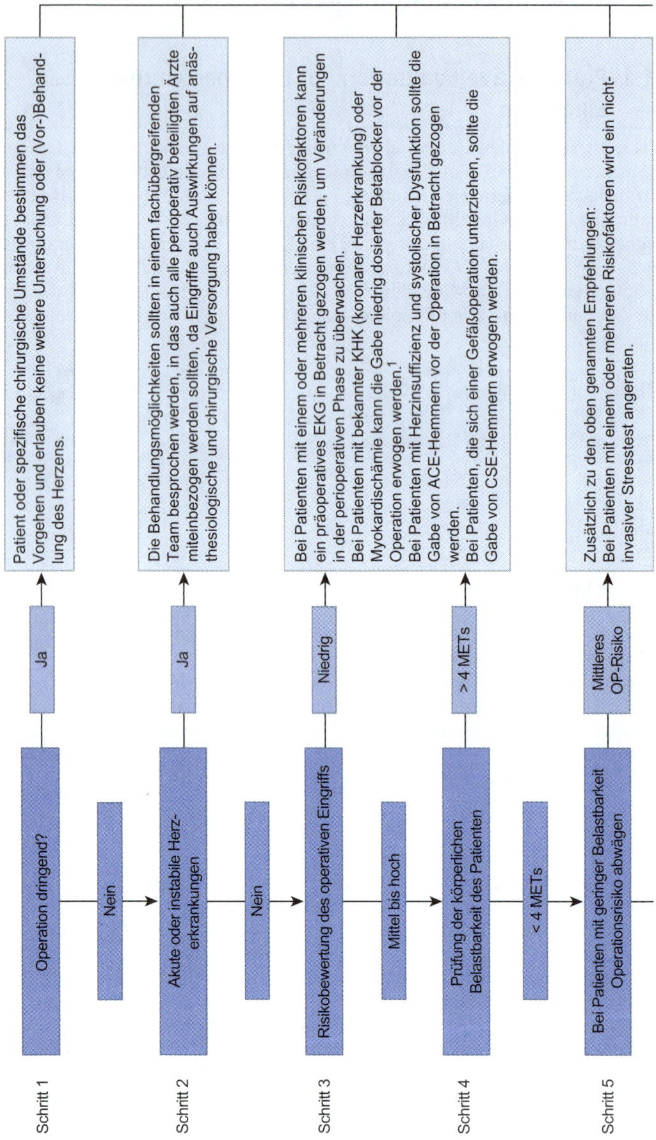

Abb. 8.1a Evaluation des OP-Risikos bei kardiovaskulären Vorerkrankungen [L138]/[F840-006]

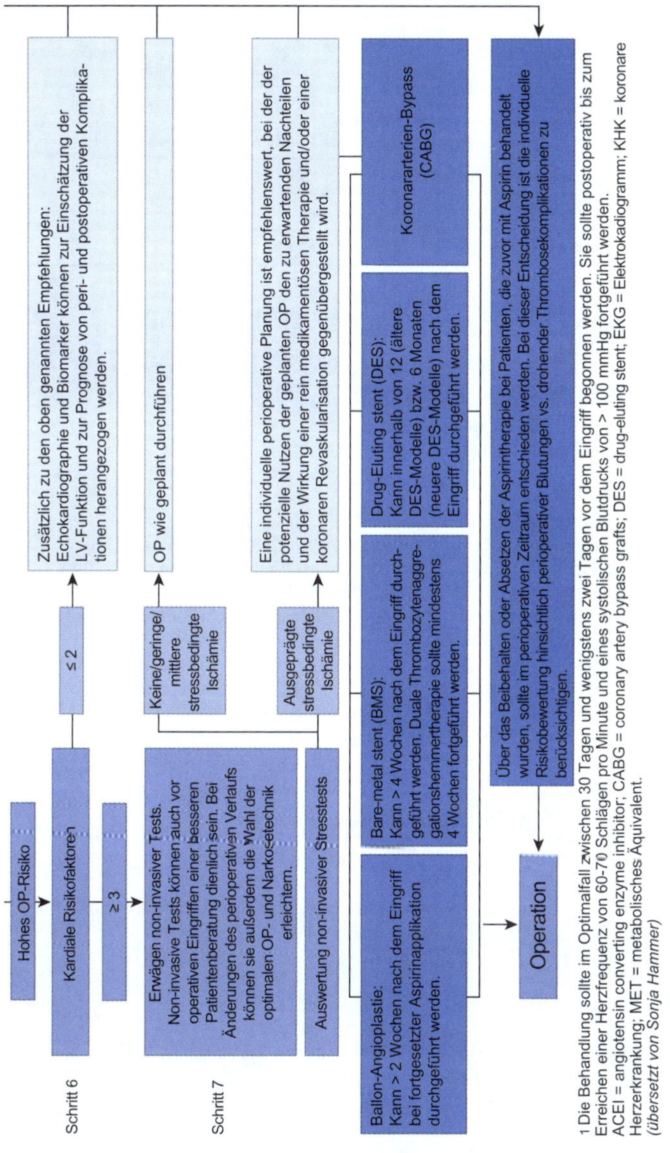

Abb. 8.1b Evaluation des OP-Risikos bei kardiovaskulären Vorerkrankungen [L138]/[F840-006]

Tab. 8.1 Hypertonie: Definition und Klassifikation (ESH-ESC-Guidelines 2013)	
Optimal	< 120/< 80 mmHg
Normal	120–129/80–84 mmHg
Hochnormal	130–139/85–89 mmHg
Grad 1 (milde Hypertonie)	140–159/90–99 mmHg
Grad 2 (mittelschwere Hypertonie)	160–179/100–109 mmHg
Grad 3 (schwere Hypertonie)	≥ 180/≥ 110 mmHg
Isolierte systol. Hypertonie	≥ 140/< 90 mmHg

Bei Hypertonikern ist die Autoregulationsschwelle des zerebralen sowie des renalen Blutflusses zu höheren Werten verschoben; ein Blutdruck, wie er für den Normotoniker ausreichend ist, kann für einen Hypertoniker relativ zu niedrig sein!

Anästhesiologische Besonderheiten

Volumengabe: Hypertoniker haben häufig eine maskierte Hypovolämie, daher adäquate Volumentherapie!

Blutdruckregulation:
- Intraop. besteht die Gefahr der hypotonen/hypertonen Entgleisung.
- Antihypertonika und v. a. Inhalationsanästhetika können sich in ihrer blutdrucksenkenden und neg. inotropen Wirkung addieren.
- Bei Spinal- und Periduralanästhesie mit verstärktem Blutdruckabfall rechnen (Sympathikolyse, ▶ 3.3.8)
- Bei intraop. Blutdruckanstieg zunächst zu flache Narkose ausschließen. Ther.: Nitroglyzerin (z. B. Nitrolingual®, ▶ 6.7.4), Höchstdosis beachten, Urapidil (z. B. Ebrantil®, ▶ 6.7.4), Betablocker (z. B. Metoprolol; KI beachten)
- Auch postop. ist eine Labilität des Blutdrucks zu erwarten; engmaschige Kontrolle in der gesamten periop. Phase.

Hypertensive Krise

Plötzlich auftretender krisenhafter Blutdruckanstieg mit diastolischen RR-Werten > 130 mmHg.

Klinik:
- Herz: Akute Herzinsuff. und Koronarinsuff., Myokardinfarkt, Lungenödem
- ZNS: Kopfschmerzen, Somnolenz, Verwirrtheit, Krämpfe, Koma, Übelkeit, Erbrechen
- Augen: Retinale Blutungen, Papillenödem, Sehstörungen
- Niere: Oligurie

Therapie:
- Oberkörper hochlagern, Sauerstoffgabe, Sedierung (z. B. Diazepam)
- **Blutdrucksenkung:** Nitroglyzerin (z. B. Nitrolingual®, ▶ 6.7.4), Urapidil (z. B. Ebrantil®, ▶ 6.7.4), Clonidin (z. B. Catapresan®, ▶ 6.7.4), Clevidipin (z. B. Cleviprex®)
- Engmaschige RR- und EKG-Kontrollen

! Überschießende RR-Senkung vermeiden, Absenken in den hochnormalen Bereich

8.1.3 Koronare Herzkrankheit (KHK)

Definitionen

- Chronische KHK: Fixierte chronische Lumenreduktion > 50 % mindestens eines großen epikardialen Koronargefäßes mit Ungleichgewicht zwischen Sauerstoffangebot und -bedarf und konsekutiver myokardialer Ischämie im nachgeschalteten Myokardareal
- Akutes Koronarsyndrom: Akute, dynamische Okklusion eines Koronargefäßes; mit oder ohne Thrombusbildung, einhergehend mit dem Leitsymptom „nitrorefraktärer retrosternaler Schmerz"

Manifestationen

- Stabile Angina pectoris:
  - Angina pectoris oft ausgelöst durch: Körperliche Belastung, Stress, Kälte
  - Herzinsuff., Herzrhythmusstörungen
- Instabile Angina pectoris
- Myokardinfarkt

> Die instabile Angina pectoris und der akute Myokardinfarkt sind lebensbedrohliche Notfälle im Sinne einer „active cardiac condition" entsprechend der ESC/ESA-Guidelines 2014 und eine KI für einen Elektiveingriff sowie eine Indikation für eine fachspezifische Behandlung.

Diagnostik Klinik, EKG, Troponin (▸ Tab. 8.2).

Anästhesiologische Besonderheiten

- Sedierung: Präop. gute Sedierung zur Vermeidung von Stressreaktionen (z. B. mit Benzodiazepinen, ▸ 6.4)
- Antianginöse oder auch antiarrhythmische Ther. periop. fortführen, ggf. nach vorheriger Optimierung der Ther.
- Narkoseeinleitung: Vorsichtige Titration des Hypnotikums (z. B. Propofol 1–2 mg/kg, ▸ 6.2.4). Volumengabe: Volumendefizite konsequent ausgleichen
- Monitoring: Invasive Blutdruckmessung, bei Risikoeingriffen: erweitertes hämodynamisches Monitoring
- Intraop. stärkere Blutdruckanstiege und -abfälle sowie Tachykardien und Arrhythmien unter allen Umständen vermeiden
- Balancierte Anästhesie (Definitive Daten, dass die Gabe volatiler Anästhetika bei nicht herzchirurgischen Patienten kardioprotektiv wirkt, liegen allerdings bislang nicht vor!).
- Regionalanästhesieverfahren sind möglich, ihre Überlegenheit gegenüber der Vollnarkose sind jedoch bisher nicht nachgewiesen.
- Viele KHK-Pat. stehen unter Antikoagulanzienther; als KI für die Regionalanästhesie beachten.
- Postop. infarktgefährdete Pat. engmaschig überwachen. Die meisten periop. Herzinfarkte ereignen sich am 3. postop. Tag, eine erhöhte Gefahr besteht während der ersten 6 postop. Tage.

Tab. 8.2 Einteilung des ACS

Neue Nomenklatur	Instabile Angina pectoris	Non-ST-Elevations-Myokardinfarkt (NSTEMI)	ST-Elevations-Myokardinfarkt (STEMI)
Alte Nomenklatur	Instabile Angina pectoris (A. p.)	Nichttransmuraler Myokardinfarkt	Transmuraler Myokardinfarkt
Klinik	A. p. in Ruhe oder bei geringer Belastung, > 10–15 Min.	Wie „instabile A. p.", ggf. stärker, länger anhaltend	Anhaltender Infarktschmerz oft mit vegetativer Sympt.
Troponin T (I)	< Klinikreferenzwert für Myokardischämie	≥ Klinikreferenzwert für Myokardischämie	≥ Klinikreferenzwert für Myokardischämie
EKG	Normal oder ST ↓ Transiente ST ↑ T-Wellen ↓ normal	ST ↓ Transiente ST ↑ T-Wellen ↓ normal	Persistierende ST ↑

8.1.4 Myokardinfarkt

Klinik Thorakale, oft retrosternale Schmerzen, evtl. mit Ausstrahlung in linken Arm und/oder Schulter, Hals, Oberbauch, akute Herzinsuff., Arrhythmien.

Präoperative Diagnostik

- Sorgfältige Anamneseerhebung und Untersuchung bezüglich Zeichen der Herzinsuff., Angina pectoris, Belastbarkeit, Medikation
- **EKG:** Zeichen der Ischämie, Herzwandaneurysma, Herzrhythmusstörungen
- Echokardiografie: Globale und regionale links- und rechtsventrikuläre Kontraktiliät, begleitende Klappeninsuffizienzen
- **Rö-Thorax:** Insuffizienzzeichen
- **Weitere Diagn.:** Eventuell Belastungs-EKG, Myokardszintigrafie, Koronarangiografie zur Abklärung der Indikation einer präoperativen Koronarrevaskularisation

Anästhesiologische Besonderheiten

- Durchführung wie bei KHK, ▶ 8.1.3
- Risiko eines periop. Reinfarkts lässt sich durch invasives Monitoring und eine suffiziente postop. Intensivther. deutlich senken!
- Die periop. Reinfarktrate und die Reinfarktletalität sind abhängig vom zeitlichen Abstand zwischen Herzinfarkt und OP-Zeitpunkt.

8

8.1.5 Vorgehen bei Patienten mit Zustand nach perkutaner Koronarintervention (PCI)

! Pat., die aufgrund einer KHK mittels PCI ± Stent versorgt worden sind, müssen je nach interventionellem Vorgehen unterschiedlich intensiv mit Thrombozytenaggregationshemmern (i. d. R. duale Therapie mit Aspirin + Clopidogrel, Prasugrel oder Ticagrelor) behandelt werden. Sie haben – je nach zeitlichem Abstand zur Implantation und Art des Stents – ein deutlich erhöhtes Risiko einer akuten Stentthrombose und bedürfen im Kontext chirurgischer Maßnahmen höchster Aufmerksamkeit! Dies ist eine interdisziplinäre Aufgabe, bei der unbedingt auch die chirurgische Fachdisziplin eingebunden werden muss!

Anamnese

- Zeitpunkt der Intervention und Art des verwendeten Stents
- Kardiale Belastbarkeit, Hinweise auf erneute Angina pectoris, Zeitpunkt der letzten kardialen Diagnostik (Echo, Koro, etc.)

Anästhesiologisches Vorgehen

- Durchführung wie bei KHK, ▶ 8.1.3
- Perioperative Behandlung mit Thrombozytenaggregationshemmer, ▶ Abb. 8.1

8.1.6 Herzinsuffizienz

Ätiologie ▶ Tab. 8.3.

- **Kardiovaskulär:** KHK (über 70 % der Fälle), Hypertonie, Herzklappenfehler, Kardiomyopathie, Myokarditis, AV-Fisteln, Embolie
- **Stoffwechsel:** Hyperthyreose, Anämie
- **Sonstige:** Toxisch (Medikamente, Alkohol), nach Radiatio

Tab. 8.3 Einteilung der Herzinsuffizienz nach der New York Heart Association (NYHA)

I	Ohne Einschränkung der körperlichen Leistungsfähigkeit
II	Leichte Einschränkung unter Belastung, keine Probleme in Ruhe
III	Starke Einschränkung der körperlichen Belastbarkeit, keine Beschwerden in Ruhe
IV	Beschwerden bereits in Ruhe, körperlich nicht belastbar

Klinik Zu berücksichtigen ist, dass annähernd 50 % der Patienten mit akuter Herzinsuffizienz eine erhaltene linksventrikuläre Funktion aufweisen und somit primär unter den Folgen einer linksventrikulären diastolischen Dysfunktion leiden. Die Symptome einer Herzinsuffizienz sind somit nicht zwingend an eine eingeschränkte linksventrikuläre Pumpfunktion gebunden.
Hingegen finden sich bei Patienten mit linksventrikulärer diastolischer Dysfunktion nicht selten eine pulmonalarterielle Hypertonie und rechtsventrikuläre Funktionsstörungen (perioperative Überwachung der RV-Funktion und des PAP); ggf. entsprechende Therapie (s. u.).

- **Linksherzinsuff.:** Belastungs- oder auch Ruhedyspnoe, Stauungsbronchitis, Galopprhythmus, Lungenödem
- **Rechtsherzinsuff.:** Periphere Ödeme, Jugularvenenstauung, Jugularvenenpuls, Hepatomegalie, Aszites, Pleuraergüsse (meist rechts), Cor pulmonale

Anästhesiologische Besonderheiten

- Präop. Ther. der auslösenden Ursache
- Narkoseverfahren: Balancierte Anästhesie (▶ 2.4.3) mit Opioiden und volatilen Anästhetika. Eventuell kardiale Funktion durch Inotropika und Vasopressoren unterstützen. Regionalanästhesieverfahren können günstig sein, da sie eine Senkung der Nachlast durch Sympathikolyse bewirken. Andererseits besteht die Gefahr des Poolings mit Abfall des venösen Rückstroms zum Herzen und kardialer Dekompensation.
- Monitoring: Bei Eingriffen mit größeren Volumenverschiebungen und entsprechendem Risikoprofil: Invasives hämodynamisches Monitoring (Arterie), HZV- und Schlagvolumenmonitoring, $ScvO_2$, ggf. PAK u./o. TEE. **Cave:** Dy-

namische Vorlastparameter (stroke volume variation [SVV], pulse pressure variation [PPV]) sind bei Patienten mit pulmonalarterieller Hypertonie u./o. Rechtsherzdysfunktion zur Steuerung der Volumentherapie beim Beatmeten nicht geeignet.

- Volumengabe: Die Toleranz gegenüber Volumengaben ist interindividuell sehr unterschiedlich und sollte anhand der Ergebnisse des Monitorings gesteuert werden.
- Bei akuter Herzinsuff. müssen Wahleingriffe verschoben werden: „active cardiac condition“ (s. o.)
- Mit Diuretika vorbehandelte Pat. sind häufig hypovoläm (RR-Abfall unter Anästhesie) oder weisen E'lytdefizite auf.

Therapie der akuten Linksherzinsuffizienz

- **Oxygenierung sicherstellen:** Sauerstoffinsufflation, NIV, ggf. Intubation und Beatmung. Ziel: SaO_2: 95–98 %
- **Vasodilatatoren:** Zur Vorlastsenkung z. B. Nitroglyzerin (▶ 6.7.4)
- **Diuretika:** z. B. Torasemid 10–20 mg (z. B. Torem®), Furosemid 20–40 mg i. v. (z. B. Lasix®). Schlechteres Outcome im Vergleich mit Nitraten; Gefahr der Hypovolämie
- **Inotropika:** Levosimendan, Milrinon, Dobutamin (▶ 6.7.7)
- **Vasopressoren:** Bei niedrigem Perfusionsdruck ggf. Noradrenalin und/oder Vasopressin (▶ 6.7.10)

Therapie der akuten Rechtsherzinsuffizienz

- **Oxygenierung sicherstellen:** Sauerstoffinsufflation, NIV, ggf. Intubation und Beatmung. Ziel: SaO_2: 95–98 %
- **Pulmonalarterielle Vasodilatatoren:** Iloprost inhalativ (Ventavis®); Milrinon inhalativ
- **Inotropika:** Levosimendan, Milrinon, Dobutamin (▶ 6.7.7)
- **Vasopressoren:** Die rechtsventrikuläre Funktion hängt sehr stark vom arteriellen Mitteldruck ab. Vasopressin erhöht den pulmonalen Gefäßwiderstand weniger als Noradrenalin, daher bevorzugt einsetzen (▶ 6.7.7).

8.1.7 Herzrhythmusstörungen

Ätiologie E'lytstörungen, z. B. Hypokaliämie, Medikamente, z. B. Digitalispräparate bei Überdosierungen (▶ 6.7.3), Hypoxämie, Hyperkapnie, Herzinsuff. (▶ 8.1.6), KHK und Myokardinfarkt (▶ 8.1.3, ▶ 8.1.4).

Therapie ▶ Tab. 8.4.

8

Kardioversion

- **Ind.:** Hämodynamisch wirksame Rhythmusstörungen, die sofort behandelt werden müssen (ventrikuläre Tachykardien). Sonst nicht therapierbares Vorhofflimmern oder -flattern (elektiv). **Cave:** Kardioversion erst nach Ausschluss intraatrialer Thromben mittels TEE!
- **Vorgehen:**
  - Vorbereitungen ▶ 1.1, ▶ 1.2, je nach Zustand des Pat. venöser Zugang und Blutdruckmanschette bzw. ZVK und invasive Druckmessung. Atropin, Lidocain und evtl. Orciprenalin (z. B. Alupent®) griffbereit halten
  - Defibrillator auf R-Synchronisation stellen
  - Präoxygenieren für 2–3 Min.

- Kurz wirksames Einschlafmittel: z. B. Propofol 0,7–1,3 mg/kg i. v. nach Bedarf dosieren (z. B. Disoprivan®, ▸ 6.2.4).
- Kardioversion: 50–100 J je nach Ind., bei Misserfolg beim 2. und 3. Versuch Stromstärke auf 150 bzw. 200 J erhöhen
- RR- und HF-Kontrolle!
- Maskenbeatmung (assistieren) mit reinem Sauerstoff
- Anschließend Übergabe des Pat. zur Intensivüberwachung (Gefahr von Herzinsuff., Rhythmusstörungen besonders groß)

Tab. 8.4 Maßnahmen bei Herzrhythmusstörungen

Störung	Ätiologie und Bemerkungen	Maßnahmen
Bradykardie	Sick-Sinus-Sy., kompletter AV-Block	Herzschrittmacher
	Akuter Myokardinfarkt	Eventuell Herzschrittmacher, pos. chronotrope Substanzen
	Vagusreiz z. B. durch Zug am Peritoneum, Druck auf das Auge, direkten Druck auf den Karotissinus (OP am Hals), Valsalva-Manöver	Atropin i. v. (ggf. mehrfach wiederholen)
	Betablocker, Digitalis (bei dringlicher OP Schrittmacherind.), Succinylcholin, Cholinesterasehemmer (mit Atropin i. v. kombinieren), Opioide	
	Hypoxie, erhöhter intrakranieller Druck, bei gesunden Pat. oft physiologisch, z. B. Sportler	
AV-Block		Schrittmacherind. bei komplettem AV-Block, zweitgradigem AV-Block Typ II und bei Kombination mit anderen Blöcken, z. B. AV-Block I mit bifaszikulärem Block
Vorhofflattern und Vorhofflimmern	Tachyarrhythmia absoluta mit Vorhofflimmern	Betablocker (z B. Metoprolol), Amiodaron (z. B. Cordarex), ggf. Digitalisierung (z. B. Digoxin ▸ 6.7.3)
	Normofrequente absolute Arrhythmie mit Vorhofflimmern	Präop. Ther. bei längerem Bestehen nicht notwendig; zugrunde liegende Insuff. vor Wahleingriffen beseitigen
	Vorhofflattern mit Vorhoffrequenzen von 200–350/Min. kann bei schneller Überleitung (1 : 1, 2 : 1) zu lebensbedrohlichen Tachykardien führen	Betablocker (z. B. Metoprolol), Amiodaron (z. B. Cordarex), ggf. Digitalisierung (z. B. Digoxin ▸ 6.7.3), ggf. Kardioversion (s. o.)
Supraventrikuläre Extrasystolie	Meist harmlos	Nicht therapiebedürfig

Tab. 8.4 Maßnahmen bei Herzrhythmusstörungen *(Forts.)*

Störung	Ätiologie und Bemerkungen	Maßnahmen
Ventrikuläre Extrasystolie	VES sind (ab Lown II, ▸ Abb. 8.2) Zeichen einer Herzerkr.	Störung des E'lyt- und Säure-Basen-Haushalts und Hypoxie ausschließen. Bei hämodynamischer Auswirkung z. B. Amiodaron
Supraventrikuläre Tachykardie	Symptomatische supraventrikuläre Tachykardien vor einem Wahleingriff behandeln	Betablocker (z. B. Metoprolol). Bei WPW-Sy. z. B. Ajmalin (Gilurytmal®), Propafenon (z. B. Rytmonorm®)

Lown-Klassifikation

0	Keine VES	
I	< 30/h VES	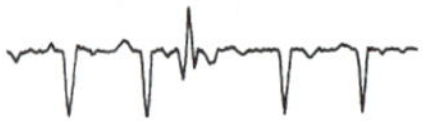
II	> 30/h VES	
IIIa	**Multiforme VES**	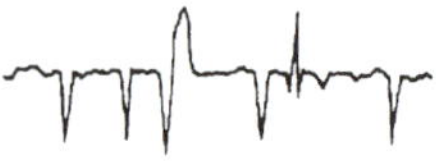
IIIb	**Bigeminus (VES – normaler Komplex – VES – normaler Komplex im Wechsel)**	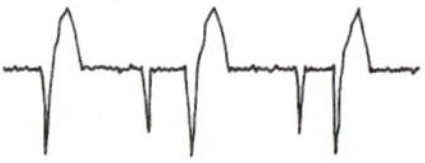
IVa	**Couplets (2 VES direkt hintereinander)**	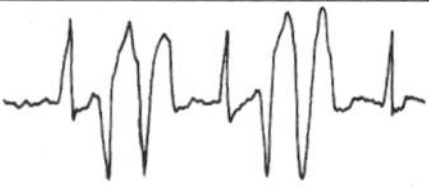
IVb	**Salven (> 2 VES hintereinander)**	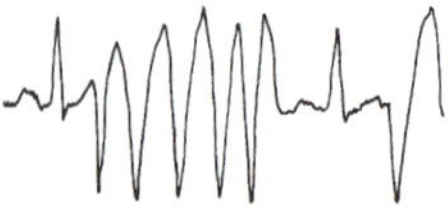
V	**R-auf-T-Phänomen***	Extrasystolen, die in die vulnerable Phase von T fallen

* Bei gehäuften VES besteht die Gefahr, dass eine sehr früh erscheinende Extrasystole (ES) in die vulnerable Phase von T fällt:
Vorzeitigkeitsindex VI = Zeit Q bis R_{ES}/Zeit Q bis T_{normal}
VI < 1,0 [<0,9!]: Gefahr des Kammerflimmerns

Abb. 8.2 Lown-Klassifikation [A300]

8.1.8 Herzschrittmacher

Vorbereitungen bei Pat. mit Herzschrittmacher ▶ Tab. 8.5.

- Präop. müssen Schrittmachertyp und Zeitpunkt der letzten Schrittmacherkontrolle bekannt sein (Ausweis, sollte höchstens 12 Mon. zurückliegen); weiterhin ist Kenntnis der Ind. erforderlich.
- Funktion des Schrittmachers und noch bestehende Eigenaktion des Herzens sind meist im EKG ersichtlich, ein Sondenbruch kann evtl. im Rö-Thorax erkannt werden. Sind die Befunde nicht eindeutig, kardiologisches Konsil einholen.
- Prinzipiell sind alle Anästhesieverfahren möglich.
- Diathermiegeräte können die Schrittmacherfunktion verändern oder stören → Elektrokauter nicht in der direkten Nachbarschaft eines Schrittmachers; möglichst bipolares Kautern einsetzen.
- Vorsicht bei frequenzadaptierten Schrittmachern (R-Funktion): Tachykardien können je nach Modell, z. B. durch Beatmung, zentralvenöse Infusion u. Ä. ausgelöst werden. Nach Möglichkeit ausstellen lassen.

Tab. 8.5 Buchstabencode für Herzschrittmacher

1. Buchstabe: pacing	V = Ventrikel, A = Vorhof, D = doppelt
2. Buchstabe: sensing	O = kein, sonst wie 1. Buchstabe
3. Buchstabe: mode of response	T = getriggert, I = inhibiert, D = doppelt, O = kein
4. Buchstabe: Programmierbarkeit	P = Frequenz und/oder Amplitude programmierbar, M = multiprogrammierbar, R= Rate response, O = keine
5. Buchstabe: Tachyarrhythmie-Funktion	B = Aktivität, N = normale Frequenzkonkurrenz, S = scanning, E = extern

AICD (automatic implantable cardioverter-defibrillator) Da verschiedenste operative Stimuli vom AICD als Kammerflimmern oder ventrikuläre Tachykardie interpretiert werden können (Muskelfaszikulationen nach depolarisierenden Muskelrelaxanzien, postop. Shivering, Benutzung des Elektrokauters) sollte ein AICD unmittelbar vor einer OP deaktiviert und unmittelbar postop. reaktiviert werden. Solange der AICD deaktivert ist, muss der Pat. an einem EKG-Monitor in Defi-Bereitschaft überwacht werden (▶ Tab. 8.6).

Tab. 8.6 Buchstabencode AICD (NBD-Code)

1. Buchstabe: Schockkammer	0 = keine, A = Vorhof, V = Ventrikel, D = doppelt
2. Buchstabe: Antitachykarde Stimulationskammer	0 = keine, A = Vorhof, V = Ventrikel, D = doppelt
3. Buchstabe: Tachykardiedetektion	E = EKG, H = Hämodynamik
4. Buchstabe: Antibradykarde Stimulationskammer	0 = keine, A = Vorhof, V = Ventrikel, D = doppelt

8.1.9 Hypertrophe obstruktive Kardiomyopathie

Bei der hypertrophen obstruktiven Kardiomyopathie (HOCM, Synonym: IHSS = idiopathische hypertrophe Subaortenstenose) ist die linksventrikuläre Ausflussbahn durch eine path. Hypertrophie des Ventrikelseptums eingeengt. Durch die zunehmende Obstruktion kommt es zum Anstieg des Druckgradienten zwischen Ventrikel und Aorta bei abnehmendem Blutfluss.

Anästhesiologische Besonderheiten

- Periop. Fortführung der Medikation mit Betablockern
- Großzügige Indikation für invasives Monitoring (PAK, TEE)
- Hypovolämie, Hypotension und Tachykardie vermeiden
- Für ausreichende Volumenzufuhr sorgen (ZVD im oberen Normbereich halten)
- Keine Gabe von Vasodilatatoren, da Erhöhung des Druckgradienten
- Nach Möglichkeit keine Gabe positiv inotroper und positiv chronotroper Substanzen (z. B. Katecholamine), da Zunahme der Obstruktion
- PEEP und hohe Atemwegsdrücke vermeiden, da Abnahme des linksventrikulären Preload

8.1.10 Herzklappenfehler

Vorbereitung

Klinische Untersuchung des Pat. entsprechend seiner körperlichen Belastbarkeit, Klassifizierung der Insuff. nach NYHA (▶ Tab. 8.3).

Aortenklappenstenose

Klinik Angina pectoris, Dyspnoe, linksventrikuläre konzentrische Hypertrophie, Rhythmusstörungen, in die Karotiden fortgeleitetes Systolikum, im EKG Linkshypertrophie. Pat. werden klinisch meist erst symptomatisch, wenn der Druckgradient > 40 mmHg und die Klappenöffnungsfläche < 0,7 cm^2 ist (normal 2,5–3,5 cm^2).

Anästhesiologische Besonderheiten (▶ 12.3.3).

- Herzfrequenz im Normbereich halten, Brady- oder Tachykardien vermeiden
- Narkoseeinleitung: z. B. mit Propofol 1–2 mg/kg (z. B. Propofol-Lipuro®, ▶ 6.2.4)
- Narkoseverfahren: Balancierte Anästhesie (▶ 2.4.3) oder TIVA (▶ 2.4.2)
- Arrhythmien intraop. behandeln; diastolische Ventrikelfüllung verschlechtert sich bei Verlust des Sinusrhythmus.
- Periphere Vasodilatation und damit Anstieg des Druckgradienten vermeiden
- Keine Spinalanästhesie bei hochgradiger Aortenklappenstenose, da die begleitende Sympathikolyse zu einer akuten Vor- und Nachlastreduktion führt.
- Stärkere Blutdruckanstiege vermindern zwar den Druckgradienten, führen aber zu einem Abfall des HZV.

Aortenklappeninsuffizienz

Während der Diastole fließt ein Teil des zuvor ausgeworfenen Bluts zurück in den linken Ventrikel (Regurgitationsvolumen, ▶ 12.3.4). Vergrößerung des Regurgitationsvolumens durch Bradykardie und hohen peripheren Widerstand.

Klinik Diastolisches Decrescendo, Linkshypertrophie im EKG, Aortenkonfiguration im Rö-Thorax.

Anästhesiologische Besonderheiten ▶ 12.3.4.

- Herzfrequenz im oberen Normbereich halten, mit zunehmender Herzfrequenz sinkt das Regurgitationsvolumen.
- Narkoseverfahren: Balancierte Anästhesie ist geeignet (▶ 2.4.3).
- Hohe periphere Widerstände vermeiden

Mitralklappenstenose

Füllungsbehinderung des linken Ventrikels mit Druckanstieg im linken Vorhof. Im Verlauf Rückstau des Bluts in das Lungengefäßsystem und Entwicklung eines pulmonalen Hypertonus.

Klinik Lungenstauung, evtl. Lungenödem, Rechtsherzinsuff., Low-output-Sy., Stauungsleber mit Leberinsuff., Störungen der Lungenfunktion, im EKG P-sinistro-atriale, Rechtshypertrophie, oft auch Vorhofflimmern mit absoluter Arrhythmie. Pat. werden meist erst symptomatisch, wenn die Klappenöffnungsfläche auf < 2,5 cm^2 abnimmt (normal ca. 5 cm^2).

Anästhesiologische Besonderheiten ▶ 12.3.5.

- Herzfrequenz im unteren Normbereich halten; vermeiden von Tachykardien, da sie die Ventrikelfüllung verschlechtern; bei Tachykardie ggf. Gabe von Betablockern
- Pat. meist unter Diuretika- bzw. Digitalisther. **Cave:** Hypovolämie bzw. Hypokaliämie
- Systemischen Blutdruckabfall und Tachykardie vermeiden
- Flache Narkose vermeiden (Blutdruckanstieg, Tachykardie)
- Herz-Kreislauf-System durch die verwendeten Narkosemittel möglichst wenig beeinflussen, z. B. balancierte Anästhesie (▶ 2.4.3)
- Der pulmonale Gefäßwiderstand darf nicht erhöht werden, daher Hypoxie, Hyperkapnie und Azidose vermeiden; bei schwerer pulmonalarterieller Hypertonie ggf. inhalative Gabe von Prostazyklin (z. B. Ilomedin®) und/oder Milrinon (Corotrop®) unter Kontrolle des pulmonalarteriellen Drucks erwägen.

Mitralklappeninsuffizienz

Während der Diastole fließt ein Teil des Bluts in den linken Vorhof zurück (Regurgitationsvolumen), das Regurgitationsvolumen vergrößert sich mit steigendem peripherem Widerstand.

Klinik In die Axilla fortgeleitetes Systolikum, im EKG zunächst Zeichen der Linksherzbelastung, später auch der Rechtsherzbelastung, dilatierter linker Ventrikel und Vorhof, Lungenödem, häufig Vorhofflimmern durch Vorhofdilatation.

Anästhesiologische Besonderheiten ▶ 12.3.6.

- Volumengabe äußerst vorsichtig, um weitere Vorhofdilatation zu vermeiden (▶ 5.1)
- Bei erhöhtem peripherem Widerstand z. B. Gabe von Nitroglyzerin 30 µg/Min. i. v. (z. B. Nitrolingual®, ▶ 6.7.4), bei Bedarf erhöhen
- Blutdruckabfälle mit pos. inotropen Substanzen, die den peripheren Widerstand nicht erhöhen, behandeln wie z. B. Dobutamin, Milrinon (Corotrop®) Enoximon (Perfan®).
- Großzügige Ind. zu invasivem Monitoring (▶ 4)

8.1.11 Kongenitale Herzfehler

Einteilung

- **Zyanotische Herzfehler mit Rechts-links-Shunt:** Fallot-Tetralogie, Transposition der großen Arterien, gemeinsamer Ventrikel, Pulmonalatresie, Trikuspidalatresie, totale Lungenvenenfehlmündung, Ebstein-Anomalie
- **Azyanotische Herzfehler mit Links-rechts-Shunt:** Persistierender Ductus Botalli, Vorhofseptumdefekt, Ventrikelseptumdefekt, Truncus arteriosus, Endokardkissendefekt
- **Azyanotische Herzfehler ohne Shunt:** Aortenstenose, Aortenisthmusstenose, Pulmonalstenose

Anästhesiologische Besonderheiten Aortenklappenstenose ▶ 12.3.3.

Herzfehler mit Rechts-links-Shunt:

- Einleitung der Narkose per inhalationem verläuft wegen der verminderten Durchblutung der Lunge langsamer als gewöhnlich.
- Intravenöse Einleitung verkürzt wegen des schnellen Übertritts der i. v. applizierten Medikamente in den großen Kreislauf → verminderte Injektionsgeschwindigkeit.
- Abfall des peripheren Widerstands, Blutdruckabfall und hohe Beatmungsdrücke vermeiden, um die Lungendurchblutung nicht weiter zu reduzieren

! Das Eindringen auch kleinster Luftblasen über venöse Zugänge kann durch direkten Übertritt in den Systemkreislauf Luftembolien (Gehirn, Koronargefäße) verursachen.

Herzfehler mit Links-rechts-Shunt:

- Intravenöse Einleitung verläuft langsamer als gewöhnlich, da das Anästhetikum im Lungenkreislauf rezirkuliert.
- Bei Thoraxeröffnung Gefahr größerer Blutungen wegen erweiterter Interkostalarterien → für ausreichenden Volumenersatz sorgen

8.1.12 Cor pulmonale

Klinik Symptome der zugrunde liegenden Lungenerkr. (z. B. chron. Bronchitis, Emphysem, Fibrose), Zeichen der Rechtsherzbelastung wie Jugularvenenstauung, Leberstauung, Aszites, Ödeme der abhängigen Körperpartien.

EKG P-pulmonale, Rechtstyp, Rechtsschenkelblock (komplett, inkomplett), ST-Senkung und T-Negativierung rechts präkordial.

Anästhesiologische Besonderheiten Präop. ausreichende Behandlung der auslösenden Lungenerkr. und der Herzinsuff. (▶ 8.1.6). Bei Pat. mit begleitender, schwerer pulmonalarterieller Hypertonie ggf. inhalative Gabe von Prostazyklin (z. B. Ventavis®) unter Kontrolle des pulmonalarteriellen Drucks erwägen. Wenn zur Aufrechterhaltung des arteriellen Blutdrucks ein Vasopressor erforderlich ist: präferenziell Vasopressin (z. B. Empressin®) einsetzen; erhöht den pulmonalen Gefäßwiderstand weniger als Noradrenalin®.

8.2 Respiratorische Erkrankungen

Christian Rempf

8.2.1 Asthma bronchiale

Asthma ist eine chron. entzündliche Atemwegserkrankung, charakterisiert durch eine bronchiale Hyperreagibilität und variable Atemwegsobstruktion.

Diagnostik

- Anamnese: Schwere, Häufigkeit, Dauer und Trigger (insbes. Allergien) von Asthmaanfällen erfragen
- Körperliche Untersuchung: Nach Zeichen einer Bronchospastik (Auskultation: Trockene Nebengeräusche: Giemen, Pfeifen, Brummen) und Infektionszeichen suchen

> Bei klinisch unauffälligem Untersuchungsbefund, subjektiver Symptomfreiheit und guter Belastbarkeit ist bei Pat. jüngeren bis mittleren Alters keine weitere Diagnostik erforderlich.

- Bei respiratorischen Infekten sollte unter Abwägung von Nutzen und Risiko die OP bis zu 4 Wo. nach Infektsanierung verschoben werden.
- Labor: Auf Leukozytose, CRP und E'lytstatus achten
- Bei grenzwertigen oder pathologischen Befunden weiterführende Diagnostik (z. B. BGA u. Lungenfunktion) und ggf. Therapieoptimierung. Erfassung der Oxygenierung mittels Raumluft-SpO_2

Prämedikation

- Periop. Fortsetzung einer Dauermedikation mit β_2-Sympathomimetika und Kortikoiden (inhalative Medikamente mit in den OP geben lassen)
- Periop. Kortisonsubstitution bei Einnahme von Glukokortikoiden über der Cushing-Schwellendosis (▶ Tab. 1.3)
- Bei allergischen Asthma evtl. Histaminrezeptorantagonisierung (▶ 7.3.2)

Anästhesiologische Besonderheiten

- **Narkoseverfahren:** Falls möglich Regionalanästhesie (▶ 3); Maskenbeatmung oder Larynxmaske bei Fehlen von KI
- **Vor Narkoseinduktion:** Prophylaktische Applikation eines inhalativen β_2-Sympathomimetikums (Bedarfsmedikation des Pat.)
- **Narkoseeinleitung:** Die Anästhesietiefe ist für die Vermeidung einer Bronchokonstriktion entscheidender als das gewählte Medikament. Mittel der ersten Wahl ist Propofol; alternativ Etomidate oder Ketamin S. **Cave:** Barbiturate: Es besteht die Gefahr einer Bronchokonstriktion durch Histaminliberation.
- **Muskelrelaxanzien:** z. B. cis-Atracurium (→ geringe Histaminfreisetzung); kein Succinylcholin oder Mivacurium (→ Histaminfreisetzung); keine lang wirksamen Muskelrelaxanzien
- **Antagonisierung mit Cholinesterasehemmern** (z. B. Neostigmin): Vermeiden wegen bronchokonstriktorischer und hypersalivatorischer Wirkung, stattdessen Nachbeatmung („Time is non toxic"); falls unumgänglich immer mit Atropin
- **Narkoseunterhaltung:** Bronchodilatation durch Inhalationsanästhetika (Ausnahme: Desfluran) und Propofol nutzen

- **Beatmung:** Keine Normoventilation erzwingen; kein PEEP bei hohen Intrinsic-PEEP, auf vollständige Exspiration (Flow-Kurve) achten; niedrige Atemfrequenz (8–10/Min.), P_{max} und AZV reduzieren, eine permissive Hyperkapnie tolerieren
- **Extubation:** Endotracheale Absaugmanöver nur in tiefer Narkose; Extubation evtl. in Narkose unter Spontanatmung (aber mögliche Aspirationsgefahr)
- **Postoperativ:** NSAR mit äußerster Vorsicht bei Asthmapat. anwenden; sind bei Aspirin-induziertem Asthma kontraindiziert (90 % Kreuzsensitivität mit Aspirin). Alternativ kann Paracetamol genutzt werden (7 % Kreuzsensitivität); zur postop. Schmerztherapie Piritramid verwenden und Morphin meiden (→ Histaminliberation)

8.2.2 Chronisch-obstruktive Lungenerkrankung

Die COPD (engl: Chronic Obstructive Pulmonary Disease) fasst eine Gruppe von chronischen progredienten Lungenerkr. (chron.-obstruktive Bronchitis, Lungenemphysem) zusammen, die durch Husten, Auswurf und Dyspnoe gekennzeichnet sind.

> Häufig besteht eine gleichzeitige kardiale Kormorbidität. Eine primär respiratorische Dekompensation kann sekundär in eine kardiale Dekompensation münden und umgekehrt.

Diagnostik

- Anamnese: Ausmaß der Belastungsdyspnoe, Rauchgewohnheiten, letzte Exazerbation und letzter Atemwegsinfekt
- Körperlicher Befund: Auf Giemen, Pfeifen, Brummen und Infektzeichen (Fieber, zunehmender Husten mit produktivem Auswurf) und auf Zeichen der respiratorischen Insuff. (flache, schnelle Atmung; Zyanose) achten; Herzinsuffizienzzeichen (u. a. Cor pulmonale)
- Präop. respiratorische Infektsanierung: Verschieben elektiver OPs bis zu 4 Wo. nach Behandlung
- Pulsoxymetrie, BGA u. Lungenfunktion: Ausmaß der respiratorischen Insuff. und Obstruktion
- Rö-Thorax: Infiltrate? Lungenstauung? Erguss?
- EKG u. Echokardiografie: Kausale Faktoren einer Herzinsuff.
- Labor: Leukozytose, CRP und E'lytstatus

Prämedikation

- Periop. Fortsetzung einer Dauermedikation mit β_2-Sympathomimetika (inhalative Medikamente mit in den OP) und Kortikoiden (evtl. periop. Kortisonsubstitution ▶ 1.1.13).
- Nikotinkarenzzeit von 6–8 h zur COHb-Reduktion. Optimal zweimonatige Nikotinabstinenz (→ Reduktion von pulmonalen periop. KO), bei kürzeren Zeitintervallen mit unerwünschten Effekten rechnen (z. B. bronchiale Hypersekretion)
- Medikamentöse Prämedikation: Bei eingeschränkter Lungenfunktion alternativ zu Benzodiazepinen z. B. Promethazin (Atosil®) 12,5–25 mg p. o.

> Pat. mit respiratorischer Insuff. (Hypoxämie $PaO_2 < 60$ mmHg und/oder Hyperkapnie $PaCO_2 > 45$ mmHg) erhalten keine Prämedikation.

Anästhesiologische Besonderheiten

- **Narkoseverfahren:** Falls möglich Regionalanästhesie (▶ 3); Maskenbeatmung oder Larynxmaske bei Fehlen von KI
- **Narkoseeinleitung:** Die Anästhesietiefe ist für die Vermeidung einer Bronchokonstriktion entscheidender als das gewählte Medikament. Mittel der ersten Wahl ist Propofol; alternativ Etomidate oder Ketamin S. **Cave:** Barbiturate: Es besteht die Gefahr einer Bronchokonstriktion durch Histaminliberation.
- **Muskelrelaxanzien:** z. B. cis-Atracurium (→ geringe Histaminfreisetzung); kein Succinylcholin oder Mivacurium (→ Histaminfreisetzung); keine lang wirksamen Muskelrelaxanzien
- **Monitoring:** Tendenziell eher invasiver (→ häufige BGA, Begleiterkr.)
- **Antagonisierung mit Cholinesterasehemmern** (z. B. Neostigmin): Vermeiden wegen bronchokonstriktorischer und hypersalivatorischer Wirkung, stattdessen Nachbeatmung („Time is non toxic“); falls unumgänglich immer mit Atropin
- **Narkoseunterhaltung:** Bronchodilatation durch Inhalationsanästhetika (Ausnahme: Desfluran) und Propofol nutzen
- **Beatmung:** Keine Normoventilation erzwingen; kein PEEP bei hohen Intrinsic-PEEP, auf vollständige Exspiration (Flow-Kurve) achten; niedrige Atemfrequenz (8–10/Min.), P_{max} und AZV reduzieren, eine permissive Hyperkapnie tolerieren
- **Flüssigkeitssubstitution:** Gesteigerte Flüssigkeitssubstitution fördert die Expektoration nur bei dehydrierten Pat.; Gefahr der Dekompensation eines Cor pulmonale.
- **Extubation:** Endotracheale Absaugmanöver nur in tiefer Narkose; Extubation evtl. in Narkose unter Spontanatmung (aber mögliche Aspirationsgefahr); Extubation unter Lungenblähung
- **Postoperativ:** Häufig längere Überwachungsphase notwendig (Aufwachraum vs. IMC vs. ICU). Bei respiratorischer Insuff. nichtinvasive Beatmung (NIV) nutzen. Postop. Schmerzther. durch regionale Katheterverfahren anstreben (→ Schmerzen als starke Anfallstrigger; Meidung von Atemdepression; frühe Mobilisation)

8.3 Chronische Niereninsuffizienz

Christian Rempf

Irreversible Verminderung der glomerulären, tubulären und endokrinen Funktion beider Nieren durch diabetische Nephropathie, Glomerulonephritiden, tubulo-interstitielle Erkr., polyzystische Nierenerkr., vaskuläre (hypertensive) Nephropathien u. a. (▶ Tab. 8.7).

8

Diagnostik

- Anamnese: Restausscheidung, erlaubte tägliche Trinkmenge, Zeitpunkt der letzten Dialyse, Begleiterkrankungen (s. u.) und Medikamente
- Körperlicher Befund: Aktuellen Hydrationszustand beurteilen; Lokalisation und Funktion des Shuntarms dokumentieren
- Diagnostik und Labor: E'lyte (K^+), Retentionswerte (Kreatinin, Harnstoff, Krea-Clearance), Gerinnung, Blutbild (Anämie), BGA, EKG, Rö-Thorax
- Bei Regionalanästhesie: Auf evtl. Thrombozytenfunktionsstörung und Akkumulation von Präparaten der Thromboseprophylaxe (z. B. niedermolekulare Heparine) achten

Die endogene Kreatinin-Clearance (Cl_{krea}) repräsentiert näherungsweise die glomeruläre Filtrationsrate (GFR). Ermittlung der GFR nach Cockroft und Gault:

$$Cl_{krea}\,[\text{ml/Min.}] = \frac{140 - \text{Alter (J.)} \times \text{Gewicht (kg)}}{72 \times \text{Serumkreatinin in mg/dl}} (\times\ 0{,}85 \text{ bei Frauen})$$

Steigt das Serumkreatinin nur wenig über den Normwert, so ist bereits von einer signifikanten Einschränkung der glomerulären Filtration auszugehen.

Tab. 8.7 Stadieneinteilung und Klinik der chronischen Niereninsuffizienz

Stadium		Klinik	Labor	Management
I	Eingeschränkte Leistungsbreite	Isosthenurie, Polyurie, Nykturie, abnormales Urinsediment	• GFR 89–60 ml/Min. • S-Kreatinin: Normal • S-Harnstoff: Normal	Hypovolämie und nephrotoxische Substanzen vermeiden
II	Kompensierte Retention (Azotämie)	Polyurie, renale Anämie und Thrombozytopathie, Hypertonus, sekundärer Hyperparathyreoidismus	• GFR 59–30 ml/Min. • S-Kreatinin: Bis 6 mg/dl • S-Harnstoff: 50–150 mg/dl	Ein- u. Ausfuhr bilanzieren; Dosisanpassung von Medikamenten
III	Dekompensierte Retention (Präurämie)	Na^+ u. Wasserretention, beginnende Hyperkaliämie u. Azidose, Ödeme, Herzinsuff., Fluid-Lung, Hypertonus, Gastropathie, Polyneuropathie, Pruritus	• GFR 29–15 ml/Min. • S-Kreatinin: 6–12 mg/dl • S-Harnstoff: 150–250 mg/dl	Gegebenenfalls präop. Dialyse; Ein- u. Ausfuhr bilanzieren; Hypervolämie vermeiden; Dosisanpassung von Medikamenten; keine kaliumhaltigen Lsg.
IV	Terminalstadium (Urämie)	Urämischer Fötor, Enzephalopathie bis Koma, Perikarditis, Pleuritis	• GFR < 15 ml/Min. • S-Kreatinin: > 12 mg/dl • S Harnstoff: > 250 mg/dl	Präop. Dialyse; Ein- u. Ausfuhr bilanzieren; restriktive Volumengabe; Dosisanpassung von Medikamenten; keine kaliumhaltigen Lsg.

Prämedikation Medikamentöse Prämedikation: Reduzierte Dosis; keine Sedativa bei Enzephalopathie.

Relevante Komorbiditäten

- Arterieller Hypertonus, Herzinsuff., KHK, Perikarditis, Gefäßsklerose
- Lungenödem, Pleuritis
- Chron. Anämie; Thrombozytopathie
- Metabolische Azidose
- Ödeme, Hyperkaliämie, Hyponatriämie, Hypermagnesiämie, Hypokalzämie

- Diabetes mellitus, sekundärer Hyperparathyreoidismus
- Enzephalopathie, Polyneuropathie
- Verzögerte Magenentleerung, Übelkeit, Erbrechen
- Infektanfälligkeit, Hepatitis, Zytomegalie

Dialyse Zeitpunkt vor Operation.

- Elektiver Eingriff: Am Vortag
- Notfalleingriff: Präop. Kurzdialyse bei Hyperkaliämie (> 5,5 mmol/l), einer schweren metabolischen Azidose sowie einer Hyperhydratation

Vorgehen bei Hyperkaliämie

- Ausschluss einer Hämolyse
- Kalziumglukonat 10 %: 10 ml über 5 Min.; bei Bedarf Wiederholungen nach 5 Min.; Vorsicht bei Kalziumchlorid 10 %: ⅓ der o. g. Dosis
- Natriumbikarbonat 8,4 %: 1 mmol (= 1 ml)/kg KG; bei Bedarf wiederholt. **Cave:** Hypernatriämie bei wiederholter Anwendung und keine Mischung mit Kalzium
- Alt-Insulin: 10 IE in 50 ml Glukose 40 % über 30 Min.
- Bei Therapierefraktärität Dialyse
- (Rektale Applikation von Kationenaustauschern auf Station)

Anästhesiologische Besonderheiten

> Unmittelbar präop. sollte das Serumkalium kontrolliert werden.

- **Allgemeinanästhesie:** Wegen erhöhter Inzidenz einer Gastroparese (→ autonome Neuropathie) RSI mit guter Präoxygenierung (→ Anämie). Im Stadium I–III eine Reduktion der Nierenperfusion vermeiden: Aufrechterhaltung von HZV und renalen Perfusionsdruck (MAD > 90 mmHg); ausreichendes O_2-Angebot; renale Vasokonstriktion und nephrotoxische Substanzen vermeiden
- **Regionalanästhesie** bevorzugen, aber beachten:
  - Methämoglobinbildung durch Prilocain bei renaler Anämie
  - Reduzierte Krampfschwelle für Lokalanästhetika bei metabolischer Azidose
  - Eventuell Gerinnungsstörung durch Thrombozytenfunktionsstörung, Akkumulation von Antithrombotika und intermittierende Antikoagulation (Dialyse)
  - Vorbestehende Polyneuropathie
- **Shunt-Arm:** Keine Blutdruckmessung, keine Punktion von Venen/Arterien, gute Polsterung u. Lagerung; kontralaterale Punktion von Handrückenvenen bevorzugen; regelmäßig die Funktion des Shunts (auskultatorisch, Palpation) kontrollieren und dokumentieren.
- **Medikamentenauswahl:** Viele Medikamente bedürfen einer Dosisanpassung bei Niereninsuffizienz (Algorithmus zur Dosisanpassung z. B.: www.dosing.de).
  - Hypnotika: Normale Dosierung für Etomidat, normale Erholung unter Propofol/Remifentanil; Barbiturate zurückhaltend dosieren
  - Volatile Anästhetika: Isofluran und Desfluran (geringe Metabolisierung, Nierenfunktion unbeeinflusst); **Cave:** Sevofluran: Keine belegte Nephrotoxizität, aber Abbau zu Fluridionen und Reaktion mit Atemkalk (Compound A); kein Enfluran (potenziell nephrotoxisch)
  - Muskelrelaxanzien: Normale Dosierung für cis-Atracurium, Atracurium, Mivacurium. **Cave:** Rocuronium (10–30 % renale Ausscheidung); kein Succinylcholin (**cave:** Hyperkaliämie)

- Opioide: Sufentanil, Alfentanil, Remifentanil (aber erhöhte Opiatsensitivität), Fentanyl vermeiden; kein Morphin (Akkumulation von Hauptmetaboliten) und Pethidin (renale Ausscheidung des neurotoxischen Metaboliten Norpethidin)
- **Infusionslösungen:**
  - Kristalloide: Kaliumfreie Lösungen (z. B. NaCl 0,9 %) und Volumenrestriktion ab Stadium III; eine ausgeprägte Flüssigkeitssubstitution mit NaCl 0,9 % birgt die Gefahr einer hyperchlorämischen Azidose mit konsekutiver Hyperkaliämie; Vollelektrolytlösungen mit geringem Kaliumgehalt (bei niedrigem K^+ des Pat.) bevorzugen
  - Kolloide: Humanalbumin; HES ist kontraindiziert.
- **Transfusion:** Zurückhaltend, da Pat. i. d. R. an eine Anämie adaptiert; aber Begleiterkrankungen und eine eingeschränkte kardiovaskuläre Belastungsreserve beachten
- **Postoperative Phase:** Anwendungsbeschränkung von Metamizol bei eingeschränkter Nierenfunktion; periop. sollte eine optimale Einstellung eines Diabetes mellitus und eine konsequente antihypertensive Therapie angestrebt werden

8.4 Leberzirrhose, Leberinsuffizienz

Christian Rempf

Veränderungen bei Lebererkrankungen Mangelernährung, Hypalbuminämie und Hypoproteinämie, Enzephalopathie, hyperdyname Kreislaufsituation, Kardiomyopathie (chron. Alkoholabusus), Gerinnungsstörung, Thrombozytopenie und Thrombopathie, gestörte Glukosehomöostase, Aszites, Pleuraergüsse, portale Hypertension, Ösophagusvarizen, hepatorenales Syndrom, hepatopulmonales Syndrom, Infektneigung.

Diagnostik ▸ Tab. 8.8.

- Anamnese: Ursache der Leberzirrhose klären (Alkohol, Drogen, Infektionen, Medikamente); Blutungsanamnese; Anhalt für Enzephalopathie (Schläfrigkeit, Somnolenz); Leistungsminderung
- Klinische Untersuchung: Ikterus, Foetor hepaticus, Aszites, Ödeme, Tremor. Suche nach Beteiligung anderer Organsysteme (kardial, pulmonal, renal)
- Labor: Kleines Blutbild, Gerinnung, E'lyte, Transaminasen, alkalische Phosphatase, LDH, γ-GT, BZ, Laktat, Harnstoff, Krea.; ggf. BGA bei hepatopulmonalem Syndrom; ggf. Blutgruppe u. Blutkonserven
  - Lebersynthesestörung: Quick-Wert ↓
  - Störung der metabolischen Funktion: Hypoglykämie und Hyperlaktatämie
  - Exkretionsleistung der Leber: Bilirubin
  - Leberzellschaden: GOT (ASAT), GPT (ALAT), γ-GT, GLDH

Bei Transaminasen > 100 U/l und ansonsten unauffälligen Pat. mögliche Hepatitis abklären. Keine elektiven Eingriffe bei akuter Hepatitis.

- Apparative Diagnostik: EKG (Kardiomyopathie?); Rö-Thorax (Pleuraerguss? Kardiomegalie? Stauung? Infiltrate?); ggf. Echokardiografie (systolische Funktion? Zeichen einer Rechtsherzinsuff.?)

Prämedikation Benzodiazepine in reduzierter Dosierung; keine Sedierung bei Enzephalopathie. Präop. Optimierung: Vit.-K-Gabe, Gerinnungssubstitution, Behandlung einer Enzephalopathie mit Laktulose und Neomycin, ggf. negative Bilanz bei Aszites oder Ödemen, H_2-Rezeptor-Blockade bei Gastropathie. E'lytausgleich.

Anästhesiologische Besonderheiten

- **Narkoseverfahren:** Vermeidung einer Oxygenierungs- und Perfusionsstörung der Leber; möglichst balancierte Anästhesie (Isofluran); TIVA bei akuter Hepatitis
- **Narkoseinduktion und Medikamente:** Keine laktathaltigen Infusionen bei Leberinsuff. (eingeschränkte Metabolisierung); RSI bei Gastropathie und Aszites durchführen; Magensondenanlage bei Ösophagusvarizen vermeiden; evtl. verlängerte Anschlagzeit und erhöhte Initialdosis wegen erhöhtem Verteilungsvolumen; Repetitionsdosen bei geminderter Plasmaclearance reduzieren.
  - Induktionsanästhetika: Keine Einschränkung
  - Muskelrelaxanzien: Cis-Atracurium empfohlen; kein Succinylcholin (verminderte Serumcholinesterase; Hyperkaliämie bei hepatorenalem Syndrom); Rocuronium (evtl. verlängerte Wirkdauer, keine Repetition)
  - Opioide: Remifentanil ohne Dosiseinschränkung; Wirkung von Alfentanil deutlich verlängert
  - Inhalationsanästhetika: Isofluran, Sevofluran problemlos
- **Beatmung:** FiO_2 bei arterieller Hypoxämie (z. B. hepatopulmonales Syndrom) steigern; PEEP ≤ 5 mbar und Normokapnie: → Reduktion der Leberperfusion durch hohen PEEP oder Hypnokapnie
- **Monitoring:** Großzügige Indikation für erweitertes Monitoring (ZVK/Arterie ggf. PiCCO). Häufig hyperdyname Kreislaufsituation mit hohem HZV und erniedrigten peripheren Widerständen. Zur Aufrechterhaltung eines adäquaten Mitteldrucks ist häufig eine Katecholaminther. (Noradrenalin) notwendig. Relaxometrie (▶ 4.9).
- **Postoperatives Management:** Frühzeitige Extubation, um Leberperfusionsminderung durch Überdruckbeatmung aufzuheben. Postop. Schmerzther. mit Piritramid (PCA-Modus erwägen). Paracetamol (lebertoxisch) meiden. Großzügige Ind. zur postop. Überwachung (IMC oder Intensivstation)

Tab. 8.8 Klassifikation der Leberzirrhose nach Child

	„Gruppe A" Je 1 Punkt	„Gruppe B" Je 2 Punkte	„Gruppe C" Je 3 Punkte
Quick	> 70	70–40	< 40
Bilirubin (mg/dl)	< 2,0	2–3	> 3
Albumin (g/dl)	> 3,5	2,8–3,5	< 2,8
Aszites	Kein, gering	Mäßig, therapierbar	Massiv, therapierefraktär
Enzephalopathie (Grad)	Keine (0)	Schläfrigkeit, Tremor (I–II)	Stets schläfrig, Koma, Fötor (III–IV)
Child A = 5–6 Punkte: Mortalität ~ 5 % **Child B** = 7–9 Punkte: Mortalität ~ 10 % **Child C** = 10–15 Punkte: Mortalität ~ 50 %			

8.5 Stoffwechselstörung

Christian Rempf

8.5.1 Diabetes mellitus

Chron. Systemerkr. überwiegend verursacht aufgrund eines absoluten (Typ 1: ~5 %) oder relativen (Typ 2: ~ 95 %) Insulinmangels.

Diagnostik

- **Anamnese:** Art der Diabetes-Ther. (diätetisch, Medikamente, Insulinpumpe), Erkrankungsdauer und Häufigkeit von Stoffwechselentgleisungen. Symptome von Begleiterkrankungen (s. u.): Angina pectoris, Herzstolpern, Kollapsneigung beim Aufstehen, Ödeme, Taubheitsgefühle, Wundheilungsstörungen, geblähtes Epigastrium, Reflux
- **Labor:** BZ, HbA_{1c} (Zielwert < 7 %), E'lyte, BGA, Retentionswerte
- EKG („stumme Infarkte"), Rö-Thorax (Kardiomegalie); Gefäßdiagnostik z. B. bei Geräuschen über den Karotiden

Prämedikation

- **Sedierende Prämedikation:** Benzodiazepine. **Cave:** Sedierende Medikamente kaschieren Warnsymptome einer Hypoglykämie.
- **Blutzuckerkontrollen:** BZ-Kontrollen zu festgelegten Zeitpunkten anordnen; Vermerk von Interventionsgrenzen (z. B.: Wenn BZ < 80 oder > 160 mg/dl Arzt informieren)
- **OP-Termin:** Langes Fasten vermeiden

Begleiterkrankungen KHK, Kardiomyopathie, AVK, zerebrovaskuläre Insuff., arterieller Hypertonus, Nephropathie periphere u. autonome Neuropathie (Gastroparese), Infektanfälligkeit.

Komplikationen

- Hyperglykämie (Infektneigung) bis Coma diabeticum:
  - Typ 1: Ketoazidotisches Koma → BZ > 300 mg/dl, Azidose, pos. Ketonkörper im Urin
  - Typ 2: Hyperosmolares Koma → BZ > 600 mg/dl
- Hypoglykämie → BZ < 40–50 mg/dl

> - 1 IE **Insulin** i. v. senkt die Glukosekonzentration im Serum um ~ 10–30 mg/dl.
> - 10 g Glukose (50 ml Glukose 20 %) heben die Glukosekonzentration um ~ 35 mg/dl.

8

Medikation beim Diabetes mellitus

- **Orale Antidiabetika** am OP-Tag aussetzen; BZ-Kontrollen alle 3–4 h; Glukose oder Insulin nach BZ-Wert applizieren
- **Metformin** (HWZ von 3 h; Ausnahme Niereninsuff.) 48 h vor und nach elektiver OP pausieren (Empfehlung Rote Liste 2009)
- **Sulfonylharnstoffe:** Hypoglykämierisiko → BZ-Kontrollen alle 3–4 h
- **Insulin:** Am Morgen der OP kurz wirksames Insulin pausieren und Basalinsulindosis reduziert fortsetzen; häufig gilt: „Frag' den Pat., er ist der Experte."
- BZ-Kontrollen alle 2 h bis zur OP und ggf. Korrektur mit kurz wirksamem Insulin oder Glukose

- **Basalinsulinbedarf** (Intermediärinsulin) am OP-Morgen: ~ 50 % der üblichen Insulindosis
- **Insulinpumpe** (bei kleinen bis mittleren Eingriffe): Basalrate um 30–50 % reduzieren; ausreichende Reservoirfüllung und Entfernung des subkutanen Katheters zum OP-Gebiet prüfen; BZ-Kontrollen alle 2 h. Einweisung in die Insulinpumpe sicherstellen; alternativ Glukose-Insulin-Schema
- **Glukose-Insulin-Schema:** Bei Notfalleingriffen und großen OP mit postop. intensivmedizinischer Überwachung unter engmaschigen BZ- und Kaliumkontrollen, ▶ Tab. 8.9. Periop. sollten Blutzuckerwerte von 80–160 mg/dl angestrebt werden; intraoperativ Glukoserate um 50 % reduzieren.

Tab. 8.9 Glukose-Insulin-Schema

Blutzucker [mg/dl]	Insulin (50 IE/50 ml) [ml/h]	Glukose 10 % [ml/h]
< 70	0,5	100
71–100	1,0	100
101–140	1,5	100
141–180	2,0	100
181–220	2,5	75
221–260	3,0	75
261–300	4,0	50
> 300	5,0	25

Anästhesiologische Besonderheiten

- **Allgemeinanästhesie:** BZ-Werte erhöht; evtl. erschwerte ITN („stiff joint syndrome"); RSI bei Gastroparese
- **Regionalanästhesie:** Stabilere BZ-Werte; neurologische Evaluation des Pat. möglich (→ Hypoglykämiesymptome); frühzeitige Aufnahme der oralen Medikation. **Cave:** Erhöhtes Infektionsrisiko (postpunktionelle epidurale Abszesse) sowie starke Hypotonieneigung bei SPA/PDK unter autonomer Neuropathie
- Intraop. Insulingabe: Nur i. v. (→ Steuerbarkeit); patientennahe Applikation (→ Adsorption an Schläuchen); häufig Insulinresistenz; HWZ von i. v. Insulin ~ 5 Min. (→ Blutzuckerkontrolle nach 20 Min.)
- Postop. BZ-Kontrollen alle 2 h; nach erster Nahrungsaufnahme gewohnte Diabetesther. fortsetzen. **Cave:** PONV
- Laktatazidoserisiko unter Metforminther. insbes. bei Herz-, Leber-, Niereninsuff. → BGA-Kontrollen, adäquate Flüssigkeits- und Sauerstoffther., Azidosekorrektur (Ziel: pH 7,1); ggf. CVVHDF

8.5.2 Hyperthyreose

Klinik Tachykardie; (absolute) Arrhythmie; Herzinsuff.; Unruhe: Ermüdbarkeit; Tremor, Koma, Gewichtsverlust (Katabolismus von Eiweiß und Muskulatur), Muskelschwäche, Diarrhö, warme feuchte Haut, Wärmeintoleranz, Ophthalmopathie.

Diagnostik

- Labor: TSH supprimiert, FT_3 und FT_4 erhöht
- EKG, Rö-Thorax (retrosternale Struma), Trachea-Zielaufnahme (z. B. bei großer Struma, Stridor, Schluckstörung), HNO-Konsil (Stimmbandbeurteilung bei Heiserkeit)

Prämedikation

- Sedierung: Dikaliumclorazepat 20 mg p. o. oder Midazolam 7,5 mg p. o.; keine Sedierung bei strumabedingter Trachealkompression (Stridor).
- Ther. mit Thyreostatika fortführen

> Elektive OPs nur bei Euthyreose. Eine klinische Symptomfreiheit ist wichtiger als die Schilddrüsenwerte.

Thyreotoxische Krise

- Oft medikamentöse Jodexposition bei latenter Hyperthyreose
- Symptome: Tachykardie (> 150/Min.), Herzinsuff., Fieber (bis 41 °C), Exsikkose
- Stadieneinteilung der Krise nach ZNS-Symptomen (St. I: Unruhe; St. II: Somnolenz; St. III: Koma).
- Akut-Ther.: Thiamazol 20–80 mg i. v. alle 6–8 h; Hydrokortison 100 mg i. v.; Betablocker
- Absolute Operationsind.: Thyreotoxische Krise Stadien II–III bei Versagen der konservativen Ther.

> Eine akute intraop. Exazerbation kann mit einer malignen Hyperthermie verwechselt werden.

Anästhesiologische Besonderheiten

- **Atemwege:** Schwieriger Atemweg möglich; ggf. kleinerer Tubusdurchmesser erforderlich; bei Stridor fiberoptische Wachintubation; bei Recurrensmonitoring exakte Tubusplatzierung und keine weitere Relaxierung nach ITN (Relaxometrie [▶ 4.9])
- **Allgemeinanästhesie:** Wegen Sympathikusstimulation kein Pancuronium, Halothan, Ketamin Desfluran (und Atropin); Augenschutz (→ Exophthalmus); bei thyreotoxischer Krise erweitertes Monitoring (Arterie, ZVK, DK, Temperaturmessung)
- **Struma-OP:** Extubation am wachen oder am spontan atmenden Pat. in Narkose unter direkter laryngoskopischer Funktionskontrolle und Reintubationsbereitschaft. Postop. KO: Rekurrensparese, Pneumothorax, Larynxödem, Hämatom mit Trachealverdrängung, Hypoparathyreoidismus (hypokalzämische Tetanie). → Verlängerte postop. Überwachung (2–4 h). Bei thyreotoxischer Krise → Intensivstation
- **Regionalanästhesie:** Kein Adrenalin-Zusatz

8.5.3 Hypothyreose

Klinik Allgemeine Verlangsamung, Kälteintoleranz, Hypothermie, Bradykardie, Hypotonie, Herzinsuff., Kardiomegalie, trockene Haut, sprödes Haar, Obstipation, periorbitale/prätibiale Myxödeme, Heiserkeit.

Diagnostik

- Labor: TSH erhöht, FT_3 und FT_4 erniedrigt. Hyponatriämie, CK-Werte und LDH erhöht, Hypoglykämie
- EKG (QT-Zeit verlängert, Sinusbradykardie, AV-Block), Rö-Thorax (Kardiomegalie, Perikardergüsse)

Prämedikation Sedierung: Zurückhaltende Sedierung bei „erhöhter Empfindlichkeit" gegenüber Sedativa, Opiaten und Narkotika.

> Keine elektiven Eingriffe bei klinischen Symptomen einer Hypothyreose und pathologischen Schildrüsenwerten.

Myxödemkoma

- Typische Auslöser: Infektion, Trauma, Operation
- Leitsymptome: Hypothermie, Hypoventilation, Bradykardie und Koma
- Weitere Symptome: Siehe Klinik Hypothyreose
- Intensivmedizinische Ther.
- Hydrokortison: 100 mg i. v. und 200 mg/24 h
- Levothyroxin nur bei hypothyreotem Koma (Gefahr: Angina pectoris, HRST)

Anästhesiologische Besonderheiten

- **Atemwege:** Erschwerte Intubation bei Struma (vgl. Hyperthyreose ▶ 8.5.2), myxödematöser Schwellung von Zunge/Simmbänder; RSI bei verminderter gastrointestinaler Motilität erwägen
- **Allgemeinanästhesie:** TIVA oder balancierte Anästhesie, Substanzen mit kurzer Halbwertszeit nutzen (Propofol, Remifentanil, Sevofluran, Desfluran, Mivacurium)
- Relaxometrie u. Temperaturmessung obligat. E'lytstatus überwachen; invasives Monitoring z. B. bei Herzinsuff.
- **Regionalanästhesie** falls möglich bevorzugen
- Gehäuft relative Nebenniereninsuff. → bei unklarer Hypotonie Glukokortikoidsubstitution erwägen (▶ 1.1.13)
- Konsequente Wärmung des Pat.

8.5.4 Cushing-Syndrom (Hyperkortisolismus)

Klinik Arterieller Hypertonus, sekundärer Diabetes mellitus, stammbetonte Adipositas, Steroidmyopathie, „Kortisonhaut", Osteoporose, Hypokaliämie, Thromboseneigung, Magen-Darm-Ulzera, Infektneigung.

Diagnostik Labor: Insbes. BZ, E'lyte.

Anästhesiologische Besonderheiten

- Präop. Optimierung von Hypertonie, E'lythaushalt und Hyperglykämie; Ulkusprophylaxe; erhöhtes Thromboserisiko
- Rückenmarknahe Verfahren bei schwerer Osteoporose meiden
- Vorsichtige Lagerungsmanöver wegen Frakturgefahr (Osteoporose) und vulnerablem Hautstatus
- Eventuell erschwerte Intubation und Maskenbeatmung bei Fettverteilungsstörung (Stiernacken)
- Wirkungsverlängerung von nicht depolarisierenden Muskelrelaxanzien bei steroidinduzierter Myopathie und Hypokaliämie (Relaxometrie ▶ 4.9)

- Regelmäßige Kontrolle von BZ und E'lyten.
- Ind. zur periop. Hydrokortisontherapie (▶ Tab. 8.10, ▶ 1.1.13) bei exogenem Cushing-Syndrom, Entfernung von ACTH-(oder CRH-)produzierendem Gewebe und beidseitiger Adrenalektomie oder einseitiger Adrenalektomie mit Kortisol sezernierendem Tumor

Tab. 8.10 Empfehlung zur speziellen periop. Glukokortikoidsubstitution (mod. nach Knüttgen u. Wappler)

Spezielle Indikation	Kortisonsubstitution
Einseitige Adrenalektomie (subklinisches Cushing-Sy.)	OP-Tag 100 mg Hydrokortison i. v.; dann tgl. Reduktion um 10 mg; keine Dauerther.
Einseitige Adrenalektomie (manifestes Cushing-Sy.)	OP-Tag 100 mg Hydrokortison i. v., 100 mg postop.; Folgetage 100 mg/d; Dosisreduktion nach oraler Nahrungsaufnahme und Einstellung der Dauermedikation
Beidseitige Adrenalektomie; Entfernung von ACTH-/CRH-produzierendem Gewebe	OP-Tag 100 mg Hydrokortison i. v., 100 mg postop.; Folgetage 100 mg/d; Dosisreduktion nach oraler Nahrungsaufnahme und Einstellung der Dauermedikation
Septischer Schock (nach Briegel et al.)	Initial 100 mg Hydrokortison i. v., anschließend 0,18 mg/kg KG/h i. v. bis zur RR-Stabilisierung, dann 0,08 mg/kg KG/h i. v. über 6 d, dann Reduktion der täglichen Dosis um 24 mg bei stabiler Hämodynamik

Substitutionsschema mit der Anästhesieeinleitung beginnen.

8.5.5 Nebennierenrindeninsuffizienz (Hypokortisolismus)

- **Primäre Form** (Kortison u. Aldosteron im Plasma gemindert): Morbus Addison (Destruktion der NNR durch Autoimmunprozesse), Metastasen, Infektionskrankheiten (AIDS, Tuberkulose, Sepsis z. B. Waterhouse-Friderichsen-Syndrom), bilaterale Adrenalektomie, Durchblutungsstörungen der NNR
- **Sekundäre Form** (Kortison gemindert, Aldosteron meist normal): Hypophysenvorderlappen- oder Hypothalamusinsuff., Unterbrechung einer Langzeitther. mit Glukokortikoiden
- **Addison-Krise:** Koma, Schock, Azidose, E'lytentgleisung und Hypoglykämie

Klinik Schwäche, Adynamie, Gewichtsabnahme, Dehydratation, Übelkeit und Erbrechen, Hypotonie, Schock, Hypoglykämie, Hyperkaliämie, metabolische Azidose, Pseudoperitonitis, Pigmentierungsstörung, Bewusstseinsstörung bis Koma bei Addison-Krise.

8

Bei subjektivem körperlichen Wohlbefinden, normalem Blutdruck, ausgeglichenen E'lytwerten und Normoglykämie ist von einer adäquaten Hormonsubstitutionsther. auszugehen.

Anästhesiologische Besonderheiten

- Präop. Korrektur von Hypovolämie, Hyponatriämie, Hyperkaliämie und Hypoglykämie

- Bei manifester NNR-Insuff. und dringlichen OPs: 100 mg Hydrokortison i. v. mit anschließender Dauerinfusion von 10 mg/h
- Konsequente perioperative Glukokortikoidsubstitution (▸ 1.1.13)
- Allgemeinanästhesie: Jedes Verfahren ist möglich; Etomidate (Kortisolsynthesehemmung) bei ausreichenden Kortisonsubstitution vertretbar; Relaxometrie (→ schwer kalkulierbare Wirkung von nicht depolarisierenden Muskelrelaxanzien)
- Großzügige Ind. zum invasiven Monitoring

8.5.6 Hyperaldosteronismus

- **Primäre Form** (Conn-Syndrom): Aldosteronproduzierende NNR-Tumoren, NNR-Hyperplasie
- **Sekundäre Form:** Stimulation des Renin-Angiotensin-Systems mit vermehrter Aldosteronsynthese (Nierenarterienstenose, maligne Hypertonie, reninproduzierende Tumoren) oder verlangsamter Aldosteronmetabolisierung (z. B. Leberinsuff.)

Klinik Hypertonie, Hypokaliämie (u. a. EKG-Veränderungen, Polyurie), Hypernatriämie (50 % der Pat.), metabolische Alkalose, Ödeme; Kardiomyopathie.

Prämedikation

- Ausgleich des Kaliummangels (mind. 3 mmol/l) und Magnesiummangels; evtl. kardiologische Diagnostik
- Vorbehandlung mit Aldosteron-Antagonisten Spironolacton über 1–2 Wo.

Anästhesiologische Besonderheiten

- Nebennieren-OP: Allgemeinanästhesie, evtl. Kombinationsanästhesie; Hyperventilation vermeiden
- Gastroparese bei ausgeprägten Kaliummangel: RSI; kein Succinylcholin bei ausgeprägter Muskelschwäche
- Verstärkte Wirkung nicht depolarisierender Muskelrelaxanzien bei Hypokaliämie
- Großzügige Ind. zum invasiven Monitoring
- Glukokortikoidschema bei bilateraler Adrenalektomie und einseitiger Adrenalektomie mit subklinischem oder manifestem Cushing-Syndrom (▸ Tab. 8.10)

8.5.7 Akute hepatische Porphyrien

Nach den klinischen Symptomen werden nicht akute (chronisch kutane Porphyrien) von akuten Porphyrien mit lebensbedrohlichen neurologischen Attacken unterschieden.

- Bevorzugt junge Frauen zwischen 15–45 Lj.
- 80–90 % der Anlageträger sind asymptomatisch
- Auslöser: Medikamente, Stress (OP, Infekte, Kalorienmangel), Hypoglykämie, Alkohol, Nikotin und Hormonumstellung
- Die Anfälle können innerhalb von 24 h nach Exposition auftreten.

Klinik

- Magen-Darm-Trakt: Kolikartige Bauchschmerzen ohne Peritonitiszeichen (fehlende Abwehrspannung), Übelkeit und Erbrechen, Obstipation
- Herz-Kreislauf: Arterielle Hypertonie, Tachykardie und Herzrhythmusstörungen

- Neurologisch-psychiatrische Symptome: Hyper- oder Parästhesien, Lähmungen (aufsteigende Paralyse bis zur Beatmungspflichtigkeit), Krampfanfälle, Enzephalopathie (Verwirrtheitszustände, Psychosen), Bewusstseinsstörung bis Koma, gesteigerte ADH-Sekretion

Therapie des akuten Schubs

- Identifikation und Elimination der auslösenden Faktoren, intensivmedizinische Überwachung und Kontaktaufnahme mit einem Porphyriezentrum
- Applikation von Glukose 400 g/d und Häminarginat (Normosang®) 3 mg/kg/d

> Eine verzögert einsetzende Ther. kann zu bleibenden Nervenschäden führen. Unbehandelte Pat. haben im akuten Schub eine Letalität von bis zu 30 %.

Anamnese Typ der Porphyrie erfragen. Familienanamnese: Hohes Vererbungsrisiko (überwiegend autosomal-dominant).

Prämedikation

- Regelmäßige BZ-Kontrolle: Glukoseinfusion ab Vorabend bzw. gesüßte Getränke
- OP an erster Stelle, um langes Fasten zu vermeiden
- Sedierung mit Promethazin (Atosil®)
- Flüssigkeitshaushalt und E'lyte ausgleichen
- Neurologisches Konsil prä- und postop. (Ausgangsstatus und periop. Verlauf)
- Periop. 24-h-Sammelurin mit Analyse der Porphyrine (periop. Verlauf der Erkr.)

Anästhesiologische Besonderheiten

- **Narkoseverfahren:** Vgl. ▶ Tab. 8.11. Regionalanästhesie bevorzugen, auch bei inhärenten neurologischen Problemen (bevorzugt Spinalanästhesie, da geringe Blutspiegel)
- **Allgemeinanästhesie:** Vgl. ▶ Tab. 8.11. Substanzen mit extrahepatischer oder geringer hepatischer Metabolisierung (z. B. Remifentanil, Cisatracurium, Desfluran, Isofluran) favorisieren. Zur Induktion Propofol, aber möglichst keine Dauergabe
- **Blitzintubation:** Succinylcholin und Propofol
- **Sectio:** SPA oder PDA mit Bupivacain (**cave:** Kein Lidocain oder Mepivacain). Bei Notfallsectio kein Barbiturat, stattdessen Propofol (**cave:** Nicht mit Lidocain mischen) ggf. in Kombination mit Ketamin. Oxytocin gilt als sicher
- Bei **Hypotension:** Dopamin und Adrenalin; unsicher sind Ephedrin, Akrinor® (bzw. Cafedrin und Theodrenalin) und Noradrenalin
- Bei Hypertension und Tachykardie: Betablocker
- **Porphyria variegata** u. hereditäre **Koproporphyrie:** Meidung mechanischer Belastungen der Haut (vorsichtige Maskenbeatmung) und UV-Licht; sorgfältige Lagerung (Gelmatten)
- Postop. **Schmerzther.:** ASS, Morphin, retardierte Opioide
- Antikonvulsive Therapie (viele **Antikonvulsiva** sind potenziell porphyrinogen): Lorazepam, Gabapentin, Vigabatrin, Magnesium. Beachte: Krampfanfälle können direkt neurologisch bedingt sein oder durch eine Hyponatriämie verursacht werden.

- **PONV:** Promazin, Chlorpromazin, Droperidol, Dexamethason, evtl. 5HT3-Antagonisten
- Bei **Oligurie:** Etacrynsäure
- Postop. schnellstmöglicher Kostaufbau

Bei akut lebensbedrohlichen Erkr. soll jedes lebensrettende Medikament unverzüglich eingesetzt werden. Ausgelöste Schübe müssen dann später durch geeignete Maßnahmen behandelt werden. Reaktionen auf Arzneimittel treten mit einer Latenz von Tagen auf.

Tab. 8.11 Medikamente zur Anästhesie bei akuten hepatischen Porphyrien

„Sichere" Medikamente	„Wahrscheinlich sichere" Medikamente	„Unsichere" Medikamente
Propofol*	Ketamin	Barbiturate Etomidat
Morphin* Fentanyl* Remifentanil* Buprenorphin* Naloxon* Acetylsalicylsäure Paracetamol	Alfentanil Sufentanil* Pethidin	Pentazocin Diclofenac
Lachgas* Halothan Xenon*	Isofluran* Sevofluran* Desfluran*	Enfluran
Succinylcholin* Neostigmin*	Atracurium* Cisatracurium* Vecuronium* Rocuronium	Pancuronium
Promethazin*	Midazolam	Flunitrazepam Clonazepam
Procain*	Bupivacain* Prilocain* Ropivacain (?)	Lidocain
Penicilline Cephalosporine		Sulfonamide Erythromycin Griseofulvin
Betablocker Nitroglyzerin Adrenalin Dopamin	Clonidin	Verapamil Nifedipin Phenytoin Theophyllin
Glukokortikoide Oxytocin Thyroxin		Östrogene Danazol
Heparin	Cimitidin	Sulfonylharnstoffe Äthanol

* Empfohlene Medikamente zur Anästhesie bei akuter hepatischer Porphyrie nach Roter Liste 2009 (www.drugs-porphyria.org)

8

8.5.8 Phäochromozytom

Klinik

- Paroxysmale hypertensive Krise und/oder persistierende Hypertonie
- Tachykardie, HRST, orthostatische Dysregulation (häufig nach anfallsweiser Hypertonie)
- Hyperglykämie, Kopfschmerzen, Tremor, Schwitzen, blasse Haut, intrazerebrale Blutung

> Hypertensive Krisen sind Hauptursache der periop. Mortalität.

Präoperative Diagnostik

- Bestimmung der Katecholamine und deren Abbauprodukte im Blut sowie im angesäuerten 24-h-Sammelurin
- Weiteres Labor: Hb, E'lyte, BZ, Retentionswerte
- Echokardiografie, EKG, Röntgen-Thorax, 24-h-Blutdruckmessung, kardiologisches Konsil

Präoperative Therapie

- Therapieziele: RR < 160/90; HF < 100/Min.; keine ST-Strecken-Senkungen; VES < 5/Min.
- Hypertoniether. häufig mit Phenoxybenzamin (Alphablocker): Steigerung über ca. 1–2 Wo. bis zum Verschwinden der Symptome; Maximaldosis: 250 mg/d
- Ausgleich des Volumenmangels (→ medikamentöse Vasodilatation)
- Indikation zur Betablockade (nur unter adäquater Alphablockade!) bei persistierender Reflextachykardie, ST-Strecken-Veränderungen

> Keine Betablockade vor effektiver Alphablockade wegen Gefahr des linksventrikulären Pumpversagens.

Prämedikation

- Gute sedierende Prämedikation mit Benzodiazepinen
- Alpha- und ggf. Betablockade am OP-Tag fortführen

Anästhesiologische Besonderheiten

- **Anästhesieverfahren:**
  - Balancierte Anästhesie mit Isofluran oder Sevofluran
  - Medikamentöse Kontraindikationen: 1. Sympathikus stimulierende Medikamente: Desfluran, Halothan, Atropin, Pancuronium, DHBP, Succinylcholin, Ketamin. 2. Histaminliberatoren: Thiopental, Atracurium
  - Regionalanästhesie: Kontrovers. Vorteile: Postop. Schmerzther.; intraop. Protektion vor hypertensiver Entgleisung. Nachteile: Stressreaktion unter Anlage, massive Hypotension bei unvollständiger α-Blockade
- Hypertensive Entgleisung durch Druckanstieg im Abdomen, Intubation, Hautschnitt und Tumorpalpation
- Gefahr einer Hypotension und Hypoglykämie bei Ligatur der venösen Tumorgefäße
- **Vorbereitete Medikamente:** Natriumnitroprussid, Nitroglyzerin, Esmolol, Noradrenalin, Urapidil
- Umfassendes **Monitoring,** einschließlich 5-Kanal-EKG, 3-Lumen-ZVK, invasiver Blutdruckmessung, Blasenkatheter mit Temperaturmessung; evtl. Pulmonaliskatheter; TEE
- **Intubation** in tiefer Narkose

- Therapie einer intraop. **Hypertonie:** Kurzfristige Unterbrechung der OP und Narkosevertiefung; Nitroglyzerin (50–100 µg Bolus; evtl. 1–2 µg/kg/Min.) oder Natriumnitroprussid (0,1–0,2 mg Bolus; evtl. 0,25–10 µg/kg/Min.; bei > 2 µg/kg/Min. plus Na-Thiosulfat)
- Therapie einer intraop. **Tachykardie:** Bei ausreichender Narkosetiefe und intravasalem Volumen Esmolol (500 µg/kg über 1 Min., dann 50 µg/kg/Min. bis max. 200 µg/kg/Min.)
- Therapie einer intraop. **Hypotension:** Volumen; evtl., Noradrenalin
- Therapie bei beidseitiger Adrenalektomie oder Suppression der gesunden Nebenniere: 200–300 mg/d Hydrokortison
- Postop. immer Intensivstation: Häufig Blutdrucknormalisierung erst im Verlauf von 10 d

8.6 Adipositas

Christian Rempf

Adipositas ist eine über das Normalmaß hinausgehende Vermehrung des Körperfetts.

Einschätzung der Adipositas

- Body-Mass-Index (BMI):
  - BMI = Körpergewicht [kg]/(Körpergröße [m])^2
  - Adipositas ab > 30 kg/m^2; Adipositas per magna ab > 40 kg/m^2
- Broca-Index:
  - Männer: (Körpergröße cm – 100) – 10 % = ideales Körpergewicht (kg)
  - Frauen: (Körpergröße cm – 100) – 15 % = ideales Körpergewicht (kg)
  - Adipositas ab Idealgewicht + > 20 %; Adipositas per magna ab + > 30 %

Begleiterkrankungen

- Arterieller Hypertonus
- Diabetes mellitus, Hyperurikämie
- KHK, Herzinsuff., Herzrhythmusstörungen
- Thrombose und thromboembolische KO
- Schlafapnoe-Syndrom, Atelektasen, restriktive Ventilationsstörung
- Arthrosen
- Cholezystolithiasis, gastroösophagealer Reflux, Hiatushernie

Diagnostik

- Anamnese: Komorbiditäten (s. o.), körperliche Aktivität und Schwierigkeiten bei vorherigen Anästhesien.
- Erkennen eines schwierigen Atemwegs (▶ 2.3.4)

Prämedikation

- Bei Schlafapnoe CPAP-Geräte mit in den OP geben
- Verzicht auf sedierende Prämedikation bei Schlafapnoe-Syndrom und Adipositas per magna
- Eventuell Aspirationsprophylaxe (▶ 7.3.3)

Anästhesiologische Besonderheiten

- Erhöhtes **Narkoserisiko:** Begleiterkr. und Gefahr der periop. Hypoxämie (Aspiration, erschwerte Intubation und Beatmung)
- **Technische Voraussetzungen:** Maximale Belastbarkeit der OP-Tische/Säulen (häufig 120–140 kg), ggf. spez. Schwerlasttische
- **Allgemeinanästhesie:** Erhöhtes Risiko einer Aspiration und eines schwierigen Atemwegs; ausgedehnte Präoxygenierung; Bereithalten von Hilfsmitteln und Alternativverfahren

- **Beatmung:** PEEP 10 cmH_2O; Idealgewicht bestimmt Tidalvolumina; P_{max} bis 35 cmH_2O
- **Medikamente:** Desfluran bevorzugen (alternativ: Sevofluran > Isofluran); Einsatz gut steuerbarer Substanzen; Dosierungen eher am Idealgewicht orientieren; Ausnahmen beachten: z. B. Succinylcholin 1 mg/kg (tatsächliches Körpergewicht)
- **Monitoring:** Adäquate Manschettengröße (Breite: 40 % des Oberarmumfangs); tendenziell eher invasive Blutdruckmessung
- **Regionalanästhesie:** Bevorzugen; aber: Dosisreduktion um 20–30 % bei Spinal- und Periduralanästhesie
- Gefahr einer Rhabdomyolyse bei extrem adipösen Diabetikern (BMI 40) mit langen Operationszeiten (> 4 h)
- **Ausleitung:** Oberkörper-Hochlagerung, Extubation bei guter Vigilanz unter Blähung der Lungen
- **Postoperativ:** Insbes. bei Schlafapnoe ist eine längeres Atemwegsmonitoring (SpO_2) bzw. eine CPAP-Therapie erforderlich.

8.7 Obstruktives Schlafapnoe-Syndrom (OSAS)

Peter Söding

Schlafstörung mit intermittierenden, mehr als 10 Sek. dauernden Apnoephasen verursacht durch partielle oder vollständige Verlegungen der oberen Atemwege mit konsekutiver Hypoxie, Hyperkapnie und respiratorischer Azidose.

Klinik OSAS häufig assoziiert mit Adipositas, großem Halsumfang, pathoanatomischen Obstruktionen der Atemwege (z. B. Septumdeviationen, Tonsillenhyperplasie, Makroglossie, Mikro- oder Retrognathie).

Diagnostik

- **Anamnese:** Lautes oder häufiges Schnarchen; beobachtete Atempausen; Aufwachen mit Husten; häufiges Aufwachen; Schläfrigkeit oder gehäuftes Einschlafen am Tag trotz zeitlich ausreichendem Nachtschlaf
- Diagnosesicherung im **Schlaflabor:** Hochgradiges OSAS ab > 40 Atempausen/h
- Suche nach Begleiterkr. (Herzinsuff., pulm. und art. Hypertonus, Apoplex, Myokardinfarkt) und Intubationsschwierigkeiten

Prämedikation Keine Benzodiazepine oder Opioide.

Anästhesiologische Besonderheiten

- Eventuell präop. Optimierung (z. B. CPAP-Maske), insbesondere bei hohem Risiko (→ hochgradiges OSAS bei geplanter großer OP oder OP der Atemwege und postop. erwarteter hoher Opioidbedarf); Bestimmung der SpO_2-Ausgangssättigung.
- Regionalanästhesie (RA) mit Kathetertechnik bevorzugen; möglichst keine Opioide epidural
- Allgemeinanästhesie möglichst mit RA-Verfahren kombinieren; Einsatz kurz wirksamer Anästhetika (Desfluran, Remifentanil; Mivacurium)
- Extubationsbedingungen: Wacher Pat. ohne Muskelrelaxansüberhang (Relaxometrie ▶ 4.9) in Oberkörperhochlagerung.
- Frühzeitig CPAP-Maske (falls vorhanden mit in den OP geben)
- Postop. kontinuierliche Pulsoxymetrie bis zu 24 h abhängig von OP und OSAS-Schweregrad (Zielwert SpO_2 > 90 % schlafend bei Raumluft)
- Schmerzther. möglichst mit RA-Katheter oder Nicht-Opioidanalgetika

8.8 Gerinnungsstörungen

Teresa Linares

8.8.1 Physiologie

▶ Abb. 8.3.

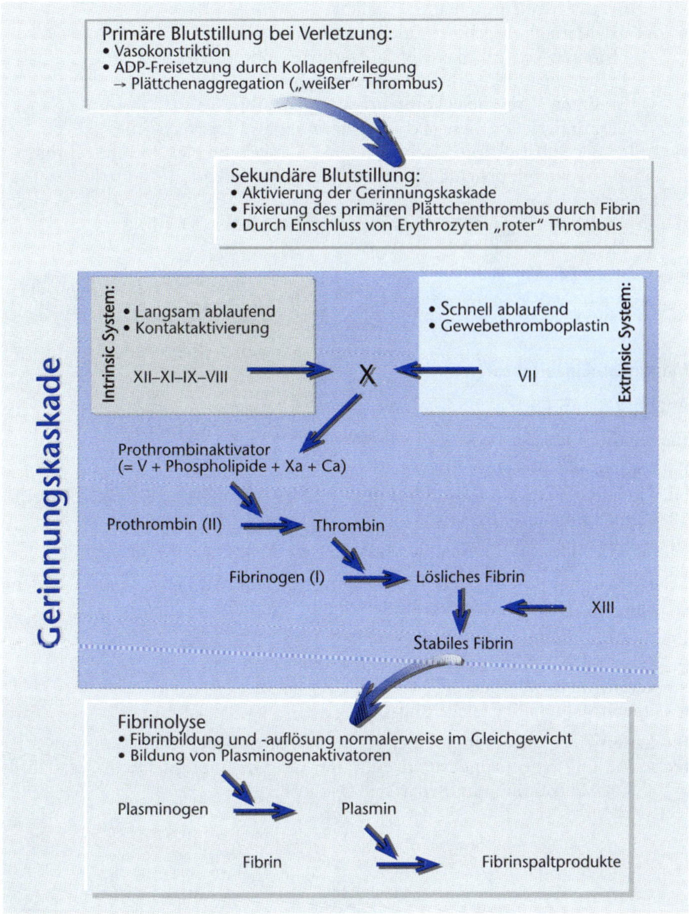

Abb. 8.3 Gerinnungskaskade [L157]

8.8.2 Störungsursachen und Therapie

Präoperativ bestehende Erkrankungen

AT-III-Mangel

AT III ist ein im Plasma natürlich vorkommender Inhibitor vor allem von Thrombin und Faktor Xa aufgrund irreversibler Komplexbildung.

- **Bewertung:**
  - Norm: 75–120 %
  - Bei 60–70 % Thrombemboliegefahr
- **AT-III-Mangel:** Angeboren oder erworben durch:
  - Erhöhten Verlust (massiver Blutverlust, nephrotisches Syndrom, exsudative Enteropathie, Aszites, Verbrennung)
  - Erhöhten Verbrauch (Verbrauchskoagulopathie, Sepsis)
  - Verminderte Synthese (Leberzirrhose, akutes Leberversagen)
- **Ind. einer Substitution:** Nachgewiesener Mangel und gleichzeitiges Thrombembolierisiko oder Nichtansprechen einer Heparinther.
- **Dosierung:**
  - AT-III-Anstieg um 1–2 % pro verabreichte Einheit AT III/kg
  - Ziel: 80 %

Bei AT III < 70 % verminderte Wirksamkeit von Heparin.

Mangel an Einzelfaktoren

Angeborene Defektkoagulopathien

Hämophilie A und B

Epidemiologie Prävalenz 1 : 10.000 für Männer, 85 % der Fälle Typ A (Fehlen oder Inaktivität von F VIII), 15 % Typ B (F IX); X-chromosomal-rezessiv vererbt, 30 % Spontanmutationen.

Klinik Großflächige Blutungen, Muskel-, Gelenkblutungen (Arthropathie).

Labor Normale Blutungszeit, PTT verlängert, Quick-Wert normal, zur Differenzierung Hämophilie A und B Einzelfaktorenbestimmung.

Prophylaxe

- Keine Gabe von Thrombozytenaggregationshemmern
- Keine i. m. Injektionen
- Operativ sorgfältige lokale Blutstillung

8

Indikation einer Substitution Bei schwerer Form Dauerbehandlung zur Aufrechterhaltung einer Mindestkonzentration des Gerinnungsfaktors von 1 IE/dl = 1 %; sonst Substitution im Bedarfsfall (▶ Tab. 8.12).

Tab. 8.12 Indikationen einer Faktorensubstitution

Spontane Gelenkblutungen	15–30 % erforderlicher Faktorenspiegel
Muskel-, Weichteilblutungen	40–50 %
Mundhöhlenblutung, Zahnextraktion, kleine operative Eingriffe	30–50 %
Intrakranielle, intrathorakale, GIT-Blutungen, große OPs	50–100 %

Dosierung

- **Faktor VIII:** 1 IE Faktor-VIII-Konzentrat entspricht der Aktivität von 1 ml Normalplasma (mit 100 % Aktivität). Erforderliche Dosis in IE = 0,4 × kg × gewünschter Faktorenanstieg in %. HWZ 10–15 h, zur Erhaltung Gabe der Hälfte der Initialdosis alle 4–12 h
- **Faktor IX:** Erforderliche Dosis in IE = 0,6 × kg × gewünschter Faktorenanstieg in %. HWZ 20–24 h, zur Erhaltung Gabe der Hälfte der Initialdosis alle 12–24 h
- **Desmopressin** = DDAVP (Minirin®): Synthetisches Vasopressinanalogon, bewirkt Freisetzung des im Endothel gespeicherten Faktors VIII mit Aktivitätserhöhung auf das 2- bis 4-Fache in 30–60 Min. nach i. v. Gabe und 60–90 Min. nach intranasaler Gabe, Eliminations-HWZ 3–4 h, renale Elimination. Dosierung: 0,3–0,4 μg/kg i. v. oder 4 μg/kg intranasal. Repetitionsdosis in 12- bis 24-stündigen Intervallen möglich. Tachyphylaxie wegen Erschöpfung der Speicher nach 3- bis 4-maliger Anwendung. NW: Flush, Blutdruck- und Herzfrequenzanstieg, Wasser- und Natriumretention bis hin zu Lungenödem und Krampfanfällen, aktiviert die Fibrinolyse.

Therapieprobleme
Induktion einer Antikörperbildung (= Hemmkörperhämophilie), Infektionsrisiko durch Faktorenpräparate und Bluttransfusionen, Anaphylaxie.

Von-Willebrand-Jürgens-Syndrom

In 70 % der Fälle Verminderung von VWF und F VIII:C, autosomal-dominant vererbt.

Klinik Kombination von hämophilem und petechialem Blutungstyp, weniger Spontanblutungen als bei Hämophilie.

Labor Blutungszeit durch Thrombozytenaggregationsstörung verlängert, wegen verminderter Aktivität von Faktor VIII:C auch Verlängerung der PTT, Ristocetin-Kofaktor (VWF).

Therapie Hämophilie A und B.

Heparintherapie

Substanzen Heparin: Polymere Glykosaminoglykane (▶ Tab. 8.13).

- **Unfraktioniert** (hochmolekular): MG 3.000–30.000 D, HWZ dosisabhängig, bei Bolus von 5.000 IE i. v. 60–90 Min., 1 mg Standard-Heparin entspr. ca. 170 IE:
  - Wirkmodus: Komplexbildung mit AT III und damit Verstärkung der AT-III-Wirkung

- Pharmakokinetik: Wirkungseintritt i. v. sofort, renale Elimination nach Hydrolyse (Leber, Lymphe, Plasma), primäre Inaktivierung durch Proteinbindung
- s. c. Gabe: Wirkungsmaximum low-dose nach 2–4 h, nach 8 h kein Heparin mehr nachweisbar, vor OPs mit größeren intraop. Blutverlusten 6 h vorher abzusetzen, erneute Gabe 12 h postop., für Regionalanästhesie ▶ Tab. 3.1

- **Fraktioniert** (niedermolekular): MG 4.000–8.000 D, keine einheitliche Substanzgruppe, HWZ 100–180 Min. Certoparin (Mono-Embolex®), Tinzaparin (innohep®) und Reviparin (Clivarin®) nicht für den Hochrisikobereich zugelassen im Gegensatz zu Nadroparin (Fraxiparin®), Dalteparin (Fragmin®) und Enoxaparin (Clexane®), letzteres größtes Wirkpotenzial und längste Plasmahalbwertszeit, 1 mg Enoxaparin entspricht 100 IE Anti-Xa-Aktivität
  - Wirkmodus: Überwiegend Anti-Xa-Aktivität
  - Bioverfügbarkeit besser als bei unfraktioniertem Heparin, dosisunabhängige Clearance, reduziertes Blutungs- und HIT-Risiko
  - s. c. Gabe: Wirkungsmaximum nach 2–4 h, Gabe 1 × täglich, Eliminations-HWZ 4–6 h, vor großen OPs 12 h vorher abzusetzen, für Regionalanästhesie ▶ Tab. 3.1

! PTT und TZ wenig sensible Parameter; bei Dosierung zur Prophylaxe kein Labormonitoring nötig, bei Niereninsuff. Kontrolle der Faktor-Xa-Aktivität

Indikation einer Substitution Als schnell wirksames Antikoagulans.

Laborkontrolle
- PTT: Verlängerung um das 1,5- bis 2,5-Fache
- TZ: Verlängerung um das 2- bis 3-Fache
- ACT: Bedside-Test bei EKZ, Nativblut plus Oberflächenaktivator → Messen der Gerinnungszeit, Normalbereich 110 ± 15 Sek.
- Kontrolle der Thrombozytenzahlen bei Ther. > 5 d

Nebenwirkungen Heparininduzierte Thrombozytopenie (HIT), Heparinallergie.

- Nicht mit anderen Pharmaka in einer Spritze/Infusion mischen
- **Antidot:** Protamin. Stark basisches Peptid, bildet gerinnungsinaktiven Komplex mit Heparin, wirkt selbst fibrinpolymerisationshemmend, d. h. Überdosierung verlängert Gerinnungszeit, 1 ml (= 10 mg) Protamin neutralisieren 1.000 IE (= 10 mg) unfraktioniertes Heparin, antagonisiert 100 % der Faktor-IIa-Aktivität und etwa 65 % der Faktor-Xa-Aktivität der niedermolekularen Heparine, Wirkungseintritt i. v. nach wenigen Minuten, schockartige Unverträglichkeitsreaktionen möglich, besonders bei Personen mit Allergie gegen Fischeiweiß.

8

Heparin-induzierte Thrombozytopenie (HIT)
- Typ I: Bei bis zu 30 % aller mit Heparin behandelten Pat. Heparin reduziert die Aktivität der thrombozytären Adenylatzyklase, der veränderte cAMP-Spiegel führt bei einigen Pat. zu einer Zunahme der Thrombozytenaggregation, nach Stunden bis wenigen Tagen kommt es zu einem passageren Thrombozytenabfall, selten jedoch unter 100.000/μl, meistens klinisch inapparent
- Typ II: Bei etwa 0,5–3 % aller heparinisierten Pat., antikörperinduzierte Thrombozytenaktivierung (IgG-Antikörper gegen Heparin-Plättchenfaktor-4-Komplex), damit Plättchenverbrauch mit schweren arteriellen

(„white clot syndrome“ mit Myokardinfarkt, neurologischen Ausfällen, Organversagen) und venösen thromboembolischen KO (tiefe Venenthrombosen, Lungenembolie, Sinusvenenthrombose), massive systemische Gerinnungsaktivierung. Klinik nach ca. 5–20 d, bei Reexposition innerhalb von Stunden, Thrombozytenabfall um 50 % oder deutlich unter 100.000/μl, Auftreten der HIT Typ II unter niedermolekularen Heparinen etwa 3- bis 4-mal seltener.

! Alternative Antikoagulanzien:

- Bei fehlender Kreuzreaktion Danaparoid (Orgaran®), insbesondere bei Niereninsuffizienz Argatroban (Argatra®), geeignet aber nicht zugelassen: Fondaparinux (Arixtra®) sowie rekombinante Hirudine

Tab. 8.13 Heparindosierungen bei unterschiedlichen Indikationen

Thromboseprophylaxe	s. c. unfraktioniert < 90 kg	2 × 7.500 IE/d oder 3 × 5.000 IE/d
	s. c. unfraktioniert > 90 kg	3 × 10.000 IE/d
	s. c. niedermolekular bei < 90 kg	E: 1 × 2.000 E Anti-Xa/d D: 1 × 2.500 E Anti-Xa/d N: 1 × 2.850 E Anti-Xa/d
	s. c. niedermolekular bei > 90 kg und Hochrisikopat.	E: 1 × 4.000 E Anti-Xa/d D: 1 × 5.000 E Anti-Xa/d N: bis zu 5.700 E Anti-Xa/d
	i. v. low dose (unfraktioniert)	200–400 IE/kg KG/d
Therapeutische Gabe	i. v. high dose (unfraktioniert)	400–600 IE/kg KG/d, vorher Bolus von 5.000 IE
	s. c. niedermolekular	E: 2 × 100 E/kg KG D: 2 × 100 E/kg KG N: 2 × 85 E/kg KG

E = Enoxiparin, D = Dalteparin, N = Nadroparin

Kumarintherapie

Substanzen z. B. Phenprocoumon = Marcumar® mit HWZ 7 d, Warfarin = Coumadin® mit HWZ 44 h, oral zu verabreichen.

Wirkmodus Kompetitive Vitamin-K-Antagonisten (Vitamin K ist Kofaktor bei Synthese der Faktoren II, VII, IX, X des Prothrombinkomplexes sowie der Proteine C und S), außerdem Inhibitoren des Gerinnungssystems.

Pharmakokinetik Hohe Plasmaproteinbindung, Wirkungseintritt mit Latenz von 1,5–3 d, hepatische Elimination (Cytochrom-P_{450}–2C19 genetisch polymorph, daher Genotyp-spezifische „Warfarin-Resistenz“ mit hoher Variabilität der erforderlichen Warfarin-Dosis).

Dosierung Nach individuellem Bedarf.

Laborkontrolle Durch Quick-Test bzw. INR.
Für Regionalanästhesie ▶ Tab. 3.1.

8

- Während Aufsättigungsphase von 10–14 d kein ausreichender antikoagulatorischer Schutz, daher Kombination mit Heparin
- Nach Absetzen Quick-/INR-Normwerte spontan nach etwa 3–6 d, nach oraler Vitamin-K-Gabe nach etwa 1–3 d erreicht (große Variationsbreite)
- **Antidot:** Vitamin K (Phytomenadion = Konakion®). Bei leichteren Blutungen 1–5 mg p. o., sonst 0,2–0,4 mg/kg i. v., bei kritischen Blutungen zusätzlich Prothrombinkomplex-Konzentrate 30 E/kg i. v., allergische Reaktionen auf Vitamin K möglich

Perioperativer Wechsel Kumarin/Heparin

- Kumarin 3 d präop. absetzen, Gerinnungskontrolle 2 × tägl.
- Ab Quick > 30 %/INR < 2,5 Beginn Heparinperfusor 20.000 IE/50 ml mit 2 ml/h, nach Gerinnungskontrolle Steigerung in Schritten von 0,5–1 ml/h bis PTT 60–80 Sek.
- OP ab Quick 50–70 %/INR 1,5–1,3 nach Rücksprache mit Operateur, Heparinperfusor 8 h präop. stoppen
- In Absprache mit Operateur ab 12–24 h postop. übliche Low-dose-Heparinisierung, ab einem abzusprechenden Tag wieder Vollheparinisierung (Ziel-PTT 60–80 Sek.)
- Nach Erreichen von PTT 60–80 Sek. wieder Beginn mit Kumaringabe (z. B. Marcumar® mit 4–3–2–1 Tbl. in den ersten 4 d), Heparin weitergeben bis Quick/INR therapeutisch (ca. 20 %/3,5)

Thrombozytenaggregationshemmer

Zyklooxygenasehemmer

Acetylsalicylsäure hemmt irreversibel die thrombozytäre Zyklooxygenase I und damit die Thromboxan-A2-Synthese. Wirkungseintritt 30 Min. nach Einnahme, Wirkdauer 7–12 d. Da innerhalb von 3 d 30–50 % der Thrombozyten ersetzt werden, beträgt die klinische Wirkdauer bei 100 mg/d 4 d, bei 300 mg/d 7 d! Für Regionalanästhesie ▶ Tab. 3.1.

Adenosindiphosphat-Rezeptor-Antagonisten

Thienopyridine hemmen die ADP-induzierte Thrombozytenaggregation durch nichtkompetitive, irreversible Interaktion mit dem thrombozytenmembranständigen ADP-Rezeptor. Indikation: Akutes Koronarsyndrom, stattgehabter Myokardinfarkt (< 35 d) oder ischämischer Insult (7 d–6 Mon.), pAVK.

- Ticlopidin (Tiklyd®): Prodrug, wird durch Hydrolyse und Oxidation zum aktiven Metaboliten, Bioverfügbarkeit 80–90 %, Wirkungsmaximum nach 4–7 d, HWZ 30–55 h, hepatisch metabolisiert, Elimination der Metaboliten 60 % renal, 25 % enteral, präop. 10–14 d vorher abzusetzen! 98 % Plasmaproteinbindung, daher nicht hämodialysierbar, wegen NW (Agranulozytose, aplastische Anämie, Neutropenie, idiopathische thromozytäre Purpura) nur noch selten verwendet.
- Clopidogrel (Iscover®, Plavix®): 6-fach stärker als Ticlopidin, Prodrug, Aktivierung u. a. durch Cytochrom-P_{450}–2C19 (genetisch polymorph, daher Genotyp-spezifische „Clopidogrel-Resistenz“), Bioverfügbarkeit 50 %, Wirkungseintritt dosisabhängig: bei 600 mg i. v. 2 h, Plasma-HWZ 8 h, Wirkdauer 5–7 d, Elimination hepatisch und 50 % renal, präop. 7 d vorher abzusetzen!

- Prasugrel (Efient®): Pro-Drug, Aktivierung unabhängig von Cytochrom-P_{450}–2C19, besser wirksam als Clopidogrel, aber auch höhere Blutungsneigung, Plasma-HWZ 7 h, renale Elimination, präop. 7–10 d vorher abzusetzen!
- Ticagrelor (Brilique®): Kein Pro-Drug, ATP-Analogon, wirkt direkt, spezifisch und reversibel, potenter als Clopidogrel, Biorverfügbarkeit 30 %, Plasma-HWZ 7–8 h, Wirkdauer 1–3 d, renale Elimination, präop. 5 d vorher abzusetzen! NW: Atemnot, Bradykardie, Nierenschädigung
- Cangrelor (Kengrelax®): Ebenfalls ein ATP-Analogon, nur i. v. verfügbar, Wirkungseintritt 2 Min., HWZ dosisunabhängig 3–5 Min., Thrombozytenfunktion 1 h nach Absetzen wiederhergestellt! NW: Atemnot
- Für Regionalanästhesie ▶ Tab. 3.1

Glykoprotein-IIb-/-IIIa-Rezeptor-Antagonisten

Hochregulation und Konfirmationsänderung der GPIIb-/-IIIa-Rezeptoren in der äußeren Thrombozytenmembran, die als Fibrinogenrezeptoren die eigentliche Aggregation vermitteln. Indikation: akutes Koronarsyndrom, Wirkungseintritt 1–2 d nach Gabe, Wirkungsmaximum nach 3–5 d, Dosierung: Initiale Bolusgabe, dann kontinuierlich i. v. NW: Selten Thrombozytopenie innerhalb von 24 h nach initialem Bolus.

- Abciximab (ReoPro®): Fab-Fragment des monoklonalen Antikörpers gegen GPIIb/IIIa, nichtselektive, irreversible Bindung, 80- bis 90-prozentige Rezeptorblockade, Eliminationshalbwertszeit 30 Min., doch wegen hoher Rezeptoraffinität und geringer Dissoziation lang anhaltender Effekt (klinisch relvant 24–48 h), Dosierung 0,25 mg/kg KG Bolus, anschließend Infusion mit 0,125 μg/kg KG/Min., Antagonisierung durch Verdünnung mittels Thrombozytentransfusion, präop. 12–24 h vorher abzusetzen!
- Eptifibatid (Integrilin®): Synthetisches, niedermolekulares Peptid, niedrige Affinität, aber hohe Spezifität, hemmt reversibel und kompetitiv, Dosierung 180 μg/kg KG, anschließend Infusion mit 2 μg/kg KG/Min., Eliminationshalbwertszeit 2 h, 50 % unverändert renal ausgeschieden, klinisch wirksamer Effekt 2–4 h, hoher Anteil zirkuliert nach Applikation im Plasma, daher keine Antagonisierung durch TK-Gabe möglich, hämodialysierbar/hämofiltrierbar, präop. 4–6 h vorher abzusetzen!
- Tirofiban (Aggrastat®): Peptidomimetikum (Fiban), vergleichbar mit Eptifibatid, nur klinisch wirksamer Effekt 4–8 h. Dosierung 0,4 μg/kg KG über 30 Min., dann 0,1 μg/kg KG/Min.
- Für Regionalanästhesie ▶ Tab. 3.1

Direkte Thrombin-Inhibitoren

AT-III-unabhängige, spezifische Inhibition von freiem und im Thrombus gebundenem Thrombin und Hemmung der Thrombozytenaktivierung über Thrombin. Keine Kreuzreaktion mit Heparin bei HIT.

Hirudin

Saures Polypeptid aus Blutegeln mit MG 7.000 D, HWZ 1–2 h, 1 Antithrombineinheit Hirudin inaktiviert 1 NIH-Einheit Thrombin, zugelassen für HIT und Hüft-/Knie-TEPs, keine Kreuzreaktion mit Heparin. **Cave:** Antikörperbildung gegen Hirudin möglich, daher Anaphylaxie-Bereitschaft bei Erstgabe! Wegen renaler Elimination Akkumulation bei Niereninsuff., hämofiltrierbar, zur Überwachung TZ empfindlicher als PTT, Ecarin-Zeit-Kontrolle empfohlen (das Schlangengift Ecarin wandelt Prothrombin in Meizothrombin um, dies wird dosisabhängig von Hirudin gehemmt und damit die Gerinnungszeit verlängert, über eine Kalibration wird die Hirudinkonzentration ermittelt).

Rekombinante Hirudine:

- Lepirudin (Refludan®): Nach Risiko-Nutzen-Abschätzung Vertrieb 2012 eingestellt.
- Desirudin (Revasc®): HWZ 2,5–5,5 h, bei Dosierung 15 mg s. c. 2 ×/d Wirkungseintritt nach 1 h, 40–50 % renal eliminiert, lebertoxisch, präop. 4–6 h vorher abzusetzen, kein Antidot verfügbar; zugelassen nur zur Thromboseprophylaxe bei Hüft-/Knie-TEPs, nicht aber bei HIT II
- Bivalirudin (Angiox®): Wird als einziger direkter Thrombininhibitor von Thrombin gespalten, daher geringere Akkumulation bei Leber- und Niereninsuff., hämodialysierbar, nur parenteral verfügbar, HWZ 30 Min., Ind.: akutes Koronarsyndrom und perkutane koronare Intervention.

Für Regionalanästhesie ▶ Tab. 3.1.

Argatroban (Argatra®)

Synthetisches Derivat von L-Arginin, direkter kompetitiver Inhibitor von freiem und fibringebundenem Thrombin, zugelassen für akute oder frühere HIT II mit und ohne thrombembolische KO, HWZ 40–50 Min., nur parenteral verfügbar, wegen kurzer Wirkdauer optimal periop., hepatische Elimination, daher bevorzugt bei Niereninsuffizienz, kein Antidot verfügbar, geringe therapeutische Breite! Laborkontrolle mittels PTT (Ziel: 1,5- bis 2,5-Faches des oberen Normalbereichgrenzwerts), ACT, TZ oder Ecarinzeit. Macht eine Verlängerung von Prothrombinzeit und INR sowie Verminderung des Quick-Werts mit Normalisierung dieser Werte in 2–4 h nach Absetzen von Argatroban, daher keine Therapieänderung wegen dieser Werte nötig. Für Regionalanästhesie ▶ Tab. 3.1. **Cave:** Arzneimittel enthält 50 Vol.-% Ethanol!

Synthetische Dipeptide

- Melagatran: Hemmt direkt und reversibel freies und fibringebundenes Thrombin. Indikation: Elektiver Hüft- oder Kniegelenkersatz, Halbwertszeit 2,5–3,5 h, Dosierung zur Prophylaxe 3 mg s. c. 1 ×/d, Ausscheidung 80 % renal, 20 % über den Darm, daher Dosisanpassung bei Niereninsuff. nötig, prinzipiell hämodialysierbar, für Prophylaxe keine regelmäßigen Laborkontrollen notwendig, ansonsten PTT-Kontrolle (lineare Dosis-Wirkungsbeziehung), präop. PTT-Normalisierung nach 6–8 h abzuwarten, kein spezifisches Antidot.
- Dabigatran (Pradaxa®): Oral wirksame Vorstufe von Melagatran, Ind.: Elektiver Hüft- oder Kniegelenkersatz, Vorhofflimmern, Prophylaxe tiefe Venenthrombose und Lungenembolie. Bioverfügbarkeit 6,5 %, Halbwertszeit 12–14 h, renale Elimination, Kontraindikation: GFR < 30 ml/Min., Dosierung bei Vorhofflimmern 2 × 150 mg/d oral, zur Prophylaxe bei Gelenkersatz 1 × 220 mg 7 d, Labor: TZ am sensitivsten, präop. vor größerem Eingriff oder höherem Blutungsrisiko 2–4 d, sonst 24 h vorher abzusetzen, für Regionalanästhesie ▶ Tab. 3.1.
- Seit November 2015 zugelassen: Spezifisches Antidot: Idarucizumab (Praxbind®): Monoklonales Antikörperfragment, das spezifisch Dabigatran hemmt, nicht in die Gerinnungskaskade eingreift und keinen prokoagulatorischen Effekt aufweist, Wirkungseintritt nach i. v. Gabe innerhalb von wenigen Minuten, HWZ 10 h, Wirkdauer > 12 h, Dosierung: 2 × 2,5 g/50 ml i. v., Wiederholung nach 24 h; NW: Kopfschmerzen, Hypokaliämie, Delirium, Fieber

Faktor-Xa-Inhibitoren

Fondaparinux (Arixtra®)

Synthetisches Pentasaccharid mit hoher Anti-Faktor-Xa-Aktivität, Ind.: Tiefe Beinvenenthrombose, Lungenarterienembolie und akutes Koronarsyndrom, günstig zur Thromboseprophylaxe bei früherer HIT II (dafür nicht zugelassen), HWZ 15–20 h, ausschließlich renale Elimination, daher absolut kontraindiziert bei Kreatinin-Clearance < 30 ml/h, Dosierung 2,5 mg s. c. 1 ×/d, stabiles Plateau nach 2–3 d, Laborkontrolle mittels Anti-Xa-Aktivität, präop. etwa 20 h vorher abzusetzen, bei Niereninsuff. 36–42 h, postop. frühestens nach 6-h-Intervall wieder beginnen; für Regionalanästhesie ▶ Tab. 3.1.

Orale Faktor-Xa-Inhibitoren

Rivaroxaban (Xarelto®)

Erster oraler Faktor-Xa-Inhibitor, der direkt, hochselektiv und reversibel auch in Thromben gebundenen Faktor Xa hemmt, Indikation: Elektiver Hüft- oder Kniegelenkersatz, Vorhofflimmern, Prophylaxe tiefe Venenthrombose und Lungenembolie, Bioverfügbarkeit 80–100 %, Halbwertszeit 7–11 h, Dosierung 1 × 10–20 mg/d oral, Ausscheidung ⅓ unverändert, ⅓ metabolisiert über die Niere und ⅓ metabolisiert über den Darm, wegen 95-prozentiger Plasmaproteinbindung nicht hämodialysierbar, Plasmapherese möglich, Kontraindikation: GFR < 15 ml/Min., postop. nach 6–10 h einsetzbar, antikoagulatorische Wirkung durch einen kalibrierten quantitativen Anti-Faktor-Xa-Test bestimmbar, kein spezifisches Antidot.

Apixaban (Eliquis®)

Vergleichbar mit Rivaroxaban, aber geringeres Blutungsrisiko bei Niereninsuffizienz, Bioverfügbarkeit 50 %, 70 % hepatisch metabolisiert, ⅓ unverändert über die Niere ausgeschieden, HWZ 9–14 h, Dosierung: 2 × 2,5–10 mg/d oral.

Edoxaban (Lixiana®)

Seit August 2015 zugelassen. Indiziert bei Pat. > 75 J. mit kardiovaskulären Risikofaktoren, Bioverfügbarkeit 62 %, Wirkmaximum nach 1–2 h, Eliminations-HWZ 10–14 h, Elimination 65 % metabolisch/biliär, 35 % renal, routinemäßige Kontrolle der Wirkung nicht erforderlich, Dosierung: 1 × 60 mg/d oral.
Für Regionalanästhesie ▶ Tab. 3.1.
Antidota:

- Andexanet alfa: Beschleunigtes Zulassungsverfahren läuft.
  Rekombinantes Protein, ähnelt Faktor Xa, hebt spezifisch und direkt die Wirkung von direkten Faktor-Xa-Inhibitoren und Enoxaparin (Clexane®) auf, indem es als „Fänger" an den nicht proteingebundenen Anteil eines Faktor-Xa-Hemmers bindet und dadurch die Bindung eines nativen Faktor Xa verhindert. Dosierung: 1 × 400 mg i. v. Bolus, hepatische Elimination des Andexanet-alfa-Faktor-Xa-Hemmer-Komplexes
- Ciraparantag: Aripazine, unspezifisches, synthetisches, peptidähnliches kleines Molekül, das als Antidot für direkte Faktor-Xa-Hemmer, Faktor(II)-Thrombin-Hemmer, Hemmer von unfraktioniertem und niedermolekularem Heparin wirken soll; befindet sich zur Zeit in der Studienphase

Danaparoid-Natrium (Orgaran®)

Ein überwiegend aus Heparansulfat bestehendes Glykosaminoglykangemisch, hemmt die Faktoren IXa und Xa, weniger auch IIa, Halbwertszeit 24 h! Elimination 50 % renal, bei starker Niereninsuff. ist die Halbwertszeit der Anti-Xa-Aktivität

stark verlängert, nicht hämofiltrierbar, Kontrolle über Bestimmung der Anti-Faktor-Xa-Aktivität.
Dosierung bei akuter HIT II: 2 × 1.500–2 × 3.000 /d.
Ind.: HIT. **Cave:** 3–30 % Kreuzreaktion mit heparininduzierten Antikörpern, Vorsicht auch bei Sulfitallergie.
Präop. abzusetzen wie niedermolekulare Heparine. Für Regionalanästhesie ▶ Tab. 3.1.

Perioperativ entstandene Störungen

Verbrauchskoagulopathie

Aktivierung des intravasalen Gerinnungssystems durch eine auslösende Ursache, Bildung von Mikrothromben in der Endstrombahn (DIC), dadurch Verbrauch von Gerinnungsfaktoren und Thrombozyten mit hämorrhagischer Diathese, sekundäre Hyperfibrinolyse (▶ Tab. 8.14).

Ätiologie

- Einschwemmung von Prothrombinaktivatoren in die Blutbahn
- Geburtshilfliche KO (Fruchtwasserembolie, vorzeitige Plazentalösung, Missed Abortion, HELLP-Syndrom)
- OP an thrombokinasereichen Organen (z. B. Prostata, Lunge, Pankreas)
- Manifeste Hämolysen (Fehltransfusionen, hämolytische Krisen)
- Polytrauma
- Verbrennungen
- **Indirekte Aktivierung über Mediatoren:**
  - Endotoxine gramneg. Bakterien führen tierexperimentell zu einer Verbrauchskoagulopathie (= Sanarelli-Shwartzman-Phänomen)
  - Sepsis: Sonderfall Waterhouse-Friderichsen-Syndrom nach Meningokokkensepsis
- **Kontaktaktivierung der Gerinnung:** Störung der Mikrozirkulation im Schock, durch körperfremde Oberflächen (z. B. EKZ)

Therapie

- **Prophylaktische Heparinisierung:** 500 IE/h i. v., bei Blutungsneigung nur 200 IE/h i. v.
- **Manifeste DIC:** AT III auf > 80 % der Norm einstellen (dazu in den ersten 24 h 3.000–5.000 IE AT III). Wenn Fibrinogen vermindert, Quick-Wert path. und PTT verlängert, zusätzlich Gabe von FFP (initial 1.000–1.500 ml/24 h) und TK. Kein Heparin!
- **Post-DIC-Phase:** Reaktive Hyperkoagulabilität, daher Vollheparinisierung mit PTT-Verlängerung auf das 1,5- bis 2-Fache der Norm unter Berücksichtigung von KI, weiterhin AT III > 80 % der Norm erhalten.

- **DD:** Verdünnungskoagulopathie, Verlustkoagulopathie bei starker Blutung oder Massivtransfusion mit gleichzeitiger Verminderung von Albumin und Hämatokrit sowie von Gerinnungsfaktoren, die nicht direkt vom Gerinnungsprozess betroffen sind, keine Hyperfibrinolyse
- **Daran denken:** Ab einem Blutverlust von ~ ⅓ des Blutvolumens Bestimmung von Gerinnung (PTT, Quick, AT III) und Thrombozyten veranlassen!

Tab. 8.14 Laborkonstellationen bei Verbrauchskoagulopathie

	Latente DIC	DIC	DIC plus sek. Fibrinolyse	Prim. Hyperfibrinolyse
Thrombozyten	(↓)	↓	↓	↔
PTT	↔ bis (↓)	↑	↑	↑
Quick	↔	↓	↓	↔ bis ↓
AT III	(↓)	↓	↓	↔
Fibrinogen	↔ bis (↓)	↓	↓	↓
Fibrinmonomere	(↔)	+ (beweisend)	+	–
Fibrin(ogen)-Spaltprodukte	(↔)	–	+ (beweisend)	+

Hyperfibrinolyse

Ätiologie Bei OP an aktivatorreichen Organen wie Uterus, Prostata, Lunge, Pankreas, fibrinolytischer Ther., reaktiver Hyperfibrinolyse bei DIC (▶ Tab. 8.14).

Therapie Antifibrinolytische Aminosäuren ▶ 6.7.6.

Thrombosen und Thrombembolien

Streptokinase

Wirkmodus Bildet mit Plasminogen einen Aktivatorkomplex, durch den Plasminogen zu Plasmin aktiviert wird.

Pharmakokinetik HWZ 30 Min.

Dosierung

- Standardlyse: Initialdosis 250.000 IE Streptokinase über 30 Min. i. v., Erhaltung durch 100.000 IE/h kontinuierlich i. v. bis Lyseerfolg (3–5 d)
- UHSK-Lyse: 250.000 IE/30 Min., anschließend 1,5 Mio. IE/h über 6 h täglich
- Myokardinfarkt: 250.000 IE/20 Min. i. v., dann 1,5 Mio. IE über 1 h i. v.
- Lungenembolie: ▶ 7.3.7.

Labor

- Überwachung der Ther. durch TZ: Initial Verlängerung, nach 15–40 h wieder Normalisierung, daher Rethrombosierungsgefahr und Heparinther. indiziert
- Fibrinogenspaltprodukte steigen an.
- Plasminämie nur am ersten Tag nachweisbar, trotzdem weiterhin fibrinolytische Aktivität vorhanden

> - **Antigenität:** Vor Gabe H_1-, H_2-Blocker und 250 mg Prednison verabreichen!
> - Wegen Antikörperbildung Wirkungsverlust ab dem 5. Tag

APSAC

= Anisoyl-Plasminogen-Streptokinase-Aktivatorkomplex: Anistreplase (Eminase®).

Wirkmodus Wird erst durch Abspaltung der Anisoyl-Gruppe aktiviert; dies verlängert die HWZ auf 90–105 Min. und den thrombolytischen Effekt auf 6–9 h.

Dosierung 30 IE Bolus i. v.

Urokinase

Körpereigene Substanz, direkte Aktivierung von Plasminogen.

Pharmakokinetik HWZ 5 Min.

Wirkmodus Geringere Plasminämie und Veränderung der Gerinnungsparameter als bei Streptokinase, auch weniger potent, daher immer Kombination mit Heparin etwa 800–1.000 E/h i. v.

Dosierung

- Vor Lyse 5.000 IE Heparin (unfraktioniert) i. v.
- Initial 250.000 IE/20 Min. i. v., Erhaltung mit 2.000 IE/kg/h für 7–14 d, Maximum der fibrinolytischen Aktivität am 2.–4. d
- Myokardinfarkt: 1,5 Mio. IE als Bolus i. v., dann 1,5 Mio. IE über 60–90 Min. i. v.
- Lungenembolie: ▶ 7.3.7.

rtPA

Rekombinanter Gewebe-Plasminogenaktivator (Serinprotease), aktiviert nur an Fibrin gebundenes Plasminogen, dadurch lokale Fibrinolyse.
Alteplase (Actilyse®):

Wirkmodus Glykoprotein, hepatische Elimination sowie Endozytose durch Makrophagen. Indikation: Akuter Myokardinfarkt, akute zerebrale Ischämie und akute Lungenarterienembolie, NW: Induktion von Antikörpern.

Pharmakokinetik HWZ etwa 10 Min.

Dosierung Vor Lyse 5.000 IE Heparin (unfraktioniert) i. v.

- Myokardinfarkt: Stufenschema z. B. 15 mg als Bolus i. v., danach 0,75 mg/kg (max. 50 mg) über 30 Min., dann 0,5 mg/kg (max. 35 mg) über 60 Min.
- Lungenembolie: ▶ 7.3.7
- Reteplase (Rapilysin®): HWZ etwa 15 Min., Ind.: akuter Myokardinfarkt
- Tenecteplase (Metalysin®): HWZ etwa 20 Min., Ind.: akuter Myokardinfarkt

Thrombozytopenien

Thrombozytenzahl kontrollieren bei:

- **Gesteigerter Thrombinaktivität:** DIC, infektiöse Prozesse und maligne Erkr. mit Freisetzung von Proteasen
- **Verdacht auf Autoantikörper:** Idiopathische thrombozytopenische Purpura (ITP), sekundär bei entsprechender Grundkrankheit (z. B. Lupus erythematodes, HIV, maligne Lymphome), medikamentös induziert (Co-trimoxazol, Chinidin, Chinin, Sulfonamide u. a.), Heparin-induzierte Thrombozytopenie
- **Verdacht auf Isoantikörper:** Posttransfusionsthrombozytopenie (meist 5–10 d nach Transfusion plättchenhaltiger Blutkonserven), neonatale Thrombozytopenie bei maternaler Inkompatibilität
- **Massivtransfusionen:** Verlust und Verdünnungseffekt
- **Hypersplenismus:** Pooling der Blutzellen in vergrößerter Milz
- **V. a. mechanische Schädigung:** z. B. durch künstliche Herzklappen, Oberflächenkontakt bei EKZ

Thrombozytopathien (Funktionsstörungen)

Ätiologie Überzug der Thrombozytenoberfläche mit monoklonalem IgA oder IgM (Plasmozytom, Morbus Waldenström), Überzug der Thrombozytenoberfläche mit Dextranen, Ther. mit Thrombozytenaggregationshemmern, Störung durch Urämiegifte.

Labor Verlängerte Blutungszeit bei normaler Thrombozytenzahl, pathologisches Thrombelastogramm.

Substitutionstherapie

FFP = Fresh Frozen Plasma

Präparat

- Enthält alle Proteine des frisch gewonnenen Plasmas in normaler Konzentration, d. h. sowohl Gerinnungsfaktoren als auch deren Inhibitoren
- Tiefgefroren (mind. 6 Mon. haltbar, spätestens 30 Min. nach dem Auftauen zu transfundieren) oder lyophilisiert (bis 5 J. haltbar, sofort nach dem Auftauen zu verwenden)
- Auftauen im Wasserbad < 38 °C in 6–30 Min. (Faktoren V und VIII hitzelabil)
- Volumen 250 ± 50 ml (250 Einheiten) Zitratplasma, davon etwa 50 ml Stabilisator

Dosierung 1 ml FFP/kg hebt den Quick um etwa 2 %, die Gerinnungsfaktoren um 1 % an.

> **! Cave**
> Bei Massentransfusion: Ab dem 5. EK je 1 FFP auf 2 EK transfundieren. Kein Volumenersatz!

Faktorenkonzentrate (z. B. PPSB = Prothrombinkomplex)

Präparat Enthält die Faktoren II (HWZ 2–3 d), VII (HWZ 4–6 h), IX (HWZ 1 d) und X (HWZ 1–2 d). Je nach Reinigungsgrad sind noch andere Faktoren in geringerer Menge enthalten.

Dosierung 1 Einheit PPSB/kg hebt den Quick-Wert um 0,5–1 % an.

Einzelfaktoren

- 1 Einheit ist diejenige Aktivität eines Gerinnungsfaktors, die in 1 ml eines Frischplasma-Pools enthalten ist.
- 1 Einheit eines Faktors/kg ergibt einen Faktorenanstieg im Plasma von 1–2 %

Fibrinogen

8

Normwert 1,8–3,5 mg/dl.

Pharmakokinetik HWZ 4–5 d.

Indikation Nur bei bedrohlichen Blutungen infolge Fibrinogenmangel bei Hyperfibrinolysen, Verbrauchskoagulopathie (Heparinschutz!), Synthesestörung, angeborenem Mangel.

! Gepooltes Konzentrat, daher hohes Infektionsrisiko.

Dosierung Erforderliche Dosis (g) = erwünschter Anstieg (g/l) × Plasmavolumen (l), dabei ist das Plasmavolumen mit 40 ml/kg anzunehmen.

Cave
Wird bei ausgedehnten Blutverlusten Blut durch Blut ersetzt, bleibt der Fibrinogenspiegel konstant, keine Substitution erforderlich!

8.8.3 Relevante Labortests

Blutungszeit

Indikation Umfasst Thrombozytenaggregation und Gerinnung. Einzige In-vivo-Methode zur Erfassung des Blutstillungspotenzials der Thrombozyten, da Bildungsgeschwindigkeit und Festigkeit des Plättchenthrombus entscheidend.

Durchführung Stichinzision in Fingerbeere oder Ohrläppchen, Messen der Zeit bis Blutungsstillstand durch Abtupfen des Bluts mit Filterpapier (dabei häufig zu kurze Zeiten), besser ist subaquale Blutungszeit.

Normwerte 1–5 Min. (subaquale Blutungszeit).

Interpretation Verlängerte Blutungszeit bei Thrombozytopenie und -pathie, schwerer Hypo- bis Afibrinogenämie, hohen Heparinkonzentrationen.

PTT-Test (partielle Thromboplastinzeit)

Indikation Test des intrinsischen Systems.
- Suchtest bei hämorrhagischen Diathesen (v. a. Hämophilie)
- Überwachung einer Heparintherapie
- Unspezifisch zum Nachweis einer Hyperkoagulabilität

Normwerte 18–40 Sek., je nach Methode.

Interpretation
- Verlängerung bei:
  - Normalem Quick-Wert: Verminderung eines der Vorphasenfaktoren
  - Path. Quick-Wert: Verminderung der Faktoren II, X, V und/oder Fibrinogen
  - Gerinnungshemmenden Einflüssen: Heparin, Hirudin, Fibrinogenspaltprodukte, Aprotinin, Protamin, Medikamente (z. B. Gentamicin)
  - Inhibitoren: Autoantikörper, am häufigsten Lupus-Antikoagulanzien
- Verkürzung bei:
  - Hyperkoagulabilität z. B. postop., im akuten Stadium von venösen Thrombembolien, Entzündungen, 3. Trimenon der Schwangerschaft bis post partum, Ovulationshemmer, nach Myokardinfarkt
  - Initialphase einer schwachen fibrinolytischen Ther.

8

- Verlängerung physiologisch bei Neugeborenen bis zur 2. Lebenswo.
- PTT-Dauer primär von Aktivierung der Faktoren V und VIII abhängig → besonders empfindlicher Test für unfraktioniertes Heparin, nicht aber für niedermolekulares Heparin

ACT-Test (Activated Clotting Time)

Indikation Mittels patientennahem Messgerät durchführbarer Test des intrinsischen Systems zur Überwachung einer Heparinisierung, wenn die Situation eine langwierige labordiagnostische PTT-Bestimmung verbietet, z. B. bei herzchirurgischen Eingriffen mit extrakorporaler Zirkulation, extrakorporaler Membranoxygenierung, Dialyse oder in der interventionellen Kardiologie (PTCA).

Durchführung Es wird dabei die Zeit gemessen, in der frisches Blut in Anwesenheit eines Kontaktaktivators (Kieselerde) gerinnt.

Normwerte Je nach Gerät 90–150 Sek.

Interpretation Ist verlängert bei Thrombozytopenie und Fibrinogenmangel (s. auch PTT-Test).

Quick-Test (TPZ = Thromboplastinzeit, Prothrombinzeit)

Indikation Test des extrinsischen Systems.

- Suchtest bei hämorrhagischen Diathesen
- Verlaufskontrolle bei Kumarintherapie, Vitamin-K-Mangelzuständen, Lebererkr.; ggf. als Zusatzuntersuchung, z. B. bei Verbrauchskoagulopathie

Normwerte 70–120 %.

Interpretation

- Verlängerung bei: Hyperkoagulabilität
- Verkürzung bei:
  - Verminderung des Prothrombinkomplexes (Vitamin-K-Mangel, Kumarintherapie, Proteinsynthesestörung der Leber)
  - Nur ausgeprägte Verminderung von Fibrinogen, Dysfibrinogenämien
  - Gerinnungshemmende Einflüsse: Hohe Heparinkonzentrationen, Fibrinogenspaltprodukte, Medikamente (z. B. Carbenicillin), Gallensäuren
  - Inhibitoren: Autoantikörper

> **Cave**
> Verlängerung physiologisch beim Neugeborenen in den ersten Lebenswo. (v. a. 2. und 3. Lebenstag).

International Normalized Ratio (INR)

Zur Standardisierung des Quick-Tests von der WHO 1983 eingeführt.

$$INR = \left(\frac{TPZ_{Patient}}{TPZ_{normal}}\right)^{ISI}$$

ISI ist der für jeden Hersteller und jede Prothrombinase festgelegte internationale Sensitivitätsindex (1,0–1,4). Normalwerte: 0,85 < INR < 1,27 entspricht 125 % > Quick > 75 %. Zielbereich:

- INR 2–3 (entspr. Quick ca. 35–25 %) bei Thrombosen, Lungenembolie und Vorhofflimmern
- INR 2,5–3,5 (entspr. Quick ca. 30–20 %) bei mechanischen Herzklappen und bei hohem Risikoprofil (selten bis 4,5; entspr. Quick 15 %)

> Die Bedeutung der INR ist umgekehrt zu den Prozentwerten des Quick-Tests (hohe INR-Werte bedeuten langsame Gerinnung)!

8

TZ-Test (Thrombinzeit)

Erfasst wird die Abspaltung der Fibrinopeptide von Fibrinogen sowie die Fibrinpolymerisation, nicht jedoch die Quervernetzung des Fibrins durch Faktor XIII.

Indikation Test für die 2. Phase der Gerinnung:
- Überwachung einer Heparin- und Fibrinolysether.
- Suchtest bei Verdacht auf Fibrinbildungsstörung oder schwere Fibrinogenmangelzustände
- Suchtest zum Nachweis erworbener Thrombin- oder Fibrinpolymerisationsinhibitoren

Normwerte 18–22 Sek.

Interpretation Verlängerung bei:
- Hemmung der Fibrinbildung: Heparin (Dosierung zur Thromboseprophylaxe i. A. zu gering für Hemmwirkung in vitro), Hirudin, Fibrinogenspaltprodukte, Medikamente (z. B. Penicilline), Protamin, Inhibitoren, Hypalbuminämie
- Hypo-/Afibrinogenämien, Dysfibrinogenämien

- Verlängerung physiologisch beim Neugeborenen (leichtgradig)
- Bei Verlängerung TZ meist auch PTT verlängert und Quick path.
- Bei TZ > 60 % oft sprunghafte Verlängerung auf nicht messbare Zeiten wegen abnormer Gerinnselbeschaffenheit, die von den Koagulometern schlecht erfasst wird

Fehlerquellen bei Durchführung und Interpretation der Labortests
- **Blutentnahmetechnik:**
  - Zu langer venöser Stau erhöht fibrinolytische Aktivität
  - Verzögerte Blutentnahme, kleinlumige Kanülen, zu scharfes Ausspritzen des Bluts aktiviert die Gerinnung über Bildung von Thrombinspuren
- **Hämatokrit:** Bei Werten > 60 % erreicht der Zitratanteil im Plasma eine kritische Grenze, Gerinnungszeiten werden verlängert
- **Unterfüllung der Probe:** Bei vorgegebener Zitratmenge, Wert zu hoch
- **Heparineffekt:** Diskrepanz zwischen dem Ergebnis globaler Tests und Einzelfaktorbestimmungen, da Letztere durch Heparin fast nicht beeinflusst werden
- **Pseudothrombozytopenie:** EDTA-induziert durch Aggregat- bzw. Agglutinatbildung, normale Zahlen in Zitratblut, normale Blutungszeit

8.9 Neurologische und neuromuskuläre Erkrankungen

Christian Rempf

8.9.1 Multiple Sklerose

Autoimmunerkr. des ZNS (multifokale Demyelinisierung), meist schubförmigem Verlauf.

Klinik Gleichgewichtsstörungen, Sehstörungen, Muskelschwäche, spastische Lähmungen, Sensibilitätsstörungen, Inkontinenz; elektrisierende Schmerzen entlang der Wirbelsäule.

Prämedikation Dauermedikation präop. Weiterführen; evtl. periop. Kortisonsubstitution (▶ 1.1.13); präop. Benzodiazepine zur Abschirmung; Erhebung eines neurologischen Status (evtl. Konsil).

Anästhesiologische Besonderheiten

- **Allgemeinanästhesie:** Alle Narkoseformen sind möglich (TIVA/volatile), kein Lachgas; nicht depolarisierende Muskelrelaxanzien zurückhaltend; kein Succinylcholin oder Cholinesterasehemmer; evtl. Blasenkatheter; großzügige postop. Schmerzther; Wärmeerhalt
- **Regionalanästhesie** zurückhaltend (mögliche neurologische Verschlechterungen als Folge der RA); falls RA niedrig konz. LA einsetzen

8.9.2 Morbus Parkinson

Chronisch-degenerative Erkr. mit Verlust dopaminproduzierender Nervenzellen (Substantia nigra).

Klinik Kardinalsymptome: Hypo- bis Akinesie; Rigor; Ruhetremor. Weitere Symptome: Maskengesicht, Myoklonie, Darm- und Harnblasenatonie, psychische Verlangsamung, Schlafstörungen, affektive Störungen, orthostatische Hypotonie; Schluckstörungen.

Prämedikation Eventuell kleine Mundöffnung durch Muskelrigidität; Dauermedikation periop. weitergeben (insbes. Levodopa zeitnah zur OP; evtl. über Magensonde).

Anästhesiologische Besonderheiten

- Erhöhtes Risiko pulmonaler KO (insbes. Pneumonien) durch Thoraxrigidität, Hypokinesien und Aspirationen infolge Schluckstörungen
- **Allgemeinanästhesie:** Propofol, Etomidate, Sevofluran oder Isofluran unproblematisch; Muskelrelaxanzien zurückhaltend, bevorzugt kurz wirksame und nur mit Relaxometrie; Sufentanil, Fentanyl, Remifentanil und/oder Piritramid unter Beachtung der möglichen Thoraxrigidität
- **Regionalanästhesie:** Vorteilhaft wegen periop. neurologischer Evaluation; alle Formen möglich; evtl. geringere pulmonale KO
- Hypersalivation und Störung der Temperaturregulation: Temperaturmessung
- Volumenausgleich: Wegen ungenügenden Trinkens vorbestehende Hypovolämie präop. ausgleichen
- **Kontraindizierte Medikamente:** Phenothiazine (z. B. Atosil), Butyrophenone (z. B. Haldol; DHBP), Metoclopramid (bei PONV alternativ Serotonin[5-HT_3]-Antagonist). Kein Pethidin bei MAO-Hemmer-Einnahme
- Operative Therapie: Tiefenhirnstimulation (▶ 13)

8.9.3 Epilepsie

Prämedikation Dokumentation der Art u. Anfallshäufigkeit und Trigger; Dauermedikation präop. weitergeben (evtl. Medikamentenspiegel bestimmen); präop. Benzodiazepine.

Anästhesiologische Besonderheiten

- **Allgemeinanästhesie:** Propofol, Barbiturate, Isofluran oder Desfluran und Opioide unproblematisch, bei chron. Phenytoin- oder Carbamazepin-Einnahme Wirkung von nichtdepol. Muskelrelaxanzien verkürzt und abgeschwächt (→ Relaxometrie ▶ 4.9)

- **Regionalanästhesie:** Alle Formen sind möglich; bevorzugt Prilocain einsetzen wegen geringer ZNS-Toxizität (▶ 6.6.6); zusätzlich Sedierung während Punktion und OP.

8.9.4 Neuromuskuläre Erkrankungen (NME)

Gruppe von ~ 800 seltenen Erkrankungen unterschiedlichster Pathogenese und vielen Eigennamen mit Schwäche der Skelettmuskulatur durch Störungen der neuromuskulären Einheit (Erkrankungen unter www.orpha.net und/oder www.orphananesthesia.eu).

> **Merke:** Anästhesierelevante Klassifizierung der NME in präjunktionale, junktionale und postjunktionale Störungen.

Prämedikation

- **Anamnese: Genaue Diagnose, Dauer u. Ausprägung der NME.** (siehe präop. Vorgehen bei MH ▶ 7.3.8)
- Prüfe andere Organe insbes. **Herz, Lunge** (Kardiomyopathie, Ateminsuff.)
  - **Dysautonomie:** Vegetative Nervenbeteiligung (z. B. Herzrhythmusstörungen [HRST], Hypertonie/Hypotonie, Paresen des GI-Trakts, Störung der Blasenentleerung).
  - **Bulbärsymptomatik:** Hirnnervenbeteiligung (Sprach-Schluck-Kaustörung, Larynxparalyse → Aspirationrisiko ↑↑ und gestörte Kommunikation)
- **Immobilisation:** Klinische Einschätzung der kardiopulmonalen Belastbarkeit ↓↓ → Diagnostik (▶ Tab. 8.15). Beachte: Thromboserisiko bei Immobilisation
- **Fehlstellungen/Kontrakturen/Lähmungen:** Lagerungsprobleme, erschwerte Punktion und ggf. schwieriger Atemweg! → Hilfsmittel für Lagerung und Atemwegssicherung koordinieren.
- Beachte: „Restless Legs", Neuralgien-Muskelschmerzen, Diabetes- u. Schilddrüsenerkr.
- **Labor:** Ausgangswerte Myoglobin, CK (Rhabdomyolyse/MH)
- **Gegebenenfalls neurologisches Konsil:** Diagnose, Therapieoptimierung, neurologischer Status vor RA
- Dauermedikation weiter geben
- **Cave:** Benzodiazepine bei drohender Ateminsuffizienz

Anästhesiologische Besonderheiten

> **Cave**
> 1. **Pulmonale Dekompensation:** z. B. Erhöhte Aspirations- u. Pneumonie-Gefahr (Schluckstörung, insuff. Husten, Atemmuskulatur ↓)
> 2. **Kardiale Dekompensation:** z. B. Kardiomyopathie, Dysautonomie
> 3. **Rhabdomyolyse/MH** (postjunktionale Störungen)

- **Allgemeinanästhesie:** (▶ Abb. 8.4, ▶ Tab. 8.15) Bei unklarer Diagnose TIVA empfehlenswert, ggf. Triggerfrei (perioperatives Vorgehen ▶ 7.3.8). Erwäge ITN ohne Muskelrelaxans (z. B. Propofol/Remifentanil). Relaxierung mit angepasster Dosierung, stets Relaxometrie (TOF Ratio!). **Beachte:** Relaxometrie in Abhängigkeit der NME und Lokalisation der Stimulation eingeschränkt. Mivacurium (kurz wirksam) oder Rocuronium (Antagonist: Sugammadex)

8

nutzen. Stets: Kontinuierliche Temperaturmessung u. Wärmeerhalt, $etCO_2$, BGA-Bestimmung und großzügige Indikation für DK (Rhabdomyolyse/MH). Lachgas bei Nervenschäden u. Kardiomyopathie meiden

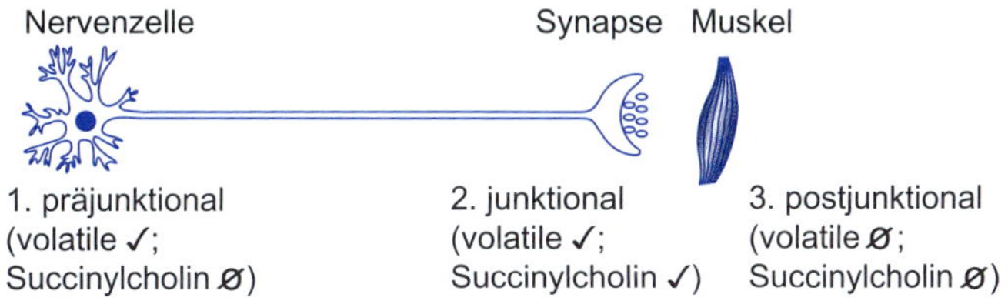

Abb. 8.4 Anästhesierelevante Klassifizierung der NME [L138]

- Ausmaß des invasiven Monitorings und der postoperativen Überwachung abhängig von: 1. chirurgischen Eingriff und 2. präoperativen Zustand des Patienten
- **Regionalanästhesie (RA):** Vorteilhaft; aber Blockade der Atemmuskulatur vermeiden (z. B. Skoliose/ISB). Abwägung RA bei rasch progredienten Erkrankungen (z. B. Guillan-Barré). Beachte: Nervenstimulation in Abhängigkeit der NME und Lokalisation der Stimulation unsicher, sonografisch gesteuerte Nervenblockade erwägen
- Laut einiger Autoren (mit Ausnahme MH-assoziierten Myopathien (▶ Tab. 8.15) kurzzeitige Gabe volatiler Anästhetika möglich (z. B. bei schwieriger Venenpunktion unter Nutzen-Risiko-Abwägung des jeweiligen Patienten). **Cave:** Mit volatilen Anästhetika kontaminierte Narkosegeräte benötigen ohne die übliche Vorbereitung (▶ 7.3.8: Perioperatives Vorgehen) ggf. Stunden bis zur Dekontamination (Zielwert volatile MH ≤ 5 ppm). Statt inhalativer Einleitung erwägen: sonografisch gesteuerte Venenpunktion, i. o. Zugang mit triggerfreier Narkose (▶ 7.3.8 Perioperatives Vorgehen).
- Myasthenie:
  - **Cholinerge Krise:** Muskelschwäche/Ateminsuff., Bradykardie, Miosis, Koliken, Hypersalivation. Antidot Atropin
  - **Myasthene Krise** (Infekte, Medikamente: [www.dgn.org oder www.myasthenia.org]): Muskelschwäche/Ateminsuff., Tachykardie, Mydriasis, Fading (TOF Ratio ⇊). Therapie: Cholinesteraseinhibitoren in Abhängigkeit von der Eigenmedikation (1 mg i. v. entspricht 30 mg p. o.). Bei nicht eindeutiger Klinik Endrophonium-Chlorid (kurz wirksamer Cholinesterasehemmer) erwägen

8

Tab. 8.15 Maßnahmen bei neuromuskulären Erkrankungen [F935-002]

Erkrankung	Prä-OP	Volatile	Relaxans	RA	Nachsorge	Cave
1. Präjunktionale Störung						
Amyotrophe Lateralsklerose (ALS)	Rö-Tx, BGA	✓	**Ø Succinylcholin NDMR:** Dosis ↓; Relax ⇈	✓	Erkr. ↓ Stat; Erkr. ↑ ICU	Ateminsuff., Atemweg (Trismus), Bulbärparalyse (Aspiration, Kommunikation)
Spinale Muskelatrophie	Rö-Tx, BGA	✓	**Ø Succinylcholin, NDMR:** Dosis ↓; Relax ⇈	✓	ICU	Ateminsuff., Bulbärsymptomatik, Lagerung (Skoliose, Kontrakturen)
Guillan-Barré-Syndrom	Rö-Tx, EKG	✓	**Ø Succinylcholin, NDMR:** Dosis ↓; Relax ⇈	**(Nein)**	ICU	Ateminsuff, Bulbärsymptomatik; Dysautonomie (Schrittmacher)
Charcot-Marie-Tooth-Erkrankung	BGA	✓	**Ø Succinylcholin, NDMR:** Ja, Dosis ↔	✓	Erkr. ↓ Stat; Erkr. ↑ ICU	Ateminsuff., Larynx-Pharynx-Zwerchfell-Dysfunktion (Aspiration ↑), OSAS, Recurrensparese bds., Dysautonomie
Friedreich-Ataxie	EKG, Echo	✓	**Ø Succinylcholin, NDMR:** Ja, Dosis ↔	✓	ICU	Kardiomyopathie, Skoliose, Sprachstörung, Diabetes
2. Junktionale Störung						
Myasthenia gravis	Rö-Tx, Lufu E'lyte, BGA	✓	**Succinylcholin:** Dosis ↑; Relax (↑) **NDMR:** Dosis ↓; Relax ⇈	✓	Erkr. ↓ Stat; Erkr. ↑ ICU	Ateminsuff, Bulbärsymptomatik, Trachealstenose, Cholinerge Krise (ChE-Inhib ↑); Myasthene Krise (z. B. Medikamente, Infektion), Neugeborene (diaplazentare AK)
Lambert-Eaton-Syndrom	Rö-Tx, E'lyte	✓	**Succy:** Dosis ⇊; Relax ⇈ **NDMR:** Dosis ↓; Relax ⇈	✓	ICU	
3. Postjunktionale Störung						
Muskeldystrophie Duchenne	BGA, EKG, Echo, CK	**Meiden, Gefahr Rhabdomyolyse**	**Ø Succinylcholin, NDMR:** Anschlg ↑; Relax ⇈	✓	Erkr. ↓ Stat; Erkr. ↑ ICU	Ateminsuff; ITN erschwert; Oropharyngeale Dysfunktion (Aspiration ↑); Kardiomyopathie, Blutungsrisiko ↑ (?); Knaben < 4 Lj.

Tab. 8.15 Maßnahmen bei neuromuskulären Erkrankungen [F935-002] *(Forts.)*

Erkrankung	Prä-OP	Volatile	Relaxans	RA	Nachsorge	Cave
3. Postjunktionale Störung						
Muskeldystrophie Becker	EKG, Echo, CK	**Meiden, Gefahr Rhabdo-myolyse**	**Ø Succinylcholin, NDMR:** Ja, Dosis (?)	✓	Erkr. ↓ Stat; Erkr. ↑ ICU	Muskelschwäche u. Kardiomyopathie Ø Korrelation; Ateminsuff.
Emery-Dreifuß-Muskel-dystrophie	24 h EKG, Echo, CK	**Meiden, Gefahr Rhabdo-myolyse**	**Ø Succinylcholin, NDMR:** Ja, Dosis (?)	✓	ICU	Ateminsuff; ITN erschwert; Kardiomyopathie u. HRST (SM/Defi.); GI-Motilität ↓ (Aspiration ↑); Blutungsrisiko ↑ (?); Kontrakturen
Myotone Dystrophie	24 h EKG, CK Echo, E'lyte,	**Meiden, Gefahr Rhabdomy-olyse**	**Ø Succinylcholin, NDMR:** Ja, Dosis ↔	✓	ICU	Ateminsuff; ITN erschwert; **Spasmen → Relaxanzien resistent;** Bulbärsymptomatik; Kardiomyopathie/HRST (SM/Defi.); OSAS; Katarakte; DM, Schilddrüsenerkr.; Blutungsrisiko ↑ (?) Kontraktur
Central Core Disease	EKG, Echo, CK, BGA	**Triggerfrei MH-Risiko** ↑↑	**Ø Succinylcholin NDMR:** Ja, Dosis ↔	✓	OP ↓ Stat; OP ↑ ICU	Skoliose u. Muskelschwäche: Ateminsuff → Rechtsherzinsuff; Schluckstörung (Aspiration ↑) Neugeborene: Floppy infant
Multiminicore Disease						
Nemaline rod Myopathie						
King-Denborough-Syndrom	EKG, Echo, CK, BGA	**Triggerfrei MH-Risiko** ↑↑	**Ø Succinylcholin, NDMR:** Ja, Dosis (?)	✓	OP ↓ Stat; OP ↑ ICU	Muskelschwäche, Kleinwuchs, Dysmorphie Gesicht/ Skelett: (Ptosis, Ohren tiefstehend, Skoliose); Fam. MH Ereignis
Periodische Paralyse vom hypokaliämischen Typ	BZ, Elyte	**Triggerfrei MH-Risiko** ↑↑	**Ø Succinylcholin, NDMR:** Ja, Dosis ↓↓	✓	ICU	Paralytische Attacken: Ateminsuff, Aspiration ↑, HRST; Glukose u. Kalium ↑↓

8

8.10 Chronische Gelenkerkrankungen

Peter Söding

8.10.1 Chronische Polyarthritis (cP, rheumatoide Arthritis)

Die chronisch verlaufende Synovitis bei cP führt zu einer progredienten Destruktion der Gelenke → Auswirkungen auf die Anästhesie durch Gelenkfehlstellungen, Bewegungseinschränkungen und assoziierte Begleiterkr.

Prämedikation

- Intubationsbedingungen klären: Durch Einschränkungen der Reklination oder der Mundöffnung, evtl. auch Instabilität der HWS → fiberoptische Intubation (▶ 2.3) erwägen
- Folgen einer chron. Kortisontherapie beachten: Gastrointestinale Ulzera, Immunsuppression, Hyperglykämie, Osteoporose. Bei chronischer Kortisoneinnahme oberhalb der sog. Cushing-Schwelle besteht die Gefahr der iatrogenen Nebenniereninsuff.
- Suche nach Begleiterkrankungen: Perikarditis, Myokarditis, Herzinsuff. Spontanpneumothorax, pulmonale Fibrose, Anämie, Thrombozytose, Niereninsuff., krykoarytenoide Arthritis

> Die Indikation zur perioperativen Kortisonsubstitution liegt vor bei einer Kortisoneinnahme oberhalb der Cushing-Schwellendosis über 5 d innerhalb der letzten 3 Mon. Die Höhe der Substitution ist abhängig vom Operationstrauma (▶ 1.1.13).

Präoperative Diagnostik

- Labor: Blutbild, Gerinnung, Nierenwerte, E'lyte, Leberwerte
- EKG, Rö-Thorax
- Eventuell Rö-HWS, Lufu und Echokardiografie
- Eventuell indirekte Laryngoskopie bei V. a. krykoarytenoide Arthritis (Stridor, Heiserkeit, Schmerz)

Anästhesiologische Besonderheiten

- Lagerung aufgrund der Gelenkdeformitäten erschwert und z. T. zwangsläufig abweichend vom OP-Standard; evtl. am wachen Patienten und unter Opiodgabe vornehmen
- HWS-Stabilisierung (z. B. Stifneck) für Lagerung und Intubation erwägen
- Videolaryngoskop und Fiberoptik bereithalten
- RA bevorzugen, wenn Lagerung schmerzfrei möglich

8.10.2 Morbus Bechterew (Spondylitis ankylosans)

Chron. progrediente Erkrankung der Wirbelsäulengelenke mit zunehmender Versteifung der Wirbelsäule und dadurch ausgeprägter thorakaler Kyphosierung.

Prämedikation

- Notwendigkeit einer fiberoptischen Intubation (▶ 2.3). abschätzen: Ausmaß der Deformierung und Versteifung der HWS und BWS mit eingeschränkter oder fehlender Reklination; eingeschränkte Mundöffnung; Frakturen der HWS durch Reklination möglich

- Folgen einer chron. Kortisontherapie beachten: Gastrointestinale Ulzera, Immunsuppression, Hyperglykämie, Osteoporose. Bei chronischer Kortisoneinnahme oberhalb der sog. Cushing-Schwelle besteht die Gefahr der iatrogenen Nebenniereninsuff. (▶ 8.5.5).
- Suche nach Begleiterkrankungen:
  - **Respiratorische Störungen:** Bei fortgeschrittener Ankylosierung des Thorax evtl. ausgeprägte restriktive Ventilationsstörungen
  - **Kardiologische Erkr.:** Im späteren Stadium der Erkr. evtl. als Erregungsleitungsstörung oder Aortenklappeninsuff.
  - **Neurologische Störungen:** Durch Kompression des Rückenmarks, Cauda-equina-Syndrom

Präoperative Diagnostik

- Labor: Blutbild, Gerinnung, Nierenwerte, E'lyte
- EKG, Rö-Thorax, Rö-HWS
- Evtl. Lufu, evtl. neurologisches Konsil

Anästhesiologische Besonderheiten

- Lagerung aufwendig und mit erhöhtem Risiko für WK-Spontanfrakturen; deswegen sofern möglich Lagerungsversuch beim wachen Pat. vornehmen
- HWS-Stabilisierung (z. B. Stifneck) für Lagerung und Intubation erwägen
- Großzügige Indikation für fiberoptische Wachintubation (▶ 2.3); alternativ Videolaryngoskopie

Regionalanästhesie

- Schwierige spinale oder epidurale Punktion: Seitlichen Zugang versuchen
- Erhöhtes Risiko für blutige Punktionen bei RM-nahen Verfahren
- Gehäuft neurologische Begleiterkr.: Genaue Dokumentation des präop. neurologischen Status
- Periphere RA bevorzugen

8.11 Suchterkrankungen

Christian Rempf

8.11.1 Alkoholkrankheit

Bei einem Konsum von mehr als 60 g reinem Alkohol am Tag ist von einem klinisch relevant erhöhten Alkoholkonsum auszugehen (Bier enthält ca. 40 g/l, Wein ca. 90 g/l und Schnaps/Korn ca. 320 g/l Alkohol). Alkoholkranke Pat. haben eine deutlich gesteigerte postop. Morbidität und Letalität. Sie neigen zu Infektionen, Nachblutungen und haben eine erhöhtes Risiko für Sepsis und ARDS.

8

Blutalkoholkonzentrationsbestimmung (Widmark-Formel)

$$c = A/(p \times r)$$

Beachte: Alkoholabbau ~ 0,15 ‰/h
c = Blutalkoholkonzentration (‰), A = aufgenommene Menge Alkohol (g), p = Körpergewicht (kg), r = Widmark-Faktor (dimensionsloser Faktor 0,7).

Alkoholassoziierte Erkrankungen

- Leberzirrhose, Aszites, Gerinnungsstörung
- Portale Hypertension, Ösophagusvarizen
- Autonome Polyneuropathie, Wernicke-Enzephalopathie, Alkoholentzugsdelir, Epilepsie
- Kardiomyopathie, Herzinsuff., Rhythmusstörungen
- Arterieller Hypertonus
- Gastroösophagealer Reflux, Gastritis, Pankreatitis
- Anämie, Leukopenie, Thrombozytopenie
- Oropharyngeale, laryngeale Neoplasien

Diagnostik

- Anamnese: Entzugsbehandlungen, Trinkgewohnheiten (Art, Menge, letzter Konsum); evtl. Fremdanamnese, da Alkoholmengen häufig falsch niedrig angegeben werden
- Körperliche Untersuchung (▶ Tab. 8.16): Hepatomegalie, Aszites, Palmarerythem, Spider naevi u. a.
- Labor: Alkoholismusrelevante Laborparameter sind γ-GT, MCV, CDT (kohlenhydratdefizientes Transferrin), Blutalkoholspiegel. Weitere Laborwerte: Transaminasen, Blutbild, Gerinnungsstatus, Infektparameter, BZ-Werte
- Bei V. a. Kardiomyopathie EKG und Rö-Thorax

Tab. 8.16 Klinik der Alkoholentzugssyndrome

Entzugssy. ohne Delir (~ 10 h nach Abstinenz von Alkohol)	Entzugssy. mit Delir (~ 2–3 d nach Abstinenz von Alkohol)
GI-Trakt: Brechreiz, Durchfälle	Symptome wie Entzugssy. ohne Delir Zusätzlich: • Psychomotorische Unruhe (Nesteln) • Halluzinationen (akustisch/optisch) • Desorientierung (örtlich/zeitlich)
Herz-Kreislauf-System: Tachykardie, Hypertonie	
Vegetativum: Schwitzen, Mydriasis, Fieber	
ZNS: Tremor (feinschlägig), epileptische Anfälle	
Psyche: Unruhe, Angst	

Prämedikation Midazolam 7,5 mg p. o. und zur Delirprophylaxe 150–300 μg Clonidin p. o.

Anästhesiologische Besonderheiten

> Keine elektiven Eingriffe im Delir und bei akuter Alkoholintoxikation.

Narkoseverfahren:

- Regionalanästhesiologische Verfahren sind bei kooperativen Pat. und Fehlen von KI (**cave:** Gerinnungsstörung, Thrombozytopenie) möglich.
- Bei Allgemeinanästhesie großzügige Indikation zur RSI

Akute Alkoholintoxikation:

- Narkose nur im Notfall
- Problematik: Atemdepression, Somnolenz, Hypoglykämie, Hypothermie, Hypotension, Störung des E'lyt- und Säure-Basen-Haushalts
- Bei Intoxikation keine sedierende Prämedikation

- Verzögerte und erschwerte Diagnostik von intrakraniellen Erkrankungen und Verletzungen beachten: Regelmäßige Pupillenkontrolle durchführen und bei progredienter Vigilanzminderung intrakranielle Blutung ausschließen (CCT)
- Häufig Mischintoxikation (Drogen- und Medikamentenscreening)
- Stör. des Wasser-, E'lyt- und Säure-Basen-Haushalts kontrollieren und korrigieren; Ther. einer Hypoglykämie; eventuell Thiaminapplikation vor Glukosegabe zur Vorbeugung einer Wernicke-Enzephalopathie.
- Keine Magensonden bei Somnolenz; Vorsicht bei V. a. auf Ösophagusvarizen
- Verringerter Narkosebedarf wahrscheinlich (additive Wirkung von Ethanol)
- KI für Metronidazol und einigen Cephalosporinen (z. B. Ceftriaxon) wegen Antabus-Syndrom und für Paracetamol wegen Lebertoxizität
- Postop. evtl. verlängerte Atemdepression

Chronischer Alkoholabusus:

- Problematik: Akutes Alkoholentzugsdelir, veränderter Narkosebedarf (Enzyminduktion), Begleiterkr. sind zu beachten
- Leberzirrhose ▶ 8.4
- Eventuell postop. Delirprophylaxe mit Benzodiazepinen und Clonidin unter Monitoring

> Eine Kombination von Clonidin und Haloperidol kann zu Torsade-de-pointes-Arrhythmien und Krampfanfällen führen.

8.11.2 Opiatabhängigkeit

Begleiterkrankungen

- Endokarditis, Herzbeuteltamponade
- Mykotische Aneurysmen; Embolien (systemisch und pulmonal)
- Lungenödem; Pneumonien (Aspiration)
- Anämie
- Nephrotisches Syndrom
- Infektiös übertragbare Erkr.: Hepatitis, HIV, Gonorrhö, Syphilis u. a.
- Entzündliche Prozesse: Enzephalitis, Abszesse
- Muskelschwund mit Rhabdomyolyse, unspezifische Myopathien **(sehr häufig!)**

Diagnostik

- Genaue Drogenanamnese: Letzter Drogenkonsum, welche Substanzen (Polytoxikomanie), Dosis, Verabreichungsweg, evtl. Fremdanamnese
- Körperliche Untersuchung: Suche nach Begleiterkrankungen und Entzugssymptomen (▶ Tab. 8.17); Venenstatus
- Labor: Kleines Blutbild (Panzytopenie), E'lyte, CRP, Retentionswerte, Leberwerte
- Bei V. a. Begleiterkr. erweiterte Diagnostik
- Klinische Symptome des Entzugssyndroms: Beginn etwa 6–12 h nach letzter Heroingabe

Tab. 8.17 Entzugssymptome bei Opiatabhängigkeit	
Phase	**Symptome**
Grad 0 („Winselphase")	Flehendes Bitten um „Stoff", ohne körperliche Symptome
Grad 1 („laufende Nase")	Angst, Gähnen, Schwitzen, Nasenfluss
Grad 2 („cold turkey")	Heiße/kalte Schauer, Appetitlosigkeit, Gliederschmerzen
Grad 3 („Tachykardie-Stadium")	RR-Anstieg, schnelle tiefe Atmung, Schlaflosigkeit, Hypersensibilität
Grad 4 („Vitale Bedrohung")	Erbrechen, spontaner Stuhlabgang, Kreislaufversagen

Prämedikation

- Bei Ther. mit Buprenorphin (Subutex®, Temgesic®): Vor großen Operationen auf Methadon umstellen; bei Ther. mit dem Opioidantagonisten Naltrexon (Nemexin®): 24–48 h präop. absetzen
- Prophylaxe eines Entzugssyndroms:
  - Periop. Fortsetzung der Substitutionsther. in üblicher Dosis (**cave:** 5 mg Levomethadon p. o. = 10 mg Methadonrazemat p. o.)
  - Bei aktiver Opioidsucht: Levomethadon 10–20 mg p. o. (max. 2 ×/d) oder 10–20 mg Morphin i. v.

Anästhesiologische Besonderheiten

Anästhesieverfahren:

- RA (auch als Kombinationsanästhesie) bevorzugen (u. a. periop. Verzicht auf Opioide möglich); Alternativ bei KI: Wundinfiltration oder Gewebekatheter durch Operateur
- Kein Succinylcholin (Rhabdomyolyse) und Remifentanil (akute Toleranz, Hyperalgesie geprägtes Entzugssyndrom)
- Indikation zur RSI großzügig stellen: Geminderte Darmmotilität
- Bei „cleanen" Pat. Opiate erst nach Gabe des Hypnotikums
- Eventuell Ketamin bei kleineren operativen Eingriffen an der Körperoberfläche
- Vermeiden einer Opiatantagonisierung (→ sofortige Entzugssymptomatik)
- Eventuell Clonidin periop. als begleitende Substanz (0,1–0,2 µg/kg/h i. v.)

Intraoperativer Entzug:

- Körperliche Entzugssymptome können auch während einer Allgemeinanästhesie auftreten.
- Hypotonien, Tachykardie, Hypertension oder Schweißausbruch können auf einen Entzug hinweisen.
- Ther. mit Opioiden/Clonidin

Postoperative Schmerztherapie

- Möglichst über Regionalanästhesie
- Basisanalgesie mit Nichtopioiden (Paracetamol, Metamizol, NSAID, COX-2-Hemmer)
- Bei starken Schmerzen reine Opioid-Agonisten:
  - Dosierungen 30–100 % oberhalb der üblichen Dosis
  - Fixes Dosierungsschema mit festen Regeln unter engmaschiger Titration entlang der aktuellen Schmerzstärke durchführen

  - Niedrige s. c. Dosis und langsame i. v. Infusion (etwa 1 h) bevorzugen
  - Wenn möglich orale Applikation bevorzugen
- Fortführung einer bestehenden Substitutionsther.
- Keine partiellen Agonisten wie Pentazocin, Nalbuphin und Buprenorphin (→ Induktion körperlicher Entzugssymptome)
- Nach einem Krankenhausaufenthalt kann eine „normale Opioiddosis" wieder zur Atemdepression mit letalen Ausgang führen (Süchtige darauf hinweisen).

8.12 Anästhesie bei geriatrischen Patienten

Ulrich Handke

8.12.1 Allgemein

Altern ist ein biologischer Prozess, bei dem es u. a. zu einer kontinuierlichen Abnahme von parenchymatösen funktionellen Zellen sowie elastischen Fasern kommt, die durch Bindegewebe ersetzt werden.
Normale Kompensationsmechanismen und Adaptationsvorgänge des Körpers an wechselnde Bedingungen sind vermindert, die Leistungsfähigkeit eingeschränkt. Begleiterkr. können zusätzlich den Abbau beschleunigen.
Geriatische Patienten lassen sich definieren durch:
- ein höheres Lebensalter (> 70 J.) mit einer geriatrietypischen Multimorbitität oder
- durch ein Alter 80+ aufgrund der erhöhten Vulnerabilität, der erhöhten Kranhkeitschronifizierung sowie des Verlusts der Autonomie und Selbsthilfefähigkeit.

Nicht das Alter an sich stellt einen periop. Risikofaktor dar, sondern die im Alter zunehmenden physiologischen Veränderungen und Funktionseinschränkungen sowie eine signifikant zunehmende Komorbidität.

8.12.2 Physiologische Veränderungen einzelner Organsysteme

Herz-Kreislauf-System

- Verminderte Kontraktilität durch Abnahme der Kardiomyozyten, vermehrte Fetteinlagerung, Bindegewebsvermehrung
- Das Herz wird steifer, ist weniger kontraktionsstark → verlängerte Systolendauer, verlangsamte diastolische Relaxation, zusätzliche Abnahme des kardialen Blutflusses durch Arteriosklerose der Herzkranzgefäße, latente o. manifeste Herzinsuffizienz
- Zunahme von Herzrhythmusstörungen sowie kardialer Überleitungsstörungen durch Abnahme von Schrittmacherzellen und Reizleitungsfasern
- Abnahme der max. Herzfrequenz, zusätzlich relative Herzfrequenzstarre

Verminderter Herzfrequenzanstieg unter Stress oder Katecholamingabe.

- Steigerung des HZV erfolgt hauptsächlich über eine nur begrenzt mögliche Schlagvolumenerhöhung (Frank-Starling-Mechanismus).

- Verminderung der venösen Compliance → gestörte Volumenkompensation bei Hypo-/Hypervolämie mit unmittelbarer Auswirkung auf die rechtsatriale Füllung
- Verminderte Windkesselfunktion der Aorta und der Arterien → erhöhte Herzarbeit durch eine systolische Druckzunahme sowie Gefahr von systolischen Druckspitzen
- Linksherzhypertrophie/-dilatation infolge chron. Belastung
- Hohe Abhängigkeit des basalen Gefäßtonus vom Sympathikotonus → Blutdruckabfall bei verminderter Sympathikusaktivität z. B. durch Narkoseinduktion.

Konsequenzen für die Anästhesie

> Bei alten Menschen kommt es unter Narkose oft zu extremen Blutdruckschwankungen, die kardialen Reserven sind schnell erschöpft, das HZV vermindert und die Kreislaufzeit von intravenös verabreichten Medikamenten verlängert.

- Die Wirkung der Anästhetika setzt u. U. deutlich verzögert ein: Langsame und titrierende Gabe!
- Narkotika-, Volumen- und Katecholamingaben müssen vorsichtig, jedoch auch rechtzeitig und insgesamt ausreichend gegeben werden – Fingerspitzengefühl und eher invasiveres Monitoring.
- Kardiovaskuläre Multimedikation beachten!

Nervensystem

- Altersbedingte Veränderungen des Nervensystems betreffen kognitive, motorische, sensorische und autonome Funktionen, Zunahme neurologischer Begleiterkr. (Depression, Morbus Parkinson, Demenz, Apoplex, Polyneuropathien).
- Abnahme der Neuronen und Synapsen, verminderte Neurotransmittersynthese und -freisetzung
- Zunahme arteriosklerotischer Veränderungen der Hirngefäße, zerebraler Mikroangiopathien
- Abnahme der Nervenleitgeschwindigkeit durch verminderte Myelinisierung
- Häufig eingeschränkte Schmerzwahrnehmung
- Gesteigerte sympathische Grundaktivität, verminderte Rezeptoraffinität (teilweise Down-Regulation) sowie veränderte Signaltransduktion
- Verminderte parasympathische Grundaktivität
- Eingeschränkte Temperaturregulation, verminderte Warm-/Kalt-Wahrnehmung. Die Kompensationsmechanismen (periphere Vasokonstriktion, verstärktes Muskelzittern) zur Aufrechterhaltung einer Normothermie sind vermindert.
- Erhöhte Inzidenz der postop. kognitiven Dysfunktion (POCD) ▶ 8.12.6

Konsequenzen für die Anästhesie

- Wirkungsverstärkung vieler Anästhetika
- Gehäuft verlängerte Aufwachphasen und postop. KO
- Durch Veränderungen des autonomen Nervensystems kommt es zu vergleichsweise stärkeren Blutdruckabfällen als bei jüngeren Pat.

Minderperfusion mit Apoplexgefahr bei RR-Abfall durch gestörte Autoregulation und Mikroangiopathien, syst. Druck > 100 mmHg anstreben, Druckspitzen vermeiden!

- Vasopressor-/Katecholamindosen sind vergleichsweise höher zu wählen. Ebenso wirken Parasympatholytika wie z. B. Atropin oft nur vermindert.

Der alte Mensch muss besonders vor Hypothermie geschützt werden (Warm-Touch® schon vor Narkoseeinleitung).

Lunge und Atmung

- Verminderung der Thoraxelastizität, Atrophie der Atem- und Atemhilfsmuskulatur → Abnahme der Vitalkapazität, der forcierten Vitalkapazität und der FEV_1
- Verminderte Lungencompliance → Beatmungsdrücke zusätzlich erhöht
- Abgeschwächter Hustenreflex und verminderte laryngeale Schutzreflexe
- Verminderung der mukoziliären Clearance
- Störung des Ventilations- und Perfusionsverhältnisses durch Zunahme des Residualvolumens und der Closing Capacity sowie Verminderung der Gasaustauschoberfläche, Verdickung der Membranen (Abnahme der O_2-Diffusionskapazität) sowie Verminderung der Lungenkapillardurchblutung
- Kontinuierlicher Abfall des paO_2 im Alter, bei weniger beeinflusstem $paCO_2$

Konsequenzen für die Anästhesie

- Wichtig: Ausreichende Präoxygenierung bei der Narkoseeinleitung
- Begleiterkr. wie COPD, Asthma und Schlafapnoe-Syndrom sind bei der Narkoseplanung unbedingt zu berücksichtigen.
- Postop. respiratorische KO kommen bei alten Pat. gehäuft vor und führen zu einer Erhöhung der Mortalität.
- Ein abgeschwächter Hustenstoß (Opiat-, Muskelrelaxansüberhang, schmerzbedingte Schonatmung) begünstigt postoperative pulmonale Komplikationen.
- **Cave:** Erhöhte Aspirationsrate mit Atelektasenbildung und erhöhter Pneumonierate

Schon eine geringe Verminderung der O_2-Aufnahme durch Atelektasen, Pneumonie oder Narkotikaüberhang kann zu einer kritischen Hypoxie führen. Die Gefahr wird durch einen verminderten altersbedingten zentralen Atemantrieb bei Hypoxie und Hyperkapnie noch verstärkt.

8

Leber

- Abnahme des Leberparenchyms, verminderte hepatische Synthese- und Abbauleistung, verminderter hepatischer Blutfluss
- Verminderte Albuminsynthese

Konsequenzen für die Anästhesie

- Dosisreduktion vieler Anästhetika aufgrund Plasmaeiweißmangel mit konsekutiver Erhöhung des freien aktiven Medikamentenanteils
- Verlängerte Wirkdauer vieler Medikamente

Niere

- Abnahme des Nierenparenchyms sowie des renalen Blutflusses → Abnahme der glomerulären Filtrationsrate und eingeschränkte Konzentrationsfähigkeit der Niere
- Der Serumkreatininwert bleibt i. d. R. aufgrund einer verminderten Skelettmuskelmasse im Alter gleich und ist somit kein verlässlicher Parameter der Nierenfunktion.
- Eingeschränkte Kompensationsmechanismen zur Regulation des Wasser- und Elektrolyt- sowie des Säure-Basen-Haushalts

Konsequenzen für die Anästhesie

- Eine verminderte renale Medikamentenclearance führt zu einer verlängerten Wirkdauer vieler Medikamente.
- Schon ein leicht erhöhter Serumkreatininwert ist ein Hinweis für einen deutlichen Verlust der Nierenfunktion.

! Ausreichende Diurese sicherstellen

Wasser- und Elektrolythaushalt

- Im Alter kommt es zu einem reduzierten Gesamtkörperwasser bei gleichzeitiger Zunahme des Gesamtkörperfetts; das Blutvolumen ist vermindert → verändertes Verteilungsvolumen vieler Pharmaka.
- Häufig vorbestehende Dehydratation aufgrund eines verminderten Durstempfindens sowie einer Begleitmedikation mit Diuretika
- E'lytstörungen (Hyper-, Hyponatriämie, Hyper- und Hypokaliämie) sind durch eine Niereninsuff., eine verminderte Renin-Angiotensin-Aldosteronsekretion, einen Laxanzienabusus und eine Diuretikather. häufig.

Konsequenzen für die Anästhesie

Engmaschige Volumen- und E'lytüberwachung bei größeren Eingriffen, frühzeitiger Ausgleich; großzügige Indikationsstellung zu einem Dauerkatheter.

Gastrointestinaltrakt

- Verzögerte gastrale Entleerung
- Erhöhte Inzidenz von Hiatushernien

Konsequenzen für die Anästhesie

Erhöhte Aspirationsgefahr besonders im Zusammenhang mit Adipositas und Diabetes mellitus.

8.12.3 Häufige Begleiterkrankungen geriatrischer Patienten

Neben den altersphysiologischen Veränderungen muss bei den geriatrischen Pat. besonders die zunehmende Komorbidität und deren Beeinflussung einzelner Organsysteme berücksichtigt werden.

- KHK mit Angina pectoris, Myokardinfarkt
- Herzklappenerkr. (Verkalkungen der Mitral- und Aortenklappe, Mitralinsuff. durch Herzdilatation)
- Herzinsuff.
- Herzrhythmusstörungen
- Art. Hypertonus
- pAVK
- Niereninsuff.

- COPD, Lungenemphysem, Schlafapnoe-Syndrom
- Diabetes mellitus mit Folgeschäden
- Zerebrovaskuläre Erkrankungen, Demenz, Apoplex, Morbus Parkinson, Depression
- Arthritis, rheumatoide Erkrankungen. Vorsicht bei der Lagerung, Intubation!

8.12.4 Pharmakologische Besonderheiten

Die Pharmakokinetik und Pharmakodynamik der Anästhetika zeigen mit zunehmendem Alter eine größere interindividuelle Variabilität im Vergleich zu jüngeren Pat. Häufig besteht eine Polypharmazie.

Ursachen

- Reduktion des Gesamtkörperwassers, Zunahme des Gesamtkörperfetts
- Herabgesetzte Nieren- und Leberfunktion
- Abnahme des Albumins, Veränderung der Plasmaproteinzusammensetzung
- Verlängerte Zirkulationszeit bei reduziertem HZV
- Vielschichtige Interaktionen durch umfangreiche Begleitmedikation (Konkurrenz um Plasma-Eiweiß-Bindung, Rezeptorinteraktion, Enzyminduktion)
- Alterstypische Rezeptorveränderungen
- ZNS-Veränderungen

Konsequenzen für die Anästhesie

- Vorsichtige Titration der Anästhetika streng nach Wirkung, um Nebenwirkungen durch Überdosierung (Hypotension, Herz-Kreislauf-Depression) zu vermeiden
- Verlängerte Zirkulationszeit mit verzögertem Wirkeintritt beachten
- **Cave:** Teilweise deutlich verlängerte Wirkzeit
- Möglichst Einsatz kurz wirksamer Substanzen

„Narkosemedikamente wirken später, länger, stärker."

8.12.5 Narkosemanagement

Prämedikationsvisite

- Sorgfältige Anamnese und klinische Untersuchung (▶ 1.1); gründliche Begutachtung der Krankengeschichte und früherer Narkosen auf Besonderheiten
- Begleiterkrankungen, Medikation und Compliance der Medikamenteneinnahme?
- Abklärung einer Betreuung, Vorsorgevollmacht
- Beurteilung der körperlichen Leistungsreserve mit besonderem Blick auf kardiale, pulmonale und renale Störungen. Ergänzende Untersuchungen erforderlich?
- Präop. Therapieoptimierung (z. B. Blutdruck, Stoffwechsel, Herz) wenn sinnvoll und zeitlich vertretbar
- Präop. Fortführen der Dauermedikation ▶ 1.1.12: Bei ASS und Clopidogrel je nach Risikoprofil und Eingriff individuelle Absprache mit dem Operateur erforderlich!

- Medikamentöse Prämedikation nur im Ausnahmefall, Benzodiazepine vermeiden (erhöhte Delirgefahr), allenfalls Gabe in deutlich reduzierter Dosis; an paradoxe Reaktionen auf Tranquilizer und Phenothiazine denken!
- Vorsicht beim Schlafapnoe-Syndrom: Verzicht auf Sedativa!
- Möglichst lange orale Flüssigkeitszufuhr gemäß Leitlinien zur Minimierung der Exsikkosegefahr

Monitoring

- Standardmonitoring (EKG, Pulsoxymetrie, Blutdruck, endexspiratorisches CO_2) obligat (▶ 4)
- Relaxometrie
- Temperaturmessung, Wärmegeräte
- Nach klinischer Einschätzung und Art des Eingriffs großzügige invasive arterielle Blutdruckmessung, ZVK, TEE, PAK, PiCCO, Dauerkatheter
- Eventuell Neuromonitoring (NIRS®, BIS®, Narcotrend®)

Auswahl des Narkoseverfahrens

- Alle Narkoseformen können unter Beachtung der KI bei geriatrischen Patienten angewendet werden.
- Bisher ist kein Überlebensvorteil oder Unterschied der POCD (▶ 8.12.6) in Abhängigkeit vom Narkoseverfahren oder Narkosemedikament bei alten Pat. nachweisbar.
- Der Einsatz einer Kombinationsanästhesie (ITN mit Regionalanästhesie) ist gerade bei großen abdominalchirurgischen und thorakalen Eingriffen sinnvoll: Einsparung von Opiaten mit Reduktion der NW (Atemdepression, Darmatonie etc.). Eine myokardiale Sympathikolyse mit Abnahme des kardialen Sauerstoffverbrauchs ist ein weiterer positiver Effekt!

Allgemeinanästhesie

- Gute **Präoxygenierung** vor Narkoseeinleitung erforderlich.
- Langsame, titrierte Gabe der Einleitungsmedikamente unter Beachtung der verlängerten Kreislaufzeit. Dosisreduktion wegen ausgeprägter Hypotension und Kreislaufinstabilität bei abgeschwächten Kompensationsmechanismen beachten!
- Grundsätzlich ist jedes intravenöse **Hypnotikum** zur Narkoseeinleitung bei Dosisreduktion möglich.
- Vasopressoren (z. B. Akrinor®) bei Einleitung in Griffweite halten und rechtzeitig geben (Ziel: RR > 100 mmHg)!
- **Erschwertes Airway-Management** durch anatomische Veränderungen wie Zahnlosigkeit, Unterkieferatrophie und steife HWS beachten. Maskenbeatmung, Larynxmaskenplatzierung und Intubation evtl. deutlich erschwert!
- **Muskelrelaxanzien:** Je nach Abbauweg (Leber, Niere, Plasmacholinesterase) evtl. verlängerte Wirkzeit → Relaxometrie sinnvoll! Vorteile von Atracurium und Cis-Atracurium durch organunabhängige Hoffmann-Elimination.
- Normoventilation, ggf. milde Hyperkapnie anstreben (verbesserte Gewebeperfusion und -oxygenierung); Hypokapnie soll durch eine zerebrale Vasokonstriktion die Gefahr für eine POCD erhöhen.
- TIVA mit Propofol oder Inhalationsanästhetika Sevofluran oder Desfluran wegen guter Steuerbarkeit bevorzugen (**cave:** Deutliche MAC-Wert-Reduktion im Alter).

- **Opioide:** Dosisreduktion wegen erhöhter Empfindlichkeit; Remifentanil bevorzugen.
- Benzodiazepine vermeiden.
- Verlängerte Ausleitungszeiten durch geringere Wirkdosis und langsameren Abbau der Anästhetika.

Regionalanästhesie

- Spinalanästhesie und Periduralanästhesie können durch altersbedingte anatomische Veränderungen (Verknöcherung, osteoporotische Veränderungen, verschmälerte Bandscheiben etc.) deutlich erschwert sein.
- Limitation der Regionalverfahren bei fehlende Kooperation des Patienten
- Vorteile der regionalanästhesiologischen Verfahren (▶ 3) hinsichtlich der Entwicklung eines POCD evtl. in der postop. Frühphase, aber kein Unterschied nach 3 Mon. nachweisbar
- Besondere Vorteile durch Einsparung von Opiaten beim geriatrischen Pat.!

> Höhere kraniale Ausbreitung und verlängerte Wirkdauer der SPA und PDA bei gleicher Lokalanästhetikakonzentration im Vergleich zu jüngeren Patienten: Dosisreduktion!

- KI Aortenklappenstenose beachten!
- Kardiovaskuläre NW (art. Hypotension, ausgeprägte Bradykardien, Asystolie) können gerade bei kardialen Risikopat. die SPA limitieren; Auftreten noch Stunden nach der Anlage möglich: Angemessene Überwachung bis die SPA objektiv abgeklungen ist
- Kürzere Anschlagzeit und längere motorische Blockade peripherer Nervenblockaden

Allgemeine Anmerkungen

- Intravenöser Zugang: Die Anlage kann durch Exsikkose, Hautatrophie und extrem vulnerable Gefäßwände deutlich erschwert sein.
- Sorgfältige Patientenlagerung erforderlich (▶ 2.6): Erhöhte Dekubitusgefahr, Lagerungseinschränkungen durch Arthrose, Endoprothesen, Kontrakturen beachten!

! Aufrechterhaltung der Normothermie durch frühzeitiges aktives Wärmemanagement (▶ 7.3.1). Prewarming!

- Flüssigkeitsgabe: Abhängig vom präop. Flüssigkeitsstatus, intraop. Verlusten, Urinproduktion, ZVD, Puls, Blutdruck

! Hyper- und Hypovolämie unbedingt vermeiden

Komplikationen im AWR und auf Station

- Postop. respiratorische Probleme: Der verminderte Atemantrieb des alten Pat. auf Hypoxie und Hyperkapnie wird durch Anästhetika, Analgetika zusätzlich verstärkt.
- Husten und Schutzreflexe können noch eingeschränkt sein: Erhöhte Aspirationsgefahr.
- Ausreichende Schmerzther. zur Stressreduktion: Periphere Analgetika mit Opiaten kombinieren, um die Opiatdosis insbes. aufgrund ihrer atemdepressiven Risiken zu minimieren.

- Kardiale Probleme durch vermehrten Stress: Herzinsuff. und Myokardischämie, AP-Symptomatik durch Analgetika und Vigilanzminderung evtl. maskiert
- Blutdruck postop. häufig erhöht: Antihypertensive Ther. nach Ausschluss anderer Ursachen (Schmerz, Harnverhalt, Hypoxie, Hyperkapnie, Hypothermie) indiziert
- Temperaturmanagement im AWR fortsetzen, um erhöhten Sauerstoffverbrauch durch Muskelzittern zu vermeiden
- Auf verminderte Diurese, akutes Nierenversagen und Elektrolytstörungen achten
- An ein postoperatives Delir denken: Temporäre und reversible kognitive Störung mit akutem Beginn in der unmittelbaren postoperativen Phase, zeitlicher Fluktuation der Symptomatik, teilweise aggressiver Reaktion, psychomotorischer Unruhe, Wahnvorstellungen, aber auch ruhige, apathische Pat.; Unterscheidung in hyper- und hypoaktives Delir sowie Mischformen

8.12.6 Postoperative kognitive Dysfunktion (POCD)

Neu aufgetretene kognitive Leistungsstörungen nach einem operativen Eingriff, die über Wochen und Monate anhalten können.

- Störung der Aufmerksamkeit, des Gedächtnisses und der Sprache, der Wahrnehmung und des Denkens im Vergleich zum präoperativen Zustand
- 25 % der alten Pat. zeigen Symptome in der ersten Wo., bei 10 % Persistenz bis zu 3 Mon., vermehrtes Vorkommen bei kardiochirurgischen Eingriffen.
- DD ist ein postoperatives Delir abzugrenzen (temporäre und reversible Bewusstseinsänderung in der unmittelbaren postoperativen Phase)
- Risikofaktoren: Alter, Komorbidität, Alkoholabusus, niedriges Ausbildungsniveau, Operationsdauer, Komplikationen, Delir, Dauer des Krankenhausaufenthalts, frühere POCD
- Ätiologie bisher weitgehend unklar, evtl. neuroinflammatorische Genese
- Unklare Rolle der Anästhesie
- Weder die Wahl der Narkosemedikamente noch die Technik (Allgemeinanästhesie vs. Regionalanästhesie) können die postop. kognitive Dysfunktion verhindern.
- Keine gesicherten präventiven und therapeutischen Maßnahmen

Generelle Empfehlungen:

- Zur Allgemeinanästhesie sollten bei geriatrischen Pat. kurz wirksame Substanzen bevorzugt werden.
- Sorgfältiges anästhesiologisches Management zur Sicherstellung einer ausreichenden zerebralen Perfusion und Oxygenierung sowie konsequente Aufrechterhaltung einer Homöostase
- Minimierung des perioperativen Stresses, Zuwendung, zügige Mobilisation, Beibehaltung eines normalen Tag-Nacht-Rhythmus, Einbeziehung und Begleitung durch nahe Angehörige/Bezugspersonen
- Der alte Pat. sollte so rasch wie möglich in sein gewohntes Umfeld zurückkehren, um die weiteren Folgen einer Hospitalisierung zu vermeiden.

8.13 Latexallergie

Christian Rempf

Die zweithäufigste Ursache intraop. anaphylaktischer Reaktionen (an 1. Stelle stehen Muskelrelaxanzien und an 3. Stelle Antibiotika).
Latex wird aus dem Milchsaft des Kautschukbaums Hevea brasiliensis gewonnen. Es besteht aus cis-1,4-Polyisopren und Proteinen. 1979 erste Beschreibung latexinduzierter Kontaktekzeme (Typ-IV-Reaktion), seit 1987 anaphylaktische Zwischenfälle (Typ-I-Reaktion) beschrieben.

Pathogenese Latexproteine sind allergieauslösende Antigene, Hauptallergen ist der „rubber elongation factor". Die Allergieauslösung erfolgt perkutan-hämatogen, mukosal-hämatogen, inhalativ, wahrscheinlich auch parenteral.

Risikogruppen
Personen mit häufigem Latexkontakt in der Anamnese:
- Pat. mit Spina bifida (Dauerkatheter, häufige operative Eingriffe im frühen Lebensalter)
- Pat. mit angeborenen Anomalien des Urogenitaltrakts (Dauerkatheter)
- Medizinisches und zahnmedizinisches Personal (Handschuhe)
- Atopiker, bekannte Allergien auf u. a. Bananen, Kastanien, Kiwi und Avocado (Kreuzreaktionen)

Klinik Mediatorfreisetzung führt zu Hypotonie, Tachykardie, Hypoxämie, Bronchospasmus, Ödembildung, Erythem. Letale Verläufe sind beschrieben.

Prophylaxe
- Bei elektiven Eingriffen und V. a. Latexallergie präop. allergologische Diagn. (**cave:** Auslösung anaphylaktischer Reaktionen; evtl. Betablocker und ACE-Hemmer vorher absetzen)
- Bei Verdacht bzw. bekannter Latexallergie entsprechende Prämedikation mit H_1-/H_2-Blockern und Kortikoiden sowie konsequenter Verzicht auf latexhaltige Materialien
- Pat. mit bekannter Latexallergie möglichst an 1. Stelle im OP-Programm, da dann noch keine Kontamination der Luft mit Latex
- Set latexfreier Produkte für Notfälle bereithalten

Therapie Bei intraop. V. a. neu aufgetretene Latexallergie Entfernung bzw. Austausch aller Latexteile, entsprechende medikamentöse Ther. der Anaphylaxie (▶ 7.3.2), evtl. OP abbrechen!

8.14 Malformationssyndrome

Peter Söding

Cornelia-de-Lange-Syndrom
- U. a. Gesichtsfehlbildung, Kleinwuchs, psychomotorische Retardierung
- Häufig gastroösophagealer Reflux
- Sehr schlechter Venenstatus
- Ventrikelseptumdefekt (30 %)
- Schwieriger Atemweg mit erhöhter Aspirationsgefahr

- Videolaryngoskopie oder fiberoptische Intubation oft notwendig

CHARGE-Syndrom

- **C**olobom (Spaltbildung am Auge), **H**erzfehler, Chonal**a**tresie, **r**etardiertes Wachstum und Entwicklung, hypoplastische **G**enitalien, Ohr (**E**ar-)fehlbildungen/Taubheit
- Präop. BGA, E'lyte (Ca^{++}!), Kreatinin; Echokardiografie
- Häufige Assoziation mit pathologischen Veränderungen der oberen Atemwege: u. a. Mikrognathie, subglottische Stenose, Tracheomalazie, Fisteln
- Häufig gastroösophagealer Reflux
- Konventionelle Intubation oft möglich; alternativ Videolaryngoskop

Down-Syndrom

- **Atemwegsprobleme:** Makroglossie, subglottische Stenosen; OSAS
- Vorhof- oder Ventrikelseptumdefekt (40 %)
- **Videolaryngoskopie** um Kopfreklination zu minimieren

Goldenhar-Syndrom

- Fehlbildungen von Ohr, Wirbelsäule und Gesicht (meist einseitig)
- Herzfehler (bis zu 60 %): u. a. Septumdefekte, Fallot-Tetralogie
- Schwierige Maskenbeatmung und Intubation (zunehmend mit Pat.-Alter); Larynxmaske oft möglich
- Videolaryngoskopie oder fiberoptische Intubation oft notwendig; Tracheotomiebereitschaft
- OSAS → kurz wirksame Medikamente zur Anästhesie

Long-QT-Syndrom

- Prädisposition zu malignen Herzrhythmusstörungen; Auslösung am häufigsten medikamentös, aber auch durch Symphatikusaktivierung (→ präop. Stress; Schmerz)
- Unklare Synkopen in der Vorgeschichte von jüngeren Pat.
- Familienanamnese mit Frage nach unklaren Todesfällen bei jüngeren Verwandten
- EKG: Verlängerte (frequenzkorrigierte) QT-Zeit; Torsade-de-pointes-Tachykardie
- Anxiolytische Prämedikation, z. B. mit Midazolam
- Elektrolyte im Normbereich halten
- Defibrillator am Patienten
- 5-polige EKG-Ableitung
- TIVA mit Propofol; Cis-Atracurium, Rocuronium (auch für RSI) und alle Opioide sind möglich
- MR-Antagonisierung nur mit Sugammadex
- Dexamethason (Fortecortin®) als alleiniges Antiemetikum
- Postop. IMC
- Therapie der Torsade-de-pointes mit Magnesiumsulfat: initialer Bolus mit 30 mg/kg KG, anschließend Infusion mit 2–4 mg/Min.; evtl. Kardioversion

Mikrodeletionssyndrom 22q11

- Zusammenfassende Bezeichnung von Di-George-Syndrom, Shprintzen-Syndrom, Catch-22-Syndrom, Conotruncales-Gesichtsanomalie-Syndrom, Takao-Syndrom
- Prävalenz 1 : 4.000
- Herzfehler: Aortenisthmusstenose, Truncus arteriosus communis, Fallot-Tetralogie VSD

- Gesichtsfehlbildungen, u. a. Mikrognathie, Lippen-Kiefer-Gaumenspalte
- Hypoparathyreoidismus → Hypokalzämie
- Thymushypoplasie → erhöhte Infektanfälligkeit
- Alle Allgemeinanästhesieverfahren möglich; je nach Grad der Gesichtsfehlbildung evtl. schwieriger Atemweg

Pierre-Robin-Sequenz
- Symptomtrias aus Lippen-Kiefer-Gaumenspalte, Mikrognathie und sog. Glossoptose (Zurückfallen der Zunge)
- Herzfehler (ca. 33 %)
- Schwierige Maskenbeatmung und Intubation; Larynxmaske oft möglich
- Videolaryngoskopie oder fiberoptische Intubation oft notwendig
- OSAS → kurz wirksame Medikamente zur Anästhesie

Prader-Willi-Syndrom
- Dysfunktion von Hypophyse und Hypothalamus
- Muskelschwäche, ab dem 2. Lj. Hyperphagie mit Entwicklung einer Adipositas
- Kleinwuchs; kognitive Dysfunktion, z. T. aggressives Verhalten
- Keine oder nur gering dosierte Muskelrelaxanzien
- Eventuell schwieriger Atemweg, schwieriger Venenzugang
- Störungen der Thermoregulation und des Glukosestoffwechsels
- OSAS; postop. IMC-Überwachung

Treacher-Collins-Syndrom
- **Synonym: Franceschetti-Syndrom**
- Kraniofasziale Fehlbildungen mit u. a. Mikrognathie und Choanalatresie ohne psychomotorische oder geistige Entwicklungsverzögerung
- RA bei Erwachsenen empfohlen
- Schwierige Maskenbeatmung und Intubation; Larynxmaske oft möglich
- OSAS → kurz wirksame Medikamente zur Anästhesie

VACTERL-Syndrom
- **V**ertebrale Fehlbildungen, **A**nalatresie, Herzfehler (**C**ardiac defects), **t**racheoösophageale Fistel, Ösophagusatresie (engl. **E**sophagus), **r**enale Fehlbildungen, Extremitäten(**L**imb-)fehlbildungen
- Bei Fehlen von Herzfehler und Extremitätenfehlbildung: VATER-Syndrom
- Präop. kardiologisches Konsil (u. a. Septumdefekt, Fallot-Tetralogie)
- HNO-Konsil und evtl. MRT (Fistel?)

9 Kinderanästhesie

Reiner Schäfer

9.1 Besonderheiten in den ersten Lebensmonaten

9.1.1 Luftwege

- Säuglinge atmen normalerweise durch die Nase, der Anteil der oberen Luftwege am Gesamtwiderstand der Atemwege ist wesentlich geringer als beim Erw.
- Mechanische Reizung oder Inf. können die Atmung durch Anschwellen der Schleimhäute schnell behindern.
- Der Kehlkopf steht zwei HWK höher und weiter vorn als beim Erw.
- Intubation gewöhnungsbedürftig, Druck auf den Kehlkopf häufiger nötig
- Epiglottis hat eher U-Form (▶ Abb. 9.1) und ist schwieriger mit dem Intubationsspatel zu zentrieren.
- Engste Stelle für den Tubus ist nicht die Stimmbandpassage, sondern das Krikoid.
- Trachea ist beim Neugeborenen nur 4 cm lang → Erhöhte Gefahr der Tubusdislokation, u. a. bei Kopfbewegungen, häufiger kontrollieren!

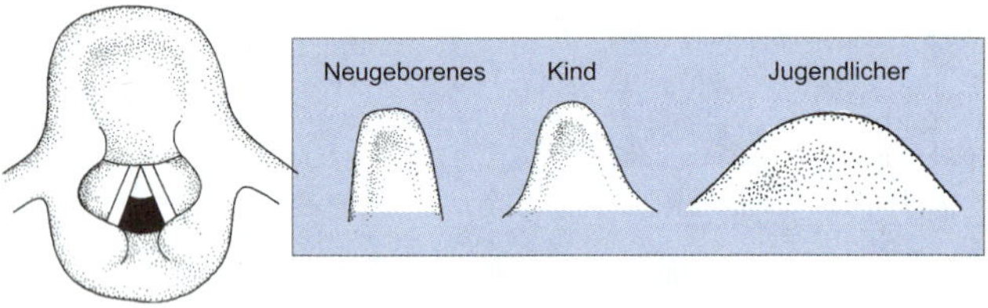

Abb. 9.1 Epiglottisformen [L157]

9.1.2 Lungenfunktion und Atemsteuerung

- **Lungencompliance** beträgt nur 1,5–2 ml/mbar/kg KG gegenüber 200 ml/mbar beim Erw., die Thoraxwand ist aber erheblich dehnungsfähiger (die Lunge kann leichter überbläht werden!).
- **Säuglinge sind Bauchatmer:** Beeinträchtigung der Zwerchfellbewegung z. B. durch ein geblähtes Abdomen (Ileus, Maskenbeatmung, Gastroskopie!) kann bei Spontanatmung während oder nach einer Narkose durch die mechanische Behinderung bedrohlich werden (▶ 9.4.3).
- **Surfactant,** das die normale Compliance der Lunge ermöglicht, ist normalerweise erst ab der 35. SSW ausreichend vorhanden (bei früher Geborenen akute Gefahr der Ateminsuff.).
- **Atemfrequenz:** Bei Säuglingen in Ruhe bei 30–40/Min., hat aber eine enorme Schwankungsbreite, v. a. bei Frühgeborenen. Atempausen bis zu 20 Sek. kommen besonders nach Narkosen vor.
- **Atemsteuerung:** Atemzentrum reagiert auf CO_2-Anstieg besser als auf Hypoxie, aber: **Cave:** Ausgekühlte Säuglinge sprechen fast überhaupt nicht auf CO_2 an: daher endexspiratorisches CO_2 messen oder BGA (▶ 9.3.1).

9.1.3 Herz und Kreislauf

Kreislaufverhältnisse kurz nach der Geburt

- Die Umstellung auf die „normalen" Kreislaufverhältnisse ist in den ersten Wochen reversibel (▶ Abb. 9.2). Insbes. Hypoxämie, Hyperkapnie, Azidose, Sepsis (nekrotisierende Enterokolitis) und Barotrauma können über eine Druckerhöhung im Lungenkreislauf zu einem vermehrten Rechts-links-Shunt im Vorhof führen.
- **Schlagvolumen:** Beim Säugling kaum steigerbar. Eine Erhöhung des HMV ist immer als Herzfrequenzerhöhung zu bemerken (Normwerte der Herzfrequenz ▶ 21.3).
- **Blutdruck:** Niedriger als beim Erw., zwischen 60 und 80 mmHg systolisch, > 1. Lj. ca. 100 mmHg (Normwerte ▶ 21.3)
- **Fetale Erys:** Lebensdauer von nur ca. 70 d

- Zeitweilig sehr niedriger Hb, am tiefsten im 2.–3. Mon., möglichst keine elektiven Eingriffe zu diesem Zeitpunkt (Transfusionsregeln ▶ 5.2)
- Bei Säuglingen mit Hb < 10 g/dl erhöht sich das Anästhesierisiko. Daher OP je nach Dringlichkeit aufschieben, Ind. zur Bluttransfusion diskutieren

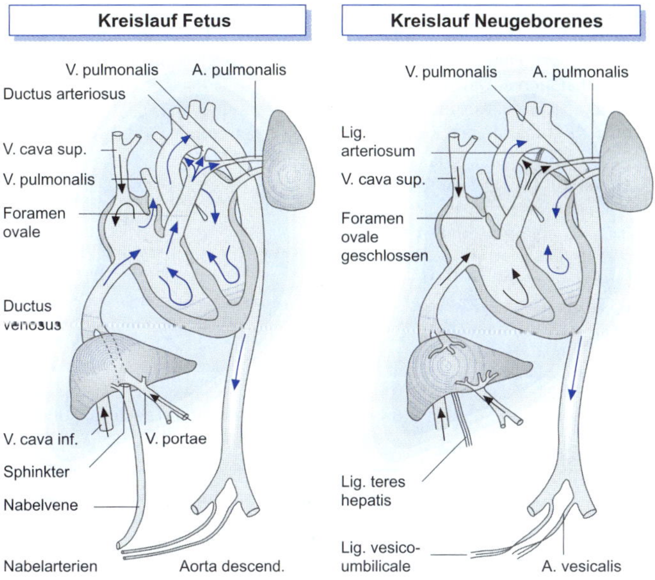

Abb. 9.2 Kreislauf des Fetus (li.) und des Neugeborenen (re.) [L157]

9.1.4 Temperaturregulation

- **Physiologie:** Das Verhältnis von KOF zu KG ist beim Säugling 2- bis 2,5-mal so groß wie beim Erw., die subkutane Fettschicht jedoch meistens dünner. Neugeborene können keine Wärme durch Muskelzittern erzeugen; teilweise wird diese Funktion aber durch Verstoffwechslung des sog. braunen Fetts ersetzt.
- **Anästhesie:** Säuglinge neigen, v. a. in Narkose, zur Unterkühlung. Inhalationsanästhetika wie Isofluran oder auch Sevofluran führen durch Verminderung der Thermoregulationsmechanismen zu weiterem Wärmeverlust.

Mögliche Folgen der Hypothermie

- Azidose
- **Hypoxie:** Der O_2-Bedarf kann nach Unterkühlung in der Aufwach-Aufwärmphase auf das 3-Fache (!) ansteigen.
- Atemdepression, Apnoe, ZNS-Dysfunktion, Krämpfe
- Verlängerte Wirkung von nicht depolarisierenden Muskelrelaxanzien

Maßnahmen zur Vermeidung der Unterkühlung

- **Temperatursonde** rektal oder ösophageal
- **Temperatur im OP:** Auf 26–28 °C stellen, je nach Gewicht des Kindes und der OP-Art (bei offenem Abdomen höher). **Cave:** Temperaturregulation der Operateure!
- **Wärmematte:** Vorsicht bei zentralisierten Säuglingen, Verbrennungen mögl.!
- **Warmluftgebläse:** versch. Systeme im Handel z. B. Bair-Hugger
- **Wärmeerhalt:** Abdeckphasen möglichst kurz halten, Kleinstkinder sofern möglich in Kunststofffolie oder Watte einwickeln, Mütze anziehen (▶ Abb. 9.3), Anwärmen und Anfeuchten der Beatmungsgase, Infusionslösungen und Transfusionen anwärmen

! Kinder < 35,5 °C Körpertemperatur vor der Extubation erst aufwärmen

Temperaturanstieg während der Narkose (Fieber bei Einschwemmung von Pyrogenen durch OP), Atropin, Hyperkapnie, maligne Hyperthermie (▶ 9.5.1) oder exogen (zu vollständige Wärmeisolation).
Luftgebläsesysteme auch zur Kühlung geeignet!

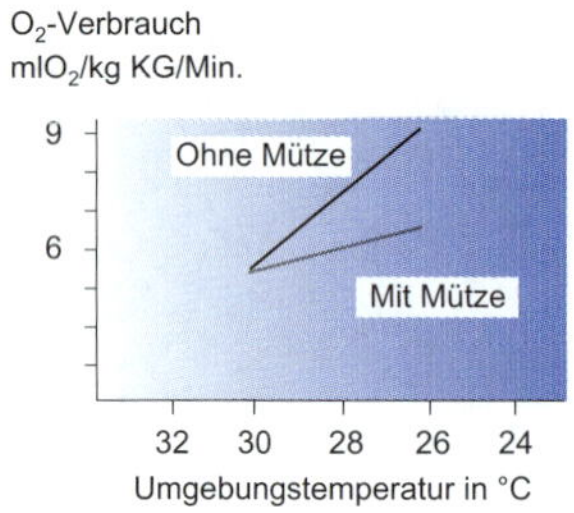

Abb. 9.3 O_2-Verbrauch mit und ohne Mütze [L157]

9.1.5 Nierenfunktion

Physiologie Ausscheidungsfunktion der Niere bei Säuglingen ab der 3. Wo. gut ausgeprägt, lediglich die Regulierung des Natriumhaushalts ist eingeschränkt. Während der ersten Lebenstage wird eine Wasserbelastung schlecht toleriert.

Maßnahmen

- Bei höherem Flüssigkeitsumsatz engmaschige E'lytkontrolle
- Genaue Einstellung der Infusionsgeschwindigkeit (Tropfenzähler, Infusomat, Perfusor), Flüssigkeit nicht im Schuss einlaufen lassen (▶ 9.4.6)

9.1.6 Biochemie und Pharmaka

Neugeborenenikterus

- **Physiologie:** Entsteht, da beim Neugeborenen die Synthese bzw. Abbauleistungen der Leber noch nicht ausgereift sind:
  - Physiologisch: Abbau von Hämatom-Hb (Geburtstrauma, Kopf), ungenügende Fähigkeit der Leber zur Bilirubinkonjugation
  - Pathologisch: Rh-Inkompatibilität, Infektionen, Sepsis
- **Bilirubinspiegel:** Höhepunkt an Tag 5 postpartal, Interventionsgrenze 15 mg/dl
- **Ther.:** Fototherapie, ggf. Austauschtransfusion

Medikamentenverträglichkeit

Wegen des größeren EZR, eines geringeren Fettanteils und der Leberunreife wirken einige Medikamente länger oder stärker als bei Erw.:

- Barbiturate (Methohexital, Thiopental)
- Benzodiazepine
- Opiate (bei unreifem Atemzentrum) → besonders vorsichtig dosieren und respiratorisch überwachen!
- Geringere Empfindlichkeit gegenüber depolarisierenden Muskelrelaxanzien (Succinylcholin, Dosierung etwa 2 mg/kg)

Vorgehen bei auffälligem Hautkolorit

- Hb-Wert kontrollieren; wenn < 90 g/l, OP je nach Dringlichkeit aufschieben; wenn nicht aufschiebbar, Ind. zur Bluttransfusion diskutieren, wenn OP mit Blutverlust einhergeht
- Bilirubinwert kontrollieren, mit Stationsarzt V. a. evtl. Erkr. des Pat. erörtern

9.2 Präoperative Phase

9.2.1 Präoperative Diagnostik

! Cave

Nach Möglichkeit jedes Kind am Tag vor der OP selbst ansehen!

Anamnese

- Verlauf vorhergegangener OP bzw. Narkosen
- Anästhesiologische Besonderheiten in der Familie wie Muskelerkr., Narkosezwischenfälle, Intubationsprobleme, Propofol-Unverträglichkeit
- Kardiale Belastbarkeit beim Spielen, Laufen, Turnen
- Pulmonale Besonderheiten wie häufige Bronchitiden, Asthma
- Nasenatmungsbehinderungen, Tonsillitiden
- Allergien (Soja, Nüsse → Propofol!).
- Stoffwechselerkr. wie Diab. mell. (▶ 8.5.1), Porphyrie (▶ 8.5.7), Fruktoseintoleranz
- Blutungsneigung
- Muskelerkrankungen in der Familie (MH!)

9

Wurde das Kind vor Termin geboren, Gestationsalter erfragen. Bis 6 Mon. nach „normalem" Geburtstermin muss mit postop. Apnoephasen gerechnet werden (postop. Intensivüberwachung organisieren).

Körperliche Untersuchung

- **Allgemeinzustand:** Hautfarbe, Gewicht, Größe (Perzentilentabellen ▸ Abb. 21.3, ▸ Abb. 21.4, ▸ Abb. 21.5 u. ▸ Abb. 21.6)
- **Atmung:** Für ungehinderte Nasenatmung evtl. Nasentropfen geben (Oxymetazolin, z. B. Nasivin®), Stridor?
- **Rachen:** Bei Rötung und vergrößerten Tonsillen (Intubationshindernis?) mit Belägen Fieber messen, Leukos und CRP bestimmen
- **Gesichtsform:** Eventuell Intubationsprobleme abklären (CT/MRT? Spiegelbefund?)
- Kopfbeweglichkeit
- **Lunge:** Auskultieren (Ausschluss Asthma, Bronchitis)
- **Ohren:** Inspizieren (wenn möglich und Erfahrung vorhanden ist) oder Pädiater fragen. Bei Otitis OP verschieben; nach Absprache mit Stationsarzt evtl. lokale Behandlung, ggf. lachgasfreie Narkose, falls Lachgas noch benutzt wird.

- Stethoskop anwärmen („handwarm")
- Kinder bieten fast immer ein verschärftes Atemgeräusch, dazu manchmal physiologische Nebengeräusche → zum Vergleich gesundes Kind gleichen Alters auskultieren!

Diagnostik

- **Laboruntersuchungen:** Nur erforderlich bei V. a. Infektionen: Leukos, ggf. Diff.-BB, CRP, bei V. a. Anämie (▸ 1.1.4, ▸ 1.1.6) Hb oder Hk, bei Ileus o. Ä. E'lyte, BGA
- **Rö-Thorax:** Nur bei Herzerkr. oder florider pulmonaler Infektion
- **EKG:** Nur bei Herzerkr., v. a. Vitien

! Kinder-EKG nur vom Fachmann beurteilen lassen, kein Feld für eigene Spekulationen.

Bei Dauermedikation des Kindes

- **Antiepileptika:** Eventuell Dosiserhöhungen der Narkotika wegen Enzyminduktion erforderlich
- **Kortikoide:** Substitutionsschema mit Stationsarzt absprechen, Dosiserhöhung wegen OP-Stress
- **Insulin:** Umstellung periop. auf i. v. Altinsulingabe, BZ-Kontrollen anordnen. **Cave:** Neugeborene sind von regelmäßiger Glukosezufuhr abhängig: Während der Narkose regelmäßig BZ kontrollieren, besonders bei Kindern diabetischer Mütter kurz nach der Geburt.

9.2.2 Chronische Infektionen

Problematik Wegen der anatomischen Verhältnisse der Atemwege (▸ 9.1.1) sollten Kinder, v. a. Säuglinge vor einem elektiven Eingriff infektfrei sein. Viele OPs werden jedoch gerade wegen chron. Inf. angesetzt (Tonsillektomie, Adenotomie).

Vorgehen

- Das höchste Risiko für periop. KO durch Atemwegsinf. besteht in den ersten 18 LM. Vorgehen vom Alter des Kindes abhängig machen!
- Bei jedem Kind den optimalen Zeitpunkt der OP im Gespräch mit den Eltern und dem behandelnden Pädiater festlegen!
- Ausschlaggebend ist das Wissen eines erfahrenen Kinderanästhesisten; im Zweifel Kollegen hinzubitten.
- Bei putriden Infekten OP-Termin verschieben, bis das Kind mind. 10 d infektfrei ist.

> Impfungen stellen keine eigentliche KI für eine Narkose dar, sollten aber mind. 3–5 d (Totimpfung/Toxoid: Tetanus, Pertussis, Polio [Salk], Diphtherie, Influenza, Hepatitis) bzw. 2 Wo. (Lebendimpfung bei Polio [Sabin/oral], Masern, Mumps, Röteln) vor einem Elektiveingriff stattgefunden haben.

9.2.3 Umgang mit Eltern

Viele Eltern sind durch das Internet gut mit einigen, aber nicht allen Aspekten der Kindernarkose vertraut. Auf mögliche indiv. Abweichungen aufmerksam machen!

Vertrauen schaffen

- Den Eltern alle Vorgänge bei der Narkose erklären (Prämedikation, Einleitung, Intubation, Extubation).
- Den Eltern ermöglichen, ihre Kinder auf wichtige Abschnitte der Narkose (Maskeneinleitung) vorzubereiten, wenn sie dies wünschen und können.
- Die Eltern auffordern, ihre Kinder davon zu überzeugen, dass sie nach der OP wieder sicher in die Obhut der Eltern zurückkehren werden.
- Die Eltern entscheiden lassen, ob sie ihr Kind an die OP-Tür bringen wollen. **Cave:** Die Anwesenheit eines Elternteils bei der Narkoseeinleitung wird unterschiedlich gehandhabt und ist bei sehr besorgten Eltern eher problematisch.

Aufklärung, juristische Besonderheiten

- Beide Eltern müssen nach dem Aufklärungsgespräch in die Narkose einwilligen, es sei denn, der Eingriff ist dringlich oder dem zweiten Elternteil ist es nur unter unzumutbaren Bedingungen möglich, zu unterschreiben.
- Eine Einwilligung ist kein Geschäft, sie ist deshalb nicht unmittelbar mit der Geschäftsfähigkeit gekoppelt; der Pat. muss aber einsichtsfähig sein. Diese Fähigkeit liegt vor dem 14. Lj. nicht vor!
- Zwischen dem 14. und dem 18. Lj. im Einzelfall entscheiden, ob die Eltern ihre Einwilligung geben müssen.
- Umfang der Aufklärungspflicht (▶ 1.1.12). Off label use einiger Med. erwähnen und erklären!

> Ein guter „Draht" zum Stationsarzt wirkt Wunder bei der Terminplanung der OP und dem Aufklärungsgespräch mit den Eltern (Vorinformation!).

9.2.4 Umgang mit Kindern

Verständnis für Geschehen im Krankenhaus ist ab dem 3.–4. Lj. möglich. Ab diesem Alter sollte man bei der Prämedikationsvisite versuchen, dem Kind Zweck und Ablauf der Narkose und OP zu erklären.

- Nie versprechen, dass z. B. bei Injektionen keine Schmerzen zu erwarten sind. Lügen diesbezüglich werden nicht vergessen. Viele Kinder sind erstaunlich mutig, wenn man zeigt, dass man ihnen Verständnis zutraut.
- Ablenkung erhöht die Schmerzschwelle erheblich, also Lieblingstier mit in den OP nehmen, erzählen, unterhalten, oder, wenn man keine Begabung zum Entertainer hat, Zeichentrickfilme über Videoanlage einspielen.

9.2.5 Nüchternheit

- Bei geplanten Eingriffen Nüchternheitsgrenze für Säuglinge 2 h für klare Flüssigkeit, 4 h für Milch o. Ä.
- Kleinkinder und Schulkinder sollten 6 h nüchtern bleiben
- Geringe Mengen Flüssigkeit, z. B. als Prämedikation sind tolerabel, heben evtl. sogar den Magen-pH

! Säuglinge an den Anfang des OP-Programms! Wird die Nüchternheitsgrenze überschritten, muss schon auf Station eine Infusion angelegt werden.

9.2.6 Prämedikation

Die Gabe von Prämedikationsmedikamenten stark von der individuellen Befindlichkeit des Kindes abhängig machen, bei Kindern > 1 J. auch von der Einschätzung der Psyche (▶ Tab. 9.1)!

Tab. 9.1 Prämedikation bei Kindern

Alter des Kindes	Medikamente	Anmerkung
Neugeborene und Säuglinge < 6. Mon. (< 7 kg)	Bei Bedarf Atropin 0,02 mg/kg i. m. oder 0,01 mg/kg i. v. (im OP)	Zur Vermeidung einer Bradykardie oder bei Hypersalivation
Kinder bis 6. Lj.	Midazolam 0,3–0,5 mg/kg rektal oder p. o. (z. B. Dormicum® p. o. als besondere Saftzubereitung der Apotheke!), evtl. Atropin (s. o.) 0,01 mg/kg	Beides etwa 20–30 Min. vor OP
Schulkinder	Midazolam 0,3–0,5 mg/kg p. o. (z. B. Dormicum®), Opiate z. B. Piritramid (Dipidolor®) nach Bedarf i. v.	Opiate eher nur bei schon bestehenden Schmerzen (Frakturen o. Ä.) → Aufsicht!

- **Atropin:** Wenn ein trockener Mund z. B. für eine Maskeneinleitung oder aus anderen Gründen besonders gewünscht wird, können 0,01–0,02 mg/kg i. m. oder p. o. bzw. 0,02 mg/kg rektal verabreicht werden. Sind Kinder von vornherein auffallend bradykard (▶ 21.3) empfiehlt sich die i. v. Gabe vor der Intubation, auch unabhängig von der Gabe von Succinylcholin. Ursachen bei elektiven Eingriffen vorher abklären!

! Kein Atropin bei Körpertemperaturen > 38 °C

1 h vor OP-Beginn sollten dem Kind 1 oder 2 (ab 6 Mon.) EMLA-Pflaster bzw. (ab 3 Mon.) EMLA-Creme (Säuglinge: 0,5 g auf 5 cm²) auf vielversprechende Venenpunktionsstellen geklebt werden. Pflaster müssen ca. 10 Min. vor Punktion abgenommen sein, da sonst schlechte Hautdurchblutung → Organisation der Station ist gefragt!

9.3 Narkoseausstattung

9.3.1 Spezielles Monitoring

Monitoringmethoden ▶ 4.

Zugangsweg zum Patienten

Bei der Lagerung darauf achten, dass alle luftzuführenden Teile des Narkosesystems überblickbar und kontrollierbar sind, insbes. leicht abknickbare Stellen (Tuben < 6 mm Innendurchmesser).

Klinische Überwachung

- Kopf oder Hals sollten einsehbar sein, um im Fall eines Versagens der Pulsoxymetrie eine zentrale Zyanose oder Schwitzen des Kindes (Narkosetiefe!) feststellen zu können.
- i. v. Zugang sollte sichtbar sein! (**Cave** bei rel. großen Volumengaben in sehr kleine Gefäße)
- **Flaches, kleines Stethoskop:** Bei Kindern < 6 J. auf die linke Thoraxwand kleben, um Herz- und Atemgeräusch ständig kontrollieren zu können (Hereinrutschen des Tubus!). **Cave:** Einschränkung der Thoraxbeweglichkeit durch größere Pflasterbandagen vermeiden.
- **Messung der Urinproduktion** bei längeren OP, die mit Volumenverschiebungen einhergehen können; statt der potenziell traumatisierenden Blasenkatheterisierung können auch Plastikbeutel mit Schlauchableitung benutzt werden. Einschätzung des Volumenstatus eines kleinen Kindes oder Säuglings ist für den Unerfahrenen schwierig (▶ 9.4.6).
- **Art. Blutdruck:** Durch nichtinvasive Messgeräte problemlos zu erfassen. Wichtig dabei ist die richtige Manschettenbreite von ⅔ der Oberarmlänge. Absolutwert nicht besonders verlässlich, aber Verlauf wichtig. RR-Kontrolle immer mitlaufen lassen. Säuglinge werden leicht z. B. durch überdosierte Inhalationsanästhetika (v. a. Halothan) herzinsuffizient. Bei großen Eingriffen (Tumorchirurgie, Polytrauma) ist auch eine invasive RR-Messung indiziert (BGA!).
- **Temperaturmessung** bei jedem Säugling und Kind (Gefahr der Auskühlung ▶ 9.1.4), Erkennen einer malignen Hyperthermie.
- **Endexspiratorische CO_2-Messung:** (Kontrolle des Beatmungsvolumens, Früherkennung einer malignen Hyperthermie ▶ 9.5.1). Je nach System (Hauptstrom-)Benutzung bei Kindern < 3 kg wegen der damit verbundenen Totraumvergößerung bzw. Atemgasabsaugung evtl. eingeschränkt.

Pulsoxymeter
- Obligatorisch!
- Frühwarnsystem → O_2-Reserve des Säuglings noch rel. kleiner als beim Erw.! Außerdem sehr häufig gute Hinweise auf die periphere Temperatur und die Volumensituation der Pat.
- Messort bevorzugt am rechten Arm (präduktal!), evtl. 2. Sensor an einem Fuß (postduktal)
- Sensoren mit Federclip nur bei Kindern > 20 kg, darunter Pflastersensoren (hoher Clipdruck → Durchblutungsbehinderung → Verbrennung!)

! Fehlmessungen bzw. Fehlinterpretation des Messergebnisses möglich bei CO-Inhalation und bei Intoxikation mit Methämoglobinbildnern (bei einigen Pulsoxymetern)

9.3.2 Beatmung

Mit modernen Narkosegeräten können heutzutage Kinder bis < 3 kg KG beatmet werden. Ab einem KG < 20 kg → kleinlumige Schläuche mit minimierten Ansatzstücken für einen geringen Totraum (Ulmer®-System), kleiner Handbeatmungsbeutel 0,5 l.

Beatmungsgeräte

- **Druck- und zeitgesteuerte halb offene Systeme** (Typ Dräger Babylog® 2000 bzw. 8000): Im Narkosebetrieb hauptsächlich zum Transport von und zur Intensivstation:
  - Vorteile: Keine unbeabsichtigten Druckspitzen, keine Probleme mit Rückatmung und Totraumventilation (Absorber, Filter)
  - Nachteile: Keine Volumenkontrolle, kaum Stenosealarm
  - Einstellung: Atemfrequenz, Beatmungsdruck, I : E
- **Volumen-Zeit-gesteuerte Beatmungssysteme** (Typ Siemens-ElemaServo® C/D):
  - Vorteil: Auch kleinste Atemminutenvolumina einstellbar
  - Nachteil: Handbeatmung in der Ein- und Ausleitphase gewöhnungsbedürftiger
- **Neue volumen-/druckkontrollierte Narkosegeräte** (z. B. Typ Dräger Perseus®/Julian®/Primus®): Das Atemzugvolumen ist bis 10 ml einstellbar, Ein- und Ausleitung mit Handsystem möglich, Kompensation der Schlauchcompliance und des damit verbundenen Volumenverlusts bei Primus® und Cato®.

9.3.3 Masken, Larynxmasken, Tuben und Laryngoskope

Auswahl

- **Rendell-Baker-Maske:** Objektiv (Totraum bei Größe 0 bzw. 1 etwa 2–4 ml) am besten geeignet, möglichst aus durchsichtigem Plastik (Beurteilung der Lippenfarbe, Speichel o. Ä.). Etwas größeren Totraum haben runde Masken, lassen sich aber z. T. besser dicht halten.

- **Guedel-Tuben:** Eher großzügig nach Kopfgröße wählen, da Kinder und v. a. Säuglinge eine relativ große Zunge haben. Bei Säuglingen nur bedingt nötig, da sie selten beißen und eine gute Nasenatmung aufweisen.
- Larynxmasken meist vom Hersteller mit KG-Empfehlung versehen z. B. #2 > 15–20 kg KG. **Cave:** Totraumvolumen wächst erheblich, insbes. bei Kindern < 10–12 kg KG!

Bei Inhalationseinleitung nicht zu früh einlegen (Würgereiz, Laryngospasmus).

Tubenart und -größe

▶ Tab. 9.2, ▶ Tab. 9.3 und ▶ Abb. 9.4.

- Möglichst nur Einmal-Kunststofftuben verwenden, bis zum 7. Lj. ohne Blockermanschette (**cave:** Ödembildung)
- Tubus soll etwa so dick sein wie der kleine Finger des Kindes
- Bis Größe 5,5 mm nur ungeblockte Tuben verwenden, da sonst die Gefahr der bedrohlichen Trachealschleimhautschwellung zu groß ist. Bei kleinem Leck evtl. mit feuchter Mullbinde abstopfen.
- Ab einem Beatmungsdruck > 25 mbar **muss** jeder ungeblockte Tubus undicht sein, sonst ist er zu groß → Tubus gegen kleineren (0,5 mm) auswechseln!
- Bei Notwendigkeit geblockte Tuben < 5,5 mm verwenden, evtl. Microcuff®-Tuben, abschließende längere Beobachtungsstudien liegen nicht vor.

Tab. 9.2 Tubusgröße bei Kindern

Alter	Gewicht	Charrière	ID (in mm)	Abstand Zahn-Bifurkation	Abstand Nase-Bifurkation
Frühgeborene	< 2 kg	12	2,5	10	12
< 6 Mon.	5–7 kg	16	3–3,5	12	14
7–18 Mon.	7–11 kg	16–18	3,5–4	13	15
2–4 J.	12–17 kg	18–22	4,5–5	14,5	16,5
4–6 J.	17–22 kg	22–24	5–5,5	16	18
6–10 J.	22–33 kg	24–28	5,5–6,5	20	22

Tab. 9.3 Laryngoskopgröße bei Säuglingen

Früh- und Neugeborene	Größe 0	Gerade
Säuglinge je nach Gewicht	Größe 0 oder 1	Gerade
> 1 J./10 kg	Größe 1 oder 2	Normal gebogen

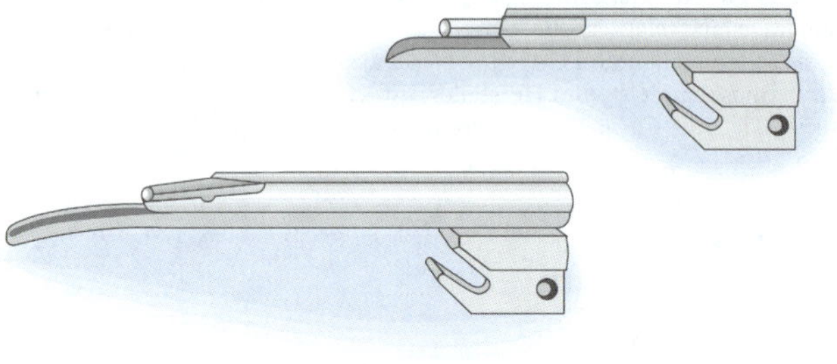

Abb. 9.4 Gerade Laryngoskope für Frühgeborene und Säuglinge [L157]

HME-Vorsätze (Heat Moisture Exchanger)

Wichtig für Aufrechterhaltung der Atemgasfeuchte, Erhaltung der Körpertemperatur, z. B.:

- DAR-Hygroboy für KG 8–30 kg, Totraumvolumen 26 ml (▶ 9.3.3)!
- DAR-Hygrobaby für KG 3–8 kg, Totraumvolumen 10 ml (▶ 9.3.3)!

9.4 Durchführung der Narkose

9.4.1 Vorbereitung der Masken- oder Intubationsnarkose

- Temperatur im OP ausreichend (▶ 7.3.1, ▶ 9.1.4)
- **Inspektion von Narkosegerät und Material:**
  - Sauerstoffschlauch der zentralen Gasanlage fest angeschlossen
  - System bei Handverschluss dicht, Narkosegas kommt im Beatmungsschlauch an (evtl. Narkosegasmonitor).
  - Absauger funktioniert, Absaugkatheter klein genug für gewählten Tubus.
  - Laryngoskop funktioniert und leuchtet. **Cave:** Nicht jeder Spatel passt zu jedem Griff; testen.
  - Tuben vorhanden, gewählte Größe ▶ 9.3.3, dazu je ein Tubus 0,5 mm größer und 0,5 mm kleiner
  - Magill-Zange für nasale Intubation
  - Pulsoxymeter und EKG zeigen an
  - Präkordiales Stethoskop aufgeklebt (evtl. nach Einleitung)

Lagerung: V. a. bei Säuglingen muss der (physiologisch überproportional große) Kopf z. B. durch maßgeschneiderte Kopfringe so gelagert werden, dass er nicht zur Seite kippt oder zu steil auf die Brust fällt; ggf. zwei Lagerungsmullringe benutzen, Kopf in „Schnüffelposition" bringen, evtl. Thorax durch Tücher 3–5 cm höher lagern.

9.4.2 Narkoseeinleitung

Einleitung des gesunden, nicht erkälteten Kindes oder Säuglings je nach Vorliebe (des Anästhesisten und des Kindes) entweder per Inhalation (mit oder ohne vorher gelegten i. v. Zugang) oder, wenn ein venöser Zugang vorhanden ist, sofort mit Injektionsanästhetika.

Inhalationsanästhesie

Vorteile

- Spontanatmung bleibt lange erhalten, es kann getestet werden, ob sich das Kind gut mit einer Maske beatmen lässt.
- In tiefer Inhalationsnarkose kann auch ohne Einsatz von Relaxanzien intubiert werden.

Nachteile

- Erfahrene(r) Helfer(in) zum Legen des venösen Zugangs nötig
- Keine Ileuseinleitung möglich
- Kind muss einwandfrei nüchtern sein
- Bei schwierigen anatomischen Verhältnissen (Neu- oder Frühgeborene, kraniofazialen Fehlbildungen) wird zusätzlich die Relaxation mit nicht depolarisierenden Muskelrelaxanzien (▶ 6.5) oder Succinylcholin (▶ 6.5.6) notwendig sein.
- Die richtige Narkosetiefe ist manchmal schwer einzustellen; ist sie zu flach, droht ein Laryngospasmus, ist sie zu tief, wird das Kind, speziell Neugeborene und Säuglinge, möglicherweise herzinsuffizient.
- Längere Dauer: Das Kind muss mind. 5 Min., besser 8 Min. schlafen, bevor ein Intubationsversuch gewagt werden kann.
- Austritt von Narkosegasen in die Raumluft, wenn Maske nicht ganz dicht gehalten werden kann.

- Zu früher Intubationsversuch, auch wenn das Kind schon zu schlafen scheint, führt ohne Muskelrelaxans unweigerlich zum Laryngo- oder Bronchospasmus → auf jeden Fall warten, bis das Bell-Phänomen (Augen blicken nach oben außen) verschwunden ist.
- Soll das Kind den venösen Zugang erst im OP erhalten, ist bei schwierigen Venenverhältnissen (Babyspeck!) die Punktion nach Inhalationseinleitung (vor Intubation) leichter und für beide Seiten angenehmer!

Substanzauswahl Bevorzugte Narkosegase zur Einleitung von Säuglingen und Kleinkindern sind Sevofluran (Sevorane®, ▶ 6.1.6) oder Halothan (z. B. Fluothane®, ▶ 6.1.3). Enfluran (z. B. Ethrane®, ▶ 6.1.4) und Isofluran (z. B. Forene® ▶ 6.1.5) sind auch möglich, führen aber wegen des nicht so angenehmen Geruchs eher zu „Kampfeinleitungen" und Broncholaryngospasmus als Halothan bzw. Sevofluran.

- **Sauerstoff:** Flow von 3–6 l/Min. einstellen
- **Präoxygenieren:** Für ca. 2–3 Min. → O_2-Reserve bei Säuglingen sehr klein; muss unbedingt aufgefüllt sein, da schon zu Beginn der Einleitung Laryngo- oder Bronchospasmus möglich.
- **Narkosegas:** Nach Aufsetzen der Atemmaske langsam die Gaskonzentration innerhalb von 2 Min. erhöhen; bei Sevofluran innerhalb der ersten Min. 5–7 Vol.-% einstellen; bei Halothan auf 1,5–2,5 Vol.-% steigern; mit zunehmender Narkosetiefe Atmung beobachten und ggf. assistieren. Nach 6–8 Min. (bei Sevofluran schon früher) kann ein venöser Zugang gelegt werden (möglichst von einer erfahrenen Hilfsperson/Kollegen/in).
- **Cave:** Auch bei normalen CO_2-Werten in der Exspirationsluft steigt der wahre arterielle pCO_2 unter Gas-Spontanatmung innerhalb von 10 Min. mitunter über 60 mmHg an → behutsam Atmung unterstützen!

Medikamente zur i. v. Einleitung

▸ Tab. 9.4.

I. v. Zugang bei Kindern

- Vorzugsorte (Reihenfolge der Versuche je nach Sichtbarkeit von Venen!): Handrücken – Fuß – Handgelenk palmar/Handwurzel – Kopfhaut. Bei Sgl. in der „Babyspeckphase" primär Kopfhaut!
- Größe d. Kanüle: 24–26 G für Frühgeborene und Säuglinge, 22 G ab 8 kg, 20 G ab 30 kg
- **Im Notfall an intraossären Zugang denken** (▸ 2.1.3)
- Schon liegende Zugänge vor Injektion mit NaCl 0,9 % überprüfen, insbes. darauf achten, dass die Verbindung von Infusion zur Kanüle fest geschlossen ist! (Bei kleinen Kanülen unsicher)

- Einige Med. sind nicht gesondert für Kinder oder Sgl. aller Altersklassen zugelassen! (z. B. Propofol, Piritramid) → Off label use. Der AK Kinderanästhesie der DGAI arbeitet mit zust. Ministerium an einer tragfähigen Lösung (11/2013).
- **Für i. v. Einleitung:** Methohexital 2–3 mg/kg i. v. (Brevimytal®, Brevimytal-Hikma®, ▸ 6.2.1) oder Thiopental 3–5 mg/kg i. v. (z. B. Trapanal®, ▸ 6.2.2); auch Etomidat 0,15–0,3 mg/kg i. v. (z. B. Etomidat-Lipuro®, schmerzt nicht in der Vene!) möglich, dann 2–3 Min. vorher Fentanyl 2–3 µg/kg i. v. geben (▸ 6.3.4).

! Propofol für Kinder > 1 Mon. ca. 2–4 mg/kg KG. 0,5-prozentige Zubereitung (brennt nicht!)
  - Ketamin: Unter speziellen Ind. auch zur Einleitung möglich. Dosierung 1–2 mg/kg i. v. oder 5–6 mg/kg i. m., beachte andere Dosierung bei Ketanest®-S! **Cave:** Nicht bei V. a. erhöhten Hirndruck! Ketamin nur nach vorheriger Gabe eines Benzodiazepins z. B. Midazolam 0,1–0,2 mg/kg i. v. (z. B. Dormicum®, ▸ 6.4.3).

- **Relaxanzien:** Bei Säuglingen im weiteren Verlauf der Narkose sehr zurückhaltend einsetzen, selbst bei Baucheingriffen meist außer zur Intubation nicht nötig. Intubation häufig auch ohne Relaxans möglich, sonst Vecuronium o. Ä. 0,06–0,1 mg/kg i. v. (Norcuron®, ▸ 6.5.7)
- **Succinylcholin:** Bei entsprechender Ind. 2–3 mg/kg i. v., bei Kindern < 10 kg Priming für Succinylcholin mit nicht depolarisierenden Muskelrelaxanzien nicht nötig. **Cave:** Neuere Erkenntnisse zu NW und Risiken von Succinylcholin beachten (z. B. Lysthenon®, ▸ 6.5.6)!

! Spritzengröße dem Kind anpassen. Für Säuglinge 1-ml-Spritzen benutzen; um Falschdosierungen zu vermeiden, gleiche Konzentration der Medikamente (außer z. B. Atropin).

Tab. 9.4 Dosierung von Anästhetika bei Kindern

	Etomidat	Propofol	Brevimytal	Trapanal	Ketanest-(S)
	0,3 –0,5 mg/kg	≤ 4 mg/kg < 8 J. 2,5 mg/kg > 8 J.	2–3 mg/kg	2–5 mg/kg	1–2 mg/kg i. v. 0,5–1 mg/kg (S)

9

Tab. 9.4 Dosierung von Anästhetika bei Kindern *(Forts.)*

	Etomidat	Propofol	Brevimytal	Trapanal	Ketanest-(S)
Intubation	0,06–0,1 mg/kg	0,3 (–0,5) mg/kg	0,07–0,15 mg/kg	< 2 J. nicht empfohlen, sonst 0,15 mg/kg	1–2 mg/kg
Repetition	0,03 mg/kg	0,1 mg/kg	0,1 mg/kg	0,02 mg/kg	
	Fentanyl	**Sufentanil**	**Alfentanyl**	**Remifentanil**	
	2–3 µg/kg	200–300 ng/kg	15–20 µg/kg	0,25–2 µg/kg/Min.	

9.4.3 Intubation und Beatmung

Oral intubieren

▶ Abb. 9.5.

- Bei Ileuseinleitung; Routineeingriffen wie Leistenhernie o. Ä.
- Bei Eingriffen am Kopf bzw. im Mund-Kiefer-Bereich Vorgehen unbedingt vorher mit Operateur absprechen

! Erst einseitig intubieren, dann Tubus zurückziehen, bis Atemgeräusch beidseits erscheint → weitere 1–2 cm zurückziehen, je nach Alter (▶ 9.3.3).

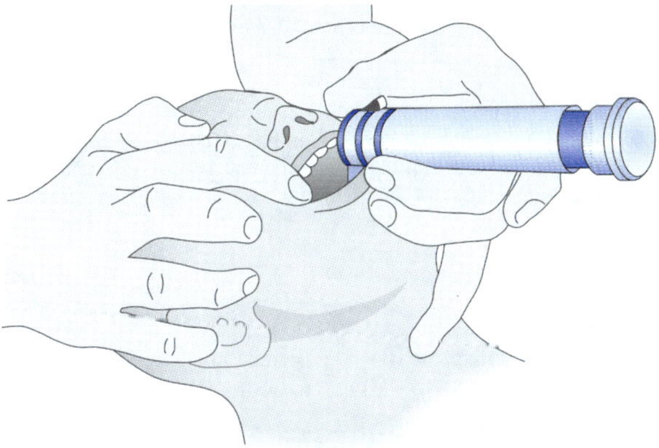

Abb. 9.5 Kopfhaltung bei Intubation: Stellung des linken kleinen Fingers zur Einstellung des Kehlkopfs beachten [L157]

Nasal intubieren

- **Ind.:** Längere OP; vollständig abgedeckter Kopf; absehbare postop. Nachbeatmung. Die nasale Intubation, v. a. die Nasenpassage gelingt leichter als beim Erw., großzügiger indizieren.
- **Vorteil:** Sichere Fixation des Tubus durch langen Weg in der Nase
- **Nachteil:** Tubus kann auch am Austritt aus der Nase abknicken → mit Pflaster schienen

9

Vorgehen bei zu erwartender schwieriger Intubation

▶ 2.3.4. Meist vorab erkennbar, z. B. bei kraniofazialen Fehlbildungssyndromen.

! i. v. Zugang muss auf jeden Fall liegen.

! Larynxmaske in geeigneter Größe bereitlegen!

! Erfahrenen Kinderanästhesisten zu Hilfe holen!

Fiberoptische Intubation: Je nach Größe des Kindes und vorhandener Ausrüstung (Kinderbronchoskop) anstreben (▶ 2.3). Alternativen: Glidescope® o. ä. Systeme

Vorgehen bei unerwartet schwieriger Intubation

- **O_2-Versorgung hat Vorrang vor Intubation!**
- Nicht mehr als 2 Intubationsversuche, dann Hilfe holen
- Masken- oder Larynxmaskenbeatmung bis Hilfe kommt
- Bei Beatmungsproblemen evt. Tubus nasal bis in den Rachen einführen, Mund und anderes Nasenloch zuhalten und über Tubus beatmen

Maßnahmen nach der Intubation

- Fixieren des Tubus
- **Magensonde legen und absaugen:** Bei jeder Maskenbeatmung gerät Luft in den Magen, der spätestens nach der Extubation die Eigenatmung behindert (und während intrabadomineller OP den Operateur).
- **Beatmungsschlauch** auf der ganzen Länge (wenn möglich) im Auge behalten, bei Diskonnektion bleibt nur wenig Zeit

! **Tubusabknickung:** Wegen der geringen mechanischen Stabilität kleiner Tuben (< 6 mm) besonders häufig bei Säuglingen

Cave

Ältere nur druckkontrolliert arbeitende Beatmungsgeräte (Dräger Babylog®) geben keinen zuverlässigen Stenosealarm! Beatmungsgeräusch besonders bei Säuglingen mit Infekten ständig kontrollieren: Tubus verstopft manchmal durch antrocknendes Sekret. Alarmgrenzen rel. eng einstellen (AMV)!

Beatmung

Faustregel:

125 ml/kg/Min. alveoläre Ventilation beim Säugling
+ 2 ml/kg Totraum/Atemzug

Beispiel Säugling, 4 kg:

AF = 40 : [4 × 125 = 500 ml] + [4 × 2 × 40 = 320 ml]
→ 820 ml/Min./40 = 20,5 ml/Atemzug

- **Frequenz:** Physiologische Atemfrequenz (▶ 9.1.1) als Leitgröße für die Beatmungsfrequenz schwer festzulegen, es existieren aber diverse Tabellen und Nomogramme, denen man unter Berücksichtigung des Körpergewichts, des Patiententotraums (etwa 2 ml/kg), des Totraums im Beatmungsgerät (kompressibles Volumen) und der notwendigen alveolären Ventilation eine Basiseinstellung für Kinder in den ersten Lebensjahren entnehmen kann (▶ Tab. 21.5).

- **Beatmungsdruck:** Bei druckkontrollierten Geräten erst auf 15 mbar einstellen bzw. bei volumenkontrollierten Geräten niedrigstes berechnetes AZV einstellen, dann langsam unter Beobachtung der Thoraxexkursionen und der pCO_2-Messwerte steigern oder senken.
- Angestrebt werden bei Neugeborenen 5–8 ml/kg KG/AZ bei einem PEEP von 3–4 mbar.
- **FiO_2:** Bei Frühgeborenen und Säuglingen < 4 Mon. so einstellen, dass die SaO_2 < 95 % bleibt (Gefahr der retrolentalen Fibroplasie).

! Bei längeren OP (> 1 h) bei Säuglingen Problem der Atemgasbefeuchtung beachten → HME-Filter, Aktivbefeuchter, beheizte Atemgasschläuche.

- SO_2 ⇊, Beatmungsdruck ↑: Einseitige Intubation durch z. B. Lagerungsänderung → Lunge auskultieren!
- Beatmungsdruck ⇈ bzw. AZV ↓, HF ↑: Bronchospasmus durch Schmerzreiz, inadäquate Analgesie oder Hypnose → z. B. Fentanyl geben.
- Beatmungsdruck ⇈ bzw. AZV ↓, HF ↔: Schleimpropf im Tubus → Tubus probatorisch absaugen, anschließend vorsichtiges Recruitment-Manöver (Beatmung ▶ 2.5).

9.4.4 Masken- und Larynxmaskennarkose

- **Ind.:** Kurze elektive OP bei Kindern > 1 J.
- **KI:** Kinder < 6 Mon., nicht nüchterne Kinder, Ileus
- **Inhalative Narkoseeinleitung:** Gelingt wegen der relativ kleineren FRC bei Säuglingen und Kindern schneller als bei Erw.
- **Beatmung:** Spontanatmung nur bei reinen Inhalationsanästhesien oder Ketanest und unter pCO_2-Kontrolle; sonst mit Hand assistieren

9.4.5 Regionalanästhesie bei Säuglingen und Kindern

Rückenmarknahe Verfahren haben im Bereich der Kinderanästhesie weite Verbreitung gefunden und ermöglichen eine nebenwirkungsarme intra- und postop. Analgesie. Regionalanästhesien bei Kindern je nach Alter der Kinder eher nur in Narkose und auch eher als Grundlage der periop. Schmerzther., meist als Single-shot-Anwendung (ergänzend dazu Paracetamol, Metamizol, NSAID sowie Opiate).
Als alleinige Anästhesiemethode bevorzugt bei Kindern/Säuglingen, bei denen eine Intubation/Beatmung bzw. die Gabe von i. v. Opiaten ein hohes Risiko darstellt, z. B. Frühgeborene.

- **Ind.:** Eingriffe an den unteren Extremitäten, am Becken und unteren Teil des Abdomens (Eingriffe bis zu 90 Min. bei Säuglingen, bis zu 150 Min. bei älteren Kindern)

! Grundsätzlich sollten Regionalanästhesien bei Säuglingen und Kindern nur von erfahrenen Anästhesisten durchgeführt werden.

Besonderheiten

▶ Tab. 9.5

- Säuglinge und Kleinkinder haben ein relativ höheres Liquorvolumen/kg als Erw., d. h. LA können bezogen auf das KG höher dosiert werden.

- Anschlagzeit und Wirkdauer sind im Säuglingsalter gegenüber dem Kindes- und Erwachsenenalter deutlich verkürzt.
- Das kardiovaskuläre System ist bei Säuglingen und Kindern wesentlich stabiler als bei Erw. Schlagvolumen des Herzens bleibt bei jungen Kindern relativ konstant, Änderung des HZV allein über Frequenzvariation.
- Unterschiedliche Pharmakokinetik der LA im Kindesalter, wobei unreife Enzymsysteme, Unterschiede in den Verteilungsvolumina, die Proteinbindung der LA, ein höherer Herzindex, ein prozentual größeres Hirn- und Lebergewicht und ein prozentual geringeres Fett- und Muskelgewebe eine Rolle spielen.

Tab. 9.5 Anatomische und physiologische Besonderheiten von Kindern

	Neugeborene und Säuglinge	Kleinkinder > 1 J.	Ältere Kinder und Erw.
Rückenmarkende	L3	L1/L2	L1/L2
Liquor	4 ml/kg	3 ml/kg	2 ml/kg
Wirbelsäule in Höhe des Beckenkamms	L5–S1	L4/L5	L4/L5
Distanz Haut – Spinalraum	0,5–1 cm	1–3 cm	2–6 cm
Sympathikus	Kardiovaskuläre Stabilität bis ca. 10. Lj.	Kardiovaskuläre Stabilität bis ca. 10. Lj.	Stark beeinflusst

Vorgehen

- Präop. Maßnahmen (▶ 9.2) und Prämedikation z. B. mit Midazolam 0,3–0,5 mg/kg i. v. (z. B. Dormicum® ▶ 9.2.6)
- **Vorbereitungen im Einleitungsraum** (EKG, RR, i. v. Zugang, Intubationsbereitschaft, ▶ 9.3, ▶ 9.4); periop. Infusionsther. z. B. mit 2–5 ml/kg/h Ringer-Laktat (▶ 5.1.3); bei Kindern < 10 kg OP-Tisch mit beheizbarer Wärmematte benutzen
- **Prämedikation:** Gegebenenfalls vor der Punktion bei Säuglingen Applikation von Ketamin 8–10 mg/kg i. m. bzw. bei Kleinkindern Sedierung mit Midazolam 0,5–1 mg i. v. individuell langsam injizieren (z. B. Dormicum®) oder Einleitung der Allgemeinanästhesie.

Spinalanästhesie

- **Lagerung:** Punktion des Subarachnoidalraums sollte auf dem OP-Tisch in Seitenlage erfolgen (▶ 3.3.3); ggf. bereits auf Station Vorbehandlung der Punktionsstelle mit EMLA®-Creme; durch die Lagerung des Kindes lässt sich mithilfe von Kissen und Neigung des Tischs der tiefste Punkt des Spinalkanals variieren und so eine differenzierte Begrenzung der Ausbreitung erreichen.
- **Technik der Lumbalpunktion** (▶ 3.3): Nach großflächiger Desinfektion der Einstichregion Führungskanüle bis zum Ligamentum interspinale vorschieben; zur Punktion werden nur dünne Spinalnadeln (27–29 G) verwendet.
- **Lokalanästhetika:** Langsame Injektion (15–30 Sek.) des LA (z. B. 0,5–1,0 mg/kg Bupivacain 0,5 % hyperbar oder isobar) ohne Barbotage. Säuglinge nach

erfolgreicher Punktion sofort flach auf den Rücken oder Bauch legen; ggf. periop. Sauerstoffinsufflation durch eine offene Maske (4–6 l/Min.). **Cave:** Retrolentale Fibroplasie bei Frühgeborenen < 36. SSW (sO_2 in dieser Altersgruppe zwischen 90–95 % einstellen).
- **Prüfung der motorischen Blockade** (Bromage-Schema), sensibles Niveau, ggf. mit Pin-Prick-Methode
- **Monitoring:** Sorgfältige Überwachung der Vitalfunktionen (EKG, RR, Pulsoxymeter, Atemfrequenz usw.). Intraop. Messung der Körpertemperatur (insbes. bei Säuglingen)
- Entsprechend kooperative Kinder können wegen der besseren Möglichkeit zum Kontakt und zur Mitarbeit während der OP wach bleiben.
- Verlegung auf eine postop. Überwachungsstation; sobald die motorische Blockade abgeklungen ist, kann der kleine Pat. auf eine Normalstation gebracht werden. Gegen eine frühzeitige Flüssigkeitszufuhr (Tee, Milch) ist nichts einzuwenden.

Komplikationen
- Intraop. Bradykardie und Hypotension (bis zum 10. Lj. kaum zu erwarten, vom 10.–15. Lj. sehr selten mit ca. 2,9 %)
- Postpunktioneller Kopfschmerz (0,06–0,5 %)
- Übelkeit und Erbrechen nur bei älteren Kindern (0,8–1,6 %)
- Harnretention hauptsächlich bei älteren Kindern (1,1–1,6 %)

Kaudalanästhesie

▶ Abb. 9.6

Indikation Eingriffe an den unteren Extremitäten, am Becken und unteren Teil des Abdomens sind für Säuglinge und kleine Kinder möglich, insbes. zur periop. Schmerzther.

Höhe des Analgesieniveaus Ist abhängig vom Volumen des Lokalanästhetikums und kann in Einzelfällen (bei bis zu 1,5 ml/kg Ropivacain 0,2 %) bis zum thorakalen Niveau führen.

Kontraindikationen Ablehnung durch Pat. bzw. Einwilligungsberechtigten, Gerinnungsstörung/Antikoagulation, Inf. an der Punktionsstelle, Septikämien und Meningitis, V. a. erhöhten intrakraniellen Druck, Allergie auf Lokalanästhetika.

Relative Kontraindikationen Krampfleiden, neuromuskuläre Erkr., Fehlbildungen im Wirbelsäulen-/Beckenbereich, Meningomyelozele.

Praktisches Vorgehen

- Narkoseeinleitung
- Kind in Linksseitenlage (bei rechthändigem Anästhesisten) bringen, Beine anwinkeln (evtl. ähnlich stabile Seitenlage)
- Sorgfältig desinfizieren, sterile Abdeckung (z. B. Lochtuch)
- Lokalanästhetikum (Ropivacain 2 mg/ml ist in sterilen Kunststoffampullen erhältlich) und NaCl 0,9 % zur Testung steril aufziehen
- Mit D4 der linken Hand am Kind Spina iliaca posterior superior rechts tasten
- Mit D2 der linken Hand am Kind Spina iliaca posterior superior links tasten
- Mit D3 ertastet man das Foramen sacrale mit den beiden Sakralhörnern (die drei Tastpunkte bilden ein gleichseitiges Dreieck)

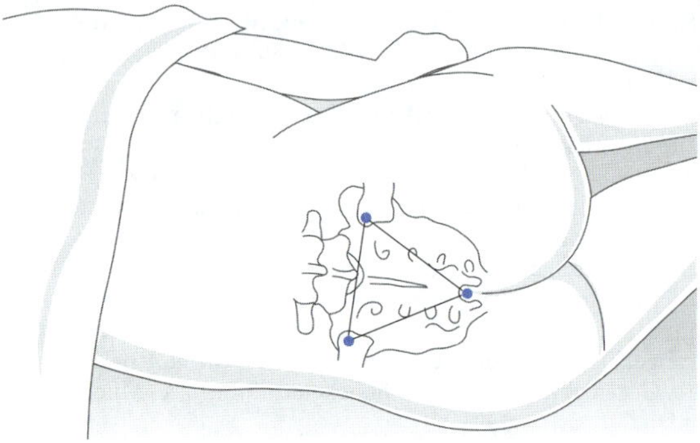

Abb. 9.6 Kaudalanästhesie [L157]

- Punktion mit Kaudalkanüle (kurzer Schliff, mit Mandrin zur Vermeidung der Einschleppung von Hautzylindern)
- Durchstechen der Haut (Nadel relativ steil) und (flacher) der sakrokokzygealen Membran, beides als Widerstand spürbar
- Nadel jetzt etwas absenken (bis ca. 30°) und noch 1–2 mm vorschieben
- Mandrin entfernen (Rückfluss von Blut oder Liquor?)
- Wenn nein, dann 1–2 ml NaCl 0,9 % injizieren
- Geht dies leicht (etwa wie beim LOR bei der PDA), Lokalanästhetikum injizieren – dabei Beobachtung, ob es zu Parainjektion (Hautvorwölbung) oder sonstiger Fehlinjektion (i. v./intrathekal – z. B. Aspirationsversuch) kommt.
- Steriles Pflaster auf die Punktionsstelle

Dosierung

- Ropivacain 2 mg/ml: 0,5–1,0–1,5 ml/kg (max. ca. 30 ml)
- Eventuell Komedikation mit Clonidin 1 µg/kg (Verlängerung der Analgesie, Alter > 1 J.)
- Höchstdosierung Single-shot-Ropivacain: 3 mg/kg (Neugeb., Kinder)

9.4.6 Flüssigkeitstherapie

Auswahl der Lösung Der basale Flüssigkeitsbedarf wird bei Säuglingen mit einer E'lyt-Lösung gedeckt, z. B. Ringer-Lsg. mit einem geringen Glukosezusatz, Dosierung ► 21.3; Volumenverluste durch Blutung o. Ä. durch Kolloide, z. B. Voluven®.

Flüssigkeitsbedarf

- Blutvolumenverluste führen schneller zur Zentralisation als beim Erw., ohne dass Säuglinge tachykarder werden. Also grundsätzlich eher etwas mehr Volumen geben.
- Fieber erhöht die notwendige Menge z. T. erheblich (pro °C um 10 %)
- Besondere OP-Situationen führen zu enorm hohem Flüssigkeitsbedarf (offenes Abdomen, Ileus); den Flüssigkeitsverlust durch Infusionen ersetzen bis die HF wieder sinkt.

! Bei gleichbleibender Ventilation macht sich ein Volumendefizit u. a. durch ein Absinken des endexspiratorisch gemessenen pCO_2 bemerkbar → Trendkurve auf Monitor ansehen, aber auch evtl. Temperaturschwankungen mit berücksichtigen.

Durchführung Bei Säuglingen (< 1 J.) wegen Gefahr der versehentlichen Überinfusion nur mit Perfusor infundieren.

- Tachykardie auch bei zu flacher Narkose (RR steigt) und intraop. Temperaturerhöhung → ggf. versuchsweise Opiat geben
- Wegen möglicher Hypoglykämie intraop. bei Säuglingen auch BZ-Kontrolle stündl.

9.4.7 Transfusion

Vorbereitung

! Bereits vor der OP klären, ob Bereitstellung von Konserven notwendig ist; im Zweifel Rücksprache mit Operateur

- Präparate der Wahl: EK, FFP
- **Blutgruppe des Neugeborenen:** Hauptsächlich von mütterlichen Ak bestimmt; Rücksprache mit Pädiater bzw. Blutbank
- **Blutvolumen:** Vor der OP berechnen, ungefähr 75–80 ml/kg

! Festlegen, wie tief der Hb-Wert sinken darf (Interventionspunkt), abhängig vom Normwert für das entsprechende Alter und vom Zustand des Kindes

Am Interventionspunkt zu gebende Infusionsmenge

Beispiel: Ausgangs-Hb 160 g/l. Interventions-Hb 120 g/l bei KG 6 kg.

- Anfangs-Hb-Gehalt = Blutvolumen × Hb = 80 ml/kg × 6 kg × 160 g/l = 76,8 g
- Interventions-Hb-Gehalt = Blutvolumen × Hb = 80 ml/kg × 6 kg × 120 g/l = 57,6 g
- Blutverlust darf maximal betragen: 76,8 g – 57,6 g = 19,2 g
- Entsprechend 19,2 g/160 g/l = 120 ml Blut

Durchführung

- Zunächst die Hälfte des verloren gegangen Bluts ersetzen; dabei Perfusor oder spezielle Transfusionstropfenkammer für Säuglinge benutzen; Transfusionsgeschwindigkeit nach Fortschreiten des Blutverlusts einstellen, ggf. zweite Hälfte Blut geben.
- Ab Volumenverlust von 10 % des Blutvolumens (also im Beispiel ab ca. 50 ml Blutverlust) muss Volumen (z. B. Ringerlösung oder Humanalbumin 5 %), bei Überschreiten der Interventionsgrenze (ab 120 ml) Blut substituiert werden.

! Schnell auftretende Volumen- und Blutverluste müssen zügiger substituiert werden als langsame.

! Eventuell erhebliche Blutverluste bei Tumor-OP (z. B. Wilms-Tumor), Trichterbrust-OP, Gefäß-OP (z. B. bei Fehlbildungen)

9.4.8 Extubation

Problematik Säuglinge und Kleinkinder sind wesentlich eher laryngospasmusbereit als Erw., entsprechend vorsichtig die Narkose ausleiten und nie in der Exzitationsphase → häufig Pupillengröße und -stellung kontrollieren.

Durchführung

! Wichtigste Regel ist Geduld.

- Kind möglichst noch in Narkose zur Spontanatmung kommen lassen, Mund und Rachen absaugen, Narkosegase abdrehen, 100 % O_2 geben und dann jede Irritation von außen (neugierige Kollegen, aufräumende OP-Schwestern, nachuntersuchende Operateure) unterbinden, bis das Kind sich (in der Regel plötzlich und heftig) bewegt, also so wach wie möglich ist.
- Die Körpertemperatur muss vor der Extubation 36,0 °C überschritten haben (Apnoegefahr).
- Tubus unter leichtem Blähen herausziehen; über Maske noch einige Min. O_2 geben.
- Bei Isofluran kommt es unter den oben genannten Bedingungen i. A. zum Aufwachen bei Unterschreiten einer exspiratorischen Gaskonzentration von 0,2–0,3 Vol.-%.

! Besondere Vorsicht bei Frühgeborenen und ehemaligen Frühgeborenen: Auch eine regelmäßige Atmung kann postop. wieder aussetzen, daher längere Überwachung im OP bis zur Übergabe, anschließend Intensivstation oder Sitzwache mit Sättigungsüberwachung, wenn kein Intensivbett verfügbar.

> Station muss bei Säuglingen auf stridorös werdende Atmung achten und ggf. Adrenalinvernebler zum Abschwellen einsetzen.

9.4.9 Postoperative Analgesie

▶ 20

! Säuglinge können ihre Schmerzen nicht mitteilen.

- **Zeichen:** Unruhe, Tachykardie, Schreien, mot. Unruhe, gekrümmte Rumpfhaltung
- **Ther.:** So lange Analgetika geben, bis Säuglinge schmerzfrei erscheinen. Folgendes Vorgehen empfehlenswert:
  - Noch vor der Ausleitung Applikation eines „peripheren" Analgetikums, z. B. Metamizol 10–15 mg/kg KG, danach im AWR oder auf Station je nach Ausdehnung der OP und der Schmerzäußerungen Piritramid (0,1 mg/kg KG, ▶ 6.3.7) oder mehr bei Bedarf; auf Station zus. Diclofenac 1mg/kg rektal, bes. bei Knochenschmerzen
  - Möglichst noch intraop. eine periphere Leitungsblockade oder LA-Infiltration der Hautnaht anlegen (lassen)!

! Ausnahme: Bei Frühgeborenen und ehemaligen Frühgeborenen bis zum 6. LM keine Opiate ohne Intensivüberwachung wegen der erhöhten Gefahr des Atemstillstands.

9.5 Spezielle Probleme bei Kindern

9.5.1 Maligne Hyperthermie

Eine maligne Hyperthermie (MH) tritt bei Kindern wohl häufiger auf als bei Erw., wichtig ist also die Überwachung aller Vorzeichen:
- Tonus der Muskulatur bei der Intubation (bei Succinylcholin) erhöht
- Endexspiratorischer CO_2-Gehalt stark erhöht
- Körpertemperatur erhöht (Spätsymptom!)
- O_2-Sättigung stark erniedrigt
- Herzrhythmusstörungen

Vorgehen
- Bei Verdacht auf MH sofort den Operateur verständigen, um die OP notfalls so schnell wie möglich beenden zu können
- Maßnahmen vorbereiten und Oberarzt rufen lassen
- BGA abnehmen
- Entscheidend ist der Säure-Basen-Haushalt (liegt eine schwere Azidose vor?).

> Säuglinge reagieren häufig sehr schnell und heftig mit CO_2-Erhöhung auf Schmerzreize, bei einigen OPs mit Einschwemmung von Pyrogenen (z. B. urolog.) auch mit Temperaturerhöhung, ohne dass eine MH vorliegen muss.

9.5.2 Laryngospasmus

Auslöser Zu früher Intubationsversuch bei inhalativer Einleitung, Extubation während der Exzitationsphase, Sekret im Kehlkopfbereich, mechanische Reizung durch Bewegung des Tubus.

Diagnose
- **Nach Intubationsversuch:** Stimmritze schließt dicht, keine Maskenbeatmung danach mehr möglich
- **Nach Extubation:** Frustrane Atembewegungen mit Einziehung des Thorax

Vorgehen
- 100 % Sauerstoff über die Maske anbieten
- Atemwege durch Esmarch-Handgriff freihalten
- **Beatmung:** Vorsichtige Beatmungsversuche. **Cave:** Bei zu hohem Beatmungsdruck wird nur der Magen gebläht.
- **Sauerstoffsättigung:** Bei weiter abfallender O_2-Sättigung laryngoskopieren und evtl. vorhandenes Sekret absaugen, ggf. intubieren

! Alles Nötige zur Reintubation bereitstellen lassen

> Wenn Schleimhaut- oder Stimmbandschwellung an der Obstruktion beteiligt sein können, Kortikoid i. v. geben, z. B. Prednisolon 3 mg/kg (z. B. Decortin H®).

9.5.3 Reanimation

! Bei einem schwer asphyktischen Kind sofort nach der Geburt mit der Reanimation beginnen ohne den 1-Minuten-Apgarwert abzuwarten; extrathorakale

Herzdruckmassage ist schon erforderlich, wenn die Herzfrequenz trotz ausreichender Sauerstoffbeatmung nach 15–30 Sek. noch unter ca. 80/Min. liegt.
- **Absaugen:** Bei V. a. Mekoniumaspiration auch endotracheal, Wärmeschutz, präkordiales Stethoskop
- **Beatmung:** Über Neugeborenen-Beatmungsbeutel und Maske mit O_2 (Atemfrequenz 40/Min.), wenn möglich nasotracheale Intubation (Frühgeborene < 1.000 g 2,0 mm, 1.000–2.500 g 2,5 mm, > 2.500 g 3,0 mm Tubus), sorgfältig auskultieren (Gefahr der einseitigen Intubation)
- **BGA** aus Nabelschnurblut (pH sollte > 7,2 liegen)

Technik der Reanimation
- **Beatmung:** Prim. Intubation und kontinuierliche Beatmung (FIO_2: zunächst 21 %!, Beatmung: 40/Min.)
- **Herzdruckmassage:** Beide Daumen auf das Sternum unmittelbar unterhalb der Intermammillarlinie aufsetzen, die restlichen Finger umschließen den Thorax und dienen als Widerlager; Kompression des Herzens durch Eindrücken des Sternums (ca. 1–2,5 cm tief, Frequenz: 100–150/Min.)

! Verhältnis Herzmassagen/Beatmung = 3 : 1. Pädiater fragen!
- **Adrenalin:** Über Tubus oder den Nabelvenenkatheter injizieren; Adrenalin (1 : 10.000) 10 µg/kg i. v. oder 50–100 µg/kg intratracheal, mehrfach repetierbar
- **Pufferung mit Bikarbonat:** Umstritten, nur evtl. bei längeren (?) Reanimationsbemühungen. Die 8,4-prozentige Natriumbikarbonatlösung (1 ml = 1 mval) 1 : 1 mit Aqua dest. verdünnen, 1 ml/kg $NaHCO_3$ dann 4,2-prozentig langsam i. v. **NW:** Hypernatriämie; weitere Korrektur entsprechend den Werten der BGA

> **!**
> - **Bradykardie:** Atropin 10–40 µg/kg → Frequenzanstieg
> - **Atemdepression durch Opiatüberhang:** Naloxon 5–20 µg/kg (z. B. Narcanti®, ▶ 6.3.10)

Erfolg der kardiopulmonalen Reanimation Hautfarbe des Stamms wird rosig, Pulse der großen Arterien tastbar, Pupillen werden mittelweit oder eng (unzuverlässiges Zeichen!).

Verlegung in die Kinderklinik In Absprache mit dem Geburtshelfer und dem Pädiater, wenn sich der Zustand des Neugeborenen nicht verbessert; Voraussetzung: Gut fixierter nasotrachealer Tubus, ausreichende Beatmung und Sauerstoffzufuhr; Volumenersatz, Transportinkubator.

9.6 Spezielle Operationen bei Säuglingen

9.6.1 Ösophagusatresien und -fisteln

▶ Abb. 9.7

Probleme Intra- und präop. Aspiration mit Pneumonie, Verlegung der Trachea durch den Operateur.

Vorgehen
- Rachen gut absaugen
- Intubation unter Spontanatmung oder sogar wach, Tubus über die Fistel hinaus vorschieben

- Eventuell Handbeatmung während der Manipulation an der Trachea, um Verlegungen sofort zu erkennen
- Kontrolle des Beatmungsdrucks, um Blähung des Magens über die Fistel zu vermeiden
- Bei Beatmung auf Lachgas verzichten, um eine Diffusionsüberblähung des Darms zu vermeiden

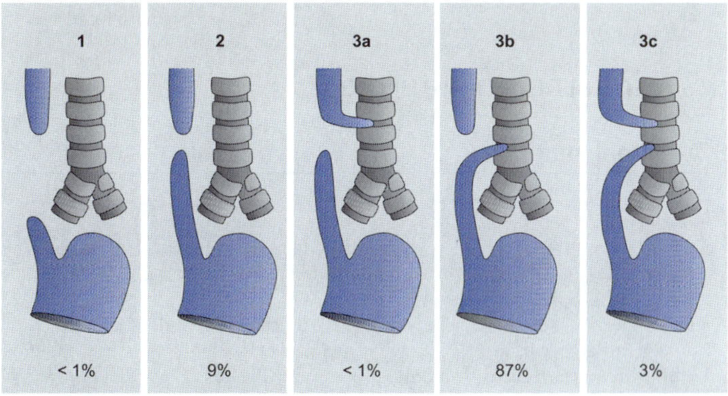

Abb. 9.7 Anatomie, Typenbezeichnung (1–3c) und rel. Häufigkeit von Ösophagusatresien und -fisteln [L157]

9.6.2 Pyloromyotomie

Problem Präop. Dehydratation, Alkalose, E'lytentgleisung → präop. ausgleichen. OP ist sonst einfach und kurz, kein Notfall.

Vorgehen

- Präop.: E'lyte kontrollieren, nochmals Magen absaugen (Magensonde liegt schon wegen Ther. auf Station)
- Ileuseinleitung

! Nach der eigentlichen Pyloromyotomie müssen 10–20 ml Luft durch die Magensonde gepumpt werden zur Sichtprüfung, ob die Pyloruswand dicht geblieben ist.

! Schmerztherapie durch LA-Infiltration des (2 cm langen) Hautschnitts

Pyloromyotomie-Kinder neigen zu postop. Apnoe-Episoden (Alkalose?), daher entsprechendes Monitoring im AWR bzw. auf Station.

9.6.3 Zwerchfellhernien, Enterothorax

Häufigkeit 1 : 3.000.

Problem Durch Agenesie oder Kompression oder beides wird die (meistens linke) Lunge nicht belüftet, Magen, Leber oder Darm befinden sich im Thorax.

! Muss noch am Geburtstag operiert werden

Vorgehen Neugeborenes kommt meist schon intubiert und beatmet, wenn nicht, handelt es sich um einen geringfügigen Befund.

- Keine Maskenbeatmung zur Einleitung, sonst Magenüberblähung
- Während der OP Handbeatmung bis zur Entlastung des Thorax, bei geeignetem Gerät auch Maschinenbeatmung
- Keine Blähversuche der betroffenen Lungenseite ohne direkte Sicht oder Sichtkontrolle durch den Operateur
- Kein Lachgas

9.7 Kinderneurochirurgie

9.7.1 Problematik

Problematik

- Die OP von Hirntumoren und Kraniostenosen bei Kleinkindern bedeutet wegen der anderen Größenrelationen einen relativ größeren Blutverlust als beim Erw.
- Die neuroanästhesiologische Versorgung muss die Besonderheiten der kleinen Pat. berücksichtigen: Den gegenüber Erw. erhöhten Sauerstoffverbrauch, den fast doppelt so hohen zerebralen Blutfluss, die höhere intrakranielle Elastance sowie die nach unten verschobene Autoregulation des zerebralen Blutflusses.

9.7.2 Hirntumoren

- **Monitoring:** Immer mit art. Druckmessung, evtl. ZVK, auch bei technischen Schwierigkeiten
- **Venenwege:** Mehrere periphervenöse Zugänge, notfalls durch Venae sectio
- **Temperaturregulation:** Wärmematte/Warmluftgebläse, Temperatur des OP-Saals anheben, je nach Alter 26 °C (Säuglinge) bis 22 °C (Kleinkinder)

9.7.3 Kraniosynostosen

- **Intubation:** Möglicherweise problematisch, CT? MRT? → Hilfswerkzeuge zurechtlegen
- **Lagerung:** Bei der Lagerung des Köpfchens zur OP auf ausreichend große und weiche Auflagerungsfläche achten (Kopfring aus Lagerungswatte), bei Lagerung mit erhöhtem Oberkörper an Luftembolierisiko denken
- **Venenwege:** Zwei periphervenöse Zugänge
- **Blutersatz:** Je nach Gewicht des Kindes ca. 2 EK + 2 FFP/10 kg KG bereitstellen

9.7.4 Dysrhaphische Fehlbildungen (Enzephalozele, Meningomyelozele)

Intubationsprobleme möglich, Flüssigkeits- und Eiweißverlust bei offenen Fehlbildungen ersetzen, sorgfältige Lagerung, wärmeerhaltende Maßnahmen, ausreichende Zahl peripherer Venenzugänge, evtl. Blasenkatheter.

10 Anästhesie in der Viszeral-, Gefäß- und Thoraxchirurgie

Frank Hackmann

10

10.1 Viszeralchirurgie

10.1.1 Präoperative Besonderheiten

Volumenstatus

Hypovolämie und Anämie

Ätiologie

- Präoperative Nahrungs- und Flüssigkeitskarenz
- Erbrechen, Verluste über Magensonde
- Flüssigkeitssequestration durch Ileus oder Peritonitis
- Diarrhö
- Flüssigkeitsverlust durch Darmvorbereitung
- Gastrointestinale Blutungen
- Tumoranämie

Symptome vor der Narkoseeinleitung einschätzen:

- Orthostatische Symptome
- Tachykardie und Hypotension
- Trockene Haut und Schleimhaut
- Konzentrierter Urin

Therapie

- Präoperative Rehydrierung durch Infusion einer balancierten Vollelektrolytlösung
- Präoperative Anämietherapie nach Patient Blood Management
- Bei hochgradiger Anämie präoperative Bluttransfusion
- Vorbereiten auf Blutdruckabfälle bei Narkoseeinleitung (großlumiger Venenzugang, invasive Blutdruckmessung, Vasopressoren vorbereiten)

Metabolische Störungen

Elektrolyt- und Säure-Basen-Haushalt

- Häufigste Elektrolytstörungen sind Hypokaliämie und Hyponatriämie
- Darmvorbereitung kann Hypokaliämie verursachen
- Dehydratation führt zur metabolischen Azidose
- Begleitende respiratorische Störungen komplizieren die Störung des Säure-Basen-Haushalts.

Klinik

- Lethargie, Somnolenz
- Herzrhythmusstörungen

Therapie

- Laborwerte ansehen, Blutgasanalyse durchführen
- Infusion einer balancierten Vollelektrolytlösung
- Substitution von KCl (1-molare Lösung = 1 mval/ml über ZVK, in der Regel bis 20 mval/h (→Vorsicht bei Niereninsuffizienz); behelfsweise 20 mval KCl in 500 ml Kristalloidlösung über peripheren Zugang möglich; intravenöse Kaliumsubstitution nur unter Monitorüberwachung wegen möglicher Herzrhythmusstörungen)

Aspirationsrisiko

Aspirationsrisiko erhöht
- Nicht nüchterne Patienten
- Akutes (unklares) Abdomen
- Ileus/Subileus
- Akute Cholezystitis
- Magen-/ Darmperforation
- Appendizitis
- Relaparotomien und Relaparoskopien auch ohne klinische Zeichen eines akuten Abdomens
- Inkarzerierte Leistenhernie
- Zenker-Divertikel
- Gastrointestinale Blutungen
- Hiatushernie
- **Cave:** Autonome Neuropathie mit Gastroparese bei Diabetes mellitus

! **Im Zweifel gilt ein Patient immer als aspirationsgefährdet**!

Vorgehen Bei diesen Patienten Rapid Sequence Induction (RSI ▸ 10.1.4).

10.1.2 Intraoperative Besonderheiten

Lungenfunktion und Beatmung

Veränderungen nach Anästhesieeinleitung
- Abnahme der pulmonalen Compliance
- Abnahme der funktionellen Residualkapazität (FRC)
- Ausbildung dorsobasaler Atelektasen
- Zunahme des intrapulmonalen Rechts-links-Shunts
- Abnahme des p_aO_2

Vorgehen Lungenprotektive Beatmung wählen:
- Tidalvolumen 6–8 ml/kg PBW
- PEEP 4–6 cmH_2O
- Eventuell Recruitment-Manöver (z.B. p_{AW} 30 cmH_2O für 30 Sek.)

Hämodynamische Folgen der Darmmanipulation

Bradykardien durch Zug am Peritoneum möglich, ggf. Atropin (0,01 mg/kg KG).

Eventerationssyndrom Hypotension, Tachykardie, gelegentlich Flushreaktion, Freisetzung von Mediatoren aus der Darmwand. Therapie: Flüssigkeitsbolus, Vasopressor.

Flüssigkeits- und Volumentherapie

Praktisches Vorgehen
Basisbedarf: Jeder Patient erhält intraoperativ 1,5 ml/kgKG/h einer balancierten Vollelektrolylösung.
Korrektur und Ersatzbedarf: Die Substitution nach festen Raten ist obsolet. Jede Volumengabe über den Basisbedarf hinaus erfolgt an hämodynamischen Zielgrößen.
- Bei Patienten mit normalem Risiko Volumentherapie anhand der traditionellen Standardparameter (MAP, HF, Urinproduktion, Laktat, HCO_3^-, $ScvO_2$)

- Bei Patienten mit mittlerem Risiko nichtinvasives hämodynamisches Monitoring (z. B. FloTrac/Vigileo®) und Bestimmung von SVV, HZV, SV
- Bei Hochrisikopatienten invasives hämodynamisches Monitoring (z. B. PiCCO®, PAK, TEE)
- Bei allen hämodynamischen Verfahren Veränderung der gemessenen Parameter auf einen Flüssigkeitsbolus (z. B. 250–500 ml Kristalloidlösung) beobachten („fluid challenge“)
- Ausgleich von Blutverlusten mit Kristalloiden, evtl. Kolloiden und Blutprodukten
- Bei Einsatz von kolloidalen Volumenersatzmitteln Kontraindikationen und Dosisgrenzen beachten
- Die niedrig dosierte Gabe von Noradrenalin zum Ausgleich einer anästhesiebedingten Vasodilatation (besonders bei der Kombination von Allgemeinanästhesie und TEA) wird als unbedenklich angesehen.

Muskelrelaxation

Zur Steuerung der intraoperativen Muskelrelaxation und der Dokumentation der neuromuskulären Erholung dient die Relaxometrie. Verbreitet sind Geräte, die nach dem Prinzip der Akzeleromyografie arbeiten (TOF-Watch®, Infinity Trident NMT®). Diese Geräte können auch ohne Kalibration des Beschleunigungssensors vor Relaxation verwendet werden, sofern für die Detektion der neuromuskulären Erholung ein Grenzwert der TOF-Ratio von 1,0 gewählt wird.

Temperaturmanagement

Auswirkungen der Hypothermie (< 35,0 °C) in der Viszeralchirurgie:
- Erhöhung der Rate an Wundinfektionen
- Beeinträchtigung der Blutgerinnung, erhöhter Blutverlust
- Erhöhte Rate an perioperativen kardialen Komplikationen
- Verlängerte Wirkdauer von Anästhetika und Muskelrelaxanzien

Vorgehen
- Temperaturmessung bei jedem Patienten
- Prewarming schon vor der Einleitung
- Verwendung von Forced-air-Patientenwärmesystemen (z. B. WarmTouch®)
- Verwendung von Infusionswärmesystem (Ranger®, Fluido AirGuard®) bei hohem Volumenumsatz

10.1.3 Anästhesieverfahren

Allgemeinanästhesie Am häufigsten verwendetes Verfahren in der Viszeralchirurgie.

Spinalanästhesie Möglich für Unterbauchoperationen (z. B. Leistenherniotomie).

Epiduralanästhesie
- Verwendung in der Regel als thorakale Epiduralanästhesie (TEA) in Kombination mit einer Allgemeinanästhesie
- Empfohlene Punktionshöhen für Unterbaucheingriffe Th 9–Th 11, für Oberbaucheingriffe Th 5–Th 8
- Postoperativ Fortführung als patientenkontrollierte Epiduralanalgesie (PCEA). Einstellungen: Basalrate 4–6 ml/h, Bolus 2–4 ml, Sperrintervall 20–30 Min.

- Belegte Vorteile der TEA in der Viszeralchirurgie: effektivere Schmerztherapie, Reduktion pulmonaler Komplikationen, Verkürzung der postoperativen Darmatonie

10.1.4 Anästhesie bei speziellen Operationen

Ileus

Ileus-Einleitung (rapid sequence induction, RSI)

Vorbereitung
- Erfahrener Anästhesist/-in und erfahrene Pflegeperson
- Einsatzbereiter, überprüfter Narkosearbeitsplatz
- Verstellbarer OP-Tisch
- Zwei einsatzbereite Absaugvorrichtungen
- Vorbereiteter Endotrachealtubus mit eingeführtem Führungsstab und aufgesetzter Blockerspritze
- Zwei einsatzbereite, überprüfte Laryngoskope
- Laufender großlumiger Venenzugang
- Bei bestehender oder zu erwartender hämodynamischer Instabilität arterieller Zugang vor Einleitung
- Narkosemedikamente, Atropin und Vasopressor aufgezogen

Magensonde
- Bei Ileus und Subileus ist die präoperative Anlage einer großlumigen Magensonde obligat.
- Sauger anschließen und Mageninhalt vor Einleitung absaugen
- Magensonde zur Narkoseeinleitung entfernen
- Die Magensonde kann das Volumen des flüssigen Magensekrets reduzieren, aber nicht den Magen vollständig entleeren.

Antazida und Prokinetika
- Prokinetika (Metoclopramid) und Antiemetika (Setrone) nicht indiziert: Keine Reduktion des Aspirationsrisikos
- H_2-Blocker oder Protonenpumpenhemmer im Notfall nicht indiziert: Können zwar die Azidität und das Volumen des Magensekrets verringern, müssen aber 6–12 h vor Anästhesieeinleitung gegeben werden

Präoxygenierung
- Maßnahme dem Patienten erklären
- Atmung von 100 % O_2 mit einem Fluss vom mind. 10 l/Min. über mind. 3 Min.
- Bei adipösen Patienten sollte PEEP verwendet werden.
- Bei kritisch kranken Patienten kann NIV (PSV) verwendet werden.

Oberkörperhochlagerung
- Unterstützt die Präoxygenierung
- Reduziert möglicherweise das Aspirationsrisiko: Kommt es zur massiven Regurgitation und ist die Intubation nicht sofort möglich, so kann möglicherweise der Wechsel zur Kopftieflagerung das Ausmaß der Aspiration begrenzen.

Opioid
- Empfehlenswert bei Einleitung mit Succinylcholin zur Abschwächung der hämodynamischen Reaktion auf die Intubation (Hypertension, Tachykardie)

- Empfehlenswert bei Einleitung mit Rocuronium zur Verbesserung der Intubationsbedingungen
- Dosierung:
  - Fentanyl 3–5 μg/kg
  - Sufentanil 0,3–0,5 μg/kg
  - Alfentanil 15–20 μg/kg

Hypnotikum

- Thiopental 3–5 mg/kg
- Propofol 1–3 mg/kg
- Bei hämodynamisch instabilen Patienten mit kardiovaskulären Erkrankungen kann Etomidate 0,15–0,3 mg/kg erwogen werden.
- Bei hämodynamisch instabilen Patienten ohne kardiovaskuläre Erkrankung kann Ketamin 1,5 mg/kg erwogen werden.

Muskelrelaxans

- Präkurarisierung nicht empfohlen
- Gabe des Muskelrelaxans unmittelbar nach dem Hypnotikum
- Succinylcholin 1–1,5 mg/kg:
  - Beste Intubationsbedingungen unter Succinylcholin
  - Kontraindikationen:
    - Neuromuskuläre Erkrankungen
    - Denervierung (ab 2 d)
    - Immobilisation (ab 3 d)
    - Verbrennung (ab 3 d)
    - Disposition zur MH
    - Allergie gegen Succinylcholin
    - Homozygot atypische Pseudocholinesterase
- Rocuronium 0,9–1,2 mg/kg: Alternative zum Succinylcholin; sofortige Antagonisierung mit Sugammadex möglich
- Wirkungseintritt des Muskelrelaxans abwarten:
  - Zu frühe Intubationsversuche können Erbrechen auslösen.
  - Bei Succinylcholin Intubation nach Verschwinden der Faszikulationen
  - Bei Rocuronium Intubation nach 60 Sek.
  - Auf Zwischenbeatmung verzichten, wenn SpO_2 es zulässt
- Intubationstechniken ohne Muskelrelaxans werden nicht empfohlen.

Krikoiddruck (Sellick-Handgriff) Kompression des Ösophagus gegen die Halswirbelsäule durch Druck auf den Ringknorpel:

- Krikoiddruck wird nicht mehr empfohlen.
- Wenn Maskenbeatmung notwendig wird, verringert der Krikoiddruck die Insufflation des Magens.
- Wird Krikoiddruck verwendet und ist bei der Intubation die Sicht auf den Kehlkopf eingeschränkt, soll stattdessen BURP (backwards upwards right pressure) ausgeübt werden.

Intubation

- Nach Intubation Cuff sofort mit Blockerspritze blocken
- Überprüfung der korrekten Tubuslage ($etCO_2$, Auskultation)
- Tubus fixieren
- Narkose fortführen, ggf. vertiefen; bei Einleitung mit Succinylcholin ggf. nicht depolarisierendes Muskelrelaxans geben

Leberresektionen

Präoperative Probleme bei eingeschränkter Leberfunktion:

- Hyperdynamer Kreislauf (Vasodilatation im Splanchnikusgebiet, SVR ↓, HZV ↑)
- Restriktive Ventilationsstörung durch Aszites und Pleuraergüsse, hepatopulmonales Syndrom (p_aO_2 ↓, $AaDO_2$ ↑, Q_s/Q_t ↑)
- Niere: Gefahr des hepatorenalen Syndroms (HRS)
- Hepatische Koagulopathie

Monitoring

- Basismonitoring (EKG, S_pO_2, NIBP, Temperatur, Kapnometrie, Atemwegsdruck, Tidalvolumen, FIO_2, Narkosegaskonzentration)
- Arterie, ZVK mit kontinuierlicher ZVD-Messung, großlumige Venenzugänge
- Blasenkatheter, Magensonde (**cave:** Ösophagusvarizen), Relaxometrie

Anästhesieführung

- Indikation zur RSI bei Aszites prüfen
- Dosisreduktion von Thiopental bei Hypoalbuminämie, Pharmakokinetik von Propofol unverändert
- Eliminationshalbwertszeit von Rocuronium bei eingeschränkter Leberfunktion verlängert, von Cis-Atracurium unverändert
- Pharmakokinetik von Fentanyl, Sufentanil, Remifentanil unverändert, Elimination von Morphin verlängert
- Desfluran und Isofluran geeignet wegen geringer Metabolisierung; Sevofluran wurde in einzelnen Fallberichten mit Leberversagen in Zusammenhang gebracht, wird aber als akzeptabel angesehen.

Intraoperative blutsparende Verfahren

- Moderne Resektionstechniken machen das Pringle-Manöver (Okklusion des Leberhilus mit Pfortader und A. hepatica propria) und andere Okklusionstechniken meist entbehrlich.
- Intraaoperative Strategie eines niedrigen ZVD (< 5 mmHg) kann den Blutverlust reduzieren. Maßnahmen bestehen in restriktiver Volumenzufuhr (1,5 ml/kg/h), Reduktion des PEEP, Gabe von Nitroglyzerin über Perfusor (1–4 mg/h), ggf. Anti-Trendelenburg-Lagerung für die Dauer der Resektionsphase. Kommt es darunter zur Hypotension, kann Noradrenalin als Vasopressor eingesetzt werden (Ziel MAP > 65 mmHg). Nach Ende der Resektionsphase kann der Ausgleich von Volumendefiziten wieder liberaler erfolgen.

Schmerztherapie Indikation zur thorakalen Epiduralanästhesie abwägen, häufige postoperative Gerinnungsstörungen, ggf. systemische Schmerztherapie.

10.1.5 Besonderheiten bei laparoskopischer Chirurgie

Prinzip: Operation mit endoskopischen Instrumenten, die über Trokare und Miniinzisionen eingebracht werden. Insufflation mit CO_2 erzeugt dann Pneumoperitoneum (Kapnoperitoneum) und schafft einen Raum für die Instrumente. Der intraabdominelle Druck (IAP) wird gemessen und automatisch geregelt. Übliche IAP-Werte liegen zwischen 10 und 15 mmHg.

> **! Cave**
> Gegenpressen beim Einführen der Trokare vermeiden, Verletzung von abdominellen Organen möglich!

10

Vorteile laparoskopischer Operationen:
- Trauma und Blutverlust geringer
- Besseres kosmetisches Ergebnis
- Reduzierte postoperative Schmerzen, frühzeitigere Mobilisation
- Bessere postoperative Lungenfunktion
- Verkürzter Krankenhausaufenthalt

Kontraindikationen laparoskopischer Eingriffe:
- Herzinsuffizienz (hochgradige eingeschränkte links- oder rechtsventrikuläre Funktion).
- Komplexe Herzklappen- oder Shuntvitien
- Fortgeschrittene Lungenerkrankungen mit respiratorischer Insuffizienz
- Erhöhter intrakranieller Druck

! Durchführung nur nach Risikoabwägung und unter erweitertem Monitoring

Respiratorische Auswirkungen des Pneumoperitoneums
- Anästhesie und Pneumoperitoneum führen zur Abnahme der Compliance und FRC und zur Ausbildung dorsobasaler Atelektasen. Lungenprotektive Beatmungsstrategie wählen (V_T 6–8 ml/kg PBW, PEEP 4–6 cmH_2O, evtl. Recruitment-Manöver: p_{AW} 30 cmH_2O 30 Sek.).
- Das Kapnoperitoneum führt über die Resorption von CO_2 zur Hyperkapnie (Anstieg von p_aCO_2 und von $p_{ET}CO_2$). Bei Patienten mit kardiopulmonalen Vorerkrankungen besteht keine ausreichende Korrelation zwischen $p_{ET}CO_2$ und p_aCO_2 (arterielle BGA erforderlich).
- Der p_aCO_2-Anstieg erreicht normalerweise 15–30 Min. nach Operationsbeginn ein Plateau und liegt in der Größenordnung von 25 %. Eine Erhöhung der AF und des AMV bis 25 % reicht in der Regel zur Kompensation aus. p_aCO_2-Werte bis 50 mmHg werden von den meisten Patienten problemlos toleriert.
- Anstiege des p_aCO_2 von mehr als 25 % und über 30 Min. hinaus sind Hinweise auf respiratorische Komplikationen.

Respiratorische Komplikationen ▶ Tab. 10.1.
- **Endobronchiale Intubation:** Durch das Pneumoperitoneum und Lagerungseffekte kann das Zwerchfell um mehrere Zentimeter nach kranial verlagert werden. Jeder S_pO_2-Abfall bei OP-Beginn oder Kopftieflagerung kann ein Hinweis auf eine sekundäre endobronchiale Intubation sein. Häufig bei klei-

Tab. 10.1 Differenzialdiagnose von Komplikationen laparoskopischer Eingriffe

	Endobronchiale Intubation	Kapnothorax	Pneumothorax	CO_2-Embolie	Subkutanemphysem
$PETCO_2$	↑	↑	↓	↓	↑
S_pO_2	↓	↓	↓	↓	←→
pAW	↑	↑	↑	←→	←→
AG	↓	↓	↓	←→	←→
Weitere Zeichen		Hypersonorer KS Schwellung Knistern	Hypersonorer KS	Hypotension EKG-Veränderungen Mühlradgeräusch	Schwellung Knistern

nen Patienten. Intubationstiefe kontrollieren (Zentimetermarkierung, Auskultation, im Zweifelsfall Bronchoskopie).

- **Subkutanes Emphysem:** Progressiver Anstieg von $p_{ET}CO_2$ und p_aCO_2, Gasaustausch und Hämodynamik stabil, knisternde Schwellung. Ist bei intraperitonealer CO_2-Insufflation Folge einer Fehllage der Insufflationsschleuse (Korrektur). Bei extraperitonealer Insufflation (Nephrektomie, Prostatektomie, Fundoplicatio, endoskopische Herniotomie) ist die Ausbildung eines subkutanen Emphysems unvermeidlich. Der p_aCO_2-Anstieg kann nicht immer durch AMV-Erhöhung kompensiert werden. Bei schwerer respiratorischer Azidose und Instabilität muss die CO_2-Insufflation temporär unterbrochen werden oder die Konversion auf ein offenes Operationsverfahren erfolgen. Das CO_2-Emphysem kann sich bis in die Hals- und Kopfweichteile ausbreiten. Ein ausgeprägtes Hautemphysem erfordert nicht zwingend die Nachbeatmung des Patienten. Die Extubation sollte aber erst erfolgen, wenn der p_aCO_2 wieder annähernd im Normbereich liegt (insbesondere bei COPD-Patienten).
- **Kapnothorax und Pneumothorax:** Der Kapnothorax entsteht durch Insufflation des CO_2 durch präformierte anatomische Kanäle in den Thorax, ebenso sind Kapnomediastinum und Kapnoperikard möglich. Der Pneumothorax entsteht durch eine Verletzung der Pleura durch chirurgische Instrumente bei Eingriffen in Zwerchfellnähe (z. B. Fundoplicatio). Ein Kapnothorax kann wegen der hohen Löslichkeit des CO_2 oft abwartend behandelt werden. Bei Beeinträchtigung von Hämodynamik oder Gasaustausch muss eine Thoraxdrainage angelegt werden.
- **CO_2-Embolie:** Seltene Komplikation, entsteht durch intravasale Insufflation des CO_2, oft bei OP-Beginn und bei Patienten mit Voroperationen (Adhäsionen). Wird die kritische Menge an CO_2 überschritten, kommt es zur Ausbildung eines „air lock“ im rechten Herzen und zum akuten Rechtsherzversagen. Klinische Zeichen sind S_pO_2- und $p_{ET}CO_2$-Abfall, Blutdruckabfall, EKG-Veränderungen, Arrhythmie, im Extremfall Kreislaufstillstand. **Therapie:** sofortiger Stopp der CO_2-Insufflation, Kopftief- und Linksseitenlage, Beatmung mit FIO_2 1,0, Hyperventilation, Kreislaufunterstützung mit Katecholaminen, bei Kreislaufstillstand kardiopulmonale Reanimation. Bei fortbestehender Instabilität erweiterte Reanimationsmaßnahmen mit extrakorporaler Unterstützung (HLM, ECMO, wenn verfügbar).

Hämodynamische Auswirkungen des Pneumoperitoneums

- Der Anstieg des intraabdominalen Drucks führt zur Abnahme des venösen Rückstroms (VR), dadurch zur verringerten diastolischen Füllung des Herzens und zur Abnahme von Schlagvolumen (SV) und Herzzeitvolumen (HZV). Gleichzeitig kommt es zur Zunahme des systemischen Gefäßwiderstands (SVR), die der Wirkung des verringerten HZV auf den arteriellen Blutdruck (MAP) entgegenwirkt, sodass der MAP oft stabil bleibt. Zusätzlich wirken sich die Effekte der Lagerung aus: Trendelenburg-Lage (Kopftief) führt zur Zunahme von VR, HZV und MAP, Anti-Trendelenburg-Lage (Fußtief) führt zur Abnahme.
- Von gesunden Patienten werden diese Veränderungen meist komplikationslos toleriert. Patienten mit kardiopulmonalen Vorerkrankungen und ausgedehnten Operationen erfordern ein erweitertes Monitoring.

Monitoring

- Basismonitoring: EKG, S_pO_2, NIBP, Temperatur, Kapnometrie, Atemwegsdruck, Tidalvolumen, FIO_2, Narkosegaskonzentration, Relaxometrie, ggf. Blutzuckermessgerät
- Magensonde und Blasenkatheter (eingriffabhängig)
- Abhängig von Patientenzustand und Eingriffsart: Arterie, ZVK
- Erweitertes hämodynamisches Monitoring: Bei besonderen Risikokonstellationen, keine gesicherten Empfehlungen, Einsatz nach Verfügbarkeit und lokalen Standards

Anästhesieführung

- Allgemeinanästhesie mit endotrachealer Intubation ist Standardverfahren für laparoskopische Eingriffe.
- Grundsätzlich stellt der erhöhte IAP einen Risikofaktor für Regurgitation und Aspiration dar, sodass der Endotrachealtubus der Atemweg der Wahl ist. Obwohl kleinere Fallserien die komplikationslose Durchführung von laparoskopischen Eingriffen unter Einsatz der Larynxmaske beschreiben, gibt es hierzu keine Empfehlungen.
- Sowohl eine balancierte Anästhesie als auch eine totale intravenöse Anästhesie sind möglich.
- Für optimale Operationsbedingungen ist eine wirksame Muskelrelaxation erforderlich (Relaxometrie).
- Eine lungenprotektive Beatmung kann die Inzidenz postoperativer Komplikationen reduzieren (V_T 6–8 ml/kg PBW, PEEP 4–6 cmH_2O, evtl. Recruitment-Manöver: p_{AW} 30 cmH_2O 30 Sek.).
- Regionalanästhesie: Bei ausgedehnten intraabdominellen Eingriffen Vorteile durch die Kombination mit thorakaler Epiduralanästhesie (TEA) und postoperativer Fortführung als patientenkontrollierte Epiduralanalgesie (PCEA)
- PONV-Prophylaxe durchführen

10.2 Anästhesie in der Gefäßchirurgie

10.2.1 Präoperatives Vorgehen

! Alle arteriellen Gefäßoperationen an Aorta, Becken- und Beinstrombahn gehören zu den Eingriffen mit einem hohen kardialen Risiko (perioperative Myokardinfarktrate > 5 %).

! Die Patienten haben eine hohe Prävalenz von **Begleiterkrankungen.** Risikofaktoren sind:

- Periphere arterielle Verschlusskrankheit
- Koronare Herzkrankheit (fortgeschrittene KHK bei > 60 % der Patienten)
- Herzinsuffizienz
- Zerebrovaskuläre Erkrankungen
- Diabetes mellitus
- Niereninsuffizienz

Präoperative Diagnostik

- Basisdiagnostik: Anamnese, körperliche Untersuchung, 12-Kanal-EKG, Labor
- Bei Patienten mit akuten symptomatischen Herzerkrankungen (akutes Koronarsyndrom, dekompensierte Herzinsuffizienz, signifikante Arrhythmien, relevante Herzklappenfehler) muss der Eingriff, wenn möglich, verschoben und der Patient kardiologisch abgeklärt werden.

- Kardiale Belastungstests.
  - Obligat indiziert bei > 2 klinischen Riskofaktoren, eingeschränkter körperlicher Belastbarkeit (< 4 MET oder 100 W) und Hochrisikooperation
  - Kann erwogen werden bei 1–2 Risikofaktoren, eingeschränkter Belastbarkeit und OP mit mittlerem oder hohem Risiko
- Echokardiografie → Indikation: Neu aufgetretene Dyspnoe unklarer Genese oder Patienten mit bekannter Herzinsuffizienz und Symptomverschlechterung innerhalb der letzten 12 Mon.; Abklärung eines nicht abgeklärten Herzgeräuschs vor Operationen mit mittlerem oder hohem Risiko
- Sonografie der Halsgefäße → Indikation: TIA oder Apoplex innerhalb der letzten 3 Mon. ohne Intervention

Präoperative Medikation

- Betablocker nutzen bei Patienten, die ohnehin Betablocker einnehmen (nicht absetzen). Betablocker evtl. neu ansetzen bei Hochrisikopatienten (≥ 2 Risikofaktoren, Hochrisikoeingriffe). Betablocker evtl. neu ansetzen bei bekannter KHK. Die Dosis soll titriert werden und die Therapie mind. 1 Wo. (bis zu 30 d) vor der Operation begonnen werden. Ziel sind eine Herzfrequenz von 60–70/Min. und ein systolischer Blutdruck > 100mmHg.
- Statine: Eine vorbestehende Statintherapie soll perioperativ weitergeführt werden.
- ACE-Inhibitoren: ACE-Inhibitoren (ACEI) und Angiotensin-Rezeptor-Antagonisten (ARA) erhöhen die Rate an Hypotensionen und perioperativen Komplikationen und sollen präoperativ pausiert werden.
- ASS: Die Unterbrechung einer ASS-Therapie erhöht die Rate kardialer Komplikationen.

10.2.2 Intra- und postoperative Besonderheiten

Kreislaufstabilität

- Ziel ist die Aufrechterhaltung der hämodynamischen Stabilität und Organperfusion. Das Gleichgewicht von myokardialem O_2-Verbrauch (Vermeidung von Tachykardie und Hypertension) und moykardialem O_2-Angebot (Vermeidung von Ischämie und Hypotension) muss bewahrt werden.
- In Verbindung mit vasodilatierenden Einleitungsmedikamenten kann es zu erheblichen Blutdruckabfällen bei der Narkoseeinleitung kommen → titrierte Gabe unter invasiver Blutdruckmessung.
- Bei eingeschränkter Ventrikelfunktion, Betablocker-Therapie sowie kombinierter Epidural-Allgemeinanästhesie ist die kardiale Kompensationsfähigkeit im Hinblick auf Veränderungen der Vor- und Nachlast u. U. deutlich reduziert (z. B. starke Blutdruckabfälle bei Blutung oder Aortendeclamping, Linksherzdekompensation bei zu rascher Volumengabe oder Aortenclamping) → jederzeit Katecholamine, Vasopressoren/-dilatatoren und Volumenersatz/Blutkomponenten verfügbar halten.
- Hypertensive Episoden in der postoperativen Phase begünstigen kardiale Komplikationen → adäquate postoperative Überwachung (IMC, ITS) und Schmerztherapie erforderlich, bei ST-Veränderungen, Arrhythmien oder Thoraxschmerzen 12-Kanal-EKG und Troponin-Kontrolle.

Monitoring

- Basismonitoring: EKG, S_pO_2, NIBP, Temperatur, Kapnometrie, Atemwegsdruck, Tidalvolumen, FIO_2, Narkosegaskonzentration, Relaxometrie, Blasenkatheter

10

- Invasive arterielle Blutdruckmessung: Bei allen arteriellen Gefäßeingriffen Anlage in Lokalanästhesie vor Anästhesieeinleitung
- ST-Strecken-Segment-Analyse (Ableitungen II und V_5)
- ZVK: Bei möglicher hämodynamischer Instabilität (aortennahe Eingriffe), zus. großlumige periphere Venenzugänge oder 9F-Einführungsschleuse
- TEE in besonderen Risikokonstellationen oder bei hämodynamischer Instabilität
- Erweitertes hämodynamisches Monitoring: z. B. PAK, PiCCO, LiDCO, Flot-Trac; Einsatz nach lokalen Standards und Verfügbarkeit

Anästhesieführung

- Standardverfahren ist die Allgemeinanästhesie mit endotrachealer Intubation, bei kleineren Eingriffen auch mit Larynxmaske.
- Infrainguinale Eingriffe sind prinzipiell auch in Spinal- oder Epiduralanästhesie durchführbar, sofern die zeitliche Dauer des Eingriffs und die Compliance des Patienten es erlauben. Bei Aorteneingriffen kann die Allgemeinanästhesie mit einer thorakalen Epiduralanästhesie kombiniert werden. Die Zeitabstände zur Gabe von Antikoagulanzien sind einzuhalten.
- Bei Herzoperationen haben Inhalationsanästhetika eine kardioprotektive Wirkung. Gegenwärtige Leitlinien empfehlen deshalb, Gefäßeingriffe als balancierte Anästhesie durchzuführen. Aktuelle Studienergebnisse bestätigen dies aber nicht, sodass auch eine TIVA vertretbar ist.
- Mit Blutverlusten ist immer zu rechnen. Ausreichende Gefäßzugänge, Volumenersatzmittel, Blutprodukte, Infusionswärmer (z. B. Ranger®, Fluido Air-Guard®) und Geräte zur maschinellen Autotransfusion (z. B. Cell Saver®) müssen verfügbar sein.
- Beim V.a. Gerinnungsstörungen Thrombelastografie (ROTEM®, TEG®)/Labor
- Durch Aufrechterhalten der perioperativen Normothermie kann die Inzidenz kardialer Komplikationen reduziert werden.
- Perioperative Kontrolle der Blutzuckerkonzentration: Die empfohlenen oberen Grenzwerte betragen 150–180 mg/dl.

10.2.3 Anästhesie bei speziellen Operationen

Karotisendarteriektomie (TEA)

Monitoring

- Basismonitoring
- Invasive arterielle Blutdruckmessung am nicht dominanten Arm
- **Cave:** beidseitige Blutdruckmessung zum Ausschluss einer Seitendifferenz bei A.-sublavia-Stenose
- Neuromonitoring: Somatosensorisch evozierte Potenziale (SSEP) = 1. Wahl, Nahinfrarotspektroskopie (NIRS, zerebrale Oxymetrie)

Anästhesieverfahren

- Allgemeinanästhesie: Intubationsnarkose, balancierte Anästhesie. Vorteile: Bewegungsloser Patient, ruhiges OP-Feld, gesicherter Atemweg. Nachteil: Keine neurologische Beurteilung des Patienten möglich., geringere hämodynamische Stabilität
- Regionalanästhesie: Blockade des Plexus cervicalis, ggf. intraoperative Supplementierung mit Lokalanästhesie durch Operateur. Vorteil: Kontinuierliche

neurologische Beurteilung des wachen Patienten möglich, gute postoperative Analgesie. Nachteile: Kooperativer Patient erforderlich, bei Auftreten einer zerebralen Ischämie beim Abklemmen der A. carotis Krampfanfall und Bewusstseinsstörung möglich, dabei ungesicherter Atemweg

! **Gleiches primäres Outcome beider Verfahren**

Intraoperative Besonderheiten

- Bei chronischer arterieller Hypertonie kann die zerebrale Autoregulationskurve nach rechts verschoben sein. Der MAP des Patienten sollte ± 20 % seines Ausgangswerts gehalten werden. Hypotension muss vermieden werden.
- Lagerung: Meist in Oberkörperhochlage, dadurch Blutdruckabfall möglich → Flüssigkeitsbolus, Vasopressor
- Beatmung: Hyperventilation führt zur Hypokapnie und Abnahme des zerebralen Blutflusses → Normoventilation anstreben ($paCO_2$ 35–45 mmHg)
- Abklemmen der A. carotis: vor Abklemmen Gabe von Heparin nach Ansage durch den Operateur. Nach Abklemmen Entscheidung zur Shunteinlage:
  - Regionalanästhesie: Bei neurologischer Zustandsänderung des Patienten
  - Allgemeinanästhesie mit Neuromonitoring: Shuntanlage wenn einseitiger NIRS-Abfall > 20 % oder Amplitudenreduktion und/oder Latenzzunahme der SSEP
  - Allgemeinanästhesie ohne Neuromonitoring: Shuntanlage bei allen Patienten
- Vor Operationsende Antagonisierung der Heparinwirkung mit Protamin (langsame Injektion, Gefahr: Blutdruckabfall und PAP-Anstieg)
- Postoperative Überwachung erforderlich (IMC, ITS)

Postoperative Komplikationen

- Nachblutung: Kann in kurzer Zeit zur Atemwegsobstruktion führen. Schnellstmögliche Intubation durch erfahrenen Anästhesisten. Ausrüstung für schwierigen Atemweg muss vorhanden sein. Einleitung nur in Anwesenheit des Chirurgen: Eventuell Eröffnung der Wunde zur Druckentlastung vor Intubation oder notfallmäßiger chirurgischer Atemweg erforderlich
- Schlaganfall: Postoperative neurologische Symptomatik erfordert sofortige Doppler-Sonografie oder CCT, bei Thrombose der A. carotis umgehende Reexploration
- Hypertension: Engmaschige hämodynamische Überwachung, MAP am unteren Normbereich des Patienten halten. Engmaschige neurologische Überwachung des Patienten: Postoperative Hypertension ist mit zerebralem Hyperperfusionsyndrom assoziiert.
- Myokardinfarkt: Die Karotis-TEA gehört zu den Operationen mit mittlerem kardialen Risiko (Rate an Herztod und Myokardinfarkt 1–5 %); bei EKG-Veränderungen oder Brustschmerzen: 12-Kanal-EKG, Troponin-Kontrolle.

Bauchaortenaneurysma (BAA)

Narkoseverfahren Intubationsnarkose, balancierte Anästhesie, evtl. in Kombination mit thorakaler Epiduralanästhesie (TEA).

Monitoring

- Basismonitoring: EKG, S_pO_2, Temperatur, Kapnometrie, Atemwegsdruck, Tidalvolumen, FIO_2, Narkosegaskonzentration, Relaxometrie, Blasenkatheter
- Zusätzliche Maßnahme: Arterie, ZVK, 9F-Einführungsschleuse, Infusionswärmer, Cell Saver®, 6 EK in Bereitschaft, ST-Streckensegmentanalyse (Abl. II und V_5), Patientenwärmesystem (z. B. Warmtouch®)

- Erweitertes hämodynamisches Monitoring (z.B. FloTrac, PiCCO): Bei hämodynamischer Instabilität TEE und/oder PAK erwägen

Intraoperative Besonderheiten

- Eventerationssyndrom bei Mobilisation des Darms möglich: Vasopressor, Flüssigkeitsbolus
- Volumensubstitution: Optimierung des Volumenstatus anhand funktioneller Kreislaufgrößen (MAP, HF, Urinproduktion, ZVD, $S_{CV}O_2$, Blutverlust, Hb, Laktat, HCO_3^-). Wenn erweitertes Monitoring verfügbar, Gabe eines Flüssigkeitsbolus und Beobachtung der Reaktion der Zielgrößen (SVV, HZV, SV, SvO_2); bei größeren Blutverlusten Kontrolle von Thrombozyten und Gerinnung
- Vor dem Abklemmen der Aorta Heparin-Bolus geben (z. B. 5.000 IE)
- Nephroprotektion: Das Abklemmen der Aorta führt zur Abnahme des renalen Blutflusses auch bei infrarenaler Abklemmung. Zur Vermeidung eines postoperativen Nierenversagens ist die Gabe von Mannitol verbreitet, die Wirksamkeit ist nicht belegt. Schleifendiuretika oder „Low-dose-Dopamin" haben nachteilige Wirkungen und sollen nicht gegeben werden.
- Abklemmen der Aorta führt zur Hypertension oberhalb und Hypotension unterhalb der Klemme.
- SVR ↑, MAP ↑, HZV ↓, ZVD ↑, $S_{CV}O_2$ ↓
- Die hämodynamischen Auswirkungen sind umso größer, je weiter proximal geklemmt wird. Therapie: Begrenzung des Nachlastanstiegs durch ausreichende Narkosetiefe, ggf. Gabe eines Vasodilatators (Glyceroltrinitrat 1–4 mg/h über Perfusor oder fraktionierte Gabe von 0,1 mg)
- Eröffnung des Aneurysmasacks: Durch Blutung aus Lumbalarterien nach dem Clamping kann es zu erheblichen Blutverlusten kommen. Vorsichtige Volumengabe bei durch Nachlasterhöhung belastetem Herzen erforderlich.
- Declamping der Aorta: Die Hypoperfusion der Beine während der Klemmphase führt zur maximalen Vasodilatation und Laktatazidose. Mit dem Öffnen der Aortenklemme kommt es zum Abfall des Systemwiderstands und zur Einschwemmung von Mediatoren.
- SVR ⇊, MAP ⇊, HZV ↓, ZVD ↓, $S_{CV}O_2$ ↓

Therapie Kommunikation mit dem Operateur wichtig. In Vorbereitung auf das Declamping Ausschleichen von Vasodilatatoren, Anpassen der Narkosetiefe, Volumengabe, Starten von Noradrenalin. Nach Öffnen der Aortenklemme Volumen- und Vasopressorboli, BGA und Ausgleich einer metabolischen Azidose. Bei therapierefraktärer Hypotension erneutes Abklemmen der Aorta. Bei Gabe von Protamin zur Antagonisierung der Heparinwirkung langsame Injektion zur Vermeidung eines Blutdruckabfalls oder PAP-Anstiegs.

- Am Operationsende Aufspritzen der TEA erst bei hämodynamischer Stabilität
- Extubation: Möglich bei hämodynamischer Stabilität, gutem Gasaustausch, normaler Atemmechanik, Erholung der neuromuskulären Transmission, ausreichender Vigilanz, normaler Körpertemperatur (> 36,0 °C), fehlenden Nachblutungszeichen

Nachsorge Intensivstation.

Rupturiertes Bauchaortenaneurysma

Lebensbedrohliches Krankheitsbild mit hoher Mortalität. Die Mortalität wird durch die richtige Diagnosestellung, die vorangegangene Schockphase, die Dauer intraoperativer Hypotoniephasen sowie die Erfahrung des Teams bestimmt.

OP-Dauer > 4 h, Abklemmzeiten > 75 Min.; Massivtransfusion > 15 EK; intraoperative Oligoanurie sind prognostisch ungünstig.

Klinik

- Gedeckte Ruptur: Bauchschmerzen, Rückenschmerzen, pulsierender abdominaler Tumor
- Freie Ruptur: Schock, Schnappatmung, Bewusstlosigkeit, Blässe

Vorgehen

! Versorgung durch zwei Anästhesisten
- Schnelle Sicherung der Diagnose: Sonografie, CT, dann sofort in den OP (ca. 20 % der Patienten werden zwischen KH-Aufnahme und OP hypoton)
- Intubation: Idealerweise im OP unter Schnittbereitschaft bei durchgeführter Hautdesinfektion

> **Cave**
> Vorsicht: Ein großer Teil der Pat. gerät nach Intubation in den Schock.

- Monitoring: Basismonitoring, arterielle Kanüle, ZVK und 9F-Einführungsschleuse. Bei gedeckter Perforation und stabilem Patienten Anlage in Lokalanästhesie vor Einleitung, bei freier Ruptur und instabilem Patienten müssen die Maßnahmen parallel durchgeführt werden.
- Hämodynamische Überwachung TEE/PAK
- Aktivierung des Massivtransfusionsalgorithmus

10.3 Thoraxchirurgie

10.3.1 Präoperatives Vorgehen

Präoperative Diagnostik

- Anamnese (Rauchen, körperliche Belastbarkeit, Sputumproduktion, kardiovaskuläre Begleiterkrankungen, Medikation, Wirbelsäule)
- Körperliche Untersuchung (Bronchialobstruktion)
- Bei Parenchym-resezierenden Eingriffen Beurteilung der funktionellen Operabilität anhand von
  - Spirometrie (FEV_1 → Atemmechanik),
  - CO-Diffusionskapazität (DLCO → Funktion des Lungenparenchyms),
  - Spiroergometrie (VO_{2max} → kardiopulmonale Reserve) und
  - ggf. Perfusions-/Ventilationsszintigrafie mit Bestimmung der vorhergesagten postoperativen FEV_1 und DLCO ($ppoFEV_1$, ppoDLCO).
    - FEV_1 > 80 % Soll und DLCO > 80 % Soll: Patient operabel bis zur Pneumonektomie
    - Einer der beiden Werte < 80 %: Spiroergometrie (maximale Sauerstoffaufnahme, VO_{2max})
    - VO_{2max} < 75 % Soll: Patient operabel
    - VO_{2max} < 40 % Soll: Patient inoperabel
    - VO_{2max} zwischen 40 und 75 % Soll: Perfusions-/Ventilationsszintigrafie
    - $ppoFEV_1$ und ppoDLCO > 40 % Soll: Patient operabel
    - $ppoFEV_1$ und ppoDLCO < 40 % Soll: Patient inoperabel

   - Ein Wert größer, ein Wert kleiner 40 % Soll: Entscheidung anhand der kalkulierten postoperativen maximalen Sauerstoffaufnahme ($ppoVO_{2max}$, Grenzwert 35 % Soll)
- Röntgen-Thoraxaufnahme und Thorax-CT müssen vorliegen
- Blutgasanalyse
- EKG
- Bei kardiovaskulären Begleiterkrankungen Echokardiografie und ggf. invasive Diagnostik
- Laborwerte (Blutbild, Quick, PTT, Na, K, Krea, BZ)

Operationsvorbereitung

- Optimale präoperative Therapie anstreben:
  - Resistenzgerechte antibiotische Therapie von respiratorischen Infektionen.
  - Nikotinkarenz präoperativ mind. 2 Wo.
  - Kontrolle der Bronchialobstruktion durch inhalative β_2-Mimetika, Anticholinergika und Steroide (inhalativ oder systemisch)
  - Präoperativer Beginn der Atemtherapie mit inzentiver Spirometrie
- Bei respiratorischer Insuffizienz keine sedierende Prämedikation

10.3.2 Intraoperative Besonderheiten

Narkoseverfahren

Allgemeinanästhesie Regelverfahren ist die Intubationsnarkose.

- Die meisten Thoraxoperationen erfordern Lungentrennung und Einlungenventilation (ELV) mittels Doppellumentubus (DLT) oder Bronchusblocker (BB).
- Volatile Anästhetika sind wegen guter Steuerbarkeit, hämodynamischer Stabilität und Bronchodilatation gut geeignet, die Hemmung der hypoxisch-pulmonalen Vasokonstriktion ist klinisch nicht relevant, allerdings wegen häufiger Raumluftkontamination wenig verwendet.
- Häufigste Anästhesieform: Totale intravenöse Anästhesie (TIVA) mit Propofol und Opioiden
- N_2O ist kontraindiziert.
- Zur Vermeidung postoperativer Komplikationen ist am Operationsende die Extubation anzustreben.
- Überhänge von Anästhetika oder Muskelrelaxanzien, Hypothermie und Flüssigkeitsüberladung sind strikt zu vermeiden.

Regionalanästhesie Nach Thorakotomien muss mit starken Schmerzen gerechnet werden, deshalb meist Kombination aus Allgemein- und Regionalanästhesie.

- Standard: **Thorakale Epiduralanästhesie (TEA)** → effektivste Schmerzreduktion, verbessert die postoperative Lungenfunktion und verringert pulmonale Komplikationen
- Alternative bei Kontraindikationen gegen TEA: **Thorakale Paravertebralblockade (PVB),** Kathetereinlage entweder präoperativ durch Punktion oder intraoperativ durch den Chirurgen
- Wenn auch PVB nicht möglich, Interkostalblockade (single-shot) am OP-Ende durch den Operateur und postoperativ systemische Schmerztherapie

Monitoring

- **Basismonitoring:** EKG, SpO_2, nichtinvasive Blutdruckmessung, Atemgasmessung mit $etCO_2$, Tidalvolumen, Atemwegsdruck, Körpertemperatur, zusätzlich Relaxometrie, Blasenkatheter

- **Arterielle invasive Blutdruckmessung:** Bei allen Thorakotomien empfohlen (rasche hämodynamische Veränderungen möglich, arterielle BGA bei ELV nötig), bevorzugt Kanülierung der A. radialis kontralateral zur OP-Seite
- **Zentraler Venenkatheter:** ZVD wenig aussagekräftig, aber ZVK zur Gabe von Katecholaminen empfehlenswert, Anlage bevorzugt ipsilateral zur OP-Seite
- **Erweitertes hämodynamisches Monitoring:** Bei schwerwiegender kardialer Funktionseinschränkung zu erwägen, keine allgemein akzeptierten Standards
  - Anlage eines Pulmonalarterienkatheters wenig praktikabel (Durchleuchtung zur Platzierung in die nicht operierte Lunge nötig)
  - Transpulmonale Thermodilution, Pulskonturanalyse, Schlagvolumenvariation, Ösophagusdoppler: Keine allgemein akzeptierten Empfehlungen, Einsatz nach lokalen Standards und Verfügbarkeit
  - Bei schwerwiegender hämodynamischer Instabilität transösophageale Echokardiografie (TEE)

10.3.3 Atemwegsmanagement und Beatmung

Thorakotomien werden in der Regel in Seitenlage durchgeführt (laterale oder posterolaterale Thorakotomie) und erfordern die Lungentrennung und seitengetrennte Beatmung (Einlungenventilation, ELV).

Atemweg und Lungentrennung

Doppellumentubus (DLT) Standardinstrument zur Lungentrennung (▶ Abb. 10.1).

- Voraussetzung ist die Möglichkeit zur fiberoptischen Bronchoskopie (FOB).
- Bronchiales und tracheales Lumen, trachealer Cuff (weiß), bronchialer Cuff (blau)
- Linksläufige DLT zur Intubation des linken Hauptbronchus sind wegen des langen linken HB leichter zu platzieren und in Position zu halten.
- Rechtsläufige DLT: Abdichtung des rechten HB wegen dessen Kürze erschwert, Belüftung des rechten Oberlappens erfolgt über eine seitliche Öffnung, die mit dem Oberlappenbronchus zur Deckung gebracht werden muss; Dislokation häufig mit Gefahr der OL-Atelektase.
- Linksläufiger DLT ist der Standardtubus, rechtsläufiger nur für spezielle Indikationen (Operation am linken Hauptbronchus).

! DLT sind von 26–41 Ch verfügbar.

- Der Innendurchmesser des bronchialen Lumens beträgt (Daten für Bronchocath®):
  - 26 Ch 3,2 mm
  - 28 Ch 3,4 mm
  - 32 Ch 3,5 mm
  - 35 Ch 4,3 mm
  - 37 Ch 4,5 mm
  - 39 Ch 4,9 mm
  - 41 Ch 5,4 mm
  - DLT < 35 Ch sind nicht mit einem Bronchoskop von 4 mm AD passierbar.
- Die Größenwahl richtet sich nach Geschlecht und Körpergröße. Alternativ ist die Abschätzung des HB-Durchmessers aus Thoraxröntgen oder CT möglich. Anhaltspunkte sind:

  - Frauen < 160 cm 35 Ch
  - Frauen > 160 cm 37 Ch
  - Männer < 170 cm 39 Ch
  - Männer > 170 cm 41 Ch
- Nachteile eines zu klein gewählten DLT:
  - Höherer Atemwegswiderstand
  - Häufiger zu tiefe Intubation
  - Höherer Druck zur Abdichtung des bronchialen Cuffs nötig
  - Höheres Risiko von Bronchusverletzungen
- **Durchführung der Intubation:** DLT mit dem bronchialen Ende nach vorn gerichtet durch die Glottis einführen. Führungsstab um 1–2 cm zurückziehen. Linksläufigen DLT beim weiteren Vorschieben 90° nach links drehen, rechtsläufigen nach rechts. Vorschieben bis leichter Widerstand fühlbar. Führungsstab entfernen. Trachealen Cuff blocken, Y-Konnektor anschließen, Beatmung beginnen

! Lässt sich der DLT nach Kehlkopfpassage nicht ohne Widerstand vorschieben, Führungsstab entfernen und DLT unter bronchoskopischer Sicht platzieren.

Zur Vermeidung von Atemwegsverletzungen alle Manipulationen mit dem DLT mit Vorsicht und nicht gegen Widerstand durchführen. Passiert der DLT den Kehlkopf nicht ohne Widerstand: nächstkleinere Größe wählen. Am bronchialen Cuff nur 5-ml-Blockerspritze verwenden, nicht mehr als 3 ml Luft zum Blocken verwenden. Beide Cuffdrücke mit Cuffdruckmesser überwachen.

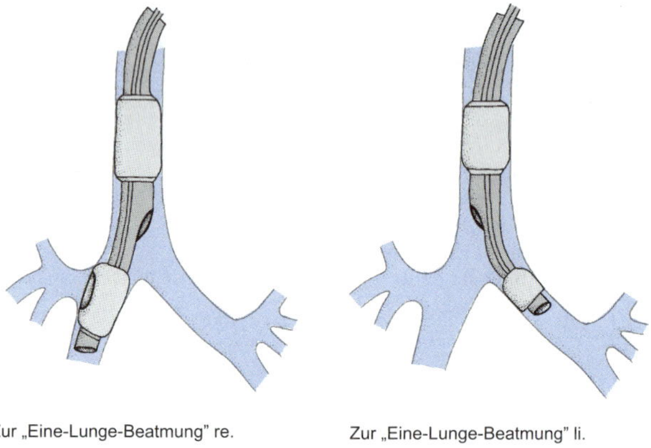

Abb. 10.1 Doppellumentubus [L157]

- **Fiberoptische Bronchoskopie (FOB) zur Kontrolle der Tubuslage:** Nach Intubation, nach Umlagerung und intraoperativ bei jedem Beatmungsproblem

- Fiberoptische Sicht bei korrekter Position eines linksläufigen DLT: Durch tracheales Lumen freier Blick auf Carina und rechten Hauptbronchus, bronchialer Schenkel im linken Hauptbronchus, Oberrand des bronchialen Cuffs kurz unterhalb der Carina erkennbar; beim Blick durch bronchiales Lumen: Aufzweigung zwischen linkem Ober- und Unterlappen frei sichtbar
- **Klinische Überprüfung der Tubuslage:** Zunächst zur Lungentrennung bronchialen Cuff vorsichtig blocken (max. 3 ml), auskultieren, dann jeweils einen Schenkel am Y-Konnektor abklemmen und erneut auskultieren
  - Korrekte DLT-Lage: Beidseits Atemgeräusch, verschwindet nach Abklemmen auf der jeweiligen Seite
  - Lage im falschen Hauptbronchus: Atemgeräusch auf der abgeklemmten Seite weiter hörbar
  - Lage zu tief (trachealer Cuff im Hauptbronchus): Schon vor dem Abklemmen nur eine Lunge belüftet, nach dem Abklemmen steigender p_{aw}
  - Lage nicht tief genug (bronchialer Cuff noch in Trachea): Trotz Abklemmen Atemgeräusch über beiden Lungen
- **DLT-Platzierung bei schwierigem Atemweg:** Es bestehen mehrere Alternativen bei nicht ausreichend einstellbarem Kehlkopf durch direkte Laryngoskopie; Auswahl nach Verfügbarkeit und Übung.
  - **Fiberoptische Intubation mit DLT:** Technisch schwierig, nur für speziell Geübte
  - **Intubation mit Videolaryngoskop:** Für das Glidescope® steht ein Führungsstab für DLT zur Verfügung. Übung im Vorschieben des Tubus unter indirekter Sicht erforderlich. Vorschieben des Tubus über die Glottis mit besonderer Vorsicht unter Zurückziehen des Führungsstabs und Drehen des Tubus, um Verletzungen der Vorderwand der Trachea zu vermeiden
  - **Fiberoptische Intubation mit Standardtubus und Wechsel zum DLT über Tubuswechselkatheter (TWK):** Zum Durchmesser des bronchialen Lumens des DLT passenden TWK bereitlegen (11 Fr für DLT ≥ 35 Ch). Fiberoptische Intubation mit Standardtubus. TWK einführen bis zum Ende des Tubus (Längenmarkierung beachten). Standardtubus entfernen, DLT über TWK einführen. Visuelle Kontrolle der Kehlkopfpassage durch Laryngoskop oder Videolaryngoskop hilfreich. TWK entfernen, endgültige DLT-Platzierung mit FOB
  - **Fiberoptische Intubation mit Aintree®-Katheter:** Intubationskatheter mit Innenlumen, kann auf Fiberbronchoskope bis 4,2 mm AD gezogen werden. Atemwegssicherung und Beatmung mit Larynxmaske, dann Einführen des Aintree-Katheters über FOB, Entfernen des Bronchoskops, Einführen eines TWK über den Aintree-K., Rückzug des Aintree-K., dann Einführen des DLT über den TWK, Entfernen des TWK, definitive DLT-Platzierung mit FOB. Voraussetzung: Erfahrung mit der Methode, abgestimmtes Instrumentarium
  - **Bronchusblocker:** Alternative, wenn DLT nicht möglich

> Bei Verwendung von Tubuswechselkathetern (TWK, syn. Intubationskatheter, „Cook-Stab“) ist bei zu tiefer Einführung die Verletzung von Trachea oder Hauptbronchien mit Pneumothorax oder Pneumomediastinum möglich. Darum Einführen des TWK nur bis zum distalen Ende des Tubus (Längenmarkierung beachten) und Fixierung des TWK durch Helfer beim Entfernen des alten und Vorschieben des neuen Tubus, um Dislokation zu vermeiden.

Bronchusblocker (BB) Katheter mit endständigem Ballon und zentralem Lumen (für Absaugung oder Insufflation). Einsatz erfolgt über Standard-Trachealtubus unter Verwendung eines 3-Wege-Adapters (Lumen für BB, FOB und Beatmungsgerät). Nachteile: die zu operierende Lunge kollabiert langsamer, kein Zugang zu ihr mit FOB möglich (Diagnostik, Sekretabsaugung). Indikationen: DLT nicht platzierbar oder nicht verfügbar (Kinder).

- **Rüsch EZ**-Blocker: Verfügt über zwei distale Enden, die jeweils einen aufblasbaren Cuff und ein zentrales Lumen aufweisen; eine Größe für alle Tuben ≥ 7,5mm ID
- **Arndt**-Blocker: Über eine Drahtschlaufe mit dem Bronchoskop steuerbar. Verfügbar in den Größen 9 r (für ETT ≥ 7,5 mm ID), 7 Fr (≥ 6,5 mm) und 5 Fr (4,5 mm)
- **Cohen**-Blocker: Über ein Justierrad steuerbare Spitze; verfügbar nur in 9 Fr (ETT ≥ 7,5 mm ID)
- **Univent**-Tubus: Einlumentubus mit zusätzlichem Lumen, in dem ein Bronchusblocker geführt ist. Über breiten Größenbereich verfügbar. Der BB ist auch separat als Uni-Blocker in 5 und 9 Fr erhältlich.

Doppellumen-Trachealkanülen sind für laryngektomierte Patienten verfügbar.

Einlungenventilation (ELV)

Beatmung bei ELV

- **Beginn der ELV:** Blocken des bronchialen Cuffs, Abklemmen des zuführenden Schenkels der oben liegenden Seite und Öffnen des Tubuslumens zur Atmosphäre
- **Initiale Beatmungseinstellung:**
  - FIO_2 0,8
  - V_T 4–6 ml/kg
  - PEEP 5 cmH_2O als Anhalt, besser individuell nach optimaler Lungencompliance
  - Recruitment-Manöver: p_{AW} 30 cmH_2O 30 Sek.)
  - AF 10–15/Min.
  - Beatmungsmodus PCV
- **Anpassung** der Beatmung anhand engmaschiger BGA-Kontrollen. Ziel ist eine SaO_2 ≥ 90 % und ein $paCO_2$ ≤ 50 mmHg
  - Hyperkapnie ($paCO_2$ > 50 mmHg):
    - Vorsichtige Erhöhung der AF (Flowkurve nicht null am Ende der Exspiration → Hinweis auf Auto-PEEP)
    - Erhöhung des V_T bis auf 8 ml/kg. Ziel: p_{AW} ≤ 35 cmH_2O
    - Höherer $paCO_2$ tolerierbar? (Hinweis auf Rechtsherzdysfunktion: Hypotension? Tachykardie? Rhythmusstörungen? V-Welle in der ZVD-Kurve?)
  - Hypoxämie (SpO_2 < 90 % oder paO_2 < 60 mmHg):
    - Information des Operateurs
    - Erhöhung der FIO_2 auf 1,0
    - Fiberoptische Kontrolle auf Tubusdislokation und Sekretverlegung
    - Erneutes Recruitment-Manöver der beatmeten Lunge (30 cmH_2O über 30 Sek.)
    - PEEP der beatmeten Lunge erhöhen (Reaktion der SaO_2 nicht vorhersehbar)

- Insufflation von O_2 und Einstellung eines CPAP von 2–10 cmH_2O in der nicht beatmeten Lunge
- Bei Pneumonektomie kann die Shuntfraktion durch Abklemmen der Pulmonalarterie reduziert werden.

Wenn durch diese Maßnahmen die Hypoxämie nicht behoben werden kann, muss auf Zwei-Lungen-Ventilation übergegangen werden.

Anästhesieführung

- **Flüssigkeits- und Volumentherapie:**
  - Intraoperative Flüssigkeitsbilanz und Resektionsausmaß sind Risikofaktoren für ein postoperatives Lungenversagen (ALI), bei Pneumektomien ist bei einer intraoperativen Gesamteinfuhr > 2.000 ml das Risiko für ein ALI erhöht.
  - Bevorzugt werden restriktive Flüssigkeitsregime eingesetzt: Erhaltungsbedarf 1,5 ml/kg KG/h Kristalloide, Erhalt der Normovolämie durch Korrektur von Defiziten und Ersatz von Blutverlusten durch kolloidale Volumenersatzmittel und Blutprodukte.
- **Wärmehaushalt:** Unbedingt Normothermie erhalten (Forced-air-Systeme, Ziel T ≥ 36 °C am OP-Ende)
- **Muskelrelaxation:** Erholung der neuromuskulären Transmission sicherstellen (TOF-Ratio ≥ 0,9). Wenn Antagonisierung von Muskelrelaxanzien nötig: Cholinesterasehemmer nicht empfehlenswert (Bronchokonstriktion); Kombination Rocuronium/Sugammadex erwägenswert
- **Schmerztherapie:** Wenn möglich, PDK schon unmittelbar vor OP-Beginn mit kontinuierlicher Rate LA befahren (z.B. Ropivacain 0,2% 4–6 ml/h) und ggf. bei hämodynamischer Stabilität am Ende der OP ergänzend aufspritzen; zusätzlich Gabe von Metamizol oder Paracetamol i. v. (Schulterschmerzen postoperativ)
- **Am OP-Ende** vor Wiederbeginn der Zweilungenventilation Sekret aus operierter Lunge absaugen und vorsichtig unter Sicht blähen. Wenn von Vigilanz, Atemmechanik und Gasaustausch möglich: Unbedingt Extubation anstreben; zunächst Umlagerung auf den Rücken und Anschluss der Thoraxdrainagen über Wasserschloss. Vor Extubation Mund und Rachen absaugen. Husten bei Extubation vermeiden. Verlegung unter O_2-Insufflation und Monitoring

10.3.4 Anästhesie für spezielle Eingriffe

Mediastinoskopie

Narkoseverfahren Allgemeinanästhesie, endotracheale Intubation.

Monitoring Basismonitoring, invasive Blutdruckmessung, großlumiger Venenzugang.

Besonderheiten Bei der Operation kommt es zur intermittierenden Kompression der Trachea und Hauptbronchien. Um eine Kompression des Truncus brachiocephalicus durch das Mediastinoskop zu erkennen, bevorzugte Kanülierung der rechten A. radialis.

Komplikationen Pneumothorax, Verletzung großer Gefäße mit Hämatothorax, Recurrensparese.

Pneumonektomie

Besonderheiten Erhöhtes Risiko für perioperative Komplikationen.

- Thorakale Epiduralanästhesie obligat
- Restriktives Flüssigkeitsregime: Flüssigkeitsbilanz in den ersten 24 h < 20 ml/kg KG, Gesamteinfuhr an Kristalloiden intraoperativ < 2.000 ml, in den ersten 24 h < 3.000 ml
- Lungenprotektive Beatmung während der ELV (V_T 4–6 ml/kg, PEEP 5 cmH_2O)
- Thoraxdrainage postoperativ ohne Sog anschließen: Mediastinalverschiebung mit hämodynamischer Beeinträchtigung möglich

Komplikationen

- Akutes Lungenversagen (postpneumectomy pulmonary edema, PPE); Häufigkeit 4 %, Letalität 30–50 %; Ursache multifaktoriell, Therapie symptomatisch
- Hernierung des Herzens: Erfolgt durch einen postoperativen Perikarddefekt. Zeichen sind Hypotension, Tachykardie und Schock, nach rechtsseitiger Pneumonektomie auch obere Einflussstauung durch Torsion der V. cava superior. Lebensbedrohlicher Notfall, erfordert sofortige Re-Thorakotomie mit Reposition des Herzens und Verschluss des Perikarddefekts.

11 Anästhesie in der Unfallchirurgie und Orthopädie

Peter Söding

11.1 Besonderheiten der Patienten

11.1.1 Alter

- Überwiegend ältere Pat., häufig zahlreiche Begleiterkr. und veränderte pharmakologische Wirkprofile (Besonderheiten des geriatrischen Pat. ▶ 8.12)
- OP von Säuglingen und Kindern v. a. wegen kongenitaler Fehlbildungen und Frakturen (Kinderanästhesie ▶ 9)

11.1.2 Immobilisation

Alters- oder erkrankungsbedingt häufig deutliche Einschränkung der Beweglichkeit. Im Extremfall sind die Pat. auf einen Rollstuhl angewiesen oder schon lange bettlägerig.

Konsequenzen für die Anästhesie:

- Schwierigkeiten bei der Einschätzung der körperlichen Leistungsfähigkeit → zusätzliche Untersuchungen evtl. nötig (z. B. Echokardiografie, Belastungsszintigrafie, Lungenfunktionsprüfung)
- Funktionelle Residualkapazität (FRC) ↓ und evtl. Ödeme in den abhängigen (posterioren) Lungensegmenten
- Erhöhte Gefahr bronchopulmonaler Infekte
- Erhöhte Gefahr von tiefen Beinvenenthrombosen und nachfolgender Lungenembolie, insbes. bei erzwungener Immobilisation durch Frakturen langer Röhrenknochen
- KI für Succinylcholin bei lang dauernder Immobilisation: Gefahr des exzessiven Kaliumanstiegs
- Erhöhter logistischer Aufwand durch eingeschränkte Mobilität der Pat.: Zwangsläufiger Bettentransport zu ortsgebundenen Untersuchungen; erhöhter Personalbedarf; schmerzhafte Umlagerungen

> Informationsgewinn zeitaufwendiger zusätzlicher Untersuchungen bei akuten, zur Immobilisation zwingenden Erkrankungen unter dem Risiko einer Pneumonie und einer Lungenembolie besonders kritisch hinterfragen.

11.1.3 Chronische Analgetikaeinnahme

Häufig Vorbehandlung mit Analgetika über viele Jahre. Mögliche Folgen:

- Intra- und postop. Analgetikabedarf ↑
- Gerinnungsstör., z. B. durch hoch dosierte ASS-Einnahme, führen zu einem erhöhten periop. Blutverlust und sind eine KI für bestimmte Regionalanästhesieverfahren (▶ 3.1.5).
- Gastrointestinale Ulzera z. B. durch NSAR oder ASS
- Niereninsuff. durch NSAR
- Buprenorphin (Temgesic®, Subutex®, Transtec®) führt zu einer verminderten Wirkung reiner Opioidagonisten (z. B. Fentanyl, Sufentanil, Piritramid).

11.2 Präoperative Vorbereitung

11.2.1 Prämedikation

Abhängig von der OP-Dringlichkeit frühzeitige Vorstellung des Pat. in einer anästhesiologischen Prämedikationsambulanz.

- In der Orthopädie besteht häufig genügend Zeit für elektive Eingriffe zur Optimierung des Patientenzustands einschließlich Abwägung des OP-/Narkoserisikos im Verhältnis zum Leidensdruck.
- Notwendige Zusatzuntersuchungen können rechtzeitig angeordnet werden, ohne am Folgetag zu kurzfristigen Veränderungen des OP-Programms zu führen.
- Ausmaß, Vollständigkeit und Zeitpunkt der gewünschten anästhesiologischen Diagnostik sind insbes. in der Unfallchirurgie der Dringlichkeit des Eingriffs anpassen.

11.2.2 OP-Dringlichkeit

In der Unfallchirurgie häufiger dringende OP-Indikation. Konsequenzen für die Anästhesie:

- Nicht nüchterne Pat.:
  - Zeit zwischen letzter Nahrungsaufnahme und Unfall < 6 h
  - Primär Regionalanästhesieverfahren erwägen
  - Falls Allgemeinanästhesie erforderlich: Ileus-Einleitung (▶ 10.1.4)
- Laborwerte: Blutgruppe und je nach Eingriff Kreuzblut; BB, Gerinnungsstatus, BZ, E'lyte, Harnstoff und Kreatinin bei einem Notfalleingriff frühzeitig abnehmen

Notfallindikationen in der Orthopädie und Unfallchirurgie

- Erstversorgung Polytrauma
- Konservativ nicht beherrschbare Blutung
- Offene Frakturen
- Luxationsfrakturen
- Frakturen mit Gefäß- oder Nervenbeteiligung
- Kompartment-Syndrom
- Mediale Schenkelhalsfraktur bei geplanter kopferhaltender OP (→ drohende Hüftkopfnekrose)
- Epiphysiolysis capitis femoris acuta
- Hüftluxation (Ausnahme bei wiederholten Luxationen)
- Luxation mit Gefäß- oder Nervenbeteiligung

11.3 Operative Besonderheiten

11.3.1 Lagerung

Absprache der Lagerung mit Operateur vor OP-Beginn oder Dokumentation der Lagerung auf dem aktuellen OP-Plan. Bei jedem Lagerungsmanöver besteht eine erhöhte Dislokationsgefahr für den Endotrachealtubus und für alle Zugänge.
Neben der Rückenlagerung sind folgende Lagerungsarten typisch:

Bauchlagerung Ind. bei Wirbelsäulen-OPs, einigen Ellenbogen-OPs, Achillessehnen-OP.

- Augenschutz beachten → Druckschäden können zu Visusverlust führen
- Polsterung unter Thorax und Becken → abdominelle Kompression führt zur Beeinträchtigung der Ventilation und des venösen Rückstroms.
- Tubusposition, insbes. nach Drehung des Pat. kontrollieren
- Kopf in Neutralstellung → Seitwärtsdrehung kann zur zerebralen Minderperfusion führen.
- Arme nach kranial auslagern (selten auch am Körper angelagert): Unterpolsterung insbes. im Ellenbogenbereich (→ N. ulnaris), Beugung im Schultergelenk weniger als 90°, Druck vom Thoraxkissen auf die Oberarminnenseite vermeiden (→ Plexus brachialis)

Seitenlagerung Ind. bei Hüft-TEP, Schulter-OP und Azetabulumfraktur.
- Fixierungszeit für LA nach Spinalanästhesie abwarten
- Höhendifferenz zu Herzniveau bei Blutdruckmessung berücksichtigen
- Gefahr der Luftembolie, da das OP-Gebiet über Herzniveau liegt: Beatmung mit PEEP

Beach-Chair-Position Ind. bei Operationen an der Schulter und der Klavikula sowie am Humerus.
- Augenschutz und Gesichtsabpolsterung wegen unmittelbarer Nähe zum OP-Gebiet und zum chirurgischen Team
- Hypotonie beim Aufrichten des Oberkörpers durch langsames Aufrichten des Pat. vermeiden, Volumenvorlauf und evtl. Vasopressorgabe; großzügige Indikation für art. Blutdruckmessung
- NIRS erwägen (▶ 10.2.3)
- Seitwärtsneigung des Kopfs vermeiden: Eingeschränkte Hirnperfusion, Plexusschaden
- Gefahr der Luftembolie, da das OP-Gebiet über Herzniveau liegt: Beatmung mit PEEP

Extensionstisch Ind. bei Osteosynthesen von Femur- oder Schenkelhalsfrakturen.
- Lagerung führt zur Extension und Reposition der frakturierten Extremität und ist nur beim anästhesierten Pat. möglich.
- Lagerung ist zeitaufwendig.

11.3.2 Perioperativer Blutverlust

Bei OP an der Wirbelsäule, am Becken, in der orthopädischen Tumorchirurgie und bei entzündlichen Knochenveränderungen können hohe und teilweise sehr plötzliche Blutverluste auftreten. In der Unfallchirurgie führen bei der Versorgung polytraumatisierter Pat. insbes. Beckenfrakturen und Frakturen der großen Röhrenknochen zu einem sehr ausgeprägten und häufig unterschätzten hämorrhagischen Volumenmangel und Schock.
- Ausreichende Anzahl von Blutprodukten → Empfehlung für die Bereitstellung von Blutkonserven und FFP siehe einzelne Operationen
- Rechtzeitiges Erkennen und adäquate Ther. des Volumenmangels durch invasives hämodynamisches Monitoring
- Ausreichende Anzahl von großkalibrigen venösen Zugängen: Peripher (16–14 G) und/oder zentralvenös (Shaldon-Katheter oder 8,5-F-Schleuse)

Einsparung von Fremdblutkonserven
- Eigenblutspende: Insbes. indiziert in der Hüft- und Wirbelsäulenchirurgie
- Erythropoetin: Beginn mind. 3–4 Wo. vor OP

- Maschinelle Autotransfusion (z. B. Cell Saver®)
- Normothermie
- Akute normovolämische Hämodilution: Geringer Effekt
- Antifibrinolytika (Tranexamsäure, z. B. 10 mg/kg KG Cyklokapron®)
- Kontrollierte Hypotension: Gefahr myokardialer oder neurologischer Ischämien

11.3.3 Hypothermie

Lange OP-Dauer und Laminar-Airflow begünstigen die Auskühlung.

Folgen der Hypothermie

- Gestörte Blutgerinnung mit konsekutiv erhöhtem Blutverlust
- Linksverschiebung der Sauerstoffbindungskurve
- Periphere Minderperfusion
- Azidose und Hyperglykämie
- Shivering in der Aufwachphase mit deutlich erhöhtem Sympathikotonus: Gefahr der koronaren Minderperfusion bei Pat. mit KHK
- Erhöhte Gefahr von Wundinf.
- Supprimiertes Immunsystem

Chirurgische und anästhesiologische Gegenmaßnahmen

- Warme Decken und Kleidung am OP-Tag schon präop. auf Station
- Aktive Wärmedecken (auch bei Pat. mit Regionalanästhesie) im Einleitungsraum und im OP-Saal
- Erhöhung der Raumtemperatur im OP-Saal
- Narkosen mit niedrigem Frischgasfluss
- (Warme Infusionen: Geringer Einfluss)

11.3.4 Blutleere (Tourniquet)

Manschettendruck

- Manschettendruck an der unteren Extremität ca. 100–150 mmHg, an der oberen Extremität ca. 50–100 mmHg über dem systolischen RR
- Druckschäden können an Nerven, Gefäßen oder Muskeln auftreten.
- Manschettenbreite: Mindestens die Hälfte des Extremitätenumfangs

Auswickeln der Extremität und Füllung der Manschette

- ZVD, RR, (evtl.) PAP ↑
- Umstellung auf anaeroben Stoffwechsel mit nachfolgender Hypoxie und Azidose
- Maximale Dauer der Blutleere 2 h → Gefahr irreversibler Schäden
- Bei > 2 h: Zwischenzeitliches Öffnen der Manschette für 15 Min. = unsicherer Schutz vor Schäden

Tourniquetschmerz

- Kann nach ca. 60 Min. auftreten
- Bei Regionalanästhesie von zunehmendem, dumpfem oder brennendem Charakter: Falls Opioidgabe erfolglos, Deflation der Manschette oder zusätzliche Allgemeinanästhesie notwendig
- Bei Allgemeinanästhesie RR- und Herzfrequenzanstieg: Opioidgabe und Vertiefung der Narkose

Entleeren der Manschette

- Volumenverlust in das dilatierte Gefäßgebiet: ZVD und RR ↓; Herzfrequenz ↑: Vor Öffnen von Blutsperremanschetten (v. a. am Oberschenkel) für genügende Kreislauffüllung sorgen
- Plötzliches Einschwemmen von Stoffwechselmetaboliten führt zum Anstieg des $paCO_2$ und zur möglichen Hyperkaliämie und Azidose: Bei Beatmung kompensatorische leichte Hyperventilation um die Öffnungsphase herum
- Thromboembolien möglich durch venöse Thrombenbildung während Tourniquet

11.3.5 Knochenzementreaktion

Zur Fixierung von Gelenkprothesen in einer vorbereiteten Knochenhöhle oder zur Stabilisierung von Wirbelkörpern kann Knochenzement (z. B. Palacos®) eingesetzt werden.

> Das Einbringen von Knochenzement kann zu schwerwiegenden kardiovaskulären KO führen.

Pathogenese

- Mikrolungenembolien durch Luft, Knochenzement, Fett- oder Knochenmarkgewebe beim Einbringen der Prothese unter Druck
- Vasodilatation und direkte Kardiodepression durch eingeschwemmte Monomere
- (Histaminfreisetzung)

Symptome Massiver Blutdruckabfall, Tachykardie, Abfall des $etCO_2$ (Frühzeichen) und der arteriellen Sauerstoffsättigung. Auftreten bis zu 24 h nach OP.

Mögliche Prophylaxe

- Vor allem chirurgischen Maßnahmen haben zu einer erheblichen Reduktion der klinischen Auswirkungen geführt: Anrühren des Knochenzements unter Vakuum und Abwarten der Teilpolymerisation; Markraumstopper und retrogrades Auffüllen der Implantathöhle; Entlüftung der Implantathöhle durch distales Bohrloch oder Drainage.
- Knochenzementgabe nur bei Kreislaufstabilität, insbes. durch ausgeglichenen Volumenhaushalt
- Bei Allgemeinanästhesien Beatmung mit FiO_2 1,0
- H_1- und H_2-Rezeptor-Blockade (z. B. mit Clemastin 2 mg i. v., Ranitidin 50 mg i. v.) wahrscheinlich ohne Effekt

Therapie

- Intubation (bei Regionalanästhesie) und Beatmung mit FiO_2 1,0
- Vasokonstriktoren: z. B. Adrenalin 10–100 µg fraktioniert nach Wirkung
- Postop. Intensivüberwachung

11.3.6 Fettembolie

Schwerwiegende KO bei Frakturen langer Röhrenknochen oder bei der Implantation von Endoprothesen.

Pathogenese Einschwemmung von Fettzellen und Knochenmark über venöse Kapillaren durch Druckerhöhung im Markraum und anschließende Embolisation primär der Lungenstrombahn und sekundär anderer Organe.

- Subklinische Formen bei ca. 50 % aller Pat. mit Frakturen langer Röhrenknochen
- Steigerung von Schweregrad und Häufigkeit bei verzögerter op. Frakturversorgung

Symptomatik
- SaO_2 ↓, Unruhe, Verwirrtheit bei leichten Formen
- Hypoxämie, Tachykardie und Fieber
- Vollbild der Lungenembolie mit Rechtsherzversagen bei massiven Embolien
- Lungenödem
- Axilläre oder subkonjunktivale Petechien

Therapie (symptomatisch)
- Intensivmedizinische Überwachung
- Maschinelle Beatmung mit FiO_2 1,0 und PEEP
- Katecholamine bei hämodynamischer Instabilität

11

11.4 Anästhesieverfahren

11.4.1 Regionalanästhesie

Alle RA-Verfahren (▶ 3) sind durchführbar. Wann immer möglich und sinnvoll, sollte jedoch ein peripheres RA-Verfahren bevorzugt werden.

Vorteile der RA in der Orthopädie/Unfallchirurgie
- Geringeres Aspirationsrisiko bei fehlender Nüchternheit und Notfallindikation
- Überlegene intra- und postoperative Schmerztherapie mit besserem funktionellen Ergebnis und Verkürzung des stationären Aufenthalts
- Frühzeitige Mobilisation möglich

> Regionalanästhesien sollten insbes. bei Schulter-OPs, bei der Implantation von Knieendoprothesen und bei vorderen Kreuzbandplastiken mit der Anlage eines Nervenkatheters für die postop. Schmerztherapie kombiniert werden.

- Ältere Pat. mit ausgeprägten Komorbiditäten profitieren bei peripherer RA von geringerer hämodynamischer und pulmonaler Belastung.
- Zumindest in der frühen postop. Phase besteht eine geringere Inzidenz von POCD (**po**stoperative **k**ognitive **D**ysfunktion).

Nachteile der RA in der Orthopädie/Unfallchirurgie
- OP mit großen mechanischen Belastungen (z. B. das Einschlagen der Gelenkprothesen) beeinträchtigen den Pat. psychisch → Sedierung des Pat. während der OP (z. B. mit Disoprivan 0,5–2 mg/kg KG/h)
- Verschiedene Lagerungen wie die Seitenlagerung bei Hüftgelenkersatzoperation oder die Beach-Chair-Position in der Schulterchirurgie machen eine evtl. intraop. notwendige Einleitung einer ITN schwierig.
- Eingeschränkte Vasokonstriktion durch Sympathikolyse bei OP mit großen Blutverlusten
- Erhöhtes Risiko von epiduralen Hämatomen nach RM-naher RA

11.4.2 Allgemeinanästhesie, Kombinationsanästhesie

Allgemeinanästhesien sind notwendig bei Wirbelsäuleneingriffen, lang dauernden OPs und unbequemer Lagerung. Zusätzlich ist bei postop. sehr schmerzhaften Eingriffen die Kombination mit einer RA, inbes. als Katheterverfahren empfehlenswert.

Vorteile der Kombinationsanästhesie

- Reduzierter intraop. Bedarf an Anästhetika
- Frühzeitige Extubation möglich
- Effektive Schmerzther. schon unmittelbar nach dem Erwachen ohne Einschränkung der Vigilanz (wie z. B. durch systemische Opioidgabe)

11.5 Spezielle orthopädische und traumatologische Operationen

11.5.1 Schulter, Klavikula und Oberarm

Häufige Operationen

- Schulter-Arthroskopie (S-ASK), Schulter-Totalendoprothese (S-TEP)
- Schulterreposition
- Klavikulafrakturen
- Humerusfrakturen (Kopf oder Schaft)

Lagerung

- Beach-Chair-Position
- Seitenlagerung

Anästhesie

- Interskalenusblock (ISB) bei Operationen an der Schulter, der lateralen Klavikula und des proximalen Oberarms
- Zusätzlich Allgemeinanästhesie, wegen räumlicher Nähe zum OP-Gebiet bevorzugt als ITN
- Interskalenuskatheter bei S-TEP, Rotatorenmanschetten-OP und Arthrolyse → Reduzierte Gefahr der schmerzbedingten postop. Schultersteife
- Sonografisch gestützte Blockade der C5-Wurzel mit 2–5 ml LA zur Schulterreposition

Besonderheiten

- Nach 3–4 % aller Schulteroperationen treten neurologische Schädigungen auf → genaue Dokumentation des neurologischen Status prä- und unmittelbar postop.
- Beach-Chair-Position ▶ 11.3.1
- Vasokonstriktorzusatz in Spüllösungen bei S-ASK kann besonders in der späteren OP-Phase zu Hypertonie führen.

11.5.2 Ellenbogen, Unterarm und Hand

Häufige Operationen

- Ellenbogen- oder Unterarmfrakturen
- „Tennisellbogen“
- Arthroskopien

Lagerung
- Überwiegend Rückenlage
- OP am Ellenbogen auch teilweise in Bauchlage

Anästhesie
- Axilläre, infra- oder supraklavikuläre Plexusblockade (▶ 3.5)
- Intravenöse Regionalanästhesie: Mögliche Diskrepanz beachten zwischen raschem Wirkungsverlust nach Öffnen der Manschette und operativem Wunsch nach ausgiebiger Blutstillung

11.5.3 Becken

Häufige Operationen
- Fixateur externe bei Beckenfraktur im Rahmen der Polytraumaversorgung
- Schrauben- und Plattenosteosynthese bei Beckenfrakturen oder Beckenmetastasen
- Osteosynthese einer Azetabulumfraktur
- Triple-Umstellungsosteotomie bei Hüftdysplasie

Vorbereitung
- Blutprodukte bestellen: 4(–6) EK und 2(–4) FFP
- Basismonitoring
- Invasive Blutdruckmessung
- Mehrere großlumige venöse Zugänge
- Ind. für zentralen Venenkatheter großzügig stellen
- Blasenkatheter
- Temperaturmessung
- Relaxometrie
- Anmeldung auf Intensivstation

Lagerung
- Rückenlage
- Seitenlagerung bei Azetabulumfraktur

Anästhesie: Allgemeinanästhesie; evtl. kombiniert mit EDA.

Besonderheiten
- Großer Blutverlust möglich; bei Beckenfraktur bereits präop.
- Lange OP-Dauer
- An Begleitverletzungen bei Beckenfrakturen denken (z. B. Harnblase, Urethra, Rektum, Gefäße)

11.5.4 Hüfte

Operationen
- Hüft-TEP bei Koxarthrose: Totalendoprothese der Hüftpfanne und des Schenkelhalses
- Girdlestone-OP: Entfernung der Endoprothese bei Gelenkinfekt
- Hüft-TEP-Wechsel: Teil- oder Komplettaustausch (Kopf, Pfanne, Schaft) bei Prothesenlockerung

Vorbereitung
- Blutprodukte bestellen: Hüft-TEP 2(–4) EK, Girdlestone und Hüft-TEP-Wechsel 4(–6) EK und 2(–4) FFP
- Basismonitoring

- Mehrere großlumige venöse Zugänge
- Großzügige Ind. für invasive Blutdruckmessung (immer bei Hüft-TEP-Wechsel)
- Eventuell ZVK
- Blasenkatheter (bei Frauen immer, bei Männern abhängig von OP-Dauer und Kontinenz)
- Temperaturmessung
- Relaxometrie
- Anmeldung auf Intensivstation bei TEP-Wechsel und (evtl.) bei Girdlestone-OP

Lagerung I. d. R. Seitenlage; evtl. auch Rückenlage.

Anästhesie
- Allgemeinanästhesie, Spinalanästhesie oder CSE bei Hüft-TEP
- Allgemeinanästhesie bei Girdlestone- und Hüft-TEP-Wechsel

Besonderheiten
- Reaktion auf Knochenzement ▶ 11.3.5
- Hohe Blutverluste insbes. bei TEP-Wechsel oder Gelenkinfekt
- Ausmaß der Relaxierung beim Anpassen der H-TEP beeinflusst Gefahr der postop. Beinlängendifferenz: Kommunikation mit Operateur
- Erhöhte Inzidenz spinaler Hämatome bei rückenmarknaher RA

11.5.5 Schenkelhals- und Femurfraktur

Pat. häufig alt, bettlägerig und multimorbid; evtl. auch nicht nüchtern. Frühzeitige OP anstreben, um die Gefahren einer längeren Immobilisation zu vermeiden. **Cave:** 6-h-Frist bei drohender Hüftkopfnekrose beachten, falls eine kopferhaltende Operation geplant ist.

Operationen
- Verschraubung bei stabilen Frakturen, z. B. dynamische Hüftschraube (DHS)
- Endoprothetik bei instabilen Schenkelhalsfrakturen
- Marknagel bei Femurschaftfrakturen

Vorbereitung
- Blutprodukte bestellen: 4 EK
- Basismonitoring.
- Zwei großlumige venöse Zugänge
- Großzügige Ind. für invasive Blutdruckmessung
- Eventuell ZVK
- Blasenkatheter
- Temperaturmessung
- Präop. Ausgleich von (z. B. frakturbedingten) Volumendefiziten

Lagerung
- Extensionstisch bei Verschraubung
- Seitenlagerung (oder Rückenlagerung) bei Hüft-TEP

Anästhesie
- Initial N.-femoralis-Block für Umlagerung auf OP-Tisch oder schmerzarme Seitenlagerung zur Anlage einer Spinalanästhesie
- Allgemeinanästhesie

Besonderheiten Sturzursache bedenken:

- Bei älteren Pat. durch Schwindel oder Synkope (z. B. durch Herzrhythmusstörungen)
- Rasanztrauma bei jüngeren Pat.: V. a. Begleitverletzungen
- Bagatelltrauma bei ossären Metastasen oder Tumoren

11.5.6 Knie

Häufige Operationen
- Knie-Arthroskopie (Knie-ASK) z. B. bei Meniskusläsion
- Kreuzbandplastik
- Knie-Totalendoprothese (K-TEP) bei Gonarthrose
- K-TEP-Wechsel bei Prothesenlockerung

Vorbereitung
- K-ASK und Kreuzbandplastik: Basismonitoring
- K-TEP: Zusätzlich zwei großlumige intravenöse Zugänge; 2 EK
- K-TEP-Wechsel: Eventuell zusätzlich invasive Blutdruckmessung; 2–4 EK

Lagerung Rückenlage.

Anästhesie
- Knie-ASK: Allgemeinanästhesie bevorzugt mit Larynxmaske; Spinalanästhesie
- Vordere Kreuzbandplastik: N.-femoralis-Katheter plus Allgemeinanästhesie
- Knie-TEP-/K-TEP-Wechsel: Psoaskompartment-Katheter/N.-ischiadicus-Block/(Katheter) oder N.-femoralis-Katheter plus Spinalanästhesie oder Allgemeinanästhesie

Besonderheiten
- Insbes. die K-TEP ist postop. sehr schmerzhaft: Eine unzureichende Analgesie kann wegen eingeschränkter Bewegungsübungen zu Beugungseinschränkungen des Knies führen. → Bevorzugt RA mit Katheterverfahren anwenden
- Wegen intraop. Anlage einer Blutleere häufig erst im AWR größerer Blutverlust
- Eine EDA zur K-TEP geht insbes. bei älteren Frauen mit einer erhöhten Inzidenz von spinalen Hämatomen einher.

11.5.7 Unterschenkel und Fuß

Häufige Operationen
- Osteosynthese von Frakturen
- OSG-Arthroskopie
- Hallux- oder Hammerzehenkorrektur
- Achillessehnennaht

Lagerung Rückenlage; Bauchlage bei Achillessehnennaht.

Anästhesie
- Distaler N.-ischiadicus-Block und N.-saphenus-Block (oder N.-femoralis-Block)
- Spinalanästhesie
- Allgemeinanästhesie bevorzugt mit Larynxmaske
- RA auch für OP in Bauchlage möglich (Drehung mithilfe des Pat. nach sicher eingetretenem Blockadeerfolg)

Besonderheiten
- Unterschenkel und Fuß werden überwiegend vom N. ischiadicus innerviert
- Blutleere sollte beim distalen N.-ischiadicus-Block am Unterschenkel angelegt werden

11.5.8 Wirbelsäule

Häufige Operationen
- Vertebroplastie zur Aufrichtung von osteoporotischen Wirbelkörpersinterungen
- Spondylodese von Wirbelkörperfrakturen bei drohenden oder bestehenden neurologischen Ausfällen, entweder als minimalinvasives oder offenes Verfahren
- Resektion von Wirbelsäulenmetastasen
- Korrektur von Skoliosen

Vorbereitung
- Bei Vertebroplastie und minimalinvasiver Wirbelsäulenchirurgie: Basismonitoring
- Bei offener Wirbelsäulenchirurgie zusätzlich:
  - Blutprodukte bestellen: OP-abhängig sehr unterschiedlich bis zu 10 EK und 10 FFP
  - Mehrere großlumige venöse Zugänge
  - Invasive Blutdruckmessung
  - Eventuell ZVK
  - Blasenkatheter
  - Temperaturmessung
  - Relaxometrie
  - Fiberoptische Wachintubation bei eingeschränkter Reklination oder HWS-Metastasen/-Frakturen
  - Doppellumentubus bei ventralem Zugang zur BWS

Lagerung Bauchlagerung, Rückenlage, evtl. intraop. Umlagerung.

Anästhesie Allgemeinanästhesie.

Besonderheiten
- Bauchlagerung zusammen mit Operateur vornehmen
- Reaktion auf Knochenzement bei Vertebroplastie
- Lange OP-Dauer und hoher Blutverlust bei offener WS-Chirurgie
- Begleiterkrankungen bei Skoliose-Pat.:
  - Respiratorische Globalinsuff. durch restriktive Ventilationsstörung mit Reduktion der Vitalkapazität und zunehmender Störung des Ventilations-/Perfusionsverhältnisses
  - Cor pulmonale durch Zunahme des pulmonalen Gefäßwiderstands
- Neurologische Störungen können schon präop. bestehen oder intraop. als OP-Komplikation auftreten → evtl. intraop. Überprüfung der Rückenmarkfunktion: Aufwachtest und Kontrolle der Motorik; Ableitung motorisch evozierter Potenziale

11.6 Postoperative Versorgung

11.6.1 Aufwachraum

Blutverlust

- Besonders bei Knie-TEP, Prothesenausbau und Gelenkinfekt kann es postop. zu größeren Blutverlusten kommen.
- Regelmäßige Kontrolle der Drainagen und Verbände
- Engmaschige Kontrolle der Hämodynamik und des Blutbilds

Analgesie

Die zusätzliche Platzierung von Nervenkathetern bei RA-Verfahren bietet die Möglichkeit der kontinuierlichen Lokalanästhetika-Zufuhr.

- Überprüfung der korrekten Katheterlage noch im AWR, insbes. nach CSE
- Falls möglich Überprüfung der Wirksamkeit und evtl. Dosisanpassung
- Systemische Schmerztherapie mit Opioiden und NSAR schon im OP beginnen und im AWR fortsetzen:
  - Opioide: z. B. Piritramid 0,1–0,2 mg/kg KG als Bolus (evtl. als Opioid-PCA fortsetzen)
  - NSAR: Metamizol (1–2 g) oder Paracetamol (1 g) als Kurzinfusion

Kontrolle der Motorik und Sensorik

- OP- oder lagerungsbedingte neurologische Schädigungen frühzeitig erkennen (z. B. Schädigungen des N. femoralis oder N. ischiadicus nach Hüft-TEP)
- Bei RA mit Katheterverfahren in Absprache mit Operateur evtl. nach Abklingen der Blockade und vor Start der kontinuierlichen LA-Zufuhr neurologische Untersuchung
- Bei CSE vor Anschluss der kontinuierlichen LA-Gabe Testdosis über Epiduralkatheter geben (motorische Blockade der Spinalanästhesie muss rückläufig sein)

11.6.2 Station

Analgesie und Mobilisation

- Analgesie möglichst über RA-Katheter als kontinuierliche LA-Gabe über Pumpe
- Möglichkeit der zusätzlichen LA-Bolusgabe über Pumpe bei Schmerzspitzen oder vor Mobilisation/Physiotherapie
- Angestrebte Analgesiequalität: VAS ≤ 3 bei Bewegung
- Bei unzureichender Wirkung Basalrate um 2 ml/h erhöhen; zusätzlich anfangs wiederholte Bolusgaben über Pumpe
- Überprüfung der Wirksamkeit bei peripheren Nervenkathetern durch einmalige, fraktionierte Gabe von 10(–20) ml Ropivacain 0,5 % (▶ Tab. 11.1)
- Therapiedauer 3–5 d (nach Schulter- und Knieoperationen auch länger)
- Alternativ kann die Schmerzther. als intravenöse PCA (patientenkontrollierte Analgesie) mit Piritramid oder Morphin in Kombination mit einem Nicht-Opioid-Analgetikum erfolgen.

Tab. 11.1 Dosierungen von Ropivacain 0,2 % bei RA-Kathetern als Orientierungshilfe (eine individuelle Dosisanpassung ist zwingend erforderlich)

RA-Technik	Dosierung
Interskalenuskatheter	4 ml/h (3–5 ml/h)
VIP-Katheter	6 ml/h (4–8 ml/h)
N.-femoralis-Katheter	6 ml/h (4–10 ml/h)
Psoaskompartmentblock	10 ml/h (6–12 ml/h)
N.-ischiadicus-Katheter	8 ml/h (6–10 ml/h)
Lumbaler EDA-Katheter	6–10 ml/h

Thromboserisiko

- Hohes Risiko für Thromboembolien nach orthopädischen und traumatologischen OPs an der unteren Extremität
- Risiko erhöht bei langer OP-Dauer, Adipositas, Varikosis
- Frühzeitige Thromboembolieprophylaxe
- Bei Manipulationen an RA-Kathetern unbedingt Zeitintervalle zur Antikoagulationsgabe beachten (▶ 3.1.5)

12 Anästhesie in der Herzchirurgie

Matthias Heringlake

12.1 Besonderheiten der Kardioanästhesie

12.1.1 Präoperative Diagnostik

Perikardtamponade ▶ 7.3.5, Lungenembolie ▶ 7.3.7.
Alle Anästhetika beeinflussen die kardiovaskuläre Funktion. Bei Pat. mit ohnehin schon eingeschränkter Herzfunktion sind daher genaue Kenntnisse der Hämodynamik und der Wirkweise der verwendeten Anästhetika von elementarer Bedeutung für die Narkoseführung.

12

Anamnese

- **Aktuelle Beschwerden:** Thoraxschmerz, Angina pectoris, Synkopen, Belastungsdyspnoe, Herzrasen, Rhythmusstörungen, Hyper-, Hypotonie, zeitliche Entwicklung der Beschwerden, tageszeitliche Schwankungen
- **Herz-Kreislauf:** KHK, Z. n. Myokardinfarkt? Lokalisation, vorausgegangene Ther. (Lyse, PTCA, Stentimplantation; wenn ja: BMS oder DES), Leistungsfähigkeit des Pat., Schrittmacher, Z. n. Herz-OP
- **Atmung:** Dyspnoe, Asthma cardiale, Emphysem, Zyanose, Hämoptysis, Zeichen der Lungenstauung, aktueller Infekt, Lungenödem
- **Nierenfunktion:** Retentionswerte, kalkulierte Kreatinin-Clearance, Dialysepflichtigkeit
- **ZNS:** Zerebrovaskuläre Insuff., Stenosen der supraaortalen Gefäße, Synkopen, Insult, Residuen

Körperliche Untersuchung

▶ 1.1.4
- **Puls:** Herzfrequenz und Herzrhythmus (▶ Tab. 12.1)
- **Auskultation:** Herz und Lunge; Strömungsgeräusche über den Gefäßen (Karotiden)
- **Blutdruck:** RR an beiden Armen (Punktionsstelle für art. RR-Messung!)
- **Gefäßstatus:** Palpation der Arterien, Allen-Test (▶ 2.1.2), periphere Ödeme, Venenverhältnisse im Punktionsbereich
- **Hals:** Punktionsverhältnisse für ZVK-Anlage (Struma, Z. n. Karotis-OP, Z. n. Tracheotomie)

Tab. 12.1 Normalwerte des gesunden Herzens

Füllung des LV	Enddiastolisch	70–95 ml/m²
	Endsystolisch	24–36 ml/m²
Funktion	Herzindex	2,5–4,2 l/Min./m²
	Schlagvolumenindex	35–60 ml/m²
	Ejektionsfraktion	0,60–0,75
	Gemischtvenöse Sauerstoffsättigung	65–75 %
Gefäßwiderstand	Peripherer Widerstand	770–1.500 dyn × s × cm^{-5}
	Pulmonaler Widerstand	20–120 dyn × s × cm^{-5}

Weiterführende präoperative Diagnostik

- **EKG:** Zur Beurteilung und Dokumentation von Arrhythmien, myokardialer Ischämie
- **Technische Befunde:** Herzkatheter- (▶ Abb. 12.1), Angiografie-, Echokardiografie, Doppler-Untersuchung der supraaortalen Gefäße
- **Röntgen-Thorax:** In zwei Ebenen zur Beurteilung von Herzgröße, Lungenstauung, Pleuraergüssen, Gefäßzeichnung (pulmonale Hypertonie) zum Ausschluss parenchymaler Erkr. (COPD, Pneumonie, Ödem, Atelektasen, Emphysem)
- **Lungenfunktionsprüfung** (▶ 1.1.5)
- **Laborchemie** (▶ 1.1.6): Myokardiale Nekrosemarker: Troponin, CKMB; Kreatinin

12

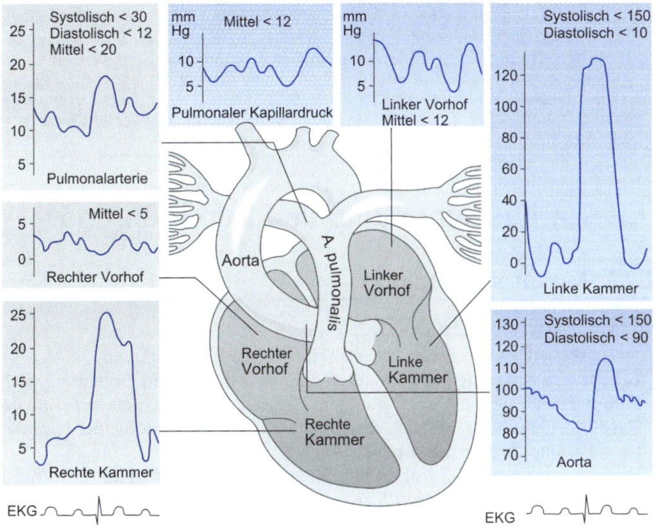

Abb. 12.1 Herzkatheter – normale Druckbefunde [L157]

12.1.2 Prämedikation

- Keine intramuskulären Injektionen vor Vollheparinisierung (EKZ)
- Medikamentöse Anxiolyse nur dann verordnen, wenn der Patient tatsächlich Angst äußert (Benzodiazepine sind ein Trigger für Delir!).
- Wenn Prämedikation, dann zwingende Anpassung der Dosis an das Alter der Pat. (▶ Tab. 12.2)

Tab. 12.2 Präoperative Gabe anästhesierelevanter Vormedikation

Präoperativ absetzen	Am OP-Tag morgens weglassen	Am OP-Tag fortführen
Kumarinderivate*	Diuretika	Nitrate
Irreversible MAO-Hemmer	Digitalispräparate	Heparin

Tab. 12.2 Präoperative Gabe anästhesierelevanter Vormedikation *(Forts.)*

Präoperativ absetzen	Am OP-Tag morgens weglassen	Am OP-Tag fortführen
Thrombin- und Anti-Xa-Inhibitoren**	ACE-Hemmer	Betablocker
Thrombozytenaggregationshemmer***	Kalziumantagonisten	
	Antiarrhythmika	

* 7 d präop. absetzen und wenn erforderlich auf Heparin umstellen, da mit Protamin antagonisierbar.
** Der Thrombininhibitor Dabigatran sowie der Anti-Xa-Inhibitor Rivaroxaban sollten 3–4 d präop. abgesetzt und wenn erforderlich durch Heparin ersetzt werden.
*** Aspirin 100 mg sollte nach aktueller Datenlage bis zur OP weitergegeben werden. Bei Pat. mit Z. n. Stent-Implantation sowie komplexen Koronarstenosen kann es im Einzelfall erforderlich sein, auch eine duale Plättchenhemmung periop. weiterzugeben (▶ 1.1.12). I. d. R. sollten moderne Thrombozytenaggregationshemmer (Ticagrelor) 5–7 da (Clopidogrel, Prasugrel) vor der Operation abgesetzt werden.

12.2 Narkoseeinleitung und Durchführung

12.2.1 Narkoseeinleitung

Allgemeine Grundsätze

! Narkose niemals ohne hämodynamisches Monitoring beginnen.

- Bei Pat. mit hohem Risiko für hämodynamische Störungen: Einleitung nach kompletter OP-Tisch-Vorbereitung, in Anwesenheit des Operateurs und des Kardiotechnikers im OP-Saal; ggf. präoperative Implantation einer intraaortalen Ballonpumpe in Lokalanästhesie
- Wie für jeden großen chirurgischen Eingriff profitieren auch kardiochirurgische Pat. von einer an die kardiale Situation adaptierten Volumen- und Kreislaufther.: Nach Einleitung einer Allgemeinanästhesie demaskiert sich nicht selten eine vorbestehende Hypovolämie. Diese kann zur Minderperfusion und postoperativen Funktionsstörungen vitaler Organe führen. Da auch ein „Zuviel" an Flüssigkeit mit einer Verschlechterung des Outcomes assoziiert ist, ergibt sich die Notwendigkeit, die Volumentherapie mittels hämodynamischen Monitorings zu steuern.
- Bei Pat. mit eingeschränkter myokardialer Funktion kann ggf. die Gabe von Inotropika bereits in der Prä-Bypass-Phase erforderlich sein. Bei präoperativ erheblich eingeschränkter Pumpfunktion und/oder komplexen Eingriffen mit hohem Risiko für eine postoperative myokardiale Dysfunktion sollte die präoperative Gabe von Levosimendan erwogen werden (▶ 12.2.6).
- Durch eine konsequente Blutzuckereinstellung (BZ < 150 mg/dl) lassen sich postop. KO reduzieren.

ACT (activated clotting time)
Normbereich: 80–120 Sek. Leicht durchführbare intraop. Kontrolle einer Heparinther. Prinzip: 2 ml Blut werden in ein Celite-beschichtetes Teströhrchen gegeben, bei 37 °C inkubiert und die Gerinnungszeit gemessen.

Vorbereitung

Bereitstellung von 2–4 EK.

Notfallmedikamente bereitstellen:

- Cafedrin/Theoadrenalin (z. B. Akrinor® ▶ 6.7.1): 10-ml-Spritze (1 Amp. auf 10 ml verdünnt)
- Noradrenalin (z. B. Arterenol ▶ 6.7.7):
  - 10-ml-Spritze mit 0,1 mg/ml (Verdünnung 1 : 10)
  - 10-ml-Spritze mit 0,01 mg/ml (Verdünnung 1 : 100)
- Nitroglyzerin (z. B. Nitrolingual ▶ 6.7.4): 10-ml-Spritze mit 0,1 mg/ml (Verdünnung 1 : 10)
- Adrenalin (z. B. Suprarenin ▶ 6.7.7):
  - 10-ml-Spritze mit 0,1 mg/ml (Verdünnung 1 : 10)
  - 10-ml-Spritze mit 0,01 mg/ml (Verdünnung 1 : 100)

Zugänge und Monitoring

> Sicher laufenden periphervenösen Zugang anlegen bzw. vorhandenen Zugang testen.

EKG Elektroden dorsal befestigen. Ableitung II und V_5 zur kontinuierlichen Messung von Herzfrequenz, Rhythmus und ST-Segment:

- Ableitung II registriert Potenzialdifferenz rechter Arm – linkes Bein: Große P-Welle da Achsenparallelität zwischen Sinus- und AV-Knoten; bessere Unterscheidung zwischen SVES und VES
- Ableitung V_5–5. ICR: Registriert Ischämiezeichen im Vorderwand- und Seitenwandbereich
- Zusätzliches EKG für Defibrillator anlegen, um intraop. synchronisierte Kardioversion zu ermöglichen
- Bei minimalinvasiven Eingriffen zusätzliche Klebelektroden zur externen Defibrillation anbringen
- Bei schlechter präop. Herzfunktion ggf. IABP-Elektroden vorbereiten und aufkleben

Arterieller Zugang (Lokalanästhesie):

- Standard: A. radialis
- Alternativen: A. brachialis, linke A. femoralis, A. dorsalis pedis
- Bei Aortenbogenersatz: Blutdruckmessung an beiden Armen
- Bei Aorta-descendens-Ersatz: Rechte A. radialis und rechte A. femoralis (Absprache mit Operateur)

> Nach Anlage des art. Zugangs: BGA, E'lyte bestimmen!

Zentralvenöse Zugänge

- I. d. R. Anlage nach Narkoseeinleitung; bei Pat. mit erwarteter hämodynamischer Instabilität Anlage in Lokalanästhesie vor Einleitung
- Drei- bis vierlumiger ZVK, 8,5–9-F-Schleuse (Pulmonalarterienkatheter-Einschwemmung bei Bedarf möglich); idealerweise über die rechte V. jugularis int. in Kopftieflage und Seldinger-Technik: Zunächst beide Einführungsdrähte legen, dann zuerst Schleuse, danach ZVK inserieren und festnähen
- **Transösophageale Echokardiografie:**
  - Ind.: Klappenchirurgie, komplexe oder minimalinvasive Eingriffe, eingeschränkte kardiale Funktion sowie unklare hämodynamische Instabilität

- Die TEE gehört in den meisten Kliniken zum Standardmonitoring herzchirurgischer Pat.
- **Prozessiertes EEG,** z. B. BIS® → Ind.: Steuerung der Narkosetiefe bei TIVA und Risikopatienten für Awareness: Weniger Delir bei auf einen BIS® von 40 bis 60 titrierter Narkosetiefe. Monitoring von Burst-Suppression bei Eingriffen mit tief hypothermen Kreislaufstillstand.

> **Cave**
> „Zu tiefe" Narkose!

- **Monitoring** der zerebralen Sauerstoffsättigung mittels Nahinfrarotspektroskopie (NIRS):
  - Ind.: Korrektur angeborener Herzfehler sowie Eingriffe am Aortenbogen
  - Die NIRS gehört in einer zunehmenden Zahl von Kliniken zum Standardmonitoring herzchirurgischer Patienten.

Erweitertes hämodynamisches Monitoring

- **Pulmonalarterienkatheter (PAK)** → Ind.: Eingeschränkte linksventrikuläre Funktion (EF < 0,4), eingeschränkte rechtsventrikuläre Funktion, pulmonale Hypertonie, Kombinationseingriffe, Hochrisikopat. Ideal: PAK für kontinuierliche HZV-Messung plus Oxymetrie plus RVEF, da sich Veränderungen der Hämodynamik insbes. auch anhand des Verlaufs der SvO_2 rasch detektieren lassen und auch postop. hämodynamische Probleme zügig erkannt werden.
- **Pulskonturanalyseverfahren und transpulmonale Thermodilutonsverfahren** → Nachteil: transpulm. TD erlaubt nur intermittierende Messungen des HZV.

> **Cave**
> Fehlende Informationen über die rechtsventrikuläre Funktion und pulmonale Strombahn.

Medikation vor Einleitung

- Antibiotikum: Prophylaxe mit Cephalosporinen der 1. oder 2. Generation
- H_1-, H_2-Blockade z. B. Ranitidin 50 mg (z. B. Zantic®) und Clemastin 2 mg (z. B. Tavegil®) bei Pat. mit allergischer Diathese

Narkoseinduktion

- Präoxygenierung: Über Maske (3–5 Min.)
- Analgesie: Sufentanil 0,25–1 µg/kg i. v. (z. B. Sufenta ▶ 6.3.9). **Cave:** Blutdruckabfall, Bradykardie
- Hypnotikum: Propofol 1–3 mg/kg i. v. (z. B. Disoprivan ▶ 6.2.4)
- Relaxierung: Rocuronium 0,5 mg/kg (Esmeron ▶ 6.5.5). **Cave:** Bradykardie mit Opiaten
- **Praktische Aspekte:**
  - Erst in adäquater Narkose laryngoskopieren und intubieren!
  - Blutdruckschwankungen während der medikamentösen Einleitung vermeiden. Alle Anästhetika wirken blutdrucksenkend, daher langsam und unter ständiger Monitorbeobachtung injizieren. Ideal: Titration der Einleitungsmedikamente mittels prozessiertem EEG!
  - Hypotonie sofort therapieren mit Kopftieflagerung, Cafedrin/Theoadrenalin (z. B. Akrinor® ▶ 6.7.1) 2-ml-weise titrieren; ggf. Noradrenalin

1: 100 (z. B. Arterenol® ▶ 6.7.7) 0,5-ml-weise titrieren. Adrenalin kann Rhythmusstörungen auslösen (Kammerflimmern). Bei ausgeprägter Bradykardie: Atropin 0,5–1 mg.
- TEE-Sonde, Blasenkatheter, rektale und pharyngeale Temperatursonde legen! Gegebenenfalls zusätzlich Magensonde
- Nach Abschluss der Stimulation durch Intubation, Magensonde bzw. TEE-Sonde sinkt der Narkosebedarf: Zur Vermeidung von Blutdruckabfall Inhalationsanästhetika reduzieren, Kopftieflagerung, ggf. mit Cafedrin/Theoadrenalin oder Noradrenalin gegensteuern.

12.2.2 Narkoseführung bis zur HLM

Aufrechterhaltung der Narkose

- Sufentanil mit 1–2 µg/kg/h i. v. (z. B. Sufenta ▶ 6.3.9) oder Remifentanil 0,2–0,4 µg/kg/Min. i. v. (z. B. Ultiva ▶ 6.3.8).
- Hypnose: Sevofluran (Sevorane ▶ 6.1.6) oder Isofluran (z. B. Forene ▶ 6.1.5) oder Propofol mit 3–6 mg/kg/h i. v. (z. B. Disoprivan ▶ 6.2.4).

Praktische Aspekte

- Narkosetiefe wegen schwankender Kreislaufverhältnisse oft schwer zu bestimmen; prozessiertes EEG sinnvoll (▶ 4.9.3); Ziel: BIS®: 40–60
- Frühzeitig nach Intubation art. BGA zur Respiratoreinstellung, Normoventilation
- Kalium im oberen Normbereich halten (4,5–5,0 mmol/l)
- Hämodynamische Therapie entlang der Befunde von TEE, $ScvO_2$ sowie ggf. NIRS und erweitertem hämodynamischen Monitoring steuern:
  - Hypovolämie frühzeitig und adäquat mit Volumen behandeln
  - Bei myokardialer Insuff. rechtzeitige Gabe von Inotropika (bei Patienten mit erheblich eingeschränkter Pumpfunktion und/oder bei schwerer pulmonaler Hypertonie: Gabe von Levosimendan (Simdax®) je nach Schweregrad des Befunds → 2,5–12,5 mg mit 0,1–0,2 µg/kg/Min. erwägen ▶ 12.2.6)
  - Bei arterieller Hypertonie trotz angemessener Narkosetiefe und Analgesie: Vasodilatatoren (z. B. Nitroglyzerin)
  - Bei niedrigem arteriellem Blutdruck (nach Ausgleich von Hypovolämie) und ggf. Behandlung einer gestörten myokardialen Pumpfunktion ist die Gabe eines Vasopressors erforderlich; z.B. Noradrenalin (z.B. Arterenol®) und/oder bei pulmonaler Hypertonie und/oder Rechtsherzdysfunktion präferenziell Vasopressin (z.B. Empressin®).
  - Zerebrale Sauerstoffsättigung im Bereich des Ausgangswerts halten; ggf. Ventilation, arteriellen Blutdruck sowie arterielles Sauerstoffangebot und/oder Narkosetiefe entsprechend modifizieren.
- Zur Sternotomie Apnoe, um die Lunge vor Verletzung durch Säge zu bewahren. Sternotomie ist ein starker chirurgische Reiz mit hohem Anästhesiebedarf; dabei Blutdruckanstieg und Tachykardie vermeiden.

Spezielle Medikamente zur extrakorporalen Zirkulation

- **Heparin:** Unfraktioniertes Heparin zur vollständigen Unterdrückung der Gerinnungsaktivierung durch die EKZ. HWZ 60–90 Min. bei Normothermie. Kontrolle durch ACT-Messung
- **Protamin:** Aufhebung der Heparinwirkung nach EKZ. 1 IE Protamin antagonisiert 1 IE Heparin. Langsame Gabe der errechneten Dosis sinnvoll, um Kreislaufdepressionen zu vermeiden. Kontrolle durch ACT-Messung

- **Tranexamsäure:** (z. B. Cyklokapron®) hemmt die Umwandlung von Plasminogen zu Plasmin und reduziert den intra- und postop. Blutverlust.

12.2.3 Phase des kardiopulmonalen Bypasses

Nach Absprache mit dem Operateur und vor Anschluss der HLM Heparin 300–400 IE/kg in ZVK injizieren (vor Injektion Kontrolle der intravasalen Lage durch Aspiration, danach mit NaCl 0,9 % nachspülen). Operateur und Kardiotechniker über Gabe informieren. ACT-Kontrolle vor Anschluss an Bypass (400–600 Sek.).

12

Prinzip

Heparinisiertes Blut wird mittels venöser Kanülen (i. d. R. 2-stufige Kanüle, die über den rechten Vorhof bis in die V. cava inf. geschoben wird, bzw. Doppelkanülierung (je 1 Kanüle für die V. cava sup. und inf.) bzw. über die V. femoralis mittels einer langen Kanüle, die im rechten Vorhof zu liegen kommt) passiv in die Herz-Lungen-Maschine (HLM) drainiert, oxygeniert und dekarbonisiert und über eine arterielle Kanüle, die i. d. R. in der Aorta ascendens gelegt wird, zurückgegeben.
Um eine zu starke Hämodilution durch das Füllvolumen der EKZ zu vermeiden sollte i. d. R. nach Insertion der arteriellen Kanüle ein retrogrades Priming des EKZ-Systems durchgeführt werden.
Je nachdem, wie viel Blutvolumen im Pat. verbleibt, kann der systemische Blutfluss partiell bzw. voll übernommen werden. Belässt der Kardiotechniker durch Drosselung der venösen Drainage den überwiegenden Teil des Volumens im Pat., wirft ein normal schlagendes Herz dieses Blutvolumen ganz normal über den Lungenkreislauf in die systemische Zirkulation aus; wird das Blutvolumen komplett drainiert, wird nur noch ein geringer Teil des Bluts über die Lungenstrombahn in das arterielle System gepumpt, das Herz schlägt gewissermaßen leer und wird komplett entlastet.

Beginn des kardiopulmonalen Bypasses

- Nach Kanülierung von venösem und arteriellem System wird das Herz zunächst nur partiell entlastet, es schlägt normal weiter, die Koronarien sind mit Blut perfundiert, der Lungenkreislauf ist noch offen, die HLM liefert einen ausreichenden Blutfluss und oxygeniert das Blut. In dieser Phase kann – je nach Einstellung des Oxygenators – eine Beatmung der Lunge noch sinnvoll sein, da das durch die pulmonale Strombahn fließende Blut sonst nicht oxygeniert würde.
- Bei minimalinvasiven Eingriffen erfolgt die Kanülierung i. d. R. femoral unter Einsatz einer in bis in die V. cava superior vorgeschobenen venösen Doppelstufenkanüle und einer in die A. femoralis eingebrachten arteriellen Kanüle. Da bei dieser Form der Kanülierung die Perfusion entgegen dem arteriellen Blutstrom erfolgt, besteht bei Unterbrechung der Ventilation und ungenügender Entlastung des Herzens die Gefahr einer zerebralen Sauerstoffminderversorgung aufgrund venöser Beimischung (Shunt); obligates Monitoring der SpO_2 an der rechten oberen Extremität bzw. NIRS-Monitoring.
- Um einen kardioplegischen Herzstillstand zur Reduktion des Sauerstoffverbrauchs des Herzens erzeugen zu können muss die Koronarperfusion von der

systemischen Zirkulation getrennt werden; i. d. R. durch Klemmen der Aorta ascendens. Gegebenenfalls kann zeitgleich durch einen Fibrillator (Gerät zur Erzeugung hochfrequenten Stroms mit Sonde, die auf Epikard gelegt wird) Kammerflimmern induziert werden. Anschließend erfolgt die Gabe kardioplegischer Lösung; i. d. R. erfolgt dies antegrad, entweder über eine Kanüle in der Aorta ascendens oder nach Eröffnen der Aorta, selektiv in die Koronarostien.

- Bei Eingriffen, die es erforderlich machen, die linken Herzhöhlen möglichst blutleer zu halten (z. B. Eingriffe an der Mitralklappe), können nach Doppelkanülierung die V. cava superior und inferior so zugezogen werden, dass das Blut unter kompletter Umgehung des Herzens in die HLM drainiert (totaler Bypass).
- Große thorakale Gefäßeingriffe wie Aortenbogenersatz oder Aorta-descendens-Ersatz werden u.U. auch im tief hypothermen Kreislaufstillstand (DHCA: deep hypothermic circulatory arrest) bei 15–18 °C Körpertemperatur durchgeführt. Teilweise wird dies ergänzt mit einer selektiven Perfusion einzelner Gefäßregionen. Variable Konzepte → präop. Absprache mit dem Operateur über das geplante Vorgehen ist zwingend.

Narkoseführung während der Bypassphase

Analgesie Sufentanil 1–2 µg/kg/h i. v. (z. B. Sufenta ▶ 6.3.9) oder Remifentanil 0,2–0,3 µg/kg/Min. i. v. (z. B. Ultiva ▶ 6.3.8).

Hypnose

- Propofol-Dosierung von 3–6 mg/kg/h beibehalten (z. B. Disoprivan ▶ 6.2.4)
- Bei Gabe volatiler Anästhetika in der Prä-Bypassphase Propofol-Infusion rechtzeitig vor Anschluss an die HLM starten
- Bei Möglichkeit der Gabe volatiler Anästhetika über die HLM statt intravenöser Anästhesie: Sevofluran (Sevorane ▶ 6.1.6) oder Isofluran (z. B. Forene ▶ 6.1.5) über HLM

Blutdruck Der optimale Blutdruck während der Bypassphase ist interindividuell sehr variabel und kann gegenwärtig nur orientierend anhand von Surrogatparametern (Diurese, Laktat) und zerebraler Sauerstoffsättigung abgeschätzt werden. Patienten mit arterieller Hypertonie profitieren wahrscheinlich von einem eher höheren MAP (70–80 mmHg). Der Blutfluss und damit – je nach Hb und SaO_2 – das Sauerstoffangebot werden während der Bypassphase durch die HLM erzeugt; der periphere Gesamtwiderstand definiert den resultierenden Blutdruck. Der Widerstand kann durch Gabe vasoaktiver Substanzen beeinflusst werden (Nitroglyzerin, z. B. Nitrolingual ▶ 6.7.4; Noradrenalin z. B. Arterenol® ▶ 6.7.7); falls hohe Noradrenalin-Dosen erforderlich sind, ggf. zusätzlich Vasopressin (z.B. Empressin®).

Transfusionstrigger Durch das Priming-Volumen der HLM kommt es zu einer Verdünnung des Bluts (Hb sinkt um etwa 20 g/l). Dies kann bei Pat. mit präop. Anämie eine Transfusion notwendig machen.

Überwachung während der Bypassphase

- Ideal: Steuerung der Narkosetiefe mittels EEG-Monitoring (BIS®)
- **Hämodynamik:** Beeinflussung durch HLM-Fluss und vasoaktive Substanzen. Ein niedriges Sauerstoffangebot an der HLM ist mit einer erhöhten Rate postop. Organdysfunktion und kognitiver Dysfunktion assoziiert. Ob die Perfusion für einen individuellen Pat. adäquat ist, kann anhand NIRS-Monitoring abgeschätzt werden.

- **Urinausscheidung:** Die Diurese während der Bypassphase ist extrem variabel. Die Gabe von Diuretika zur Behandlung einer Oligurie ist nicht indiziert.
- **Temperatur:** Über rektale und pharyngeale Sonde; Temperaturunterschiede > 2 °C während der Aufwärmphase zeigen inhomogenen Aufwärmvorgang an: Langsamer aufwärmen! Nasopharyngeale Temperatur nicht höher als 37 °C (kognitive Dysfunktion).
- **Labor:** Alle 20–30 Min. BGA, Hb/Hkt., E'lyte, BZ, Laktat, ACT
  - K^+ durch Substitution auf 4,5–5,0 mmol/l halten
  - In Abhängigkeit vom Glukosegehalt der eingesetzten Kardioplegielösung kann es zu einem erheblichem Anstieg des Blutzuckers kommen: Mit Insulin gegenregeln.
  - Bei ACT < 400 Nachheparinisierung mit 5.000–10.000 IE

Reperfusionsphase

Zeit vom Öffnen der Aortenklemme bis zum Abgehen von der HLM: In dieser Phase gilt es, das Herz wieder zu einer normalen Tätigkeit (Rhythmus und Kontraktilität) zu bringen und die während der Kardioplegie depletierten ATP-Reserven wieder aufzufüllen. Das Herz sollte in dieser Phase wieder in eine rhythmische und koordinierte Aktivität gebracht werden.

- Bei fehlendem Eigenrhythmus epikardiale Schrittmacherelektroden aufnähen und stimulieren
- Bei blockierter AV-Überleitung und/oder reduzierter myokardialer Funktion AV-sequenzielles und/oder biventrikuläres Pacing erwägen
- Bei Kammerflimmern interne Defibrillation (10–50 J). Pat. mit rezidiv. Kammerflimmern (häufig koronare Luftembolie) benötigen meist wiederholte Gaben von Mg^{2+} (3–15 mmol Einzeldosis), ggf. auch Xylocain oder Amiodaron.

12.2.4 Weaning von der HLM

Voraussetzungen

- Ausreichend lange reperfundiert
- ! Eventuell ausgeschaltete **Alarme wieder aktiviert**
- **Beatmung:** Unbedingt an die Wiederaufnahme der Beatmung denken! Zunächst Lunge blähen (Atelektasen)! FiO_2: 0,6. Kontrolle von Belüftung und Beatmungsdruck
- Regelmäßiger Rhythmus; epikardial aufgenähte Schrittmacherelektroden funktionieren.
- **Ausreichende Kontraktilität** und **adäquater Blutdruck:** Gegebenenfalls Gabe von Inotropika und/oder Vasopressoren erwägen
- **Adäquate kardiale Füllung:**
  - Orientierende Abschätzung durch Blick in den Situs: Zu gering = faltiger Herzmuskel in der Diastole; Zu hoch = überdehntes Herz
  - Füllungsdrücke: ZVD, PAP
  - TEE: Enddiastolische Fläche von LV und RV
- Rektaltemperatur mind. 36 °C, keine Differenz zwischen rektaler und pharyngealer Messung
- Blutgase, Säure-Basen-Haushalt, E'lyte im Normbereich
- **Narkoseunterhaltung:** Weiter mit Propofol (z. B. Disoprivan ▶ 6.2.4) bzw. Inhalationsanästhetikum: Isofluran (z. B. Forene ▶ 6.1.5) oder Sevofluran (Sevorane ▶ 6.1.6). Sufentanil kann i. d. R. beendet werden (kürzere Aufwach-

phase); Remifentanil sollte bis zum Ende der OP bzw. bis zur Verlegung auf die Intensivstation fortgesetzt werden.

Praktisches Vorgehen

- Sind die oben genannten Voraussetzungen erfüllt, kann der Kardiotechniker langsam die Flussrate der HLM reduzieren.
- Die kardiale Füllung wird durch Variation des venösen Rückflusses in die HLM optimiert.
- Bei auf 50 % reduzierter Flussrate der HLM kurzes Abwarten, ob die Kontraktilität des Herzens weiterhin ausreicht:
  - Bei ausreichender Kontraktilität, adäquatem Blutdruck und Füllung kann die Flussrate weiter reduziert werden, bis die Maschine steht.
  - Bei sich unter Belastung verschlechternder Kontraktilität: Steigerung der inotropen Ther., ggf. Implantation einer IABP und weitere Reduktion der HLM-Flussrate bis Maschine steht
  - Bei isolierter Kontraktilitätsminderung des RV durch wiederholte Recruitment-Manöver sicherstellen, dass die rechtsventrikuläre Nachlast nicht aufgrund von Atelektasen erhöht ist.
  - Maßnahmen zur Kreislaufstabilisierung: ▶ 12.2.6
- Blutgase: Nach Abgehen von der Maschine kontrollieren!
- Nach Entfernung der venösen Kanülen und bei stabilen Kreislaufverhältnissen, Heparin (meist nur die Initialdosis) mit Protamin antagonisieren: 1 ml Protamin neutralisiert 1.000 IE Heparin der Initialdosis.
  - Protamin langsam applizieren, bei schneller Infusion Blutdruckabfall, Tachykardie, akute Herzinsuff.
  - Nach Protamingabe ACT kontrollieren (jetzt wieder 100–140 Sek.)

12.2.5 Abgang HLM bis zum Sternumverschluss

- **Volumenverluste ersetzen:** Humanalbumin 5 %, ggf. plus Ringer (bei starker Diurese); gesteuert durch direkte Beurteilung der Herzfüllung, hämodynamische Messparameter und/oder TEE
- **Bei Blutungsproblemen:** Gerinnungsanalyse und ggf. Ther. mit Gerinnungspräparaten und ggf. Blutkomponenten
- Bei Thoraxverschluss **Antibiotikagabe wiederholen!**
- Pat. erst auf die Intensivstation verlegen wenn Hämodynamik stabil. Transport unter EKG- und arteriellem Druckmonitoring mit griffbereiten Notfallmedikamenten. Vor Transport Narkosetiefe kontrollieren, evtl. Nachinjektion von Anästhetika. Begleitung des Pat., Übergabe an den Intensivarzt unter Erläuterung des Protokolls

Maßnahmen bei Kammertachykardien und rezidivierendem Kammerflimmern

- Interne Defibrillation mit 10–50 J.
- Korrektur von Blutgasen, Säure-Basen-Haushalt, Elektrolyten
- Magnesium, Lidocain 1–2 mg/kg i. v. (z. B. Xylocain ▶ 6.6.4), Amiodaron 2–5 mg/kg i. v. (Cordarex®), Metoprolol 1–10 mg (Beloc®), Esmolol 100 mg fraktioniert i. v. (Brevibloc®); **Cave:** Myokarddepression bei reduzierter LV-Funktion.

Maßnahmen bei bradyarrhythmischen Störungen und Asystolie

- Elektrisch: Schrittmacher (Vorhof bzw. AV-sequenziell)
- Medikamentös (Ausnahmefall): Atropin 0,5–1 mg

Hämodynamische Störungen und Low-cardiac-output-Syndrom

- Bei bereits präop. eingeschränkter myokardialer Pumpfunktion ist nach Abgang von der HLM mit z. T. erheblichem Bedarf an Inotropika und Vasopressoren zu rechnen.
- Störungen der rechtsventrikulären Funktion unmittelbar nach Abgang von der EKZ sind häufig und oft Folge eines erhöhten pulmonalen Gefäßwiderstands durch Atelektasen; Therapie: Rekrutierungsmanöver und adäquater PEEP.
- Weitere Ursachen für eine Kontraktilitätsminderung:
  - Inkomplette Revaskularisation, veränderte Hämodynamik nach Korrektur eines Vitiums
  - Auswirkungen der HLM: Insuffiziente Kardioplegie
- Weitere Ursachen hämodynamischer Veränderungen:
  - Temperatur- und Gefäßdysregulation
  - Blutverlust – Hypovolämie

Weitere KO in der Phase nach HLM

Störungen des pulmonalen Gasaustauschs. Therapie s. o.

12.2.6 Maßnahmen zur Stützung des Herz-Kreislauf-Systems

Pharmakologische Maßnahmen

Jegliche Medikation sollte unter kontinuierlicher, invasiver Herz-Kreislauf-Überwachung, ggf. unter Bereitstellung eines Herzschrittmachers bzw. Defibrillators erfolgen (▶ Tab. 12.3).

- **Vasokonstriktoren:**
  - Noradrenalin: α_1-adrenerg, Dosis: Bolus 2–5 µg, als Perfusor 0,05–0,3 µg/kg/Min. (z. B. Arterenol® ▶ 6.7.7)
  - Vasopressin: V_1-Rezeptoragonist, Dosis: als Perfusor 1–4 U/h (z. B. Empressin®)
- **Vasodilatatoren:**
  - Glyzeroltrinitrat: NO-Donator an Gefäßmuskulatur, Dosis: Initial 1–2 µg/kg/Min. i. v. (z. B. Nitro-Pohl® ▶ 6.7.10)
  - Urapidil: α_1-Antagonist, 5-HT-1α-Agonist, Dosis: Bolus 5–10 mg i. v., als Perfusor 9–30 mg/h (z. B. Ebrantil® ▶ 6.7.4)
  - Clevidipine: Kalzium-Antagonist mit kurzer Wirkdauer: Dosis: als Perfusor 2–32 mg/h (z. B. Cleviprex®)
- **Positiv-inotrope Substanzen:**
  - Dobutamin: β_1-, α_1-, β_2-adrenerg, Dosis als Perfusor 2–10 µg/kg/Min. (▶ 6.7.7)
  - Levosimendan: Kalzium-Sensitizer, Dosis 2,5–12,5 mg als kontinuierliche Infusion mit 0,05–0,2 µg/kg/Min. ohne Bolus (z. B. Simdax®). Da die Substanz vasodilatierend wirkt ist ggf. die Kombination mit einem Vasopressor (ideal: Vasopressin!) erforderlich. Da die Substanz allgemeine organprotektive Effekte hat, sollte Levosimendan bei Risikopatienten bereits präoperativ infundiert werden.
  - Milrinon: PDE-III-Inhibitor, Dosis als Perfusor 0,375–0,75 µg/kg/Min. (z. B. Corotrop®)
  - Enoximone: PDE-III-Inhibitor, Dosis als Perfusor 2,5–10 µg/kg/Min. (z. B. Perfan®). **Cave:** Akkumulation bei Niereninsuffizienz!
  - Adrenalin (Reservemedikament!): β_1-, α_1-, β_2-adrenerg, Dosis als Perfusor 0,05–0,3 µg/kg/Min. (z. B. Suprarenin® ▶ 6.7.7)

- Inhalative Vasodilatatoren:
  - Iloprost (Prostazyklin-Analogon): per inhalationem 20 µg alle 2–4 h (z. B. Ilomedin®)
  - Milrinon: Kann in verdünnter Form auch zusammen mit Iloprost vernebelt werden; beide Substanzen senken synergistisch den pulmonalen Gefäßwiderstand.

Nichtpharmakologische Maßnahmen

▶ Tab. 12.3

Periop. SM-Ther.: Mittels epikardialer, zum Thorax ausgeleiteter Elektroden, bzw. transvenöse oder transthorakale Elektroden, AV-sequenziell, biventrikular

IABP (intraaortale Ballonpumpe): Bei akuter schwerer Linksherzinsuff. Bereits präop, meist aber nach EKZ, wenn medikamentöse Kreislaufunterstützung nicht ausreicht: Diastolische Augmentation > Zunahme der Koronarperfusion, systolische Deflation > Reduktion der Nachlast. Mittels IABP kann während der HLM ein pulsatiler Blutfluss erzielt werden, der sich günstig auf die postoperative Organfunktion auswirkt.

ECLS (extrakorporeal life support): I. d. R. venoarterielle (rechter Vorhof → Aorta ascendens, A. femoralis, A. subclavia) Kanülierung und Perfusion über Membranoxygenator mittels Zentrifugalpumpe (z. B. Centrimag®). Die Höhe des ECLS-Blutflusses bestimmt den Restfluss durch die pulmonale Strombahn und damit, wie stark das linke Herz entlastet wird.

Assist-devices: Kardiale Unterstützungssysteme wie z. B. HeartWare®. Implantierbares linksventrikuläres Assist-System mit kontinuierlichem Blutfluss (Apex linker Ventrikel → Aorta ascendens).

Tab. 12.3 Typische hämodynamische Konstellationen nach Bypassabgang

MAP	CI	SvO_2	Füllungsdrücke	Therapie
↔ oder ↓	↓	↓	↓	Volumen
↔ oder ↑	↓	↓	↑	Vasodilatator ± Inotropikum*
↓	↑	↑	↔ oder ↓	Volumen ± Vasokonstriktor
↓	↓	↓	↑	Inotropikum* ± Vasokonstriktor
↔	↔	↓	↔	Oxygenierung, Hb und Narkosetiefe überprüfen

* Levosimendan, Dobutamin und Milrinon haben neben inotropen auch vasodilatierende Eigenschaften und müssen ggf. mit einem Vasokonstriktor kombiniert werden

12.3 Spezielle anästhesiologische Probleme

12.3.1 Herzschrittmacher und AICD

Vorgehen beim Legen eines permanenten Herzschrittmachers

- Präop.: Anamnese und körperliche Untersuchung sowie EKG, Rö-Thorax, BB, Serumelektrolyte, Krea.

- Narkoseverfahren: I. d. R. Lokalanästhesie mit Stand-by (▶ 2.4.4). Ist eine Vollnarkose erforderlich, richtet sich das anästhesiologische Vorgehen nach den Grunderkr. des Pat.
- Sondenimplantation: Gebräuchlichste Zugangswege sind V. subclavia und V. jugularis interna. Das Schrittmacheraggregat wird nach Kontrolle der regelrechten Lage und Funktion der Elektroden subkutan implantiert.
- Vor der Implantation kann ein temporärer SM nötig sein (über Schleuse eingeschwemmter oder über spezielle Elektroden perkutan arbeitender SM), der erst bei einwandfreier Funktion des definitiven Schrittmachers entfernt wird.

Besonderheiten bei Implantation eines AICD

- Narkoseverfahren: Immer in Vollnarkose durchführen, da der AICD getestet werden muss (interne Defibrillation)
- Vor OP externe Defi- und Schrittmacherelektroden aufkleben; zusätzlich transvenösen Schrittmacher bereithalten
- Monitoring: Art. Kanülierung zur invasiven Blutdrucküberwachung erforderlich
- Relaxierung zur Vermeidung generalisierter Muskelerregung günstig
- Bei Testung des AICD wird elektrisch Kammerflimmern erzeugt, kontinuierliche Absprache mit Operateur und Kardiologen dringend erforderlich

12.3.2 Koronare Bypassoperation

Anästhesiologische Besonderheiten

- Bei schlechter Ventrikelfunktion, Low-cardiac-output-Status oder nach frischem Herzinfarkt: Erweitertes Monitoring mit TEE und/oder PAK
- Präop. Einsatz der IABP (diastolische Entlastung des LV, Verbesserung der Koronardurchblutung) erwägen.

OPCAB – Off-pump coronary artery bypass

Op. Myokardrevaskularisation am schlagenden Herzen ohne Einsatz der HLM. Hierbei wird das Herz zur Versorgung des jeweiligen Koronargefäßes luxiert und durch Stabilisatoren fixiert. Im Rahmen der Luxation kann es zu erheblichen hämodynamischen Veränderungen kommen. Erweitertes hämodynamisches Monitoring obligat.

12.3.3 Aortenklappenstenose

Problematik Hoher Druckgradient zwischen linkem Ventrikel und Aorta führt zur Erhöhung des linksventrikulären enddiastolischen Drucks (LVEDP) durch Restvolumen und zur Linkshypertrophie mit pulmonaler Hypertonie und evtl. relativer Mitralinsuff.

Anästhesiologische Besonderheiten

- **Blutdruck:** Koronarperfusion bei sinkendem systemischem Blutdruck gefährdet. Leichte und mäßige Aortenklappenstenosen tolerieren vorsichtige und sachverständige Narkoseführung. Schwere Aortenstenosen (Aortenöffnungsfläche < 0,5 cm^2) reagieren empfindlich auf Anästhesie:
  - Venodilatation führt zu Senkung des linksventrikulären Füllungsvolumens, zur linksventrikulären systolischen Druckminderung und zur Abnahme des Schlagvolumens.

- Größte Vorsicht mit Vasodilatatoren!
- Schon bei tendenziellem Blutdruckabfall Vasopressoren titrieren

- **Tachykardien:** Ventrikuläre Tachykardien vermeiden (**cave:** Pulmonalarterienkatheter, Pancuronium), bei supraventrikulärer Tachykardie kardiovertieren (synchrone Vorhofaktion besonders wichtig)
- **Bradykardien:** Vermeiden (HZV ↓)

12.3.4 Aortenklappeninsuffizienz

Problematik Hohe Regurgitationsvolumina bei niedrigem Druckgradienten zwischen Aorta und linkem Ventrikel am Systolenende. Daher hohe linksventrikuläre Volumenbelastung mit nachfolgender Dilatation und Hypertrophie des linken Ventrikels, Aufdehnung des Mitralklappenrings, Hypertrophie des linken Vorhofs. Dadurch Erhöhung des LVEDP und des linken Vorhofdrucks.

Anästhesiologische Besonderheiten

- Schweregrad durch Beurteilung der Regurgitationsfraktion (RF). RF 0,1 = 10 % (leichte AI) bis RF 0,6 = 60 % des Schlagvolumens (schwere Insuff.)
- Bei Zunahme der HF Abnahme von RF und Zunahme von HZV (durch Abnahme der Diastolendauer); dies ist umgekehrt bei Bradykardie, deshalb unbedingt Bradykardien vermeiden!
- Fibrillation erst unmittelbar nach Aortenklemme, sonst droht hoher Rückstrom in den linken Ventrikel mit Gefahr der Distension

12.3.5 Mitralstenose

Problematik

- Druckgradient zwischen linkem Vorhof (LA) und linkem Ventrikel (LV). Zunahme des LA-Drucks mit LA-Dilatation und Hypertrophie. Durch den pulmonalvenösen Rückstau entsteht chronisch eine pulmonale Hypertonie, akut ein Lungenödem. Hypertrophie des RV bei ausgedehntem Rückstau im Lungenkreislauf
- Füllung des linken Ventrikels von der Füllungszeit abhängig; Tachykardie führt zu Abnahme des HZV.

Anästhesiologische Besonderheiten

- Vorsicht mit pos. chronotropen Medikamenten (Betamimetika; Atropin)
- Bei Tachykardie ggf. Betablocker einsetzen (Metoprolol 1–5 mg, Esmolol 100 mg fraktioniert)
- Tachyarrhythmien unbedingt therapieren, ggf. mit Zusatzgabe von Amiodaron behandeln
- Digitalis präop. nur bei Bradyarrhythmie und hohem Serumspiegel absetzen
- Erhöhung des pulmonalart. Drucks vermeiden: Normoventilation – keine Hyperkapnie

12.3.6 Mitralinsuffizienz

Problematik Systolische Regurgitation vom linken Ventrikel (LV) in den linken Vorhof (LA). LA und LV volumenüberlastet → LA und LV dilatieren (LVEDP-Erhöhung erst bei abnehmender Kontraktilität). Bei der Systole wirft der LV sowohl in den LA als auch in die Aorta aus. Wie sich das Auswurfvolumen auf die beiden Kompartimente verteilt, ist abhängig vom jeweiligen Widerstand: Das linksventrikuläre Auswurfvolumen in die Aorta ist damit hauptsächlich abhängig vom systemischen Gefäßwiderstand (SVR). Idealerweise sollte der SVR nicht zu hoch sein.

Anästhesiologische Besonderheiten

- Pulmonalarterienkatheter hilfreich zur Messung von SVR und HZV
- Vasopressoren meiden; Anstieg von SVR erhöht Regurgitationsfraktion.
- Afterload ggf. mit Natriumnitroprussid oder Nitroglyzerin senken.

12.3.7 Hypertrophe obstruktive Kardiomyopathie

Synonym: Idiopathische hypertrophe Subaortenstenose (IHSS).

Problematik Durch Hypertrophie von Ventrikelseptum und linksventrikulärer Hinterwand verminderte Dehnbarkeit des LV, Obstruktion der linken Ausflussbahn.

Anästhesiologische Besonderheiten

- Pulmonalarterienkatheter und/oder TEE empfehlenswert
- Adäquate Vorlast sicherstellen: Erhöhtes Füllungsvolumen steigert systemischen Blutdruck und linksventrikuläres Volumen, senkt Herzfrequenz. Hypovolämie vermeiden, da sie den diastolischen Einstrom vermindert, den Druckgradienten und die Herzfrequenz steigert.
- Arrhythmien vermeiden, da der steife, hypertrophierte Ventrikel auf eine gute Vorhofkontraktion angewiesen ist.
- Tachykardien wegen verkürzter Diastole vermeiden
- **Medikamente:** Vasodilatatoren und positiv-inotrope Substanzen steigern den Druckgradienten: Katecholamine zurückhaltend einsetzen. Vasopressoren und Betablocker können eingesetzt werden.

12.3.8 Kathetergestützte transfemorale und transapikale Aortenklappenimplantation

Prinzip Verfahren zur Behandlung von Patienten mit Aortenklappenstenose, die nach klassischem Verständnis als inoperabel eingestuft wurden. Mittels Kathetertechnik wird eine in einen Metallstent integrierte Klappenbioprothese entweder retrograd über die A. femoralis, A. subclavia oder nach Minithorakotomie transaortal oder antegrad nach einer lateralen Thorakotomie über die Herzspitze (transapikal) und ggf. nach Durchführung einer Ballonvalvuloplastie in Aortenklappenposition implantiert. Je nach Klappentyp kann es erforderlich sein, die Implantation der Aortenklappenprothese unter „Rapid Pacing", also unter ventrikulärer Schrittmacherstimulation mit ca. 180–200/Min. durchzuführen, um den arteriellen Blutdruck in dieser Phase kurzfristig stark zu reduzieren und zu verhindern, dass der Ballon bzw. die Klappenprothese durch Auswurf des Herzens in der Position verrutscht.

Anästhesiologische Besonderheiten

- Hochrisikopatienten, die typischerweise neben der Aortenklappenstenose relevante Begleiterkrankungen mit sich bringen.
- Mit Ausnahme von transfemoralen Interventionen, die in Zentren mit großer Erfahrung auch in Analgosedierung durchgeführt werden können, werden die Eingriffe typischerweise in Allgemeinanästhesie durchgeführt.

- Das „Rapid Pacing" wird i. d. R. über einen transvenös via V. jugularis unter Durchleuchtung eingeführten Schrittmacher, der mit einem externen Schrittmacheraggregat mit rasch veränderbarer Herzfrequenz verbunden ist, durchgeführt.
- Aufgrund von Manipulationen mit Führungsdrähten sowie nach „Rapid Pacing" kann Kammerflimmern auftreten, daher zwingend präoperativ externe Defibrillationsmöglichkeit installieren.
- Wichtig: Schrittmacher postoperativ auf Sicherheitsfrequenz belassen, da bei einzelnen Klappentypen bis mehrere Tage nach der OP ein AV-Block III.° auftreten kann.

12.3.9 Linksventrikuläre Assistenzsysteme (LVAD)

Indikationen Destination-Therapie: Terminale (Links-)Herzinsuffizienz mit fehlender Indikation zur Herztransplantation. „Bridge-to-Recovery"-Therapie: Potenziell reversible (Links-)Herzinsuffizienz, von der vermutet wird, dass sie sich erst nach Monaten zurückbildet (z. B. Myokarditis). „Bridge-to-Transplantation"-Therapie: Patienten mit Indikation zur Herztransplantation, die in der Wartezeit auf ein Spenderorgan kardial dekompensieren, aber noch so stabil sind, dass kein ECLS (▶ 12.3.10) erforderlich ist.

Anästhesiologische Besonderheiten

- Moderne LVAD-Systeme werden i. d. R. als „Continuous-Flow"-Systeme zwischen der Spitze des linken Ventrikels und der Aorta ascendens implantiert und setzen eine adäquate Funktion des rechten Ventrikels voraus.
- Eine Rechtsherzinsuffizienz und/oder schwere pulmonalarterielle Hypertonie führen u. U. zu einer zu geringen Füllung des linken Ventrikels. Prä- und perioperativ sind daher ggf. Maßnahmen zur Verbesserung der rechtsventrikulären Funktion (z. B. präoperative Gabe von Levosimendan, ▶ 12.2.6) und/oder zur Senkung des pulmonalarteriellen Drucks (Prostazyklin, NO, Milrinon, Sildenafil, Endothelin-Antagonisten etc.) erforderlich.
- Perioperative TEE-Untersuchung ist obligat; insbesondere zum Ausschluss eines Vorhof- oder Ventrikelseptumdefekts (Risiko eines Rechts-links-Shunts), Optimierung des LVAD-Blutflusses versus Füllung und Auswurfverhalten des linken Ventrikels.

12.3.10 Extracorporal life support (ECLS)

Prinzip System aus einer Blutpumpe und einem Oxygenator mit venoarterieller Kanülierung (klinisches Synonym: ECMO).

Indikation Passageres Verfahren zur Stabilisierung der Organperfusion bei Patienten mit kardialem Pumpversagen, die konservativ und/oder unter Unterstützung mit weniger invasiven Kreislaufunterstützungssystemen (z. B. intraaortale Ballongegenpulsation [IABP]) nicht zu stabilisieren sind.

Anästhesiologische Besonderheiten

- Je nach Position der arteriellen Kanüle ergeben sich unterschiedliche Formen des Blutflusses (antegrader Blutfluss bei Implantation in der Aorta bzw. A. subclavia versus retrogradem Blutfluss bei Implantation in der A. femoralis), die bei der Behandlung berücksichtigt werden müssen. Risiko der zereb-

ralen Minderperfusion bei femoraler Implantation und Auswurf wenig oxygenierten Bluts bei begleitender Lungenfunktionsstörung oder inadäquater Ventilation.
- Auf ausreichende Antikoagulation, insbesondere bei Patienten mit geringem linksventrikulärem Auswurf, achten.

13 Anästhesie in der Neurochirurgie

Ulrich Handke

13.1 Allgemein

Breites Spektrum unterschiedlicher elektiver Operationen sowie Notfalleingriffe bei Patienten aller Altersklassen. Großer Einfluss der anästhesiologischen Maßnahmen auf das Zielorgan Gehirn erfordern spezielle Kenntnisse der Physiologie und Pharmakologie, Kenntnisse der teilweise aufwendigen Lagerung mit ihren speziellen Risiken sowie eine enge Kooperation zwischen Anästhesist, Intensivmediziner und Operateur in der perioperativen Betreuung.

! Neurologische Symptome und Defizite sollten präoperativ erkannt werden, um postoperative Komplikationen frühzeitig zu verhindern oder abgrenzen zu können. Besonderes Augenmerk gilt dem frühzeitigen Erkennen eines erhöhten Hirndrucks!

13.2 Neurophysiologie, Neuropharmakologie

13.2.1 Intrakranieller Druck (ICP)

Physiologisch 0–15 mmHg, pathologisch > 20 mmHg für mehr als 2 Min.
Messung in Höhe des Foramen Monroi, klinisch näherungsweise auf Höhe des Tragus.

Drei Kompartimente bestimmen das Volumen im starren intrakraniellen Raum:

- Hirnparenchym 80–85 % (Erw. etwa 1.400 g)
- Zerebrales Blutvolumen 5–8 % (ca. 80 ml bei Erw.)
- Liquor 7–10 % (ca. 160 ml, Neubildung pro Tag etwa 500 ml)

Eine krankhafte Volumenzunahme eines Kompartiments führt zu einer ICP-Erhöhung mit konsekutiver Verminderung der zerebralen Perfusion und daraus resultierender zerebraler Ischämie bis hin zur Einklemmung. Ein potenzieller ICP-Anstieg kann in einem gewissen Umfang durch Volumenabnahme eines anderen Kompartiments kompensiert werden. Das Liquorkompartiment hat das größte Kompensationsvolumen (50–150 ml). Nach Aufbrauchen der Reserveräume resultiert ein steiler Druckanstieg (▶ Abb. 13.1).

! Bei erhöhtem ICP-Ausgangswert führt schon eine sehr kleine Volumenzunahme zu einem nicht mehr kompensierbaren ICP-Anstieg!

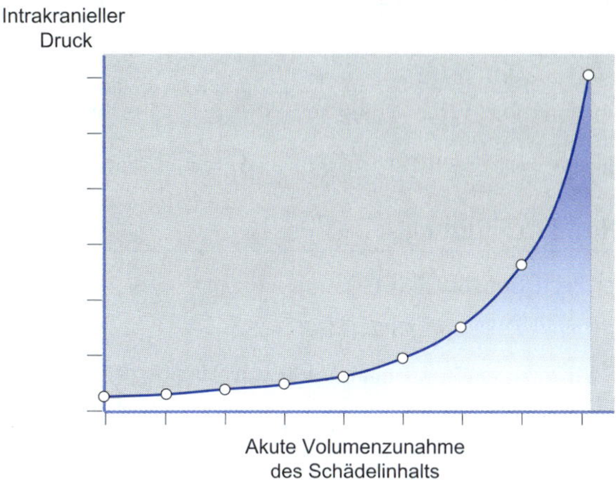

Abb. 13.1 Volumen-Druck-Beziehung [L157]

- **Chron. Volumenzunahme:** Die intrakranielle Volumenzunahme durch einen langsam wachsenden Tumor oder bei einem chron. subduralem Hämatom wird häufig trotz erhöhter Hirndruckwerte lange ohne wesentliche neurologische Störungen toleriert. Folgende Faktoren können jedoch eine weitere kritische Hirndruckerhöhung verursachen:
  - Azidose, Hypoxämie ($paO_2 < 60$ mmHg), Hyperkapnie ($paCO_2 > 40$ mmHg)
  - Stress, Steigerung des zerebralen Sauerstoffverbrauchs
  - Husten, Pressen
  - Positiver endexspiratorischer Druck (PEEP)
  - Gestörter venöser Abfluss
  - Bestimmte Anästhetika
- **Akute Volumenzunahme,** z. B. bei akuter Blutung oder Ödem, führt nach einer kurzen Phase der Kompensation (Steigerung der Liquorresorption, Verlagerung des Liquors in Richtung Rückenmark) zu einem immer steiler werdenden Anstieg des ICP. Ein zerebraler Perfusionsstillstand droht bei exzessiv erhöhtem ICP.

Klinik Kopfschmerz, Übelkeit, Erbrechen, Singultus, zunehmende Bewusstseinsstörung, Bewusstlosigkeit, Hemiparese, Papillenödem, Pupillenerweiterung, Okulomotorius- und Abduzensparese, Beuge- und Stecksynergismen, irreguläres Atemmuster, Atemstillstand, Bradykardie und hypertensive Entgleisung (Cushing-Reflex), terminal Foramen-magnum-Einklemmung.

Klinisch sollte bei V.a. ICP-Erhöhung mindestens stündlich die Pupillenfunktion geprüft werden!

Indikation zur ICP-Messung Fehlende klinische Beurteilbarkeit einer Hirndrucksymptomatik durch Bewusstseinsstörung oder Sedierung **(z. B. bei SHT,**

Subarachnoidalblutung, ausgedehnter zerebraler Ischämie, Entfernung großer Raumforderungen etc.) sowie Ableitung einer potenziellen therapeutischen Intervention hieraus!

Therapie Oberstes Ziel ist die Sicherstellung/Optimierung einer ausreichenden Hirndurchblutung und Verhinderung eines weiteren ICP-Anstiegs (▶ 13.2.2, ▶ 13.2.3)!
Suche nach der Ursache des ICP-Anstiegs (→ BGA, Temp., Kontroll-CCT etc.).

13.2.2 Hirndurchblutung

Zerebraler Perfusionsdruck (CPP)

$$CPP = MAP - ICP$$

In einem CPP-Bereich von 50–150 mmHg bleibt unter physiologischen Bedingungen die zerebrale Durchblutung relativ konstant. Sinkt der CPP unter den kritischen Wert der Autoregulatation sinkt die Hirndurchblutung. Irreversible Hirngewebsschäden können die Folge sein. Bei Hypertonikern ist die Grenze der Autoregulation (▶ Abb. 13.2) nach rechts verschoben, bei Säuglingen und Neugeborenen nach links!

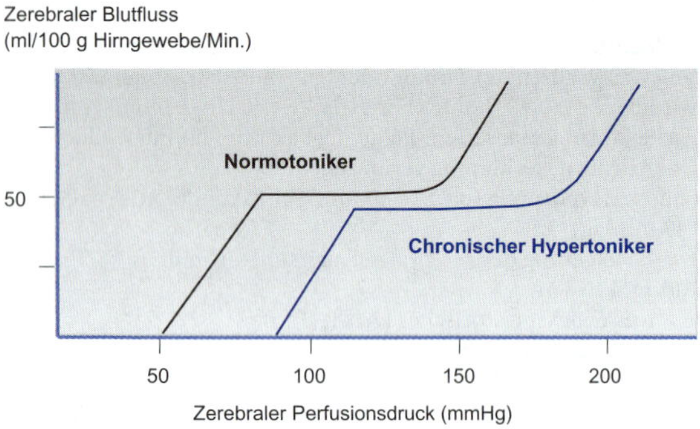

Abb. 13.2 Autoregulation der Hirndurchblutung [L157]

Hirndurchblutung (CBF)

Die zerebrale Durchblutung wird durch den CPP und Veränderungen des zerebralen Gefäßwiderstands bestimmt. Die zerebrale Durchblutung ist unmittelbar an den metabolischen Bedarf des Hirngewebes angepasst und beträgt ca. 50–60 ml/100 g Hirngewebe/Min., also etwa 700 ml/Min. oder 15 % des HZV bei intakter Autoregulation.

Einfluss auf den CBF haben pCO_2, pH, pO_2 und die Temperatur:

- Hypoventilation → Hyperkapnie → resp. Azidose → zerebrale Vasodilatation → CBF ↑
- Hyperventilation → Hypokapnie → resp. Alkalose → zerebrale Vasokonstriktion → CBF ↓
- $pO_2 < 50$ mmHg → zerebrale Vasodilatation → CBF ↑
- Hypothermie → zerebraler Metabolismus ↓ → CBF ↓

- Hyperthermie → zerebraler Metabolismus ↑ → CBF ↑

Die Autoregulationsantwort setzt mit 1–3 Min. Verzögerung ein.

> ! Abrupte Veränderungen des MAP führen zu kurzfristigen korrespondierenden Veränderungen des CBF.

Bei pathologischer Autoregulation (SHT, Ischämie, ICP ↑, Einfluss mancher Anästhetika) oder außerhalb des Autoregulationsbereichs besteht das Risiko einer zerebralen Hypo- bzw. Hyperperfusion.

13.2.3 Beeinflussung des Hirndrucks

Lagerung

ICP-Senkung durch 30°-Oberkörperhochlagerung, Abknicken von Kopf und Hals vermeiden (venöse Abflussbehinderung). Jedoch bei ICP > 30 mmHg und niedrigem MAP Oberkörperflachlagerung um den CPP zu verbessern!
Liquordrainagesysteme zur ICP-Entlastung, im Einzelfall Dekompressionskraniotomie möglich (maligner Mediainfarkt).

Ventilation/Beatmung

Regulation des zerebralen Blutflusses (CBF) über den pCO_2 → Hyperventilation verringert den zerebralen Blutfluss durch Gefäßkonstriktion und damit Verringerung des zerebralen Blutvolumens mit ICP ↓.
Cave: Verschlechtertes klinisches Outcome schon bei milder Hyperventilation (< 30 mmHg) durch Minderperfusion in vorgeschädigtem Hirngewebe.

> Eine Absenkung des $paCO_2$ < 35 mmHg wird generell nicht empfohlen!

Therapeutische Hyperventilation lediglich als Rescue-Maßnahme bei Einklemmungszeichen in Erwägung ziehen.

> Hypoxie und Hyperkapnie zur Vermeidung sekundärer Hirnschäden und ICP ↑ unbedingt verhindern.

Beatmung mit PEEP bis 8 mmHg unbedenklich, bei V.a. ICP-Erhöhung High-PEEP nur unter ICP-Monitoring. Eine therapeutische Bauchlagerung kann zum Erreichen einer Normoxämie durchgeführt werden, Kopf dabei unbedingt neutral lagern. **Cave:** Abflussbehinderung.

Osmodiuretika/-therapeutika

Zügig infundierte Osmotherapeutika, z. B. Mannit (0,25–1 g/kg KG über 30 Min.) oder hypertone NaCl-Lösung (100 ml 7,5 %) entziehen bei intakter Blut-Hirn-Schranke dem Hirnparenchym Wasser und führen so zu einer schnellen ICP ↓.
Bei gestörter Blut-Hirn-Schranke können sich Osmotherapeutika intrazellulär anreichern und so zu einem Rebound-Effekt mit ICP ↑ führen, deshalb keine prophylaktische Gabe! Therapie so kurz wie möglich!
Wirkungsabschwächung bei wiederholter Gabe. Gefahr der intravasalen Überwässerung mit Lungenödem, Vorsicht bei kardial eingeschränkten Patienten, bei einer Plasmaosmolarität > 320 mosmol/l oder einer Hypernatriämie von 155 mmol/l (hyperchlorämische Azidose). Osmotherapeutika sind stark venenreizend.

TRIS-Puffer als Ultima Ratio möglich.
Schleifendiuredika (Furosemid) können additiv zur ICP ↓ verabreicht werden.

Kortikoide

Dexamethason hat einen ausgeprägt resorbierenden Effekt auf das perifokale Ödem von Hirntumoren und wirkt dadurch hirndrucksenkend, z. B. 4 × 4 mg/d (z. B. Fortecortin®). Beim SHT konnte keine Wirksamkeit nachgewiesen werden, aber Senkung der Komplikationen und Letalität bei Pneumokokken-Meningoenzephalitis.

Anästhetika

Propofol ist derzeit das intravenöse Hypnotikum der Wahl in der Neuroanästhesie. Die Autoregulation bleibt unter Propofol erhalten. Ketamin erhöht bei gestörter Autoregulation den ICP.
Propofol und Thiopental führen zu einer dosisabhängigen Reduktion des Hirnstoffwechsels → Reduktion des zerebralen Blutflusses und Blutvolumens → Reduktion des intrakraniellen Drucks. Benzodiazepine zeigen eine geringere Wirkung auf den Hirnstoffwechsel.
Volatile Anästhetika senken zwar auch den Hirnstoffwechsel, führen aber aufgrund einer direkten zerebralen Vasodilatation dosisabhängig zu einer Steigerung des CBF und können so den ICP bei eingeschränkter zerebraler Compliance kritisch erhöhen! Postoperatives Kältezittern in der Folge einer Inhalationsanästhesie steigert den ICP und muss konsequent bei neurochirurgischen Patienten therapiert werden.
Insgesamt steigert Sevofluran den CBF weniger stark, als die anderen Gase.

- Bei dekompensiertem Hirndruck sind volatile Anästhetika kontraindiziert.
- Bei normalem Hirndruck (z. B. wacher, unauffälliger Hirntumorpat.) stellt Sevofluran eine Alternative zu Propofol dar. Vorsicht: Bei > 1,5 MAC ist die Autoregulation aufgehoben, vorher deutlich verzögerte Antwort.
- Keine Indikation für Lachgas in der Neuroanästhesie
- Bevorzugung von Remifentanil aufgrund seiner guten Steuerbarkeit
- Nicht depolarisierende Muskelrelaxanzien haben keinen direkten Effekt auf den ICP.
- Succinylcholin kann den ICP durch Muskelfaszikulationen kurzfristig erhöhen.

> **! Cave**
> Lebensbedrohliche Hyperkaliämien nach Succinylcholingabe bei Patienten mit Paresen!

Blutdrucksteuerung und Antihypertensiva

Bei Pat. mit erhöhtem ICP ist die Autoregulation der Hirndurchblutung beeinträchtigt.

- Bei Hypotonie Gefahr der zerebralen Ischämie
- Bei Hypertonie Gefahr des ICP-Anstiegs

Der CPP sollte deshalb zwischen 60 und 70 mmHg aufrecht gehalten werden.
Bei Hypotension Normovolämie anstreben, danach Vasopressoreinsatz (Noradrenalin)!

! Erhebliche RR-Steigerungen mit konsekutiver ICP ↑ häufig durch perioperative Lagerungsmaßnahmen sowie Schmerzreize → rechtzeitige Analgesie und

Narkosevertiefung → bei Fortbestand des RR ↑ oder zentralbedingtem RR-Anstieg sind ggf. Antihypertensiva indiziert!

- **Günstig: Urapidil** (z. B. Ebrantil®, ▶ 6.7.4) hat sich wegen seines schnellen Wirkungseintritts, guter Steuerbarkeit und Fehlen einer überschießenden Reaktion bewährt; fraktionierte Gabe à 1 ml = 5 mg bis zum gewünschten Effekt, Betablocker (z. B. Esmolol), Clonidin.

! **Vermeiden:** Nitroglyzerin, Nitroprussid, Dihydralazin, Kalziumantagonisten wegen ihres ungünstigen ICP-Effekts durch direkte Vasodilatation

13.3 Anästhesie bei Kraniotomien

Ausräumung von Tumoren, Hämatomen, Abszessen, Hypophysektomien, Shuntoperationen, Aneurysmaclipping, stereotaktische Operationen, Generatorimplantationen, Dekompressionskraniotomie etc.
Teils elektive Eingriffe, aber auch absolute Notfalleingriffe ohne jede zeitliche Verzögerung!
Nach Dringlichkeit:

- Präoperative Evaluierung der neurochirurgischen Patienten mit sorgfältiger Anamese, körperlicher Untersuchung und Ermittlung der körperlichen Belastbarkeit
- Weitere Untersuchungen nur bei Auffälligkeiten!

! Ausnahme: Routinemäßiger Ausschluss eines persistierenden Foramen ovale (PFO) bei sitzender Lagerung empf.!

! Besonderes Augenmerk auf Anzeichen einer Blutgerinnungsstörung legen! Schon kleinste Nachblutungen im intrakraniellen Raum können deletäre Folgen haben!

- Medikamente: **Gerinnungshemmer,** Antihypertensiva, Antikonvulsiva, Steroide?
- Intubationsschwierigkeiten? (Fehlbildungen, Akromegalie, Aspirationsgefahr?)
- Präoperative neurologische Auffälligkeiten registrieren! Wichtig zur Verlaufsbeobachtung und frühzeitigen Entdeckung von postoperativen Komplikationen!

! Besonderes Augenmerk auf den intrakraniellen Druck und die zerebrale Compliance richten!

- Heranziehen der intrakraniellen Bildgebung (Größe, Lokalisation des Befunds, Ventrikelweite, Schwellung, Mittellinienverlagerung, Blutung etc.)!
- Begleiterkrankungen, Syndrome und Verletzungen, welche auch ursächlich für den Eingriff sein können, bei der Narkoseplanung beachten!
- Bei Bewusstseinsstörungen oder fraglicher Einsichtsfähigkeit rechtzeitig an eine Betreuung denken!
- Größe und Ausdehnung des Eingriffs, Lagerung sowie operative Spezialitäten im Vorfeld mit dem Operateur klären!
- Planung des erforderlichen Monitorings, Bereitstellung von Blut und Blutprodukten, i. v. Zugänge (zentral, peripher), Blasenkatheter, Nachbetreuung, Intensivstation etc.!

Begleit- und Prämedikation

Die medikamentöse Prämedikation folgt den allgemeinen Regeln.
Eine antiepileptische Therapie sollte fortgesetzt werden. Aufgrund der hepatischen Enzyminduktion können erhöhte Narkotikakonzentrationen/Muskelrelaxanzien erforderlich sein – schnellerer Abbau!

> **Cave**
> Keine Benzodiazepine oder sedierenden Medikamente bei bewusstseinsgestörten Patienten oder Patienten mit erhöhtem Hirndruck!

Monitoring

- EKG, RR, Pulsoxymetrie, Kapnografie, Temperatur, Relaxometrie
- Urinkatheter, Magensonde
- Mehrere großlumige periphervenöse Zugänge, je nach Eingriff (z.T. erhebliche Blutverluste)!
- **Großzügige Indikation zur art. Blutdruckmessung** und art. Blutgasanalyse; bei Hirndruck zwingend!
- Die Kanülierung sollte bei Risikopatienten unbedingt vor Narkoseeinleitung erfolgen, um auf kritische Blutdruckschwankungen mit ihren negativen Folgen für die Hirndurchblutung und den ICP sofort reagieren zu können!
- Verzicht allenfalls bei kleinen komplikationsarmen intrakraniellen Eingriffen bei Nichtrisikopatienten erwägen!
- **ZVK,** je nach Eingriff: Prinzipiell alle üblichen Punktionsorte möglich. Die Anlage sollte ultraschallgestützt erfolgen, um Fehlpunktionen mit ihren möglichen negativen Auswirkungen auf die zerebrale Perfusion zu vermeiden (Karotispunktion, Abflussbehinderungen durch Hämatome oder vorbestehende Thrombosen der V. jug. int. etc.).
- Bei sitzender Lagerung ZVK obligat, Katheter im rechten Vorhof platzieren, um ggf. bei einer Luftembolie die Luft absaugen zu können!
- Bei intraoperativen Komplikationen ist eine ZVK-Anlage über die V. femoralis im Notfall meist gut möglich, ohne den Operateur zu behindern!
- TEE und/oder präkordialer Doppler bei Eingriffen in sitzender oder halb sitzender Lagerung

Lagerung/Lagerungsbesonderheiten

- Die Lagerung zur OP muss vor Narkoseeinleitung feststehen, um alle Zugänge an der besser zugänglichen Seite des Patienten anbringen zu können!
- Alle intraop. nicht mehr zugänglichen Konnektionsstellen besonders sorgfältig sichern, die Auflagestellen unterpolstern, die Augen mit Salbe und Pflaster schützen. Vorsicht bei der Desinfektion des Kopfs, Augenverletzungen durch Desinfektionsmittel!
- Der Tubus und die Beatmungsschläuche müssen absolut sicher fixiert werden! Patientengefährdung durch freihängende Schläuche (an denen bei der Operation etwas hängen bleiben kann) unbedingt vermeiden, iatrogene Extubationsgefahr!
- Die meisten Kraniotomien werden in Rückenlage durchgeführt.
- Der Operateur lagert mit, Operateur und Anästhesist sind gemeinsam verantwortlich!
- Oft Fixation und Immobilisation des Kopfs in einer **Mayfield-Zange** durch drei Dornen oder im Mizuho®-Fixator. Schmerzhafter Reiz, der durch LA an den Einbringstellen oder rechtzeitige Narkosevertiefung abgefangen werden muss, ansonsten Gefahr eines unkontrollierten ICP ↑.
- Vorsicht bei Patienten mit erhöhtem ICP und Kopfseitdrehung (Gefahr einer venösen Abflussbehinderung mit ICP-Anstieg), Neutralposition des Kopfs anstreben, ggf. den gesamten OP-Tisch leicht kippen, um einen besseren Zugang zum OP-Gebiet zu ermöglichen.

13

- Eine Seitenlagerung erfolgt gelegentlich bei Eingriffen mit Projektion auf die Temporallappengegend oder die hintere Schädelgrube, Bauchlagerungen bei Eingriffen in der hinteren Schädelgrube oder Okzipitallappenregion.

Halb sitzende und sitzende Lagerung Eingriffe in der hinteren Schädelgrube.

- **Problematik:** Gefahr der **venösen sowie bei offenem PFO der paradoxen Luftembolie,** da in den Venen im OP-Gebiet ein negativer Druck herrscht; schwerwiegende Komplikationen z. B. akutes Herzversagen, Myokardinfarkt, Hirnnervenausfälle, postoperativer Pneumenzephalus, Hirninfarkt, Erblindung, postoperative Quadriplegie, Infarzierung in anderen art. Versorgungsgebieten
- **Präoperativ:** Nutzen-Risiko-Abwägung (von chirurgischer und anästhesiologischer Seite) – alternative Lagerung?

> ! Präop. Ausschluss eines PFO dringend empfohlen! Ein PFO stellt eine rel. KI für eine halb sitzende oder sitzende Lagerung dar.

- **Intraoperativ:**
  - Zusätzliches Monitoring mit TEE, alternativ präkordialer Doppler, zentraler Venenkatheter (mit Lage im rechten Vorhof), SSEP empf.! Arterie obligat!
  - Hochnormaler ZVD, Normo- bis mäßige Hypervolämie anstreben!
  - PEEP bis max. 10 mmH_2O. Die Beatmung mit PEEP ist keine zuverlässige, effektive Maßnahme zur Verringerung des Eintretens von Luft in den Kreislauf. Bei Pat. mit PFO kann sie sogar eine paradoxe Luftembolie begünstigen!
  - N_2O-freie Narkose; N_2O würde das Volumen jedes Luftbläschens zusätzlich erheblich vergrößern.
  - Das Aufsetzen des Pat. muss sehr langsam und stufenweise erfolgen, um RR-Abfälle zu vermeiden. Volumenzufuhr, Vasopressorgabe!

> ! Vorgehen bei einer Luftembolie (▶ 7.3.6).

  - Klin. Zeichen: Direkte Visualisierung einer Luftembolie sowie der akuten Rechtsherzbelastung im TEE, Veränderung des Strömungsgeräuschs beim präkardialen Doppler, Kreislaufeinbruch, ZVD-Anstieg, Tachykardie, Arrhythmie, Hypoxämie, Abfall des $petCO_2$ und Anstieg des art. CO_2
  - Sofortige Information des Operateurs. Die Eintrittsquelle muss sofort gefunden werden. Die chir. Sanierung ist die einzige kausale und effektivste Form der Behandlung. Nichtchirurgische Ursachen ausschließen z. B. akzidentielle Infusion von Luft!
  - Kopftieflage, falls möglich!
  - Eventuell Spülung des Operationsfelds mit NaCl oder Druck von nassen Kompressen auf das OP-Feld, um einen weiteren Lufteintritt zu verhindern
  - Kurzfristige Jugularvenenkompression in Absprache mit dem Operateur, Beatmung mit FiO_2 von 1,0, ggf. Gabe von Volumen und Katecholaminen, um einen adäquaten Kreislauf aufrechtzuerhalten
  - Versuch der Luftaspiration über den ZVK
  - Ultima Ratio: Mechanische kardiopulmonale Reanimation

Narkose

Die **Narkoseeinleitung** erfolgt nach den allgemeinen Grundsätzen!

- Präoxygenierung
- Opiate: z. B. Remifentanil 0,1–0,3–0,5 μg/kg KG/Min. kontinuierlich über Perfusor oder Sufentanil 0,2–0,5 μg/kg KG als Bolus
- Propofol 1–2 mg/kg KG, alternativ z. B. Trapanal 3–5 mg/kg KG
- Maskenbeatmung, bei Indikation zur RSI sofortige Relaxation
- Relaxation mit nicht depolarisierendem Muskelrelaxans, bei besonderen Indikationen (nicht nüchterner Notfallpat.) kann Succinylcholin verwendet werden (ICP-Anstieg umstritten)
- Engmaschige Blutdruckkontrolle
- Intubation (z. B. mit 7,5 mm Tubus bei Frauen, 8,0 mm bei Männern). In einigen Zentren wird 1–1,5 mg/kg KG Lidocain i. v. kurz vor Intubation gegeben, um eine bessere Abschirmung vor Stress mit Husten und Pressen zu erreichen.
- Lagekontrolle und absolut sichere Tubusfixation

Die **Narkoseaufrechterhaltung** sollte aufgrund der guten Steuerbarkeit als TIVA mit Propofol und Remifentanil erfolgen, alternativ ist bei Patienten ohne Hirndruck auch eine Narkose als balancierte Anästhesie unter Bevorzugung von Sevofluran als Narkosegas möglich (▶ 13.2.3).

Normoventilation mit Luft-Sauerstoff-Gemisch, Hyperventilation nur bei strenger Indikation (▶ 13.2.3).

Flüssigkeitstherapie

Ziel Halten der Balance zwischen Überinfusion (Verstärkung des Hirnödems) und Dehydratation (Kreislaufinstabilität und zerebrale Ischämie).

Durchführung Es sollten isotone Elektrolytlösungen (z. B. Sterofundin, Ringer) verwendet werden. Die Zufuhr von freiem Wasser in Form von Glukose- oder Teilelektrolytlösungen führt über eine Verminderung der Plasmaosmolarität zu einer Erhöhung des Flüssigkeitsgehalts des Hirngewebes (Volumenzunahme).

- Die Urinproduktion sollte intraoperativ 0,5–2 ml/kg KG/h betragen.
- Zur Blutbilanzierung Saugerinhalt, Tücher, Auffangbeutel im OP-Gebiet, Fußboden und ZVD (als Trendparameter) beobachten!
- Starke Blutverluste ggf. mit Blut und Blutprodukten ausgleichen. Künstliche Kolloide und Humanalbumin derzeit stark in Diskussion, deshalb augenblicklich keine Empfehlung – neue Daten müssen abgewartet werden!
- Hyperglykämien (> 220 mg/dl) müssen ebenso wie Hypoglykämien vermieden werden!

Narkoseausleitung und Nachbeatmungsindikationen

! Prinzipiell die Pat. auch nach langen intrakraniellen Eingriffen rasch wach werden lassen und extubieren, damit sie neurologisch beurteilbar sind → postop. Komplikationen wie Nachblutungen sind durch die Vigilanzänderung schnell zu erfassen.

Voraussetzung für die Ausleitung

- Der Pat. sollte vor Narkoseeinleitung wach und ansprechbar gewesen sein.
- Stabiler Kreislauf
- Normothermie
- Ausreichende Lungenfunktion
- Keine speziellen neurochirurgischen Kontraindikationen (Absprache mit dem Operateur)
- Kein Relaxansüberhang

Durchführung

- Ab Duraverschluss möglichst nicht mehr relaxieren
- Postoperative Schmerztherapie mit z. B. Metamizol und Piritramid rechtzeitig beginnen, um schmerzbedingte Hypertensionen in der Ausleitungsphase zu vermeiden (erhöhtes Nachblutungsrisiko)
- Wachwerden noch in der Mayfieldzange/Mizuho®-Fixator unbedingt verhindern!
- Bei systolischen Blutdrücken > 160 mmHg ggf. zusätzlich Urapidil geben!
- Einen CO_2-Anstieg unbedingt vermeiden (Hirnödemzunahme), „kein Hängenlassen" des Beatmungsbeutels, um den Atemantrieb zu steigern
- Extubation des wachen Patienten mit Schutzreflexen und ausreichender Spontanatmung, Husten möglichst vermeiden!

Komplikationen

- Intrakranielle Blutung (Hypertonie beim Wachwerden), Ödem und Pneumenzephalus, Krampfanfall, Vigilanzminderung, neurologische Ausfälle
- Allgemeine postoperative Komplikationen wie Übelkeit, Erbrechen, Shivering etc.

13.4 Spezielle intrakranielle Eingriffe

13

13.4.1 Infratentorielle Hirntumoren

Problematik

- Operationen in der hinteren Schädelgrube im relativ engen anatomischen Raum mit allen wichtigen Zentren

> **! Cave**
> Durch chirurgische Manipulationen in der Nähe des Hirnstamms oder an sensiblen Hirnnerven können plötzlich vegetative Reflexe und zentrale Dysregulationen ausgelöst werden. Typisch ist die Auslösung einer massiven Hypertonie und Bradykardie (bis zum Herzstillstand), aber auch Hypotensionen und Tachykardien sind jederzeit plötzlich möglich.

Vorgehen

- Operateur unverzüglich informieren, um ggf. den Stimulus sofort zu beenden. Ansonsten sofortige symptomatische Therapie, ggf. bis zur Herzdruckmassage – unbedingt Notfallprozedere beim Team-Time-out für den Fall der Fälle mit dem Operateur besprechen
- Oft halb sitzende oder sitzende Lagerung, Probleme ▶ 2.6, ▶ 7.3.6
- Wenn nach der OP von Tumoren im Kleinhirnbrückenwinkel (Akustikusneurinom) kaudale Hirnnerven (N. glossopharyngeus, N. vagus) irritiert sind (evtl. Schluckstörung und Verlegung der oberen Luftwege durch die Zunge), den Patienten zunächst intubiert lassen. An Störungen des Atemzentrums denken!
- Nach Eingriffen in der hinteren Schädelgrube leiden die Pat. postop. oft unter extremer Übelkeit, Gefahr der Aspiration → PONV-Prophylaxe!
- Gute postoperative Überwachung: Die Nachblutungsgefahr ist nach Eingriffen in der hinteren Schädelgrube am größten, zusätzlich können schon geringe postoperative Schwellungen in dem kleinen anatomischen Raum lebensbedrohliche Folgen haben.

13.4.2 Aneurysmen

Subarachnoidalblutung

- Klinisch charakteristisch oft akut einsetzender stärkster Kopfschmerz (Vernichtungskopfschmerz), häufig von Meningismus und neurologischen Defiziten bis zum Koma begleitet, häufig Krampfanfälle
- Meistens intrakranielle Blutung aus einer proximalen Hirnarterie (ca. 80 % Aneurysmaruptur einer basalen Hirnarterie)
- Zunahme der SAB-Inzidenz mit dem Lebensalter, gehäuftes Auftreten bei Marfan-, Ehlers-Danlos-Syndrom, Neurofibromatose und Morbus Potter, Letalität um 50 %
- Generell ist mit einer Hirndruckerhöhung zu rechnen!
- Hydrocephalus internus durch Obstruktion des Liquorabflusses und Malresorption
- Als Ausdruck einer Mitreaktion des Gesamtorganismus kommt es häufig zu EKG-Veränderungen (ST-Veränderungen), die einen Herzinfarkt vortäuschen können, arterieller Hypertonie, HRST, gelegentlich Asystolie, selten neurogenes Lungenödem.
- **Besonderheiten** bei der präoperativen Behandlung von Pat. mit Subarachnoidalblutung (SAB):
  - Schutzintubation bei anhaltendem GCS < 9 mit eingeschränkten Schutzreflexen und repiratorischer Insuffizienz
  - Jeden Blutdruckanstieg über > 150 mmHg vermeiden → Nachblutungsgefahr mit hoher Mortalität
  - Sicherstellung einer adäquaten zerebralen Perfusion, Kreislaufstabilisierung

Aneurysmaclipping und Aneurysmacoiling

- Verschluss der Blutungsquelle innerhalb der ersten 24–72 h nach Beginn der Blutung
- Intervention nach Möglichkeit vor dem Einsetzen von Vasospasmen, die gehäuft ab dem 4. Tag nach Blutung auftreten!
- Dem Neurochirurgen und Neuroradiologen obliegt gemeinsam die Auswahl des für den Patienten besten Verfahrens (Coiling od. Clipping).
- Bei Zeichen eines erhöhten Hirndrucks (Hydrocephalus occlusus) erfolgt ggf. die frühzeitige Anlage einer externen Ventrikeldrainage.

> **!** Oberstes **Narkoseziel** bei den Interventionen ist die strikte Vermeidung von kritischen Blutdruckanstiegen → Gefahr der Aneurysmaruptur. Arterielle Blutdrucküberwachung obligat! MAP von 70–80 mmHg anstreben, Abweichungen nach dem individuellen Patientenbedürfnis erforderlich (art. Hypertonus)!

- Sowohl beim Clipping als auch beim Coiling kann es zu einer Aneurysmaruptur kommen, die beim Coiling aufgrund der akuten Hirndruckzunahme meist zur sofortigen neurochirurgischen Intervention führt.
- Ausreichende Anzahl venöser Gefäßzugänge im Vorfeld schaffen! ZVK-Anlage erwägen!
- Bereitstellung von Blut und Blutprodukten

- Die intraoperative Ruptur im Rahmen des Clippings kann zu einer massiven Blutung mit der Notwendigkeit einer Massivtransfusion führen!
- Gelegentlich Verwendung von intermittierenden Clips auf die dem Aneurysma zu- und abführenden Gefäße, um die Gefahren einer Ruptur bei der Präparation zu reduzieren. Ischämiegefahr → Neuroprotektion unmittelbar vor dem Ausklemmen durch Bolusgabe Propofol (z. B. 100 mg) oder Thiopental (200 mg) erwägen → konsekutive Reduktion des Hirnstoffwechsels und damit des Sauerstoffverbrauchs des Hirngewebes! Absprache mit dem Operateur. Zusätzlich FiO_2 auf 0,8–1,0 erhöhen sowie den Blutdruck leicht anheben (10–20 %) → Verbesserung der Perfusion über Kollateralgefäße. Blutdruckanhebung durch moderate Volumengabe, zusätzlich evtl. Vasokonstriktoren (Akrinor®, Noradrenalin im Perfusor: 5 mg in 50 ml NaCl 0,9 %, Anfangsdosis 0,5 ml/h)

Komplikationen Postinterventionell müssen Komplikationen rasch erkannt werden. Die klinisch-neurologische Überwachung des wachen Patienten ist anzustreben. Nach der Intervention gemeinsam interdisziplinär entscheiden, ob der Patient wach werden kann.

- Häufigste Komplikationen in den Folgetagen sind ausgeprägte Vasospasmen (40 %) sowie verzögerte neurologische Defizite, die vermutlich durch eine Dysfunktion der Gefäßregulation, Mikrozirkulationsstörungen sowie durch Inflammationsprozesse getriggert werden.
- Die routinemäßige Triple-H-Therapie (Hypervolämie, Hypertonie, Hämodilution) nach Clipping wird nicht mehr empfohlen.
- Normovolämie, induzierte Hypertension bei Auftreten von neurologischen Defiziten, Ballonangioplastie als weitere therapeutische Option
- Medikamentöse Prophylaxe durch den Kalziumantagonisten Nimodipin p. o. umstritten. NW: RR-Abfall, Rhythmusstörungen, mögliche Steigerungen des ICP (Kalziumantagonisten sind Vasodilatatoren!) → unreflektierter Einsatz bedenklich

13.4.3 Angiome

- Die Therapie arteriovenöser Fehlbildungen kann durch eine neuroradiologische Embolisation, durch eine direkte Unterbindung oder Exstirpation durch den Neurochirurgen oder durch eine Kombination der Verfahren erfolgen. Die Therapie erfordert eine gute interdisziplinäre Absprache.
- Kleinere arteriovenöse Malformationen bieten kaum Besonderheiten. Hyperventilation vermeiden, da hierbei der Blutfluss durch die nicht reagiblen path. Gefäße gesteigert wird!
- Große Angiome werden präop. (teil-)embolisiert; bei ihnen kann es nach der OP zu Schwellungen und Blutungen in angrenzenden Arealen kommen, da diese vorher chron. unterperfundierten Gebiete plötzlich mit normalem Druck versorgt werden. Diese Pat. im niedrig normalen Blutdruckbereich zu halten ist lebenswichtig.

13.4.4 Hypophyseneingriffe

Hypophysentumoren sind meist gutartige Tumoren, die in der Adenohypophyse, seltener in der Neurohypophse, ihren Ursprung haben. Gesichtsfeldausfälle durch Druck auf Chiasma opticum möglich.

Häufig hormonaktive Tumoren (ACTH, STH) führen zu spezifischen Problemen (▶ 8.5) z. B.:

- **Morbus Cushing** (Diab. mell., Adipositas, art. Hypertonus, Hypokaliämie, Ulcus ventriculi, etc.)
- **Akromegalie:** Auf Intubationsschwierigkeiten durch Makroglossie und Hypertrophie der pharyngealen Mukosa unbedingt achten – Maskenbeatmung gelegentlich schwierig bis unmöglich → fiberoptische Wachintubation erwägen!

Hypophysenunterfunktionen kommen vor und müssen erkannt und ggf. schon präoperativ substituiert werden (Glukokortikoide bei Nebenniereninsuf., Schilddrüsenhormone etc.).

Hydrokortison: Wegen der Gefahr einer Hypophysenfunktionsstörung (→ sekundäre Nebenniereninsuffizienz → **Addison-Krise**) intraoperative Substitutionsbehandlung mit Hydrokortison (z. B. 200–300 mg/24 h als Perfusor) beginnen (▶ 8.5.).

Operative Besonderheiten: Meist transnasaler Zugang in Rückenlage über die Sella turcica zur Hypophyse, selten transkranieller Zugang, gelegentlich zusätzlich Entnahme von Bauchfett und Fascia lata zum Verschluss eines Liquorlecks.

Mit dem Operateur vorher Tubuslage besprechen, um einen optimalen Zugang zum Operationsfeld sicherzustellen (meistens linker Mundwinkel). **Rachentamponade** einlegen, um Übertritt von Wundblut in Trachea und Magen zu vermeiden – unbedingt auf Entfernung am Operationsende vor Extubation achten!

Blasenkatheter legen, um rechtzeitig einen **Diabetes insipidus** zu erkennen! Therapie: Ausgleich des Flüssigkeitsverlusts mit Kristalloiden, E'lyte kontrollieren, ggf. Desmopressin (0,1–1 µg i. v.).

13.4.5 Eingriffe bei Trigeminusneuralgie

- **Mikrovaskuläre Dekompression des N. trigeminus** (OP nach Janetta): Kraniotomie hintere Schädelgrube (▶ 13.3). Mehrstündiger Eingriff meist in Seiten- od. halb sitzender Lagerung, um den krankhaften Kontakt des Nervs mit Arterien in Hirnstammnähe zu beseitigen
- **Perkutane Thermoläsion im Bereich des G. gasseri:** Kooperation des Pat. nötig zur Lokalisation von Parästhesien und zur Schmerzschwellenbestimmung. Leichte Basissedierung mit Propofol, ggf. Rapifen, mehrere Kurznarkosen hintereinander für die schmerzhaften Phasen (Punktion des Foramen ovale, Thermoläsion sehr schmerzhaft), O_2-Insufflation; Pulsoxymeterkontrolle, Überwachung des exspiratorischen CO_2 anstreben, um eine ausreichende Spontanatmung sicherzustellen.

13.4.6 Shuntoperationen

Operative Shuntanlagen erfolgen bei Liquorzirkulationsstörungen zumeist als ventrikuloperitoneale Shunts. Kurzer Eingriff in VN von ca. 45 Min. Dauer, akute Komplikationen selten. OP in Rückenlage, kl. Bohrloch zum Einbringen des Ventrikelkatheters, anschließend subkutane Tunnelung für das Schlauchsystem mithilfe von langen Trokaren bis zur Bauchhöhle.

Anästhesiemanagement und Hirndruckther. (▶ 13.3, ▶ 13.2.3) abhängig vom Bewusstseinszustand; dieser kann von unauffällig bis tief komatös reichen.

Zusätzliche Hirndrucksteigerungen vermeiden, gerade bei Revisionen von Shuntverschlüssen (aufgrund der meist akuten ICP-Erhöhung).

13.4.7 Wachkraniotomie

Bohrlochanlage bei chron. subduralem Hämatom, stereotaktischer PE oder im Rahmen von funktionellen neurochirurgischen Eingriffen, die die Mitarbeit des Patienten erfordert.
LA durch Operateur, zusätzlich meist Analgesie bzw. Analgosedierung erforderlich! Sicherstellung einer ausreichenden Spontanatmung → erschwerter Zugang zum Atemweg durch Interaktion mit dem Operationsfeld. Es erfordert viel Fingerspitzengefühl sowie einen kooperativen Patienten und Operateur!

13.5 Kinderneurochirurgie

▶ 9.7

13.6 Anästhesie bei Schädel-Hirn-Trauma

13

Vorrangige Aufgabe: **Vermeidung bzw. Therapie aller Ursachen eines prognoselimitierenden sekundären Hirnschadens** (▶ 7.5.3 SHT/Notaufnahme).
Die Akutversorgung vital bedrohlicher Begleitverletzungen hat Priorität vor der speziellen Therapie des SHT. Gegebenenfalls simultane Versorgung von lebensbedrohlichen intra- und extrakraniellen Verletzungen! Kreuzblut, ausreichend EKs bereitstellen!

Ursachen des sekundären Hirnschadens

Extrakraniell

- **Art. Hypotension:** Bei Volumenmangelschock, Spannungspneumothorax, Contusio cordis, Perikardtamponade, Myokardinfarkt, spinales Trauma
- **Hypoxämie und Hyperkapnie:** Bei respiratorischer Insuff., Aspiration, Pneumothorax, Hämatothorax, Anämie, Atemwegsobstruktion
- **Weitere Ursachen:** Schwere Hypokapnie (spontane Hyperventilation), Hypo-/Hyperglykämie, Hyponatriämie, Hyperthermie

Zerebral Intrakranielles Hämatom, zerebrale Hyperämie, zerebrales Ödem, akuter Hydrozephalus, zerebrale Krampfanfälle, Vasospasmus, intrakranielle Infektion.

Operationsindikationen

- Epidurale und akute subdurale Hämatome müssen zügig operiert werden!
- Hebung von imprimierten Kalottenfrakturen, Deckung eines offenen SHT, Hirndrucksondenanlage, Dekompressionskraniotomie, Operation von hämorrhagischen Kontusionsherden.

> Indikation und Zeitpunkt der Operation werden vom Neurochirurgen entschieden!

Anästhesiologische Besonderheiten

> Bei Eingriffen höchster Dringlichkeitsstufe, z. B. Entlastung eines akuten Epiduralhämatoms, initial keine Zeitverzögerung durch aufwendiges Monitoring! Bei Erfordernis rasch nachholen!

- **Sicherstellung der Oxygenierung unter Normoventilation:** Intubation und Beatmung (PEEP < 8 mmHg) bei GCS < 8 Punkten. An HWS-Begleitverletzungen denken → Intubation unter manueller longitudinaler Stabilisierung oder ggf. fiberoptisch wach; HWS in die Rö-Diagnostik einbeziehen
- **Kreislaufstabilisierung:** Zielgröße CPP > 60 mmHg, Episoden von systolischen Drücken < 90 mmHg vermeiden
  - Kreislaufstabilisierung mit isotonen E'lytlösungen
  - Gegebenenfalls zusätzlich zügige Gabe von vasoaktiven Substanzen (z. B. Noradrenalin über Perfusor)
  - Korrektur einer hämorrhagischen Hypovolämie (Hkt. > 30 %)
  - Einsatz künstlicher Kolloide derzeit umstritten
- **Anhaltender Blutdruckabfall:** Bei Erw. mit SHT immer von Begleitverletzungen ausgehen, nur bei Kleinkindern kann eine intrakranielle Blutung auch allein zur Hypovolämie führen.
- **Anästhesie:** Propofol (Barbiturate, Benzodiazepine), Opiate, (Ketamin), ggf. Relaxierung, auf volatile Anästhetika in der Akutphase verzichten! Titrierte Gabe, um eine medikamentös induzierte Hypotonie zu minimieren, aber auch ausreichende Gabe, um stress- und schmerzbedingte ICP-Anstiege zu vermeiden!
- **Spezielle Hirndrucktherapie** (z. B. Osmotherapeutika, Barbiturattherapie, Hyperventilation als Ultima Ratio) in Absprache mit dem Neurochirurgen

13.7 Eingriffe an der Wirbelsäule und Rückenmark

Anästhesiologische Besonderheiten

> **!** Narkose und Lagerung dürfen eine vorbestehende Neurologie nicht verschlechtern, Perfusionsdruck von mind. 60 mmHg auch für das Rückenmark anstreben!

- **Lagerung:** Die überwiegende Anzahl der Operationen erfolgt in Bauchlage. Umlagerung nur bei stabilem Kreislauf. Gefahr von Blutdruckabfällen durch Orthostase und Kavakompression. Daher Thorax und Becken unterpolstern, vorherige Volumengabe! Lagerungsschäden (Augen, Ohren, Kehlkopf, Arme, Beine) vermeiden, Kopf in achsengerechter neutraler Position lagern
- Operationen der HWS erfolgen meistens von ventral in Rückenlage, selten von dorsal (Bauchlage oder sitzender Position, Kopf in der Mayfieldzange). Die Umlagerung erfolgt gemeinsam mit dem Neurochirurgen, bei instabiler HWS sollte der Kopf vom Neurochirurgen gehalten und geführt werden, der Anästhesist achtet auf den Tubus!
- **Instabile Frakturen der HWS:** Goldstandard ist fiberoptische Wachintubation (▸ 11.5.8).
- Schwellungen und Nachblutungen im Bereich der HWS und der oberen Luftwege können eine postoperative Nachbeatmung nötig machen.
- **OP von Tumoren der Wirbelsäule** (häufig Metastasen): Mit Blutverlust rechnen, ausreichende Anzahl großlumiger i. v. Zugänge, ggf. Monitoring erweitern (art. Druckmessung, ZVK), Blut bereitstellen

- **Bandscheiben-OP:** Selten (1 : 1.000–6.000) Verletzungen der Aorta oder der Iliakalgefäße. Lebensgefahr! Blutdruckabfall, der mit Volumengabe und Akrinor® zunächst aufgefangen werden kann; Dekompensation häufig erst nach Umlagerung auf den Rücken; sofortige Info und Absprache mit dem Operateur sind in dieser Situation lebenswichtig.
- **Methylprednisolon** 30 mg/kg (z. B. Urbason®, ▶ 8.5.4), innerhalb von 3 h nach traumatischer Rückenmarkläsion appliziert, soll die Rückbildungstendenz von neurologischen Ausfällen verbessern, insgesamt aber sehr umstritten und nicht generell empfohlen; Rücksprache mit den Neurochirurgen.

Autonome Hyperreflexie

Kann in der chron. Phase von hohen Rückenmarkverletzungen (meist höher als Th6) auftreten.

Auslöser Trigger sind meist volle Blase, volles Rektum, chirurgischer Reiz in zu flacher Narkose.

Klinik Plötzliche extreme Aktivität des Sympathikus unterhalb der Läsion mit schwerer Hypertension, reflektorischer Bradykardie, Flush, Schwitzen und Piloerektion.

Therapie Trigger beseitigen, Vasodilatatoren z. B. Nitroglyzerin 1–2 mg/h bei 75 kg (z. B. Nitrolingual®, ▶ 6.7.4), evtl. Alphablocker z. B. Urapidil 10–25 mg i. v. (z. B. Ebrantil®, ▶ 6.7.4).

Prophylaxe Regional- oder Allgemeinanästhesie. Hypertensive Entgleisungen nicht durch zentral wirksame Medikamente, sondern durch direkte Vasodilatatoren und periphere Alphablocker behandeln.

14 Anästhesie in Gynäkologie und Geburtshilfe

Andrea Ros

14.1 Anästhesie und Schwangerschaft

14.1.1 Physiologische Veränderungen

Kardiovaskuläres System

- HZV: Ab 6. Mon. erhöht → Anpassung an erhöhten Sauerstoffverbrauch (Schlagvolumen und Herzfrequenz ↑↑ bei fallendem Afterload)
- Blutvolumen: Steigt um 35 % als Folge von peripherer Vasodilatation während des 1. Trimenons
- Uterusdurchblutung: 20- bis 40-fach erhöht am Termin, d. h. Uterus benötigt bis zu 20 % des HZV
- Uterusvergrößerung: Aortokavales Syndrom → V.-cava-Kompression, z. B. durch Rückenlage, bedingt verminderten venösen Rückfluss → verringertes Schlagvolumen → Hypotension
- Aortale Kompression führt zu verminderter uteriner Durchblutung und somit zu fetaler Asphyxie.
- Gefäßwiderstand: Bedingt durch Down-Regulation α- und β-adrenerger Rezeptoren nimmt die Reaktion auf Ephedrin an den uterinen Gefäßen bei erhaltener Reaktion an den Femoralgefäßen ab, d. h. Ephedrin ist geeignet zur Ther. der maternalen Hypotension.

Klinische Bedeutung

- Rückenlage der Schwangeren möglichst vermeiden, falls unumgänglich (Lagerung zur Sectio) Tisch rasch in Linksseitenlage bringen, es droht Verstärkung der Hypotension durch Sympathikusblockade infolge SpA oder PDA!
- Punktion epiduraler Venen eher möglich durch vermehrte Füllung; Loss of Resistance kann schwer feststellbar sein.

Respiratorisches System

Obere Luftwege: Die generalisierte Ödembildung während der Schwangerschaft kann lebensbedrohlich sein. Zusätzlich: Erhöhte Blutungsneigung der Schleimhäute.

> ! Vorsicht bei Intubation und Legen der Magensonde.

Klinische Bedeutung Das Risiko für einen schwierigen Atemweg ist insgesamt um den Faktor 10 erhöht!

- Atemmechanik: Zwerchfellhochstand durch den schwangeren Uterus → funktionelle Residualkapazität ↓
- Alveoläre Ventilation steigt um 70 % am Termin.
- Atemzugvolumen wird um 40 % erhöht, Atemfrequenz steigt um 15 %.
- Gasaustausch: Durch Hyperventilation entsteht eine respiratorische Alkalose, die durch renale Elimination von Bikarbonat kompensiert wird.
- Verbesserte Sauerstoffaufnahme durch gesteigertes HZV bei normalem Closing Volume

Risikofaktoren Rauchen, Adipositas und Kyphoskoliose → Closing Volume ↓ → Hypoxämie.

Funktionelle Residualkapazität sinkt um 80 % am Termin → Hypoxämie entsteht schneller als normal. Wegen geringer Apnoetoleranz ist die Präoxygenierung vor Narkoseeinleitung von entscheidender Bedeutung.

Gastrointestinales System

- Progesteroneinfluss: Verzögerte Magenentleerung sowie verminderte Magen-Darm-Motilität, zusätzlich Tonusminderung des unteren Ösophagussphinkters.
- Gastrineinfluss: Konzentration der Magensäure steigt.
- Vergrößerter Uterus: Intragastraler Druck steigt.

Klinische Bedeutung Erhöhtes Aspirationsrisiko, daher Atemwegssicherung durch RSI-Technik; die Gabe von 30 ml Natriumzitrat vor Narkoseeinleitung sowie die Applikation eines H_2-Antagonisten (z. B. Zantic®) 300 mg abends und 150 mg 20 Min. vor Narkoseeinleitung haben sich bewährt.

Hämatologie

Da das Blutplasma stärker erhöht ist als die Erythrozytenzahl resultiert eine Verdünnungsanämie. Thrombozyten, Gerinnungsfaktoren und Fibrinogen werden vermehrt gebildet, AT III fällt ab.

Klinische Bedeutung

- Durch die schwangerschaftsbedingte Hyperkoagulabilität steigt die Inzidenz von Thromboembolien.
- Durch verminderte Aktivität der Plasmacholinesterase verlängert sich die Wirkung von Succhinylcholin, v. a. bei zusätzlicher Gabe von Magnesium.

Psyche

- Jeder Schwangeren sollte mit Rücksicht und Nachsicht begegnet werden, denn die Schwangerschaft ist eine stressreiche Zeit.
- Der Psychologe im Anästhesisten ist gefordert, um der emotionalen Labilität der Schwangeren adäquat zu begegnen.

Anatomie

Die Brustvergrößerung in der Schwangerschaft ist, v. a. in Kombination mit Adipositas und kurzem Hals, **der** wichtigste Faktor für eine erschwerte Intubation. Hier ist das Short Handled Laryngoskop (Laryngoskop mit Kurzgriff) sehr hilfreich.

! Zungenpiercing grundsätzlich entfernen lassen!

! Mallampati-Score kann sich in Schwangerschaft durch Ödembildung drastisch verschlechtern.

14.1.2 Narkosemedikamente und Schwangerschaft

Medikation in Schwangerschaft und Stillzeit
Grundsätzlich gilt: Weniger ist mehr bzw. besser!

Anästhetika und zahlreiche andere Medikamente beeinflussen die Uterusaktivität und/oder passieren die Plazentaschranke, die keine wesentliche Barriere gegenüber Pharmaka darstellt (▶ Tab. 14.1).

Klinische Bedeutung Aus ethischen und experimentell-technischen Gründen kann die Plazentapassage von Medikamenten nicht umfassend untersucht werden. Darum beruhen die meisten Ergebnisse auf Tierversuchen, deren Bedeutung für den Menschen nicht immer hinreichend gesichert ist.

Tab. 14.1 Medikamente in der Schwangerschaft und ihre Nebenwirkungen

Substanz (Beispiel)	**NW und Anwendungsbeschränkungen**
Anästhetika	
Intravenöse Anästhetika	
Alfentanil (Rapifen®)	Keine KI in Schwangerschaft und Stillzeit
Etomidat (Hypnomidate®)	Strenge Ind.-Stellung
Ketamin (Ketanest®)	KI im 1. Trimenon und bei Präeklampsie und Eklampsie
Methohexital (Brevimytal®)	KI in Schwangerschaft und Stillzeit
Propofol (Disoprivan®)	Keine KI in Schwangerschaft und Stillzeit
Remifentanil (Ultiva®)	Unter der Geburt wegen Atemdepression des Neugeborenen nicht empfohlen
Thiopental (Trapanal®)	Keine Bedenken
Inhalationsnarkotika	
Desfluran (Suprane®)	Strenge Ind.-Stellung in Schwangerschaft und Stillzeit
Isofluran (Forene®)	Strenge Ind.-Stellung im 1. Trimenon **NW:** In Abhängigkeit von der Konzentration fetale Depression, befristete verminderte Vigilanz beim Neugeborenen. Verzögerte Blutstillung durch Relaxation des graviden Uterus
Lachgas (Stickoxydul Hoechst® D)	Keine Bedenken unter der Geburt
Sevofluran (Sevorane®)	Sicherheit für Mutter und Kind wurde in einer klin. Studie bei Kaiserschnittgeburten gezeigt
Lokalanästhetika	
Articain (Ultracain®)	Keine Bedenken
Bupivacain (Carbostesin®)	Keine Bedenken
Lidocain (Xylocain®)	Strenge Ind.-Stellung als Antiarrhythmikum, in der Stillzeit keine Bedenken
Mepivacain (Meaverin®)	Strenge Ind.-Stellung im 1. Trimenon, Stillen möglich
Prilocain (Xylonest®)	Höheres Risiko für Met-Hb-Bildung
Ropivacain (Naropin®)	Soll für das Neugeborene unter der Geburt verträglicher sein als Bupivacain
Analgetika (Narkoanalgetika), Antipyretika, Spasmolytika	
Acetylsalicylsäure (z. B. Aspirin®)	Keine hoch dosierte Langzeitther., ungeeignet im 3. Trimenon. In der Stillperiode. **NW:** Verzögerung und Verlängerung der Geburt mit erhöhtem Blutverlust. Vorzeitiger Verschluss des Ductus arteriosus Botalli
Atropin (Atropinsulfat Braun®)	Keine Bedenken

Tab. 14.1 Medikamente in der Schwangerschaft und ihre Nebenwirkungen *(Forts.)*

Substanz (Beispiel)	NW und Anwendungsbeschränkungen
Analgetika (Narkoanalgetika), Antipyretika, Spasmolytika	
Buprenorphin (Temgesic®)	Strenge Ind.-Stellung; chron. Einnahme während der Schwangerschaft vermeiden. Substitutionstherapie bei Drogenabhängigkeit. In Stillzeit evtl. verringerte Milchproduktion **NW:** Atemdepression beim Neugeborenen bei subpartaler Gabe
Chloroquin (Resochin®)	Keine Bedenken bei prophylaktischer Anwendung. Bei kurzfristiger Therapie Stillen möglich
Codein in verschiedenen Präparaten	Kurzfristige Anwendung in der Schwangerschaft möglich, in der Stillzeit nur bei zwingender Ind. **NW:** Atemdepression und Entzugserscheinungen
Ergotamine in diversen Migränemitteln	KI in der Schwangerschaft, in der Stillzeit strenge Ind.-Stellung **NW:** Abortgefahr im 1. Trimenon, vorzeitige Plazentalösung, Ergotismus
Fentanyl (Fentanyl® Janssen)	Keine KI in der Schwangerschaft. Einmalige Applikation in der Stillzeit unbedenklich (ggf. Stillpause) **NW:** Subpartale Gabe führt beim Neugeborenen zur Atemdepression
Flupirtin (Katadolon®)	Mangelnde Erfahrung in der Schwangerschaft, Stillen möglich bei Einzeldosen
Hyoscinderivate (z. B. Buscopan®)	Strenge Ind.-Stellung in der Schwangerschaft und in der Stillzeit
Ibuprofen	NSAR, KI im 3. Trimenon, ansonsten Analgetikum der Wahl in Schwangerschaft und Stillzeit
Indometacin (z. B. Indomet-ratiopharm®)	NSAR, KI im 3. Trimenon, keine Empfehlung für Stillzeit **NW:** Vorzeitiger Verschluss des Ductus arteriosus Botalli, evtl. Tokolyse
Meptazinol (Meptid®)	KI in der Schwangerschaft (Ausnahme Wehenschmerz)
Metamizol (Novalgin®)	Strenge Ind.-Stellung in der Stillzeit **NW:** NW auf Blutbildung möglich, evtl. vorzeitiger Verschluss des Ductus arteriosus Botalli
Morphin (MST-Mundipharma®)	Strenge Ind.-Stellung in der Schwangerschaft, einmalige Applikation in der Stillzeit unbedenklich **NW:** Atemdepression bei subpartaler Gabe beim Neugeborenen möglich. Somatische und psychische Retardierung bei chron. Gebrauch, fetales Entzugssy.
Paracetamol (ben-u-ron®)	Keine Bedenken
Pethidin (Dolantin®)	Strenge Ind.-Stellung. in der Schwangerschaft, einmalige Applikation in der Stillzeit möglich **NW:** Atemdepression beim Neugeborenen bei subpartaler Gabe möglich

Tab. 14.1 Medikamente in der Schwangerschaft und ihre Nebenwirkungen (Forts.)	
Substanz (Beispiel)	**NW und Anwendungsbeschränkungen**
Analgetika (Narkoanalgetika), Antipyretika, Spasmolytika	
Phenylbutazon (Ambene®)	KI im letzten Trimenon, Langzeitther. wegen möglicher Schädigung der Hämatopoese vermeiden. In der Stillzeit nur als Einzeldosis
Piritramid (Dipidolor®)	KI in der Stillzeit wegen mangelnder Erfahrung **NW:** Atemdepression bei subpartaler Gabe möglich, fetales Entzugssy.
Piroxicam	Im 1. und 2. Trimenon strenge Ind.-Stellung, KI im 3. Trimenon, in der Stillzeit nicht empfohlen **NW:** Eventuell hämorrhagische Diathesen
Tramadol (Tramal®)	Keine Bedenken bei Kurzzeitanwendung
Antiallergika	
Bamipin (Soventol®)	Strenge Ind.-Stellung im 1. Trimenon; Stillzeit: nicht im Bereich der Brust auftragen
Clemastin (Tavegil®)	Keine Bedenken in der Schwangerschaft, Stillen möglich bei Einzeldosen
Dimetinden (Fenistil®)	KI im 1. Trimenon, Stillzeit: strenge Ind.-Stellung
Antibiotika, Antimykotika	
Aminoglykoside	KI wegen Skelettschädigungen, Nephro- und Ototoxizität
Antibiotika, Antimykotika	
5-Aminosalicylsäure (Mesalazin®)	Keine Bedenken
Amphotericin B (Ampho-Moronal®, in der Schwangerschaft)	Keine Bedenken bei lokaler Anwendung, möglichst meiden in der Stillzeit
Cephalosporine	Keine Bedenken bekannt. Mittel der Wahl
Chloramphenicol	KI (Grey-Sy.)
Clindamycin (Sobelin®)	Reservemittel in der Schwangerschaft, Stillzeit: strenge Ind.-Stellung
Clotrimazol (Canesten®)	Keine Bedenken bei lokaler Anwendung
Erythromycin (Erythrocin®)	Keine Bedenken in der Schwangerschaft, in der Stillzeit strenge Ind.-Stellung
Ethambutol (Myambutol®)	Standardmittel zur Ther. der Tbc in Schwangerschaft und Stillzeit
Griseofulvin (Fulcin S®)	KI in der Schwangerschaft und in der Stillzeit
Antibiotika, Antimykotika	
Gyrasehemmer	KI in Schwangerschaft und Stillzeit
Isoniazid (Isozid®)	Keine Bedenken

Tab. 14.1 Medikamente in der Schwangerschaft und ihre Nebenwirkungen *(Forts.)*

Substanz (Beispiel)	NW und Anwendungsbeschränkungen
Antibiotika, Antimykotika	
Miconazol (Daktar®)	Lokale Ther. in Schwangerschaft und Stillzeit möglich, KI für systemische Ther.
Nystatin (Moronal®)	Keine Bedenken
Penicilline	Keine Bedenken, Mittel der Wahl
Rifampicin (z. B. Eremfat®)	Med. der Wahl zur Ther. der Tbc in Schwangerschaft und Stillzeit; Vit.-K-Gabe an Neugeborenes!
Streptomycin	Strenge Ind.-Stellung in Schwangerschaft und Stillzeit
Sulfonamide	Strenge Ind.-Stellung in Schwangerschaft und Stillzeit
Tetrazykline	KI wegen Affinität zur Kalzifizierungszone und zum Dentin mit reversibler Milchzahnverfärbung
Trimethoprim (Infectotrimet®)	Folsäureantagonist, andere Antibiotika bevorzugen
Antidiabetika	
Orale Antidiabetika	Wenig Erfahrung
Insuline	Mittel der Wahl (Umstellung sofort nach Feststellung der Schwangerschaft). Keine Bedenken in der Stillzeit (BZ-Kontrollen)
Antiemetika	
Dimenhydrinat (Vomex A®)	Akzeptabel in Schwangerschaft und Stillzeit
Metoclopramid (Paspertin®)	Bei Reflux Mittel der Wahl in der Schwangerschaft. Kurzer Einsatz in der Stillzeit möglich
Antiepileptika	
Carbamazepin (Tegretal®)	Strenge Ind.-Stellung. An Vit.-K-Ther. beim Neonaten denken
Clonazepam (Rivotril®)	Strenge Ind.-Stellung. Keine Kombinationstherapie in der Stillzeit
Lamotrigin	Antiepileptikum der Wahl in der Schwangerschaft, Monotherapie, niedrigstmögliche Dosis! In der Stillzeit akzeptabel, Säugling auf NW überwachen
Mesuximid (Petinutin®)	Mögl. niedrige Dosis, besser: Umstellung auf Lamotrigin oder Carbamazepin. Keine Erfahrungen in der Stillzeit
Phenobarbital (Luminal®)	Strengste Ind.-Stellung, mögl. niedrige Dosis, Monotherapie, Folsäuresubstitution, besser: Umstellung auf Lamotrigin oder Carbamazepin. Stillen nur bei niedrigen Dosen

Tab. 14.1 Medikamente in der Schwangerschaft und ihre Nebenwirkungen *(Forts.)*

Substanz (Beispiel)	NW und Anwendungsbeschränkungen
Antiepileptika	
Phenytoin (Zentropil®)	Strenge Ind.-Stellung. Keine Kombinationstherapie in Schwangerschaft und Stillzeit
Primidon (Mylepsinum®)	Mögl. niedrige Dosis, Monotherapie, Folsäuresubstitution, Vit.-K-Prophylaxe, besser: Umstellung auf Lamotrigin oder Carbamazepin Kein Stillverbot, Säugling auf NW beobachten
Valproinsäure (Leptilan®)	Verteilung auf mehrere Einzeldosen, Folsäuresubstitution, besser: Umstellung auf Lamotrigin oder Carbamazepin. Stillen unter Monotherapie möglich
Antihypertensiva	
Clonidin (Catapresan®)	Strenge Ind.-Stellung in Schwangerschaft und Stillzeit
Diazoxid	KI in Schwangerschaft und Stillzeit
Dihydrazalin (Nepresol®), Methyldopa (Presinol®)	Keine Bedenken
Propranolol (Dociton®)	Bei Langzeitther. evtl. Wachstumsretardierung, neonatale Hypoglykämie, verminderte kardiovaskuläre Kompensation von Stress
Kalziumantagonisten	Mittel der Wahl als Antiarrhythmikum
Antihypotensiva	
Dihydroergotamin	Strenge Ind.-Stellung in der Stillperiode. **NW:** Auch bei oraler Gabe ist eine Vasokonstriktion der Uterusgefäße mit uteriner Mangeldurchblutung nicht auszuschließen
Etilefrin (z. B. Effortil®)	KI im 1. Trimenon, leicht wehenhemmend, in niedrigen Dosen in der Stillzeit akzeptabel
Noradrenalin (Arterenol®)	Strenge Ind.-Stellung
Antikoagulanzien	
Heparin	Keine Bedenken, Mittel der Wahl
Kumarine	KI in der Schwangerschaft (Hypoplasie der Nasalknochen, Chondrodysplasia punctata, geistige Retardierung). In der Stillzeit ggf. Blutungsstörungen beim Neugeborenen
Nadroparin (Fraxiparin®)	Keine Bedenken in der Schwangerschaft, wenig Erfahrung in der Stillzeit
Antitussiva, Bronchospasmolytika	
Ambroxol (Mucosulvan®)	Keine Bedenken
Bromhexin (Bisolvon®)	Keine Bedenken
Fenoterol (Berotec®)	In Schwangerschaft und Stillzeit Mittel der 1. Wahl im Asthma-Stufenplan, bei Notfall-Tokolyse i.v. oder inhalativ

Tab. 14.1 Medikamente in der Schwangerschaft und ihre Nebenwirkungen *(Forts.)*

Substanz (Beispiel)	NW und Anwendungsbeschränkungen
Antitussiva, Bronchospasmolytika	
Orciprenalin (Alupent®)	Strenge Ind.-Stellung im 1. Trimenon. Tokolytisch wirksam
Salbutamol (Sultanol®)	In Schwangerschaft und Stillzeit Mittel der 1. Wahl im Asthma-Stufenplan, bei Notfall-Tokolyse i.v.
Terbutalin (Bricanyl®)	Alternative im Asthma-Stufenplan, keine Langzeit-Tokolyse
Theophyllin (Solosin®)	Alternative im Asthma-Stufenplan, keine Bedenken in der Stillzeit; Apnoe-Prophylaxe beim FG
Diuretika	
Acetazolamid (Diamox®)	Strenge Ind.-Stellung. Keine Langzeitther. **NW:** In der Stillzeit Dehydratationsrisiko beim Neugeborenen
Chlortalidon (Hygroton®), Furosemid (Lasix®), Spironolacton (Aldactone®)	Strenge Ind.-Stellung **NW:** In der Stillzeit Dehydratationsrisiko beim Neugeborenen
Hydrochlorothiazid (Esidrix®)	Mittel der 1. Wahl, falls Diuretikum in Schwangerschaft und Stillzeit erforderlich
Triamteren	KI in der Schwangerschaft **NW:** In der Stillzeit Dehydratationsrisiko beim Neugeborenen
Glukokortikoide	
Alle Substanzen	Strenge Ind.-Stellung, kein Stillhindernis bei mittlerer Dosierung; bes. Ind.: Lungenreifebehandlung **NW:** Evtl. Lippen-Kiefer-Gaumen-Spalten und andere Fehlbildungen bei Langzeitther.
Muskelrelaxanzien	
Pancuronium, Vecuronium (Norcuron®)	Strenge Ind.-Stellung
Cis-Atracurium (Nimbex®)	KI in der Schwangerschaft
Dantrolen (Dantamacrin®)	Strenge Ind.-Stellung in der Schwangerschaft
Mivacurium (Mivacron®)	Wenig Erfahrung
Rocuronium (Esmeron®)	Wenig Erfahrung
Suxamethonium (Lysthenon®)	Eventuell Wirkungsverlängerung durch verminderte Pseudocholinesterase-Aktivität
Psychopharmaka	
Amitriptylin (Saroten®)	Strenge Ind.-Stellung in Schwangerschaft und Stillzeit, Mittel der 1. Wahl
Clomipramin (Anafril®), Imipramin (Tofranil®)	Strenge Ind.-Stellung in Schwangerschaft und Stillzeit

Tab. 14.1 Medikamente in der Schwangerschaft und ihre Nebenwirkungen *(Forts.)*

Substanz (Beispiel)	NW und Anwendungsbeschränkungen
Psychopharmaka	
Benzodiazepine	Nicht in der Frühschwangerschaft, Ausnahme: Epilepsie. Kurzzeitige Anwendung in der Stillzeit möglich **NW:** Atemdepression beim Neugeborenen bei subpartaler Gabe
Levomepromazin (Neurocil®), Perphenazin (Decentan®)	Wenig Erfahrung **NW:** Eventuell kardiovaskuläre Fehlbildungen bei Applikation im 1. Trimenon
Promethazin (Atosil®)	Dosisanpassung erforderlich
Haloperidol (Haldol®)	Neuroleptikum der Wahl. In der Stillzeit akzeptabel
Lithium (Hypnorex®)	Strenge Ind.-Stellung in Schwangerschaft und Stillzeit
Schilddrüsentherapeutika	
Levothyroxin (Euthyrox®)	Exakte Dosisüberwachung in der Schwangerschaft. Keine Bedenken in der Stillzeit
Jod (Jodetten®)	KI Langzeitther. Strenge Ind.-Stellung in der Stillzeit
Carbimazol, Thiamazol (Favistan®)	Strenge Ind.-Stellung, Lebertoxizität!
Quellen: Embryotox – Pharmakovigilanz- und Beratungszentrum für Embryonaltoxikologie, Charité – Universitätsmedizin Berlin (02/2016); Arznei aktuell 2.2., ifap-Institut für Ärzte und Apotheker, München (02/2016)	

Je niedriger das Molekulargewicht, je größer die Lipidlöslichkeit, je niedriger der Ionisationsgrad, je höher die Konzentration einer Substanz, desto ausgeprägter die Plazentapassage.

Inhalationsanästhetika

- Alle halogenierten Inhalationsanästhetika dämpfen dosisabhängig die Uterusaktivität.
- Äquipotente Konzentrationen von Isofluran und Sevofluran wirken vergleichbar relaxierend auf den Uterus → Inhalationsanästhetika können den Blutverlust nach Entbindung erhöhen!

Barbiturate

- Thiopental ist das gebräuchlichste Hypnotikum der Geburtshilfe.
- Thiopental ist negativ inotrop und wirkt vasodilatierend, dies bleibt ohne Effekt bei der kardial gesunden normovolämen Schwangeren.
- Dosierung: 4–7 mg/kg KG

Ketamin

- Das Hypnotikum der Wahl bei schwerer Blutung oder akutem Asthmaanfall, nicht geeignet bei Hypertonus!

- Vorteil gegenüber Thiopental: Keine Awareness
- Dosierung: 1 mg/kg KG (Ketamin-S)

Etomidate

Hypnotikum der Wahl bei kardial schwer vorgeschädigten Gebärenden aufgrund der minimalen kardiovaskulären Depression, allerdings können die Myoklonien nach Injektion erheblich stören.

Propofol

Bisher off label use in Deutschland wegen fehlender Zulassung; bei Schwangerschaftsabbruch jedoch jetzt zugelassen.

Muskelrelaxanzien

- Für die RSI-Technik ist Succhinylcholin das gebräuchlichste Medikament, gelegentlich werden auch Esmeron und Mivacron benutzt. Alle Relaxanzien sind gering lipidlöslich und haben einen hohen Ionisationsgrad → Plazentapassage nur gering.
- Dosierung Succhinylcholin: 1–1,5 mg/kg KG
- Eine Repetition eines nicht depolarisierenden Muskelrelaxans während einer Sectio ist meist unnötig, da die Abdominalmuskulatur der Schwangeren sowieso maximal gedehnt ist.

Benzodiazepine

Zur Anxiolyse während einer Regionalanästhesie zur Sectio einsetzbar, z. B. kleine Dosen von Midazolam (1–2 mg).

14.1.3 Die Schwangere im OP

Eingriffe im 1. Trimenon möglichst meiden wegen eines möglichen Risikos auf die Organogenese.

Klinische Bedeutung Alle Frauen im gebärfähigen Alter bei der Anamneseerhebung nach möglicher Schwangerschaft befragen! Die vulnerabelste Zeit bzgl. Organogenese ist die bis zum 90. postkonzeptionellen Tag.

- Die gängigen Narkosemedikamente sicher bis auf Lachgas (teratogen im Tierversuch) und Benzodiazepine (Gesichtsabnormalität möglich). **Cave:** Nötige Vorsicht hinsichtlich Übertragbarkeit aus dem Tiermodell bedenken. Zur Erinnerung: Die Thalidomid-Katastrophe! Kein schädigender Einfluss von Thalidomid beim Säugetier!
- Im 2. und 3. Trimenon möglichst keine NSAID anwenden wegen möglichem Verschluss des Ductus Botalli. An CTG-Kontrollen denken, evtl. auch intraop.!
- Wann immer möglich, Regionalverfahren bevorzugen!
- Laparoskopische Eingriffe bei der Schwangeren sind grundsätzlich möglich, wenn der intraabdominelle Druck durch das Pneumoperitoneum < 15 mmHg bleibt.
- Schwere Hypotension, Hypoxie oder Azidose sind während der Schwangerschaft weitaus gefährlicher als die Narkose selbst.

Spezielle Operationen

Anlage einer Cerclage

Verschluss des Zervikalkanals bei Insuff. des Muttermunds durch zirkuläre Nähte. Idealerweise in Spinalanästhesie → Narkoserisiko wird minimiert + Pressen – Belastung für die Nähte – in der Ausleitungsphase vermieden.

Stand-by bei äußerer Wendung

Prinzip: Wendung des Kinds aus Beckenend- oder Querlage in Schädellage zur Begünstigung einer vaginalen Geburt. Erfolgt auf dem Operationstisch unter prophylaktischer Planung einer Cito-Sectio caesarea.

Gefahren der äußeren Wendung: Vorzeitige Plazentalösung mit massiver Blutung, fetale Hypoxämie durch Kompression der Nabelgefäße, Traumatisierung der Mutter. Daher sorgfältige Aufklärung im Vorfeld!

14.1.4 PDA in der Geburtshilfe

Die PDA ist – gemeinsam mit der CSE – die zurzeit wirkungsvollste Methode zur Schmerzlinderung unter der Geburt, der analgetische Effekt ist gegenüber anderen Methoden der Analgesie hochsignifikant.

Aufklärung Möglichst nicht unter Weheneinfluss, (juristische Grauzone!). Bewährt hat sich die Einrichtung einer anästhesiologischen Schwangerensprechstunde, auf die im Rahmen der Kreißsaalvisite aufmerksam gemacht werden kann. Hier kann mit der nötigen Ruhe und Zeit aufgeklärt werden.

Indikation Wunsch der Gebärenden, protrahierter Geburtsverlauf, Mehrlinge, Frühgeburtlichkeit.

Kontraindikation Ablehnung durch die Gebärende, Gerinnungsstörungen, erhöhter Hirndruck, Sepsis, schwere Hypotonie.

14

Durchführung Aufgeklärte Gebärende, möglichst erfahrener Anästhesist (Gefahr der Duraperforation beachtlich bei Unerfahrenheit, von 0,1% auf bis zu 4%).

- Ind. durch Geburtshelfer bestätigt (ideale Muttermundweite 2–3 cm)
- Gerinnungsparameter nicht nötig gemäß Leitlinien bei leerer Anamnese hinsichtlich Gerinnungsstörungen
- i. v. Zugang ist platziert und gut verklebt (jede Gebärende schwitzt)
- Überwachung mütterlicher Vitalparameter (Blutdruck, EKG, Sauerstoffsättigung)
- ! CTG-Kontrolle vor und nach Beendigung des Verfahrens angeraten
- Anlage des PDK in sitzender Position (empfehlenswert bei Adipositas) oder in Seitenlage
- Sterile Kautelen, Einstichhöhe L2/L3 oder L3/L4

Besonderheiten

- Bei tätowiertem Rücken möglichst Einstich in nicht tätowierten Bezirk
- Alternativ vor Einstich Stichinzision mit Skalpell, um mögliche Einschleppung von Farbpartikeln in den Periduralraum zu vermeiden
- Nach Vorgabe eines Lokalanästhetikums Auffinden des Periduralraums mit der „Loss-of-Resistance"-Technik, hierbei unbedingt eine Wehenpause abwarten (Partusistengabe erwägen, wenn Wehenpause zu kurz)!
- PDK nicht tiefer als 5 cm peridural platzieren, da sonst einseitige Wirkung!
- Nach negativem Aspirationsversuch (kein Blut, kein Liquor) intermittierende Gabe von mind. 10 ml Ropivacain 0,125 % mit 5 μg Sufentanil, davon die ersten 3 ml **langsam** als Testdosis, danach evtl. Anschluss einer PCEA-Pumpe
- In Eröffnungsphase: Schmerzprojektion bis Th10 (bis zu 20 ml des o. g. Gemischs notwendig)
- In Austreibungsphase: Bedienung des PDK im Sitzen empfehlenswert zur besseren Betäubung der jetzt zuständigen sakralen Fasern
- Applikationsform der Wirkdosis entweder als intermittierende Bolusgabe oder selbstgesteuert durch die Gebärende als PCEA

- Bei PCEA: Keine kontinuierliche peridurale Infusion, denn diese führt zu einem erhöhten Lokalanästhetikaverbrauch mit resultierendem höherem Risiko von unerwünschter motorischer Blockade.

Klinische Bedeutung Eine frühzeitige PDK-Anlage führt nicht zu einer Verzögerung des Geburtsverlaufs und nicht zu einer höheren Rate an instrumentellen Entwicklungen oder sekundären Sectiones, wenn die PDA grundsätzlich mit einem niedrig dosierten Lokalanästhetikum in Kombination mit einem Opioid durchgeführt wird (entspricht der „walking epidural").

Gefahren der PDA
- Hypotonie (Ther.: Linksseitenlage, Volumen, Ephedrin)
- Postpunktioneller Kopfschmerz (Flachlagerung, Volumen, Paracetamol, Blutpatch)
- Versehentliche spinale Lage
- Keine Wirkung: Meistens bedingt durch unentdeckte intravasale Lage

CSE (kombinierte Spinal-Epidural-Anästhesie)

Kombiniert die Möglichkeiten der PDA (Titration, Prolongation der Analgesie) mit dem schnellen Wirkungseintritt der Spinalanästhesie.
Kombiniert jedoch auch die Risiken beider Verfahren und sollte für die Fälle, in denen eine rasche Analgesie dringend notwendig ist (abgebrochene Hausgeburt) reserviert werden.
Aufgrund der spinalen Opiatapplikation erlaubt sie eine Mobilisation in der Eröffnungsphase („walking epidural").

14

14.1.5 Regionalanästhesie zur Sectio caesarea

Gemäß der Dringlichkeit des Eingriffs drei Indikationen:
- Elektive Sectio
- Eilige Sectio
- Not-Sectio

Für die elektive und die eilige Sectio eignen sich Regionalanästhesieverfahren, bei der Not-Sectio ist die Allgemeinnarkose meist das schnellste und damit adäquate Verfahren.

SPA zur Sectio

- In Deutschland mittlerweile am häufigsten eingesetzt zur elektiven Sectio
- Vorteile: Technisch einfach, schnell, sicher, kostengünstig, niedrige Toxizität
- Die Inzidenz des postspinalen Kopfschmerzes geht durch die Verwendung dünner, atraumatischer Spinalkanülen (Whitacre, Sprotte) gegen null.
- Minimierung einer Hypotonie: „low dose spinal anaesthesia", d. h. Bupivacain 0,5 % bis zu 12,5 mg mit Opioidzusatz (z. B. Sufentanil 2,5–5 µg)

PDA zur Sectio

- Geeignet bei elektiver und eiliger Sectio, v. a. falls eine elektive Sectio zur sekundären Sectio mutiert bei bereits liegendem Periduralkatheter
- Vorteile: Sicher, geringe Toxizität, kaum Hypotonie, Titration und Prolongation möglich
- Nachteil: Relativ langsame Entwicklung der Anästhesie, mögliche Duraperforation mit dicker Tuohy-Nadel, Erfahrung nötig!
- Dosierung: Ropivacain 0,75–1 % (10–15 ml) mit Opiodzusatz (20–25 µg Sufentanil)

14.1.6 Intubationsnarkose zur Sectio caesarea

Schnellstes Verfahren, vorbehalten zur Not-Sectio und bei KI zur Regionalanästhesie.

Vorgehen Lagerung der Pat. in Linksseitenlage, möglichst beide Arme auslagern (Vermeidung von Lagerungsschäden [Sichtkontrolle], Option auf weitere periphervenöse Zugänge). Steriles Abwaschen und Abdecken vor Narkosebeginn, in dieser Zeit Präoxygenierung und Beruhigung der Pat. sehr wichtig!

Narkoseeinleitung

- Präkurarisieren nicht nötig
- Thiopental (5–7 mg/kg KG) zügig injizieren
- Relaxierung mit Succhinylcholin (1–1,5 mg/kg KG), keine Zwischenbeatmung mit Maske, Krikoiddruck
- Zügige, aber vorsichtige Intubation unter Wahrung der Sichtverhältnisse bis zur Stimmbandpassage des Tubus, sofortige Blockung und Information des Operateurs

Narkoseunterhaltung

- Keine Opiate bis zur Kindsentwicklung
- Narkoseunterhaltung mit Sauerstoff-Luft-Gemisch und Zusatz eines volatilen Inhalationsanästhetikums (Isofluran, Sevofluran)
- Von Uterotomie bis zur Entwicklung des Kinds 100 % Sauerstoff
- Opiatgabe nach Abnabeln des Kindes, Fortführen der Narkose wie gewohnt
- Oxytocingabe nach Ansage des Operateurs, max. 3 IE langsam i.v. applizieren (Tachykardie, Übelkeit, Vasospasmen bis zu pektanginösen Beschwerden möglich, v. a. bei späten Erstgebärenden), alternativ 100 µg Carbetocin einmalig als Kurzinfusion

14.1.7 Postoperative Schmerztherapie

! Gratulieren nicht vergessen.
- Nach Sectio in PDA: Verwendung des liegenden Periduralkatheters: Ropivacain 0,125 % mit Sufentanil oder Ropivacain 0,2 %
- Nach Sectio in SPA oder ITN: Ibuprofen 3 × 600 mg p.o. + Diclofenac 1 × 100 mg Supp. + evtl. Oxycodon 1 × 5 mg oder 10 mg p.o.; alternativ PCA mit Piritramid.

Zeigen und Selbst-Halten des Kinds ist ein sehr gutes Koanalgetikum und hat keine NW.

14.1.8 Pathologische Schwangerschaft

Blutungen sub partu

Blutungen sind mit die häufigsten mütterlichen Todesursachen in der Geburtshilfe.

Ätiologie

1. Placenta praevia
2. Vorzeitige Plazentalösung
3. Uterusruptur

Placenta praevia

- Bei Einnisten des Embryos im Bereich des unteren Uterinsegments
- Leitsymptom: „Schmerzlose" Blutung, ohne ersichtliche Ursache und immer **vor dem Blasensprung**
- Abhängig vom Schweregrad der Blutung ist eine Sectio in SPA möglich, falls Pat. hämodynamisch stabil. Anlage eines 2. Venenzugangs, Bereitstellung von Blutkonserven. Möglichkeit zur zügigen Intubation muss jederzeit gegeben sein.

Vorzeitige Plazentalösung

- Teilweise bis vollständige Ablösung der normal sitzenden Plazenta
- Leitsymptom: Plötzlicher und heftiger Unterbauchschmerz
- Sectio meist als Not-S. durchgeführt → ITN, Bereitstellung von Blutkonserven, Anlage mehrerer großlumiger Venenzugänge
- Mütterliche Mortalität durch Schock und DIC erhöht

Uterusruptur

Leitsymptome: Schmerz und Kollaps.

> ! Jeder unklare Schockzustand intra- und postpartal ist rupturverdächtig.

Laparotomie in Intubationsnarkose, falls Uterusexstirpation geplant, rechtzeitig großlumige Venenzugänge legen, Blutprodukte zügig bereitstellen → rechtzeitig Hilfe nachfordern!

Hypertensive Schwangerschaftserkrankungen

- **Gestationshypertonie:** Nach der abgeschlossenen 20. SSW auftretende Blutdruckwerte > 140/90 mmHg ohne Proteinurie bei einer zuvor normotensiven Schwangeren, die 12 Wo. nach der Geburt normale Blutdruckwerte aufweist
- **Präeklampsie** (Synonym: Gestose): Gestationshypertonie + Proteinurie < 300 mg/24 h
- **Eklampsie:** Tonisch-klonische Krampfanfälle zusätzlich zur Symptomatik der Präeklampsie

Ther. der Hypertonie: Methyldopa (z.B. Presinol®), Dihydralazin (Nepresol®), bei Eklampsie zusätzlich Magnesium intravenös.
Zur vaginalen Geburt bzw. zur Sectio: RA-Verfahren entgegen früherer Vorbehalte durchaus einsetzbar.

HELLP-Syndrom

Trias:

- **H** → hemolysis = Hämolyse
- **EL** → elevated liver enzymes = pathologisch erhöhte Leberwerte
- **LP** → low platelets = erniedrigte Thrombozytenzahl (< 100.000/μl)

Schnelle Ödembildung kombiniert mit rechtsseitigem Oberbauchschmerz. Ödembildung betrifft auch Schleimhäute, Intubation evtl. deutlich erschwert. Enge Absprache mit Geburtshelfer und Pädiater nötig, um bei möglichst noch stabilen Thrombozytenwerten (> 70.000/μl) eine Sectio in SPA anstreben zu können! Postop. intensivmedizinische Überwachung.

Fruchtwasserembolie

Seltene, aber heftige Komplikation peripartal mit hoher Mortalität (ca. 30 %).

Symptome: Dyspnoe, Krampfanfall, schnelle Schockentwicklung mit schwerer maternaler Hypoxämie → sofortige Sectio in ITN indiziert.

14.1.9 Hochrisikoschwangerschaft

Adipositas in der Schwangerschaft führt zu nicht zu unterschätzenden Problemen. Rechtzeitige Anamneseerhebung und elektive Planung einer evtl. anstehenden Sectio helfen, das Risiko zu minimieren!
Leitpfade:

- Sectio in SPA anstreben, Intubation kann schwierig bis unmöglich sein (rundes Gesicht, kleiner Mund, große Zunge, Kurzhals, Brustvergrößerung) bei äußerst geringer Hypoxietoleranz und hohem Aspirationsrisiko
- Bei geplanter vaginaler Entbindung frühzeitig Periduralkatheter legen, denn häufig Ind. zur sekundären Sectio, somit Umgehung der risikobehafteten ITN möglich

Der schwierige Atemweg ist in der Geburtshilfe 10-mal häufiger und bei Adipositas noch häufiger!

Maternale Mortalität

- **Anästhesiebedingt** (bis zu 4 %): Die britischen „Reports on Confidential Enquiries into Maternal Deaths", ergänzt durch Daten aus den USA, zeigten auf: Die schwierige bis nicht mögliche Intubation sowie die Aspiration sind wesentlich für die maternalen Todesfälle im Rahmen einer Allgemeinanästhesie → SPA zur Sectio. Standards zur Optimierung des Airway-Managements in Notfallsituationen (Motto: „weniger ist mehr", d. h. möglichst nur eine Intubationshilfe einsetzen, mit der man vertraut ist) sowie Standards zur Verminderung des Aspirationsrisikos haben gleichfalls zur Senkung der Mortalität beigetragen.
- **Nicht anästhesiebedingt:** Steigende Anzahl später Erstgebärender (gesellschaftliches Phänomen, In-vitro-Fertilisierung) → steigende Inzidenz der koronaren Herzkrankheit bei Schwangeren. **Cave:** Oxytocin niedrig dosieren und langsam injizieren zur Vermeidung von Spasmen! Pat. mit korrigierten kardialen Vitien erreichen häufiger die reproduktive Phase, die Planung einer anstehenden Sectio sollte auch in kardiologischer Absprache erfolgen.

14.1.10 Primärversorgung des Neugeborenen

Die Erstversorgung des Neugeborenen erfolgt häufig durch den Anästhesisten (v. a. nach einer Sectio), die Vertrautheit mit diesen Maßnahmen ist daher sehr wichtig.
Wichtig für den Erfolg einer Reanimation beim Neugeborenen:

1. Abreiben mit einem Tuch (Stimulation und Wärmeschutz)
2. Absaugen (Atemwege frei machen)
3. Sauerstoffgabe

Vorgehen

Zustandsdiagnostik des Neugeborenen nach Apgar-Schema (1953 entwickelt, ▸ Tab. 14.2). Anamneseerhebung: Informationen über Mutter (Alter, Parität, Raucher, Drogen, Blutgruppe), Ind. zur Sectio, Gestationsalter, Infektion, Tokoly-

se, Lungenreifebehandlung. Klare Aufgabenverteilung zwischen Hebamme, geburtshilflichem Assistent und Anästhesist zur Verbesserung der Abläufe.
Das Kind wird auf dem Reanimationstisch (mit eingeschalteter Wärmelampe) mit Kopf zum Anästhesisten platziert. Durch kräftiges Trocknen mit einem Tuch wird der Wärmeverlust 5-fach verringert, ebenfalls wird das Kind durch die taktile Stimulation zum Atmen angeregt. Absaugen von Mundhöhle und Rachen → Freimachen der Atemwege.
Reihenfolge bei Absaugung: Mund → Rachen → Nase → Ösophagus und Magen.

! Cave
Durch pharyngeale Absaugung Gefahr der reflektorischen Bradykardie und Apnoe.

Tab. 14.2 Zustandsdiagnostik des Neugeborenen nach dem Apgar-Schema

Punkte	0	1	2
Atmung: 60 Sek. postpartal regelmäßige Atmung, Atemfrequenz 30–60/Min.	Keine Atmung	Unregelmäßig, Schnappatmung	Regelmäßig, schreit kräftig
Puls: Normale HF 120–160/Min.	Kein Puls	< 100	> 100
Grundtonus: Aktive Bewegungen oder spontan gebeugte Arme und Beine, die einer Streckung Widerstand entgegensetzen	Schlaffer Muskeltonus	Geringe Beugung	Aktive Bewegung
Aussehen: Hautfarbe unmittelbar nach Geburt blau, am Stamm rasch rosig	Blau oder weiß	Stamm rosig, Extremitäten blau	Rosig
Reflexaktivität: Beklopfen der Fußsohlen; Niesen, Husten oder kräftiges Schreien nach Einführen eines Katheters in die Nase	Keine Aktivität	Grimassiert	Niest, hustet, schreit
Bewertung: 9–10 Punkte: Optimal lebensfrisch, **7–8** Punkte: Normal lebensfrisch, **5–6** Punkte: Leichter Depressionszustand, **3–4** Punkte: Mittlerer Depressionszustand, **0–2** Punkte: Schwerer Depressionszustand			

Falls kein Erfolg, Zufuhr von Sauerstoff. Aber: Keine (längere!) Sauerstoffzufuhr ohne Überwachung der transkutanen Sauerstoffsättigung. Bei Frühgeborenen Zielwert von über 80 % ausreichend, über 90 % nicht notwendig und potenziell schädlich.
Weiter persistierende ungenügende Spontanatmung: Beatmung mit Maske und Beutel. Essenziell: Richtige Lagerung des Kindes (HWS leicht überstrecken), Überprüfen der Atemgeräusche des Kindes mittels präkordialem Stethoskop. Beatmung des Kindes evtl. schwierig → Magenüberblähung, v.a. wenn das Kind noch nicht selbst geatmet hat!
Falls innerhalb einer Minute unter Maskenbeatmung keine Besserung → Intubation. Tubus möglichst nasotracheal einführen mit Fixierung am Naseneingang bei 7 cm + kg KG in cm. Ende der schwarzen Tubusmarkierung im Bereich der Stimmritze!

- Exhalative CO_2-Messung entdeckt eine Fehlintubation schneller als die klinische Prüfung, aber: Keine CO_2-Exhalation bei Herzstillstand!
- Ind. zur Intubation großzügig stellen!
- Bei fehlender Herzaktion: Herzmassage, Druckpunkt liegt bei allen Kindern im unteren sternalen Drittel
- Verhältnis Herzmassage zu Beatmung ist 3 : 1
- Kompressionsfrequenz 90/Min.

Medikamentöse Therapie

Natriumbikarbonat

- Pufferung mit Natriumbikarbonat nie blind, sondern nur, wenn sich das Kind trotz Intubation und Beatmung nicht erholt und eine schwere Azidose (pH < 7,0) eine erfolgreiche Reanimation erschwert bis behindert
- Dosierung: 2 mmol/kg KG, auch bis zu 8 mmol/kg KG, Applikation 1 : 1 verdünnt mit Aqua dest. bei langsamer Injektion (hyperosmolare Lösung)
- Schockierte Neugeborene → Volumenzufuhr indiziert: NaCl 0,9 % 20 ml/kg KG; evtl. Wiederholung nötig unter Beachtung des Ausfalls der zerebralen Autoregulation bei Asphyxie!

Adrenalin

- 0,1–0,3 ml/kg KG 1 : 10.000 (≙ 0,01–0,03 mg/kg) i. v. oder via Nabelvenenkatheter
- 0,3–1 ml/kg KG 1 : 10.000 intratracheal

14

Naloxon

Nur wenige Studien mit positivem Ergebnis. Ind.: Respiratorische Depression bei Müttern mit Narkose. Dosierung: 0,1 mg/kg KG i. v. oder i. m.

Zustandsdiagnostik

Nach 1 Min. und nach 5 Min. Apgar-Score ermitteln. Hierbei gilt jedoch: Niedriger Score = Charakter einer Warnung, prognostischer Wert gering bzgl. der weiteren Entwicklung.

Zugangswege

Falls weder Nabelvenenkatheterisierung noch intravenöse Kanülierung möglich sind → intraossäre Nadel. Dieser Zugangsweg ist sicher (unter 1 % KO) und schnell (30–60 Sek.). Punktionsort für Kinder aller Altersklassen ist die proximale Tibia. Dosierungen entsprechen der intravenösen Menge.

Besondere Situationen

Mekoniumaspiration (0,5–20 % Häufigkeit).

- Sofortiges Absaugen von Mund-Nasen-Rachenraum
- Keine Maskenbeatmung! Atmung nicht stimulieren!
- Ind. für direkte Laryngoskopie, Absaugen des Hypopharynx bzw. Intubation:
  - Atemdepression
  - Herabgesetzter Muskeltonus
  - Herzfrequenz < 100/Min.
  - Ventilation mit reinem Sauerstoff
  - Magensonde, Entleerung des Sekrets

Zwerchfellhernie (Häufigkeit 1 : 2.500).
- Symptome: Atemnot, Bradykardie, Schock, Thoraxasymmetrie, Atemgeräusch auf betroffener Seite abgeschwächt, Herztöne kontralateral
- Leitsymptom: Eingefallenes Abdomen
- Probleme: Lungenhypoplasie, hoher Pulmonalarteriendruck, Hypoxämie, damit Begünstigung einer Wiedereröffnung des Ductus Botalli mit konsekutiver Hypoxämie und Azidose
- Ther.: Maskenbeatmung kontraindiziert, großlumige Magensonde, Beatmung mit reinem Sauerstoff, druckbegrenzte Beatmung, NO, Schockbehandlung, Vermeidung von Stress, Lagerung mit erhöhtem Oberkörper auf betroffene Seite
- Prognoseverbesserung durch Wahl des optimalen Operationszeitpunkts

Omphalozele (Häufigkeit 1 : 6.000).
- Zu 30–50 % sind Begleitfehlbildungen vorhanden
- Bruchsack vorhanden (im Gegensatz zu Gastroschisis)
- Ther.: Gute Wärmezufuhr, großlumige Magenablaufsonde, ausreichende Flüssigkeitszufuhr, Isolationsbeutel oder Abdeckung mit sterilen, angefeuchteten warmen Kompressen
- Latexfreie Materialien verwenden, keine Maskenbeatmung, Lagerung auf die Seite

Gastroschisis (Häufigkeit 1 : 10.000).
- Keine Begleitfehlbildungen
- Spaltbildung neben dem Nabel
- Ther. wie bei Omphalozele
- Verwendung von latexfreiem Material

Ösophagusatresie (Häufigkeit 1 : 2.500; ▶ 9.6.1).
- Auffallend viel Speichel, Zyanoseanfälle
- Magensonde lässt sich nur 10–12 cm vorschieben.
- Bei 40 % zusätzliche Fehlbildungen
- Operation frühzeitig als „geplanter Notfall“
- Kinder bleiben auch postop. pulmonale Risikopat.

14.2 Anästhesie in der Gynäkologie

14.2.1 Patienten

Vorteilhaft: Einführung einer Prämedikationssprechstunde → zusätzliche Untersuchungen können ohne Zeitdruck erledigt werden; Konsilanforderungen an die Anästhesie hinsichtlich des op. Risikoprofils können eingehend besprochen werden. Beachtung schmerztherapeutischer und palliativmedizinischer Aspekte möglich.

14.2.2 Lagerung

- Lagerungs- und Zahnschäden: Häufigste Gründe für eine Klage gegen Anästhesisten
- Lagerungsschäden bes. häufig in der Gynäkologie wegen des hohen Anteils laparoskopischer Eingriffe in Steinschnitt- und Kopftieflage und Dunkelheit

- Für die Lagerung sind Anästhesist und Operateur gemeinsam verantwortlich. → Polsterung der Extremitäten, besonders in vulnerablen Bereichen wie Ellenbogen und Kniekehle. Bei besonders adipösen Pat. Lagerungsmaterial sowie Operationstisch anpassen (Schwerlasttisch, breite Arm- und Beinhalterungen, breite Blutdruckmanschetten!)!

14.2.3 Gynäkologische Eingriffe

In-vitro-Fertilisation

- **Cave:** Ein eher kleiner Eingriff bei einer eher anspruchsvollen Pat.!
- Narkoseverfahren: Meist Maskennarkose, Larynxmaske bei entsprechender Ind. oder längerer OP-Dauer
- Da der Eingriff meist ambulant durchgeführt wird und mit Rücksicht auf die Oozytenqualität möglichst keine medikamentöse Prämedikation erfolgt, ist die erste Herausforderung an den Anästhesisten die geschickte Platzierung der i. v. Nadel.
- Meist i. v. Anästhesie (Propofol, Rapifen oder Remifentanil), möglichst repetitive Gaben vermeiden wegen Kumulationsgefahr in der Oozyte mit möglicher Auswirkung auf deren Reifung

Kürettage

14

- Wochenabhängig in Masken- oder Intubationsnarkose durchführen, die Grenze zwischen beiden Verfahren ist die 12.–15. SSW.
- Einfühlungsvermögen ist gefragt, da der Eingriff für die Pat. sehr belastend ist.
- Kürettagen bei unvollständiger Plazenta oder nach Totgeburt erfordern bei nicht Vorhandensein eines Periduralkatheters die ITN.

Fraktionierte Abrasio und Hysteroskopie

- Meist ambulant geplanter Eingriff (Masken- oder Larynxmaskennarkose). Häufig wird vor der Abrasio hysteroskopiert, dies kann den Eingriff wesentlich verlängern. Perforationsgefahr! Bei Perforation Laparoskopie in ITN
- Viele Pat. zur fraktionierten Abrasio sind alt, adipös und vorerkrankt. Hier auch immer an die Möglichkeit der Spinalanästhesie, des Parazervikalblocks mit zusätzlicher Analgosedierung oder ausschließlicher Analgosedierung denken!

Abruptio

- Für die Pat. und alle Beteiligten ein emotional belastender Eingriff
- Wie bei Kürettage: Ab der 12. bzw. 15. SSW statt Maskennarkose ITN wählen, falls zusätzlich Emesis besteht, eher auch in der früheren Schwangerschaft intubieren
- Bei medizinisch indizierten Spätabbrüchen (jenseits 20. SSW) Periduralanästhesie vorziehen→ auch Erleichterung des Wehenschmerzes

Afterloading

- Zur Schonung von umliegendem gesundem Gewebe und zur Schonung des Personals wird im Nachladeverfahren (= Afterloading) eine radioaktive Quelle über einen Applikator möglichst tumornah in einer Körperöffnung platziert, z. B. vaginal beim Zervixkarzinom.

- Da der Eingriff eher kurz, ambulant und mehrfach durchgeführt wird, ist die Larynxmaskennarkose günstiger als die Spinalanästhesie.

! An die Möglichkeit einer Dauereinwilligung denken

Laparoskopische Eingriffe

- Immer ITN
- Auf korrekte Lagerung achten, diese intraop. wiederholt überprüfen! Schulterstützen anbringen bei Kopftieflagerung, Magensonde platzieren vor Beginn des Eingriffs. Auf Lidschluss und korrekte Tubusfixierung achten. Bei lang dauernden Eingriffen und hohem Gasinsufflationsdruck auf mögliche Entwicklung eines Hautemphysems kontrollieren!
- Kein Lachgas verwenden, präemptiv an Antiemese denken (laparoskopische Eingriffe haben ein hohes PONV-Risiko!)

Mammachirurgie

- Emotional belastende Eingriffe, gute psychologische Führung wichtig!
- Bei relativ kurzen Eingriffen (Probenentnahme, Ablatio simplex) Narkose mit Larynxmaske (mit flexiblem Stiel) möglich
- Mammachirurgische Eingriffe haben hohes PONV-Risiko (intraop. antiemetisch behandeln, TIVA mit Propofol, Sufentanil oder Remifentanil erwägen)

Hysterektomien

- Vaginal: Bei nicht allzu langer OP-Zeit auch in Spinalanästhesie durchführbar
- Abdominal: Eher nicht in Spinalanästhesie, da der Operateur gute Sicht im kleinen Becken benötigt, den Darm nach kranial abstopft, was die Spontanatmung erschwert → ITN
- Laparoskopisch assistierte vaginale Hysterektomie (LavH) oder total laparoskopische Hysterektomie (TLH); hier nur Intubationsnarkose möglich

Ausgedehnte gynäkologische Operationen

Explorativlaparotomie bei Ovarialkarzinom

- Falls Radikal-OP möglich, volle Verkabelung notwendig, d. h. ausreichend großlumige i. v. Kanülen, arterielle Kanülierung und ZVK-Anlage
- Größte Gefahr: Volumenmangelschock (durch Aszites produzierenden Tumor), Bereitstellung von EK sowie Frischplasmen notwendig!
- Präop. angelegter thorakaler PDK kann nach ausgeglichener Hypovolämie intraop. genutzt werden → segensreich für die postop. Schmerzther.

! Bei ausgeprägtem Aszites RSI (rapid sequence induction)!

Explorativlaparotomie bei Zervixkarzinom und Endometriumkarzinom

Vorgehen wie oben. Bei ausgedehnter Lymphonodektomie mit langer OP-Dauer und möglicher Auskühlung rechnen, gehäuft Lagerungskontrollen anstreben, v.a. bei laparoskopischem Vorgehen!

Urogynäkologische Eingriffe

Zum Beispiel Einlage eines TVT (tension free vaginal tape): Auch in Analgosedierung mit zusätzlicher Lokalanästhesie durch den Operateur möglich.

15 Anästhesie in der Urologie

Evelyn Ocklitz

15.1 Typische Risikofaktoren urologischer Patienten

Zahlreiche urologische Erkr. treten bevorzugt im höheren Alter auf. Daher großer Anteil kardiopulmonaler Risikopat.

- **Einschränkung der Nierenfunktion:** Sowohl krankheitsbedingt (Nierentumoren; Schrumpfnieren bei chron. Harnwegsinfekten), als auch unspezifisch (Diab. mell.); z. T. mit Dialysepflichtigkeit (▶ 8.3):
  - E'lytveränderungen: Gesamt-Körperkalium ↓ bei Behandlung mit Diuretika, ↑ bei Niereninsuff.
  - Medikamentenelimination: Kann verlängert sein
  - Störung der Flüssigkeitshomöostase: Höhere Empfindlichkeit gegenüber Hyper- (fluid-lung) und Hypovolämie (erhöhtes periop. Risiko des prärenalen Nierenversagens)
- **Anämie:** Ausdruck einer chron. Niereninsuff., aber auch subakut bei Blutungen im Urogenitalsystem mit verminderter kardiopulmonaler Reserve und erhöhtem Risiko periop. Ischämien
- **Infektionen der Harnwege:** Vom unkomplizierten Harnwegsinfekt bis zur katecholaminpflichtigen Urosepsis. Eingriffe an Harnleiter oder Nierenbecken, v. a. bei Harnaufstau z. B. durch Stein (v. a. PNL ▶ 15.4.3) prädisponieren zu septischen Verläufen; daher postop. besondere klinische Beobachtung (Fieber, Schüttelfrost, RR-Abfall).
- **Kardiale Vorerkr.** (▶ 8.1):
  - KHK: Bei größeren Eingriffen ggf. Belastungs-EKG bzw. Stress-Echo
  - Anämie: Je nach Ausmaß und Gesamtrisiko des Pat. präop. ausgleichen
  - Vitien: Endokarditisprophylaxe (▶ 1.1.13)
- **Pulmonale Vorerkr.** (▶ 8.2): Bei COPD bevorzugt Spinalanästhesie bzw. bei größeren Eingriffen ITN + PDA. Bei Eingriffen in Seitenlage Lungenfunktionsdiagn.
- **Adipositas** (▶ 8.6): Häufig Ventilationsprobleme bei Steinschnittlage und Larynxmaskenbeatmung. Intubation erwägen
- **Niereninsuff.** (▶ 8.3): E'lyte (Na^+, K^+ s. o.), ggf. präop. Dialyse, Medikamentenspiegel v. a. bei (sub-)akuter Nierenfunktionseinschränkung, Volumenstatus

15

15.2 Lagerungsarten

Lagerung des Arms ▶ 2.6, ▶ Abb. 2.37

Urologische Eingriffe werden z. T. in extremen Lagerungen durchgeführt. Dadurch erhöhtes Risiko lagerungsbedingter Nervenläsionen (insbes. auch bei Regionalanästhesie).

15.2.1 Steinschnittlage

Problematik ▶ Abb. 15.1

- FRC und Compliance nehmen v. a. bei Adipositas ab, dadurch sinkt die pulmonale Reserve und die Atemarbeit nimmt zu.

- Lagerungsinduzierte Veränderungen des zentralen Blutvolumens (± 500 ml) mit Zunahme bei Hochlagerung der Beine und theoretisch Gefahr der Volumenüberladung sowie Abnahme beim Zurücklagern der Beine mit Hypotonie (auch Bradykardie) bei unzureichender Volumensubstitution

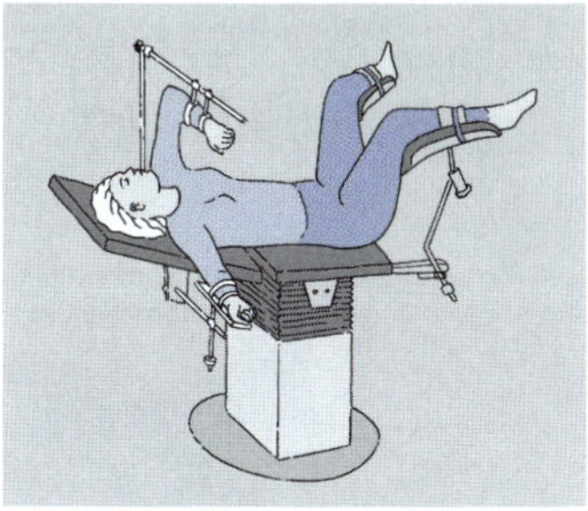

Abb. 15.1 Steinschnittlagerung [L157]

Vorgehen
- Lagerung erst nach Intubation, großzügige Präoxygenierung, adäquate O_2-Supplementierung bei Regionalverfahren. Ausnahme: Pat. mit Hüftproblemen (Hüftprothese, Arthrose) erst lagern, dann einleiten
- Kreislaufkontrolle bei Lagewechsel, z. B. ZVD-Messung, Volumenverschiebungen durch an- bzw. abklingende Regionalanästhesie berücksichtigen, Volumensubstitution an Normallage ausrichten:
  - Bei hypotoner Reaktion während Umlagerung ggf. Akrinor® ¼–½ Amp. fraktioniert i. v.
  - Bei vagaler/bradykarder Reaktion ggf. Atropin 0,5–1,0 mg i. v. (▶ 6.7.2)

! **Luftembolierisiko** (▶ 7.3.6): OP-Feld über Herzniveau z. B. bei offener Prostata-OP: Gegebenenfalls Überwachung mit Doppler oder präkordialem Stethoskop; bei Beatmung PEEP und Überwachung des $etCO_2$

15.2.2 Seitliche Lagerungsverfahren

Indikationen
- **Nierenlagerung** (▶ Abb. 15.2): Für den retroperitonealen Zugang bei reinen Niereneingriffen z. B. Entfernung einer Schrumpfniere
- **Thorakoabdominallagerung** (▶ Abb. 15.3): Für OP, bei denen sowohl Niere als auch Harnleiter bis hin zur Blase freigelegt werden müssen

Problematik
- Schlecht vorhersehbare Veränderungen des Ventilations-Perfusions-Verhältnisses
- Durch überstreckte Lagerung (Beine tief) und ggf. Kompression der V. cava inf. bei extremer Abknickung erhebliche Blutdruckabfälle möglich

! Alle o. a. Effekte verstärkt bei laparoskopischen Eingriffen

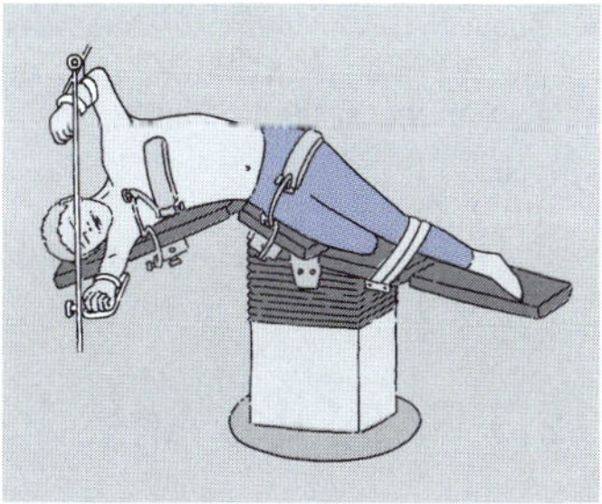

Abb. 15.2 Nierenlagerung [L157]

Vorgehen
- Überwachung der Oxygenierung insbes. während des Lagewechsels, bei Lungenkranken evtl. art. Zugang legen, BGA-Kontrolle
- Engmaschige Kreislaufüberwachung (art.) während und nach den Lagerungsmaßnahmen; Absprache mit Operateur!

- Bei Laparoskopie durch Hochlagerung eines Arms Probleme bei der Interpretation der Blutdruckwerte; ggf. beide Seiten vergleichen, bei invasiver Messung Transducer auf Herzhöhe abgleichen (gilt auch für ZVD)
- Ausleitung der Narkose erst nach Stabilisierung in Rückenlage

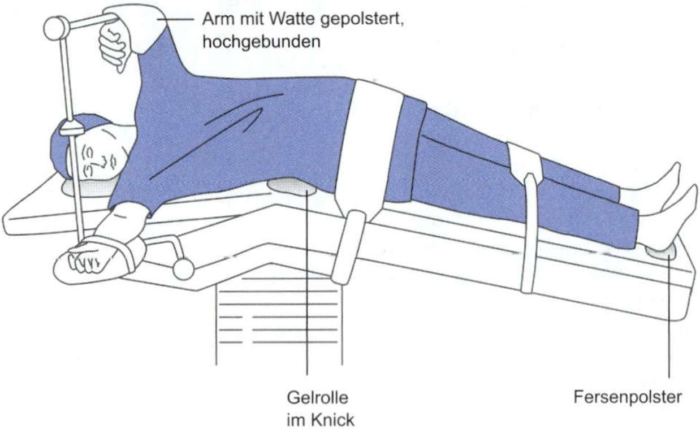

Abb. 15.3 Thorakoabdominale Lagerung [L157]

15.2.3 Überstreckte Rückenlage

15

Indikationen

Bei Eingriffen im kleinen Becken, z. B. radikale Prostatektomie (▶ 15.4.5), überstreckte Rückenlagerung (Becken unterpolstert, Beine und Oberkörper jeweils nach unten abgeknickt).

Problematik

- FRC und Compliance ↓
- Schwer einschätzbare Veränderungen des zentralen Blutvolumens; ZVD zur Abschätzung der Gefäßfüllung i. d. R. nur als Verlaufsparameter geeignet
- Luftembolierisiko (▶ 7.3.6)

Vorgehen

- PEEP-Beatmung sinnvoll
- Bei Risikopat. invasive Blutdruckmessung, Beobachtung der Amplitudenvariabilität („Swing")

15.3 Wahl des Anästhesieverfahrens

15.3.1 Regionalanästhesie

Endourologische Eingriffe an Prostata, Blase und Genitale (▶ Tab. 15.1) eignen sich gut für Regionalanästhesieverfahren.

Vorteile

- Schonendes Verfahren v. a. für Risikopat. (unter Beachtung der KI ▶ 3.1.4)

- Sichere Muskelrelaxation (Ausnahme: Obturatoriusreflex ▶ 15.4.2 bei TUR-Blase)
- Gute postop. Analgesie
- Klinische Beurteilbarkeit bei Komplikationen (TUR-Syndrom, Blasenperforation) beim wachen Pat. leichter

Nachteile
- Hypotonie durch Sympathikolyse kann bei maskierter Hypovolämie („kompensierter Schock") lebensbedrohlich werden.
- Beeinträchtigung der Atemmechanik bei hoher SPA; insbes. bei Adipositas

Tab. 15.1 Erforderliche Anästhesieausdehnung für endourologische Eingriffe

Operationsart	Dermatomhöhe
OP an Niere und Ureter	Th6–Th8 (Xyphoid)
OP an Blase, Prostata und Hoden	Th10 (Nabel)
OP an Penis, Skrotum und Harnröhre	Th12–L1 (Leistenband)

15.3.2 Allgemeinanästhesie

Indikationen
- Bei Pat. mit akuter Blutungsproblematik, z. B. blutender Blasentumor, sicherer als Regionalanästhesie
- Bei endourologischen Eingriffen kann schmerzinduziertes Pressen bei Manipulation am Ureter deletäre Folgen haben (Harnleiterruptur, -abriss). Meist ist eine Allgemeinanästhesie für diese Eingriffe besser geeignet (auch aus forensischen Erwägungen).

15.4 Anästhesie bei speziellen Eingriffen

15

15.4.1 TUR-Prostata

OP-Prinzip Abhobeln eines benignen Prostataadenoms mit einer elektrischen Schlinge (TUR = transurethrale Resektion).

Problematik Verlauf stark beeinflusst von Erfahrung und Geschicklichkeit des Operateurs. Wegen guter Vaskularisierung der Prostata erheblicher Blutverlust möglich, Menge kann aber durch die eingesetzte Spüllösung nur schwer geschätzt werden.

Lagerung Steinschnittlage.

Anästhesieverfahren SPA vorteilhaft, Allgemeinanästhesie (ITN, Larynxmaske) möglich (▶ 15.4.2).

Monitoring Bei Hochrisikopat. ggf. invasive RR-Messung, BGA, E'lytkontrollen, großlumige Venenkanüle.

Anästhesiologische Besonderheiten
- Auskühlen des Pat. durch kalte Spüllösung → Spüllösung vorher anwärmen lassen!
- Septische Einschwemmung: Keimreservoir in der Blase durch Restharn, im AWR oder schon im OP Schüttelfrost, RR ↓. Nach Absprache mit Operateur Antibiose, ggf. an Endokarditisprophylaxe denken (▶ 1.1.13). Bei RR-Abfall Volumensubstitution + ggf. Katecholamine (Noradrenalin) einsetzen

- Blasenperforation durch Operateur → bei Regionalanästhesie Pat. instruieren, während der OP nicht zu husten oder zu pressen

! Bei Abfluss-Stopp sofort Zulauf unterbrechen und Operateur verständigen! Blasenkatheter erzeugen generell ein unangenehmes Gefühl des Harndrangs → Therapieversuch mit Butylscopolamin 20–40 mg langsam i. v. (z. B. Buscopan®).

Komplikation TUR-Syndrom

Pathogenese Bei Einsatz einer nicht isolierten Elektroschlinge (monopolar) muss die Spüllösung E'lytfrei sein. Mannit- und Sorbitzusatz ergeben eine Osmolarität von ca. 180 mosmol. In Abhängigkeit vom verwendeten Wasserdruck (Höhe des Flüssigkeitskanisters über dem OP-Ort, max. 60 cm!) kommt es zum ständigen Einstrom hypotoner Flüssigkeit durch eröffnete Venen mit hypotoner Hyperhydratation. **Zeitfaktor:** Pro Min. Resektion etwa 10–30 ml Einschwemmung.

Klinik

- **ZNS:** Unruhe, Verwirrtheit, Eintrübung, im Vollbild Krämpfe durch Na^+-Abfall; beim wachen Pat. leicht zu beobachten (Vorteil der Regionalanästhesie)
- **Herz und Lunge:** Initial Volumenbelastung (RR ↑, ZVD ↑, SaO_2 ↓) bei weiterer Einschwemmung RR ↓, Zyanose, Lungenödem
- **Weitere Komplikationen:** Hypokaliämie, Gerinnungsstörungen (eingeschwemmte Prostata-Enzyme) bis hin zur DIC, Nierenfunktionsstörung

Monitoring der Einschwemmung Zusatz von Alkohol in die Spüllösung (z. B. 100 ml Ethanol 96 % auf 10 l = 1-prozentige Lösung). Einschwemmung messbar durch Überwachung der endexspiratorischen Alkoholkonzentration (z. B. Gerät Fa. Alkomed): Gute Korrelation mit Blutalkoholkonzentration, bei wachem und bei beatmetem Pat. einsetzbar (▶ Abb. 15.4).

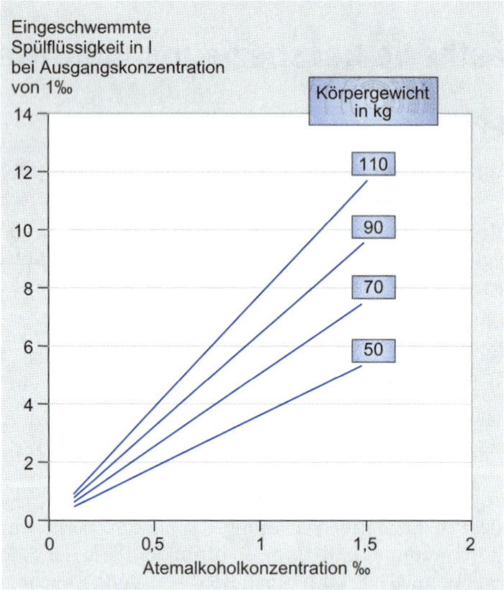

Abb. 15.4 Einschätzung der eingeschwemmten Spülflüssigkeit durch Alkoholmessung in der Atemluft [L157]

Therapie

- Rasche Beendigung des Eingriffs
- Diuresesteigerung z. B. mit Furosemid 10–20 mg initial, ggf. wiederholen (z. B. Lasix®)
- Bei Na^+ < 120 mmol/l Substitution von NaCl z. B. als 10-prozentige Lösung. Theoretischer Bedarf 0,2 × kg × (Na-Soll – Na-Ist) in mmol. **Klinischer Ansatz:** NaCl 10 % im Perfusor: Zunächst 20 ml/h, nach 30 Min. Kontrolle der E'lyte und Dosisanpassung

> - Bei zu schnellem Ausgleich der Hyponatriämie besteht die Gefahr zerebraler Schäden u. a. des Auftretens von Krampfanfällen; daher Serum-Na^+ nicht schneller als 2–3 mmol/h steigen lassen.
> - Flüssigkeitsgabe nach Klinik und ZVD: Intraop. Volumen- und Blutverlust einer TUR-P wird meist eher unter- als überschätzt → Pat. nicht zu „trocken" halten!

Neuere alternative Prostata-Resektionsverfahren

- Bipolare Resektion, z. B. TURIS (= transurethrale Resektion in Saline), Spüllösung muss nicht elektrolytfrei sein
- Niedrigdruck-Spüllösungen
- Verschiedene lasergestützte Verfahren zur Abtragung, Koagulation, Vaporisation oder Enukleation der Prostata

! Trotz innovativer OP-Techniken Einschwemmphänomen möglich!

Postoperatives Vorgehen und Probleme

Zur Blutstillung wird die Harnblase über mehrere Stunden weiter mit NaCl 0,9 % gespült, Spülkatheter darf nicht verstopfen, sonst bei unvermindertem Zulauf Überdehnung der Blase → Schmerzen, Übelkeit, Bradykardie, RR ↓.

15

15.4.2 TUR-Blase

OP-Prinzip Transurethrale Resektion von Blasentumoren, wegen Elektroresektion ebenfalls mit Mannit-Sorbit-Spüllösung, Einschwemmgefahr jedoch deutlich geringer.

Lagerung Steinschnittlage.

Narkoseverfahren SPA oder Allgemeinanästhesie, hier keine ausgesprochenen Vorteile im Vergleich zur TUR-P. Bei wenig disziplinierten Pat. eher Allgemeinanästhesie, da Husten und Pressen sehr viel eher zur Blasenperforation führen kann als bei der TUR-P.

Monitoring Meist kein besonderes Monitoring erforderlich (▶ 4).

Anästhesiologische Besonderheiten Bei Tumorresektion im Bereich der Blasenseitenwände manchmal (auch bei SPA) durch direkte elektrische Reizung Kontraktion der durch den N. obturatorius versorgten Muskulatur (Obturatoriusreflex) mit großer Gefahr der Blasenperforation!

- Bei Spinalanästhesie vorher Blockade des N. obturatorius durch LA in der Leiste, bei Allgemeinanästhesie Relaxierung erforderlich
- **Extraperitoneal:** Ind. zum Abbruch der OP, Antibiose erforderlich; wenn rechtzeitig erkannt, meistens keine schwerwiegenden Folgen

- **Intraperitoneal:** Übertritt größerer Mengen Spüllösung ins Peritoneum. Klinik beim wachen Pat. (SPA): Plötzlicher Bauch- und Schulterschmerz, Peritonismus, Übelkeit, Erbrechen; meistens chirurgische Intervention erforderlich → ITN, erweitertes Monitoring, ggf. postop. Intensivther., v. a. adäquate Antibiose

15.4.3 Eingriffe an Harnleiter und Nierenbecken

Ureterorenoskopie, Steinreposition und -extraktion

Lagerung Steinschnittlage.

Narkoseverfahren
- Allgemeinanästhesie, da SPA erfahrungsgemäß bei relativ hohen Harnleitersteinen nicht ausreichend ist (Peritonealreizung!)
- Pat. mit Steinkoliken müssen v. a. bei medikamentöser Behandlung (z. B. Butylscopolamin, Novaminsulfon) als nicht nüchtern angesehen werden → ITN mit Ileuseinleitung.

Monitoring Meist kein besonderes Monitoring erforderlich.

Perkutane Nephrolitholapaxie (PNL)

OP-Prinzip Endoskopisches Verfahren zur Zertrümmerung und Absaugung von Nierenbeckensteinen.

Lagerung Bauchlage.

Narkoseverfahren ITN.

Monitoring Nach Risiko des Pat. und Einschätzung des Schwierigkeitsgrads der OP durch den Operateur; ggf. invasive RR-Messung, Alkoholatemgasmessung (entsprechend Spüllösung ▶ Abb. 15.4).

Komplikationen
- Einschwemmung: Sofort bei Eröffnung von Nierengefäßen, protrahiert bei Flüssigkeitsaustritt ins Retroperitoneum
- Septische Einschwemmung bei infiziertem Nierenbecken (häufig! ▶ 15.4.1)

> Bei Infektsteinen auf adäquate Antibiose achten, engmaschige Temperaturkontrolle, Pat. ausreichend lange im AWR überwachen.

15.4.4 Eingriffe am Hoden

Orchiektomie

Indikation Palliativer Eingriff bei Prostatakarzinom.

Lagerung Rückenlage.

Narkoseverfahren Bevorzugt SPA mit Anästhesiehöhe höher Th10, da Hoden primär im Bauchraum angelegt sind.

Hodenfreilegung

Indikation Tumorverdacht, Hodentorsion oder -verletzung, Infertilitätsbehandlung, meist bei jüngeren Pat.

Lagerung Rückenlage.

Narkoseverfahren Bevorzugt ITN oder Larynxmaske. Bei Hodentorsion meist Übelkeit und Erbrechen, außerdem kann Nüchternheit nicht abgewartet werden, daher ITN mit RSI.

15.4.5 Große urologische Eingriffe

Hauptprobleme und Gegenmaßnahmen

- Intraop. Flüssigkeitsbilanzierung erschwert bzw. unmöglich durch eröffnete bzw. entfernte Blase, kurzfristige Ligatur der Ureteren, Ablauf des Urins über Harnleiterschienen auf OP-Tücher etc. → Volumensubstitution nach Klinik (periphere Gewebeperfusion und Temperatur, Halsvenenfüllung), ZVD, häufige BGA- und Hb-Kontrollen
- **Temperaturverluste:** Normothermie durch adäquates Wärmen (Wärmematte, Warm-Touch etc.)

Radikale Prostatektomie (mit pelviner Lymphadenektomie)

Indikation Prostatakarzinom.

Lagerung Überstreckte Rückenlage.

Narkoseverfahren ITN (ggf. plus PDK).

Monitoring und Zugänge Bei Risikopat. ZVK und invasive RR-Messung, mind. zwei großlumige Verweilkanülen.

Anästhesiologische Besonderheiten Hohe Blutverluste (500–1.500 ml). Daher rechtzeitige Volumensubstitution, ausreichend (Ausgangs-Hb!) EK und FFP bereitstellen.

Postoperativ Bei Risikopat. Intensivüberwachung.

PDK erst nach ausreichender Volumensubstitution aufspritzen; Gefahr der kombinierten Hypovolämie durch Blutverlust und Sympathikolyse.

Transvesikale Prostataadenomenukleation

Lagerung Überstreckte Rückenlage.

Narkoseverfahren ITN, idealerweise plus PDK → postop. weniger Husten → geringerer Blutverlust; bei nicht zu extremer Lagerung auch SPA oder PDA möglich.

Monitoring und Zugänge Erweitertes Monitoring selten nötig, zwei großlumige venöse Zugänge.

Anästhesiologische Besonderheiten Bei geübtem Operateur schneller Eingriff, aber nicht selten plötzlicher Blutverlust > 500 ml. Auf ausreichende Volumengabe vor Eröffnung der Blase achten!

Zystektomie (mit Ileumconduit bzw. Neoblase)

Lagerung Überstreckte Rückenlage.

Narkoseverfahren ITN, ggf. plus PDK. Nach Ausgleich des Volumenverlusts durch die Zystektomie kann die Narkose für den Rekonstruktionsteil (Anlage des Conduits bzw. der Neoblase) überwiegend durch die PDA übernommen werden.

Monitoring ZVK und invasive RR-Messung, zwei großlumige venöse Zugänge.

Anästhesiologische Besonderheiten Langer Eingriff mit z. T. erheblichen Volumenverlusten (Blut bei Zystektomie, Flüssigkeit durch offenes Abdomen). Ausreichend EK und FFP bereitstellen. Postop. Intensivüberwachung erforderlich.

Nephrektomie, Nephroureterektomie, Tumornephrektomie

OP-Prinzip Spektrum reicht von der einfachen Nephrektomie (z. B. bei Schrumpfniere) über die ausgedehntere Nephroureterektomie (bei Nierenbecken- oder Urothelkarzinom) bis hin zur Tumornephrektomie mit Kavaeröffnung (Nierenzellkarzinom mit Kavatumorzapfen); im Extremfall Thorakotomie unter Einsatz der Herz-Lungen-Maschine (selten).

! Zwingend operatives Vorgehen und Tumorausdehnung am Vortag mit Operateur besprechen, Monitoring entsprechend klären

Lagerung Seitliche Nierenlagerung, thorakoabdominale Lagerung (Harnleiterzugang) oder Rückenlage (Tumoreingriff).

Narkoseverfahren ITN, ggf. plus PDK.

Monitoring Dem operativen Blutungsrisiko angepasst, bei Tumorzapfen inkl. Schleuse; mind. zwei großlumige venöse Zugänge.

Anästhesiologische Besonderheiten
- Durch Manipulation und Verletzung großer Gefäße (V. cava, Aorta) kann es beim Unterbinden der Nierenstielgefäße zu erheblichen Blutverlusten kommen.
- Ausreichend EK bereitstellen, OP insbes. während der Gefäßpräparation intensiv beobachten
- PDK erst nach ausreichender Volumensubstitution **nach** Ende der operativen Risikophase aufspritzen

Laparoskopische Operationen

15

- Nephrektomien
- Radikale Prostatektomien

Im Prinzip blutungsärmere, aber dafür länger als die offenen Varianten dauernde OPs, beachte anästhesiologische Besonderheiten (▶ 10.1.5, minimalinvasive Chirurgie).

15.4.6 Extrakorporale Stoßwellenlithotripsie (ESWL)

OP-Prinzip Verschiedene Gerätetypen mit unterschiedlicher schmerzerzeugender Wirkung.

Lagerungsart Rückenlage, bei Sono-ESWL Bauchlage.

Narkoseverfahren z. B. Analgosedierung mit Midazolam 0,01–0,05 mg/kg i. v. (z. B. Dormicum®, ▶ 6.4.3) und Alfentanil 0,015–0,03 mg/kg i. v. (Rapifen®, ▶ 6.3.2) mit O_2-Insufflation. Idealerweise schläft Pat., ist aber leicht erweckbar (= ausreichende Sedierung) und atmet ruhig mit normalem Tidalvolumen (= ausreichende Analgesie). Bei Sono-ESWL meist Stand-by ausreichend.

Monitoring Standardmonitoring inkl. Pulsoxymetrie (▶ 4.5.8).

Anästhesiologische Besonderheiten
- Keine Maßnahmen ohne Nachweis intakter Gerinnung einleiten (Pat. kommen häufig ambulant)
- Auslösung der Stoßwellen wird initial EKG-getriggert (Ausnahme: Sono-ESWL), kann dann aber versuchsweise entkoppelt werden (kürzere Behandlungsdauer); bei Rhythmusstörungen wieder koppeln, evtl. Stoßwellenenergie herabsetzen

Postoperativ Ausreichende Überwachung sicherstellen, v. a. Vigilanz und Kreislaufüberwachung (Hauptkomplikation der ESWL sind Nierenhämatom und Nierenruptur).

16 Anästhesie in der Augenheilkunde

Evelyn Ocklitz

16.1 Besonderheiten

16.1.1 Patientenklientel

Augenpat. sind i. d. R. drei Risikogruppen zuzuordnen:

- **Geriatrische Pat.** in häufig multimorbidem Zustand (▶ 8.12)
- **Kinder** einschließlich Frühgeborene und Säuglinge mit kongenitalen Fehlbildungen
- **Notfallpat.** (Augenverletzung, Ablatio retinae)

Die präop. Visite und Diagnostik erfolgen wie in anderen op. Bereichen. Die Fortführung der Komedikation und die Prämedikation zur Anxiolyse werden entsprechend der allgemein üblichen Vorgehensweisen durchgeführt (▶ 1.1).

16.1.2 Besonderheiten des Anästhesiearbeitsplatzes

- Anästhesist und Operateur teilen sich ein gemeinsames Arbeitsfeld.
- Atemwege müssen während des Eingriffs gut gesichert sein; spätere Interventionen sind nur schwer möglich (erschwerter Zugang, OP-Unterbrechung, Gefährdung der Sterilität, Gefährdung des Auges).
- Oft intraop. abgedunkelter Raum, dadurch erschwerte Patientenbeurteilung
- Bei mikrochirurgischen Eingriffen müssen Patientenbewegungen unbedingt vermieden werden (Husten, Pressen, Berührungen/Erschütterungen des OP-Tischs). Interventionen vorher ankündigen!
- Regionalanästhesie: Auf freie Atemluftzufuhr unter der Abdeckung achten (Hypoxiegefahr, Hyperkapnie), Sauerstoffgabe
- Bei Laseroperationen und Sauerstoffinsufflation an erhöhte Brandgefahr denken! O_2-Gabe nur bei Erfordernis

16.1.3 Intraokulärer Druck (IOD) und Narkose

16

- Normalwert 10–21 mmHg
- Gleichgewicht zwischen Kammerwasserproduktion und -abfluss ist der entscheidende Faktor für einen normalen IOD. Externer Druck auf den Bulbus, der Bulbusinhalt sowie die Resistance der Sklera üben einen weiteren Einfluss auf den IOD aus.
- Ein erhöhter IOD führt langfristig zur Hornhauttrübung und Papillenschädigung, ein verminderter IOD zur Glaskörpertrübung oder Ablatio retinae.
- Ein unkontrollierter intraoperativer IOD-Anstieg kann zu einer Netzhautischämie mit Erblindung führen!

Erhöhung des IOD Laryngoskopie, Intubation, Hypoventilation mit Hyperkapnie, venöse Abflussbehinderung (z. B. durch Kopflagerung, Kopftieflage, PEEP-Beatmung, Anstieg des ZVD, Husten, Pressen, Erbrechen), abrupter Blutdruckanstieg, Succinylcholin, Ketamin, Lachgasgabe bei intraop. Gasinjektion in den Bulbus (Endotamponade durch den Operateur).

Senkung des IOD Azetazolamid (Diamox®), Osmodiuretika (Mannit), Inhalationsanästhetika, Barbiturate, Etomidate, Propofol, Opiate, Benzodiazepine, nicht depolarisierende Muskelrelaxanzien, Hyperventilation, Oberkörperhochlagerung.

16.1.4 Okulokardialer Reflex

Trigeminovagaler Reflex mit bradykarden Herzrhythmusstörungen bis hin zum AV-Block und Asystolie; Tachykardie und Kammerflimmern ebenfalls möglich.

Der okulokardiale Reflex wird durch Zug an den extraokulären Augenmuskeln, den Konjunktiven sowie anderer orbitaler Strukturen oder durch Druck auf das Auge ausgelöst und durch Lokalanästhesie nicht verhindert.

Begünstigende Faktoren sind Hypoxie, Hyperkapnie, Stress und zu flache Narkose. Besonders häufig bei Kindern zur Strabismus-Korrektur (erhöhter Vagotonus).

Therapie Sofortige Unterbrechung des chirurgischen Reizes, ggf. Narkosevertiefung, ggf. symptomatische medikamentöse Behandlung (z. B. Atropingabe 0,01 mg/kg KG, bei Säuglingen und Kleinkindern an die Gefahr eines Atropinfiebers denken!).

16.2 Narkoseverfahren

16.2.1 Lokal-/Regionalanästhesie

Regionalanästhesie (RA) als Tropfanästhesie, Retrobulbär-, Parabulbär- und Episkleralanästhesie möglich. Sie wird meist vom Operateur durchgeführt.

- Die Entscheidung zur Regional- oder Allgemeinanästhesie wird oft vom Operateur getroffen.
- Sie eignet sich vor allem für Eingriffe am vorderen Augenabschnitt von kurzer Dauer (< 2 h).

Regionalanästhesien setzen einen kooperativen Pat. voraus.

- **Vorteile:** Geringe Beeinträchtigung von Vigilanz und Vitalfunktion, dadurch frühe Mobilisation, geringe PONV-Rate, Analgesie über den Eingriff hinaus sowie kostengünstige Narkoseform durch geringen materiellen und technischen Aufwand
- **Nachteile:** Bewegung und Husten nicht ausgeschlossen, eingeschränkte OP-Dauer, erschwerte Atemwegskontrolle. Allergien auf Lokalanästhetika sind zu beachten!

16

Topische Tropfanästhesie

Anästhesie nur der Vorderkammer, relativ komplikationsarm. **Cave:** Keine Akinesie des Bulbus, erfordert deshalb besonders kooperativen Pat., der sein Auge „still hält“, dann auch zur Katarakt-OP geeignet.

Retrobulbäranästhesie

Injektion von 2–4 ml Lokalanästhetikum hinter das Auge in den Konus der äußeren Augenmuskeln.

Parabulbäranästhesie

Risikoärmere Methode als die vorgenannte, Injektion von je 4–5 ml Lokalanästhetikum inferior-temporal sowie superior-nasal in das den Muskelkonus umgebende Fettgewebe (geringere Gefahr der Duraperforation und Optikusläsion).

Episkleralanästhesie

Lokalanästhesie zwischen Sklera und Tenonkapsel in den episkleralen Raum.

Komplikationen der RA

Orbitablutung, Bulbusperforation, retrobulbäres Hämatom mit Druckschäden, IOD-Erhöhung, N.-opticus-Schaden, Zentralarterienverschluss, Hirnstammanästhesie bei Duraperforation, Auslösung des okulokardialen Reflexes, bei intravasaler Injektion der LA: Krampfanfall, Atemstillstand, Blutdruckabfall, Bradykardie und Asystolie möglich.

> Eine Überwachung aller Patienten mit EKG, Pulsoxymetrie und RR ist obligat!
> Die personellen und technischen Voraussetzungen zur Behandlung vital bedrohlicher KO müssen unmittelbar verfügbar sein.

16.2.2 Allgemeinanästhesie

Indikationen Eingriffe am hinteren Augenabschnitt, Amotio, perforierende Augenverletzungen, Keratoplastik, Kinder, unkooperative und demente Pat., unruhige Pat., OP am „letzten" Auge, lange OP-Dauer, KI oder Ablehnung einer RA durch den Pat.

Durchführung

- Grundsätzlich jedes Verfahren der Allgemeinanästhesie (TIVA, balancierte Anästhesie oder Inhalationsanästhesie) nach den üblichen Regeln und KI als Masken-, Larynxmasken- oder Intubationsnarkose möglich
- Indikationen für invasives hämodynamisches Monitoring nur sehr selten gegeben!
- Larynxmasken verursachen signifikant weniger Husten und Pressen als ein Endotrachealtubus; auch in der Ausleitungsphase gute Toleranz durch den Patienten!

! Oft erschwerte oder unmögliche Maskenbeatmung durch Augenverband und Augenverletzung!

- Substanzen mit kurzer Wirkdauer und schneller Elimination (Propofol, Remifentanil, Mivacurium, Cis-Atracurium, Desfluran, Sevofluran) sind bei guter Steuerbarkeit, schnellerem postop. Erwachen und geringerer Beeinflussung der kognitiven Funktion gerade bei multimorbiden älteren Pat. zur Narkoseführung zu bevorzugen.
- Bei offenen Augenverletzungen unbedingt auf eine ausreichende Narkosetiefe vor Intubation achten; Husten und Pressen sicher vermeiden, um das Auge nicht durch einen plötzlichen IOD-Anstieg zu gefährden
- Bei erforderlicher Blitzintubation mit Succinylcholin Präkurarisierung sowie ausreichende Anästhetikagabe!
- Augen-OPs erfordern eine tiefe Narkose, um das Auge (gerade bei offenen Augen-OPs) nicht durch plötzliches Husten und Pressen zu gefährden, evtl. Vollrelaxierung und Relaxometrie erwägen.
- Blutdruckabfälle primär mit Vasopressoren und nicht mit übermäßiger Volumengabe therapieren
- Atemweg besonders vor akzidentieller Extubation, Diskonnektion und Abknicken sichern: Intraop. erschwerter Zugang zu den Atemwegen!
- Deutlich erhöhte PONV-Rate bei Augenop.: Frühzeitige Prophylaxe (▶ 1.3.3)!

> **!** Keine voreilige Narkoseabflachung: Gefahr des Visusverlusts durch plötzliches Erwachen.

- Suffiziente Spontanatmung vor Extubation zwingend erforderlich: Postop. Maskenbeatmung durch den Augenverband erschwert, Verletzungsgefahr des frisch operierten Auges.
- Postoperativ meist leichte bis mittelstarke Schmerzen. Bei Fortbestehen der Schmerzen trotz üblicherweise ausreichender Analgesie unmittelbare Information des Augenarztes zur Ursachenabklärung!

16.3 Anästhesie bei speziellen Operationen

16.3.1 Glaukom

- Erhöhter Augeninnendruck meist durch behinderten Kammerwasserabfluss, Erblindungsgefahr im akuten Glaukomanfall, Optikusschaden
- OP-Ind. bei medikamentös unzureichend einstellbarem IOD
- Zur Senkung des IOD Ophthalmika perioperativ unbedingt nach Plan weitergeben, auch bei nicht ophthalmologischen Operationen!
- Bei der Narkose unbedingt jeden zusätzlichen IOD-Anstieg vermeiden (▶ 16.1.3)!
- Fistulierende Operationen (ca. 45 Min. Dauer), Zyklofotokoagulation (z. T. nur wenige Min. OP-Zeit: Postop. sehr schmerzhaft, deswegen auf ausreichende Schmerzmittelgabe achten!)

16.3.2 Katarakt

Entfernung der getrübten Augenlinse und Ersatz durch künstliche Linse. Die OP am teilweise weit offenen Auge setzt bei der häufig angewandten RA eine gute Kooperation des Pat. voraus. Bei Vollnarkose ausreichende Narkosetiefe: Husten und Pressen sicher vermeiden!

16.3.3 Perforierende Augenverletzung

- **Notfall:** Nüchternheit kann oft nicht abgewartet werden, Magenentleerung durch Stress nicht sicher gewährleistet!
- Blitzintubation nach Standard (▶ 2.3.4), Präkurarisierung bei Verwendung von Succinylcholin empf.
- Vorsichtige Präoxygenierung: Druckschäden des verletzten Auges durch Beatmungsmaske vermeiden

> Tiefe Narkose vor Intubation sicherstellen. Husten und Pressen können zum Verlust des Auges führen. Verzicht auf präop. Magensonde.

16.3.4 Keratoplastik

Entfernung einer kreisrunden Hornhautscheibe und Ersatz durch Spenderhornhaut. Nach Entfernung weit eröffnete Augenvorderkammer.

Husten und Pressen können zum Augenverlust führen, deswegen durch tiefe Narkose unbedingt vermeiden. Vollrelaxierung erwägen.

16.3.5 Vitrektomie

Glaskörperentfernung (z. B. bei Netzhautablösung, Glaskörpertrübung, -einblutung und -verletzung, Retinopathie, Endophthalmitis). OP durch kleine in den Glaskörper eingebrachter Instrumente im stark abgedunkelten Raum. Patientenbeurteilung hierdurch deutlich erschwert.
Am Operationsende Andrücken der Netzhaut durch Anlage einer Endotamponade mittels Luft, Gas oder Silikonöl. Postoperativ oft spezielle Lagerung auf Ansage des Operateurs erforderlich.

Cave

Auf Lachgas muss wegen einer Volumenzunahme der Gasblase (kritischer IOD-Anstieg) unbedingt verzichtet werden. Effekt auch noch Wo. nach der Augen-OP anhaltend, bei Folgenarkosen unbedingt berücksichtigen.

16.3.6 Amotio/Ablatio retinae

- **Notfall** durch akute Bedrohung des Sehvermögens
- Bei komplizierten Netzhautablösungen Vitrektomie; bei unkomplizierten Netzhautablösungen eindellende OP (Cerclage, Plombe) von außen; durch Zug an den Augenmuskeln häufig okulokardialer Reflex
- Kryoapplikation sehr schmerzhaft, keine zu frühe Narkoseabflachung

16.3.7 Schieloperation

- Häufig Kinder im Vorschulalter, aber auch Erwachsene
- Eingriff gut in Larynxmaskennarkose als TIVA möglich
- Fraglich erhöhte Inzidenz einer maligne Hyperthermie: Temperaturüberwachung und Kapnometrie (▶ 4.5.6)
- Erhöhte PONV-Rate: Prophylaxe und Therapie ▶ 1.3.3.

16

Auslösung des okulokardialen Reflexes durch Zug an den Augenmuskeln ist häufig.

16.3.8 Narkoseuntersuchung und Tränenwegsondierung

Meist kurze Eingriffe am frei zugänglichen Kopf, meist gut in Larynxmasken- oder Maskennarkose möglich. Absprache mit dem Operateur.

16.4 Ophthalmika

16.4.1 Vorbemerkung

- Eine Vielzahl topisch angewandter Ophthalmika wird über die Schleimhäute resorbiert. Es kann zu hohen Plasmaspiegeln mit Komplikationen wie bei systemischer Gabe kommen.

! Unbedingt Kontraindikationen wie bei systemischer Gabe beachten!

16.4.2 Lokale Antiglaukomatosa, Mydriatika und Zykloplegika

Es kommen u. a. Parasympathomimetika (z. B. Pilocarpin, Neostigmin, Acetylcholinchlorid), Parasympatholytika (z. B. Atropin, Scopolamin, Cyclopentolat), Sympathomimetika (z. B. Adrenalin, Phenylephrin), Prostaglandinanaloga (z. B. Latanoprost) sowie Betablocker (z. B. Timolol) und Clonidin zum Einsatz.
Cholinesterasehemmer können bei Langzeitanwendung den Abbau von Succinylcholin und Mivacurium verzögern.

Nebenwirkungen

- Hyper-, Hypotension, Bradykardie, Tachykardie
- Bronchospasmus
- Müdigkeit, Erregungszustände, Verwirrtheit, Krampfanfälle, Halluzinationen
- Mundtrockenheit, Hypersalivation
- Durchfälle, Erbrechen, abdominale Krämpfe

16.4.3 Systemische Antiglaukomatosa

Azetazolamid (Diamox®): Carboanhydrasehemmer.

- Ind.: Senkung des IOD durch Verminderung der Augenwassersekretion durch Inhibition der Natriumpumpe, gelegentlich intraop. i. v. Gabe (250–500 mg) vom Operateur gewünscht

! Kann bei chronischer systemischer Gabe zu schweren E'lytstörungen (Hypokaliämien), metabolischer Azidose sowie einer Dehydratation führen.

- Präop. E'lytkontrolle und ggf. Kaliumsubstitution erforderlich

17 Anästhesie in der Hals-Nasen-Ohren- und Mund-Kiefer-Gesichtschirurgie

Ralf Strecker

17.1 Präoperative Vorbereitungen

- Operateur und Anästhesist haben oft dasselbe Arbeitsfeld → genaue präop. Absprache über OP und Atemweg.
- Atemwegsschwierigkeiten sind in der HNO und MKG häufig → genaue Anamnese und Befunderhebung. Atemwegsmanagement planen, Alternativen entwickeln (Plan B; ▶ 2.3.4 erschwerte Intubation).
- Gehäuftes Auftreten von PONV bei Innen- und Mittelohr-OPs → PONV-Prophylaxe (▶ 1.3.3)
- Das Atemwegsmanagement wird ggf. vor der Narkoseeinleitung mit dem Operateur gemeinsam abgestimmt und dem Eingriff angepasst: Intubation oral vs. nasal, Larynxmaske, Lasertubus, Jetventilation.
- Bei Pat. mit obstruktivem Schlafapnoe-Syndrom (OSAS) keine sedierende Prämedikation
- Aufgrund von intraop. Lagerungswechseln des Kopfs oder Verwendung von Mundsperrern besteht die Gefahr der Tubusdislokation oder -abknickung (Kapnografie, Tidalvolumen- bzw. Beatmungsdruck-Veränderungen).
- Die Tubusfixation muss sicher sein, da diese später oft nicht mehr zugänglich ist (ggf. Nahtfixation).
- Vor Abdeckung des OP-Bereichs Augenschutz beachten (Pflasterschutz und/oder Augengel)

17.2 Intraoperative Besonderheiten

17.2.1 Vorbemerkung

Bei fast allen HNO- u. MKG-Eingriffen erfolgt eine zusätzliche Lokalanästhesie-Applikation mit Adrenalinzusatz (1 : 200.000): Gefahr von kardiovaskulären Reaktionen, malignen Herzrhythmusstörungen.

17.2.2 Airway-Management

Gehäuftes Auftreten eines erschwerten Luftwegs in der HNO/MKG.

- Bei Vor-OP.: Alte Narkoseprotokolle anfordern und auswerten
- Risikofaktoren beachten:
  - Anatomie: Fehlbildungen, Tumoren (insbesondere rechtsseitige), Abszesse, Narben, kleine Mundöffnung, große Zunge, fliehendes Kinn (Retrogenie), Zahnstatus, hyperplastische Gaumen-/Rachenmandeln
  - Vorangegangene Bestrahlungen, Nachblutungen
  - Beeinträchtigung der oberen Luftwege: Stridor, Dyspnoe, Sprach- und Schluckstörungen
- Die generelle Aussagekraft einzelner Prädiktoren (Kiefer- und Gesichtsanomalien, Adipositas mit kurzem dicken Hals, OSAS, diabetische Cheiropathie, Schwangerschaft) und Tests (Mundöffnung, Reklination, Test nach Patil und Mallampati) ist zwar gering, die Vergesellschaftung mehrerer Prädiktoren kann jedoch entscheidende Hinweise liefern. Pharynx- und Larynxdeformationen können prä-OP unauffällig bleiben, aber zu unerwarteten Intubationshindernissen werden!

- Aktuelle Spiegelbefunde oder CT-Bilder des Kehlkopfs, wenn vorhanden, immer ansehen → präop. Risikoeinschätzung des Luftwegs
- Zur Intubation Videolaryngoskop stets bereithalten
- Bei erwartet schwierigem Luftweg ist die primär fiberoptische Wachintubation bzw. die Tracheotomie in LA das Verfahren der Wahl.
- Falls die Intubation nicht gelingt: Pat. aufwachen lassen.
- Falls die Intubation erschwert ist: Einstellung der Glottisebene durch den Operateur über das Stützrohr („Notfallrohr") versuchen.
- Aufgrund der individuell unterschiedlichen Schwierigkeiten zur Sicherung des Luftwegs hat sich das Konzept eines „mobilen Airway-Management"-Wagens bewährt.
- Einsatz von verschiedenen Hilfsmitteln zur Atemwegssicherung erfordert deren tägliche Funktionsprüfung und ein regelmäßiges Anwendertraining.

17.2.3 Laserchirurgische Eingriffe

Vorteile Gewebeschonend, präzise Schnittführung, blutarm, geringes Gewebeödem, postop. Schmerzen ↓.

Laser in der HNO CO_2-Laser (geringe Eindringtiefe, Energie wird an der Gewebeoberfläche absorbiert), Neodym-YAG-Laser und Diodenlaser (fasergebunden, wird direkt auf das Gewebe aufgesetzt, größere Eindringtiefe, z. B. Lasertonsillotomie).

Indikationen OP im Kehlkopfbereich (Papillome, Stimmbandpolypen, Neoplasien, subglottische Stenosen, subglottische Hämangiome), Tumoren der Mundhöhle/Rachen, Tonsillotomie, Zenkerdivertikel-OP (Schwellendurchtrennung), Ohr-OP (z. B. Otosklerose-OP), Nasen-OP (z. B. Laserkonchotomie).

Risiken

Gefahr des Verbrennungstraumas der Atemwege und Lunge (präop. Aufklärung des Pat.):

- Entzündung von Fremdmaterialien (u. a. Magensonden, Tamponaden, aber auch Blut und Schleimauflagerungen)
- Tubusbrände: PVC-, Latex-, Silikontuben; Reizung der Atemwege durch thermische Reaktionsprodukte (Salzsäure, Vinylchlorid); evtl. Stichflamme nach Perforation des Tubus („Blowtorch-like-Flame")
- Entzündung des „Lasersmog"/Sauerstoff-Gemischs (→ Explosionstrauma bis in die peripheren Atemwege möglich) → kontinuierliche „Lasersmog"-Absaugung

Gefahr der Reflexion von Laserstrahlung am metallischen Instrumentarium:

- Lokaler thermischer Schaden (z. B. oral, pharyngeal)
- Augenschutz beachten: Augen der Pat. mit feuchten Tupfern abdecken
- OP- und Anästhesiepersonal tragen Laserschutzbrillen.
- OP-Türen während laserchirurgischer Eingriffe geschlossen halten und optische Warnhinweise beachten

Atemwegssicherung bei laserchirurgischen Eingriffen

Nicht entflammbare, laserresistente Endotrachealtuben

- Laserresistenter Spiral-Metalltubus mit Doppelcuff:
  - Cuff mit jeweils 5 ml NaCl 0,9 % blocken (→ bessere Wärmeableitung)
  - Bei Cuffdefekt Tubus wechseln

  - Laser-Flex®, Nellcor, I. D. 4,5; 5,0; 5,5; 6,0; ohne Cuff: 3,0; 3,5; 4,0
  - Nach Beendigung der Laserung bei längeren Eingriffen auf konventionellen Tubus umintubieren
- Endotrachealtubus mit laserresistenter Aluminiumumwicklung und mit teflonbeschichtetem Silikonschlauch:
  - Cuff enthält trockenes Methylenblau (mit 3 ml NaCl 0,9 % blocken).
  - Laser-Shield® II, Medtronic
  - Nicht verwenden bei ND-YAG-Laser oder Argon-Laser
- Lasertubus Rüsch®:
  - Latextubus mit zwei Cuffs
  - Ummantelung mit Merocel-beschichteter Silberfolie (Merocel: Spezialschaumstoff)

Eine selbst angefertigte Umwicklung von Tuben mit Aluminiumfolie bietet keinen ausreichenden Schutz.

- Lasertuben besitzen keine Markierungen zur Beurteilung der Tubustiefe.
- Wesentlich höherer Kostenfaktor als konventionelle Endotrachealtuben
- Bei Diodenlasern (z. B. Lasertonsillotomie) kann in Absprache mit dem Operateur auf herkömmliche Tuben zurückgegriffen werden: Endotrachealtubus und Cuff mit feuchten Tupfern abdecken.

Infraglottische Jetventilation
- Sauerstoffkonzentration bei Jetventilation auf höchstens FiO_2 0,3 begrenzen
- Kühlende Wirkung des hohen Gasflusses vorteilhaft
- Verwendung eines nicht entflammbaren doppellumigen Polytetrafluoräthylen-Jetkatheters (LaserJet®-Katheter: Nicht laserresistent → bei direktem Laserkontakt verformbar, Bildung toxischer Reaktionsprodukte)

Narkoseführung bei laserchirurgischen Eingriffen
- $FiO_2 < 0,3$
- TIVA
- Kein Lachgas (unterstützt die Verbrennung ähnlich wie Sauerstoff)
- Keine Narkosegase verwenden (→ Entstehung toxischer Zerfallsprodukte)

Trotz aller Vorkehrungen gibt es keine absolute Brandsicherheit: Zum Löschen 20-ml-Spritzen oder sterile Schalen mit Kochsalz bereithalten.

Maßnahmen bei Tubusbrand
- Unterbrechung der Beatmung und Sauerstoffzufuhr
- Feuer löschen mit Kochsalzlsg. bzw. Wasser; Brandherd entfernen
- Tubus entfernen
- Beatmungsschläuche tauschen
- FiO_2 auf 1,0 erhöhen, wenn der Brand gelöscht ist.
- Hoch dosierte Steroidgabe
- Starre Bronchoskopie zur Überprüfung der Schädigungen
- Gegebenenfalls postop. intensivmedizinische Überwachung
- Bei schweren bronchialen Schäden Verlaufsbeobachtung und Nekrosenabtragung

17.2.4 Jetventilation

Vorteile Zugang und Sicht zum OP-Gebiet verbessert, geringere Beatmungsdruckbelastung, geringe hämodynamische Beeinträchtigung.

Nachteile Kein Aspirationsschutz, geringe Vorhersehbarkeit der Effektivität der Beatmung, bei Atemwegsobstruktion Barotraumagefahr, erschwerte Atemgaserwärmung und -befeuchtung, bei Obstruktion erschwerte CO_2-Elimination.

Indikationen Mikrolaryngoskopische Eingriffe (Stimmlippenpolypen, endolaryngeale Zysten, Reinke-Ödem-Abtragung, Granulome, Synechien, endolaryngeale Malignomentfernung, atemwegserweiternde Eingriffe; Tracheostomaplastiken, Trachealchirurgie).

Kontraindikationen
- Absolut: Fehlende Nüchternheit, hochgradiges Lungenemphysem, Gasabflussbehinderung, Refluxerkrankung, ausgedehnte Eingriffe, hohes Blutungsrisiko, fehlende Einstellbarkeit mit Operationslaryngoskop
- Relativ: Eingeschränkte Lungen-/Thoraxcompliance, COPD, Adipositas permagna

Kathetermaterial
- **Infraglottische** Jetkatheter: z. B. doppellumiger LaserJet®-Katheter, 12 G, 40 cm; transtrachealer Katheter nach Ravussin, 13 G
- **Supraglottische** Anwendung: Doppellumen-Jetkanüle (über Kleinsasser-Instrument möglich)

Anästhesiologische Besonderheiten

Prämedikation Midazolam p. o., ggf. Atropin 0,5 mg oder Glycopyrronium 0,2 mg i. v.; bei adipösen Pat. oder bei Refluxerkr. Natriumzitrat (0,3-molare Lsg.) 30 ml p. o. 10–15 Min. vor Narkosebeginn.

Monitoring Thoraxexkursion, Auskultation; Standardmonitoring mit kontinuierlicher Relaxometrie, punktuelle $etCO_2$-Messung durch wiederholte Jethübe (Kapnometrie über den Monitorkanal), transkutane CO_2-Messung (wünschenswert aber teuer und aufwendig), bei längeren Eingriffen regelmäßige art. BGA-Kontrollen.

Narkoseführung TIVA, Relaxometrie (TOF 0–1).

Standardeinstellung am Jetbeatmungsgerät (z. B. Monsoon®)
- $F_{JET}O_2$: 1,0 (≙ FiO_2 0,7); bei Laseranwendung: Möglichst $F_{JET}O_2 < 0,3$
- Arbeitsdruck (AD): 1,0–2,0 bar
- Beatmungsfrequenz: 100–150/Min.
- Inspirationsdauer (ID): 40–50 %
- Endexspiratorische Druckbegrenzung PP: 15–25 mbar
- Inspiratorische Druckbegrenzung PIP: 25–35 mbar
- Zur Narkoseausleitung: AD: 0,6–1,0 bar, f: 350–400/Min.
- Klimatisierung der Atemluft (100-prozentige Befeuchtung) ab einer OP-Dauer > 30 Min.
- Individuelle Anpassung im Einzelfall
- Während der Jetventilation auf freien Atemluftabstrom achten (Absprache mit dem Operateur, bei Wartezeiten Guedel-Tubus einsetzen)

17.3 Postoperative Besonderheiten in der HNO- und MKG-Chirurgie

- Bei intraoralen und nasalen Eingriffen: Extubation unter trachealer Absaugung, bei einliegender Nasentamponade nur bei ausreichendem Wachzustand. Spontanatmung ist obligat.
- Dyspnoe und Stridor: Progrediente lokale Schwellungen des Larynx sind auch postop. möglich (Information an den Operateur, ggf. rechtzeitige Reintubation).
- Bei Pat. mit Trachealkanüle: Anfeuchtung der Inspirationsluft („feuchte Nase"), evtl. wiederholte endotracheale Absaugung, bei TK-Wechsel ggf. 2 ml Lidocain intratracheal. Trachealkanülen bleiben geblockt bis ausreichender Aspirationsschutz besteht.
- Bei OSAS-Pat. nasale CPAP-Ther. möglichst periop. weiterführen (eigenes Gerät mitbringen lassen), 24 h SpO_2-Überwachung (besonders bei Pat. nach Nasen-OPs)
- Trotz „kleiner" und „kurzer" Eingriffe (z. B. TE) auf eine ausreichende Schmerzther. achten

17.4 Spezielle Anästhesien in der HNO- und MKG-Chirurgie

17.4.1 Operationen im Hals- und Rachenbereich

Adenotomie, Tonsillektomie, Lasertonsillotomie

Allgemeines Häufigste Eingriffe bei Kindern; Adenotomie (AT) ambulant (▶ 1.4); meist chronische Infekte, die nur bedingt konservativ sanierbar sind (Risikoabwägung: Keine OP bei manifester akuter Inf. mit Fieber u. Leukozytose; Ausnahme: Abszesstonsillektomie). Präop. Diagnostik: Bei negativer Blutungsanamnese ist kein BB und Gerinnung erforderlich.

Atemwegssicherung Bei AT: Larynxmaske (flexibel). Bei TE, Tonsillotomie: geblockter RAE-Tubus bei Tonsillektomie (TE), lockere Zähne bei Kindern (4- bis 7-Jährige) beachten; Tubusfixierung mittig.

Narkoseeinleitung Inhalativ (Sevofluran) oder i. v.

Narkoseführung Balancierte Anästhesie o. TIVA.

Lagerung Rückenlage mit leicht hängendem Kopf, Augenschutz, Warmtouch.

17

Schmerztherapie i. v.: Piritramid 0,1 mg/kg KG, Metamizol 15 mg/kg KG o. Paracetamol 7 mg/kg KG. Post-OP oral: Ibuprofen-Saft 7 mg/kg KG (3- bis 4-mal tgl.).

Besonderheiten Gefahr der Tubus-/Larynxmaskendislokation bzw. akzidentelle Extubation bei Lagerungswechseln u. Ein-/Umsetzen des Mundsperrers. Häufig Abknicken des Tubus durch den Mundsperrer.

Extubation Entfernung aller Tupfer am OP-Ende beachten; Absaugung des Operationsgebiets durch den Operateur; Gefahr von Laryngospasmus, Postextubationsstridor, Aspiration durch Blut und Speichel → Extubation nur im Wachzustand, Larynxmaske geblockt entfernen, ggf. ist eine sofortige Seiten- und Kopftieflage erforderlich, Sauger ist immer bereitzuhalten.

Postoperativ PONV häufig (z. B. durch in den Magen gelaufenes Blut, PONV-Prophylaxe ▶ 1.3.3); venöser Zugang postoperativ bei TE für 24 h belassen; nach TE Eiskrawatte und ausreichende Schmerzther. beachten.

Nachblutungsgefahr nach TE beachten (→ akute Atemwegsverlegung).

Besonderheiten bei Lasertonsillotomie

▶ 17.2.3

- Dioden-Laser im Direktkontaktverfahren: Abdeckung des RAE-Tubus mit feuchten Kompressen durch den Operateur!
- CO_2-Laser: Anwendung nur mit Lasertubus (Lasertubus nur bei größeren Kindern möglich; LASER-SHIELD® Medtronic Xomed, kleinster verfügbarer Tubus: ID 4,0 mm = OD 6,6 mm!)
- Narkose: TIVA, FiO_2 möglichst < 0,3

Besonderheiten bei Abszesstonsillektomie

! Notfalleingriff!
- HNO-Spiegelbefund beachten: Eventuell Larynxödem (kloßige Sprache)
- Mundöffnung meist schmerzbedingt eingeschränkt; Gefahr einer erschwerten Intubation (▶ 2.3.4); Operateur sollte bereits bei der Einleitung anwesend sein.
- Bei Abszessperforation während der Intubation: Tieflagerung des Kopfs, Absaugung, schnelle Intubation und sofortiges endobronchiales Absaugen; bei V. a. pulmonale Aspiration: Bronchoskopie, ggf. Erweiterung der Antibiotikather.
- Zur Intubation MLT-Tuben bereithalten
- Erhöhter Blutverlust im Vergleich zur normalen TE
- Hoher Narkosebedarf

Laryngoskopie, Panendoskopie, Tracheoskopie, Mikrolaryngoskopie

Allgemeines Kurzer Eingriff, evtl. laserchirurgisch (▶ 17.2.3); evtl. erschwerter Luftweg (▶ 2.3.4).

Narkose

- **Narkoseeinleitung und -führung:** Propofol; Remifentanil via Perfusor; Mivacurium
- **Intubationsnarkose oder Jetventilation** (genaue Absprache mit dem Operateur): Intubation mit MLT-Tubus (4,0–6,0 mm ID) oder Jetkatheter/-ventilation (▶ 2.5.4)

Besonderheiten

- Beim Einstellen des HNO-Stützlaryngoskops Auftreten einer extremen Bradykardie bis zur Asystolie möglich (Vagusreiz): Ausreichende Narkosetiefe beachten; sofort Operateur informieren (→ Stützlaryngoskop lockern); ggf. Atropin 0,5–1 mg i. v.
- Bei starrer Ösophagusskopie (z. B. Fremdkörperentfernung) besonders auf ausreichende Relaxierung achten (Relaxometrie ▶ 4.9)
- Bei starrer Tracheobronchoskopie: Beatmung über das Endoskop möglich („Gänsegurgel“)
- Montgomery-Prothesen (Inspektion oder Wechsel): Beatmung über die Montgomery-Prothese mittels Tubus-Konnektor möglich

- Steroidgabe: Antiödematöse Ther. mit Operateur absprechen (z. B. 250–500 mg Methylprednisolon)

Extubation

- Vor der Narkoseausleitung prüfen, ob eine Extubation bei vorliegendem Lokalbefund möglich ist, ggf. Nebenluft testen.
- Gegebenenfalls Tubusexchange-Katheter (Cook®) einsetzen; evtl. Tracheotomie
- Auf postop. Stridor nach Extubation achten, ggf. muss eine zügige Reintubation erfolgen.

Uvulopalatopharyngoplastik

Allgemeines Kurzer Eingriff; oft kurzhalsige, adipöse Pat. mit OSAS; evtl. auch als laserassistierte Uvulopalatopharyngoplastik (LAUPP; ▶ 17.2.3).
Vorgehen bei Pat. mit OSAS: ▶ 8.7.

Narkose

- Einleitung mit Propofol, Remifentanil, Mivacurium
- Intubation mit RAE-Tubus
- Balancierte Anästhesie: Desfluran o. TIVA
- TIVA bei LAUPP

Schlafendoskopie

Endoskopische Diagnostik von Ronchopathien und bei OSAS.

Narkose

- Präop. keine sedierenden Medikamente
- Bei Aspirationsgefahr: Natriumzitrat (0,3-molare Lsg.) 30 ml p. o. 10–15 Min. vor Narkosebeginn
- Erhaltene Spontanatmung! O_2-Insufflation über Nasensonde
- Einleitung mit kleinen Propofol-Boli (z. B. 20–30 mg titriert)
- Möglichkeit einer Maskenbeatmung sicherstellen

Tumoroperationen

Allgemeines Meist lange Eingriffsdauer: ca. 2–8 h; Laryngektomie oder Kehlkopfteilresektion (laserchirurgisch ▶ 17.2.3) evtl. mit plastischer Deckung mit Lappen (Radialislappen, M.-pectoralis-Lappen), Neck-Dissection. Pat. häufig im reduzierten AZ mit Tumordystrophie; Vorerkr.: COPD, Nikotin- und Alkoholabusus, KHK.

17

> Bei Tumor-OPs muss eine genaue Absprache mit dem Operateur über Art und Ausmaß des Eingriffs erfolgen, um die Notwendigkeit einer postop. Intensivther. abzuschätzen.

Prämedikation Tumorstaging erfragen (Metastasierung?), Aufklärung: Über erweitertes Monitoring, postop. Intensivther. u. Fremdbluttransfusionen, Gefahr des erschwerten Atemwegs (Vorgehen erschwerte Intubation ▶ 2.3.4).

Monitoring Zwei venöse Zugänge, ggf. art. Blutdruckmessung (A. radialis, kontralateral zum Lappenspendearm, A. femoralis); ggf. ZVK-Anlage (V. subclavia, V. femoralis), Blasenkatheter mit Temperatursonde, Magensonde (meist am Ende der OP); Warmtouch, regelmäßige Laborkontrollen (Hb, BGA, E'lyte).

Tubus RAE-Tubus (oral/nasal 7,0–7,5 mm ID), evtl. nasal bei geplanter Neck-Dissection; vor Tracheotomie: LGT-Tubus (7,0/8,0 mm ID) steril anreichen.

Narkoseeinleitung/-führung Balancierte Anästhesie o. TIVA (bei Tracheotomie [TT] o. Laserchirurgie [▶ 17.2.3] ggf. TIVA bevorzugen).

Lagerung Auf Fersenschutz und Schutz des N. ulnaris achten. Augenschutz.

Besonderheiten

- **Infusionen/Transfusion:** Primär Vollelektrolytlsg. Bei Volumenverlusten: Kolloidale Lösungen. Bei starker Blutung (Hb-Kontr.): Gabe von EK (ggf. FFP)
- **Plastische Deckung mit freiem Lappentransplantat:** Keine Punktionen am Lappenspendearm; SpO_2-Kontrolle an der Hand des operierten Arms (→ frühzeitiges Erkennen von Durchblutungsstörungen); postop. Lagerungshinweise des Operateurs dokumentieren (z. B. keine Überstreckung des Kopfs); evtl. Antikoagulation auf Wunsch des Operateurs (Heparin, ASS).

Mögliche Komplikationen Blutung; Stimulation des Karotissinus mit Herzrhythmusstörungen (bei Neck-Dissection/zervikaler Tumorresektion); Luftembolie (▶ 7.3.6); zerebrale Ischämie aufgrund maligner Karotisinfiltration (→ Neurologie am Ende der OP prüfen/dokumentieren).

Postoperativ Überwachung auf IMC; häufig Hypertonien, Nachbeatmung auf ITS bei schwierigem Atemweg, größeren Blutverlusten, Hypothermie oder hohem Gesamtmorbiditätsrisiko; Laborkontrollen (Hb, Hkt., E'lyte, Gerinnung, BGA); Überwachung der Durchblutung der Lappenplastik.

Akute Blutung: Epistaxis, Posttonsillektomieblutung, Tumorblutung

> **! Cave**
> Jede luftwegsnahe Blutung kann in Kürze in einen lebensbedrohlichen Notfall abgleiten.

Allgemeines Notfall-OP; sofortige Abstimmung über den Ablauf der Notfallversorgung mit dem Operateur (z. B. Initialversorgung im OP oder auf Station?); rechtzeitiges Informieren von erfahrenen Kollegen und zusätzlichem Pflegepersonal; Blutverluste abschätzen; Blutbank informieren und Blutkonserven bestellen; Pat. sind nicht nüchtern; Gefahr der akuten Atemwegsverlegung; wahrscheinlich schwierige Intubation.

- **Posttonsillektomieblutung/Epistaxis:** Reflektorische Tachykardie; evtl. Hypotension bis zum hypovolämischen Schock; Hypoxie durch Verlegung der Atemwege; plötzliches Erbrechen von verschluckten Blutkoageln (→ Menge wird bei Sickerblutung häufig unterschätzt)
- **Akute Tumorblutung:** Meist bereits bekannte Tumorpat. (evtl. mit Tracheostoma); Tumorarrosionblutung großer Gefäße (A. carotis, V. jugularis); schnelle Entwicklung von großen Blutverlusten (→ Atemwegsverlegung, Schock)

Atemwegssicherung bei akuter Blutung

Die schnelle Sicherung des Atemwegs hat oberste Priorität.

Bei Pat. mit Tracheostoma sofort auf geblockte Trachealkanüle wechseln (danach venösen Zugang anlegen).

1. Sofortige Präoxygenierung und orale Absaugung
2. Sicherer venöser Zugang (ggf. Blutentnahme: Kreuzblut/Labor)
3. Monitoring (Minimalvariante): SaO_2, $etCO_2$, (EKG, NIBP)
4. Vorbereitung der Intubation: Lagerungsoptimierung entsprechend der Umstände; funktionsfähige und leistungsstarke Absaugung; Kompression der Blutung von außen oder des zuführenden Gefäßes durch den Operateur; meist erschwerter Luftweg. Falls noch ausreichend Zeit: Fiberoptische Intubation, sonst Videolaryngoskop und Notkoniotomieset (mit blockbarer Kanüle) bereithalten
5. Unverzügliche Narkoseeinleitung: (RSI ▶ 10.1.4) Tubus mit Führungsstab: RAE-Tubus (7,0–7,5 mm ID) oder MLT-Tubus 4–6 mm ID; mehrere dünne Tuben bereithalten; auch bei Kindern geblockte Endotrachealtuben bevorzugen
6. Bei fehlgeschlagener Intubation sofortige Notfallkoniotomie durchführen

Narkoseeinleitung/-führung Propofol, Opioid, Succinylcholin o. Rocuroniumbromid. Balancierte Anästhesie o TIVA.

Schocktherapie (▶ 7.5.2): Weitere großlumige venöse Zugänge anlegen, ggf. Schleuse V. femoralis, Volumensubstitution (Kolloide ▶ 5.1.3), ggf. Katecholaminther. (▶ 6.7.7), ggf. Blut und Blutprodukte (▶ 5.2) ungekreuzt in den OP schicken lassen, großlumige Transfusionssysteme wählen, Anlage einer invasiven Blutdruckmessung nach initialer Stabilisierung, Hb-/Hkt.- und BGA-Kontrollen, Auskühlung des Pat. vorbeugen (Warmtouch etc.).

Besonderheiten Großlumige Magensonde legen und Blutkoagel absaugen. Bei Aspirationsverdacht: Trachea absaugen, Thoraxröntgenkontrolle, postop. Bronchoskopie, Verlegung auf IMC/ITS, Sekretolyse, Atemtherapie, ggf. Antibiose.

Klinikinternen Notfall-Algorithmus „Akute Blutung in der HNO/MKG" vorhalten und regelmäßig Mitarbeiterschulungen durchführen.

17

Tracheotomie, Tracheostomarevision

Allgemeines Kurzer elektiver Eingriff; bei nicht beatmeten Pat. auf erschwerten Atemweg eingestellt sein (Vorgehen erschwerte Intubation ▶ 2.3.4), bei Beatmungspat. Betreuung einrichten (entsprechende Aufklärung ▶ 1.1.11); elektive Tracheotomie kontraindiziert bei ALI/ARDS mit erhöhtem PEEP > 15 und hohem FiO_2.

Narkoseeinleitung/-führung TIVA bevorzugen.

Tubus Dünnen Endotrachealtubus (MLT) 4,0–6,0 mm ID bevorzugen, Tubus im unteren Trachealdrittel platzieren; Tubus/Tubusfixation muss auch unter den OP-Tüchern zugänglich sein.

Intraoperatives Vorgehen FiO_2 erhöhen auf 0,8–1,0; bei trachealer Eröffnung apnoeische Oxygenierung oder manuelle Beatmung mit erhöhtem Flow. Bei deutlicher Leckage ggf. intermittierende manuelle Abdichtung durch den Operateur. Bei größeren Beatmungsproblemen evtl. Umintubation.

Besonderheiten Trachealkanüle (ggf. LGT-Tubus) und Blockerspritze (oder Cuffdruckleitung) werden vor dem Eingriff der OP-Schwester angereicht; Tubus wird unter dem Tuch mit dem Beatmungssystem konnektiert; Lagekontrolle der Trachealkanüle.

Postoperativ Ausschluss Pneumothorax: Auskultations-/Perkussionsbefund; Thoraxröntgenkontrolle 6 h postop. (bei Problemen sofort); postop. Hustenreiz mit Lidocain-Spray oder mit 7,5–15 mg Hydrocodon (Dicodid®) s. c. – schon präop. prophylaktisch – behandeln.

Nottracheotomie

Muss so schnell wie möglich erfolgen, ggf. nur kurze orientierende Untersuchung, evtl. Sedierung mit geringer Midazolam-/Ketamindosis i. v. im OP (nur in Anwesenheit des Operateurs), Minimalatmung unbedingt erhalten.

- Gefährdung durch Hypoxie (hypoxisch bedingter Herz-Kreislauf-Stillstand)
- Schnelle Sauerstoffzufuhr, z. B. assistierte Beatmung über Gesichtsmaske
- Nottracheotomie erfolgt grundsätzlich in LA durch den Operateur.
- Gegebenenfalls Notfallkoniotomie (Quicktrach®, VBM [mit und ohne Cuff], Portex Crico-Kit® [mit Cuff])
- Alternativ: Tracheale Punktion mit Infusionskanüle 14 G + Tubuskonnektor (3,0 ID Kindertubus) manuelle O_2-Beatmung; oder Jetventilation über transtrachealen Katheter (▶ 2.5.4)

17.4.2 Anästhesien bei Nasenoperationen

NNH-Operationen, Septorhinoplastik, Septumplastik, Konchotomie

Allgemeines Kurze bis mittellange OPs: 0,5–3 h; Asthma- und COPD-Pat. sollten unbedingt präop. infektfrei sein und über eine ausreichende antiobstruktive Ther. verfügen (aktuelle Lufu); gehäuftes Auftreten einer allergischen Diathese (Allergiepass) in dieser Patientengruppe; auf postop. Nasenatmungsbehinderung hinweisen.

Narkose Bei endoskopischen OPs TIVA bevorzugen (weniger Vasodilatation → geringe Blutung → bessere Sicht für den Operateur).

Tubus RAE (7,0–7,5 mm ID); Fixation mittig; Rachentamponade.

Besonderheiten RR syst. 80–100 mmHg anstreben (zurückhaltender bei bekanntem Hypertonus); Blutdruckanstiege aufgrund fehlender Analgesie vermeiden (→ erhöhte Blutungsneigung; Hämatome verschlechtern später das kosmetische Ergebnis); nur Augengel, kein Zukleben der Augen (intraop. Okulomotoriuskontrolle).

Extubation Vorsichtige und vollständige Entfernung der Rachentamponade; vorsichtiges Absaugen von Sekretresten, Extubation erst nach vollkommener Rückkehr der Schutzreflexe; Vermeidung von Husten oder Pressen; Pat. müssen wiederholt aufgefordert werden durch den Mund zu atmen.

Postoperativ Umstellung der Atmung über den Mund fällt den Pat. oft schwer; erhöhte Aufmerksamkeit bezüglich der respiratorischen Funktionen (→ Pat. mit OSAS/Asthma verbleiben längere Zeit zur Überwachung im AWR); 30°-Oberkörperhochlagerung; Eiskrawatte bei vermehrter Nachblutung; über den Rachen kann es zu größeren unbemerkten Blutverlusten kommen, Verlegung aus dem AWR erfolgt erst, wenn die Blutung sicher sistiert.

Nasenbeinreposition

Operationsdauer 5–15 Min., ambulanter Eingriff; evtl. Ausschluss schweres SHT; Narkoseeinleitung/-führung: Propofol, Alfentanil. Larynxmaske.

17.4.3 Anästhesien bei operativen Eingriffen des Ohrs

Tympanoplastik (Typ I und Typ III), Otopexie, Ohrmuschelaufbau, Stapesplastik, Cochleaimplantat

Allgemeines Operationsdauer ca. 2–3 h (z. T. auch deutlich länger); gehäuft PONV (PONV-Prophylaxe ▶ 1.3.3); Tympanoplastiken auch in LA möglich.

Intubation RAE-Tubus; kontralaterale seitliche Fixierung.

Narkose TIVA (gehäuft PONV); bei erwünschter intraop. Nervenstimulation (Cochleaimplantat) Einleitung mit Mivacurium (Relaxometrie ▶ 4.9); Lachgas (▶ 6.1.2) vermeiden (sonst vor Trommelfellverschluss Lachgas 15–20 Min. vorher auswaschen).

Lagerung Inbesondere Fersenschutz und Schutz des N. ulnaris.

Besonderheiten Bei Operationsdauer > 4 h → ggf. Anlage eines Blasenkatheters, Warmtouch, kontrollierte Hypotension erwünscht (RR syst. 80–100 mmHg).

Postop. Schmerztherapie Bei Ohrmuschelaufbau mit Rippenknorpelentnahme PCA oder Kathetereinlage in die Thoraxwunde zur kontinuierlichen Infiltrationsanästhesie (Ropivacain 2 mg/ml, 4–8 ml/h).

Parazentese/Paukenhöhlenpunktion

Allgemeines Kurzer Eingriff; häufig Kinder mit chron. Infekten, meist konservativ nicht zu sanieren; Kombinationseingriff mit AT/BERA.

Narkoseeinleitung/-führung Balancierte Anästhesie o. TIVA. (ggf. Maskeneinleitung mit Sevofluran (▶ 17.4.1), Eingriff kann in Maskennarkose durchgeführt werden (als Kombinationseingriff mit flexibler Larynxmaske/Tubus).

BERA (brainstem-evoked response audiometry)

Allgemeines Untersuchungsdauer 20 Min. bis 1,5 h; Hörtests bei Kleinkindern und Säuglingen, gehäuft pulmonale und kardiale Vorerkrankungen, Fehlbildungssyndrome (▶ 9.7).

Narkoseeinleitung/-führung TIVA oder balancierte Anästhesie, Intubation oder Larynxmaske.

Besonderheiten Raumtemperatur > 20 °C; kein Warmtouch-Einsatz, da Nebengeräusche während der Untersuchung vermieden werden sollen, ebenfalls EKG- und Pulston reduzieren, Temperaturmessung (Untersuchung unterbrechen bei Entwicklung einer Hypothermie).

Speicheldrüsenoperationen

Allgemeines Operationsdauer 1–4 h.

Indikation Tumoren der Gl. parotis, sublingualis oder submandibularis, ggf. bei Malignität mit begleitender Neck-Dissection.

Intubation RAE-Tubus 7,0–7,5 mm ID, kontralaterale seitliche Fixierung.

Narkoseeinleitung/-führung Balancierte Anästhesie o. TIVA, Mivacurium bevorzugen.

Besonderheiten Fazialismonitoring durch den Operateur (Relaxometrie vor Beginn des Eingriffs, Rest-Relaxierung vermeiden). Bei kombiniertem Eingriff mit Neck-Dissection: Zweiter i. v. Zugang, ggf. Blasenkatheter.

Postoperativ Funktionskontrolle des N. facialis.

17.5 Narkose in der MKG-Chirurgie

17.5.1 Zahnbehandlung in Narkose

Patienten Kinder mit entsprechend hoher Erwartungsangst → gute Sedierung präoperativ notwendig (▶ 9.2.4), in erster Linie aber geistig und körperlich Behinderte fast jeden Alters → Begleiterkrankungen und Begleitmedikation erfragen (gesetzliche Vertretung, vertraute Kontaktperson?) ggf. bei unbekannten Syndromen Pädiater kontaktieren. Betreffen die Begleiterkr. die Kiefergelenkbeweglichkeit? Zahnarzt/Kieferchirurg fragen!

Operationsbesonderheiten Meist mehr oder weniger ausgedehnte Zahnsanierungsaktionen mit evtl. Blutung aus den Wurzellöchern; evtl. Rachentamponade mit feuchter Mullbinde nach Absprache mit Operateur.
Cave: Tamponade mit einem Streifen aus Mundwinkel nach draußen hängen lassen, um versehentliches Vergessen zu vermeiden!

Narkoseführung Bei unklarer Mundöffnung alle Möglichkeiten zur fiberoptischen Intubation oder andere technische Mittel (GlideScope, ILMA, usw.) herbeischaffen; je nach Arbeitsfeld des Operateurs RAE-Tubus (▶ 9.3.3) verwenden; bei dringendem Wunsch des Operateurs kann auch eine nasale Intubation nötig sein (▶ 9.4.3). Gute Fixation des Tubus gegen unbeabsichtigte Extubation! Absaugen von evtl. verbliebenem Blut o. Ä. vor Extubation. Bei ambulanten Operationen Propofol/Remifentanil bevorzugen. Bei Epilepsien Sevofluran vermeiden. Bei kleinen unblutigen Eingriffen und im vorderen Bereich des Kiefers ist die Larynxmaske eine Alternative.

17.5.2 Gesichtsschädel-/Gesichtstrauma-Operationen

Patienten Meist elektive Eingriffe nach Rekompensation des Pat. nach Trauma. Trotzdem besonders nach Begleitverletzungen fragen:
- Gehirn (SHT, Bewusstseinsstörungen?)
- HWS (Frakturen, Luxationen → Ruhigstellung durch Schiene? Fiberoptische Intubation indiziert?)
- Kiefer- und Zahnverletzungen (Aspiration von Zahnteilen?)
- Häufig schmerzbedingte Mundöffnungseinschränkung mit Mallampati 3–4. Gibt es sonstige Hinweise für einen schwierigen Atemweg, die eine fiberoptische Wachintubation rechtfertigen?
- Bei Kieferoperationen ist u. U. zur Gewährleistung der Okklusion eine intermaxilläre Fixierung (IMF) notwendig. Hierfür werden Ober- u. Unterkiefer intraoperativ und ggf. auch postoperativ mit Draht oder Gummis fest verbunden, sodass eine Mundöffnung unmöglich ist. Die Intubation muss daher nasal erfolgen, eine PONV-Prophylaxe (▶ 1.3.3) ist obligat. Bei postoperativer

IMF muss eine Schere, bzw. Drahtschere in der Nähe des Patienten bereitgehalten werden.
- Eine Fraktur im bezahnten Bereich ist eine offene Fraktur und wird zeitnah versorgt.

Operationsbesonderheiten
- **Nasenbein-, Jochbogenfraktur:** LaMa möglich. OP-Dauer: 10–20 Min.
- **Orbitaboden-, Jochbeinfraktur:** Orale Intubation. OP: 30–60 Min.
- **Pfählungsverletzung:** Genaue Absprache mit dem Operateur über dem Atemweg: orale vs. nasale Intubation, ggf. fiberoptische Wachintubation, ggf. Tracheotomie in Lokalanästhesie, ggf. Analgosedierung
- **Stirnhöhlenfraktur:** Orale Intubation. Hoher Blutverlust bei koronarem Schnitt. OP: 2–3 h
- **Mittelgesichtsfraktur** (Einteilung nach LeFort I–III): nasale Intubation, ggf. fiberoptische Wachintubation (besonders bei frontobasaler Schädelbasisfraktur oder nasaler Liquorrhö), ggf. hoher Blutverlust, IMF → PONV-Prophylaxe (TIVA), ggf. massive Weichteilschwellung postoperativ → Nachbeatmung auf ITS.
  Kopf- bzw. Oberkörperhochlagerung vermindert intraop. Blutverlust, der im Bereich der nasopharyngealen Schleimhaut beträchtlich sein kann → rechtzeitig Konserven bereitstellen!
- **Unterkieferfraktur:** Nasale Intubation, IMF → PONV-Prophylaxe (TIVA), OP-Dauer: 30 Min. (paramediane Fx)–120 Min. (Collum-Fx). Trotz der Mundöffnungseinschränkung lassen sich Patienten mit normaler Anatomie i. d. R. problemlos intubieren.

Narkoseführung
- Balancierte Anästhesie o. TIVA.
  - Bei IMF: TIVA + PONV-Prophylaxe
  - Bei starkem Blutverlust ggf. TIVA bervorzugen (geringere Vasodilatation)
- Bei längeren Eingriffen und vorerkrankten Pat. adäquates Monitoring (arterielle Blutdruckmessung mit BGA, Blasenkatheter) einsetzen
- Extubation nur bei spontan atmenden, wachen Pat. (Rachen frei?), ggf. Pat. 24 h auf ITS weiterbeatmen, bis Schwellung ausreichend zurückgegangen
- Alternativ: Extubation mit Tubusexchange-Katheter (Cook®) nach Nebenlufttest (Spontanatmung möglich nach Entblocken des Tubus?)

Postoperative Oberkörperhochlagerung vermindert Schwellung und Blutverlust.

17.5.3 Kieferchirurgische Operationen

17

Operationen
- **Dekortikation:** Kieferosteonekrosen, häufig durch Bestrahlung, Bisphosphonat- o. Antikörpertherapie bei Patienten mit entsprechenden Vorerkrankungen. Abfräsen des erkrankten Knochens, Wundverschluss. OP-Dauer: 1 h
- **Sinuslift:** Kieferknochenaufbau durch Knochenspan aus dem Kinn o. Beckenkamm. OP-Dauer: 1–2 h
- **Bimaxilläre Umstellungsosteotomie:** Neupositionierung von Ober- u. Unterkiefer bei Dysgnathie und OSAS. Meist gesunde Patienten – auf Hinweise für schwierigen Atemweg achten (Retrogenie?). IMF → PONV-Prophylaxe. Kreuzblut. OP-Dauer: 3–4 h
- **Sekundäre Operation nach großer Tumor-OP** (Panendoskopie, Implantate, Vestibulumplastik, Lappenkorrektur): Häufig schwieriger Atemweg

- **Extraorale Abszessspaltung:** Häufig perimandibuläre Abszesse. Schmerzbedingte Mundöffnungseinschränkung. Bei länger bestehenden Abszessen lässt sich diese Kieferklemme weder mit Narkose noch mit Relaxans lösen, sodass eine fiberoptisch nasale Intubation nötig ist. Bei Mundöffnung > 2 cm ist die Einlage einer Larynxmaske i. d. R. möglich. Gegebenenfalls ist eine Ketamin-/Midazolam-Analgosedierung eine geeignete Alternative für den Erfahrenen. OP-Dauer: 10 Min.

Narkoseführung

- Bei geplanter IMF: TIVA, sonst balancierte Anästhesie o. TIVA
- In der Regel nasale Intubation, ggf. Rücksprache mit dem Operateur. Bei absehbar schwierigen Pat. Operateur in Stand-by zur notfallmäßigen Tracheotomie bestellen
- Sichere Tubusfixation, ggf. durch Annaht

17.5.4 Operationen bei Kindern

Kraniofaziale Dysostosen ▶ 9.7

Lippen-Kiefer-Gaumen-Spalten

- Operation ggf. in 3 Schritten: Lippenplastik mit 3 Mon., Weichgaumenverschluss mit 9 Mon., Hartgaumenverschluss mit 3 J. Bei Gaumenoperationen kann es intra- u. postoperativ zu erheblichen Blutverlusten kommen.
- Die Intubation erfolgt oral, Tubusfixierung mittig. Bei Gaumenplastiken mit Einsatz eines Dingman-Sperrers sollte ein RAE- o. Woodbridge-Tubus mit Cuff verwendet werden (andere Tuben werden durch den Sperrer häufig abgeknickt). Eine Rachentamponade schützt vor Aspiration und postoperativer Übelkeit. Auf postoperative Entfernung der Tamponade achten!
- Für die Entfernung der Fäden ist eine Maskennarkose meist ausreichend (Einwilligung für diesen ambulanten Folgeeingriff ist obligat und sollte beim Ersteingriff eingeholt werden).
- Sonst Narkoseführung nach kinderanästhesiologischen Grundsätzen ▶ 9.

Intraorale Abszessspaltung bei Milchzähnen

Patienten Kinder im Alter von 1–8 J. mit Milchzahnkaries. Häufig mangelnde Compliance.

Operation Meist wird nur der infizierte Milchzahn gezogen, ggf. eine Lasche eingelegt. OP-Dauer: 2 Min.

Narkose Aufgrund der kurzen OP-Dauer ist eine Maskennarkose möglich und ggf. eine Maskeneinleitung (Sevofluran) bei unkooperativen Kindern von Vorteil. Für die Extraktion ist eine ausreichende Narkosetiefe obligat (mittelständige enge Pupillen). Eine zusätzliche Lokalanästhesie ist vorteilhaft, da weniger Narkosetiefe nötig ist und eine ggf. längere OP-Dauer gut toleriert wird.

18 Transplantationen

Evelyn Ocklitz, Corona von Poehl und Christian Rempf

18.1 Rechtliche und medizinische Voraussetzungen

Corona von Poehl

18.1.1 Spenderkriterien

Übertragbar im Sinne einer Organtransplantation sind Herz, Lungen, Leber, Nieren, Bauchspeicheldrüse und Darm postmortaler Spender sowie mittlerweile als Lebendspende: eine von zwei funktionsfähigen Nieren, Teile einer Leber (Segment). Eine Organentnahme ist immer in Betracht zu ziehen, wenn:

- Die klinischen Zeichen des Hirntods sich andeuten.
- Ein vorbestehender irreversibler Schaden des zu entnehmenden Organs ausgeschlossen werden kann (passagere Funktionsverschlechterung keine KI).
- Eine Übertragung von Krankheiten (syst. Infektionen, Malignomverdacht, positiver HIV-Test, Verbrauchskoagulopathie) unwahrscheinlich erscheint (lokale Infektion keine KI!).
- Das biologische Alter < 65 J. liegt (keine absolute Grenze).
- **Ausschlussindikationen:** Intoxikationen, Infektionen, neuromuskuläre Blockade, Hypothermie, endokrines oder metabolisches Koma, Schock als Ursache des Komas

18.1.2 Voraussetzung zur Organentnahme

- Die Einwilligung des Pat. (Organspenderausweis) oder eines nahen Angehörigen muss vorliegen, sog. „Entscheidungslösung", früher „erweiterte Zustimmungsregelung" (Gesetz über die Spende, Entnahme und Übertragung von Organen, Transplantationsgesetz vom 5.11.1997). Seit dem Inkrafttreten des sog. TPG-Änderungsgesetzes zum 1.8.2012 ist jeder Bundesbürger > 16 J. aufgefordert, sich „mit der Frage seiner eigenen Spendebereitschaft ernsthaft zu befassen und … die jeweilige Erklärung auch zu dokumentieren." Gesetzliche Krankenkassen und Private Versicherungsunternehmen informieren daher ihre Mitglieder und Versicherten alle zwei Jahre. Eine Verpflichtung zur Abgabe einer Erklärung besteht weiterhin nicht. Mit Inkrafttreten des Transplantationsregistergesetzes 2016 sollen Organisation und Datenflüsse in der Transplantationsmedizin zur Verbesserung der Versorgungslage und Transparenz optimiert werden.
- Eine Hirntoddiagn. muss durchgeführt werden:
  - **Voraussetzung** für Organentnahme und Hirntoddiagn. ist akute, schwere primäre (z. B. Hirnblutung) oder sekundäre (z. B. Hypoxie) Hirnschädigung.
  - **Symptomentrias des Hirntods:** Koma, Apnoe, Hirnstammareflexie mit lichtstarren, mittel bis maximal weiten Pupillen beidseits, fehlender Kornealreflex beidseits, fehlender okulozephalen Reflex (Puppenkopfphänomen), fehlende Trigeminus-Schmerzreaktion, fehlender Tracheal- und Pharyngealreflex. Diese Befunde müssen im Abstand von 12 h (Beobachtungszeitraum bei primärem Hirntod) bzw. 3 d (bei sekundärem Hirntod) von zwei Untersuchern, davon mindestens ein Facharzt für Neurologie oder Neurochirurgie, übereinstimmend festgestellt und dokumentiert werden. Wird eine Organentnahme beabsichtigt, müssen beide Ärzte unabhängig von einem Transplantationsteam sein. Protokoll zum Download

über www.dso.de/servicecenter/downloads/arbeitsmittel-fuer-krankenhaeuser.html

- **Ergänzende Untersuchungen** (hierdurch kann der Beobachtungszeitraum verkürzt werden): Null-Linien-EEG über 30 Min. bei kontinuierlicher Registrierung (bei Neugeborenen, Säuglingen und Kleinkindern bis zum vollendeten 2. Lj. muss das EEG nach 24 bzw. 72 h wiederholt werden) und/oder Nachweis eines zerebralen Zirkulationsstillstands durch beidseitige Karotisangiografie bzw. Doppler-Sonografie und/oder zerebrale Perfusionsszintigrafie bei ausreichendem Systemblutdruck oder mehrfaches Ableiten früher akustisch evozierter Potenziale (FAEP) mit Erlöschen der Wellen III–IV (gilt nicht für Neugeborene!): Steht der Hirntod richtliniengemäß fest, und sind keine Ausschlussgründe bekannt, so muss der Verstorbene als potenzieller Spender vermittlungspflichtiger Organe dem zuständigen Transplantationszentrum oder der DSO (Deutsche Stiftung Organtransplantation) mitgeteilt werden (Richtlinien der Bundesärztekammer zur Organtransplantation gemäß § 16 Transplantationsgesetz/TPG).

Bei Unklarheiten unbedingt Kontaktaufnahme zu einer Transplantationszentrale (z. B. Eurotransplant Leiden/Niederlande, Tel. +31/71/5795700 (8.30–17.00 Uhr), Fax +31/71/5790057, www.eurotransplant.org).

18.2 Anästhesie bei Nierentransplantation

Evelyn Ocklitz

18.2.1 Statistik und Grundlagen

Laut DSO wurden 2015 in Deutschland 2195 Nieren transplantiert (davon 645 Lebendspende-Transplantationen). Die 5-Jahres-Transplantationsfunktionsraten betragen nach Lebendspende 87,2 % und nach postmortaler Organspende 71,1 %.

Häufigste Ursachen der terminalen Niereninsuffizienz

- Diab. Nephropathie (ca. 35 %)
- Prim. und sek. Glomerulonephritiden (ca. 15 %)
- Chron. tubulo-interstitielle Erkr.
- Vaskuläre (hypertensive) Nephropathien
- Polyzystische Nierenerkr.

Besonderheiten des niereninsuffizienten Patienten

- **Labor:** Hyperkaliämie, metabolische Azidose, Hyper- oder Hypovolämie (prä- oder postop. Dialyse), Anämie
- **Begleiterkrankungen:**
  - Hypertonus (bis zu 80 %): Oft durch Dialyse-Behandlung zu verbessern, sonst meist befriedigend durch Medikamente. Falls durch Renin verursacht, manchmal bilaterale Nephrektomie erforderlich. Durch Ciclosporin und/oder Prednison postop. oft Verschlechterung
  - Generalisierte Arteriosklerose: Myokardiale, zerebrale und periphere Durchblutungsstörungen zählen zu den wesentlichen KO der Niereninsuff.
  - Magen- und Duodenalulzera: Unter Anwendung von H_2-Blockern oder Protonenpumpenhemmern und niedrig dosierter Kortikoidther. heute seltener
  - Renale Osteodystrophie: Sek. Hyperparathyreoidismus verursacht eine Ostitis fibrosa cystica, der Vitamin-D-Mangel eine Osteomalazie; häufig auch Osteoporose durch Kortikoidther.

- Diab. mell. (30–50 %): Früher KI für Transplantation; heute bestimmt das Ausmaß der sek. Komplikationen (diffuse Mikro- und Makroangiopathie) die Eignung für Organübertragung; Möglichkeit der Simultanübertragung von Niere und Pankreas bei Typ-1-Diabetikern.

Kontraindikationen für Nierentransplantation

- **Malignom:** Nach kurativer Ther. muss individuell entschieden werden, Wartezeit mind. 2 J. bis zur Transplantationsanmeldung, bei Z. n. Mamma-Ca und malignem Melanom 5 J.
- **Schwere systemische Erkr. oder Infektionen:** Aktive oder chron. aktive Hepatitis, AIDS, Tbc
- Psychose, Alkoholismus, Drogenabusus, schwere geistige Behinderung, Dialysedemenz

In Fällen schwerer kardialer und pulmonaler Insuff. sowie bei klinisch relevanter Arteriosklerose die Transplantationsfähigkeit im Einzelfall prüfen. Die Indikationsbreite hat sich in den letzten Jahren erheblich erweitert, das Altersspektrum schwankt zwischen 1 und ca. 75 J. (Sonderregelungen für Spender u. Empfänger über 65 J.).

18.2.2 Präoperative Untersuchungen

Anamnese

- Fragen nach erlaubter Trinkmenge, Restdiurese und Häufigkeit der Dialyse erlauben Einschätzung der intraop. Volumentoleranz.
- Medikamente, letzte Dialyse, Nüchternheit

Voruntersuchungen

- **Klinische Untersuchung:** Dialyseshunt lokalisieren und abhorchen! Funktions(un)fähigkeit dokumentieren!
- **Labor:** Neben den Routinelaborparametern (K^+ nach der Dialyse!) Leberwerte, CK und BGA. Bei $K^+ > 5{,}5$ mmol/l ist eine erneute Dialyse indiziert, evtl. Glukose-Insulin-Ther. Hb kann direkt nach Dialyse falsch hoch sein, Gerinnung wegen Heparinther. nicht zu verwerten!
- **EKG:** Bei V. a. KHK sind Befunde eines Belastungs-EKG und u. U. einer Koronarangiografie wünschenswert (in Ausnahmefällen muss im Rahmen der Transplantationsvorbereitung eine Bypass-OP durchgeführt werden).
- **Rö-Thorax:** Tumor- und Infektionsausschluss

! Zusatzuntersuchungen sind vom individuellen Fall abhängig.

OP-Vorbereitung

- **Aktuelle nephrologische OP-Vorbereitung:** Beinhaltet weitere Untersuchungen wie Hepatitis-, Zytomegalie- und HIV-Serologie, Endoskopie und Sonografie
- **Dialyse:** Der Pat. sollte im Rahmen der OP-Vorbereitungen dialysiert werden. Ausnahme: $K^+ < 4{,}5$ mmol/l und keine Zeichen des Volumenüberschusses (Gewicht?) oder Routinedialyse am selben Tag.

„Transplantationscheckliste"
Enthält meistens zahlreiche, über Monate oder Jahre zusammengetragene, umfangreiche Voruntersuchungen, deren Lektüre einen guten Überblick über Vorgeschichte, Allgemeinzustand und mögliche Risiken des Pat. gibt.

18.2.3 Chirurgisches Vorgehen

Cave
Bei allen vorbereitenden Maßnahmen Zeitfaktor, d. h. die Ischämiezeit des Transplantats (sollte unter 20 h betragen; in Ausnahmefällen bis 36 h), berücksichtigen.

- **Vor Implantation:** Freispülen der Spenderniere (Entfernung der Kardioplegielösung) mit mind. 1 l NaCl 0,9 % oder Ringerlaktat, sonst schwerste Zwischenfälle durch Hyperkaliämie, Rhythmusstörungen bis zum Herzstillstand möglich!
- **Transplantation:**
  - Retroperitoneales Einbringen der Spenderniere in die Fossa iliaca
  - Anastomose der V. renalis mit der V. iliaca externa und der A. renalis mit der A. iliaca externa unter jeweiligem Abklemmen der Empfängergefäße
  - Mit Freigabe der arteriellen Anastomose Beginn der Transplantatdurchblutung, akute Sequestration von ca. 200–300 ml Blut! **Cave:** Blutdruckabfall! (Beginn und Ende der warmen Ischämiezeit notieren!)
  - Anschließend antirefluxive Implantation des Harnleiters in die Blase

! Durchschnittlicher Blutverlust intraop. bis 500 ml

18.2.4 Anästhesiologisches Vorgehen

Narkoseeinleitung erst nach Abklärung mit dem Operateur, ob das Transplantat auf jeden Fall verwendbar ist.

Narkoseverfahren und -mittel

- **Auswahl des Verfahrens:** Meist wird eine Allgemeinnarkose durchgeführt, grundsätzlich ist eine Regionalanästhesie, z. B. PDK bei einer Höhe bis Th6 möglich.
- **Auswahl der Anästhetika:** Beim nüchternen Pat. sind fast alle gängigen Anästhetika möglich, evtl. Präferenzen oder KI ergeben sich aus Begleiterkr. und AZ, Dosisreduktion kann erforderlich sein. Mit verlängerter Wirkdauer ist zu rechnen, in der Praxis aber selten Narkoseüberhang!

! Keine depolarisierenden Relaxanzien wegen Kaliumanstieg

! Bei den nicht depolarisierenden Relaxanzien Cis-Atracurium (Nimbex®), Vecuronium (Norcuron®) bzw. Rocuronium (Esmeron®) bevorzugen (▶ 6.5.5)

! Auf Enfluran (Ethrane®) verzichten, da geringe Mengen nephrotoxischer Metaboliten

! Alle Inhalationsanästhetika vermindern die renale Durchblutung und die GFR.

Narkoseführung

- Erfolgt nach den üblichen Kriterien (▶ 2).
- EKG, RR nichtinvasiv (nicht am Shuntarm! – diesen gut polstern und geschützt lagern), Pulsoxymeter, Kapnometrie, ein periphervenöser Zugang (nicht am Shuntarm!), ZVD-Messung; bei CAPD-Pat. ohne Shunt Indikation zum Einbringen eines großkalibrigen, dialysefähigen ZVK mit dem Nephrologen absprechen; Magensonde, Dauerkatheter, Temperatursonde
- **Medikamente und Infusionen:** Sterofundin® Iso, bei Hypovolämie Humanalbumin 5 %; Volumen restriktiv
- **Nephrologische Medikation:** Mit Anästhesiebeginn Gabe eines Antibiotikums (meist Cephalosporin). Die induktive Immunsuppression in Art und Dosis ist jeweils individuell bereits präop. vom Nephrologen in der Patientenakte festgelegt (Kortikoide, Ciclosporin und Mycophenolat Mofetil [Cellcept®]; bei nicht verwandter Lebendspende Tacrolimus [Prograf®]; ggf. poly- oder monoklonale Antikörper wie ATG oder Basiliximab [Simulect®] bei Hochrisikopat., ggf. ACC oder Mannitol 20%)

! Bei art. Anastomosenfreigabe RR nicht unter 120 mmHg systolisch fallen lassen, ZVD über 8–10 mmHg. Falls vasokonstriktorisch aktive Substanzen erforderlich, Akrinor® oder Ephedrin® verwenden, die Gabe von Noradrenalin o. Dobutamin in Absprache mit dem Operateur

- **Laborkontrollen:** Intraop. Hb, Hämatokrit, Kalium, BGA, BZ
- **Bluttransfusion:** Bei Hb < 7,0 g/dl bzw. Hkt. < 20 %. CMV-negativ
- **Bei Hyperkaliämie** (> 6,0 mmol/l) Glukose-Insulin-Perfusor, z. B. 50 ml Glukose 50 % mit 8 IE Human-Alt-Insulin über 30–60 Min.

- Intra- und postop. Hypotonien unbedingt vermeiden, da sie das Risiko eines ischämischen akuten Nierenversagens mit sich bringen und die Durchgängigkeit des Dialyseshunts gefährden (▶ 8.3).
- Wegen immunsuppressiver Ther. unbedingt auf Asepsis achten!
- So wenige Gefäßpunktionen wie möglich, da bei Transplantatdysfunktion später Shuntrevisionen oder -neuanlagen erforderlich werden können.

Narkoseausleitung

- **Extubation:** Nach denselben Kriterien wie bei jeder anderen Anästhesie (▶ 2.5.5). Relaxometrie erleichtert die Beurteilung des Relaxationsgrads.
- Shunt auf Durchgängigkeit abhorchen (dokumentieren!) und bei Verschluss mit Operateur evtl. Revision in gleicher Sitzung besprechen

Postoperative Überwachung

! (Nephrologische) Intensivüberwachung anstreben

- **Weitere Flüssigkeitszufuhr:** Sterofundin® Iso
- **Kontrollen:**
  - Engmaschige Kreislaufkontrollen, da Hypotonie Shunt und Transplantat gefährdet.
  - ZVD-Kontrollen: Auf Hypo- und Hypervolämie achten, evtl. Dialyse erforderlich
  - Laborkontrollen: E'lyte, Hb, Hkt., BZ, Kreatinin
- **Medikamente:** Weitere Immunsuppression, Antibiotika, Antimykotika u. Diuretika durch Nephrologen

18.3 Anästhesie bei Lebertransplantation

Christian Rempf

18.3.1 Statistik und Indikationen

Statistik Nach DSO wurden in Deutschland im Jahr 2015 1.308 Pat. zur Lebertransplantation angemeldet und 846 LTX nach postmortaler Organspende durchgeführt. Die Sterberate auf der Warteliste liegt bei etwa 20 % (470 Pat./J.). Die 10-Jahres-Überlebensrate liegt in Abhängigkeit von der Grunderkrankung zwischen 44 und 62 %.

Indikationen

- Bei nicht rückbildungsfähiger, fortschreitender, das Leben des Pat. gefährdender Lebererkrankung ohne akzeptable Behandlungsalternative
- Häufige Ind.: Äthyltoxische Zirrhose, hepatozelluläres Karzinom, posthepatitische (Hepatitis B, C, D) Leberzirrhose; bei Kindern häufig biliäre Atresie

18.3.2 Anästhesiologisches Vorgehen

Präoperative Überlegungen

- Schweregrad der Begleiterkr., inbes. Lunge, Niere und ZNS (▶ 18.3.4, ▶ 8.4, ▶ Tab. 8.8)
- Postop. Immunsuppression des Empfängers erfordert streng aseptisches Vorgehen.
- Sehr hoher Tranfusionsbedarf: CMV-negative Blutprodukte bereitstellen

Perioperatives Monitoring

- Zusätzlich zu Basismonitoring: EKG (5-polig mit ST-Strecken-Analyse), großlumige Zugänge, Blasenkatheter mit Temperatursonde, zentraler Venenkatheter (mehrlumig), Pulmonaliskatheter oder Pulskonturanalyse PiCCO; invasive Blutdruckmessung (A. radialis); ggf. TEE (**cave:** Ösophagusvarizen), Hirndruckmonitoring und/oder transkranielle Doppler-Sonografie (ggf. bei Hirndruck); evtl. Shaldon-Katheter
- **Cave** bei Magensonde (Ösophagusvarizen)
- Instrumentierung von Zugängen über die obere Extremität und über die Jugularvenen (Ausklemmung von Gefäßen in der anhepatischen Phase)

Anästhesiologische Besonderheiten

Präparationsphase:

- Hoher Volumen- und Transfusionsbedarf; häufig Katecholamine (Noradrenalin, Dobutamin) notwendig
- Veränderungen der Hämodynamik (inkl. Arrhythmien) durch Manipulationen an der V. cava inferior, chir. Haken, Mobilisierung der Leber und durch Kompression des Perikards

Anhepatische Phase (Abklemmung der leberversorgenden Gefäße):

- Massive Preloadreduktion am Herzen, Abnahme von ZVD, PCWP, MAP und HZV. Kompensatorisch Anstieg von Herzfrequenz und Gefäßwiderstand
- Anpassung des AMV an verringerten Grundumsatz; Gefahr der Hypoglykämie und Hypothermie (fehlende Glukoneogenese, Glykogenolyse und Thermogenese der Leber)

- Metabolische Azidose und Hyperkaliämie bei fehlender Metabolisierung von Laktat, Zitrat und anderen Säuren

Neohepatische Phase (Reperfusion des Transplantats):

- Reperfusionssyndrom: Akute Volumen- und Druckbelastung des rechten Herzens mit Anstieg von ZVD und PAP (Luft u. Thromboembolie); Hyperkaliämie; Azidose (Freisetzung von sauren Metaboliten z. B. Laktat); Hypothermie; Arrhythmien bis Asystolie; systemische Reflexvasodilatation und schwere arterielle Hypotonie
- Reperfusionskoagulopathie: Freisetzung von Heparin aus der konservierten Leber; Freisetzung von Gewebe-Plasminaktivatoren aus dem Spenderleberendothel; Disseminierte intravasale Gerinnung; Dilutionseffekte durch die Spüllösung
- Beurteilung der Transplantatfunktion: Anstieg des O_2-Verbrauchs nach Reperfusion um 40–50 %; keine schwere persistierende Hypoglykämie; zunehmende CO_2-Produktion und abnehmende Plasma-Laktat-Spiegel

18.3.3 Immunsuppression

Potenzielle Nebenwirkungen

- Nephro-, Neuro- und Knochenmarktoxizität
- Hypertonie
- Diabetes mellitus
- Osteoporose
- Tumorerkrankungen
- Infektionen

Substanzen

Lebenslange Immunsuppression mit unterschiedlichsten Protokollen. Es kann nur ein Überblick über einige Substanzen gegeben werden:

- Kortikosteroide (niedrig dosiert, können im Verlauf ggf. abgesetzt werden)
- Calcineurininhibitoren: Ciclosporin (z. B. Sandimmun Neoral®) oder Tacrolimus (z. B. Prograf®)
- Mycophenolat Mofetil (z. B. Cellcept®): Nach Abstoßungsreaktion, bei Autoimmunerkr. oder um die Nephrotoxizität der Calcineurininhibitoren zu reduzieren
- Sirolimus (Rapamune®): Bei Calcineurininhibitorunverträglichkeit (Polyneuropathie, Pruritus oder beginnende Nierenfunktionseinschränkung)

18.3.4 Der lebertransplantierte Patient in der allgemeinen Chirurgie

Präoperative Evaluation

Ursache der Lebertransplantation und Verlauf beurteilen:

- Klassifikation nach Child (▶ 8.4, ▶ Tab. 8.8)
- Bisherige Blutungsanamnese: GIT-Blutung, Ösophagusvarizen; Vorsicht bei Legen der Magensonde wegen Umgehungskreisläufen und schlechter Gerinnung
- Blutgerinnungsstörung: Mangel an Vitamin-K-abhängigen Faktoren (II, VII, IX, X); Plasminogen und Thrombozyten

- Dopplersonografischer Ausschluss einer Transplantatdurchblutungsstörung bei erhöhten Leberwerten (insbes. GLDH)
- Ausschluss von Infektionen; bei Hepatitis B Reinfektionsprophylaxe mit einem Virostatikum (z. B. Lamivudine) periop. weitergeben
- CMV-negative Blutprodukte bereitstellen
- Rücksprache mit zuständigem Transplantationszentrum:
  - Letzte Kontrolluntersuchung, Zustand des Transplantats und Empfehlungen zur immunsuppressiven Ther.
  - Vorgehen bei gastrointestinalen Störungen (Diarrhö/Ileus) und/oder Nierenfunktionsstörungen
- Bei guter Transplantatfunktion normalisieren sich innerhalb von Wo. bis Mon. viele Organsysteme. Bei eingeschränkter Transplantatfunktion können auch andere Organsysteme betroffen sein, die spezielle Behandlungskonzepte erfordern.

Potenziell funktionsgeminderte Organsysteme bei Lebererkrankungen

Kardiale Funktion

- Häufig hyperdyname Herzkreislaufsituation mit niedrigem Gefäßwiderstand und erhöhtem HZV
- Pulmonaler Hypertonus
- Hypervolämie durch sek. Hyperaldosteronismus
- Perikarderguss
- Kardiomyopathie (alkoholtoxisch; Hämosiderose)

Pulmonale Funktion

- Auskultation: Zeichen der pulmonalen Stauung, häufig basale Atelektasen bei Aszites, Pleuraerguss
- Hepatopulmonales Syndrom mit der Trias: Lebererkrankung, erhöhter alveoloarterieller O_2-Gradient unter Raumluft und intrapulmonale Gefäßdilatationen; $paO_2 < 60$ mmHg
- Rö-Thorax und Lungenfunktionstests (restriktive Atemwegserkrankung; Verminderung der FRC durch Aszites oder Pleuraergüsse)

Nierenfunktion

- Labor: Kreatinin, Kreatinin-Clearance. Häufig Hyponatriämie
- Hepatorenales Syndrom: Abnahme des renalen kortikalen Blutflusses, der GFR und des Urinvolumens mit Hyponatriämie (schlechte Prognose, wenn nicht umgehend transplantiert wird)

Katabolismus

- Meist extremer Katabolismus. Eine pos. Stickstoffbilanz birgt das Risiko von neurologischen KO.
- Störungen des Flüssigkeits-, Elektrolyt- und Glukosehaushalts

Neurologischer Status

- Zunahme von neurotoxischen Substanzen, die durch die geschädigte Leber nicht mehr abgebaut werden
- **Klinik:** Hepatotoxische Enzephalopathie (I = beginnende Schläfrigkeit, II = Somnolenz, III = Sopor, IV = Coma hepaticum); Hirnödem

Abstoßungsreaktion

- Temperaturerhöhung
- Schmerzen im Bereich der Leber
- Erhöhte Werte: Bilirubin, GOT, GPT, GLDH

CMV-Infektion

- Fieber, Glieder- und Gelenkschmerzen
- Leukopenie, Thrombopenie
- Gastroenteritis, Hepatitis oder Pankreatitis (selten Pneumonie oder generalisiert)
- Positiver CMV-Schnelltest

Anästhesiologische Konzepte

- Allgemeinanästhesie: Bei normaler Leberfunktion alle Anästhetika (bis auf Halothan)
- Regionalanästhesie möglich, aber beachte Gerinnungsstörungen und erhöhte Infektgefahr (Immunsuppression)
- Vorgehen bei Leberinsuff. ▶ 8.4
- Äußerst streng aseptisches Vorgehen und konsequente Antibiotikaprophylaxe
- Keine Sedierung bei Enzephalopathie

! **Cave:** Keine laktathaltigen Infusionen (z. B. Ringer-Laktat) bei Leberinsuff. (eingeschränkte Metabolisierung)

- Bei eingeschränkter Gerinnung ggf. Substitution von Gerinnungsfaktoren (FFP, PPSB, AT III)
- Beatmung: PEEP < 6 mmHg und frühe Extubation
- Im Schock steht lediglich ein vermindertes Blutvolumenreservoir aus der Leber zur Verfügung (Denervierung).

19 Anästhesie außerhalb des Operationssaals („Weiße Zone")

Sebastian Brandt

19

19.1 Anästhesie für neuroradiologische Diagnostik und Interventionen

19.1.1 Allgemeines

Die Anzahl diagnostischer und interventioneller neuroradiologischer Eingriffe, die eine anästhesiologische Betreuung erfordern, nimmt stetig zu, da sich Indikationen und Therapieoptionen rasant weiterentwickelt haben. Die Eingriffe können sowohl geplant als auch notfallmäßig unter hohem Zeitdruck stattfinden (z. B. akuter Schlaganfall).

- Voruntersuchungen zur Einschätzung des Risikos des Pat.: Antikoagulation? Gerinnungsstatus, BGA, EKG, CCT
- Planung des Vorgehens interdisziplinär (Neuroradiologie, Anästhesie, Neurologie, ggf. Neurochirurgie); Nachsorge: Stroke-Unit. Intensivstation?

Voraussetzung Prämedikationsvisite (falls elektiv), Anordnung von Medikamenten zur Prämedikation, Flüssigkeits- und Nahrungskarenz; bei Notfallindikation mind. Krankengeschichte und Medikation erheben, Antikoagulation? Laborwerte, Neurostatus (Pupillen!), Intubationsanatomie: bei erwartet schwierigem Atemweg Einleitung an geeignetem Ort (z. B. Schockraum) erwägen, da Lagerung in der Angiosuite nur suboptimal möglich.

Patienten Breites Patientenspektrum von jung und gesund bis alt und multimorbide, Notfallpat. häufig bewusstseinsgetrübt, aspirationsgefährdet (Nüchternheit? Hirndruck?), Intensivpat.

Besonderheiten Strahlenschutz erforderlich, schlechter Zugang zum Patienten (sterile Ganzkörperabdeckung), Position von Anästhesiegerät und Monitoring richtet sich nach den Gegebenheiten der Rx-Monitore und des Angiografiegeräts (meist am Fußende seitlich) Infusionsleitungen und Beatmungsschläuche müssen gut vor den rotierenden C-Bögen gesichert werden.

Indikationen für Narkose: Angiografische Diagnostik, Angioplastie und Stenting von Gefäßstenosen, Rekanalisation (Thrombektomie, Lyse, Spasmolyse), Embolisation z. B. mittels Coiling von Aneurysmen, AV-Malformationen, Fisteln und Tumoren.

Monitoring Standardmonitoring (EKG, SPO_2, $etCO_2$), inv. Blutdruck, selten NIBP ausreichend, mind. zwei gut laufende periph. Zugänge (1 × für Volumen und Anästhetika, 1 × für Antihypertensiva bzw. Katecholamine), Blasenkatheter mit Temperaturmessung. Regelmäßige Blutzuckerkontrollen → Normoglykämie! → ggf. NIRS-Messung (Angiografie ist möglich!).

Einleitung Anschluss des Monitorings, periphervenöser Zugang. Arterie wach in LA (kont. Einhalten des Ziel-MAP), dabei Notfallmedikamente (Vasopressoren und Antihypertensiva) vorhalten, endotracheale Intubation (ggf. RSI).

Anästhesieführung Tiefe Allgemeinanästhesie, bevorzugt TIVA (volatile Anästhetika erhöhen den zerebralen Blutfluss und den Hirndruck).

Gefahren Ruptur eines intrakr. Gefäßes bzw. Aneurysmas (akute ICB), Vasospasmus, Embolie, Coil-Fehllage, Kontrastmittelreaktion.

19.1.2 Akuter Schlaganfall/Rekanalisationseingriffe

Atemweg Standard: Endotracheale Intubation, nach Rücksprache mit Neuroradiologen wird bei vigilanzgeminderten Patienten evtl. darauf verzichtet. Vorteil: Kein Zeitverlust, weniger Blutdruckprobleme – **Aber:** Aspirationsrisiko, Bewegungen des Pat. bei intrazerebral liegenden Kathetern potenziell gefährlich.

Vorbereitung s. o.

- **Im Angiografieraum:** Anschluss des Monitorings, periphervenöser Zugang. Arterie wach in LA (Ziel-MAP!!!). TIVA bevorzugt (zerebraler Blutfluss bei Hirndruck, PONV)
- **Neuroradiologische Therapieoptionen:** Thrombektomie, intraarterielle Thrombolyse, intraarterielle transluminale Angioplastie, Stenting
- **Postinterventionell:** Zügige Extubation anstreben (Beurteilung des Neurostatus!), Verlegung auf die Stroke-Unit (evtl. über Aufwachraum), Intensivstation falls medizinisch begründet, evtl. auch intubiert und beatmet (z. B. initialer GCS < 8, Folgeintervention zeitnah geplant, Körperkerntemperatur < 35 °C, hoher Katecholaminbedarf, Hirndruck etc.)

> Stroke: Time is brain! Ziel-MAP mit Neuroradiologie bestimmen und streng einhalten, Normokapnie, Normoglykämie, Normothermie.

- **Interventionelle Therapie von Vasospasmen:** Vasospasmen sind eine häufige Komplikation nach Subarachnoidalblutung (z. B. bei rupt. Aneurysma). Neben der klassischen Therapie (z. B. 3-H-Therapie, syst. Ca^{2+}-Antagonisten) werden Spasmen zunehmend auch interventionell mittels Angioplastie und intrazerebraler (arterieller) Spasmolyse (Nimodipin) therapiert. Die Pat. sind in aller Regel bereits intubiert und beatmet. Blutdruckziel einhalten. Auch das lokal verabreichte Nimodipin senkt häufig den MAP – rechtzeitig mit Volumen/Vasopressor gegensteuern.

19.1.3 Embolisation intrazerebraler Aneurysmen und Gefäßfehlbildungen

Eingriffe elektiv oder notfallmäßig bei akuter subarachnoidaler Blutung.

- **Indikationen:** Aneurysmen, arteriovenöse Malformationen, durale arteriovenöse Fisteln, Malformation der Galen-Vene bei Neugeborenen, Tumorembolisation
- **Therapie:** Embolisation z. B. mittels Coiling, Gewebekleber, Standing oder einer Kombination der Verfahren, dabei Navigation mit Mikrokathetern in kleinen intrakraniellen Gefäßen bzw. Aneurysmen
- **Vorbereitung:** ▶ 19.1.2
- **Anästhesieeinleitung:** Obligat tiefe Allgemeinanästhesie mit endotrachealer Intubation! RSI bei Nichtnüchternheit oder Hirndruck. Arterielle Blutdruckmessung wach in LA; bei ansonsten gesunden Elektiv-Pat. kann man die Arterie nach Einleitung legen, wenn bisher keine Aneurysmablutung oder Coiling/Clipping in der Anamnese. Blutdruckextreme sind strikt zu vermeiden!
- Blasenkatheter legen, Thermomanagement planen z. B. mit röntgendurchlässiger Wärmematratze, da wenig Körperoberfläche für Wamluftdecken zur Verfügung steht (Eingriffe können sehr lange dauern); frühzeitig Kreuzblut abnehmen und EKs testen lassen

- **Anästhesieführung:** Präferenziell TIVA
- Patientenbewegung strikt vermeiden, in kritischen Phasen Relaxation erwägen
- **Komplikationen:** Ruptur (akute ICB), Krampfanfall, Gefäßspasmen, Coildislokation und Okklusion der zuführenden Gefäße, im Verlauf (bei Z. n. SAB): Vasospasmen, Hydrozephalus, Hyponatriäme, Rezidivblutung

> **Akute Ruptur bzw. Perforation**
> Sofort MAP auf den niedrigst akzeptablen Wert reduzieren (Rücksprache Neuroradiologe), milde Hyperventilation bei Hirndruck, Vorbereitung auf Notfalltransport ins CT bzw. in den OP zur Kraniotomie.

- **Postinterventionell:** Intensivstation, Intermediate Care Station. Extubation bei Elektivpatienten und komplikationslosem Verlauf möglich. Ansonsten Verlegung intubiert und beatmet

19.1.4 Extrakranielle neuroradiologische Interventionen

Eingriffe elektiv oder notfallmäßig.

- **Indikationen:** Epistaxis, Karotisstenose, akute Karotisruptur (z. B. bei Tumor, Infektion). Extrakranielle neuroradiologische Eingriffe erfordern im Allgemeinen keine Allgemeinanästhesie per se. Sie werden i.d.R. in Lokalanästhesie mit oder ohne anästhesiologisches Stand-by bzw. Analgosedierung vorgenommen.
- **Interventionelle Therapie der extrakraniellen Karotisstenose:** Meistens ältere Patienten mit zahlreichen kardiovaskulären Risikofaktoren (z. B. KHK, pAVK, Atherosklerose, aHT, Diab. mell., Niereninsuffizienz), Einnahme zahlreicher Medikamente, u. a. duale Thrombozytenaggregationshemmung, Thrombininhibitoren, Insulin, Antidiabetika, Antihypertensiva, Betablocker.

> **Cave**
> Schlaganfallrisiko deutlich erhöht.

- **Therapieoption:** Karotis-Stent-Implantation
- **Komplikationen:**
  - Durch Angioplastie bzw. die Expansionskräfte des Stents → Bradykardie, Hypotension. Prophylaxe: Vor Beginn der Manipulation Atropin i. v., falls schwer (selten) und anhaltend → temporärer Schrittmacher (transthorakal, intravenös)
  - Ischämie: z. B. Müdigkeit, zunehmende Unruhe, mögliche Sprachstörungen bis zum Sprachverlust, Lähmungserscheinungen meist der gegenüberliegenden Körperhälfte, Bewusstlosigkeit, → intrakranielle Bildgebung zum Ausschluss einer intrakraniellen Blutung (moderne Angiografiesysteme erlauben ein [orientierendes] CCT!)
  - Karotisruptur → Notfallintubation und sofortige operative Intervention
  - Postinterventionell: Nachblutung mit Atemnot und Schluckstörungen → sofortige Intubation und operative Intervention

> **Cave**
> Airway, Intubation kann durch Hämatom extrem schwierig sein, Hilfsmittel wie Glidescope oder Bronchoskop aber hier nutzlos!

- **Weiteres Vorgehen postoperativ:** 24-stündige Überwachung, Intensivstation oder IMC

19.2 MRT-Diagnostik

19.2.1 Vorteile

- Keine Strahlenbelastung
- Keine knochenbedingten Artefakte
- Hohe diagnostische Aussagekraft
- Hohe räumliche Auflösung, guter Weichteilkontrast

19.2.2 Besonderheiten aufgrund des starken Magnetfelds

- MRT-Untersuchungsraum: Der Scanner erzeugt permanent ein sehr starkes Magnetfeld („static magnetic field") → d. h. auch vom Personal dürfen keine ferromagnetischen Gegenstände in den Raum gebracht werden, z. B. Kugelschreiber, Scheren, Kanülen, Uhren, Pieper, Stethoskop; Magnetkarten werden gelöscht.
- Das Magnetfeld besteht, auch wenn keine Bilder aufgezeichnet werden. Während der Untersuchung herrscht zusätzlich ein starkes elektrisches Hochfrequenzfeld.
- Klinisch genutzte Scanner reichen von 0,5–3,0 Tesla (1 Tesla = 10.000 Gauß, natürliches Erdmagnetfeld = 1 Gauß), Forschungs-MRT erreichen noch weit höhere Feldstärken (zzt. bis 11,7 Tesla).
- Bei hohen Magnetfeldstärken (≥ 3 Tesla) können u. U. folgende Phänomene auftreten: Schwindel, metallischer Geschmack, Übelkeit, Muskelzuckungen.
- Hörschutz (z. B. Kapselgehörschutz, Ohrstöpsel): Wichtig für Pat. und Anästhesisten. Während des Scans werden bis > 100 dB erreicht! **Cave:** Auch Pat. in Allgemeinanästhesie benötigen einen Hörschutz (Narkose schützt nicht vor Lärmschäden, im Gegenteil: der Stapediusreflex wird ausgeschaltet)!
- Lange Untersuchungszeiten (z. T. mehrere Stunden)

19.2.3 Kontraindikationen

Metall im oder am Körper

Pat. mit nicht entfernbarem Metall oder Metallhaltigem im oder am Körper (im Zweifel mit dem Personal vom MRT abklären) können nicht untersucht werden, z. B. Pat. mit:

- Herzschrittmacher (erste MR-kompatible Modelle sind auf dem Markt) oder implantiertem kardialen Defibrillator (ICD)
- Insulinpumpen
- Eisenhaltigen Implantaten, Tätowierungen und Permanent-Make-up
- Neurostimulatoren, Cochlea-Implantat, Hörhilfen
- Endoprothesen (heute allerdings üblicherweise aus MRT-kompatiblen Materialien)
- Thermometer im Urinkatheter (vorher entfernen oder wechseln)
- Alten Aneurysmaclips

- Metallhaltigen künstlichen Herzklappen (falls keine Informationen vorliegen, Herstellerfirma anrufen)

Folgen können sein: Verlagerung, Erhitzung mit Verbrennung, Funktionsverlust, Umprogrammierung. Die Entscheidung, ob ein MRT trotzdem durchführbar ist, und damit die Verantwortung trägt der Radiologe.

> **! Achtung**
> Verspürt ein Patient, Schmerzen, Wärme, Vibration im Bereich eines Implantats MRT abbrechen!

Entfernen von metallhaltigen Medizinprodukten oder Medikamenten

- Anzahl der Sonden und Katheter auf ein Minimum reduzieren, da zu viele Komponenten eine Spule bilden und Verbrennungen verursachen können.
- Swan-Ganz-Katheter: Entfernen
- Spiraltuben/Spiraltrachealkanülen: Vorher wechseln
- EKG-Elektroden: Wechseln auf MR-taugliche Elektroden
- Metallknöpfe: Entfernen
- Transdermale Medikamentensysteme, die metallbeschichtete Folie enthalten: Entfernen
- Weiße Pflasterstreifen (Leukoplast®) können Zinkoxid enthalten: Entfernen
- Zinkhaltige Kindercreme (v. a. im Windelbereich): Entfernen
- Reißverschlüsse, Zahnprothesen: Entfernen

> **! Gefahren**
> - Ferromagnetische Gegenstände werden vom MR-Scanner stark angezogen und können durch Projektileffekte eine ernsthafte Gefährdung für den Pat. darstellen. Es sind in der Literatur Todesfälle beschrieben.
> - Elektrisch leitfähige Materialien (z. B. auch kohlefaserverstärkte Kunststoffe) können durch Erhitzung zu Verbrennungen führen.
> - Jede leitende Kabelschleife bildet im MRT eine induktive Stromspule, die sich erhitzen und Verbrennungen verursachen kann.
> - Auch im Notfall darf kein MRT-inkompatibles Material in den Scannerraum verbracht werden!

19.2.4 Probleme bei der Durchführung

- Spezielle Geräte für Narkose und Überwachung im MRT-Raum → regelmäßige Schulungen für Pfleger und Ärzte sind notwendig.
- Gerätetechnik und Patientenüberwachung muss den gleichen Standards und Anforderungen wie im OP-Bereich folgen.
- Spezielles MRT-taugliches Anästhesiegerät: Sämtliche Versorgungsleitungen wie Sauerstoff, Druckluft, Narkosegasabsaugung werden über spezielle Zuführung in den Untersuchungsraum geführt. Es darf keine stromführende oder andere Leitung von außen ohne Entkopplung in den Untersuchungsraum geleitet werden! Die vom Hersteller mitgelieferten Leitungen dürfen nicht durch normale Verlängerungskabel verlängert werden!
- Spezielles MRT-taugliches Patientenmonitoring erforderlich (optische Kabel für EKG und Pulsoxymetrie [SpO_2])

Cave
Verlängerung der Leitung für MRT-unsichere Spritzenpumpen ist nicht zulässig: Eine sichere Applikation der eingestellten Förderrate ist durch die hohe Schlauch-Compliance nicht gewährleistet!

- Bereits vorher, auf Station: Entbehrliche Geräte definieren und entfernen
- Dauerkatheter mit Temperatursonde entfernen
- Spiraltuben/Spiraltrachealkanülen gegen andere tauschen, d. h. Umintubation einplanen
- Implantate: Siehe Herstellernachweis, falls nicht vorhanden, Firma anrufen
- Angst des Pat. vor der engen Röhre
- Absolutes Ruhigliegen notwendig (v. a. im Submillimeterbereich müssen Bewegungsartefakte ausgeschlossen sein) → v. a. bei Kindern ist nicht von einer ausreichenden Kooperation während der langen Untersuchungszeit auszugehen!
- Gefahr von lokalen Verbrennungen, wenn sich feuchte Haut des Pat. berührt, z. B. anliegender Arm, Oberschenkel, Unterschenkel (eine Hochfrequenzstromschleife wird aufgebaut)
- Direkter Zugriff auf den Pat. während der Durchführung nicht möglich
- Rüstzeit und Nachbereitung sind zeitaufwendig; eine anästhesiologisch betreute MRT-Untersuchung verzögert den Patientenfluss erheblich: Planung mit Radiologie.

19.2.5 Anästhesie im MRT: Patientengruppen

- Kritisch kranke Pat. (Schockraum, Intensivstation, beatmete Pat. aus dem OP)
- Unkooperative Pat. (Kinder bis ins Schulalter, klaustrophobische, demenzkranke, behinderte Pat.)
- Pat. mit unwillkürlichen Bewegungsstörungen (z. B. Morbus Parkinson, Dyskinesien etc.)
- Pat. mit starken Schmerzen, die nicht für die Dauer der Untersuchung im MRT liegen können.

19.2.6 Voraussetzungen für Anästhesieleistungen im MRT

- Anästhesist, der die Räumlichkeiten, das Equipment und die örtlichen Probleme kennt und regelmäßig geschult wird sowie alle potenziellen Zwischenfälle beherrschen kann.
- Adäquate (MR-taugliche) Ausrüstung. Keine Kompromisse auf Kosten der Patientensicherheit!
- Logistik für Organisation und Ablauf

Monitoring

Unbedingt notwendig: Pulsoxymetrie, Beatmungsdruck, Atemminutenvolumen, FiO_2, Atemfrequenz, $etCO_2$, Narkosegaskonzentration, nichtinvasive Blutdruckmessung, **ggf. invasive Blutdruckmessung.**

Taktik: Anästhesist muss bei Säuglingen und potenziell instabilen Pat. (z. B. Intensivpat.) im Scannerraum bleiben. Ansonsten nach eigener Einschätzung. Wifi-basierte Tochtermonitore und Bedienkonsolen für Patientenmonitoring, Spritzenpumpen und Anästhesiegeräte sind kommerziell verfügbar. Visualisierung des Patienten mittels MR-tauglichen Kameras kann sehr nützlich sein.

Materialanforderungen

- Unterbrechungsfreie Stromversorgung
- Gasversorgung für Sauerstoff und Druckluft
- Narkosegasabsaugung
- MRT-taugliche Spritzenpumpen, Patientenmonitoring, Laryngoskop, Beatmungsbeutel
- Lange Beatmungsschläuche

Materialbedingte Fehlerquellen

- Der Abstand mit dem die Geräte zum Scanner positioniert werden können, ist vom Hersteller vorgegeben.
  - Lange Beatmungsschläuche erforderlich → vergrößertes kompressibles Schlauchvolumen

! Schlauch-Compliance und vergrößerter Totraum stellen bei der Beatmung von Säuglingen mit kleinen Hubvolumina eine große Gefahr durch fehlerhafte Beatmung dar.

! Großer Unterschied zwischen dem am Gerät eingestellten und dem die Lungen erreichenden Tidalvolumen mit Hypoventilation

- Beatmung: MRT-taugliche Anästhesiegeräte erlauben meist nur relativ einfache Beatmungsmuster. **Vorsicht bei MRT von Schwerkranken mit** komplexen Beatmungsmustern. Standard: Druckkontrollierte Beatmung

Neuheiten

Es gibt inzwischen MR-kompatible Intensivbeatmungsgeräte z. B. Servo-i MR. Vorteil: Kein Wechsel des Beatmungsgeräts nötig, komplexe Beatmungsmodi möglich.

Bei Früh- und Neugeborenen besteht die Möglichkeit, MRT-kompatible Inkubatoren zu verwenden. Auf der Intensivstation werden diese Kinder bereits in diesen speziellen Inkubatoren gelagert, ins MRT transportiert und dort untersucht. Erneute Umlagerungen sind nicht nötig.

Einleitung, Überwachung, Weiterführung und Ausleitung der Narkose

Optimal: Einleitung der Pat. in einem Extraraum nahe beim MRT-Bereich. Hier auch Aufbewahrungsort für MRT-kompatibles Zubehör, Einmalschläuche, Atemkalk, spezielle EKG-Elektroden. Im Einleitungsbereich ist es möglich, nicht-MRT-kompatibles Gerät und einen entsprechenden Patientenmonitor zu benutzen. Bei Verlassen des Einleitungsraums Pat. direkt auf den MRT-Tisch legen und an das vorher getestete MRT-Anästhesiegerät anschließen. Das spezielle Anästhesiegerät bleibt fest im MRT-Raum stehen. Die Ausleitung erfolgt üblicherweise und idealerweise erneut im Extraraum.

- **Nahrungskarenz:** Wie üblich
- **Prämedikation Kinder:** Falls erforderlich und nach Absprache, z. B. Midazolam 0,5 mg/kg KG p. o. oder 0,5–1 mg/kg KG rektal, EMLA-Pflaster; i. v. Zugang bereits auf Station, um stressfreies Einschlafen zu gewährleisten
- **Kinder und Säuglinge:**
  - Einleitung z. B. i. v. oder inhalativ mit Sevoflurane™, Intubation, Larynxmaske, Weiterführung der Narkose entweder i. v. oder balanciert
  - Ausleitung z. B. Sevoflurane-Narkose
  - Beatmung z. B. druckkontrolliertes Verfahren

- **Beatmete und sedierte Pat. von der Intensivstation, aus dem Schockraum (Kinder und Erwachsene):** Intravenöse Anästhesie, Fortführung der bislang auf der Intensivstation durchgeführten Sedierung anhand des persönlichen Bedarfs der Pat. (z. B. Remifentanil und Propofol oder Midazolam und Sufentanil); Druck- oder volumenkontrollierte Beatmung unter Intubation/Tracheotomie
- **Erwachsene:** Einleitung i. v., Intubation, Larynxmaske, Weiterführung intravenöse Anästhesie als TIVA. Beatmung: Klassische volumenkontrollierte oder druckkontrollierte Beatmung
- **Neugeborene, nicht beatmet:** Wenn Sedierung, dann **cave:** Apnoerisiko!
- **Ängstliche Pat.:** Einfühlungsvermögen, Mut zusprechen, Midazolam zur Sedierung

> **!** **Analgosedierung bei Kindern**
> MRT-Untersuchungen bei Säuglingen und Kindern ohne erhöhtes Aspirationsrisiko können fast immer sehr gut in Sedation bei erhaltener Spontanatmung vorgenommen werden. Voraussetzung: Nüchternheit, i. v. Zugang, O_2-Maske, $etCO_2$-Messung, SpO_2, NIBP, EKG, sofortige Interventionsbereitschaft (Intubation, Larynxmaske etc.), mit Kinderanästhesie erfahrener Anästhesist.

Analgosedierung (für Säuglinge und Kinder)

- **Midazolam:** 0,1 mg/kg KG i. v. (auf dem Elternschoß) → Transfer auf den Scannertisch, Monitoring und O_2-Insufflation (mit integer. $etCO_2$) installieren
- **Propofol-Bolus:**
  - Initialbolus 1 mg/kg i. v.
  - Weitere Boli: 0,5 mg/kg i. v.
- Parallel Anschluss Spritzenpumpe **Propofol,** Initialrate 5 mg/kg/h, Steigerung jeweils um 1 mg/kg/h bis Kind ausreichend sediert (bis max. 8 mg/kg/h)
- Eine Rolle unter den Schulterblättern kann die Spontanatmung erleichtern.
- Gehörschutz nicht vergessen!

> **!** **Cave**
> Thermomanagement: MRT-taugliche Patientenmonitore bieten nur selten die Option die Körpertemperatur zu messen. MRT-taugliche Patientenwärmegeräte sind nicht verfügbar. Kleine Pat. sind im MRT anfällig für akzidentelle Veränderungen der Kerntemperatur. Kälteexposition und Anästhesie können leicht zu einer Hypothermie führen, andererseits kann das Magnetfeld kleine Patienten auch überwärmen. Die Daten in der Literatur sind uneinheitlich. Im Zweifel vor der Extubation Kerntemperatur im Ausleitungsraum bestimmen und ggf. Wiedererwärmen.

MRT-Ende

Intensivpat. werden direkt an das Intensivpersonal übergeben.
Andere Pat. werden zur Ausleitung in den Vorraum gebracht. Dort normale Ausleitung mit Extubation und anschließend Verlegung in den AWR.

19.2.7 Notfall während der MRT-Untersuchung

- **Im Allgemeinen erfordert jedes schwerwiegende medizinische Problem die sofortige Evakuierung des Patienten aus dem Scannerraum!**
- Bei **allen** Zwischenfällen Einbeziehung des MRT-Personals: Das Vorgehen bei jedem Notfall inkl. Reanimation wird vorher mit dem MRT-Personal besprochen!
- Unkontrollierter Personenverkehr mit Herumtragen inkompatibler Geräte kann zu Zwischenfällen führen (▶ Tab. 19.1). Todesfälle sind beschrieben durch in den Magneten gezogene Sauerstoffflaschen! Alle Maßnahmen dürfen nur mit Unterstützung durch das im MRT zugelassene Personal erfolgen.
- Alle Maßnahmen sind darauf fokussiert, den Pat. zu stabilisieren (Basic Life Support). Dieser sollte dann möglichst schnell und sicher aus dem Magnetfeld herausgefahren werden. Auch das geschieht nur in Absprache mit dem MRT-Personal.
- In einer sicheren Zone, wo alles Equipment für Advanced Life Support zur Verfügung steht, wird dann die weitere Versorgung und weitere Stabilisierung des Pat. durchgeführt.
- MRT-Not-Aus-Schalter („Quench“): Dieser Schalter lässt das flüssige Helium verdampfen, das Magnetfeld bricht zusammen (ca. 30 Sek. bis einige Min.), da die Spulen nicht mehr supraleitfähig sind. Die Kosten für eine Notabschaltung können mehrere 10.000 EUR betragen! Einzige Indikation: Lebensbedrohliche Einklemmung von Personen durch ferromagnetische Projektile

Tab. 19.1 MR-Safety-Kategorie

MR-Safety Kategorie		
 [L157]	MR-safe	Gegenstand ist in jeder MR-Umgebung sicher
 [L157]	MR-conditional	Gegenstand ist in der angegebenen MR-Umgebung (z. B. „bis 1,5 Tesla“) sicher, wenn die Spezifikationen zur Anwendung eingehalten werden
 [L157]	MR-unsafe	Unsicher in allen MR-Umgebungen

19.3 Bronchoskopie

19.3.1 Allgemeines

Diagnostische und therapeutische Bronchoskopien können elektiv oder notfallmäßig indiziert sein. Während die flexible Bronchoskopie in der Mehrzahl der Fälle ohne anästhesiologische Betreuung in LA oder Analgosedation durchgeführt werden kann, benötigt die starre Bronchoskopie eine tiefe Allgemeinanästhesie. Weiterhin benötigen alle Patienten eine anästhesiologische Betreuung, die die Prozedur nicht tolerieren (z. B. Kinder, Phobiker, Behinderte etc.) oder Patienten deren Zustand zu kritisch für ein Vorgehen in LA ist. Risikoreicher als andere endoskopische Verfahren, da Atmung durch mechanische Verlegung mit Instrument, Sekret, Blut, Ödem rasch bedroht sein kann.

! Voruntersuchungen zur Einschätzung des Risikos des Pat.: BGA, ggf. Lufu, EKG, E'lyte, Röntgen-Thorax, CT-Thorax

! Zeitliche Planung zur Durchführung unter optimalen Bedingungen

Vor jedem Eingriff ist eine Vorbesprechung zwischen Anästhesist und Pulmonologen zwingend erforderlich (Indikation, Vorgehen, Komplikationen, Nachsorge).

Cave

Beim Vorliegen einer mechanischen Obstruktion der oberen Atemwege unterschiedlicher Ursache kann die Anwendung von Anxiolytika/Sedativa (u. a. Midazolam) zu einer akuten lebensbedrohlichen Hypoxämie führen!

Voraussetzung Prämedikationsvisite, Anordnung von Medikamenten zur Prämedikation, Flüssigkeits- und Nahrungskarenz, periop. Stress-Ulkus-Prophylaxe.

Patienten Erw. im unterschiedlichen AZ, Notfallpat., Intensivpat., Kinder v. a. nach Aspiration.

Besonderheiten Schlechte Sichtverhältnisse (Sekret, Blut, Tumormasse): Optik mit wenig NaCl 0,9 % über den Arbeitskanal freispülen. Sichtverbesserung, wenn der Arbeitskanal kontinuierlich mit Sauerstoff gespült wird. Wird über den Absaugkanal des Bronchoskops abgesaugt, kann die Optik mit Sekret verlegen.

Indikationen Materialgewinnung zur Diagnosesicherung, Bestimmung der Ausdehnung von Tumoren, Verlaufskontrollen, bronchoalveoläre Lavage, Frei machen verlegter Atemwege (▶ Tab. 19.2).

Tab. 19.2 Indikationen zur Bronchoskopie

Diagnostische Bronchoskopie	Therapeutische Bronchoskopie
Bronchiale und transbronchiale Biopsien (auch ultraschallgesteuert [EBUS])	Fremdkörperentfernung
Zytologie (Bürsten, Lavage)	Reduktion obstruktiver Tumoren (Laser, Kryotherapie etc.)
Ursachenfindung Hämoptysis, unklarer Husten	Dilatation von Obstruktionen
	Palliativverfahren (z. B. Stenting, Ventileinlage)
	Stillung endobronchialer Blutungen
	Fistelverschluss

Gefahren U. a. unzureichende Analgesie der Schleimhäute, Laryngospasmus, Husten (Verletzungen), Bronchospasmus, Hypoxie; **cave:** Schleimhautödem mit akuter lebensbedrohlicher Situation, Blutungen.

Cave

- Falls Bronchoskopie nicht gelingt: Keine gewaltsamen Versuche! Oxygenierungssituation optimieren, ggf. Hilfe holen und erneuten Versuch starten. Im Zweifelsfall Eingriff abbrechen und nach Intubation durchführen.
- Medikamentenüberdosierung möglich, deshalb an den **aktuellen** Fachinformationen orientieren!

19.3.2 Bronchoskopie ohne Allgemeinanästhesie

Zugangswege Oral oder nasal.

Vorbereitung Standard-Anästhesie-Arbeitsplatz und Bronchoskop (Videobronchoskop bevorzugen); Narkosearbeitsplatz komplett aufrüsten, alle Maßnahmen zur Narkoseinduktion und Narkoseaufrechterhaltung vorbereiten. Monitoring und die generellen Vorbereitungen wie für ITN. Standardmonitoring ($etCO_2$-Messung, Pulsoxymetrie, EKG, RR, ggf. invasive Druckmessung, ZVK, Temperatursonde). Notfallmedikamente in Bereitschaft. Lidocain-Pumpspray und Lidocain-Gel, kleine Absaugkatheter.

Durchführung

Vorbereitungs-/Aufwachraum: Anschluss des Monitorings, periphervenöser Zugang.

Erw.: Inhalation von Lidocain 2 %, 10 ml (Ultraschallvernebler, Pariboy) ca. 10–20 Min. im Vorbereitungsraum/AWR; vor Beginn der Bronchoskopie ggf. nochmals Rachen gezielt mit Lidocain 4 % mit Handzerstäuber (n. Grünwald) aussprühen.

Untersuchungsraum: Unmittelbar nach Übernahme ggf. bei starker Speichelsekretion: Glycopyrroniumbromid 0,2–0,4 mg i. v.; Kinder 0,004 mg/kg KG (0,2 mg/ml Robinul®); ggf. abschwellende Nasentropfen in jedes Nasenloch applizieren; z. B. Xylometazolin (= Otriven® 0,1 %). Gegebenenfalls in jedes Nasenloch Lidocain-Gel; Auswahl des günstigeren Nasenwegs für die Bronchoskopie; Applikation eines Sprühstoßes Lidocain 4 % über jedes Nasenloch mit Handzerstäuber (n. Grünwald). Bronchoskop vor Beißschäden schützen: Beißring, Guedel-Tubus oder gerollte feuchte Kompresse.

Sicherstellen, dass der Pat. bei der Bronchoskopie ausreichend mit Sauerstoff versorgt werden kann:

1. Sauerstoffnasensonde
2. Präoxygenierung mit Maske/CPAP-Maske
3. Falls möglich: O_2-Gabe über den Arbeitskanal des Bronchoskops (6 l/Min., Dreiwegehahn an den Arbeitskanal anschließen und über eine Leitung mit Sauerstoffdruckminderer koppeln, Dreiwegehahn öffnen)

Analgosedierung während der Untersuchung: Niedrig dosiert Remifentanil 0,1–0,2 µg/kg KG/Min. und/oder Propofol 0,5–1–2 mg/kg KG/h oder je nach Bedarf des Pat. Bei schnellen und sicheren Untersuchern ist keinerlei Analgosedierung zusätzlich zur Oberflächenanästhesie erforderlich. Gegebenenfalls wird Midazolam zur retrograden Amnesie angewandt.

Wichtig: Kommunikation mit dem Pat.!

19.3.3 Flexible Bronchoskopie in Allgemeinanästhesie

Vorbereitung und Durchführung ▶ 19.1.2

Narkoseeinleitung

Narkoseeinleitung bei normalem Atemweg

- **Sauerstoffzufuhr via Maske zur Präoxygenierung, SpO_2**
- Remifentanilperfusor 0,1–0,3 µg/kg KG/Min.
- Propofol 2–3 mg/kg KG
- Bei sicherer Beatmung mit Maske: Mivacurium (0,1–0,2 mg/kg KG), sonst Vorgehen entsprechend dem Standard für schwierige Intubationen (▶ 2.3.4)
- Larynxmaske oder Tubus zur Intubation entsprechend der Größe des Bronchoskops auswählen
- **$etCO_2$-Kontrolle**
- Sichere Fixation des Tubus oder der Larynxmaske

Narkosefortführung

TIVA starten: Propofol 4–10 mg/kg KG/h, Remifentanil 0,2–0,4 µg/kg KG/Min. Gegebenenfalls Relaxierung u. a. Mivacurium. Inhalationsanästhesie ebenfalls möglich, belastet aber die Umgebung. Kann bei Bronchospasmus (sehr häufig) aber hilfreich sein.

Narkoseausleitung

> **! Cave**
> Gefahr der Tubusdislokation beim Entfernen des Bronchoskops durch den Untersucher → bei Beatmungsproblemen nach der Bronchoskopie immer zuerst die Tubuslage überprüfen ($etCO_2$-Kontrolle, Bronchoskopie!).

- Untersucher legt in Absprache mit Anästhesist Weiterbehandlung und Extubation fest: Zeitlicher Rahmen der Kontrolluntersuchung, Dauer der Nachbeatmung, Extubation auf der Intensivstation oder im Untersuchungsraum.
- Extubation erfolgt nach den üblichen Anästhesiestandards, zusätzlich: Kontrolle auf Nebenluft durchführen, ggf. Extubation über Exchange-Katheter.
- **Cave:** Stridor, Larynxödem, Oxygenierungsprobleme! Reintubation nicht verzögern, ggf. Notkoniotomie!
- Bei Ödemmöglichkeit: Methylprednisolon 250 mg i. v.

19.3.4 Kinder-Bronchoskopie

Komplikationen Bronchospasmus, Laryngospasmus, Larynxödem, Hypoxie, Bradykardie, Kreislaufstillstand, Hyperkapnie, Pneumothorax, Pneumomediastinum.

Prämedikation

- Rektale Prämedikation: Midazolam 0,3 mg/kg KG. Nur bei spez. Ind.: Rektale Midazolam-/Atropin-Mischspritze (15 mg Midazolam [3 ml], 1 mg Atropin [2 ml], NaCl 0,9 % [3 ml] gesamt 8 ml) davon 0,2 ml/kg KG
- Orale Prämedikation: Midazolam:
  - Bis 30 kg KG: 0,4 mg/kg KG Saft
  - Ab 30 kg KG: 3,75 mg Midazolam-Tbl.
  - Ab 45 kg KG: 7,5 mg Midazolam-Tbl.

19

- Besonderheiten:
  - Kein Atropin bei Fieber (> 38,0 °C rektal). Ehemalige Frühgeborene erhalten im 1. Lj. keine Sedierung.
  - AZ reduziert → Dosisreduktion
  - Schlechter AZ/EZ → ggf. auf medikamentöse Prämedikation verzichten

Kinder-Notfallbronchoskopie

Aspiration eines Fremdkörpers: Selten aber lebensbedrohlich. **Erforderlich:** Überlegtes zügiges Handeln.

Symptome Stridor, Zyanose, Dyspnoe.

Instrument Meist **starres Bronchoskop,** seltener flexibles Bronchoskop. Voraussetzung für starre Bronchoskopie: Gute Reflexdämpfung, keine Abwehrbewegung, Spontanatmung möglich.

Einleitung Narkoseeinleitung nach üblichem Anästhesiestandard unter optimalen Überwachungsmöglichkeiten.
Bei der Notfallbronchoskopie vom Befund abhängig machen, ob Rapid Sequence Induction mit sofortiger Platzierung des trachealen Tubus und Entleerung des Magens über Sonde sinnvoller ist als eine inhalative Einleitung (z. B. Sevofluran) unter erhaltener oder assistierter Spontanatmung zur Sicherung der Atemwege, die allerdings das Risiko der Aspiration bei Nicht-Nüchternheit beinhaltet.

- Bei vorhandenem Fremdkörper: Spontanatmung → Beim Verzicht auf Beatmung mit positivem Druck verschiebt sich der Fremdkörper eher nicht. Beim Einbringen und Entfernen des starren Bronchoskops besteht weiterhin Spontanatmung.
- Intravenöse Einleitung bei allen elektiven Formen ist ebenso möglich (u. a. Propofol, Remifentanil).

Narkoseführung Möglichst als TIVA (Propofol, Remifentanil), da weniger belastend für Anwesende. Inhalationsnarkose auch möglich, bevorzugt Sevofluran, ggf. Relaxierung.

Ausleitung Allgemeine Voraussetzungen: Sichere Atemwegsreflexe, kein Anästhesieüberhang, gute Spontanatmung, kräftiger Hustenstoß.
Bei völlig unkompliziertem Verlauf ist zur Ausleitung die Platzierung eines Tubus nicht unbedingt notwendig. Allerdings: Gefahr des Laryngospasmus besteht, deshalb die Atemwege vorher von Sekreten befreien, ggf. Applikation von Glycopyrrolate.

19.3.5 Starre Bronchoskopie

Indikationen Stenteinlage, Ventileinlage (bei schwerem Emphysem), Biopsie, Fremdkörperentfernung etc. (▶ Tab. 19.2).

Einleitung Remifentanil 0,1–0,3 µg/kg KG/Min., Propofol 1–2 mg/kg KG.
Beatmung möglich → Relaxierung mit u. a. Mivacurium 0,1 mg/kg KG. Keine Maskenbeatmung möglich: Succinylcholin 1,5 mg/kg KG bzw. Rocuronium 0,9 mg/kg KG (dann muss Sugammadex verfügbar sein).

- Maskenbeatmung und Übergabe an den Bronchoskopeur zur Einstellung des Stützrohrs
- Konventionelle Beatmung oder Jetventilation über Stützrohr/starres Bronchoskop
- Beurteilung der Effektivität der Beatmung (erfordert Erfahrung), gemessene Tidalvolumina und $etCO_2$ rel. ungenau
- Bei starker Leckage: Krikoiddruck oder Wechsel auf größeres Rohr

Narkoseführung

- TIVA: Propofol (4–10 mg/kg KG/h), Remifentanil (0,1–0,3 μg/kg KG/Min.)
- Konventionelle Beatmung (falls möglich Jetventilation) erfolgt über das Stützrohr.
- Die FiO_2 ist abhängig vom AZ des Pat., meist 1,0.
- Intraop. evtl. Wechsel vom Beatmungsverfahren, Intubation über Stützrohr
- Beatmung: Meist manuell (hoher Beatmungsdruck notwendig)
- Bei Lasereinsatz FiO_2 21 %!
- $SaO_2 < 90\,\%$ bzw. Anstieg des $pCO_2 > 80\,mmHg$ → Übergang von Jetventilation auf kontrollierte Beatmungsform (IPPV) übergehen → intraop. BGA erforderlich
- Methylprednisolon nach Rücksprache mit Operateur (großzügig)
- Apnoephasen möglich, aber limitierte Reserven beim lungenkranken Pat.!

Komplikationen

- Kreislaufreaktionen bei Einsetzen des Stützrohrs (Bradykardien, Asystolie)
- Laryngospasmus, Bronchospasmus durch intraop. Manipulationen, Rauchgase (Laser!)
- Akute endobronchiale Blutung: **Lebensgefahr!** Lokale Blutstillung versuchen (Adrenalin, Koagulation etc.), Bronchusblocker, Doppellumentubus
- Larynx-, Tracheal-, Bronchial- oder Zahnverletzung
- Pneumothorax → Thoraxdrainage

Ausleitung

- Rücksprache Operateur
- Nach Rohrentfernung Einlage Larynxmaske, falls nicht suffizient Intubation
- Relaxometrie vor Ausleitung → **cave:** Lambert-Eaton-Syndrom bei kleinzelligem Bronchial-Ca, verlängerte neuromuskuläre Erholung!
- Bei respiratorischen Problemen ggf. Nachbeatmung und Verlegung auf Intensivstation

19.3.6 Postoperatives Management

- Standardmonitoring, O_2 (2–4 l/Min.) über Nasensonde oder Maske
- Erhöhte Aufmerksamkeit bezüglich der respiratorischen Funktionen. Reintubationsbereitschaft; Überwachung nach Extubation im AWR oder der Intensivstation
- Bronchoskop entsprechend dem klinikinternen Hygienestandard durchspülen und zur Aufbereitung bringen

19.3.7 Mediastinal Mass Syndrome

Bei großen mediastinalen Raumforderungen, die transbronchial biopsiert werden sollen, kann ein Mediastinal Mass Syndrome vorliegen. Es besteht die Gefahr, dass nach Anästhesieeinleitung oder Analgosedation (Wechsel von Spontan-, d. h. Unterdruck-, auf Überdruckbeatmung) die Tumormassen den Atemweg und/oder den venösen Rückstrom verlegen. Die Folge kann ein unbeherrschbares Herz-Kreislauf-Versagen sein. Bei Patienten mit symptomatischen mediastinalen Massen (Stridor, Orthopnoe), sollte die Indikation zur Allgemeinanästhesie äußerst streng gestellt werden (evtl. CT-gesteuerte Biopsie in LA!). Ist eine Anästhesie unvermeidbar: Kardiochirurgisches Stand-by mit vorbereiteter HLM/ECMO.

20 Spezielle Schmerztherapie

Martin Lindig

20.1 Pathophysiologie, Einteilung und therapeutische Konsequenzen

20.1.1 Definition von Schmerz

20

„Schmerz ist ein unangenehmes Sinnes- und Gefühlserlebnis, das mit aktuellen oder potenziellen Gewebeschädigungen verknüpft ist oder mit Begriffen solcher Schädigungen beschrieben wird" (International Association for the Study of Pain, IASP).

Epidemiologie Jährlich verunfallen in Deutschland etwa 20 Mio. Menschen, ca. 15 Mio. Menschen erkranken akut, ca. 7 Mio. Pat. werden operiert. Schmerz ist der häufigste Anlass dafür, dass Menschen zum Arzt gehen.

Schmerzempfinden Schmerz ist ein komplexes subjektives Geschehen, das in seiner Gesamtheit nicht objektivierbar ist und großer Variabilität unterliegt. Schmerzerleben ist Ergebnis des Zusammenspiels von Schmerzauslösung, neuronaler Erregung, Weiterleitung und zentralnervöser Verarbeitung. Daher haben verschiedene Individuen bei gleichem Schmerzreiz unterschiedliches Schmerzerleben und dieselbe Person erlebt den gleichen Schmerzreiz anders in unterschiedlichen Situationen.

Nichtmedikamentöse Beeinflussung der Schmerzempfindung
- Schmerzen ↑ durch Angst, mangelnde Orientierung, Kontrollverlust, Depression, Einsamkeit, Sorgen, Schlaflosigkeit
- Schmerzen durch Zuwendung, gute Information, Verständnis, Beschäftigung

20.1.2 Physiologische Schmerzeinteilung und therapeutische Konsequenzen

Unterschiedliche Schmerztypen erfordern verschiedene Therapiestrategien. Daher möglichst genaue Symptomanalyse. Oft liegt eine Kombination verschiedener Mechanismen vor.

Nozizeptorschmerz

Pathophysiologie Intakte Schmerzrezeptoren werden durch freigesetzte Entzündungsmediatoren (z. B. Prostaglandine, Serotonin, Histamin, Substanz P, Bradykinin) stimuliert.

Vorkommen Postop. Schmerz, Wundschmerz, Stumpfschmerz, Spasmen, Entzündungsschmerz.

Therapieansatz Antipyretische Analgetika, Opioide (▶ 6.3), Lokalanästhesie (▶ 6.6).

Neuropathischer Schmerz

Pathophysiologie Direkte Reizung der Neurone in ihrem Verlauf durch mechanische oder metabolische Schäden.

Vorkommen Nervenkompression, diab. Neuropathie (Postzosterneuralgie, Trigeminusneuralgie).

Therapieansatz Sympathikusblockaden (▶ 20.3.3), bestimmte Antidepressiva (z. B. niedrig dosiertes Amitriptylin ▶ 20.3.1). Opioide nur mäßig wirksam. Bei einschießenden Schmerzen Antikonvulsiva (▶ 20.3.1).

Deafferenzierungs- und Phantomschmerz

Pathophysiologie Überschießende Erregung von zentralen Neuronen nach Verlust der sensorischen Zuflüsse.

Vorkommen Phantomschmerz nach Amputationen, Schmerzen nach Nervendurchtrennungen.

Therapieansatz Calcitonin i. v. (▶ 20.3.1) oder frühzeitige Sympathikusblockaden (▶ 20.3.3). Prophylaktisch gute analgetische Abschirmung vor und während Nervendurchtrennungen mittels Lokalanästhesie (▶ 3).

Schmerzen durch Störungen der Sympathikusfunktion

Pathophysiologie Komplexer Mechanismus mit wesentlicher Beteiligung des sympathischen Nervensystems.

Vorkommen Sympathische Reflexdystrophie, atypischer Gesichtsschmerz.

Therapieansatz Sympathikusblockaden (▶ 20.3.3), bestimmte Antidepressiva (z. B. niedrig dosiertes Amitriptylin ▶ 20.3.1).

Psychosomatischer Schmerz

Pathophysiologie Körperlicher Ausdruck seelischer Belastung.

Vorkommen Vielfältige körperliche Symptome nach traumatischem psychischem Auslöser bei biografischer Disposition.

Therapieansatz Psychotherapeutische (Mit-)Behandlung.

20.1.3 Klinische Schmerzeinteilung und therapeutische Konsequenzen

Akutschmerz

Ätiologie z. B. postop. oder posttraumatischer Schmerz, Zosterneuralgie.

Charakteristik Erkennbarer Bezug zum auslösenden Ereignis, kann vom Pat. und seiner Umwelt nachvollzogen und akzeptiert werden, nimmt mit der Zeit an Intensität ab, korreliert mit dem Heilungsverlauf, zeitliches Ende des Akutschmerzes ist absehbar, Schmerzempfindung variiert stark von Pat. zu Pat., Schmerz ist gut therapierbar.

Therapie Rasche Schmerzausschaltung oder -linderung durch vorwiegend parenteral oder rektal applizierte Analgetika oder durch regionale Schmerzausschaltung mit Lokalanästhetika. Dosis häufig standardisiert, Verabreichung nach Bedarf des Pat. Alternativ PCA mit Möglichkeit der selbst verabreichten individuellen Dosis.

Chronischer Schmerz

Epidemiologie Bis zu 25 % der Bevölkerung in westlichen Ländern leiden unter chron. Schmerzen. In Deutschland gibt es etwa 5 Mio. chron. Schmerzpat., darunter ca. 600.000 Problemfälle, die spezieller schmerzther. Einrichtungen bedürfen.

Ätiologie z. B. Kopfschmerzen, Rückenschmerzen, Gelenkschmerzen, Narbenschmerzen, postzosterische Neuralgie.

Charakteristik Schmerz hat Warnfunktion verloren, Entwicklung eines eigenständigen komplexen Krankheitsbilds. Länger als etwa 6 Mon. bestehende Beschwerden, Schmerz nimmt an Intensität mit der Zeit oft zu, geht häufig mit physischem und psychischem Verfall, sozialer Isolation, Passivität einher, Sinn des Schmerzes nicht erkennbar, von der Umwelt oft nicht ernst genommen. Schmerz schwer beeinflussbar.

Therapie Multimodal mit analgetischen und adjuvanten systemischen Medikamenten (▸ 20.3.1), Nervenblockaden (▸ 3.5, ▸ 3.6, ▸ 3.7), TENS (▸ 20.4.1), Psychother. (▸ 20.4.2), Physiother. (▸ 20.4.1) und interdisziplinär (Ärzte der individuell zuständigen Fachgebiete, andere Therapeuten). Analgetika meist oral und streng nach Zeitplan, ergänzende Schmerzmittel zusätzlich bei phasenweisen Schmerzspitzen, Dosis individuell angepasst. Laufende Re-Evaluation von Verlauf und Therapie.

> Vielfach Übergänge zwischen akuten und chron. Schmerzen, z. B. bei Tumorschmerzen, Zoster- oder Postzosterneuralgie, frischen und alten Stumpf- und Phantomschmerzen, akuten und chron. Rückenschmerzen.

20.2 Voraussetzungen und Grundlagen zur Schmerztherapie

20.2.1 Diagnostik

> Pat. in seiner Schmerzäußerung ernst nehmen, häufig ist ein entsprechendes organisch-path. Korrelat nicht (mehr) nachweisbar.

Schmerzanamnese

- **Vorgeschichte:** Mit Einverständnis des Pat. Vorbefunde über bisherige Diagn. und Ther. anfordern, ggf. tel. Rücksprache mit Vor- und Mitbehandlern
- **Erfragen von:** Lokalisation, Charakter (stechend, dumpf, einschießend, brennend), Intensität (subjektive Zahl auf der numerischen Rating-Skala NRS von 0 = kein Schmerz bis 10 = max. Schmerz), Beginn und Verlauf der Symptomatik, Beeinflussungsfaktoren (z. B. Bewegung, Nahrungsaufnahme), Begleitsymptome. Vorbestehende Schmerzproblematik (z. B. Migräne, chron. Rückenschmerzen)
- **Schmerztagebuch** zur Erfassung des zeitlichen Verlaufs: Pat. trägt selbst alle 1–2 h die aktuelle Schmerzintensität auf der numerischen Rating-Skala ein; Zusatzbemerkungen zu Begleitumständen (z. B. körperliche Aktivität, Einnahme von Medikamenten)

- **Psychosoziale Anamnese:** Berufliche und familiäre Tätigkeit, affektiver Anteil am Schmerz, Funktionalität des Schmerzes, Konzept des Pat. vom Schmerzgeschehen

Laufender Rentenantrag
Sollte der Schmerzpat. wegen seiner Beschwerden einen Rentenantrag gestellt haben, der noch bearbeitet wird, ergibt sich oft ein nicht auflösbarer Zielkonflikt mit einer schmerzther. Behandlung, die auf die Beseitigung bzw. Linderung eben dieser Beschwerden ausgerichtet ist. Dieses mit Pat. erörtern und evtl. Schmerzther. auf Zeitpunkt nach Erstellung des Rentenbescheids verschieben.

Allgemeine Anamnese Auffälligkeiten von Leber, Niere, Blase, ggf. Prostata (Metabolismus von vorgesehenen Medikamenten), Herz (NW geplanter Medikamente), Unfälle oder Voroperationen (veränderte Verhältnisse im jetzt schmerzenden Areal).

Körperliche Untersuchung Untersuchung unter individueller Berücksichtigung des Schmerzes (▶ 20.1.3). Ausschluss bzw. mögliche Klärung von Ursachen des Schmerzes, interdisziplinäres Konsil oft hilfreich.

20.2.2 Therapiegrundsätze

Vor symptomatischer Schmerzbekämpfung erst Ausschluss kausal therapierbarer Ursachen, wobei das Zeitintervall für erforderliche Diagn. nicht unzumutbar lang sein darf (▶ Tab. 20.1).

- Wenn keine kausale Ther. möglich ist, Schmerz als eigenständiges Beschwerdebild symptomatisch behandeln.
- Schmerzther. muss immer individuell angepasst werden. Vielfach ist eine multimodale Ther. unter Einschluss nichtmedikamentöser Maßnahmen erforderlich.
- Schmerzther. ist interdisziplinär: Gemeinsame Diagnostik und Ther. durch Ärzte, z. B. der Neurologie, Orthopädie, inneren Medizin, Chirurgie, Psychiatrie, Neurochirurgie, Radiologie und Strahlentherapie sowie durch andere Berufsgruppen, z. B. Psychologen, Physiotherapeuten, Sozialarbeiter, oft unter Koordination von schmerztherapeutisch tätigen Anästhesisten.
- Etwa 75 % der Schmerzambulanzen in Deutschland werden von Anästhesisten geleitet.

Fehlerquellen in der Therapie von Tumor- und chron. Schmerzen

- **Therapeut:** Verschreibung nur „nach Bedarf", Standarddosierung, zu schwaches Analgetikum, Unterschätzung der Schmerzintensität, bürokratische Hemmnisse der BtMVV, Angst vor Suchterzeugung und unzureichendes Wissen über adjuvante Medikamente
- **Patient:** Annahme, Tumorschmerzen und chron. Schmerzen seien nicht therapierbar, Analgetika dürften nur genommen werden, wenn „absolut notwendig", Furcht vor Sucht, Nichteinnahme der verordneten Medikamente, Absetzen der Medikamente wegen NW ohne Rücksprache mit dem Arzt

Tab. 20.1 Grundsätze der Therapie akuter und chronischer Schmerzen

	Akutschmerz	Chronischer Schmerz
Ziel	Schnelle Wirkung	Schmerzprävention
Anflutung	Schnelle Aufsättigung	Langsames Anfluten
Wirkdauer	Kurz	Möglichst lang
Applikationsweg	i. v., s. c., sublingual, bukkal, peridural, spinal, ggf. oral, rektal	p. o., transdermal, sublingual,bukkal, rektal
Dosierung	Titration nach Bedarf	Möglichst gleichmäßiger Spiegel „nach der Uhr"
Therapiedauer	Stunden bis Tage	Monate bis Jahre
Therapiekontrolle	Stündliche bis tägliche Überprüfung der Notwendigkeit, Auslassversuche	Wöchentlich bis monatlich
Therapieart	Monotherapie	Kombinationstherapie
Begleittherapie	Nein	Ja

(nach: Zenz, Lehrbuch der Schmerztherapie, 2. Aufl., Wiss. Verlagsges. mbH, Stuttgart 2001)

20.3 Medikamentöse Schmerztherapie

20.3.1 Analgetisches Stufenschema

Von der WHO ursprünglich weltweit für die Ther. von Tumorschmerz empfohlene Stufenleiter. Eignet sich aber auch für die Anwendung bei nichtmalignem nozizeptivem Schmerz, nicht jedoch für neuropathische Schmerzen (▶ Abb. 20.1).

Umsetzung

- Entweder Beginn der Ther. auf der 1. Stufe und Steigerung bis zur ausreichenden Analgesie oder direktes Einsetzen auf höherer Stufe
- Große inter- und intraindividuelle Schwankungsbreite; daher Dosistitration zu Therapiebeginn
- Keine Mischmedikation von Substanzen derselben Wirkgruppe (z. B. nicht mehrere Opioide gleichzeitig), da Konkurrenz um dasselbe Wirkprinzip
- Statt Kombinationspräparaten besser Monosubstanzen einsetzen, um die jeweiligen Wirkungen und NW besser beurteilen zu können
- Vor einem Substanzwechsel zunächst Dosissteigerung bis zur Höchstmenge und ausreichend lange Verabreichung, um Wirkung und NW verlässlich zu beurteilen. Erst wenn Präparat „austherapiert" wurde oder gravierende, schlecht beeinflussbare NW bestehen, Übergang auf anderes Medikament.
- Je nach Schmerztyp zusätzl. adjuvante Medikation auf jeder Stufe einsetzbar
- Bei Dauerther. stets Begleitmedikation zur Prophylaxe oder Ther. von NW (z. B. Laxanzien zur opioidbedingten Obstipationsbekämpfung, Magenschutz bei Prostaglandinsynthesehemmern) einsetzen
- Gute Schulung von Pat. und Personal verbessert Compliance bei der praktischen Umsetzung der Ther.

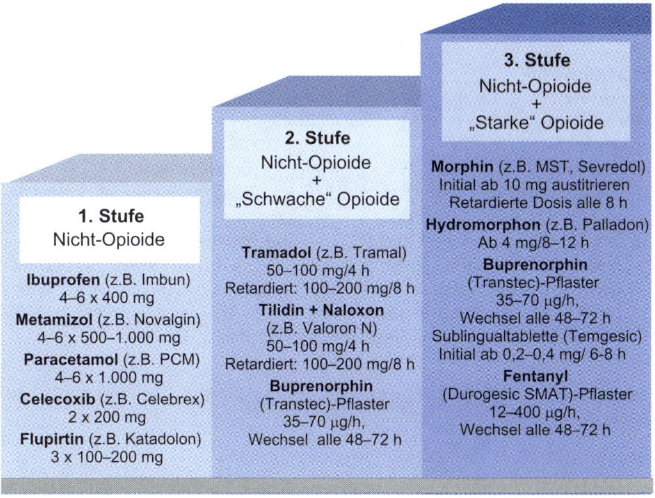

Abb. 20.1 Stufenschema der WHO für Tumorschmerz (auch bei nichtmalignem Schmerz) [L157]

1. Stufe: Antipyretische Analgetika

Geeignet bei Nozizeptorschmerzen (▶ 20.1.2). Bei Kombination mit Opioiden oft Dosisreduktion der Einzelsubstanzen möglich.

Paracetamol

Präparat Z. B. ben-u-ron®.

Wirkmodus Analgetisch und antipyretisch, nicht antiphlogistisch. Insgesamt schwächstes Analgetikum, als i. v. Kurzinfusion, p. o. und rektal applizierbar. Gute Verträglichkeit.

Indikation KI gegen NSAID. Mittel der ersten Wahl bei Kindern (Einzeldosis 20 mg/kg) und in der Schwangerschaft und Stillzeit, da gut erforscht.

Dosierung Bis zu 6 × 500–1.000 mg/d.

! Bei akuter Überdosierung (> 8 g) Leberzellnekrose

Nichtsteroidale antiinflammatorische Substanzen (NSAID)

Wirkmodus Nichtsteroidale Antiphlogistika (non-steroidal anti-inflammatory drugs, NSAID) hemmen die Zyklooxygenase und damit die Synthese vom Schmerzmediator Prostaglandin. Gute analgetische, antipyretische und antiphlogistische Wirkung.

Indikation Kopfschmerz, Skelett- und Muskelschmerzen, Thrombophlebitiden, Abszesse, Tumorschmerzen (Periostschmerz, Kapselspannungsschmerz, entzündliche Begleitreaktionen). Bei Knochenverletzungen den Opioiden oft gleichwertig.

Nebenwirkungen Magenbeschwerden, Ulzera, Induktion oder Verstärkung einer Niereninsuff.

Kontraindikationen Magenulzera, renale Funktionseinschränkung. COX-II-Hemmer nicht bei kardiovaskulär Vorerkrankten (Z. n. Myokardinfarkt, Apoplex).

Substanzauswahl

- **Ibuprofen** (z. B. Imbun®) 4–6 × 400 mg/d; Retardtbl.: 3 × 800 mg. Günstigstes Wirkungs-NW-Verhältnis aller nichtselektiven NSAID; auch als Saft erhältlich
- **Diclofenac** (z. B. Voltaren®) 4 × 50 mg/d; Voltaren® resinat Kps. 1–2 × 75 mg (Retardwirkung); Voltaren® dispers Tbl. 3 × 50 mg (schneller Wirkungseintritt, Tbl. zerfällt im Wasserglas)
- **Acetylsalicylsäure** (z. B. Aspirin®) 6 × 500–1.000 mg/d. **Weitere NW:** Irreversible Thrombozytenaggregationshemmung, pseudoallergisches Asthma
- **Selektiver Zyklooxygenase-II-Hemmer, Coxibe:** Vorteilhaftes Wirkprinzip, da selektive Prostaglandinblockade und somit weniger GIT- und Nieren-NW. **Nachteil:** NW (kardiovaskuläres Risiken Re-Infarkt, Re-Apoplex ↑)
  - **Celecoxib** (Celebrex®) 1–2 × 100–200 mg
  - **Etoricoxib** (Arcoxia®) 1 × 60-120 mg

Metamizol

Präparat z. B. Novalgin®, Novaminsulfon®.

Wirkmodus Wirkt analgetisch, antipyretisch und spasmolytisch.

Indikation Metamizol wegen spasmolytischer Komponente besonders geeignet bei kolikartigen Schmerzen (Opioide sind spasmogen und damit oft symptomverstärkend).

Dosierung 4–6 × 500–1.000 mg/d, bei i. v. Gabe langsam injizieren, sonst starke Blutdrucksenkung durch direkte Relaxation der Gefäßmuskulatur, Anaphylaxie. Kurzinfusion bevorzugen.

Nebenwirkungen Selten, aber schwer: Agranulozytose (Inzidenz 1 : 10^6), häufiger bei i. v. als bei anderen Applikationsformen.

2. Stufe: Schwache Opioide (analgetisch dosisbegrenzt)

Indikation Starke Tumorschmerzen, aber auch bei Schmerzen nichtmalignen Ursprungs, die auf antipyretische Analgetika alleine nicht ausreichend reagieren. Mittel der ersten Wahl bei posttraumatischen oder postop. Schmerzen.

Wirkmodus Besetzung von Opioidrezeptoren in ZNS und Körperperipherie. Wirkobergrenze der analgetischen Wirksamkeit („Ceiling-Effekt").

Tramadol

Präparat z. B. Tramal®, Tramal® long.

! Ca. 50 mg Tramadol entsprechen 10 mg Morphin.

Pharmakokinetik Wirkdauer 1–3 h bzw. 6–8 h (retardiertes Tramadol).

Dosierung 4 × 50–100 mg/d i. m., i. v. oder p. o. Retardtbl.; bis max.3 × 200 mg/d.

Nebenwirkungen Verursacht von allen Opioiden am ehesten Übelkeit und Erbrechen.

Tilidin-Naloxon

Präparat z. B. Valoron® N, Valoron® N ret.

! Ca. 50 mg Tilidin entsprechen 10 mg Morphin.

Pharmakokinetik Schneller Wirkungseintritt, Wirkdauer 1–3 h. Tilidin/Naloxon retardiert, à 50/100/150/200 mg Tbl. mit 8–12 h Wirkdauer.

Dosierung Bis zu 3 × 200 mg/d p. o.

! Durch Zusatz des Antagonisten Naloxon geringeres Missbrauchspotenzial

! Tilidin*tropfen* unterliegen seit 1.1.2013 der BtmVV.

3. Stufe: Starke Opioide (ohne analgetische Dosisbegrenzung)

Piritramid

Präparat z. B. Dipidolor®.

! Ca. 15 mg Piritramid entsprechen 10 mg Morphin.

Pharmakokinetik Wirkdauer 4–6 h.

Indikation Sehr häufig postop. eingesetztes Analgetikum.

Dosierung 6 × 15–30 mg/d i. v., wenn nicht anders mgl. auch i. m.

Buprenorphin

Präparat Z. B. Temgesic®, Temgesic® forte, Transtec® Pflaster.

! Ca. 0,3–0,4 mg Buprenorphin entsprechen 10 mg Morphin, transdermal: 35 µg/h Pflaster entspricht ca. 30 mg Morphin p. o./24 h.

Pharmakokinetik Wirkdauer oral 4–6 h. Hepatischer Abbau.

Indikation Pat. mit Schluckstörungen wegen sublingualer oder transdermaler Resorption. Bei Niereninsuffizienz: Dosis unabhängig von Nierenfunktion.

Dosierung 4 × 0,4 mg s. l., 4 × 0,3 mg, i. v.

! Im Gegensatz zu anderen Opioiden schlecht mit Naloxon (Narcanti®) antagonisierbar.

Morphin

Präparate

- **Nichtretardiertes Morphin,** z. B.: MSI 10/20/100/200 Mundipharma® Amp., Sevredol® 10/20 Tabl., MSR 10/20/30® Supp., Morphin Merck® Trpf. 0,5 %/2 %
- **Retardiertes Morphin,** z. B.: MST 10/30/60/100/200® Retardtbl. mit 6–8 h Wirkungsdauer, MST Continus® 30/60/100/200 Retardkps. mit 24 h Wirkungsdauer, MST 20/30/60/100/200 Retard-Granulat®

Indikation Je nach Schmerzintensität titrierend bis zur Schmerzfreiheit bzw. geringer, tolerabler Intensität verabreichen.

Dosierung

- Limitierung nur durch auftretende NW
- Ersteinstellung auf Morphin bei Tumor- oder chron. Schmerz
- **Orale Dosis:**
  - Individuellen Analgetikabedarf mit schnell wirkender oraler Morphinlösung austitrieren: Je nach Vormedikation Titrationsdosis abschätzen. Bei opioidnaiven Pat. alle 10–15 Min. je 10 mg Morphin verabreichen. **Alternative:** Unretardierte Morphintbl. (z. B. Sevredol®) à 10 mg alle 2–4 h applizieren. Therapiekontrolle durch wiederholtes Abfragen der Schmerzintensität (subjektive Zahl auf der numerischen Rating-Skala NRS von 0 = kein Schmerz bis 10 = max. Schmerz) und NW, bis Pat. schmerzfrei oder zumindest tolerabel reduziert oder bis störende NW auftreten

- Nach 24–48 h Erstellen des Analgetika-Zeitplans mit Retardpräparaten: Etwa ⅔ der austitrierten Gesamtdosis als künftige Tagesgesamtdosis ansetzen. Intervalle nach Wirkungsdauer (z. B. MST, Capros, Wirkungsdauer je 8–12 h). Für phasenweise durchbrechende Schmerzen etwa ⅙ der Tagesgesamtdosis als Zusatzmedikation (*Escape*-Dosis) in Form der schnell wirksamen oralen Morphinlösung vorsehen, z. B.: Morphin Merck® Trpf. 0,5 %/2 %. Alternative: Fentanyltbl. sublingual mit schnellerem Wirkeintritt

- **Parenterale Dosis:**
  - Beginn häufig mit fraktionierten Gaben von 1 ml i. v. von je 10 mg Morphin in NaCl 0,9 % auf 10 ml verdünnt
  - Anschließend entweder weiter mit Bolusgaben alle 4 h oder kontinuierlich via Perfusor: 1 Amp. à 100 mg Morphin in NaCl 0,9 % auf 50 ml (2 mg/ml) mit zunächst 1–4 ml/h (= 2–8 mg/h). Subkutan zunächst je 10–30 mg Morphin alle 4 h oder kontinuierlich à 5–25 mg/h
- **Alternativen bei Schluckproblemen:**
  - MST 20/30/60/100/200 Retard-Granulat® à 20/30/60/100/200 mg Morphin, löslich in Flüssigkeiten, Retardeffekt von 4–6 h Wirkung bleibt erhalten.
  - Capros® Kps. öffnen, enthaltene Mikropellets in Flüssigkeit bringen und entweder oral oder via Ernährungssonde applizieren. Retardeffekt bleibt erhalten.
  - MSR 10/20/30® Supp. à 10/20/30 mg Morphin. Wirkungsdauer 2–4 h
  - Fentanyl-TTS-Pflaster

Fentanyl

Präparat In transdermaler Applikation (Fentanyl TTS), z. B. Durogesic SMAT® 12/25/50/75/100 µg/h.
Unretardiert sublingual/bukkal/nasal: Effentora® oder Abstral® Tbl. à 100/200/400/600/800 µg, Actiq ® „Lutscher" à 200/400/600/800/1200 µg. Instanyl ® Nasenspray à 50/100/200 µg pro Sprühstoß.

Pharmakokinetik Pflaster: Anfluten über 12 h, dann gleichmäßige Wirkspiegel im Plasma. Wirkungsdauer 72 h; alle 3 d Pflasterwechsel.
! Jeder 10. Pat. benötigt schon nach 2 d einen Pflasterwechsel.
Tabletten/Spray: Rasche transmuköse Resorption (so schnell wie i. v.) mit ca. 2 h Wirkdauer.

Indikation Sehr starke kontinuierliche Schmerzen und Probleme mit oralem und rektalem Applikationsweg, als Alternative zu anderen Substanzen der Stufe 3 (WHO-Schema). Tägl. Bedarf an oralen Morphinäquivalenten von ca. 60–1.000 mg (≅ 1 Fentanyl-TTS-Pflaster à 25 µg/h bis max. 4 Pflaster à 100 µg/h gleichzeitig).
Escape-Medikation mit schneller Anflutung.

Anwendung
- **Pflaster**
  - **Phase der individuellen Dosisfindung:** z. B. PCA-Pumpe mit Fentanyl oder Morphin i. v. oder retardiertes orales Morphin plus schnell wirksames Morphin bei Schmerzspitzen
  - **Nach mind. 3 d Umrechnung:** Ermittelte Tagesdosis von retardiertem oralen Morphin (mg) × 0,01 = Tagesdosis Fentanyl TTS (mg). Oder Fentanyl i. v. × 1,5 = Fentanyl TTS

- Auswahl des geeigneten Pflasters oder sofort Fentanyl-Pflaster nach Umrechnung der bisherigen Morphindosis oder kleinstmögliche Größe auswählen und aufkleben
- In den ersten 12 h bisherige Schmerzmedikation beibehalten; Zusatzmedikation bei Bedarf verabreichen (Fentanyl, Morphin)
- Nach 3 d je nach erforderlicher Gesamttagesmenge an Analgetika beim Pflasterwechsel ggf. Dosisanpassung des Pflasters
- Pflaster auf unbehaartes Gebiet von Brust oder Rücken kleben. Baden, Duschen, Schwimmen mit Pflaster möglich. Hitze steigert die Resorption. Mehrere Pflaster sind gleichzeitig möglich, Zerschneiden und Verkleinern der Pflaster sind ebenfalls möglich.

- **Tabletten/Nasenspray: Individuelle Dosierung (nicht jede Schmerzspitze ist gleich stark!)**

Adjuvante Medikamente, Nichtanalgetika (auf jeder WHO-Stufe einsetzbar)

Trizyklische Antidepressiva

Wirkmodus Indirekte analgetische Wirkung durch Verstärkung der absteigenden hemmenden Schmerzbahnen, Beeinflussung der affektiven Schmerzkomponente.

Pharmakokinetik Analgetische Wirkung frühestens nach 1 Wo., NW jedoch schon nach wenigen Tagen spürbar. Erst nach kontinuierlicher Einnahme über 2–3 Wo. sollte Effekt beurteilt werden.

Indikation Direkte Analgesie v. a. bei Schmerzen durch Schädigungen peripherer und zentraler Nervenbahnen (neuropathischer Schmerz mit Dysästhesie, Brennschmerz).

Substanzauswahl
- **Amitriptylin** (z. B. Saroten®): Antidepressivum mit eigener analgetischer Wirkung in niedriger Dosierung (bis zu 3 × 10–50 mg/d p. o.). Einschleichend beginnen, wegen sedativer Eigenschaft Gabe zur Nacht
- **Clomipramin** (z. B. Anafranil®): Antidepressivum mit eigener analgetischer Wirkung in niedriger Dosierung (bis zu 3 × 10–50 mg/d p. o.). Einschleichend beginnen. **NW:** Antriebssteigerung

Nebenwirkungen Anticholinerge Symptome (Mundtrockenheit, Obstipation, Miktionsstörungen, Herzrhythmusstörungen: Verlängerung eines AV-Blocks).

Antikonvulsiva

Indikation Zur Erhöhung der Depolarisationsschwelle bei neuropathischen Schmerzen mit „stromschlagähnlich" empfundenen einschießenden Schmerzattacken (oft bei Nervenläsion durch Tumorinfiltration oder Trigeminusneuralgie).

! Kontrolle der Leberfunktionsparameter während der Ther.

Substanzauswahl
- **Gabapentin** (Neurontin®): Einschleichender Dosisbeginn von 3 × 100 mg/d bis auf 3 × 800 mg/d p. o. Wird nicht hepatisch metabolisiert, aber renal eliminiert. Kreatininkontolle! Weniger NW als Carbamazepin
- **Pregabalin** (Lyrica®): Seit 1.9.2004 in Deutschland zugelassen. Aufdosierung 2 × 75 mg, → 2 × 150 mg, bis 2 × 300 mg alle 3 d Dosiserhöhung; schnellerer Wirkungseintritt als bei Gabapentin

- **Carbamazepin** (z. B. Tegretal®): Einschleichender Dosisbeginn von 200 mg bis auf 400–600 mg/d p. o.; zur Prophylaxe einer Überdosierung Carbamazepinspiegel im Serum kontrollieren

Glukokortikoide

Indikation Zur Reduktion entzündlicher Komponenten mit Schwellung (z. B. Leberkapselspannung, Knocheninfiltration bei Metastasen) und damit verbundenen Schmerzen; wirkt auch unspezif. stimmungsaufhellend und appetitfördernd.

Dexamethason (z. B. Fortecortin®): Initial 1,5–20 mg morgens p. o., nach 1 Wo. Reduktion um je 2–4 mg/d auf niedriges Niveau von ca. 4 mg.

Calcitonin

Wirkmodus Synthetisches Lachscalcitonin mit direktem zentralwirksamen analgetischen Effekt. Die hormonelle Kalziumbeeinflussung ist hiervon unabhängig und wenig ausgeprägt.

Indikation Knochenschmerzen bei Metastasen oder Morbus Paget, Deafferenzierungsschmerzen (Phantomschmerz), sympathische Reflexdystrophie.

Lachscalcitonin (Calcitonin S®): 100–200 IU in 50 ml NaCl 0,9 % Perfusorspritze, tägl. über 1–2 h i. v. für 3–5 d. Analgetischer Effekt innerhalb dieser Zeit beurteilbar. Bei Rezidivschmerzen Therapiewiederholung möglich.

Nebenwirkungen Je nach Infusionsgeschwindigkeit Übelkeit, Erbrechen, Blutdrucksteigerung, selten Allergie → langsam i. v., ggf. prophylaktisch Antiemetikum (z. B. Metoclopramid in die Perfusorspritze).

Clonidin

Präparat z. B. Catapresan® (▶ 6.7.4).

Wirkmodus α_2-Adrenozeptoragonist, antihypertensiv und sedierend wirksam. Antinozizeptive Wirkung durch Stimulation zentralnervöser absteigender inhibitorischer Bahnen.

Indikation Deafferenzierungsschmerzen (▶ 20.1.2), neuropathische Schmerzen (▶ 20.1.2), Wirkverstärkung opioider und sedierender Substanzen sowie Lokalanästhetika. Auch als analgetische Monosubstanz einsetzbar.

Kontraindikationen Erkr. des Sinusknotens, Hypovolämie.

Nebenwirkungen HF und RR , Mundtrockenheit, Obstipation, Müdigkeit.

Wechselwirkung Trizyklische Antidepressiva können Clonidineffekt aufheben.

Dosierung
- Als analgetische Monosubstanz und zur Verstärkung von Opioiden je 0,15–0,3 mg i. v. oder p. o. Effekt der Monosubstanz soll dem von Tramadol gleichen.
- **Peridural als Monosubstanz:**
  - Pharmakokinetik: Wirkeintritt nach 20 Min., Wirkdauer bei 0,1–0,3 mg ca. 1 h, bei 0,4–0,9 mg ca. 4–5 h
  - Dosierung: Wegen kurzer HWZ besser Initialbolus von 0,15–0,3 mg und anschließend Erhaltungsdosis von 0,02–0,04 mg/h kontinuierlich. Substanz in 5–10 ml NaCl 0,9 % applizieren, Clonidinperfusor: Substanz in etwa 50 ml/24 h NaCl 0,9 % geben

- **Peridurale Kombinationen:**
  - **Opioid + Clonidin:** Wirkungsverstärkung durch Zusatz von Clonidin initial 0,15–0,3 mg in Bolusdosis des Opioids, Erhaltungsdosis 0,02–0,04 mg/h kontinuierlich
  - **Lokalanästhetikum + Opioid + Clonidin:** Zusatz von Opioiden und Clonidin zum peridural applizierten Lokalanästhetikum in den Dosierungen wie bei obiger Zweifachkombination

Langsames Absetzen nach längerer Anwendung, sonst Rebound-Effekt mit Hochdruckkrise.

Zentrale Muskelrelaxanzien

Indikation Zur Senkung eines schmerzverursachenden Muskeltonus bei Tendomyopathien oder bei Muskelspasmen durch Querschnittsläsionen.

Kontraindikationen Myasthenia gravis; **Baclofen:** GIT-Ulzera, Niereninsuff., Atemwegsobstruktion.

Substanzen und Dosierungen
- **Baclofen** (z. B. Lioresal®): Bei zentralnervös bedingter Muskelspastik. Beginnen mit 3–5 mg p. o., um je 5 mg alle 3 d steigern, bis auf ca. 30–75 mg/d

! **Tetrazepam** (z. B. Musaril®): Seit 1.8.2013 ruht die Zulassung!

Nebenwirkungen Sedierung, Benommenheit; **Baclofen:** Erbrechen, Verwirrtheit, Krämpfe, Leberfunktionsstörungen, Atemdepression.

Tranquilizer

Indikation Nur bei Akutschmerz mit starker Angstsymptomatik (Substanzgruppe ohne analgetische Wirkung!).

Substanz und Dosierung z. B. Anxiolyse mittels 5–10 mg Diazepam langsam i. v. (z. B. Valium®, ▶ 6.4.1) bei Myokardinfarkt nach ausreichender Analgesie durch Morphin i. v.

Kontraindikationen Bei chron. Schmerzen nicht verwenden, da sehr hohes Abhängigkeitspotenzial!

Lokalanästhetika

Indikation Bei eng umschriebenen schmerzhaften Arealen, zur Sympathikolyse z. B. bei sympathischer Reflexdystrophie, CRPS (▶ 20.8.1) und bei neuropathischen Schmerzen (▶ 20.1.2).

Substanzen und Anwendung **Lidocain-Pflaster** (z. B. Versatis®): Bei umschriebenen oberflächlichen Nervenschmerzen wie Postzosterschmerzen, alle 12 h je 1–4 Pflaster auf das betroffene Areal aufkleben. Siehe auch ▶ 6.6.

Capsaicin

Indikation Bei lokalisierten neuropathischen Schmerzen (▶ 20.1.2) wie Postzosterschmerzen, diabetischer PNP.

Substanz und Anwendung **Capsaicin-Pflaster** (z. B. Qutenza®): Auf betr. Areal individuell zugeschnittenes Pflaster unter Okklusivverband für 30 - 60 Min. aufbringen und einwirken lassen. NW: Während der ersten Tage heftiges Hautbrennen im Applikationsbereich (hierfür dem Pat. Analgetika zur Verfügung stellen!), dann Schmerzreduktion/-freiheit bis zu mehreren Monaten (Regenerationszeit der Nozizeptoren). Prinzip: Capsaicin führt zu einem reversiblen Funktionsverlust schmerzreizleitender C-Nervenfasern. Therapiewiederholungen möglich. NW: Während der ersten Tage heftiges Hautbrennen im Applikationsbereich.

! Bei Handhabung und Berühren der behandelten Hautfläche in den ersten Tagen Handschuhe tragen, sonst Übertragung von Capsaicinspuren auf die Hände und weiter in Schleimhäute (Capsaicin ist Wirkstoff in Chili, Paprika usw.).

Begleitmedikation

Prophylaxe und Ther. von NW der Analgetika erfolgt durch adäquate Begleitmedikation. **Beispiele:**

- **Movicol** 1 × 1 bis 3 × 2 Btl. Aufgelöst in je 200 ml Flüssigkeit/Btl./d p. o. Osmotisch wirksames elektrolytneutrales Laxans
- **Laktulose** 1–3 × 1–2 EL/d, evtl. dazu 1–3 × 20 Trpf. **Natriumpicosulfat** (z. B. Laxoberal®) gegen opioidbedingte Obstipation
- **Protonenpumpenblocker** wie Omeprazol (z. B. Antra MUPS®) 1 × 20 mg Tbl./d als Magenschutz bei Prostaglandinsynthesehemmern
- **Metoclopramid** als Supp. oder Trpf. individuell dosiert gegen Übelkeit und Erbrechen (z. B. Paspertin®)

20.3.2 Hinweise zur Therapie mit Opioidanalgetika

Aus Sorge um Induktion von Sucht und Abhängigkeit sowie Atemdepression sind viele Pat. analgetisch unterversorgt. Zusätzliche Hürde sind spezielle BtM-Rezeptformulare.

Opioide und „Sucht"

- **Psychische Abhängigkeit:** Kann jedes Opioid potenziell auslösen. Beim Schmerzpat. ist diese Gefahr nur sehr gering, auch unter Dauermedikation. Entscheidend für die suchtauslösenden psychotropen Effekte ist ein schneller Anstieg der Opioidkonzentration im ZNS, der mit Retardtbl., p. o., s. c. oder rektaler Applikation nicht erreicht wird. Regelmäßige Einnahme „nach der Uhrzeit" und nicht „bei Bedarf" führt zu konstantem Wirkspiegel. Spiegelschwankungen können eher zu psychotropen Wirkungen führen.
- **Physische Abhängigkeit:** Wird durch eine längere Schmerzmedikation mit Opioiden induziert, ist aber nur beim Beenden der Ther. von Relevanz: Nicht abrupt absetzen, sondern langsam ausschleichen. Bei körperlichen Entzugssymptomen wie Zittrigkeit, Kaltschweißigkeit wieder Opioide ansetzen und langsamer ausschleichen; NW konstant durch Begleitmedikation ausgleichen (z. B. Obstipation durch Laxanzien).

> Richtig angewandt, besteht bei Schmerzpat. keine „Sucht"-Gefahr durch eine Opioidther.

Opioide und „Toleranz"

Analgetische Toleranzentwicklung bedeutet, die Dosierungen zu erhöhen und/oder die Applikationsintervalle immer mehr zu verkürzen, um noch dieselbe analgetische Wirkung zu erzielen. Ob eine Toleranzentwicklung eintritt, ist nicht prognostizierbar; große interindividuelle Variation. Nachweisbar tritt dieses Phänomen bei Opioiden nicht auf. Oft bei Tumorpat. appliziert, zeigt ein steigender Opioidbedarf eine zunehmende Schmerzsymptomatik bei progredientem Malignom an. Weitere Ursachen für erforderlich werdende Dosiserhöhungen: Resorptionsstörungen (Erbrechen, Diarrhö; Fibrosierungen und andere Gewebsveränderungen bei parenteraler Applikation), Reduktion oder Absetzen von begleitenden Prostaglandinsynthesehemmern oder anderen schmerzther. Maßnahmen.

Opioide und Atemdepression

Bei korrekter Dosierung (Titration!) tritt keine Atemdepression auf. Schmerzen sind somit „physiologische Antagonisten" opioidinduzierter Atemdepressionen.

Opioide und Betäubungsmittel-Verschreibungsverordnung (BtMVV)

Aufgrund der Sorge um bürokratische Probleme haben noch immer zu wenige Ärzte in Deutschland BtM-Rezeptformulare. Viele Pat., v. a. Krebspat., sind deshalb analgetisch unterversorgt.

- Beantragung und Folgebestellungen von BtM-Rezepten (darf jeder approbierte Arzt) und von BtM-Anforderungsscheinen für den Stationsbedarf (darf nur der jeweilige Klinik- oder Institutsdirektor) schriftlich zu bestellen beim Bundesinstitut für Arzneimittel und Medizinprodukte, – Bundesopiumstelle –, Kurt-Georg Kiesinger-Allee 3, 53175 Bonn, Tel.: 0228/993073834, Fax-Nr. 0228/993075210. Internet: www.bfarm.de/DE/Bundesopiumstelle/Betaeubungsmittel/_node.html
- Bei erstmaliger Bestellung erhält der Besteller zunächst eine Erstanforderungskarte zugeschickt, die von ihm ausgefüllt und mit den erforderlichen Unterlagen zurückzusenden ist. Folgeanforderungen sind nur mit der Folgeanforderungskarte, die jeder Sendung beiliegt, ausnahmsweise auch formlos möglich. Alle Anforderungen müssen vom Arzt bzw. der Ärztin unterschrieben sein.
- Regeln zum Ausfüllen:
  - Keine **handschriftlichen** Eintragungen bis auf die Arztunterschrift nötig
  - Wiederholung der Stückzahl in Worten entfällt
  - Keine Beschränkungen auf Tageshöchstmengen; stattdessen Höchstmengen für einen Zeitraum von 30 d

! Im **Notfall** darf der Arzt BtM-pflichtige Medikamente auf **Normalrezept** verschreiben: Auf dem Rezept „Notfall-Verordnung" vermerken. Arzt muss umgehend die gleichlautende Verordnung auf BtM-Rezeptformular an die ausgebende Apotheke nachschicken und auf dem Formular ein „N" vermerken.

! In begründeten Fällen bei Überschreitung des Verschreibungszeitraums von max. 30 d, der Anzahl der gleichzeitig verschriebenen BtM-pflichtigen Substanzen von max. 2 Stück/Rezept oder der 30-Tages-Höchstmenge (z. B. bei Morphin 20.000 mg) das BtM-Rezept mit „A" kennzeichnen

20.3.3 Nervenblockaden

Blockiert werden sensible und sympathische Nervenbahnen aus diagn., prognostischen, prophylaktischen und ther. Gründen im peripheren und zentralen Nervensystem. Temporäre Blockaden durch LA (▶ 6.6), permanente Blockaden durch Neurolytika (z. B. Alkohol 96 %, Phenol 6–10 %, Ammoniumsulfat 10 %).

20

Diagnostische Blockaden

Indikation Präzisierung einer Schmerzursache oder des Entstehungsorts, zur Differenzierung zwischen peripheren oder zentralnervösen Schmerzen.

Voraussetzung Pat. steht nicht unter Einfluss analgetischer oder sedierender Pharmaka.

Durchführung
- Momentane Schmerzintensität wird ermittelt, indem Pat. seinen Schmerz auf der numerischen Rating-Skala (NRS) von 0–10 einordnet.
- Verwendung von Lokalanästhetika mit kurzer Anschlagzeit und Wirkungsdauer
- Erfolgskontrolle durch erneute Einordnung der Schmerzintensität auf der NRS
- Bei eindeutigem Erfolg entweder Serie von ther. Blockaden mit lang wirksamen Lokalanästhetika oder permanente Blockade mit Neurolytika; dabei immer auch die motorische Komponente der Nerven berücksichtigen

Prognostische Blockaden
- Sollten stets permanenten Blockaden oder chir. Sympathektomien vorausgehen, um deren Wirksamkeit abzuschätzen
- Korrekte Position der Nadelspitze zur Injektion des kurzzeitig wirksamen LA mittels Kontrastmittel und bildgebenden Verfahren sichern

! Ohne erfolgreiche prognostische Blockade kein permanent wirkendes invasives Vorgehen

Therapeutische Blockaden
Applikation von lang wirksamen Lokalanästhetika (z. B. Ropivacain) oder Neurolytika.

Indikation Schmerzausschaltung und Distanzierung, Unterbrechung des Circulus vitiosus Schmerz ↔ Muskelspannung oder Schmerz ↔ gesteigerte Sympathikusreflexe, Durchblutungsförderung in der Haut und Heilungsbeschleunigung etwa von Ulcera crurum.

Beispiele schmerzther. Blockaden
- **Triggerpunktinfiltration:** S. c. bzw. i. m. Infiltration von schmerzenden Triggerpunkten mit 1–2 ml Lokalanästhetikum, gelegentlich unter Zusatz von Kortison bei myofaszialen Schmerzen. Oft genügt die bloße Nadelpunktion **ohne** Einbringen von Pharmaka.
- **Periphere Nervenblockaden:** z. B. Interkostalblockade, in der hinteren Axillarlinie an der Rippenunterkante. Zunächst Punktion in Richtung Rippe → Absenken der Nadel an der Unterkante vorbei. Nach negativer Aspiration Injektion von 5 ml Lokalanästhetikum. **Cave:** Pneumothorax, Hämatothorax
- **Sympathikusblockaden:** z. B. Blockade des Ganglion stellatum bei sympathischer Reflexdystrophie der oberen Extremität, Durchblutungsstörungen; Blockade des Plexus coeliacus bei Tumorschmerzen im Oberbauch. Ein Pankreaskarzinom sollte dafür die Organgrenze noch nicht überschritten haben. Die Durchführung erfolgt unter Sonografie- oder CT-Kontrolle.

Neurostimulative Verfahren
Periphere (PNS) und Rückenmarkstimulation (SCS, spinal cord stimulation) betroffener Nervenbahnen über direkt implantierte Elektroden zunächst mit exter-

nem Stimulator. Bei Erfolg Verlagerung des Geräts unter die Haut. Bedienung durch den Pat. selbst.
Wirkprinzip dem TENS vergleichbar (▶ 20.4.1).

20.4 Andere Schmerztherapieformen

20.4.1 Physikalische Methoden

Transkutane elektrische Nervenstimulation (TENS)

Prinzip Über dem schmerzhaften Hautareal werden Elektroden aufgeklebt, die nicht schmerzhaften Rechteckimpulse mit einer Impulsweite zwischen 0,2 und 0,5 ms in frei wählbarer Frequenz (1–200 Hz) und Stromstärke (0–60 mA) aus einem ca. handtellergroßen Stimulationsgerät leiten.

Wirkmodus Niederfrequente Stimulation (1–4 Hz) setzt wahrscheinlich körpereigene Endorphine frei, der analgetische Effekt ist mit Naloxon reversibel. Hochfrequente Stimulation (80–100 Hz) führt über eine Reizung von Aβ-Fasern zu einer segmentalen Hemmung der Schmerzübermittlung im Rückenmark.

Indikation Lokal abgegrenzte muskuloskelettale Schmerzen (z. B. Schulter-Arm-Sy., HWS-Beschwerden, Rückenschmerzen).

Anwendung Tägl. mind. 2 × je 45 Min., max. je 1 h mit je 30 Min. Pause im Wechsel, keine Dauerstimulation, da sonst frühzeitig Gewöhnungseffekt. Die Wirkung sollte über 3–4 Wo. getestet werden.

Kontraindikation Bei Pat. mit Herzschrittmacher keine Stimulation im Herzareal, da Störung des Schrittmachers möglich.

> Als praktisch nebenwirkungsfreie Methode kann TENS zusätzlich zu anderen schmerzther. Maßnahmen eingesetzt werden, etwa zur Verringerung des Analgetikabedarfs. Ferner lernt Pat. (wieder), selbst aktiv den Schmerz zu beeinflussen statt ihm nur passiv ausgeliefert zu sein.

Akupunktur

Akupunktur ist Erfahrungsmedizin, es gibt viele Schulen und Kurse. Es ist sinnvoller, sich zunächst für eine Richtung zu entscheiden und damit eigene Erfahrungen zu sammeln als gleich möglichst viele verschiedene Kurse unterschiedlicher Schulen zu absolvieren.

Indikation Besonders geeignet bei Kopfschmerzen.

Physiotherapie

z. B. als Fitnesstraining, körperliche Aktivierung chron. Schmerzpat., die oft in Passivität und Immobilisierung mit deren Folgeproblemen abgeglitten sind.

20.4.2 Psychologische Methoden

Ziele Modulation der Schmerzverarbeitung und Bearbeitung schmerzbedingter Reaktionen zur Linderung psychischer und sozialer Folgen des Schmerzes und zur Erlernung eines besseren Umgangs mit dem Schmerz.

Operante Verfahren Analgetika nicht „nach Bedarf", sondern nach festem Zeitschema applizieren. Pat. zunehmend körperlich aktivieren; Fortschritte verbal verstärken; Arbeitsabläufe trainieren, indem kleine Arbeitsschritte mit Pausen wechseln, ohne dass der Schmerz diesen Rhythmus diktiert; Angehörige in das Konzept durch Information und Mitarbeit einbeziehen.

Psychophysiologische Verfahren Entspannungsverfahren wie Biofeedback, progressive Muskelrelaxation nach Jacobson. Weniger geeignet: Autogenes Training.

! Die Therapie chron. Schmerzen ist ohne Einbeziehung psychologischer Methoden deutlich weniger erfolgreich als bei multimodalem Ansatz.

Weitere Methoden

- Analgetisch wirksame Strahlenther. bei Tumorpat., aber auch degen. Gelenken
- Seltener angewandte Nervendestruktionen sowie Dekompressionen (z. B. mikrovaskuläre Dekompression der Trigeminuswurzel bei Trigeminusneuralgie)
- Entzugsbehandlung bei analgetikainduziertem Kopfschmerz
- Lymphdrainage bei Krebspat. mit Abflussstörungen durch Tumorwachstum
- Kinesiotaping besonders bei umgrenzten muskoskelettalen Funktionsstörungen

20.5 Postoperative Schmerztherapie

20.5.1 Konzept

Gute postop. Schmerztherapie erhöht die Zufriedenheit, verbessert die Mobilisierung, verringert KO und verkürzt die Liegedauer des Pat. (Fast-Track-Chirurgie). Stellt eine gute Prophylaxe von chronifizierten Schmerzzuständen dar. Dadurch fördert sie die positive Außenwirkung der Klinik.

Dennoch: Weithin unterschätzter Stellenwert im periop. Vorgehen.

Ursachen für insuff. analgetische Versorgung:

- Mangelnde Erfassung der Schmerzsituation: Keine systematische Abfrage von Schmerzintensitäten; Schmerzparameter (z. B. NRS-Schmerzskala) in Patientenkurven nicht vorgesehen; Pat. teilen unzureichende Schmerzbekämpfung nicht mit.
- Ungeklärte Zuständigkeit bzw. Delegation z. B. für die i. v. Gabe schnell wirksamer Analgetika
- Unzureichende schmerztherapeutische Schulungen der Behandlergruppen (Ärzte, Pflege, Physiotherapeuten)
- Kein systematisches Schmerztherapiekonzept, sondern zufälliges, vom individuellen Therapeuten intuitiv gesteuertes Vorgehen

Behandlungskonzept für postoperative Schmerztherapie

- Rahmen für Zuständigkeiten: Vereinbarungen der anästhesiologischen und chirurgischen Fachgesellschaften, Formulierungshilfen („Wer macht was?", Organisationsmodelle), analoger Rahmen auch für die Orthopädie: www.dgai.de/publikationen/vereinbarungen#iv_schmerztherapie

- Rahmen für Inhalte: S3-Leitlinie **Behandlung akuter perioperativer und posttraumatischer Schmerzen:** www.awmf.org/leitlinien/detail/anmeldung/1/ll/001-025.html (Stand: 1.4.2009 [in Überarbeitung]).
- **Individuelle** Konzepterarbeitung für jede Klinik mit **allen** Beteiligten zur Festlegung von:
  - Klaren, einfachen Algorithmen von Klinikaufnahme bis zur Nachsorge: Vorgehen im Regelfall, bei KO und Besonderheiten („Bei welcher Schmerzintensität gehe ich wie vor", „Wann ziehe ich wen hinzu").
  - Ansprechpartnern, auch nachts und an Feiertagen („Wer ist zuständig und wie erreichbar").
  - Regelmäßige Aktualisierungen und Schulungen („Was wird wann von wem geschult").
  - Evaluierungen („Wie gut ist das Konzept, was muss verbessert werden").
- Beratung und Information z. B. durch Arbeitskreis Akutschmerz der DGSS, laufende Akutschmerzkurse: www.dgss.org/aus-weiter-fortbildung/deutsche-schmerzakademie/akutschmerzkurs

20.5.2 Präoperative Visite

Beim Aufklärungsgespräch postop. Schmerzther. thematisieren. Ziele sind Informiertheit des Pat. über:

- Auftreten von Schmerzen (Schmerz**reduktion,** nicht Schmerz**freiheit**) und über stattfindende Schmerzmessung (z. B. NRS-Schmerzskala)

NRS-Schmerzskala

Geben Sie jetzt bitte Ihre augenblickliche Schmerzstärke an:

0	1	2	3	4	5	6	7	8	9	10
Kein Schmerz										Stärkster vorstellbarer Schmerz

- **Eigene** Möglichkeiten der Schmerzbeeinflussung (z. B. eigene Einstellung zur Situation; Ökonomisierung der Atmung; Ablenkung durch Musik, Lesen, TV; Anwendung von schon erlernten Entspannungsverfahren, Information an Pflegepersonal und Ärzte über eigenes aktuelles Schmerzausmaß)
- Behandlungsmethoden, die in seinem konkreten Fall angewendet werden, ferner über die zuständigen Ansprechpartner.
- PCA- oder PCEA-Geräte, wenn vorgesehen. Demonstration der Pumpe, zumindest aber des Bolusgebers inkl. eines Foto des Geräts

Nichtmedikamentöse Beeinflussung der Schmerzempfindung

- **Verstärkung:** Angst, mangelnde Orientierung, Kontrollverlust, Depression, Einsamkeit, Sorgen, Schlaflosigkeit
- **Verminderung:** Zuwendung, Information, Verständnis, Beschäftigung

20

20.5.3 Intraoperative Prophylaxe

Auch intraop. an die Möglichkeiten der postop. Schmerzbekämpfung denken:

- Gabe von Analgetika-Supp. (besonders bei Kindern, z. B. Paracetamol Supp. 20 mg/kg KG) oder i. v. Analgetika nach Narkoseeinleitung oder bei langer OP mind. 30 Min. vor Beendigung der Narkose
- Wenn Periduralkatheter liegt, rechtzeitiges Aufspritzen, z. B. mind. 20 Min. vor Narkoseende Ropivacain 0,2 % peridural.
- Volumen je nach Lokalisation des postop. zu erwartenden Schmerzes (OPs der unteren Extremität, des Abdomens)
- Bei thorakalen OPs: Thorakaler PDK. Schlechtere Alternative: Einlage eines interpleuralen Katheters durch den Operateur, interpleurale Applikation von 30–40 ml Ropivacain 0,2 % (**cave:** Hohe Plasmaspiegel) bei Schmerzen im Wundbereich
- Postinzisionale Wundrandinfiltration mit einem Lokalanästhetikum (z. B. Ropivacain 0,2 %) wird bei einigen chir. Eingriffen empfohlen (laparoskopische Cholezystektomie oder Leistenhernien-OP, OPs an Bandscheibe, Schulter, Beckenkamm, oder bei spinalen Fusionen).

20.5.4 Schmerztherapie im Aufwachraum

Wenn Pat. über Schmerzen klagt, zunächst Ursache klären und ggf. kausal therapieren. **Beispiel:** Schmerzen im Unterbauch: Volle Harnblase? Ist der Schmerz kausal nicht zu lindern (Wundschmerz, regelrechte Wundverhältnisse), Gabe von Analgetika.

> Verlegung aus dem Aufwachraum erst, wenn der Pat. nur noch leichte Schmerzen berichtet, sonst zunächst Optimierung der Schmerzther.

Systemische Anwendung

OP-Schmerzen lassen meist innerhalb von 3 d nach. Bei postop. Wundschmerzen ist wegen des unterschiedlichen Schmerzempfindens eine individuell unterschiedlich dosierte und rechtzeitige Analgetikagabe nach Verlangen bei Opioiden sinnvoll. Nicht-Opioide als Basismedikation am besten nach festem Zeitschema standardisiert vorsehen. Zur Schmerzbekämpfung sind im Stadium der Schmerzentstehung niedrigere Dosierungen notwendig. Die i. v. Gabe ist der effektivste Modus (schneller Wirkeintritt). **Die i. m. Gabe ist nicht mehr indiziert, da unsichere Resorption und schmerzhaft.** Weniger kalkulierbare Resorptionsbedingungen bei sublingualer und rektaler Applikation. Orale Analgetika erst, wenn der Pat. wieder trinken darf.

- Bei **geringen** postop. Schmerzen z. B. Paracetamol Supp. initial 2 g, als Erhaltungsdosis 0,5–1 g, Paracetamol 1 g als Kurzinfusion i. v.; max. Tagesdosis 6 g. Stärker wirksam: Ibuprofen Supp. 0,5 g oder als Tabl., max. Tagesdosis 3 g.
- Bei **stärkeren** Schmerzen Piritramid (½–1 Amp. à 2 ml = 7,5–15 mg) i. v., mittlere Wirkdauer 6 h. Danach Wiederholungsgaben möglich. Gefahr der Atemdepression, daher Überwachung der Spontanatmung, ggf. häufiger den Pat. ansprechen, zum Atmen ermuntern
- Wenn Pat. postop. physisch und psychisch dazu in der Lage, Anwendung von On-demand-Analgesie = **patient controlled analgesia** (PCA) möglich. Spezielle Infusionspumpen, individuell vom Arzt mit Analgetikum befüllbar und programmierbar, erlauben dem Pat., sich selbst per Knopfdruck innerhalb ei-

nes vorgegebenen Rahmens (Sperrintervall, Höhe der jeweiligen Einzeldosis, max. Gesamtdosis) ein Analgetikum über einen i. v. Zugang abzurufen.
- **Vorteil:** Pat. weiß am besten um seine Schmerzen und verabreicht sich selbst das Analgetikum.
- **Nachteil:** Nur für kooperationsfähige und -willige Pat., Geräte noch sehr teuer, ständige kompetente Rufbereitschaft für Probleme erforderlich, z. B. ein „Akutschmerzdienst" des Krankenhauses. Eingesetzt wird meist Piritramid.
- **Beispiel:** Medikamentenreservoir der PCA-Pumpe mit 180 mg Piritramid und 0,9 % NaCl ad 90 ml (2 mg/ml) befüllen. Bolus je 3 mg Piritramid, max. Boluszahl 6/h (also nach jedem Bolus Sperrintervall von 10 Min.). Anschluss der PCA-Pumpe an laufende i. v. Infusion über Dreiwegehahn. Pat. möglichst schon präop. in Bedienung der PCA-Pumpe einweisen. Auslöseknopf in Reichweite des Pat. platzieren. Anwendungsdauer über 1–3 d postop.

Anwendung über Periduralkatheter (PDK)

Indikation
- Nach OP oder Trauma im Bereich des Thorax, Abdomens, Unterbauchs oder der unteren Extremität
- Sympathikolyse
- Prophylaxe von Phantomschmerzen nach Amputation

Durchführung
Siehe auch ▶ 3.3. Punktionsstelle für PDK je nach zu blockierenden Dermatomen zwischen Th4/5 und L4/5 (▶ Tab. 20.2).
- Blockade der Segmente kaudal von Th10 kann zu Harnverhalt und eingeschränkter Mobilisierbarkeit führen.
- Lagekontrolle durch Injektion von 2–3 ml Bupivacain 0,5 % in den PDK zum Ausschluss einer versehentlichen intrathekalen Lage
- **NW:** Bedingt durch Läsionen infolge PDK-Anlage und/oder durch die Wirkung der injizierten Med. (z. B. Vasodilatation im Wirkbereich des Lokalanästhetikums, dadurch RR-Abfall. Miktionsstörungen und Bradykardie)

Tab. 20.2 Empfohlene Punktionshöhen in Abhängigkeit vom OP-Gebiet

OP-Gebiet	Punktionshöhe	Ausbreitungsareal
Thorax	Th4–Th6	Th2–Th8
Abdomen	Th6–Th8	Th4–Th10
Untere Extremität	L3–L4	Th12–S1

Verwendete Substanzen
Aufspritzen des PDK entweder:
- Nur mit Lokalanästhetikum (beim Großteil der Pat. ausreichend)
- Mit Kombination Lokalanästhetikum + Opioid (zur Wirkungsverstärkung des Lokalanästhetikums)
- Mit Kombination Lokalanästhetikum + Opioid + Clonidin (zur gegenseitigen Wirkungsverstärkung der Einzelkomponenten)

! Bei laufender Schmerztherapie über PDK keine Sedativa geben (→ erhöhtes Risiko der Atemdepression).

Lokalanästhetika

Zumeist Einsatz von Ropivacain (geringe Kardiotoxizität). Begleiteffekt: Verbesserung der gastrointestinalen Motilität.

Dosierung

- **Lumbaler PDK:** Ropivacain 0,2 % Bolusgabe entsprechend gewünschter segmentaler Höhe der Analgesie, zwischen 10–14 ml; anschließend kontinuierlich Ropivacain 0,2 % à 2–8 ml/h oder alle 4–6 h repetitive Einzeldosen
- **Thorakaler PDK:** Ropivacain 0,2 % Bolusgabe entsprechend gewünschter segmentaler Höhe der Analgesie, 8–10 ml. Anschließend kontinuierlich Ropivacain 0,2 % 2–8 ml/h oder alle 4–6 h repetitive Einzeldosen oder als PCEA (Patient Controlled Epidural Analgesia) kombiniert kontinuierlich Ropivacain 0,2 % à 2–8 ml/h plus Bolusmöglichkeit á 4 ml, Sperrzeit jeweils 30 Min.

Opioide

Bei rückenmarknaher Applikation geringere NW als bei i. v. Gabe: Weniger spastische Obstipation, geringere Kreislaufwirkung. Geringere Beeinträchtigung von Atmung, gastrointestinaler Motilität und kutaner Durchblutung.

! **Nachteile:** Intensive Überwachung wegen möglicher dosisunabhängiger Atemdepression noch Stunden nach periduraler Opioidgabe; daher auf peripheren Stationen ohne kontinuierliches Monitoring mittels SaO_2, EKG und Klinik (Vigilanz) kontraindiziert

! Urinretention und Juckreiz häufiger als nach i. v. Gabe

Dosierung

- Fentanyl 0,05–0,1 mg (Wirkeintritt nach ca. 5 Min., Wirkdauer 4–6 h)
- Sufentanil 10–25 μg (Wirkeintritt nach ca. 5 Min., Wirkdauer 4–6 h)
- Buprenorphin 0,15–0,3 mg (Wirkeintritt nach ca. 10 Min., Wirkdauer 15–20 h). **Vorteil:** Lange Wirkdauer; **Nachteil:** Schlechtere Antagonisierbarkeit
- Morphin 1–4 mg (Wirkeintritt nach ca. 20 Min., Wirkdauer 10–15 h). **Vorteil:** Lange wirksam, antagonisierbar; **Nachteil:** Späte Atemdepression (bis zu 24 h nach Applikation) möglich

Zur guten Verteilung des Opioids Substanz in ausreichenden Volumina applizieren. In Bolusdosis des Lokalanästhetikums oder in 5–10 ml 0,9 % NaCl mischen.

Clonidin

Antinozizeptive Wirkung durch Stimulation absteigender inhibitorischer Bahnen. Zur Wirkverstärkung opioider und sedierender Substanzen sowie Lokalanästhetika. Wirkeintritt peridural nach 20 Min., Wirkdauer bei 0,1–0,3 mg ca. 1 h, bei 0,4–0,9 mg ca. 4–5 h.

Dosierung Zur Verstärkung der Opioide periduraler Initialbolus à 0,15–0,3 mg, Erhaltungsdosis 0,02–0,04 mg/h kontinuierlich.
Substanz in ausreichenden Volumina applizieren. Entweder in Bolusdosis des Lokalanästhetikums oder in 5–10 ml 0,9 % NaCl mischen.

Kombinationen

- **Opioid + Lokalanästhetikum:** Opioide in die Bolusdosis mischen, dadurch oft bereits geringer konzentriertes Lokalanästhetikum (z. B. Ropivacain 0,1 %) ausreichend. **Dosis:** z. B. Zugabe von je 0,75–1 μg Sufentanil/ml Ropivacain. Bei älteren Pat. sind je 0,5 μg/ml verträglicher. **Beispiel** PCEA (Patient Controlled Epidural Analgesia): In 200-ml-Beutel Naropin® 0,2 % Zugabe von 150–200 μg Sufentanil
- **Lokalanästhetikum + Opioid + Clonidin:** Zusatz von Opioiden und Clonidin zum peridural applizierten Lokalanästhetikum in den Dosierungen wie bei obiger Zweifachkombination

20.5.5 Intrapleurale Analgesie

> Bessere Alternative ist der thorakale Periduralkatheter. Wenn jedoch nicht möglich, dann behelfsweise Interpleuralkatheter erwägen.

Lokalanästhetikum blockiert die Interkostalnerven nach Diffusion durch die Pleura hindurch.

Indikation Pat. nach thorakalen OP oder Trauma (z. B. Rippenserienfraktur).

Durchführung Einlegen des Pleurakatheters ▸ 7.3.4: Lagern des Pat. auf die betroffene Seite für die Dauer der Fixierung des Lokalanästhetikums am Wirkort (ca. 10–15 Min.), thorakale Saugdrainagen für 10–15 Min. abklemmen. Injektion von 20–30 ml Ropivacain 0,2 % durch den Katheter.

Dosierung Ropivacain-Höchstdosis/Einzelapplikation beträgt 300 mg (z. B. 150 ml Naropin® 0,2 %). Alle 4–6 h wiederholbar.

Komplikationen Intoxikationssymptome (▸ 6.6.10) aufgrund hoher Resorptionsrate.

20.5.6 Plexusanalgesie

Indikation Bei periop Pat., nach Trauma oder bei sympathischer Reflexdystrophie im Bereich der oberen Extremität. Prophylaktisch zur Verhinderung von Phantomschmerzen nach Amputation, bes. wenn Katheter bereits zur OP verwendet wird.

Dosierung Intermittierend alle 4–6 h Ropivacain 0,2 % 20–30 ml oder nach Initialbolus kontinuierlich Ropivacain 0,2 %-Perfusor à 5–8 l/h durch Katheter zum Plexus brachialis.

Komplikationen Primäre oder sekundäre Perforation nach intravasal, dadurch beim Aufspritzen Intoxikationssymptome (▸ 6.6.10). Luxation des Katheters aus der Gefäß-/Nervenscheide, dadurch Wirkverlust.

20.6 Schmerztherapie auf Normalstation

Weiterführung der Schmerztherapie auf der Normalstation bei Verlegung aus dem AWR sicherstellen, am besten nach einem **bestehenden Behandlungskonzept** entsprechend Eingriffsart und Schmerzstärke. PCA i. v. und in Verbindung mit rückenmarknahen und peripheren Kathetern wird vom Anästhesisten fortgesetzt.

Beispiel Therapieschema mit systemischen Analgetika:

- Für die individuelle Behandlungseinheit festgelegter Algorithmus für das durchführende Pflegepersonal:
  - Schmerzerfassung und -dokumentation durch Pflegekraft bei Übergabe aus dem AWR, Schichtwechsel und bei Patientenruf
  - Bei NRS ≤ 3 Basismedikation mit Nicht-Opioid, z. B. Metamizol (4 g/1.000 ml/24 h Ringer-Lösung i. v. oder 4 × tgl. 40° p. o.)
  - Bei NRS ≥ 3 Basismedikation mit Nicht-Opioid + Bedarfsmedikation mit Opioid (z. B. Piritramid 7,5 mg/100 ml NaCl 0,9 %, wiederholbar alle 30–60 Min. **oder** Tramadol 400 mg/24 h i. v. oder Tramadol je 200–400 mg p. o.)

  - Evaluation der Maßnahme je 30–60 Min. nach Analgetikagabe und bei Schichtwechsel
  - Wenn weiter insuff. Schmerzreduktion, Rücksprache mit Arzt, der für die Schmerzther. des Pat. verantwortlich ist
- Ärztliche Befunderhebung und Anordnung:
  - Postop. KO?
  - Vorbekannte Besonderheiten bzgl. Analgetika, Schmerzerkrankungen?
  - Individuelle Vorgabe weiterer schmerzther. Maßnahmen
  - Ther. von Begleiterscheinungen wie Übelkeit/Erbrechen
  - Bedarfsweise schmerzther. Konsilanforderung
- Dauer: Bis zum Ende des 2. postop. Tages, wenn dann noch NRS > 3 → Verlängerung

20.7 Schmerztherapie bei speziellen Patientengruppen

20.7.1 Kinder und Jugendliche

Siehe auch ▶ 9 Kinderanästhesie, besonders: ▶ 9.2.4 Prämedikation, ▶ 9.4.5 Regionalanästhesie, ▶ 9.4.9 Postoperative Analgesie.

Größere Empfindlichkeit des nozizeptiven Systems führt bei Neugeborenen und Kleinkindern zu ausgeprägterem Schmerzerleben als bei älteren Kindern und Erwachsenen. Bahnung von chronischen Schmerzerkr. und Ausprägung eines Schmerzgedächtnisses bei insuff. Akutschmerztherapie.

- Schmerzmessung je nach Antwortvermögen durch Fremdbeurteilung (z. B. KUSS-Skala) oder durch Befragen mittels Smiley- oder NRS-Skalen
- Keine schmerzhaften Zugangswege (i. m. oder s. c.) für Analgetika wählen
- Therapie am besten nach einem **bestehenden Behandlungskonzept** für AWR und Station
- Kombination von Nicht-Opioiden und Opioiden; Regionalanästhesieverfahren auch für die postop. Schmerzen ausnutzen
- PCA ab ≅ 6. Lj. möglich („Wer Computerspiele spielen kann, vermag auch mit einer PCA-Pumpe umzugehen")

Besonderheiten bei der Analgetikaauswahl

Nicht-Opioide

- **Paracetamol** ▶ 20.3.1: Zulassung ab Geburt für rektal und p. o., ab 10 kg KG für i. v. Gabe
- **Metamizol** ▶ 20.3.1: Bei krampfartigen Schmerzen. Bei schneller Infusion Gefahr des RR-Abfalls. Richtdosierung i. v.: 2,5–3,0 mg/kg/h; Dosis p. o./rektal/i. v. 10–15 mg/kg alle 4–6 h, max. 60–75 mg/kg/d
- **NSAID** ▶ 20.3.1: Bei Entzündungsschmerz. Schlecht geeignet nach OP in gut durchblutetem Areal (z. B. Tonsillektomien) wegen Thrombozytenaggregationshemmung und Blutungsgefahr. Bei Anwendung unter 1 Wo. nur selten gastrointestinale oder renale Schädigungen. Zulassung ab 6. LM
  - Ibuprofen: P. o./rektal 10–15 mg/kg KG alle 8 h, max. 30–40 mg/kg/d; auch als Saft verfügbar
  - Diclofenac: P. o./rektal 1–2 mg/kg KG alle 8 h, max. 3 mg/kg/d

Opioide

- Bei mittleren bis starken Schmerzen zusätzlich zur Basisanalgesie mit Nicht-Opioiden. Erhöhte Gefahr der Atemdepression bei Neugeborenen und Säuglingen. Wie bei Erwachsenen: Individuelle Dosistitration erforderlich. Keine Dosisobergrenzen
- **Piritramid** ▶ 20.3.1: Startdosis Bolus als Kurzinfusion i. v. 25–50 µg/kg, wiederholbar alle 10–15 Min. austitrierte Dosis alle 2–4 h verabreichen; PCA i. v. Bolus 20–25 µg/kg, Sperrzeit 10 Min., max. 4 mg/h; Trpf. p. o. 0,15–0,3 mg/kg alle 4 h. Zulassung ab 1. Lj.
- **Morphin** ▶ 20.3.1: Dosis i. v. wie Piritramid. Zulassung ab 1. Lj.
- **Tramadol** ▶ 20.3.1: Dosis i. v. und p. o. 1 mg/kg, Intervall alle 3–4 h, max. 8 mg/kg/d. PCA i. v. Bolus 0,5 mg/kg, Sperrzeit 10 Min., max. 4 mg/h Zulassung ab 1. Lj. Weniger NW-Übelkeit als bei Erwachsenen.

! **Pethidin:** (Auch) bei Kindern nicht mehr empfohlen wegen langer HWZ und tox. Metaboliten Norpethidin (Krampfinduktion bei Kumulation)

20.7.2 Schwangere und Stillende

Anästhesie in der Schwangerschaft und in der Geburtshilfe ▶ 14.

- Sicherheit besonders wichtig: Gut bekannte und untersuchte, sichere Analgetika den neueren Pharmaka vorziehen!
- Expertise der embryonaltoxikologischen Beratungsstellen nutzen, z. B. Pharmakovigilanz- und Beratungszentrum für Embryonaltoxikologie, Charité – Universitätsmedizin Berlin, Spandauer Damm 130, Haus 10, 14050 Berlin, Tel.: 030/30308111, Fax: 030/30308122, E-Mail: mail@embryotox.de, Internet: www.embryotox.de
- Nichtmedikamentöse Verfahren (z. B. TENS, Akupunktur, kinesiotaping) einbeziehen

Analgetika in der Schwangerschaft und Stillzeit

Nicht-Opioide

- Paracetamol ▶ 20.3.1: Erste Wahl, lange bekannt. Via Muttermilch erhält das Kind von der therapeutisch eingenommenen mütterlichen Dosis nur ca. 4 % einer kindlichen therapeutisch effektiven Dosis.
- Metamizol ▶ 20.3.1: Wie bei NSAID Risiko von Niereninsuff. und eines vorzeitigen Verschlusses des Ductus Botalli
- NSAID ▶ 20.3.1. Gefahr eines vorzeitigen Verschlusses des Ductus Botalli, daher ab 30. SSW nicht mehr einnehmen.
  - Ibuprofen bei postpartalen Schmerzen bei reifen Neugeborenen ohne Vitium möglich, da nur geringe Anreicherung in der Muttermilch, geringe Toxizität, kurze HWZ
  - ASS kontraindiziert wegen Gefahr eines Reye-Syndroms beim Kind

Opioide

! Neugeborene von Müttern mit regelmäßiger Opioidzufuhr (Ther. chron. Schmerzen, Substitutionsprogramme oder Substanzmissbrauch) entwickeln postpartal Entzugssymptome! Daher rechtzeitig Pädiater über mütterliche Opioideinnahme informieren.

! Postop. systemische Gabe von Morphin oder Fentanyl zur mütterlichen Schmerzther. unbedenklich hinsichtlich Stillen (Abpumpen und Verwerfen oder Stillpause deshalb nicht gerechtfertigt); dennoch auf kindliche Atemdepression achten

- Morphin ▶ 20.3.1: Erste Wahl, da gut untersucht; hydrophil, daher nur geringe Anreicherung in der Muttermilch.

! Pethidin: Zwar weitverbreitet, besonders peripartal, aber ungünstig, da hoher diaplazentarer Transfer, aktive Metaboliten (Norpethidin kann Krampfanfälle provozieren), lange HWZ; große Anreicherung in der Muttermilch

20.7.3 Chronisch Schmerzkranke

! Periop. Schmerztherapie zusammen mit dem Kollegen planen, der den Pat. bisher schmerztherapeutisch betreut haben (z. B. aktuelle Schmerzmedikation, individuelle pharmakologische Besonderheiten bzgl. NW, Wirkungen, psych. Situation).

- Fortführung der analgetischen Dauermedikation (auch der transdermalen Opioidpflaster), bei Unterbrechung der Opioidzufuhr sonst Entzugserscheinungen
- Zusätzliche periop. Schmerzen mit Dosiserhöhungen der vorbestehenden Medikation und bedarfsweise abzurufenden kurz wirksamen Analgetika kupieren. PCA möglich, hierbei ist zumeist höhere Bolusdosierung nötig.
- Erhöhte Dosierungen im Vergleich zur Normalbevölkerung sind zu erwarten.
- Dauer der Akutschmerzther. wird oft verlängert.
- Bevorzugung von Regionalanästhesieverfahren

20.7.4 Substanzabhängige

- Oft schwierige Kommunikation, schlechte Compliance und Selbsteinschätzung, daher Kooperation mit betreuendem Hausarzt hilfreich
- Pat. mit Substitutionstherapie (Methadon- oder Buprenorphinprogramme) durch periop. Dosiserhöhung der Substitutionspharmaka behandeln und mit Nicht-Opioiden kombinieren
- Erhöhte Dosierungen im Vergleich zur Normalbevölkerung sind zu erwarten.
- Dauer der Akutschmerztherapie wird oft verlängert.
- Bevorzugung von Regionalanästhesieverfahren
- Ehemals und aktuell Opioidabhängige möglichst nicht mit schnell anflutenden Opioiden behandeln, sonst Triggerung von unerwünschten psychotropen Effekten; daher PCA-Pumpe kritisch indizieren, nur mit reduziertem Bolus und in Kombination mit Nicht-Opioiden
- Erscheinungen von Substanzentzug (auch beim Alkoholiker) mit Clonidin (▶ 6.7.4) therapieren
- Bei Barbituratabhängigkeit Krampfanfälle bei Entzug möglich. Bei Analgosedierung daher Benzodiazepine verwenden. Durch Enzyminduktion verkürzte HWZ von Analgetika → Dosisintervalle verkleinern und/oder Dosierungen erhöhen

20.7.5 Patienten auf Intensivstation

Bedarfsadaptierte Akutschmerzther. am besten nach einem **bestehenden Behandlungskonzept** für die Intensivstation.

- PCA-Pumpe wenn Pat. zur Bedienung in der Lage ist
- Analgosedierung

Übersicht evidenzbasierter Inhalte: S3-Leitlinie Analgesie, Sedierung und Delirmanagement in der Intensivmedizin (Stand: 31.8.2015 , gültig bis 30.8.2020), www.awmf.org/leitlinien/detail/ll/001-012.html

Physiologische Reaktionen des Organismus auf Schmerzreize

- Steigerung des Sympathikotonus, Verschlechterung der Hämodynamik, Störung der Mikrozirkulation, Steigerung des O_2-Verbrauchs, Einschränkung der Spontanatmung bzw. Schonatmung, Steigerung des intrakraniellen Drucks
- Verstärkung der katabolen Stoffwechsellage
- Muskelabbau und Kontrakturen durch schmerzbedingte Immobilität
- Förderung von psychiatrischen Problemen wie deliranten Phasen, Anpassungsstörungen, Depressionen und posttraumatischen Belastungsstörungen (PTSD)

Erfassung und Dokumentation der Schmerzstärke

Standardisierte Erfassung des Schmerzverlaufs und zur Vergleichbarkeit der Schmerzstärken.

- Schmerzmessung mit NRS-Skala, wenn Pat. wach und ansprechbar; sonst Fremdbeurteilung nach Vitalparametern, Behavioral Pain Scale (BPS)
- Smiley-Skalen (v. a. für Kinder): Zuordnung der Schmerzintensität zu lachendem, indifferentem oder traurigem Smiley-Gesicht

Hindernisse und Problematik der Schmerztherapie

Nicht ansprechbare Patienten

Schmerzstärke und Therapieerfolg anhand der Reaktionen des Vegetativums abschätzen. Abgeschwächte Abwehr- oder Vermeidungsreaktionen des Pat. durch Sedierung oder Muskelrelaxation.

> Keine Plasmaspiegelkontrollen von endogenen oder applizierten Opioiden (nutzlos!)

Toleranzentwicklung gegenüber Opioiden

- Zunehmender Opioidverbrauch bei sonst gleichbleibender Schmerzursache. DD: Vermehrte Schmerzintensität, verändertes Schmerzerleben.
- **Therapie:** Mehrfacher Austausch eines Opioids gegen ein anderes. **Alternativen:** Wechsel des analgetischen Regimes wie z. B. regionale Lokalanästhesie zusätzlich oder anstelle von i. v. Opioiden; epidurale statt i. v. Applikation; Zusatz von Clonidin

> Auftreten und Ausmaß nicht vorhersehbar.

Medikamenten-Interaktionen

Veränderte Pharmakokinetik und -dynamik der Analgetika durch andere parallel applizierte Substanzen, Leberinsuff., Niereninsuff., Fieber, Hypoproteinämie. Daher je nach Wirkung Dosisanpassung.

Kontinuierliche Hämofiltration

Abfall der Plasmakonzentration (z. B. um 75 % bei Morphin), erhöhter Bedarf.

Präexistente Medikamentenabhängigkeit

- **Opioide:** Erhöhter Bedarf. Zur Vermeidung einer Entzugssymptomatik keine Opioidantagonisten applizieren. Dosis muss individuell austitriert werden: Je nach bisherigem durchschnittlichem Tageskonsum und Art des Opioids Anfangsdosis und Größe der Titrationsschritte abschätzen
- **Psychopharmaka:** Bei Barbituratabhängigkeit Krampfanfälle bei Entzug möglich. Bei Analgosedierung daher Benzodiazepine verwenden. Durch Enzyminduktion verkürzte HWZ von Analgetika → Dosisintervalle verkleinern und/oder Dosierungen erhöhen
- **Alkohol:** Zusatz von Clonidin (▶ 6.7.4) zu i. v. oder epidural applizierten Opioiden; dadurch nicht nur analgetische Wirkverstärkung/-verlängerung, sondern auch Unterdrückung der vegetativen Entzugsymptomatik
- **Pat. mit chron. Schmerzen:** Eventuell bereits mit individuell angepasster Vormedikation eingestellt. Diese zunächst übernehmen sowie zusätzliche, der derzeitigen Schmerzursache angepasste Analgetikadosis verabreichen. Dosis individuell austitrieren: Je nach bisherigem durchschnittlichem Tagesbedarf Anfangsdosis und Größe der Titrationsschritte abschätzen

Interdisziplinäre Kooperation: Schmerztherapeutisches Konsil einholen.

20.7.6 Alte Menschen

- Vielfach eingeschränkte Belastbarkeit und Stresstoleranz bei reduzierten Organfunktionen, verzögertem Metabolismus, kognitiver Dysfunktion
- Schmerzempfindlichkeit im Alter nicht reduziert, oft aber die Äußerungsmöglichkeiten (z. B. Demenz)
- Erhöhte Sorgfalt bei Auswahl und Dosierung der periop. Analgetika in Abhängigkeit von Begleiterkr.
  - Nicht-Opioide: Dosis von Paracetamol bei Leberinsuff. reduzieren, Metamizol-induzierte RR-Abfälle durch langsame Infusionsgeschwindigkeit vermeiden, NSAID hinsichtlich gastrointestinalem Blutungsrisiko (im Alter oft symptomarm) und Gefahr der Niereninsuff. einschätzen.
  - Opioide: Verzögerter Wirkeintritt, verlängerte Wirkdauer, oft Förderung von postop. Delir.
- Bevorzugung von Regionalanästhesieverfahren

20.8 Schmerzerkrankungen

20.8.1 Sympathische Reflexdystrophie (SRD, CRPS)

Synonyme: Komplexes regionales Schmerzsyndrom, Complex Regional Pain Syndrome (CRPS), früher: Morbus Sudeck, Algodystrophie.
Übersicht evidenzbasierter Inhalte: S1-Leitlinie Diagnostik und Therapie komplexer regionaler Schmerzsyndrome (CRPS) (Stand 09/2012): www.dgn.org/leitlinien/11-leitlinien-der-dgn/2292-ll-63-2012-regionale-schmerzsyndrome-crps (hier sind auch Diagnosekriterien [„Budapestkriterien"] enthalten).

Ätiologie Auftreten posttraumatisch oder postop. nach Frakturen besonders der oberen Extremität, Bagatelltraumen, aber auch ohne erkennbaren Auslöser.

Klinik

- Schmerzlokalisation und -charakter nach einem Trauma bzw. nach OP ändert sich: Statt umgrenzter Wundschmerz nun Ausbreitung des schmerzenden Areals über die Grenzen einzelner peripherer Nerven hinaus. Schmerz wird brennend, dumpf drückend.
- Starke bis kaum aushaltbare Schmerzen

Diagnostik Anamnese und klin. Befundung oft bereits ausreichend. Mehr Frauen als Männer betroffen, Erkrankungsgipfel um das 50. Lj.

- **Skelettszintigrafie:** Bei CRPS typischerweise innerhalb der ersten 2 Wo. bandenförmige Mehranreicherungen periartikulär an fast allen distalen Gelenken
- **Neurologische Funktionsstörungen:**
  - **Sympathikus:** Hauttemperatur oder ↑ an allen Stellen der betroffenen Hand im Vergleich zur gesunden Extremität. Vermehrte Schweißsekretion. Haut ist glänzend, zyanotisch. Distal-generalisierte Schwellung
  - **Sensibilität:** Hyper- oder Hyposensibilität, Allodynie (diffuser Brennschmerz spontan oder bei nicht schmerzhafter Berührung). Schmerz ↑ bei herabhängender Hand, Linderung bei Hochlagerung (Orthostasetest). Schmerzfreiheit innerhalb von 1–2 Min. nach Anlegen einer Blutleere der betroffenen Extremität (Ischämietest)
  - **Motorik:** Feinschlägiger Tremor in Ruhe und Bewegung, grobe Kraft

! **DD:** Verzögerte Wundheilung, posttraumatische, postop. Schmerzen (richtig anmodellierter Gipsverband?), Infektion, venöse Stauung

Therapie Je nach Schweregrad der Beschwerden gestaffeltes Vorgehen (▶ Tab. 20.3):

- Zunächst Beseitigung von Ruheschmerz und Ödemen, danach individuell angemessene Steigerung der Belastbarkeit und Funktionsfähigkeit des betroffenen Arms oder Beins. Schmerzen und Ödem dürfen dabei nicht wieder auftreten.
- Kombination von Immobilisierung, Hochlagerung, Analgetika, Krankengymnastik, Lymphdrainage, Ergotherapie und ggf. zu Beginn Sympathikusblockaden (▶ 20.3.3).

Tab. 20.3 Symptomorientierte Therapiemaßnahmen

Symptomatik	Therapie
• Nur geringe Ruheschmerzen, oft nur bei Absenken der betroffenen Extremität • Kaum eingeschränkte Funktion • Geringer Analgetikabedarf • Besserung oft spontan	• Hochlagern, ruhig stellen, Analgetika, Krankengymnastik
• Ausgeprägtere Symptomatik, jedoch Schmerz ⇊ bei Hochlagerung und Ruhigstellung • Verzögerte Besserung	• Hochlagern, ruhig stellen, Analgetika, Krankengymnastik • Wenn hierdurch keine Schmerzfreiheit und Ödemreduktion, zusätzlich Sympathikusblockaden
• Deutliche Symptomatik, keine Schmerzreduktion bei Hochlagerung und Ruhigstellung • Funktionsverlust der Extremität • Trophische Störungen	• Sympathikusblockaden: Blockaden des Ganglion stellatum oder Plexuskatheter (obere Extremität); Grenzstrangblockade oder PDK (untere Extremität) • Zusätzlich Krankengymnastik bei Schmerzfreiheit durch vorangegangene Blockaden

- Bei Physiother. nicht über die Schmerzschwelle hinaus beüben! Sonst Exazerbation der Symptomatik
- Rezidivwahrscheinlichkeit ↑↑ nach erneuten Traumata und OP bei Pat. mit sympathischer Reflexdystrophie (SRD, CRPS) in der Anamnese. Suffiziente Analgesie dann besonders wichtig, z. B. durch bereits präop. beginnende Regionalanästhesie.

20.8.2 Stumpfschmerzen

Bis zu 60 % aller Amputierten haben Stumpfschmerzen.

Ätiologie Nozizeptorschmerz und/oder neuropathischer Schmerz bei lokalen Wundheilungsstörungen, Durchblutungsstörungen, Neuromproliferation, mechanischen Irritationen im Stumpfbereich. Weitere Ursachen sind Polyneuropathien und statische Fehlbelastungen.

Klinik
- Beginn unmittelbar postop., aber auch nach variabler Latenzzeit. Chronifizierung möglich
- Zumeist im Stumpfbereich gut lokalisierbarer Dauerschmerz von dumpf bohrendem, auch schneidendem Charakter, später auch Brennschmerz, attackenartiger Schmerz möglich
- Begleitend: Stumpfschlagen (Myoklonien)

Diagnostik
- Untersuchungsbefund des Stumpfs entscheidend: Lokale Wundverhältnisse, trophische Störungen, Ödem, Druckstellen durch Prothese, triggerbarer Schmerz durch Druck auf ein oft palpables Neurom (Schmerz ↓↓ nach Infiltration mit Lokalanästhestikum, z. B. 2–4 ml Lidocain 2 %)
- Doppler-Sonografie bei V. a. vaskulär bedingten Stumpfschmerz
- Ausschluss oder Erfassung von relevanten Begleiterkr. wie Diab. mell.

Therapie
- **Prophylaxe:** Gute operative Versorgung, ausreichende Weichteildeckung des Stumpfs mit günstig platzierter Einbettung der Nervenendigungen
- **Kausale Behandlung:** Chirurgische Revision des Stumpfs unter angepasster Analgetikamedikation, z. B. Infektbekämpfung
- **Verbesserung des Prothesensitzes** bei mechanisch bedingter Ursache
- **Sympathikusblockaden** bei pAVK zur kutanen Durchblutungssteigerung im Stumpf

! Bei unbefriedigendem Ergebnis der kausalen Ther. längerfristige Einstellung mit NSAID-Retardtbl. bei stechendem, drückendem Dauerschmerz, Antikonvulsiva bei einschießendem Schmerz, Amitriptylin (▸ 20.3.1) bei Brennschmerz; unterstützend TENS-Versuch

- Neuromentfernungen können zu Rezidiven und Exazerbation der Beschwerden führen.
- > 50 % der Pat. mit Stumpfschmerzen haben auch Phantomschmerzen.

20.8.3 Phantomschmerzen

Schmerzempfinden im Bereich des amputierten Körperteils (Extremitäten, aber auch Zähne, Mammae, Rektum). Nicht schmerzhafte Empfindungen (Phantomsensationen) haben fast alle Amputierten.

Pathogenese Path. Umorientierungsprozesse auf spinaler und kortikaler Ebene aufgrund des Verlusts von afferenten Impulsen aus dem Amputat.

Ätiologie
- Phantomschmerzen treten in der Mehrzahl der Fälle nach Amputationen auf, sind aber nicht immer so intensiv, dass sie therapiebedürftig werden.
- Inzidenz von Phantomschmerzen korreliert mit präop. Schmerzen des zu amputierenden Körperteils, z. B. bei Durchblutungsstörungen oder Tumorerkr. („Schmerzgedächtnis").

Klinik
- Beginn direkt nach Amputation möglich, häufiger aber langsame Ausprägung Wo. bis Mon. danach. Chronifizierung über Jahrzehnte, aber auch Spontanremissionen
- Variabler Schmerzcharakter, oft brennend, stechend, auch einschießend, von unterschiedlicher Intensität. Nachts oft ↑
- Triggerung durch Wetterwechsel, Schlafmangel, Stress möglich
- Häufig begleitende Missempfindungen wie Kribbeln und Brennen; Größe und Stellung des amputierten Körperteils im Raum verändert (z. B. Amputat scheint vergrößert, torquiert, verzerrt); Gefühl der Verkürzung der amputierten Extremität **(Telescoping),** z. B. nach Armamputation: Arm schnurrt zusammen, sodass die Hand direkt an der Schulter anzusetzen scheint.

Diagnostik
- Anamnese und Schmerzbeschreibung des Pat.
- Körperliche Untersuchung des Stumpfs zum Erfassen eines begleitenden Stumpfschmerzes (▶ 20.8.2).

Therapie
- **Prophylaxe:** 3 d präop. beginnende kontinuierliche Leitungsanästhesie, z. B. PDK, Plexuskatheter. Fortführung periop. und postop. für ca. 1 Wo. Dadurch Verhinderung einer schmerzbedingten Sensibilisierung der betroffenen Hinterhornneurone
- **Calcitonin** postop. i. v. (▶ 20.3.1) bei Gerinnungsstörungen oder mangelnder präop. Schmerzausschaltung (z. B. Notamputationen posttraumatisch)
- **Behandlung manifester Phantomschmerzen:**
  - Calcitonin: Baldmöglichst nach Auftreten i. v. (▶ 20.3.1), unterstützend kontralateral TENS
  - Niedrig dosierte Antidepressiva wie Amitriptylin: Bei unzureichendem Effekt von Clonidin (▶ 6.7.4) gegen Brennschmerz und/oder Antikonvulsiva gegen einschießende Schmerzen
  - Sympathikusblockaden (▶ 20.3.3) bei Persistenz der Beschwerden zum Erfassen sympathisch unterhaltener Schmerzen
  - Analgetika: Versuch auch von Opioiden (▶ 6.3) nach WHO-Schema. Opioide meist jedoch nur mäßig wirksam; unterstützend kontralateral TENS (▶ 20.4)

- Je später die Therapie einsetzt, desto geringer sind die Erfolgsaussichten.
- Gefahr eines Analgetika- oder Psychopharmaka-Abusus von unwirksamen Substanzen

20.8.4 Zosterneuralgie

Ätiologie und Epidemiologie Inzidenz 1200/10^6 Menschen/J., ↑ bei Pat. mit verringerter Immunabwehr, z. B. bei höherem Lebensalter, Diab. mell., AIDS, Malignomen, medikamentöser Immunsuppression, nach Trauma oder OP. Eine chron. Postzosterneuralgie entwickelt sich bei 50–70 % der Zosterpat. zwischen 60 und 70 J.

Klinik
- Initial für einige Tage Brennschmerz, dann Erythem und Bläschenbildung für 2–4 Wo. im Bereich des/der vom Herpes Zoster betroffenen Nerven
- Brennender Dauerschmerz, oft mit einschießenden Attacken mittlerer Intensität im befallenen Bereich, kann als Postzosterschmerz perpetuieren
- Sensibilitätsstörungen, dynamische Allodynie (fester Druck auf schmerzendes Areal wird toleriert, leichtes Berühren und Reiben etwa durch Kleidungsstücke oft unerträglich)
- Bevorzugte Areale: > 50 % sind thorakal (besonders Th5) lokalisiert, ca. 20 % im Trigeminusbereich (besonders 1. Ast; Zoster ophthalmicus mit häufiger Begleitkeratitis, -iritis, -chorioiditis). Bei > 50 % der Pat. sind ≥ 2 Dermatome betroffen.

Diagnostik
- Klinische Symptome und Anamnese zumeist ausreichend
- Problematisch: Zosterneuralgie ohne Bläschenbildung (Effloreszenzen sind entweder noch nicht aufgetreten oder fehlen überhaupt). Abgrenzen je nach Dermatom von Trigeminusneuralgien, Glaukom, Interkostalneuralgien, Borelliose, Pleuritis
- Beweisend: Spez. IgM-Antikörper ggf. VZV Serum, > 4-facher Titeranstieg von IgG bei Kontrollen nach 10 d, Identifizierung des Virus aus der Flüssigkeit der Hautvesikel

Therapie
- **Virustatische Ther.:** Innerhalb von 2 d nach Ausbruch der Effloreszenzen beginnen, 1 Wo. applizieren, bevorzugt parenteral, mit Aciclovir (z. B. Zovirax®), Valaciclovir (z. B. Valtrex®) oder Famciclovir (z. B. Famvir®). Dosierung: Aciclovir 3 × 5–10 mg/kg/d i. v. oder 5 × 800 mg/d p. o.; Dosisanpassung bei verminderter Nieren- oder Leberfunktion
- **Schmerzther.**
  - Nach Stufenschema der WHO für Tumorschmerz (▶ 20.3.1)
  - Serie von Sympathikusblockaden: Wenn Stufenschema nicht ausreichend (z. B. am Ganglion cervicale superius, bei Trigeminusbefall; an Grenzstrang, Interkostalnerven oder im Periduralraum bei thorakaler Lokalisation) zur Schmerzreduktion und Prophylaxe einer Postzosterneuralgie.
- **Ther. einer Postzosterneuralgie:** Individuelles Vorgehen, je nach Schmerzsymptomatik, Wirksamkeit und Verträglichkeit der Medikamente. Insgesamt leider nur schwer therapierbarer Schmerztyp. Umso wichtiger ist Prophylaxe!
  - Niedrig dosierte Antidepressiva: Gegen Brennschmerz z. B. Amitriptylin (Saroten®) einschleichend und titrierend applizieren, Beginn mit 10 mg abends p. o.
  - Antikonvulsiva: Gegen einschießende Schmerzkomponente, z. B. Carbamazepin (z. B. Tegretal®). Einschleichender Dosisbeginn von 200 mg bis auf 400–600 mg p. o./d. Bessere Alternative: Gabapentin (Neurontin®, ▶ 20.3.1) oder Pregabalin (Lyrica®)

- Lidocain-Pflaster (Versatis®) alle 12 h je 1–4 Pflaster auf das betroffene Areal aufkleben
- Capsaicin 8 % Pflaster (Qutenza® ▶ 20.3.1) für 30–60 Min. auf das betr. Areal aufbringen. Nach einigen Mon. wiederholbar. Alternative Capsaicin-Creme 0,025–0,05 % 2–4 × tägl. für 1–2 Mon. auf das schmerzende Areal auftragen. Capsaicin führt zu einem reversiblen Funktionsverlust schmerzreizleitender C-Nervenfasern. NW: Während der ersten Tage heftiges Hautbrennen im Applikationsbereich
- Opioide lassen sich auch bei diesem neuropathischen Schmerz versuchen. Es gibt jedoch vielfach Therapieversager.
- Transkutane elektrische Nervenstimulation (TENS) begleitend
- Serie von Sympathikusblockaden. Beendigung der Serie ratsam, wenn dabei nicht innerhalb von 1–2 Mon. Linderung zu erreichen ist.

20.8.5 Tumorschmerz

Umgang mit dem Patienten, Leitfragen

Ist die Erkrankung noch heilbar? Ist die weitere Ther. kurativ oder lindernd (palliativ) ausgerichtet? Ist der Pat. aufgeklärt? Wie gehen Pat. und seine Angehörigen mit der Diagnose und Prognose um? Ist die weitere stationäre und ambulante Betreuung geregelt? Welche Bedürfnisse werden formuliert? Was möchte der Pat. und was nicht?

Schmerztherapie nach WHO-Stufenschema

- Analgetisches Stufenschema einschließlich adjuvante Medikamente, Nichtanalgetika (auf jeder WHO-Stufe einsetzbar ▶ 20.3.1).
- Die Mehrzahl der Tumorpat. erlebt **Durchbruchschmerzen,** d. h. Schmerzspitzen, die zusätzlich zu stabilem Ruheschmerz auftreten (bewegungsabhängige Schmerzen, Dosierung oder Zeitintervalle noch nicht passend). Genügen die nach festem Zeitschema oral oder rektal verordneten Analgetika hierfür nicht, Möglichkeit zusätzlicher schnell wirksamer Analgetikagaben vorsehen, z. B. Morphinlösung, Metamizoltrpf. Hierfür keine Retardpräparate einsetzen. Noch schnellere Resorption: Fentanyl bukkal oder nasal (diverse Fertigpräparate); keine tägl. Obergrenze festlegen

Interdisziplinäre Behandlungsmöglichkeiten bei Tumorschmerzen, Beispiele

- Palliative **Strahlenther.:** V. a. bei Knochenmetastasen, drohender Querschnittssymptomatik
- **Chirurgische Ther.:** z. B. Osteosynthesen bei Wirbelkörpereinbrüchen, Tumorverkleinerungen, Anus-praeter-Anlage
- Palliative **Zytostatikatherapie**
- **Hormontherapie:**
  - Medroxyprogesteronacetat (z. B. Farlutal®) bei Knochenmetastasen eines Mammakarzinoms z. B. 1.500 mg/d p. o. oder Megestrol 4 × 40 mg p. o. (Megestat®)
  - Bisphosphonate zur Rekalzifizierung von osteolytischen Metastasenherden, z. B. Zoledronat initial 4 mg/500 ml 0,9 % NaCl i. v., danach 4 Wo. lang 1 × 500 ml/Wo. 0,9 % NaCl i. v. mit je 4 mg i. v. (Zometa®). Je nach Ca^{2+} im Serum Vitamin-D-Präp. (400 IE) und 500 mg Kalziumpräparat

- **Lymphdrainage:** Bei lymphatischen Abflusshindernissen (z. B. Ödem des Arms bei Mammakarzinom)
- **Psychologisches und/oder seelsorgerisches Begleitangebot,** z. B. Situationsbewältigung, Einbeziehung von Familie und übrigem sozialen Umfeld
- **Sozialarbeiter** zur Hilfestellung bei administrativen Aufgaben (z. B. Schwerbehindertenausweis, Berufsunfähigkeitsverfahren, Rentenantrag, Kurantrag zur Rehabilitation, Finanzierungsregelung häuslicher Pflege)

20.8.6 Kopfschmerzen

Häufigkeit in Deutschland:

- Mehr als 90 % der Bevölkerung haben irgendwann in ihrem Leben Kopfschmerzen.
- Etwa 10 Mio. Menschen leiden an Migräne.
- Etwa 14 Mio. Menschen haben Spannungskopfschmerzen.

Häufige Fehler bei der Kopfschmerzbehandlung

- Wechselnde Medikation mit Kombinationsanalgetika; dadurch Gefahr eines analgetikainduzierten Kopfschmerzes
- Chron. Einnahme von Ergotaminpräparaten, die zum Ergotismus führen können
- Keine oder insuffiziente Intervallprophylaxen trotz entsprechender Ind.
- Unzureichende Aufklärung des Pat. über Krankheitsbild und Ther. mit konsekutiver schlechter Compliance, Parallelbehandlungen und zusätzlichen Eigenmedikationen

Migräne

Prävalenz: ca. 24 % bei Frauen, ca. 8 % bei Männern. Nur die Hälfte aller Pat. gehen wegen Migräne zum Arzt. Auslösende Faktoren sind Schlafmangel, Hunger, Stress, Menstruation, Nahrungsmittel (Schokolade, Wein, Zitrusfrüchte), Ovulationshemmer. Linderung durch Ruhe, Pat. zieht sich in abgedunkeltes stilles Zimmer zurück.

Klinik Attacken von 4–72 h, 1–4 Attacken/Mon.

Migräne ohne Aura (früher einfache Migräne)

- Pulsierende, bohrende, meist (60 %) einseitig beginnende (Migräne = Hemikranie) frontotemporale Kopfschmerzen in Attacken; können während und zwischen den Attacken die Seite wechseln; mittlere bis große Intensität; Verstärkung durch körperliche Aktivität
- Vegetative Begleitsymptomatik: Übelkeit, Erbrechen, Lichtscheu, Lärmempfindlichkeit, Geruchsempfindlichkeit und allgemeines Krankheitsgefühl

Migräne mit Aura (früher Migraine accompagnée oder klassische Migräne)

- Neurologische Reiz- und Ausfallserscheinungen, die sich meist auf kortikale Areale bevorzugt des posterioren Kortex (Skotome, Flimmerphänomene, Fortefikationen, Hemianopsie, Sensibilitätsstörungen, Sprachstörungen), gelegentlich aber auch im Hirnstamm lokalisieren (Basilarismigräne, Para- oder Tetraparese, Drehschwindel mit Nystagmus, Ataxie und Doppelbilder).
- Die neurologischen Ausfälle entwickeln sich innerhalb von 5–30 Min. und klingen typischerweise spätestens nach 60 Min. wieder vollständig ab. Zusammen mit den neurologischen Reiz- und Ausfallssymptomen oder innerhalb 1 h nach deren Ende beginnt dann der typische Migränekopfschmerz.

Auch bei der Migräne mit Aura treten die typischen autonomen Störungen auf (s. o.).

Diagnostik

- Keine apparative Diagnostik bei typischer Anamnese, klinischem und neurologischen Befund erforderlich
- Zusatzuntersuchungen wie CT, MRT, EEG, Ultraschall, evozierte Potenziale nur einsetzen, wenn **V. a. symptomatische Kopfschmerzen.** Anhaltspunkte:
  - Heftigster, bisher nicht gekannter Kopfschmerz
  - Erstmanifestation der Kopfschmerzen im Alter von > 40 J.
  - Fieber und Nackensteifigkeit als Begleitsymptome
  - Vorausgehende epileptische Anfälle
  - Persönlichkeitsveränderungen
  - Auftreten fokal-neurologischer Symptome
  - Änderung der bisherigen Kopfschmerzcharakteristik
  - Trauma in der Vorgeschichte

! **DD:** HWS-Sy., Entzündungen der Nasennebenhöhlen, Kiefergelenkarthropathie, Subarachnoidalblutung. Bei prolongierter neurologischer Symptomatik: Ischämische Attacken, Hirntumor; hierbei CCT, EEG, Liquoruntersuchung durchführen.

Therapie

Allgemeine Aspekte

- Migräne ist eine multifaktorielle Erkr.; daher Konzept aus wirksamer Akutther., Prophylaxe und nichtmedikamentösen Therapieverfahren einsetzen.
- Migräne ist **nicht** bedingt durch knöcherne HWS-Veränderungen, Veränderungen der Hormonspiegel, art. Hypotonie, Entzündung der Nasennebenhöhlen, eine Fehlfunktion des Kauapparats oder psychosomatischer Natur.
- Migräne ist eine rezidivierend auftretende passagere **Funktionsstörung** des Gehirns; dies dem Pat. erklären, um ihm Angst vor einem Tumor zu nehmen.
- Eine kausale Ther. der Migräne ist nicht bekannt. Es gibt aber effektive Maßnahmen zur Akutther. und zur Vorbeugung.
- Sog. alternative bzw. unkonventionelle Therapieverfahren gehen in ihrer Wirkung häufig nicht über den ausgeprägten Placeboeffekt hinaus.
- Bei der Akutther. und Prophylaxe der Migräne besteht ein ausgeprägter Placeboeffekt. Der Placeboeffekt beträgt ca. 30–70 %. Effektive Ther. zeigen eine langfristige zuverlässige Wirksamkeit.
- Anleitung der Pat. zum Führen eines Kopfschmerztagebuchs, um Häufigkeit, Schwere und Dauer der Migräneattacken sowie die eingenommene Medikation zu dokumentieren.

Therapie der Attacken

- **Nichtmedikamentös:** Reizabschirmung, Schlaf, lokale Kälteapplikation.
- **Leichte oder mittlere Intensität:**
  - Metoclopramid 20 mg (z. B. Paspertin®). Die meisten Pat. leiden während der Migräneattacke unter GIT-Beschwerden, zumeist Übelkeit. Metoclopramid bessert nicht nur die vegetativen Begleitsymptome, sondern regt die zu Beginn der Migräneattacke zum Erliegen gekommene GIT-Peristaltik wieder an. Dadurch bessere Resorption und Wirkung von Analgetika. Antidopaminerge Antiemetika haben bei der Migräne auch direkte Wirkung auf den Kopfschmerz.
  - Acetylsalicylsäure nach 20 Min. 1.000 mg Brausetbl. oder Kautbl. (z. B. Aspirin®) mit schneller Resorption oder Paracetamol 1.000 mg rektal (bei

initialer Übelkeit und Erbrechen besser als p. o.). Alle 3–4 h wiederholbar, max. 4 × tägl. (z. B. ben-u-ron®).
  - Weitere Möglichkeiten: Metamizol 1.000 mg (z. B. Novalgin®, ▶ 20.3.1), Naproxen 500–1.000 mg (z. B. Proxen®), Diclofenac 50–100 mg (z. B. Voltaren®)
- **Starke Intensität:**
  - Metoclopramid 20 mg (z. B. Paspertin®)
  - Acetylsalicylsäure 1.000 mg i. v. (z. B. Aspisol®, ▶ 20.3.1) oder Metamizol 500 mg langsam i. v. (z. B. Novalgin®, ▶ 20.3.1)
  - Sumatriptan (z. B. Imigran®): 50–100 mg p. o. (Repetition frühestens nach 4 h) oder bei starkem Erbrechen Sumatriptan 6 mg s. c. (Repetition frühestens nach 2 h). Alternativen durch andere Triptane bzgl. Anschlagszeit und Wirkdauer sind vorhanden.

! **Nicht** wirksam sind Opioide.
! Ergotamine gelten als obsolet.
! In der Akutther. keine Mischpräparate verwenden, die neben Analgetikum oder Mutterkornalkaloid Koffein oder andere Substanzen enthalten. **Ausnahme:** Kombinationen aus Antiemetikum + Analgetikum.

20

Grenzen und Probleme von Sumatriptan
- **Maximaldosis:** 200 mg/d p. o. oder 12 mg/d s. c.
- **Einnahmezeitpunkt:** Ergotamintartrat muss zu Beginn der Attacke genommen werden, um wirksam zu sein. Sumatriptan kann auch später im Attackenverlauf appliziert werden.
- **NW:** Engegefühl in der Brust, besonders nach s. c. Gabe
- **KI:** KHK, art. RR ↑↑, schwere Arteriosklerose, eingeschränkte zerebrale Durchblutungsverhältnisse

Wiederauftreten des Migränekopfschmerzes nach Beendigung der Wirkdauer der Substanzen. Hierbei Dosiswiederholung möglich und Erfolg versprechend.

Prophylaxe
- **Ind.:** > 2 Attacken/Mon. und/oder Attackendauer > 48 h
- **Mittel der 1. Wahl:** Betablocker. Einschleichend beginnen, **KI:** AV-Block II.° oder III.°, Bradykardie, COPD. Wirkbeginn ab 2–3 Wo. Ther. beurteilbar. **NW:** Müdigkeit, Schlafstörungen, Bradykardie. Nach ca. 6 Mon. Anfallsfreiheit Auslassversuch durch langsame Dosisreduktion (Ausschleichen zur Vermeidung von Rebound-Phänomenen erforderlich)
  - Metoprolol (z. B. Beloc®) bis auf 2–3 × 50 mg/d p. o. steigern.
  - Propranolol (z. B. Dociton®) bis auf 1–3 × 80 mg/d p. o. steigern.
- **Mittel der 2. Wahl:** Flunarizin 5–10 mg/d p. o. (z. B. Sibelium®). **KI:** Depression, Alter > 60 J., Adipositas. **NW:** Depression, Spätdyskinesien, Appetitsteigerung

! Cave
Regelmäßige Einnahmen von Analgetika können die Wirkung der Prophylaktika aufheben!

Bewertung der „Triptane“
- **Sumatriptan:**
  - Präparat: Imigran® 50/100 mg Tbl., 6 mg s. c. Pen, 25 mg Supp., 20 mg Nasenspray

- Bewertung: Längste Erfahrung sowie größte Variationsbreite in der Applikationsart und Dosis.
- **Naratriptan:**
  - Präparat: Naramig® Tbl. à 2,5 mg.
  - Bewertung: Weniger wirksam, aber auch weniger NW als Sumatriptan. Geeignet für Pat., die nach Sumatriptan unter ausgeprägten NW (z. B. thorakales Engegefühl) leiden. Wirkung setzt am langsamsten ein, HWZ mit 6 h am längsten.
- **Zolmitriptan:**
  - Präparat: Ascotop® Tbl. à 2,5 mg Schmelztbl., Tbl.
  - Bewertung: Bei einem Teil der Pat. wirksam, die nicht auf Sumatriptan ansprechen.
- **Rizatriptan** (Maxalt® Tbl. à 5 mg/10 mg) und **Eletriptan** (Relpax® Tbl. à 40 mg/80 mg). Etwas besser und rascher wirksam als Sumatriptan. Pat. mit Migräneprophylaxe Propranolol dürfen nur 5 mg Rizatriptan bekommen.

Bewertung der Triptanwirkungen

- **Wirkbeginn:** Mit 10 Min. am kürzesten für Sumatriptan s. c., Naratriptan 2,5 mg am meisten verzögert. Dazwischen Rizatriptan 5 mg und Zolmitriptan 2,5 mg. Von den oralen Applikationsformen werden Rizatriptan und Eletriptan am raschesten resorbiert.
- **Besserung der Kopfschmerzen nach 2 h:** Am besten bei Sumatriptan 6 mg s. c., abnehmende Wirksamkeit von Nasenspray 20 mg > Supp. 25 mg > Tbl. 50–100 mg. Rizatriptan 10 mg ist etwas wirksamer als 100 mg Sumatriptan. Eletriptan ist in Dosierungen von 40 und 80 mg das effektivste orale „Triptan", hat bei 80 mg aber auch die meisten NW.
- **Wiederauftreten der Kopfschmerzen:** Häufigkeit 24–40 %. Wirksamere Triptane führen eher zu einem Wiederauftreten der Kopfschmerzen (Ausnahme: Eletriptan).

Kopfschmerzen vom Spannungstyp

Prävalenz bei Männern und Frauen gleichermaßen ca. 50 %. Durchschnittliches Lebensalter 25–30 Lj. Auslösende Faktoren sind Schlafmangel, Hunger, Stress.

Klinik

- Dumpf drückender konstanter Schmerz, oft hauben- oder ringförmig um den Kopf empfunden, eher bilateral als einseitig ausgeprägt („Wie ein zu enges Band um den Kopf").
- Dauer: Stunden bis Tage (episodischer Spannungskopfschmerz). Wenn Symptome häufiger als 15 d/Mon. oder > 180 d/J. auftreten: Chron. Spannungskopfschmerz.
- Symptome bessern sich bei Bewegung, Pat. empfinden oft Erleichterung bei körperlicher Betätigung.

Diagnostik

Anamneseerhebung; apparative Diagnostik (CCT) nur bei therapieresistenter Symptomatik.

Therapie der Attacken

- Physikalische Maßnahmen wie Eisbeutel, entspannende Physiother., TENS
- Antipyretisches Analgetikum, z. B. Ibuprofen, ASS (▶ 20.3.1)

Prophylaxe

- Stressbewältigungstraining, progressive Muskelrelaxation (PMR) nach Jacobson

- **Medikamentöse Prophylaxe:**
  - Ind.: > 2 Attacken/Mon., Attackendauer > 48 h
  - Mittel der 1. Wahl: Amitriptylin 25–75 mg/d p. o. (z. B. Saroten®, ▶ 20.3.1), NW: Müdigkeit, Sedierung
  - Mittel der 2. Wahl: Doxepin 10–50 mg/d. p. o. (z. B. Aponal®, ▶ 20.3.1), NW: Antriebssteigerung

! Jeweils einschleichend beginnen. Frühestens nach 2–3 Wo. ist Wirkung abschätzbar; mind. 3–6 Mon. lang verabreichen.

! Therapiefehler bei Migräne und Kopfschmerzen vom Spannungstyp
- Gabe von Kombinationsanalgetika mit Zusätzen wie Kodein, Koffein, Ergotamin
- Verordnungen von Benzodiazepinen
- Unwirksame Medikamente: Dopaminagonisten (Bromocriptin), Antiepileptika, Carbamazepin, Phenytoin und Primidon, Diuretika, Clonidin, Östrogene und Gestagene, Lithium und Neuroleptika
- Ohne Wirkung oder ohne wissenschaftlichen Beleg: Autogenes Training, chiropraktische Ther., Manualther., Zahnextraktion, Aufbiss-Schienen, Frischzellther., lokale Injektionen in den Nacken oder die Kopfhaut, Reizströme, Magnetströme, Psychophonie, Neuralther., Ozonther., Tonsillektomie, Fußreflexzonenmassage, Entfernung von Amalgamfüllungen und klassische Psychoanalyse

Medikamenteninduzierter Kopfschmerz

5–10 % der Kopfschmerzpat. betreiben Medikamentenabusus (Verhältnis Frauen: Männer = 5 : 1). Alle Analgetika können zu medikamenteninduziertem Kopfschmerz führen.

Klinik

- Sehr variable Schmerzcharakteristik, -dauer und -intensität
- Zumeist drückender starker Dauerschmerz, der früher eher episodisch war, oft zunehmend bei Belastung.

Diagnostik

- Anamnese zumeist ausreichend: Länger bestehende Einnahme wechselnder Analgetika, oft in Kombination mit anderen Substanzgruppen, Änderung des Schmerzcharakters im Krankheitsverlauf (z. B. lagert sich einer ursprünglich bestehenden Migräne ein Analgetikakopfschmerz auf)
- Zugrunde liegender Kopfschmerztyp wird erst nach Medikamentenentzug deutlich.

Therapie

Dauer des Entzugs 1–3 Wo.

Ambulanter Entzug

Indikation Erfolg versprechend bei Kombinationsanalgetika-Abusus (keine Benzodiazepine/Barbiturate), bei hoch motiviertem Pat., dessen soziales Umfeld ihn beim Entzug unterstützt.

Durchführung Abruptes Absetzen aller Analgetika.
- **Metoclopramid** 20 mg (z. B. Paspertin®) p. o./rektal bei Übelkeit

- **Naproxen** bei Entzugskopfschmerzen 2 × 500 mg/d p. o., wenn kein Abusus von NSAID-Analgetika
- Wenn möglich und indiziert Beginn mit ambulanter Verhaltensther., Wiedervorstellung bei Problemen, sonst nach 1–2 Wo.

Stationärer Entzug

Indikation

- Abusus auch von Benzodiazepinen und anderen psychotropen Substanzen
- Langjähriger Abusus mit Dauerkopfschmerz
- Problematisches soziales Umfeld, übersteigerter eigener Leistungsanspruch
- Bereits erfolglos durchgeführte ambulante Entzugsther.

Durchführung Abruptes Absetzen aller Analgetika.

- **Metoclopramid:** Bedarfsweise bei Übelkeit und Erbrechen 3 × 10 mg i. v. (z. B. Paspertin®)
- **Volumengabe:** Infusion zur Flüssigkeitssubstitution bei heftigem Erbrechen
- **Naproxen:** Während der ersten Wo. 2 × 500 mg/d p. o. (z. B. Proxen®), wenn kein Abusus von NSAID-Analgetika, **alternativ.**
- **Acetylsalicylsäure:** Bei starkem Entzugskopfschmerz max. alle 8 h 500–1.000 mg i. v. (z. B. Aspisol®)
- Beginn mit Verhaltensther. (z. B. Stressbewältigungstraining) und Physiother.
- **Sedierung:** Falls erforderlich niedrig dosiertes Neuroleptikum wie Thioridazin 30–60 mg p. o. (z. B. Melleril® retard)

Weiteres Vorgehen

Nach Entzug und Diagnostik des ursprünglichen Kopfschmerztyps entsprechende Prophylaxen einleiten. Regelmäßige 4-wöchige ambulante Wiedervorstellungstermine zur Beratung und Kontrolle, Führen eines Kopfschmerztagebuchs und ggf. Fortführung der Verhaltensther. vereinbaren.

> Etwa 70 % der Pat. können erfolgreich von ihrem Medikamentenabusus entwöhnt werden.
> Nicht häufiger als an 10 von 30 d im Monat (Kopf-)Schmerzmittel einnehmen, sonst erhöhtes Risiko von medikamenteninduziertem Kopfschmerz.

20.8.7 Rückenschmerzen

Häufigkeit

- Mehr als 80 % der deutschen Bevölkerung leiden mind. 1 × im Leben an Rückenschmerzen, zumeist im lumbalen (65 %) und zervikalen (33 %) Bereich. Rückenschmerzen zählen zu den häufigsten Gründen für einen Arztbesuch.
- Bei 85 % der Pat. hilft innerhalb von 1–2 Mon. eine einfache Ther. mit körperlicher Entlastung, Physiother., Analgetika, Muskelrelaxanzien.
- Bei 7 % der Pat. mit akuten Rückenschmerzen tritt längerfristige Arbeitsunfähigkeit ein und verursacht ca. 80 % der Gesamttherapiekosten beim Beschwerdebild „Rückenschmerz“. Hier ist eine multimodale interdisziplinäre Ther. erforderlich, um der Chronifizerung vorzubeugen oder entgegenzuwirken.

20

Diagnostik

Diagnostische Leitfragen zielen auf den Ausschluss von (seltenen) entzündlichen, tumorösen, metabolischen Ursachen und Wurzelreizsyndromen hin:
- Ist der Schmerz in somatischen Ursachen begründet?
- Liegt eine Infektion oder Malignität zugrunde?
- Stammt der Schmerz aus der Wirbelsäule oder nicht?
- Ist es ein radikulärer oder nichtradikulärer Schmerz?
- Welche Strukturen in welcher Lokalisation sind ursächlich am Schmerz beteiligt?
- Gibt es anatomische und funktionelle Auffälligkeiten?
- Ist es ein akutes oder chron. Geschehen?

- Anamneseerhebung und Symptomschilderung
- Körperliche Untersuchung von Statik und Bewegungsmuster, Untersuchung nach Lasègue, Prüfung von Motorik und Sensibilität
- Labor: Entzündungsparameter
- Röntgen nativ und Funktionsaufnahmen
- CT, MRT: Bandscheibenvorfall, Spinalstenose
- Knochenszintigrafie: Sakroileitis

Differenzialdiagnosen

Bei etwa 90 % der Pat. liegen unspezifische degenerative, funktionelle Ursachen vor.
- Lumbale Wurzelreiz- oder Kompressionssyndrome als Ursache radikulärer Schmerzen
- Mechanische, statisch bedingte, nichtradikuläre Rückenschmerzen, z. B. im Bereich der Muskeln, Ligamente, Sakroiliakalfuge
- Psychosomatisch verursachte Schmerzen
- Entzündliche Genese, z. B. Osteomyelitis, Morbus Bechterew, Morbus Reiter
- Metabolische Ursache, z. B. Osteomalazie, Osteoporose, Morbus Paget, Hyperparathyreoidismus
- Malignom, z. B. Plasmozytom, Metastasen

Apparative Diagnostik
- Natives Rö der Wirbelsäule in zwei Ebenen nur bei ca. 2 % der Pat. diagnostisch wegweisend, dient zum Ausschluss spezifischer Erkr.
- Bildgebende Verfahren können Anomalien zeigen, die aber den Schmerz nicht führend verursachen. Dennoch werden sie oft dem Schmerzgeschehen als Diagnose zugeordnet (z. B. Bandscheibenanomalien im CT).

Radikulärer Schmerz

Häufigkeit 10 % aller Rückenschmerzen, oft bei jungen Männern.

Klinik Schmerzen im Bein stärker als im Rücken, stechend, bisweilen einschießend. Starke Intensität, zunächst bewegungsabhängig, später ständig vorhanden im unteren LWS-Bereich mit (meist) einseitiger distaler Ausstrahlung in Außen- oder Hinterseite des Beins. Parästhesien im betroffenen Areal. Zunehmende Schmerzen bei Bewegung (z. B. Lastenheben), Husten oder Defäkation. Schmerzabnahme bei Stufenbettlagerung (Beugung in Knie- und Hüftgelenk).

Kriterien für radikuläre Ursache (z. B. Bandscheibenprolaps, Spinalkanalstenose, Spondylolisthesis, postop. Fibrose): zwei von vier Symptomen

- Schmerzen im Bein > als im Rücken
- Gestörte Sensibilität im betroffenen Dermatom
- Paresen der zugehörigen Kennmuskulatur
- Lasègue-Zeichen (Pat. in Rückenlage. Schmerzprovokation in Gesäß und Oberschenkel durch Dehnung des N. ischiadicus bei passivem Anheben des gestreckten Beins): Schmerz tritt in betroffenem Bein bereits beim Anheben des nicht betroffenen Beins um < 45° auf.

Therapie

- **Akuter Schmerz:**
  - Lagerung: Entlastende Stufenbettlagerung bis zu 1 Wo.
  - NSAID: z. B. Ibuprofen 2–3 × 800 mg/d retard p. o. (z. B. Aktren®, ▶ 20.3.1)
  - Krankengymnastik
  - Kortikoide epidural: z. B. Triamcinolon 40 mg (z. B. Volon® A Kristallsuspension), alkoholischen Überstand verwerfen, in 5–10 ml Bupivacain 0,25 % lösen und injizieren
  - OP: Sofort bei Reithosenanästhesie, Blasen- oder Mastdarmstörungen, Fußheberparesen. Sonst erst nach 4–6 Wo. konservativen Therapieversuchen. OP-Risiko: Persistierende Schmerzen durch Postlaminektomiesyndrom
- **Chron. Schmerz:**

! Entscheidend sind intensive Krankengymnastik (Aufbau-, Fitnesstraining) und Eigenübungen, „Zurück in die Aktivität!".
  - NSAID: Begleitend und zeitlich begrenzt, z. B. Ibuprofen 2–3 × 800 mg/d retard p. o., wenn unzureichend, auch in Kombination mit Opioiden (▶ 20.3.1)
  - Amitriptylin in einschleichender Dosierung 10 mg → 3 × 25 mg/d (z. B. Saroten®)
  - TENS unterstützend
  - Psychosoziale Maßnahmen: Entspannungstraining, Stressbewältigungstraining, Veränderungen am Arbeitsplatz

! Therapiefehler

- Statt aktivierender Ther. hauptsächlich passive Maßnahmen (Fangopackungen, Massagen, Schonung) mit Begünstigung einer Chronifizierung
- Zu frühe und zu häufige OP (ab 2. Re-Eingriff kaum Chancen auf Besserung der Schmerzsymptomatik)

Nichtradikulärer Schmerz

Häufigkeit 90 % aller Rückenschmerzen.

Klinik Schmerzen im Bein schwächer als im Rücken, dumpfer Schmerz starker Intensität, „steifes Kreuz" bei morgendlichem Aufstehen, bei Bewegung Besserung. Längeres Verharren in einer Körperhaltung verstärkt die Beschwerden. Schwer lokalisierbar, oft im unteren LWS-Bereich mit ein- oder beidseitiger proximaler und/oder distaler Ausstrahlung ohne genauere Zuordnungsmöglichkeit zu bestimmten Dermatomen.

Therapie akuter und chron. Symptomatik Ziel ist die schnellstmögliche Umkehr von Passivität, Vermeidungsverhalten und Schonung hin zu gesteigerter Aktivität, Rückkehr zur Arbeit und Erlernung adäquater Strategien zur Bewältigung von Belastungssituationen.

- Bettruhe für max. 1–2 Wo.
- NSAID: z. B. Ibuprofen 2–3 × 800 mg/d retard p. o. (z. B. Imbun® ret.)
- Mobilisation: Spätestens nach 1–2 Wo. konsequente Mobilisation, aktivierende Krankengymnastik
- Psychosoziale Maßnahmen: Entspannungstraining, Stressbewältigungstraining, Veränderungen am Arbeitsplatz

> Bei chronischem Geschehen ist meist ein multimodales und interdisziplinäres Therapiekonzept erforderlich.

20.9 Adressen

20.9.1 Schmerzbezogene Organisationen

Für Therapeuten

Bei schmerztherapeutischen Problemen Beratung durch Schmerzambulanzen. Geeignete Adressen erfragbar über:

- Deutsche Schmerzgesellschaft (früher: Deutsche Gesellschaft zum Studium des Schmerzes für Deutschland, Österreich und die Schweiz [DGSS]), Geschäftsstelle: Alt-Moabit 101b, 10559 Berlin, Tel.: 030/39409689-0, Fax: 030/39409689-9, E-Mail: info@dgss.org, Internet: www.dgss.org
- Deutsche Gesellschaft für Schmerztherapie (früher: Schmerztherapeutisches Kolloquium), Geschäftsstelle: Adenauerallee 18, 61440 Oberursel, Tel.: 06171/28600, Fax: 06171/286069, E-Mail: info@dgschmerztherapie.de, Internet: www.schmerz-therapie-deutschland.de

Für Patienten

- Deutsche Schmerzliga, Geschäftsstelle: Adenauerallee 18, 61440 Oberursel, Tel.: 06171/286053, Mo., Mi. u. Fr. von 9–11 Uhr (zusätzl. Mo. von 18–20 Uhr, Tel. 06171/6049415) Fax: 06171/286059, E-Mail: info@schmerzliga.de, Internet: www.schmerzliga.de
- Bundesverband Deutsche Schmerzhilfe (DSH), Geschäftsstelle: Sietwende 20, 21720 Grünendeich, Tel.: 04142/810434, Fax: 04142/810435, E-Mail: geschaeftsstelle@schmerzhilfe.org Internet: www.lagh-hamburg.de/schmerzhilfe.html

20.9.2 Palliativstationen und Hospize

Hospize und Hausbetreuungsdienste für die symptomorientierte interdisziplinäre palliative Versorgung inkurabler Tumor- und AIDS-Pat. Aktuelle Adressen zu erfragen bei:

- Deutscher Hospiz- und Palliativverband e. V., Aachener Str. 5, 10713 Berlin, Tel.: 030/8200758-0, Fax: 030/8200758-13, E-Mail: info@dhpv.de. Internet: www.dhpv.de

- Krebsinformationsdienst KID, Tel.: 0800/4203050, Fax: 06221/422968, Mo.–Fr. 8:00–20:00 Uhr, E-Mail: krebsinformationsdienst@dkfz.de Internet: www.krebsinformationsdienst.de
- Umfassendes Adressverzeichnis Wegweiser Hospiz und Palliativmedizin Deutschland, Internet: www.wegweiser-hospiz-und-palliativmedizin.de

21 Normwerte und Tabellarium

Reiner Schäfer und Peter Söding

21.1 Arzneitherapie bei Leberschädigung

Folgende Faktoren erschweren die Arzneitherapie bei Leberschädigung:

- Eingeschränkter Metabolismus
- **Hypoproteinämie:** Erhöhte Toxizität von Pharmaka mit hoher Proteinbindung
- **Hämorrhagische Diathese** → Vorsicht bei Antikoagulation und antiphlogistischer Therapie
- **Hepatische Enzephalopathie,** deren Symptome durch zentral wirksame Pharmaka verstärkt werden können, aber auch durch Diuretika (→ Hypokaliämie)
- **Flüssigkeitsretention,** die durch Steroide und Antiphlogistika verschlimmert werden kann
- Mögliche **toxische** (dosisabhängige, mit * in ▶ Tab. 21.1 markiert) und **allergische** (dosisunabhängige, mit ** in ▶ Tab. 21.1 markiert) Leberschädigungen von an sich indizierten Medikamenten, welche bei bereits vorhandener Leberschädigung die Substanzauswahl einschränken

▶ Tab. 21.1 gibt – für einige häufig eingesetzte Substanzen – Anhaltspunkte für die Substanzauswahl bei lebergeschädigten Pat.

Tab. 21.1 Pharmaka bei Leberschädigung

	Hohes Risiko Medikament vermeiden bzw. max. 25–50 % der Normaldosis	Mittleres Risiko Reduktion auf 50 % der Normaldosis	Geringes Risiko Normale Dosis kann gegeben werden
Analgetika	Pethidin Pentazocin Phenacetin	Paracetamol (in hoher Dosis*) Metamizol- Indometacin ASS	Phenylbutazon** Naproxen
Psychopharmaka	Clomethiazol Chlorpromazin** Imipramin Demipramin Nortriptylin MAO-Hemmer**	Diazepam Barbiturate	Lorazepam Oxazepam
Antiepileptika	Phenytoin** Valproinat*	Barbiturate	
Antibiotika	INH*, ** Pyrazinamid Tetrazykline* Sulfonamide** Erythromycin*	Clindamycin Fusidinsäure Metronidazol Chloramphenicol	Penicillin PAS**
Antihypertensiva	Methyldopa Prazosin Glycerolnitrat		Captopril Nifedipin
Diuretika			Furosemid Thiazide Spironolacton

Tab. 21.1 Pharmaka bei Leberschädigung *(Forts.)*

	Hohes Risiko Medikament vermeiden bzw. max. 25–50 % der Normaldosis	Mittleres Risiko Reduktion auf 50 % der Normaldosis	Geringes Risiko Normale Dosis kann gegeben werden
Kardiaka	Lidocain Mexitil Tocainamid Propranolol Labetalol Metoprolol	Verapamil Digitoxin Procainamid Chinidin	Digoxin
Antidiabetika	Metformin Sulfonylharnstoffe**		
Gichtmittel	Allopurinol** Probenecid		
Narkosemittel	Halothan*, **		
Hormone	Androgene* Östrogene*		

* Cave: Toxische Leberschädigung
** Cave: Allergische Leberschädigung

21.2 Dosierung bei Niereninsuffizienz

Vorgehen

- In der linken Hälfte der ▶ Tab. 21.2 in der Spalte mit dem ungefähren Patientenalter das Kästchen mit dem jeweiligen Patientengewicht aussuchen
- Dann auf gleicher Höhe so weit nach rechts gehen, bis in der obersten Spalte das Serumkreatinin des Pat. erscheint → die Zahl im Kästchen ist die GFR in ml/Min.
- Dann anhand von ▶ Tab. 21.3 die Anpassung der Dosierung entnehmen.
- Sollen niedrigere Serumspiegel erreicht werden, ist die Dosis anzupassen.

Anpassung der Medikamentendosis bei Niereninsuffizienz

- Abschätzen der GFR (z. B. anhand des Nomogramms)
- Applikation der normalen Initialdosis; weitere Dosierung entsprechend der erhöhten HWZ anpassen (durch Verlängerung der Applikationsintervalle bzw. Verringerung der Einzeldosen)
- Bei Medikamenten mit geringer ther. Breite (z. B. Aminoglykoside) Dosierung nach Serumspiegel

Tab. 21.2 Abschätzung der GFR anhand des Serum-Kreatinins*

	Alter des Patienten					Serum-krea-tinin	in µmol/l				
							180	2-60	350	530	880
	40 J.	50 J.	60 J.	70 J.	80 J.		in mg/dl				
							2	3	4	6	10
Gewicht in kg	80					GFR in ml/Min.	49	34	25	17	10
	70	80					44	31	23	15	9
	65	70	80	85			39	27	20	13	8
	55	60	70	75	85		33	23	17	11	7
		50	60	65	75		28	19	14	9	6
		40	50	55	65		24	17	16	8	5
			40	50	55		22	15	11	7	4

Eingezeichnetes Beispiel (Linie): Bei einem 70-jährigen Pat. mit 65 kg und einem Serumkreatinin von 530 µmol/l = 6 mg/dl beträgt die GFR ca. 9 ml/Min.

* Die GFR-Schätzung kann verbessert werden, indem zu dem Tabellenwert bei Männern 10 % addiert und bei Frauen 10 % subtrahiert werden.

Tab. 21.3 Anhaltspunkt für mittlere Dosierung in Prozent der Normaldosis (modifiziert nach J. Girndt: Nieren- und Hochdruckkrankheiten, Schattauer, Stuttgart, 397–402)

Substanz	Tagesdosis in % der Normaldosis Glomerulumfiltrat [ml/Min.]			Serum-HWZ bei normaler Nierenfkt. [h]
	> 50	10–50	< 10	
	> 50	10–50	< 10	
Acebutolol	100	50	30–50	3
Acetyldigoxin	75–100	30–60	20–30	24
Ajmalin	100	100	100	0,75
Allopurinol	100	50–75	10–30	0,8
Amiodaron	100	100	100	ca. 800
Ampicillin, Amoxicillin	75	40–50	10–20	0,9
Atenolol	100	50	25	6
Atropin	100	75	50	2,5
Azathioprin	100	100	75	4,5
Azlocillin	50–75	30–75	20–30	1
Buprenorphin	100	100	100	5
Butylscopolamin	100	100	75	4
Captopril	75	50	25	2

Tab. 21.3 Anhaltspunkt für mittlere Dosierung in Prozent der Normaldosis (modifiziert nach J. Girndt: Nieren- und Hochdruckkrankheiten, Schattauer, Stuttgart, 397–402) *(Forts.)*

Substanz	Tagesdosis in % der Normaldosis Glomerulumfiltrat [ml/Min.]			Serum-HWZ bei normaler Nierenfkt. [h]
	> 50	10–50	< 10	
	> 50	10–50	< 10	
Carbamazepin	100	100	75	30
Cefamandol	75	50	20–30	0,9
Chloramphenicol	100	100	100	3
Chlorprothixen	100	100	100	10
Cimetidin	100	75	50	2
Clavulansäure	100	100	50–75	1
Clomethiazol	100	100	100	4
Clonazepam	100	100	100	29
Clonidin	100	100	50–75	20
Clorazepat	100	100	100	30
Co-trimoxazol	75	50	KI	10
Diazepam	100	100	100	30
Diazoxid	100	100	100	28
Diclofenac	100	100	100	1,5
Digitoxin	100	100	70–80	180
Digoxin	75–100	30–60	20–30	36
Dihydralazin	100	100	75–100	2
Diltiazem	100	100	100	4,5
Disopyramid	100	50	25	6
Enalapril	75	50	25	3
Erythromycin	100	100	50–75	1,5
Fenoterol	100	100	75–100	6
Fentanyl	100	100	100	1
Furosemid	100	100	100	1
Gentamicin	30–70	15–30	10	2,0
Glyceroltrinitrat	100	100	100	0,5
Haloperidol	100	100	100	20
Heparin	100	100	75	2

Tab. 21.3 Anhaltspunkt für mittlere Dosierung in Prozent der Normaldosis (modifiziert nach J. Girndt: Nieren- und Hochdruckkrankheiten, Schattauer, Stuttgart, 397–402) *(Forts.)*

Substanz	Tagesdosis in % der Normaldosis Glomerulumfiltrat [ml/Min.]			Serum-HWZ bei normaler Nierenfkt. [h]
	> 50	10–50	< 10	
	> 50	10–50	< 10	
Ibuprofen	100	100	100	2
Indometacin	100	100	100	2
Ipratropiumbromid	100	75	50	3,5
Isosorbitdinitrat	100	100	100	0,4
Ketoconazol	100	100	100	8
Labetalol	100	100	100	4
Lidocain	100	100	100	1,6
Metamizol	100	100	100	3
Methylprednisolon	100	100	100	2
Methyldigoxin	75–100	30–60	20–30	40
α-Methyldopa	100	75	50	1,5
Metoclopramid	100	75	50	4,5
Metoprolol	100	100	100	4
Metronidazol	100	100	25–30	7
Mexiletin	100	100	50–75	10
Midazolam	100	100	100	2,5
Morphin	100	100	100	3
Nadolol	100	50	25	17
Nifedipin	100	100	100	3
Nimodipin	100	100	100	2
Nitroglycerin	100	100	100	0,05
Ondansetron	100	100	100	3,5
Orciprenalin	100	100	75	2
Paracetamol	100	100	100	2,5
Penicillin-G	100	75	15–50	1
Pentazocin	100	100	100	2,5
Pethidin	100	100	75–100	4
Phenobarbital	100	75–100	50–75	100
Phenoxybenzamin	100	100	100	24

Tab. 21.3 Anhaltspunkt für mittlere Dosierung in Prozent der Normaldosis (modifiziert nach J. Girndt: Nieren- und Hochdruckkrankheiten, Schattauer, Stuttgart, 397–402) *(Forts.)*

Substanz	Tagesdosis in % der Normaldosis Glomerulumfiltrat [ml/Min.]			Serum-HWZ bei normaler Nierenfkt. [h]
	> 50	10–50	< 10	
	> 50	10–50	< 10	
Phenprocoumon	100	100	100	150
Phentolamin	100	100	100	1
Phenytoin	100	100	100	22
Pirenzepin	100	75	50	11
Piritramid	100	100	100	6
Prazosin	100	100	100	3
Prednisolon	100	100	100	3
Prednison	100	100	100	3
Promethazin	100	100	100	10
Propafenon	100	75–100	50–75	5
Propranolol	100	100	100	4
Ranitidin	100	75	50	2,5
Salbutamol	100	75–100	50–75	4
Sotalol	100	30	15–30	13
Spironolacton	100	KI	KI	20
Terbutalin	100	50	KI	14
Theophyllin	100	100	100	8
Thiamazol	100	100	75	4
Thiopental	100	100	100	12
Thyroxin (T_4)	100	100	100	200
Tilidin	100	100	100	4
Tramadol	100	75–100	50–75	6
Triflupromazin	100	100	100	6
Urapidil	100	100	100	3
Verapamil	100	100	50–75	7

21.3 Pädiatrische Normwerte

▶ Tab. 21.4 und ▶ Tab. 21.5 sowie ▶ Abb. 21.1, ▶ Abb. 21.2, ▶ Abb. 21.3, ▶ Abb. 21.4, ▶ Abb. 21.5 und ▶ Abb. 21.6.

Tab. 21.4 Basaler perioperativer Flüssigkeitsbedarf bei Säuglingen

kg	3–4	5–6	7–8	9–10	11–12	13–14	15–16	17–18	19–20	21–22	23–24
ml/h	14	22	30	38	43	47	51	55	59	62	64

Tab. 21.5 Atemfrequenz (AF) bei Kindern

Alter	Wachzustand [AF/Min.]	Schlafzustand [AF/Min.]
NG	50–60	40–50
6–12 Mon.	58–75	22–31
1.–2. Lj.	30–40	17–23
2.–4. Lj.	23–42	16–25
4.–6. Lj.	19–36	14–23
6.–8. Lj.	15–30	13–23
8.–10. Lj.	15–31	14–23
10.–12. Lj.	15–28	13–19
12.–14. Lj.	18–26	15–18

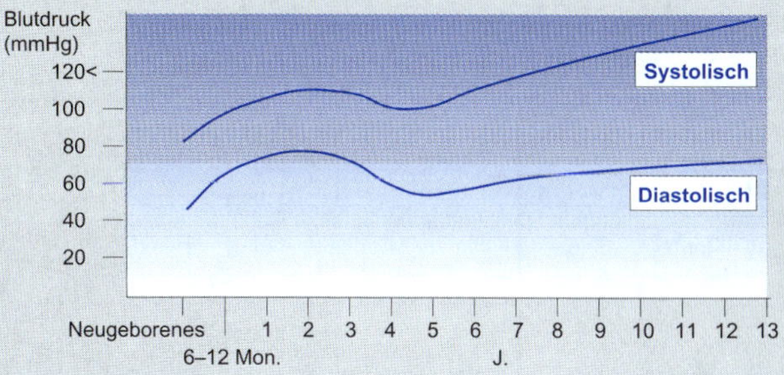

Durchschnittliche Blutwerte in Abhängigkeit zum Alter (wache Kinder)	**Systolisch (mmHg)**	**Diastolisch (mmHg)**
Neugeborenes	75–85	40–50
2 Wo. bis 4 J.	85	60
6 J.	90	60
8 J.	95	62
10 J.	100	65
15 J.	115	72

Abb. 21.1 Blutdruck-Normalwerte Neugeborene bis 13 J. [L157]

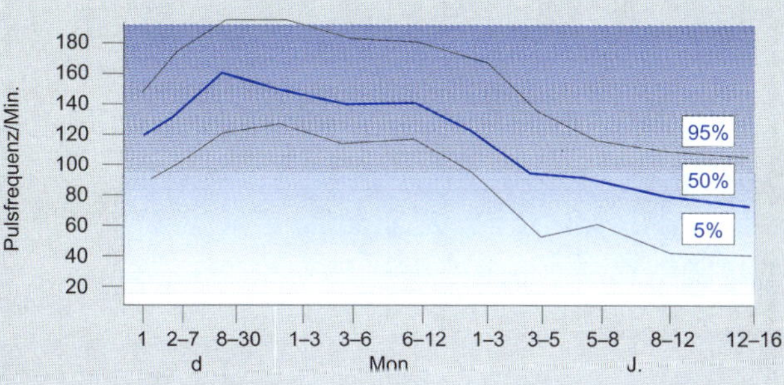

Durchschnittliche Pulsfrequenz pro Min. in Abhängigkeit zum Alter (wache Kinder)	Unterer Grenzwert	Mittlerer Wert	Oberer Grenzwert
Neugeborenes	70	120	170
1–12 Mon.	80	120	160
2 J.	80	110	130
4 J.	80	100	120
6 J.	75	100	115
8 J.	70	90	110
10 J.	70	90	110

Abb. 21.2 Pulsfrequenz Neugeborene bis 16 J. [L157]

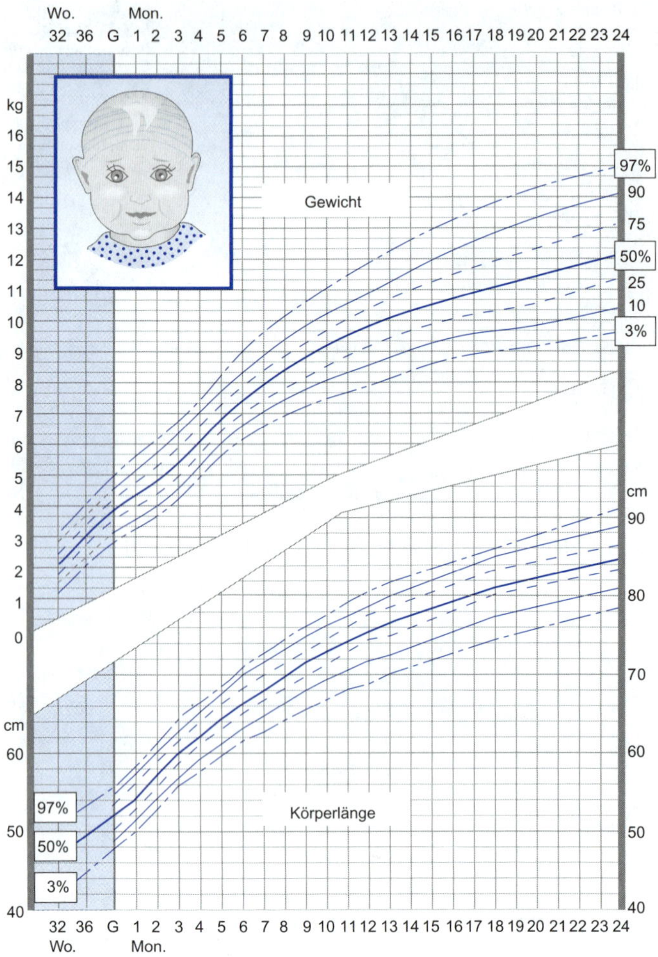

Abb. 21.3 Körperlänge und Gewicht bis 24 Mon., Mädchen [L157]

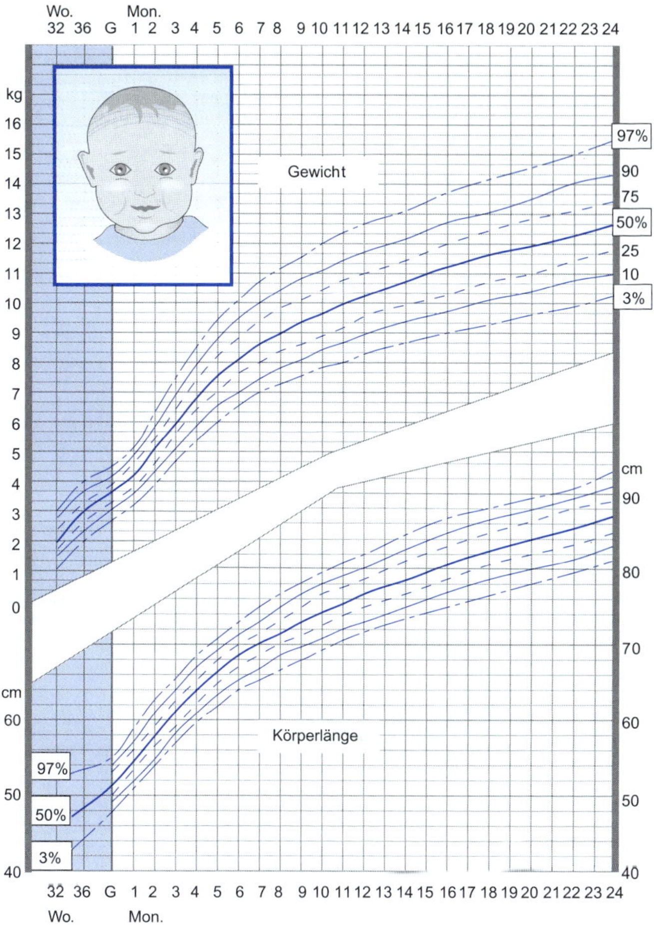

Abb. 21.4 Körperlänge und Gewicht bis 24 Mon., Jungen [L157]

21

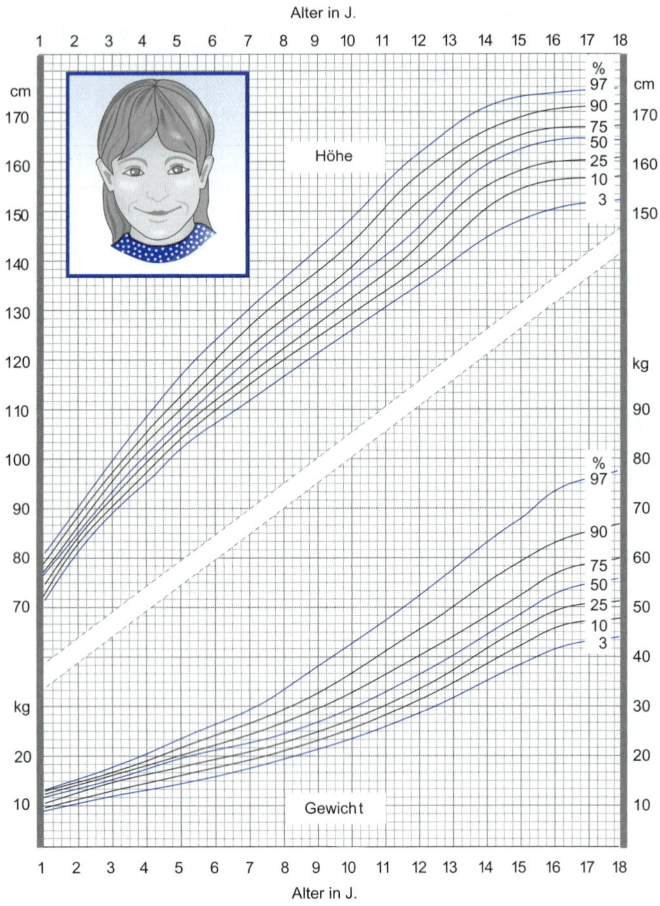

Abb. 21.5 Körperlänge und Gewicht bis 18 J., Mädchen [L157]

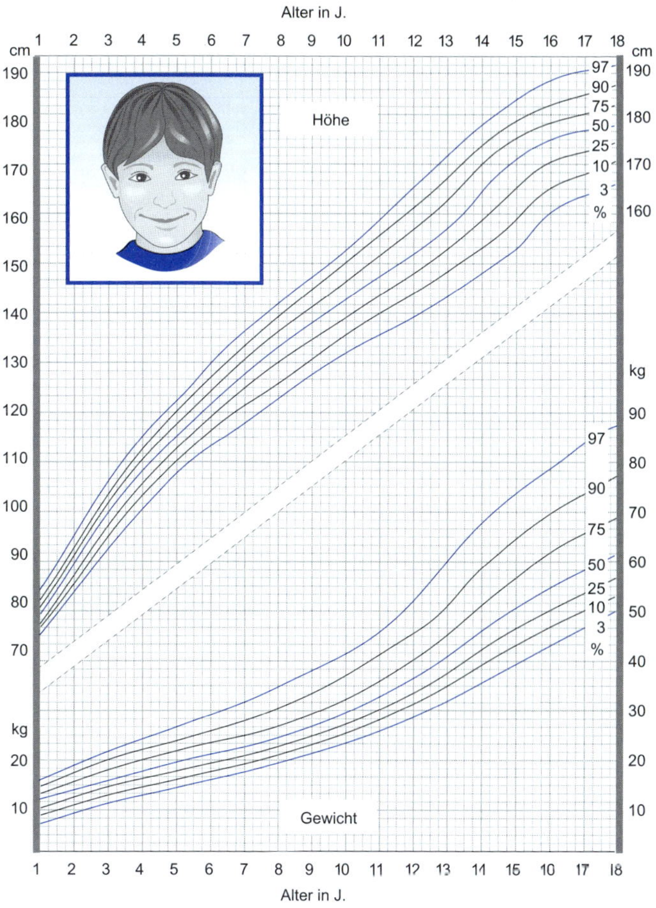

Abb. 21.6 Körperlänge und Gewichst bis 18 J., Jungen [L157]

Index

Index

T

Weitere Titel der Klinikleitfaden-Reihe*

Titel	Aufl.	ET	ISBN	€ (D)	€ (A)	sFr
Klinikleitfaden-Reihe						
Allgemeinmedizin	8.	2017	978-3-437-22447-8	74,99	77,10	101,–
Ärztl. Bereitschaftsdienst	4.	2009	978-3-437-22422-5	49,99	51,40	67,–
Chirurgie	6.	2015	978-3-437-22453-9	49,99	51,40	67,–
Chirurgische Ambulanz	4.	2015	978-3-437-22942-8	49,99	51,40	67,–
Dermatologie	3.	2011	978-3-437-22302-0	59,95	61,70	81,–
Gynäkologie Geburtshilfe	9.	2015	978-3-437-22215-3	49,99	51,40	67,–
Innere Medizin	13.	2016	978-3-437-22191-0	49,99	51,40	67,–
Intensivmedizin	9.	2016	978-3-437-23763-8	49,99	51,40	67,–
Kardiologie	6.	2014	978-3-437-22284-9	49,99	51,40	67,–
Labordiagnostik	5.	2015	978-3-437-22234-4	49,99	51,40	67,–
Leitsymptome Differenzialdiagnosen	1.	2017	978-3-437-24891-7	29,99	30,90	41,–
Med. Rehabilitation	1.	2011	978-3-437-22406-5	44,95	46,30	61,–
Nachtdienst	5.	2015	978-3-437-22272-6	49,99	51,40	67,–
Neurologie	5.	2015	978-3-437-23141-4	49,99	51,40	67,–
Notarzt	7.	2014	978-3-437-22464-5	49,99	51,40	67,–
Orthopädie Unfall-chirurgie	8.	2017	978-3-437-22474-4	49,99	51,40	67,–
Pädiatrie	10.	2014	978-3-437-22255-9	49,99	51,40	67,–
Palliative Care	5.	2016	978-3-437-23314-2	49,99	51,40	67,–
Psychiatrie Psychotherapie	6.	2017	978-3-437-23149-0	44,99	46,30	61,–
Schmerztherapie	1.	2005	978-3-437-23170-4	39,99	41,20	54,–
Sonographie Angiographie	1.	2014	978-3-437-24930-3	49,99	51,40	67,–
Sonographie Common Trunk	2.	2011	978-3-437-22403-4	39,95	41,10	54,,–
Sonographie Gastro-enterologie	1.	2012	978-3-437-24920-4	39,95	41,10	54,–
Urologie	3.	2003	978-3-437-22790-5	34,99	36,00	47,–

* Stand Februar 2017, Preisänderungen vorbehalten

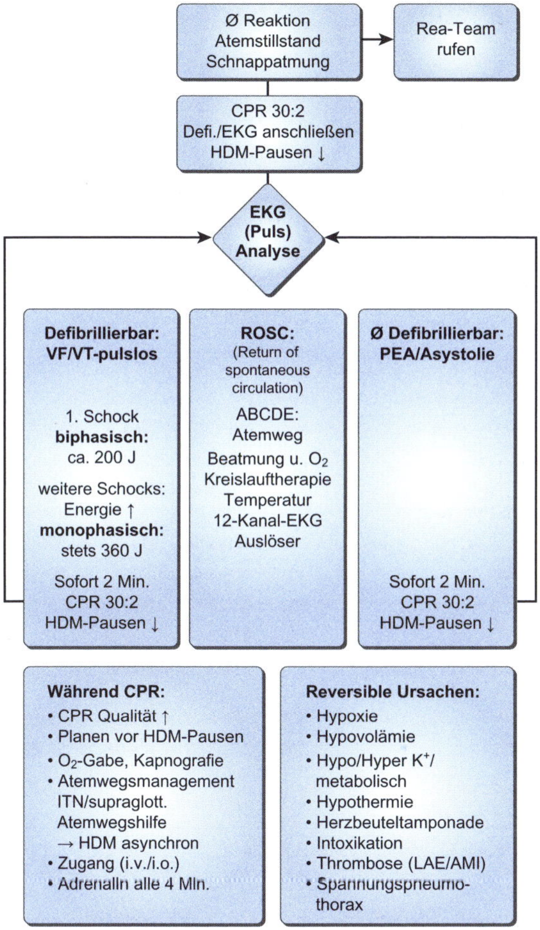
Ø Reaktion
Atemstillstand
Schnappatmung
Rea-Team rufen
CPR 30:2
Defi./EKG anschließen
HDM-Pausen ↓
EKG (Puls) Analyse
Defibrillierbar: VF/VT-pulslos
1. Schock
biphasisch:
ca. 200 J
weitere Schocks:
Energie ↑
monophasisch:
stets 360 J
Sofort 2 Min.
CPR 30:2
HDM-Pausen ↓
ROSC:
(Return of spontaneous circulation)
ABCDE:
Atemweg
Beatmung u. O_2
Kreislauftherapie
Temperatur
12-Kanal-EKG
Auslöser
Ø Defibrillierbar: PEA/Asystolie
Sofort 2 Min.
CPR 30:2
HDM-Pausen ↓
Während CPR:
• CPR Qualität ↑
• Planen vor HDM-Pausen
• O_2-Gabe, Kapnografie
• Atemwegsmanagement ITN/supraglott. Atemwegshilfe → HDM asynchron
• Zugang (i.v./i.o.)
• Adrenalin alle 4 Min.
Reversible Ursachen:
• Hypoxie
• Hypovolämie
• Hypo/Hyper K^+/ metabolisch
• Hypothermie
• Herzbeuteltamponade
• Intoxikation
• Thrombose (LAE/AMI)
• Spannungspneumothorax

	Substanz (Beispielpräparat)	Dosierung: Bolus (70 kg Patient)	Dosierung: Perfusor (70 kg Patient)	Dosierung: Kinder
Notfall: Herz/Kreislauf/Lunge	Adenosin (Adrekar®)	6 → 9 → 12 mg (2 Min. Abstand)		50 → 100 → 150 µg/kg KG (2 Min. Abstand)
	Adrenalin (Suprarenin®)	10 µg–1 mg (evtl. wdh.)	0,2–2 mg/h (6–30 µg/kg KG/h)	1–10 µg/kg KG (evtl. wdh.) 0,01–0,1–(1,0) µg/kg KG/Min.
	Ajmalin (Gilurytmal®)	50 mg über 5 Min.	20–50 mg/h (0,3–0,8 mg/kg KG/h)	max. 1 mg/kg KG/h
	Amiodaron (Cordarex®)	150–300 mg (0,2–0,4 mg/kg KG)	30–60 mg/h (0,4–0,8 mg/kg KG/h)	5 mg/kg KG
	Atropin	0,5–3 mg		10–40 µg/kg KG
	Clonidin (Catapresan®)	0,15–0,3 mg (2–4 µg/kg KG)	0,03–0,16 mg/h (0,5–2 µg/kg KG/h)	1–2 µg/kg KG
	Digitoxin (Digimerck®)	0,4 → 0,2 → 0,2 mg im 6 h-Abstand (schnelle Aufsättigung)		
	Dobutamin (Dobutrex®)		20–60 mg/h (5–15 µg/kg KG/Min.)	3–20 µg/kg KG/Min.
	Esmolol (Brevibloc®)	35–70 mg (0,5–1 mg/kg KG)	200–800 mg/h (3–12 mg/kg KG/h)	200 µg/kg KG
	Magnesium (Magnesiocard®)	Torsade-de-pointes: 2 × 2 g (Abstand 5–15 Min.)	0,7 g/h	
	Metoprolol (Lopresor®)	2,5–10–(15) mg		
	Milrinon (Corotrop®)		1,5–4,5 mg/h (20–60 µg/kg KG/h)	0,1–0,5 µg/kg KG/Min.
	Nitroglyzerin (Trinitrosan®)	50–100 µg	1–6 mg/h (15–90 µg/kg KG/h)	0,5–4 µg/kg KG/Min.
	Noradrenalin (Arterenol®)	10–100 µg	0,2–2 mg/h (n. Wirkung) (6–30 µg/kg KG/h)	0,05–1 µg/kg KG/Min.
	Theophyllin (Bronchoparat®)	150–400 mg	15–60 mg/h (0,2–0,9 mg/h)	6 mg/kg KG (über 30 Min.)
	Urapidil (Ebrantil®)	10–50 mg	10–60 mg/h (0,15–0,9 mg/h)	
Hypnotika/Sedativa	Diazepam (Valium®)	5–20 mg (0,1–0,3 mg/kg KG)		0,3 mg/kg KG
	Etomidat (Etomidat-Lipuro®)	10–20 mg (0,2–0,3 mg/kg KG)		0,2–0,3 mg/kg KG
	S-Ketamin (Ketanest S®)	35–70 mg (0,5–1 mg/kg KG)	70–200 mg/h (1–3 mg/kg KG/h)	0,1–1 mg/kg KG
	Methohexital (Brevimytal®)	70–150 mg (1–2 mg/kg KG)		2–3 mg/kg KG
	Midazolam (Dormicum®)	5–15 mg (0,1 mg/kg KG)	7–20 mg/h (0,1–0,3 mg/kg KG/h)	0,1 mg/kg KG
	Propofol (Disoprivan®)	100–200 mg (1,5–3 mg/kg KG)	150–350–(500) mg/h (2–5–(7) mg/kg KG/h)	2–4 mg/kg KG (ab 1. LM)
	Thiopental (Trapanal®)	200–500 mg (3–5 mg/kg KG)		2–5 mg/kg KG
Analgetika	Alfentanil (Rapifen®)	0,5–2 mg	1,4–4,2 mg/h (20–60 µg/kg KG/h)	15–20 µg/kg KG
	Buprenorphin (Temgesic®)	0,15–0,3 mg (2–4 µg/kg KG)		
	Fentanyl (Fentanyl®)	0,1–0,5 mg (1–7 µg/kg KG)	100–500 µg/h (1–7 µg/kg KG/h)	2–3 µg/kg KG
	Metamizol (Novalgin®)	0,5–1 g		10–20 mg/kg KG (ab 5 kg) 2,5 mg/kg KG/h
	Paracetamol (Perfalgan®)	4 × 1 g/d		4 × 15 mg/kg KG (ab 10 kg)
	Pethidin (Dolantin®)	25–100 mg (0,35–1,5 mg/kg KG)		vermeiden
	Piritramid (Dipidolor®)	3–15–(30) mg (0,05–0,2 mg/kg KG)		50–100 µg/kg KG (ab 1. Lj.)
	Remifentanil (Ultiva®)	35–70 µg langsam i.v. (0,5–1 µg/kg KG)	0,7–2–(4) mg/h (10–30–(60) µg/kg KG/h)	10–30 µg/kg KG/h
	Sufentanil (Sufenta®)	15–50 µg (0,2–0,7 µg/kg KG)	35–100 µg/h (0,5–1,5 µg/kg KG/h)	0,2–0,3 µg/kg KG